LEHRBUCH DER GYNÄKOLOGIE

FÜR STUDIERENDE UND ÄRZTE

VON

DR. MED. ROBERT SCHRÖDER

ORD. PROFESSOR FÜR GEBURTSHILFE UND GYNÄKOLOGIE UND DIREKTOR DER
UNIVERSITÄTS-FRAUENKLINIK IN KIEL

MIT 330 TEILS FARBIGEN ABBILDUNGEN IM TEXT
UND 3 FARBIGEN TAFELN

ZWEITE NEUBEARBEITETE AUFLAGE

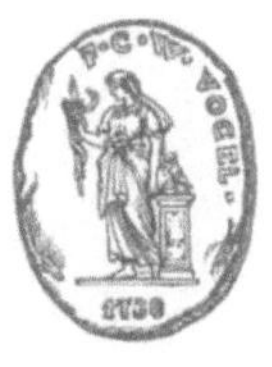

SPRINGER-VERLAG BERLIN HEIDELBERG GMBH
1926

Copyright 1926 by Springer-Verlag Berlin Heidelberg
Ursprünglich erschienen bei F.C.W. Vogel, Leipzig
Softcover reprint of the hardcover 2nd edition 1926
ISBN 978-3-642-47287-9   ISBN 978-3-642-47716-4 (eBook)
DOI 10.1007/978-3-642-47716-4

Aus dem Vorwort zur ersten Auflage.

Es gibt eine große Reihe sehr guter und allgemein beliebter Lehrbücher der Gynäkologie; da muß es fast vermessen, zum mindesten aber kühn erscheinen, noch ein neues Buch dieser Art zu verfassen. Der Grund dafür lag für mich in dem sich immer mehr mir aufdrängenden Wunsche und inneren Bedürfnisse, unsere gynäkologische Materie, als Schwestergebiet der Geburtshilfe, von anderen Gesichtspunkten, als es bisher üblich war, durchzuarbeiten und darzustellen. Schon seit mehreren Jahren verfolge ich in meinen theoretischen Vorlesungen über die Gynäkologie das Prinzip, meinen Hörern lebendige, zusammenhängende Krankheitsbilder zu geben und zu zeigen, wie die einzelnen Affektionen entweder lediglich lokale Störungen sind oder durch weiteres Umsichgreifen und durch jeweils verschiedene Ausbreitungswege einen wesentlich komplizierteren Charakter annehmen, und wie die Gynäkologie überall die engsten Beziehungen zum Gesamtkörper der Frau hat, deshalb nur durch weitgehende Berücksichtigung dieser Wechselbeziehungen verstanden werden kann. Die Durchführbarkeit dieses Prinzipes für die gesamte Gynäkologie war mir aus den Vorlesungen klar, nur mußte überall tiefer geschürft und überall Ausbreitungsweg und Krankheitszusammenhang neu herausgearbeitet werden. Auch für den Arzt am Krankenbett versprach ich mir daraus eine bessere Übersicht über die Entwicklungsmöglichkeiten eines als lokal diagnostizierten Leidens und ein besseres Verständnis für kompliziertere Bilder, wie z. B. die Adnextumoren. Ein Blick auf das Inhaltsverzeichnis und die dort zu findende Disposition des Buches mag über die grundsätzlichen Verschiedenheiten orientieren, die sich im Aufbau des Stoffes in anderen Lehrbüchern und dem vorliegenden finden. Meine Absicht konnte nicht in der nach einzelnen Organen und Organabschnitten möglichst vollständig sammelnden, aber auch Zusammengehöriges isolierenden Systematik, sondern nur unter weit gefaßten pathogenetischen Gesichtspunkten erreicht werden.

Rostock i. M., Mai 1922.

Vorwort zur zweiten Auflage.

Die günstige Aufnahme meines Lehrbuches hat gezeigt, daß das von mir gewählte Prinzip der Darstellung unserer gynäkologischen Materie im wesentlichen das Richtige getroffen hat und auch anderen schon ein Bedürfnis gewesen ist. Die Urteile lauten fast durchweg günstig, ja so günstig, wie ich es kaum selber auch nur im entferntesten gehofft hatte. Auch aus dem Urteil der Studenten sehe ich, daß sie mit Interesse und Freude in dem Buch studieren. Manche Besprechungen meinen, daß das Buch für die Studierenden zu viel brächte und kaum als Lehrbuch für die Studenten in Betracht käme, sondern im wesentlichen dem praktischen Arzt oder auch dem jungen Gynäkologen zu dienen hätte. Ich meine, ein Lehrbuch soll nicht nur in der Studienzeit die Kenntnisse zum Examen vermitteln, sondern soll auch später den in der Praxis stehenden Ärzten stets wieder ein Ratgeber sein. Ich glaubte, beides vereinigen zu können, indem ich mich bemühte, die gynäkologische Materie wohl in allem Wichtigen erschöpfend, trotzdem aber in möglichst leichtflüssiger Form und ohne Belastung mit wissenschaftlichem Ballast darzustellen. Am häufigsten kehrte die Bemängelung der mikroskopischen Abbildungen wieder. Ich hatte die mikrophotographische Reproduktion gewählt und im wesentlichen Übersichtsbilder gebracht. Selbstverständlich kann im allgemeinen eine Photographie niemals das, was eine Zeichnung bringt, dem Leser vermitteln und doch scheint sie mir für schwach-vergrößerte Bilder geeigneter und mehrsagender als eine hier notgedrungen schematische Zeichnung zu sein. Ich habe deshalb in der 2. Auflage eine große Anzahl von Mikrophotogrammen, soweit sie lupenvergrößerte Bilder betrafen, bewußt stehen lassen, weil sie, wie der Versuch lehrte, wesentlich deutlicher das zu zeigende herausbrachten als die Zeichnung. Dagegen sind die mikroskopischen Bilder mit mittlerer oder stärkerer Vergrößerung durch die Mikrophotogramme nur unvollständig zu reproduzieren und so habe ich eine größere Anzahl dieser Bilder farbig zeichnen und mit größtem Entgegenkommen der Verlagsbuchhandlung auch farbig reproduzieren können. Dadurch scheint mir ein selbstverständlich zuzugebender Mangel der ersten Auflage wesentlich abgeändert zu sein. Leider konnten in dieser Beziehung aus ökonomischen Gründen noch nicht alle Wünsche restlos erfüllt werden.

Selbstverständlich ist der Text unter weitgehender Berücksichtigung der Literatur, die in der seit Abfassung der ersten Auflage vergangenen Zeit entstand, in allen Kapiteln überarbeitet und vielfach verändert. Insbesondere ist auf die Therapie mehr Wert gelegt, auch sind die Zusammenhänge der gynäkologischen Erkrankungen mit der Konstitution und dem Verhalten des übrigen Körpers noch mehr herausgearbeitet. Ich habe mich aber nicht entschließen können, ein allgemeines Kapitel über Untersuchung und Krankenbeurteilung hinzuzufügen, denn es ist, was mir didaktisch richtiger erschien, in allen Kapiteln je einzeln immer wieder auf die spezifische Untersuchungstechnik und die daraus zu konstruierende Diagnose mit allem Nachdruck hingewiesen worden und überall ist der Zusammenhang der gynäkologischen Erkrankungen mit erworbenen oder vererbten Abweichungen im übrigen Körper möglichst klar herausgearbeitet. So ist auch der Einfluß des Nervensystems und die Bedeutung psychischer Erkrankungen für die Entstehung von Krankheitssymptomen jeweils bei dem entsprechenden Krankheitsbild eingehend ausgeführt. Eine zusammenhängende Darstellung aber der allgemeinen Frauenkunde, die besondere Stellung der Frau im Staatsorganismus und die Einwirkung der Umwelt speziell auf den weiblichen Geist und Körper, das Studium der weiblichen Psyche in den verschiedenen Lebensaltern, ihre Bedeutung und besondere Art für das Geschlechtsleben, alle diese so außerordentlich wichtigen Gebiete und mancherlei andere, die heute immer mehr und mehr und mit vollem Recht an Bedeutung gewinnen, können eine ihnen zukommende Darstellung nur in besonderen Zusammenfassungen auf breiter Grundlage finden; der Rahmen eines speziellen Lehrbuches der Gynäkologie ist für sie zu eng. Sellheim und Liepmann haben die bisher klaffende Lücke mit prachtvollen Arbeiten ausgefüllt. Es scheint mir, als ob mehr und mehr die Notwendigkeit entsteht, die gesamte Frauenkunde in drei Abschnitte darzustellen und dem Wissensuchenden zu vermitteln, in einem allgemeinen Teil, der die eben berührten Fragen evtl. auch Anatomie und Physiologie der weiblichen Genitalorgane enthält, in einem zweiten Teil der Gynäkologie im engeren Sinne, wie sie dieses Buch vermitteln möchte und einem dritten Teil, der die Geburtshilfe in extenso bringt. Erst bei dieser Dreiteilung des großen Gebietes der Frauenkunde werden die einzelnen Abschnitte ihre gebührende Anerkennung und Wertung haben.

Möchte auch die neue Auflage im neuen Gewande die gleiche wohlwollende Aufnahme der Fachkollegen finden.

Inhaltsangabe.

Drittes Kapitel.

Die Anomalien des mensuellen Zyklus.

Viertes Kapitel.

Die normale Lage und die Lageanomalien des Genitalapparates.

Fünftes Kapitel.
Die Entzündungen des Genitale.

Sechstes Kapitel.

Fremdkörper, Verletzungen, deren narbige Folgezustände, Hämatome des weiblichen Genitale; Hämatozele.

Siebentes Kapitel.

Die normale und pathologische Entwicklung der weiblichen Genitalien.

Achtes Kapitel.

Die Zysten des Genitale.

Neuntes Kapitel.

Die Tumoren des Genitale.

Erstes Kapitel

Makroskopische und mikroskopische Anatomie der weiblichen Genitalorgane.

Gute anatomische Kenntnisse sind die notwendigste Voraussetzung jeglichen wissenschaftlichen und praktischen Eindringens in eine klinische Materie. Es soll deshalb eine zwar möglichst kurze, aber doch genügend ausführliche Beschreibung der Anatomie der weiblichen Genitalorgane gegeben werden. Jedoch sind einige besondere Gebiete, so die Anatomie des mensuellen Zyklus, des Haft- und Stützapparates, das subseröse Bindegewebe, das venöse Abflußgebiet, das Lymphgefäßsystem, die fetalen Organreste, die Harnorgane, so eng mit dem Verständnis der jeweiligen klinischen Krankheitsbilder verknüpft, daß es im Interesse einer klaren Darstellung zweckmäßig erschien, sie nicht im anatomischen Kapitel zu besprechen, sondern an der Stelle, wo sie erhöhte klinische Bedeutung erlangen. So ist im anatomischen Kapitel die Darstellung auf die Hauptorgane der weiblichen Beckenorgane beschränkt.

I. Die äußeren Geschlechtsorgane.

Die **äußeren Geschlechtsorgane** des geschlechtsreifen Weibes sind in charakteristischer Keilform (cuneus-cunnus) durch die Behaarung begrenzt. In der großen Mehrzahl der Fälle ist die behaarte Fläche deutlich gleichseitig dreieckig, ihr Abschluß auch nach oben zur Bauchhaut hin gut scharf. In wenigen Fällen, besonders bei stark behaarten Frauen, tritt der virile Typus der Behaarung in einer spitzen Form zum Nabel hinauf hervor, bei wieder anderen Individuen ist die Dreiecksform infolge allzu großer Spärlichkeit der Haare nur undeutlich (dieses letztere als Einzelzeichen infantiler Verhältnisse). Die Haare selbst sind meist etwas dunkler als das Haupthaar und deutlich spiralig gedreht, oft deutlich gelockt. Manchmal streben die Haare zu einer spitzen, in der Mitte hohen Leiste zusammen, während sie meist eine glatte, gleichmäßig hohe Fläche bilden. Die nach der Bauchhaut hin liegende Seite, die Basis des hierhin orientierten Keiles, entspricht dem Mons pubis, einem fettreichen Polster des untersten Bauches; die Spitze des Keiles bilden die beiden fettreichen Falten der Labia majora = große Schamlippen.

Die großen Schamlippen sind länglich runde Hautwülste, deren äußere Flächen sehr der äußeren Haut des Körpers in ihrem feineren Bau gleichen. Mit den der Mitte und nach innen zu liegenden Flächen schließen sie bei Virgines und häufig auch bei Primi- und Multiparen fest aneinander und geben so einen Verschluß für das innere Genitale, jedenfalls bei der normalen Haltung mit geschlossenen Schenkeln. Auf dieser Innenseite ist die Haut zarter und frei von Haaren, jedoch hier wie dort reich an Talg- und Schweißdrüsen. Das Korium bildet überall verschieden hohe, im ganzen jedoch flache Papillen und ist in der Oberfläche derbfaserig und nur um die Gefäße elastikareich; nach innen zu geht es in eine lockere, große Fettlager enthaltende Innenmasse über.

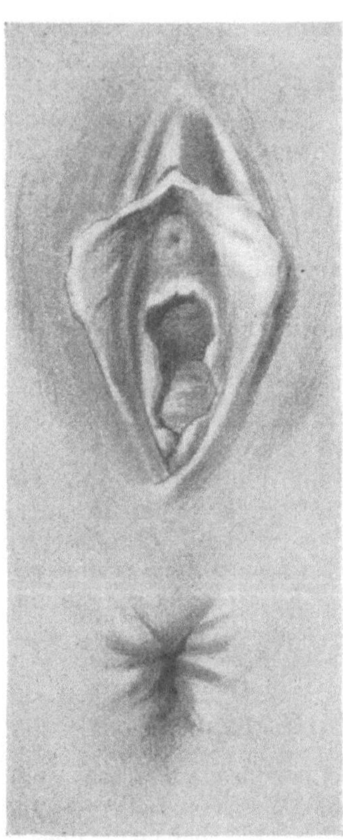

Fig. 1. Ansicht der Vulva einer Nuliparen. Die kleinen Labien sind auseinandergehalten, dadurch ist das Urethralfeld und darunter der Introitus vag. sichtbar.

Spreizt man die großen Labien weit auseinander, dann kommt die eigentliche Vulva (Fig. 1) zutage. Zunächst fallen dreieckige, dünne und zarte Hautlappen auf = Labia minora — kleine Schamlippen (Fig. 1). Die Höhe dieser Hautfalten, deren Dicke nur wenige Millimeter beträgt, ist verschieden; meist werden sie völlig von den großen Schamlippen überdeckt, manchmal aber ragen sie auch über diese als faltige Wülste hervor, ohne daß darin stets ein Zeichen stattgehabter und oft ausgeführter Masturbation zu sehen wäre (in ausgesprochenen Fällen = Hottentottenschürze). Nach vorn zu gehen die Labia minora in zwei Falten über; die inneren münden in einer Spitze unmittelbar unter der Glans clitoridis und werden so zum Frenulum clitoridis, die äußeren vereinigen sich mit einer dachartigen Mütze über der Glans clitoridis = Praeputium clitoridis und bilden zwischen sich und der Glans clitoridis den Sulcus clitoridis. Nach hinten zu erreichen die Labia minora den oberen Rand des Dammes und vereinigen sich hier zu einer flachen scharfen Leiste = Frenulum labiorum post. Zieht man dieses Frenulum nach abwärts und zur Seite, spannt es also allseitig, so kommt nach vorn zu eine flache, aber deutliche Grube zutage = Fossa navicularis. Der Grundstock der kleinen Labien ist in den zentralen Partien derberes, oberflächlich lockeres, aber sehr elastikareiches Bindegewebe; bekleidet ist er mit schönem, geschichtetem Pflasterepithel, auf dem Talgdrüsen und vereinzelte Schweiß-, selbst einige wenige Schleimdrüsen münden; auch glatte Muskelfasern sollen vorkommen. Nervenendigungen sind wahrscheinlich nur spärlich vorhanden, aber auch Meißnersche Tastkörperchen, Vater-Paccini-Körper und Krausesche Endkolben sind beschrieben.

Die Klitoris der erwachsenen Frau besteht aus der Glans clitoridis und den Corpora cavernosa, die in der Tiefe der Weichteile seitlich am Schambogen liegen und bis zum Tuber ischii herabziehen, überlagert vom M. ischio-cavernosus. Die Schenkel bestehen aus reichlich kavernösem Gewebe, das mit fester Tunica albuginea umgeben und im Innern aus glatten Muskelfasern, derbem Bindegewebe und viel Elastika aufgebaut ist. Die Glans clitoridis enthält nach Temesvárys neuester Publikation keine eigentlichen Schwellkörper, sondern besteht aus kurzen dicken Spindelzellen ohne viel Faserbildung; eine Erektion ist nur sehr unvollkommen möglich. Das Epithel der Regio clitoridis ist geschichtet und plattenförmig; darunter findet man sehr reichliche Nervenendigungen, Vatersche Körperchen, Meißnersche Endkörperchen, Krausesche Endkolben, freie Endigungen und die spezifischen Krauseschen Genitalkörperchen. Am reichlichsten ist das Corpus clitoridis mit Nervengeflechten durchsetzt. Geller fand im wesentlichen freie Nervenendigungen

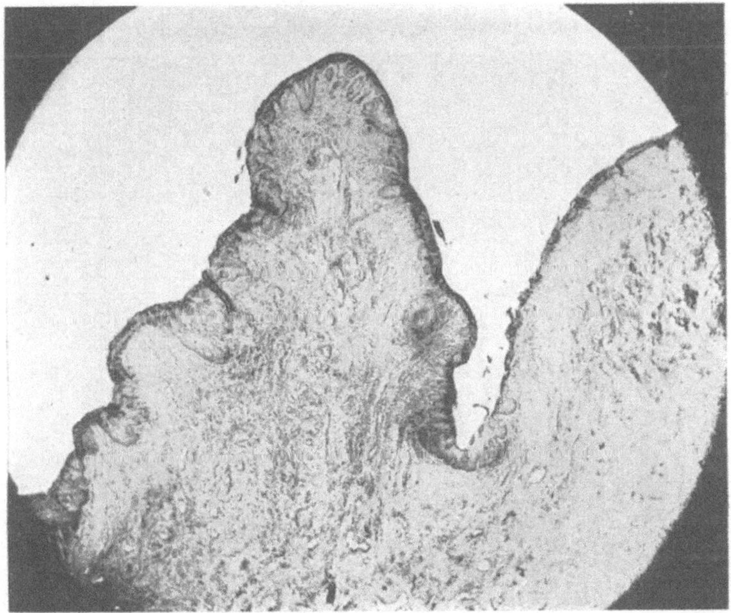

Fig. 2. Durchschnitt durch das Labium minus.

dicht unter dem Epithel und ca. 25—80 μ große Genitalnervenkörperchen unter dem Stratum papillare; Vater-Paccinische Körperchen kommen als taktile Organe vor.

Zieht man auch noch die Labia minora auseinander, so kommt das eigentliche Vestibulum (Fig. 1) zutage. Es bildet im vorderen Teil der kahnförmigen Figur das Harnröhrenfeld und nach hinten den Introitus vaginae mit dem Hymen. Das Harnröhrenfeld zeigt die gleiche Schleimhaut wie die Labia minora, nur kommen hier viele kleine Schleimdrüsen vor, die besonders im fetalen Alter im Sulcus nymphohymenalis reichlich anzutreffen sind (= Glandulae vestibulares minores). Neben der Harnröhrenmündung münden einige paraurethrale Gänge, die mit geschichtetem Zylinderepithel ausgekleidet sind; die zwei oder drei größten bezeichnet man als Skenesche Gänge. In der Tiefe dieser Gänge trifft man vereinzelt noch einfaches Zylinderepithel an (wichtig als Schlupfwinkel für Bakterien bei Vulvitis, speziell der Gonorrhöe).

Im Gegensatz zu den eben erwähnten Glandulae vestibulares minores bezeichnet man die oft fast haselnußgroßen Bartholinschen Drüsen als Glandulae vestibulares majores. Sie liegen seitlich vom Introitus vaginae im unteren Bereich der Labia majora und bestehen aus schlauch-förmigen Drüsengängen, die mit einem einfachen, oft auf Schleimfarbstoff reagierenden Zylinderepithel ausgekleidet sind. Die Drüsengänge sammeln sich in einer Ampulle, die kubisches und darunter zylindrisches Epithel trägt; von hier geht der geschichtetes Plattenepithel tragende Ausführungs-gang ab; dieser mündet im Sulcus nymphohymenalis und ist mit derbem elastikareichen Bindegewebe und zarten glatten Muskelfasern umgeben. (Bei Entzündungen kann man seine Mündung an einem roten Punkt =

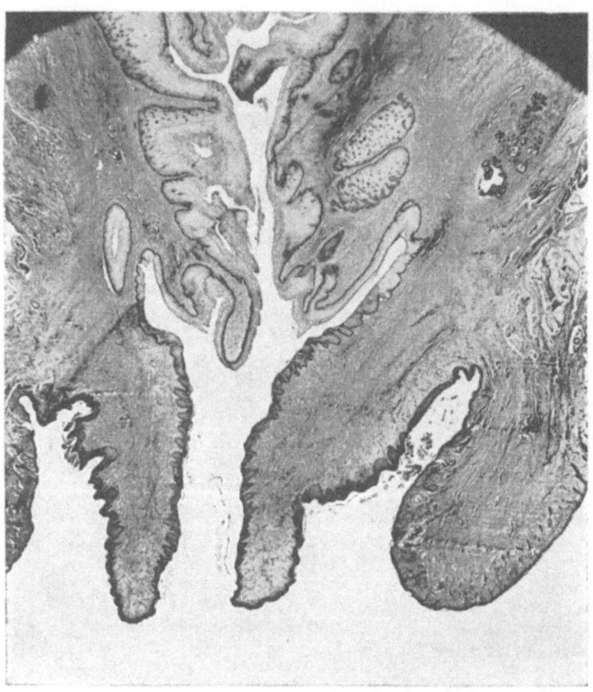

Fig. 3. Frontalschnitt durch die Vulva eines 40 cm langen Feten: Großes Labium kleine Labien, Hymenalrand, Scheide, Bartholinsche Drüse.

Macula gonorrhoica deutlich makroskopisch erkennen.) Im Interstitium der Drüse ist viel gefäßreiches Bindegewebe, reichlich Elastika und in der unmittelbaren Umgebung der Drüse auch glatte, selbst quergestreifte Muskulatur zu sehen.

Der Hymen, der sich aus dem Müllerschen Hügel da, wo Utero-vaginalepithel mit dem Sinus urogenitalis verschmilzt, bildet und ur-sprünglich eine solide Epithelmasse ist, öffnet sich um die Zeit nach dem VI. Fetalmonat; er besteht aus einem Bindegewebsstock, der vaginal-wärts mit Vaginalepithel, vulvarwärts mit Vestibularepithel überkleidet ist. Später bildet er eine sichelförmige Membran; andere Formen sind der Hymen annullaris, fimbriatus, cribrosus, semiperforatus. Nach stattgehabter intravaginaler Berührung: Koitus, Spülungen, ärztlicher Exploration, Spekulum-Untersuchungen, Operationen, reißt er meist jederseits ein und vernarbt keilförmig (Keil nach dem Introitus hin offen).

Erst durch eine Geburt wird er infolge Durchtritt des Kopfes bis auf kleine Hautwülstchen (Carunculae myrtiformes) zerstört.

Die arteriellen Gefäße des äußeren Genitale entstammen der Art. pudenda int., die aus der Art. hypogastrica herkommt, zum kleineren Teil für die großen Labien aus der Art. femoralis in Gestalt der Art. pudenda externa. Die Art. pudenda int. versorgt mit der Art. perinei den Damm, weiterhin die großen und kleinen Labien, den Bulbus vestibuli, eine schwellkörperähnliche Gefäßanhäufung unter den großen Labien, die Corpora clitoridis und in der Art. dorsalis clitoridis die Glans clitoridis. Das venöse Blut gelangt teils durch die Vena dorsalis clitoridis in die Plexus vesicales hinter der Symphyse; die Bulbi vestibuli, die Schamlippen und der Damm entleeren ihr Blut in die Venae pudendae int., die Analregion in die V. haemorrhoidalis. Anastomosen bestehen zur Vena saphena als Vena pudenda ext. und zur Vena obturatoria.

Die gesamte Lymphe der sehr lymphgefäßreichen äußeren Genitalregion sammelt sich in reichlich verzweigten Bahnen in den Lymphoglandulae inguinales superficiales; in der Medianlinie finden sich Anastomosen zwischen rechts und links.

Die sensiblen Nerven entstammen dem Nervus pudendus aus dem Sakralplexus; sein Weg verläuft: Foramen ischiadicum majus, durchs Foramen ischiadicum minus zum Tuber ischii, dann weiter nach vorne zu den äußeren Muskeln und zur Haut (Nn. haemorrhoid. inf., Nn. perinei, labiales, clitoridis).

II. Innere Geschlechtsorgane.

1. Durch den Hymen gelangt man in einen Schlauch, dessen Wandungen von vorn nach hinten aufeinander liegen und so die bekannte Henlesche ⊢-Figur bilden. Die Richtung dieses Schlauches, der **Scheide** = Vagina (ὁ κόλπος) ist bei stehender Frau zunächst fast vertikal, dann schräg aufsteigend, die Länge im ganzen der eines Fingers entsprechend, jedoch ist die hintere Scheidenwand um $1^1/_2$ bis 2 cm länger als die vordere. Schauta unterscheidet je nach der Nachbarschaft einen perinealen, rektalen und peritonealen Abschnitt der hinteren Wand, einen urethralen und vesikalen der vorderen Wand. Der am weitesten nach innen gelegene Teil umgreift den unteren Teil der Gebärmutter; die Scheidenwand setzt jedoch nicht scharf an, sondern bildet ein vorn flaches, hinten aber tiefes, weites Gewölbe = Fornix vaginae. Durch diese Gewölbebildung hinten kommt eine tiefe geräumige Mulde zustande, die zweifellos als eine Art Receptaculum seminis dient; besonders deutlich wird das bei der in Rückenlage befindlichen Frau, wo das hintere Scheidengewölbe den am tiefsten, kreuzbeinwärts gelegenen Teil bildet. Die Weite der Scheide wechselt sehr; bei Virgines ist sie häufig nur schwer für einen Finger zugängig, in die Scheiden multiparer Frauen kann man oft die zusammengelegte Hand einführen. Die Wände sind bei Virgines rauh, es zeichnen sich besonders eine vordere und hintere Längsfalte aus — Columnae rugarum ant. et post.

Die Wand der Vagina setzt sich zusammen aus a) *Mukosa,* b) *Submukosa,* c) *Muskularis.*

a) *Schleimhaut der Vagina* (Fig. 4): Das Epithel ist vielschichtiges, glykogenreiches Plattenepithel mit schönen Stachel- und Riffbildungen; die innerste Lage besteht aus deutlichen Zylinderzellen, denen dann

kubische und platte, an der Oberfläche stets in Desquamation befindliche Zellen folgen. Das subepitheliale Bindegewebe mit deutlichem
Elastikanetz schickt viele wechselförmige Papillen gegen das Epithel
hin vor. Drüsen kommen in der Scheidenschleimhaut nur ausnahms-

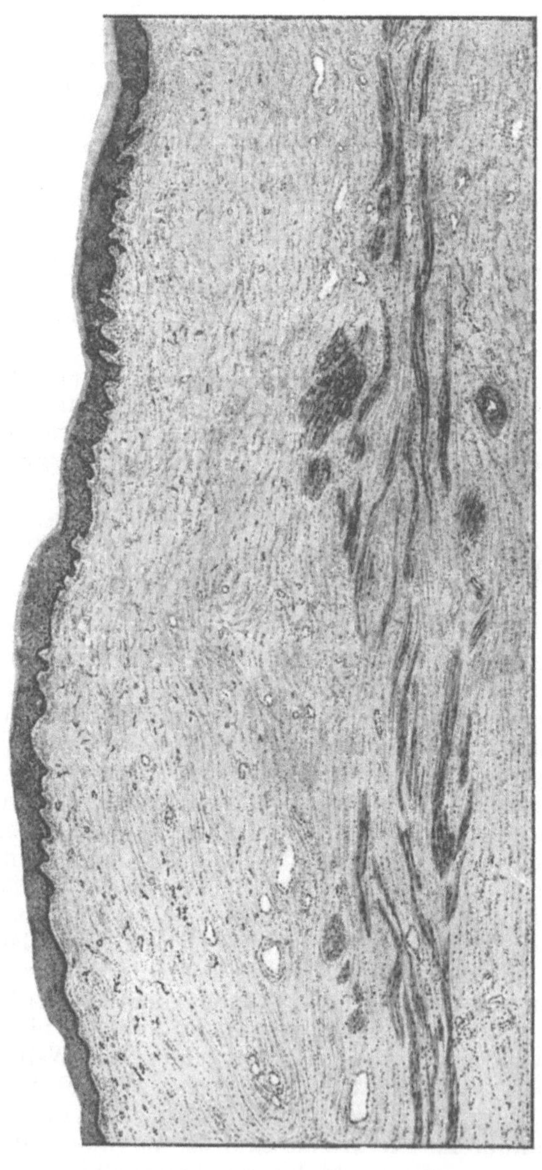

Fig. 4.   Schleimhaut der Vagina.

weise zu Gesicht, und zwar als in der Tiefe liegende Zylinderzell-Tubuli,
deren Ausführungsgang jedoch vom Plattenepithel erdrückt ist. Platten-
epithel-Einsenkungen können evtl. einmal Drüsen vortäuschen; im
Bindegewebe lassen sich offenbar normalerweise Lymphozytenhaufen
nachweisen.

b) Strat. submucosum ist elastika- und gefäßreich; sein Bindegewebe ist grob fibrillär.

c) Muskularis gegen b) schlecht abgegrenzt. Es werden eine innere Längs- und äußere Ringfaserschicht unterschieden, die aber meist durch reichliche Querfasern und schräge und schiefe Bündel stark in ihrer Struktur verwischt sind. Am Scheideneingang ist von Luschka eine 4—7 mm breite Schicht quergestreifter Muskulatur als Muscul. sphincter vaginae beschrieben.

Die Gefäße, die die Muskularis schräg durchsetzen, verbreiten sich hauptsächlich in der Submukosa. Lymphgefäße bilden reichliche Netze. An Nerven soll die Scheide arm sein (siehe später).

2. Der **Uterus**: Ursprünglich aus den zwei Müllerschen Schläuchen entstanden, bildet er in der geschlechtsreifen Zeit sowie auch schon im

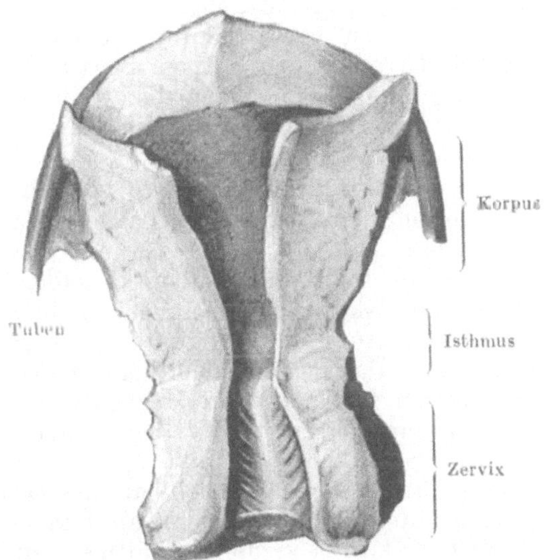

Fig. 5. Median aufgeschnittener und frontal auseinander geklappter Uterus.

Kindes- und späteren Fetalalter einen einkammerigen Hohlmuskel von im allgemeinen Birnengestalt. Im fetalen und infantilen Zustand ist die untere Hälfte dicker und massiger als die kleinere obere Partie, während später diese überwiegt. Von der Pubertätszeit an ist die Sondenlänge des Organs ca. 6—7 cm. Betrachtet man den Uterus auf dem Medianschnitt (cf. Kap. IV.), so sieht man seine normale Haltung, d. h. das nach vorn Gebogensein um fast 90°; weiter erkennt man, daß vordere und hintere Wand eng aufeinander liegen. In solcher Haltung steht er mit seinem tiefsten Teil auf der Verbindungslinie der Spinae ischiadicae = Interspinallinie und berührt mit seinem Scheitelpunkt die Becken-Eingangsebene (die durch den oberen Symphysenrand und das Promontorium gelegt zu denken ist).

Weiterhin ist auf diesem Schnitt noch zu beachten, daß der größere obere Teil des Uterus bei stehender Frau fast horizontal verläuft, wenn die Blase leer ist. Gleicht man aber den Beugungswinkel der Gebärmutter aus und streckt das Organ, dann erscheint auf dem Frontalschnitt (Fig. 5) die Gebärmutterhöhle in ihrem oberen Teil dreieckig, in ihrem unteren röhrenförmig. In den beiden oberen Ecken des Dreieckes gehen die Tuben mit ihrem eben sichtbaren Lumen ab.

Man unterscheidet nun vier Abschnitte:

1. Corpus uteri: a) eigentliches Corpus uteri (von den Tubenmündungen abwärts). b) Fundus = Abschnitt oberhalb der Tubenlöcher.

2. Isthmus uteri = der oberste Zentimeter des röhrenförmigen Kanals.

3. Cervix uteri = der übrige röhrenförmige Kanal.

4. Portio vaginalis = der in die Scheide hineinragende Teil.

Die Wand des Uterus besteht, wie man sich am besten am Medianschnitt überzeugen kann:

1. Aus der verschieden dicken Schleimhaut (1—5—7 mm im Korpus, ca. 2 mm in der Zervix, ca. $^1/_2$—1 mm an der Portio und im Isthmus).

2. Aus der $1^1/_2$—2 cm dicken, derben und festen Muskularis.

3. Aus der Serosa oder dem Peritonealüberzug.

Der Uterus als ganzes ist beweglich im Becken befestigt und gestützt; sein Ligament- (Organe seiner aktiven Beweglichkeit), Haft- und Stützapparat sollen im Kapitel „Lageanomalien" eingehend beschrieben und gewürdigt werden; hier wollen wir zunächst die feinere Anatomie des Gebärorganes erörtern.

a) Die Serosa = Peritoneum kommt vorn von der Blase her ca. in der Höhe an den Uterus heran, wo der röhrenförmige Kanal in die Dreieckhöhle übergeht, überzieht dann die ganze Vorder-, Ober- und Hinterfläche und geht hinten ein Stück auf das obere Scheidendrittel hinunter, um hier dann weiter zum Rektum hin überzugehen; hier bildet es einen tiefen Raum zwischen Rektum und Uterus = Cavum Douglasii (cf. Medianschnitt, Kap. IV.). Das Peritonealepithel sitzt dem Uterus in den beschriebenen Abschnitten fest auf, vom Muskellager nur durch einen kleinen Bindegewebsstreifen getrennt. Zur Blase hinab ist es locker und leicht vom Uterus zu lösen.

b) Das Myometrium bildet ein scheinbar unentwirrbares Muskellager; nur durch das Studium der Verhältnisse am fetalen und kindlichen Organ gelingt es, einige Klarheit in die Verhältnisse zu bringen; es ist jedoch unmöglich, im einzelnen die sehr komplizierte Materie auseinander zu setzen, das Grundlegende mag genügen. Im übrigen sei auf speziell histologische Darstellungen verwiesen und auf die Arbeiten von Werth und Grusdew, Sobotta und Bayer.

Am fertigen Uterus der geschlechtsreifen Frau kann man unterscheiden im Korpus:

A. Die inneren Wandschichten = ca. innere Hälfte der Wand.

1. Fundusbogenbündel = über den Höhenscheitel hinweg ziehende Faserungen, die alle schließlich am Corpus uteri in radiäre Richtung umbiegen.

2. Ringmuskelschicht mit reichlich Radiärbündel und Gefäßbegleitmuskulatur; sie ist in Höhe der vorderen Peritonealumschlagsfalte am dicksten. Umbiegen der Radiärfaserung in die 3. Schicht.

3. Innere Längsmuskulatur, am Fundus transversal, an den Seitenkanten longitudinal. Gegen die Mukosa zu zeigt sie Längsspalten und leistenförmige Fortsätze, ohne Beziehungen zu den Drüsen, jedoch paßt sich die Mukosa in diese Unebenheiten ein.

4. Kommissurenbündel; sie sind unterhalb des Fundus gelegen und verbinden die starken seitlichen Bogenstücke der Ringmuskulatur, bleiben aber auf die Vorder- und Hinterseite beschränkt.

B. Die äußeren Wandschichten = äußere Hälfte der Wand. Sie entsteht durch appositionelles Wachstum um die ursprünglich angelegten inneren Wandschichten (Para- und Archimyometrium), außerdem kommt noch vom Lig. rot. resp. ovarii

propr. herziehend die Ligamentfaserung und vom Lig. sacro-uterinum die Retraktorenfaserung nach Bayer hinzu. Auf eine periphere hauptsächlich quer verlaufende Muskelschicht folgt eine äußere Longitudinalschicht = Stratum supravasculare und dann
das Geflecht des groben Gefäßringes.

Die Zervixwand ist charakterisiert durch eine stark durchflochtene
submuköse Schicht, die Längsfasern bilden hier keine zusammenhängende
Lage; sie vereinigt sich in Höhe des Scheidenansatzes mit der inneren
Zirkulärmuskulatur des Scheidengewölbes zu derben bindegewebsreichen
Muskellamellen. Von hinten oben her schiebt sich zwischen zervikale
und vaginale Muskelplatte ein lockeres Gewebe mit zahlreichen Längsfalten und Gefäßen; in ihm sind auch Ring- und Längsmuskel. An der
Außenseite der Zervix stellen auf- und absteigende Längsbündel ein
festes Geflecht zwischen Zervix und Vaginalwand her.

Die Isthmusmuskulatur ist durch eine breite Lage unregelmäßig
gekreuzter, vorwiegend longitudinaler Balken charakterisiert.

Das interstitielle Bindegewebe teilt in straffen Zügen größere
Bündel von Muskeln ab, schiebt sich aber auch um jede einzelne Muskelfaser herum (Bielschowsky-Färbung).

Elastisches Gewebe ist in der Hauptsache nur in den äußeren
Schichten vorhanden, und zwar besonders um die Gefäße, nach innen
zu ist es sehr spärlich, in der Schleimhaut fehlt es.

Die einzelnen Muskelzellen sind deutlich längsgestreifte Spindeln
von 40—60 μ Länge.

Die Arteria uterina (cf. Gefäßbild Kap. V, 3, Fig. 140) steigt
schräg durch das Beckenbindegewebe aus der Art. hypogastrica kommend
in geschlängeltem Verlauf zur Uteruskante bis ca. in Höhe der Peri-
tonealumschlagstelle hinauf, gibt einen Ast als Art. cervicalis nach abwärts und steigt dann an der Uteruskante nach oben, um sich am Tubenwinkel mit der Art. ovarica zu einer breiten Anastomose zu vereinigen.
Von dem Hauptstamm der Art. uterina gehen 9—14 Ringäste in die
Gefäßschicht zwischen äußerem und mittlerem Drittel hinein, von hier
aus ziehen Radiärstämme schräg nach aufwärts, im Isthmus quer, in der
Zervix schräg nach abwärts. An der Grenze des mittleren und inneren
Drittels findet die erste Teilung im Winkel von 15—20°, an der Musku-
laris-Mukosagrenze die zweite statt (Radiäräste I. und II. Ordnung,
R. Freund).

Die Venen (cf. Gefäßbild Kap. V, 3, Fig. 140) sammeln das Blut
der Schleimhaut in einem unter der Schleimhaut verlaufenden Sammelrohr, von hier aus ziehen schräge Kanäle in die Grenzschicht vom mittleren und inneren Drittel, und weiter in die plexusartigen Längsvenen
des mittleren und äußeren Drittels = Gefäßschicht. An der Kante des
Uterus liegt dann ein engmaschiger Plexus, der Abfluß in die Vena
ovarica = Plexus ovaricus oder in die Vena uterina hat; zahlreiche
Anastomosen gehen zum Plexus uterovaginalis und vesicovaginalis.
Näheres über die Gefäßverhältnisse im Beckenbindegewebe siehe Kapitel
„Entzündung.“

Der feinere Bau der Gefäße zeigt eine überall kräftige Muskularis
und eine breite, elastikareiche Tunica adventitia. Wichtig zu wissen
ist aber, daß die Gefäße in Uteri, die schon geboren haben = partalen
Uteri (R. Freund), besonders im inneren und mittleren Drittel starken
Umbau zeigen, der hauptsächlich darin besteht, daß die alte Muskularis
durch degeneriertes Elastikagewebe in reichlicher Menge ersetzt, die
Intima stark, oft exzentrisch verdickt ist und häufig im Innern um das

kleine Lumen herum eine neue Muskularis erkennen läßt. (Anpassung des Gefäßes an die veränderte Blutstrombahn nach vorher durchgemachter Schwangerschaft.) In den Venen nimmt die Elastika in der ganzen Wand erheblich zu. Hauptsächlich ist die Plazentarstelle durch die Arterienumbildung betroffen (Fig. 6).

Lymphgefäße finden sich in einem sehr dichten, aus gewundenen, oft ampullenartig erweiterten Röhren bestehenden Netzwerk unter der Serosa; mit diesem geräumigen Netz kommunizieren die sehr zahlreichen feinen Lymphspalten, die in der ganzen Muskularis jedes Muskelbündel umscheiden. In der Umgebung größerer Blutgefäße sind auch reichlich

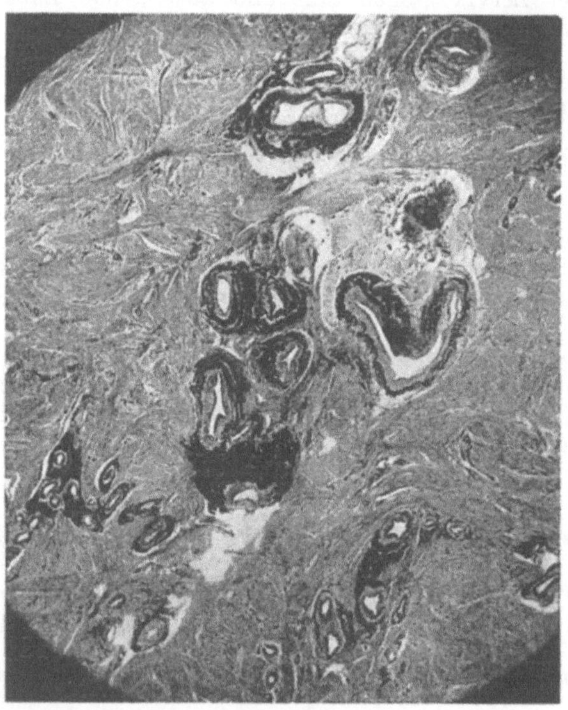

Fig. 6. Partale Gefäßsklerose, gekennzeichnet durch starken Intimaumbau und erhebliche Elastikawucherung (Elastikafärbung).

Lymphbahnen zu finden, während sie kleinere Blutgefäße häufig kreuzen. Aus der Seitenkante des Uterus folgen die Bahnen den Blutgefäßen (Uterinbündel), nach oben hin ziehen sie zu den ovariellen Lymphbahnen, nach hinten von der Zervix in die Douglasfalten. Weiteres über Lymphbahnen und regionäre Lymphdrüsen siehe Kapitel V und IX.

Die Nerven des Uterus entstammen dem Zervikalganglion, das zum großen Teil aus dem dem sympathischen Nervensystem angehörigen Ganglion coeliacum (auch hier Verbindungen mit Nn. splanchnici, Vagi und Phrenici) seine Fasern bezieht; weiter kommt noch der Nervus pelvicus aus dem Sakralgeflecht als autonomer Anteil hinzu. Das Ganglion cervicale, d. h. eine Summe von Ganglienzellen, die in Binde- und Nervengewebe eingebettet ist, liegt neben der Zervix im Beckenzellgewebe; von hier aus ziehen Nerven an den Uterus heran und verteilen sich ziemlich gleichmäßig in allen Interstitien bis um die Muskelzellen herum. Herlitzka unterscheidet eigentliche Uterusnerven und Gefäßnerven,

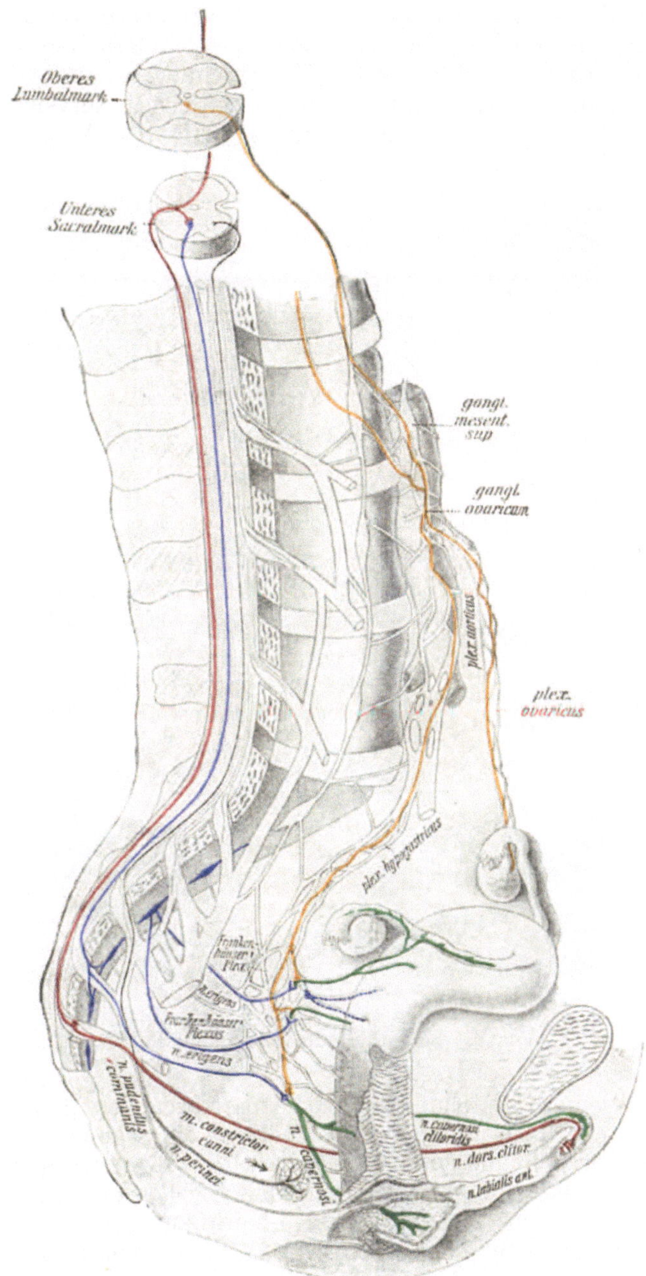

Fig. 7.

Schema aus Dahl, Die Innervation der weiblichen Genitalien, Zeitschrift für Geb. u. Gyn. Bd. 78[1]).

[1] cf. auch L. R. Müller, Das vegetative Nervensystem, 1920, J. Springer, Berlin.

unter jenen wieder myelinfreie Sympathikusfasern und sehr lange myelinführende Zerebrospinalnerven, ohne daß beide Zusammenhang miteinander hätten. Ob Ganglienzellen in der Muskelwand vorkommen, z. B. unter der Mukosa, ist noch zweifelhaft, wie überhaupt in der ganzen Frage der intramuralen Nerven noch viel Unklarheiten sind. Nach L. R. Müllers und Dahls neueren Untersuchungen besteht kein eigentliches Ganglion cervicale, sondern nur ein reiches Nervengeflecht, das von Ganglienzellgruppen untermischt ist (Fig. 7). Vom Grenzstrang

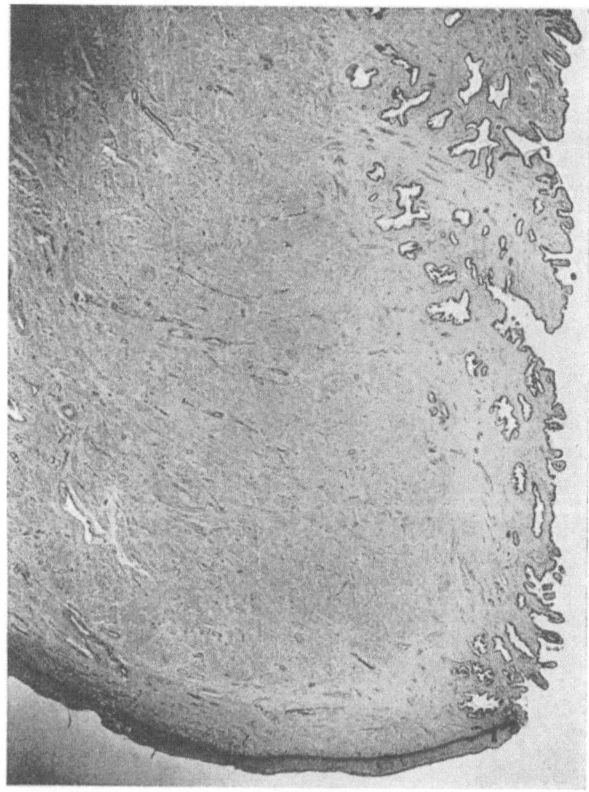

Fig. 8. Schnitt durch Zervix und Portio.

gehen nach seiner Darstellung zahlreiche marklose, leicht gewellte Nervenfasern mit einzelnen dünnen Markscheiden, die segmentiert sind, und mit Ganglienzellen untermischt zum Frankenhäuserschen Plexus = N. hypogastricus. Vom 4. und 5. Sakralnerv ziehen markhaltige Nervenfäserchen zum Plexus und splittern sich hierin auf; sensible Fasern gehen über die untersten Spinalganglien und die Cauda equina ins Hinterhorn des Rückenmarkes (= N. erigens). Der Plexus hypogastricus ist der sympathische Nerv und wirkt kontraktionsanregend und vasokonstriktorisch, der Plexus erigens der sakralautonome Nerv und wirkt kontraktionshemmend und vasodilatorisch.

    c) Die Schleimhaut des Uterus.

    Die „Schleimhaut" der Portio vaginalis; ihre Dicke beträgt

2—3 mm, ihre Grenze gegen die Muskularis ist unscharf. Sie besteht aus Epithel und Stroma.

a) Das Epithel ist dem Scheidenepithel fast gleich, nur ist die Oberfläche völlig glatt und die Papillen sind spärlich. Es ist also vielschichtiges Plattenepithel, dessen tiefste Schicht deutlich niedrig zylindrisch und dunkel granuliert ist = Membrana granulosa; in der mittleren Schicht sind helle glykogenreiche, polygonale Zellen das Wesenselement (F.g. 8).

b) Das Stroma ist lockermaschig, nach innen zu dichter, Elastikagewebe breitet sich in einem tiefen und oberflächlichen Netz aus, die beide durch Verbindungsfasern miteinander verbunden sind. Die arteriellen Gefäße teilen sich kurz vor der Schleimhaut doldenförmig auf.

Wie man sieht, ist der Name Schleimhaut für diese Schicht nicht richtig, aber entsprechend dem Eingebürgertsein nicht zu ändern.

Die Schleimhaut der Zervix (Fig. 8). Betrachtet man den der Länge nach aufgeschnittenen Zervikalkanal, so sieht man die Oberfläche in tiefe Längs- und Querfalten geteilt, diese Zeichnung wird als Arbor vitae benannt. Unter Lupenvergrößerung sieht man reichlich und deutlich Papillen auf den Falten und in den Furchen. Die Dicke der Schleimhautschicht beträgt ca. 2—3 mm, sie ist mit vielen tubulösen, und häufig auch azinösen und verzweigten Drüsen durchsetzt, deren Zahl geringer ist als die der Korpusdrüsen auf entsprechendem Raum in der Korpusschleimhaut. Der Drüsenverlauf geht meist von oben außen nach innen unten, die Ausführungsgänge sind eng. Sehr oft kann man kleine Retentionszysten sehen — Ovula Nabothii. Das Epithel ist hohes schleimendes Zylinderepithel mit basalem Kern (F g. 9), das Protoplasma färbt sich ganz

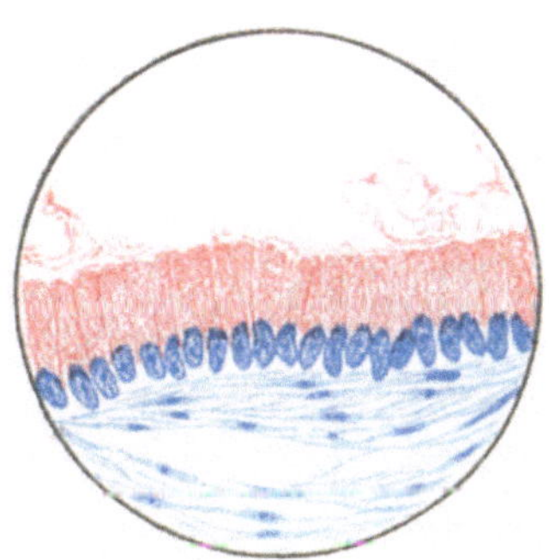

Fig. 9. Zervixepithel (Muzikarminhämalaun-Färbung).

mit Schleimfarbstoffen im prinzipiellen Gegensatz zum Korpusepithel; es enthält nie Glykogen. Eine Flimmerung läßt sich an frisch untersuchten Präparaten einwandsfrei erweisen. Die Grenze von Zervix- und Portioepithel liegt normalerweise in gezackter Linie an der Stelle, wo der röhrenförmige Zervikalkanal von unten her beginnt = Os externum uteri; jedoch kommen hier viel Unregelmäßigkeiten vor, indem Verschiebungen von Platten- und Zylinderepithel über- und untereinander konstatiert werden können (siehe Erosion, Kap. V).

Das Stroma ist lockermaschig, um die Gefäße herum mehr zirkulär und unter Oberflächen- und Drüsenepithel zu einer Membrana propria verdichtet.

Die arteriellen Gefäße entspringen aus den Radiärästen II. Ordnung; sie teilen sich erst unter der Oberfläche zu Kapillaren auf. Die Venen sammeln sich an der Muskularis-Mukosagrenze in einem Sammelrohr. Lymphgefäße umspinnen die Drüsen und sind reichlich unter der Oberfläche zu finden, sie sammeln sich ähnlich wie die Venen in der Muskularis-Mukosagrenze. Elastische Fasern existieren hier nicht.

Die Schleimhaut des Isthmus (Fig. 10). Aschoff und seine Schüler haben in Gemeinschaft mit anderen Forschern die Isthmusfrage erst geklärt. Als Ergebnis dieser Studien läßt sich heute sagen, daß es zweckmäßig ist, einen besonderen Abschnitt zwischen Korpus und Cervix uteri zu unterscheiden, der Isthmus uteri genannt wird. Seine obere Grenze

= Os int. anatomicum liegt da, wo die dreieckige Korpushöhle in den röhrenförmigen Kanal einmündet, die Queräste der Art. uterina in die Muskulatur eindringen, die Peritonealumschlagfalte vorn dem Uterus fest aufgeheftet zu sein beginnt,das Bindegewebe in der Muskelwand zunimmt und die starke submuköse Zervixmuskulatur deutlich wird. Die untere Grenze = Os int. histologicum wird angegeben durch den Übergang der Isthmusschleimhaut in Zervixepithel. Die ganze Länge beträgt ca. 5—8 mm. Die Schleimhaut selbst ist nur schmal, im Stroma dicht und reichlich zellreich und hat geringen Drüsengehalt. Die Drüsen verlaufen umgekehrt wie sonst, von unten außen nach oben innen. Das Epithel zeigt ausgesprochen den Charakter der Korpusepithelzelle: niedrich-zylindrisch, azidophil, nicht muzikarminpositiv (d. h. nicht schleimigen Charakter) und macht die charakteristischen Veränderungen der Menstruationszyklusumwandlungen an den Epithelien der oberen Drüsenabschnitte mit, bildet jedoch keine oder nur eine sehr niedrige unvollkommene „Funktionalis“ (siehe Anatomie des mensuellen Zyklus des Endometrium [Kap.II]).

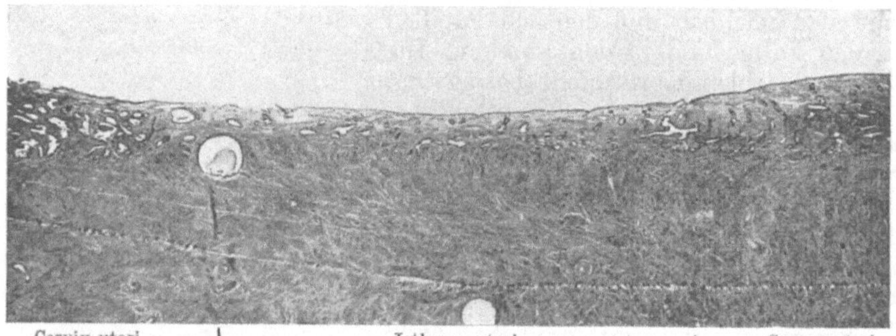

Fig. 10. Längsschnitt durch den Isthmus.

Die Schleimhaut des Corpus uteri ist im geschlechtsreifen Uterus einem dauernden zyklischen Wechsel unterworfen, abhängig von periodischen Eireifungsprozessen im Ovarium. Es sollen die Veränderungen zusammenhängend im II. Kapitel unter „mensueller Zyklus“ beschrieben, hier nur einige allgemeine Dinge erörtert werden. Wir werden dort sehen, daß zwei Schichten unterschieden werden müssen, eine tiefe, mehr oder weniger stets gleichbleibende = Basalisschicht und eine dauerndem Wechsel unterworfene = Funktionsschicht. Die Basalisschicht trägt dichtes spindelzelliges, dunkelerscheinendes Stroma, die Funktionsschicht viel lockereres, selbst ödematöses Zwischengewebe von mehr oder weniger großleibigen Sternzellen. Sicher ist, daß in beiden Schichten zwei Netze im Stroma unterschieden werden müssen, eine zelluläre Schicht, die spindelige, sternförmige oder großleibige Zellen miteinander zu einem Netz verbunden sein läßt (in der Basalschicht bleiben die Zellen spindelig) und ein interzelluläres fein- oder dichtfaseriges Fibrillennetz, das sich um die Drüsen und unter der Oberfläche zu einer Membrana propria und um die Gefäße zu einer Adventitia verdichtet (Fig. 11). Die Basalschicht paßt sich den Muskelunregelmäßigkeiten überall an, im großen und ganzen genommen ist aber die Muskularis-Mukosagrenze ziemlich scharf.

Die Gefäße der Schleimhaut steigen von den Radiärästen II. Ordnung (Freund) in die Schleimhaut bis unter die Oberfläche auf, ein stärkerer

Radiärzug verbindet stets zwei aus ihm hervorgegangene Netze; um die
Drüsen wird ein echter Gefäßzylinder gebildet. Die Venen sammeln
sich unter der Oberfläche und ergießen sich in der Basalisschicht in
Sammelröhren. Die Schleimhautarterien haben feine Muskellagen, die
in der Sekretionsphase (siehe „mensueller Zyklus") hypertrophieren, die
Venen sind muskelfrei.

Die Lymphbahnen der Schleimhaut sind sehr reichlich, umspinnen
Uterindrüsen und Gefäße in feinen Netzen und sammeln sich in weiten
Kanälen an der Muskularis-Mukosagrenze.

Muskelfasern kommen in der Schleimhaut außer in den Arterien
nicht vor. Nervenfasern werden von den meisten Untersuchern völlig
geleugnet, ebenso Elastikagewebe.

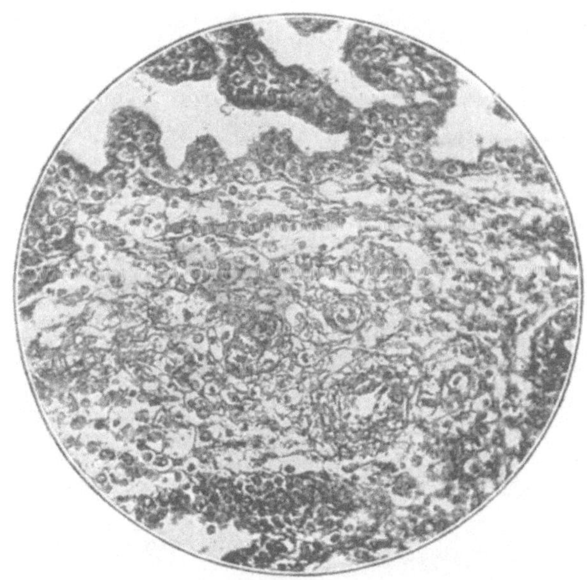

Fig. 11. Durch Bielschowski-Färbung ist das interzelluläre Fasernetz des Endometriums (Funktionalis) deutlich gemacht.

Lymphozyten und ganz vereinzelte Plasmazellen kommen im Stroma
vor, Herde von Lymphozyten und vereinzelt echte Lymphfollikel mit
großzelligem Keimzentrum sieht man gelegentlich auch in der Basalisschicht.

Das Epithel der Oberfläche macht den Funktionswechsel der Drüsen-
epithelien in geringem Maße mit. Nach Höhne und Mandl soll das
Epithel in insulären Bezirken flimmern, die Härchen schlagen nach der
Zervix hin. Die Flimmerung kann man an frischen Präparaten schön sehen.

Die Korpusdrüsen sind nicht verzweigte, ausgesprochen tubulöse
Drüsen, ihre Zahl schwankt, jedoch im allgemeinen stimmt die alte Angabe von Waldeyer, Ruge, Gebhard, daß die Drüsenschläuche in
einem Abstand stehen, so daß 4 Drüsen in dem Zwischenraum Platz
hätten. In der Basalisschicht ist der Verlauf der Drüsen flach, schräg,
unregelmäßig, sie bilden das Ende der in der Funktionsschicht gelagerten
Drüsen; das Epithel ist hier frei von Funktionswechsel und niedrig
kubisch, azidophil, im Protoplasma mit großem dunklem, die Zelle zum

großen Teil ausfüllendem Kern. Im Lumen finden sich häufig Sekretreste, die aus dem Funktionsteil hier hineingeraten sind. Der Verlauf der Drüsen in der Funktionsschicht geht wie in der Zervix von außen oben nach innen unten.

3. Die **Eileiter** (Fig. 12) des Menschen sind ca. bleistiftdicke muskulöse Schläuche von 10—12 cm Länge; sie beginnen dort vom Uterus sich abzuheben als selbständige Gebilde (sie entstammen ja zusammen mit Uterus und Vagina den Müllerschen Gängen, siehe „Entwick-

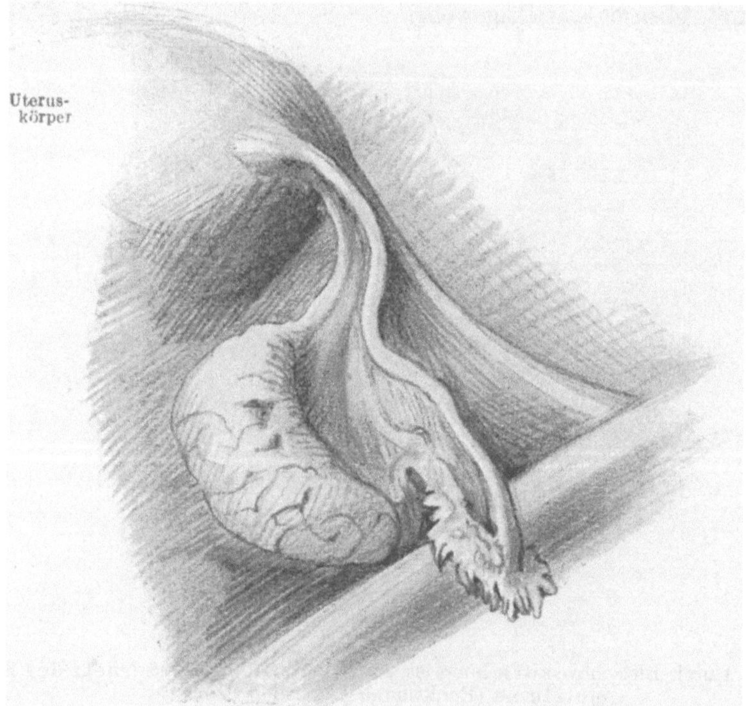

Fig. 12. Das Bild soll die sog. Adnexe zeigen: Tube (in der Mitte) und Ovarium (hinten) mit Lig. ovari proprium; vorn sieht man das Lig. rotundum.

lungsgeschichte"), wo das Lig. rotundum an den Uterus heranzieht. Sie sind bis auf die sehr schmale Partie, wo das Bindegewebe und die Gefäße des Ligamentum latum (Mesosalpinx) an sie herantreten, mit Peritoneum überkleidet. Nach der Bauchhöhle hin öffnet sich das Muskelrohr in eine stark gezackte Linie mit ungleich langen Fimbrien, die besonders deutlich unter Wasser flottieren; eine der Fimbrien bildet eine schöne ausgesprochene lange Rinne, die zum Eierstock hinführt und diesen erreicht = Fimbria ovarica. Im allgemeinen unterscheidet man 3 Abschnitte: a) Pars ampullaris (Fig. 13), ein ca. 1½—2 cm langer peripherer Teil, b) Pars isthmica (Fig. 14), die in die Pars ampullaris ohne scharfe Grenze übergeht und bis zum Eintritt in den Uterus reicht (ca. 8—10 cm lang), c) Pars interstitialis oder intermuralis (Fig. 15) = der innerhalb der Uteruswand gelegene Teil. Das Lumen ist

im interstitiellen Teil sehr fein, so eng, daß selbst eine sehr dünne Sonde
kaum passiert, es weitet sich mehr und mehr und ist in der Ampulle sehr
geräumig; an gehärteten Präparaten sieht man außerdem noch kurz vor
der Mündung in die freie Bauchhöhle eine ringförmige Striktur, ohne daß

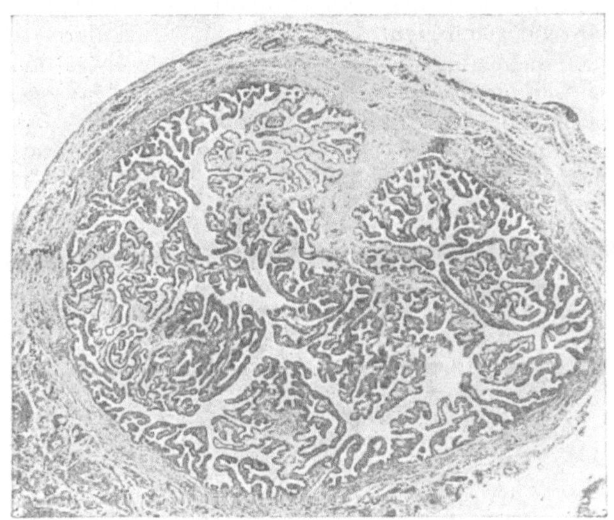

Fig. 13. Ampullärer Teil der Tube.

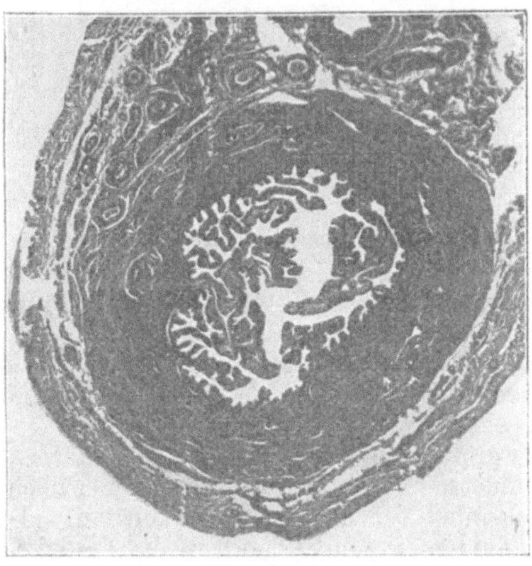

Fig. 14. Isthmischer Teil der Tube.

in der Muskelschicht etwa ein besonderer Ringmuskel sich heraushebt.
Am aufgeschnittenen Organ kann man im isthmischen sowohl wie ganz
besonders deutlich im ampullären Teil drei Längsfalten konstatieren, auf
denen ebenfalls wieder besonders im ampullären Abschnitt reichliche
feine Fältchen (sekundäre und tertiäre Falten) flottieren. Mikroskopisch
zeigen sich drei Schichten. Von außen nach innen sind dies:

a) Subserosium = Gefäßschicht.
b) Muskularis   = a) Längsmuskelschicht,
                       b) Ringmuskelschicht.
c) Mukosa mit Epithel.

In der Ampulle überwiegt Schleimhaut und Gefäßschicht um das Vielfache, während nach dem Uterus zu die Muskularis immer mehr zu-, jene immer mehr abnehmen. Die Gefäßschicht ist im Fasergerüst locker und sehr dünn, in ihr verlaufen die größeren, aus dem Lig. lat. kommenden Gefäße in longitudinaler Richtung.

Die Längsmuskulatur sitzt außen, ist am Uterus und ampullären Ende deutlicher als im isthmischen Teil, überall aber mit Gefäßen durch-

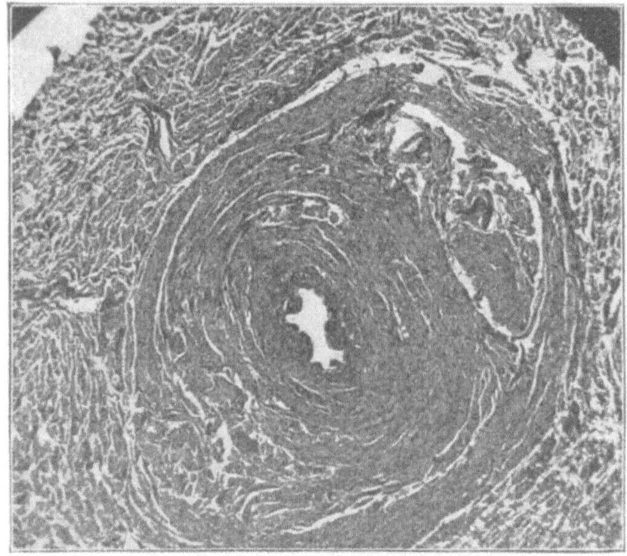

Fig. 15. Interstitieller Teil der Tube.

setzt. In der Fimbria ovarica bildet sie die eigentliche muskuläre Grundlage.

Die Ringmuskulatur ist überall deutlich, am zartesten in der Ampulle, nach dem Uterus zu wird sie dicker und schließlich am Uterus sehr bedeutend.

Die Mukosa grenzt unmittelbar an die Muskularis. Ob eine eigentliche Muscularis mucosae vorhanden ist, wird immer noch widersprechend beurteilt, wahrscheinlich ist ihr Befund inkonstant. Das Bindegewebe ist überall locker und zart, zieht überall in die Falten hinein und bildet eine Membrana propria unter dem Epithel. Durchwandernde Lymphozyten gehören in geringer Menge zum normalen Befund. Elastika ist in der Mukosa höchstens sehr spärlich, in der Muskularis dagegen oft in dichten Netzen zu sehen. Die Gefäße sind hauptsächlich Kapillaren, besonders reichlich in den Falten der Ampulle. Das venöse Blut soll sich nach v. Ebner in einer Vene sammeln, die längs dem Lig. rotundum uteri zur Vena epigastrica zieht, in der Hauptsache aber fließt es in den Plexus spermaticus ab. Die Lymphgefäße bilden weite Lakunen in reichlich gegliedertem Netz, sie sollen mit dem Plexus ovaricus ihre regionären

Lymphdrüsen in den Gland. lumbales sup. haben. Die Nerven zeigen ein äußerst dichtes, feinstes Faserwerk, das zirkulär eine äußere, in Gefäß- und Längsmuskelschicht und eine innere, in der Mukosa verlaufende Zone bildet; von der inneren Zone aus verlaufen sie ins Epithel.

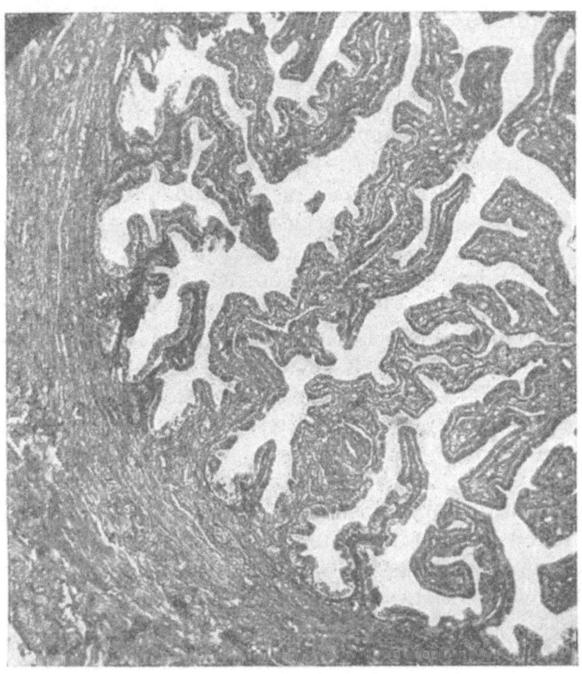

Fig. 16. Tubenfalten der Ampulle bei stärkerer Vergrößerung (Bielschowsky-Färbung).

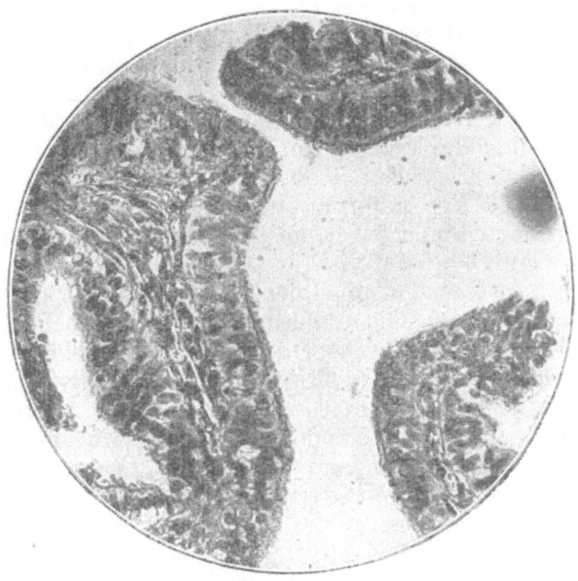

Fig. 17. Flimmerndes Zylinderepithel der Tubenfalten (im fixierten Präparat).

Die Falten zeigen in den Ampullen einen überaus großen Formenreichtum: Hauptfalten mit sekundären und tertiären Zweigen, auch zwischen den Längsleisten sind kleine Falten deutlich (Fig. 16).

Je weiter man zum uterinen Abschnitt kommt, um so niedriger und einfacher werden die Faltenerhebungen, im interstitiellen Teil sind nur 4—5 niedrige plumpe Erhebungen sichtbar; das Bindegewebe verläuft in ihnen parallel der Oberfläche (Schridde).

Das Tubenepithel (Fig. 17) ist komplizierter zusammengesetzt, als man bisher annahm. Nicht nur flimmerndes Zylinderepithel, sondern auch flimmerlose Zellen, Übergangsformen und Stiftchenzellen sind als Ausdruck der Sekretbildung beschrieben. Die Schleimreaktion ist negativ. Die Verteilung der genannten Zellen wird noch nicht übereinstimmend angegeben. Zur Zeit der prägraviden Kongestion sollen nach neuen Untersuchungen (Snyder, Spack) die flimmerlosen Zellen Zellsubstanz abstoßen und niedriger werden, während sie sich nach der Eiwanderung und in der ersten Zyklushälfte wieder durch Wachstum ergänzen; die flimmernden Zellen machen keine Änderung durch. Die anatomische Untersuchung scheint die logisch notwendige Annahme zu bestätigen, daß die Tube Nährstoffe für das reife Ei während seiner Befruchtungsreife und seiner Wartezeit auf Imprägnation absondert und Hormonstoffe vom freilebenden Ei aufnimmt und resorbiert (siehe mensueller Zyklus). Soviel scheint auch entgegen bisheriger Anschauungsweise wahrscheinlich zu sein, daß der Eitransport nicht durch die im Verhältnis zur Eizelle ca. 100—200 mal so kleinen Flimmerhärchen auf der leicht beweglichen Unterlage der Falten bewirkt werden kann, sondern zweifellos eine Funktion der Muskelperistaltik sein muß (cf. auch Sobotta).

4. Den **Eierstock** bekommt man bei Betrachtung des inneren Genitalapparates vom Promontorium aus zu Gesicht; er liegt seitlich an der Beckenwand der Hinterfläche des Lig. lat. auf. Zur Zeit der Geburt liegt er etwas oberhalb des Beckenringes, später sinkt er tiefer und liegt unterhalb der Ven. iliaca ext. und oberhalb des Ureters in der von Waldeyer beschriebenen Fossa ovarica, jedoch nicht fest, sondern durchaus beweglich, entsprechend der Länge des Mesovariums. Das Mesovarium entspringt als Bauchfellduplikatur von der hinteren Lig. lat.-Fläche, es stellt den einen der Flügel dar, in den das Lig. lat. nach oben hin ausläuft (der andere = Mesosalpinx). Im Mesovarium ziehen Gefäße und Nerven mit lockerem Bindegewebe an den Margo mesovaricus, den Hilus des Ovariums heran.

Das Ovarium ist ein ca. pflaumengroßes Organ, in der geschlechtsreifen Zeit jedoch durch die Funktion seines Parenchyms manchem Größenwechsel unterworfen. Die Oberfläche ist weißlich und unregelmäßig durch glatte Kuppen, niedrigere unregelmäßige Windungen und mehr oder weniger tiefe Furchen; sie wechselt dauernd, indem Erhebungen zu Einziehungen und flache Kuppen zu glatten Hügeln im Laufe der Wochen werden. Das Peritoneum schließt am Margo mesovaricus in einer gezackten Linie ab = Waldeyersche Linie; das Ovarium ragt frei mit seinem Oberflächenepithel in den Bauchraum hinein, es sitzt in dem Peritonealschlitz wie ein Edelstein in seiner Fassung. Nach der Beckenwand hin wird es befestigt durch den mit glatter Muskulatur verstärkten freien Lig. lat.-Rand = Lig. suspensorium ovarii s. ovarico-pelvicum (früher auch infundibulo-pelvicum genannt), mit dem Uterus verbindet es das Lig. ovarii proprium, das ebenfalls aus glatter Muskulatur besteht und das hintere Lig. lat.-Blatt ·ein wenig abhebt; es geht hinter dem Tubenabgang in den Uterus über.

Den feineren Bau des Ovariums versteht man am besten aus einem kurzen Rückblick auf die Entwicklung des Organs. Die Ansichten über die Differenzierung der Keimanlage haben manche Wandlungen durchgemacht. Nach den neuesten Anschauungen in Kombination mit den Waldeyerschen Untersuchungen läßt sich der Prozeß ungefähr so auffassen (Felix):

Die indifferente Keimdrüse wird gebildet von dem scharf abgegrenzten Oberflächenepithel und dem sog. Epithelkern, der aus indifferenten und genitaloiden Zellen besteht. Bindegewebssprossen dringen vom Hilus

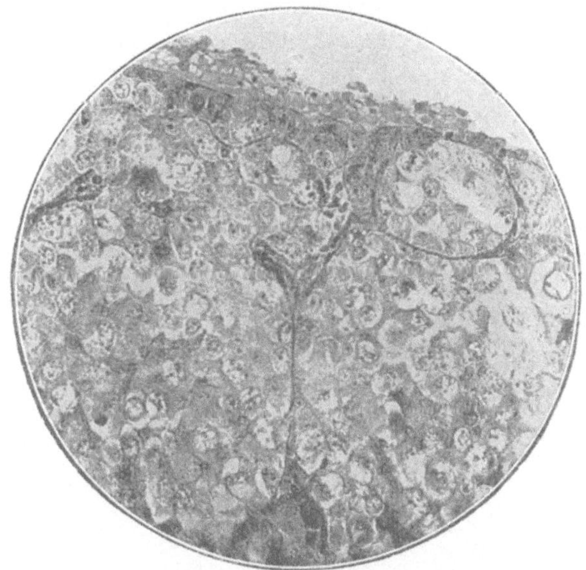

Fig. 18. Fetales Ovar eines VII mon. Embryo. Die Eizellen liegen in großen Ballen und werden durch Bindegewebe in kleinere Gruppen zerteilt.

aus in das Epithellager ein, bis sie schließlich die Peripherie erreichen und durch gegenseitiges Entgegenwachsen die spätere Albuginea bilden; aus den indifferenten und großkernigen genitaloiden Zellen entstehen die großleibigen und großkernigen Genitalzellen; von der Peripherie geschieht eine fortwährende Ergänzung dieses Kernes (neogene Zone). Im Zentrum zerfallen wieder reichlich Genitalzellen, an ihre Stelle tritt Bindegewebe; einige Felder, die erhalten bleiben können, bilden später die Markstränge (siehe fetale Organreste). Schließlich hört der Degenerationsprozeß auf, auch die Rindenzone wird in Genitalzellen und junge Eier verwandelt und diese durch Bindegewebssprossen in Felder abgeteilt = Eizellballen Waldeyers (Fig. 18); endlich geht der Differenzierungsprozeß durch Bindegewebe so weit, daß nur noch Primordialfollikel, d. h. Eier mit einer einfachen Schicht zarter Follikelzellen zu sehen sind. Der Differenzierungsprozeß beginnt zentral und schreitet peripher fort. Am Eierstock des neugeborenen Mädchens kann man dann deutlich folgende Schichten unterscheiden:

1. Oberflächenepithel.
2. Subepithelialer Faserfilz (Hörmann).
3. Zona parenchymatosa.
    a) Zone der Eiballen und -schläuche (Waldeyer).
    b) Zone der Primordialfollikel.
    c) Wachsende Follikel.
4. Zona vasculosa.

Das Oberflächenepithel entspricht dem früheren Keimepithel, der Namenwechsel ist deshalb von Wert, weil nach der Geburt kein Keimmaterial mehr an das Innere abgegeben wird; der Charakter des Ober-

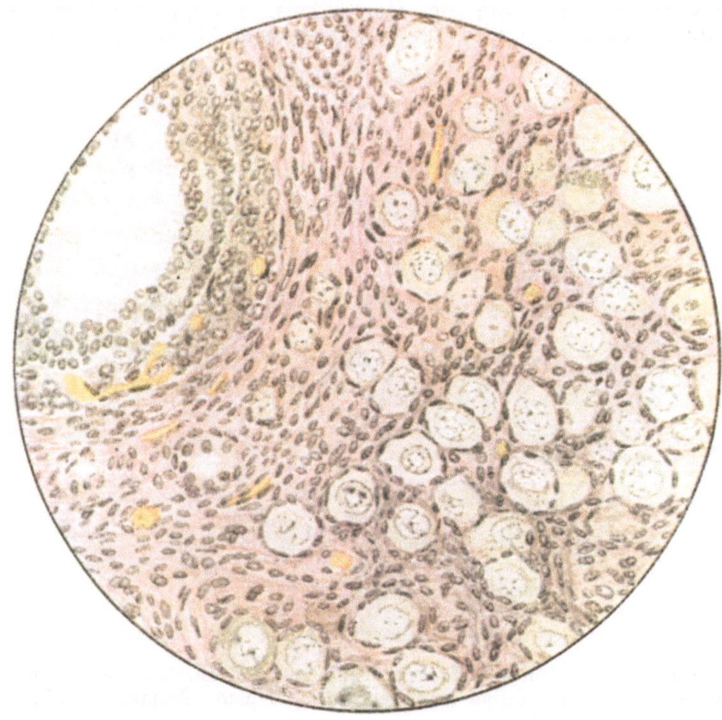

Fig. 19. Primordialfollikel aus dem Eierstock eines Neugeborenen.

flächenepithels ist niedrig zylindrisch und kubisch. Der subepitheliale Faserfilz wächst weiter und weiter, und wird später zu der dichten dreigeteilten festen Albuginea, vorerst trennt er Oberfläche und eigentliches Parenchym. Die Zone der Eiballen und -schläuche wird fortschreitend differenziert und schon wenige Monate nach der Geburt sind keine derartigen Felder mehr zu sehen, sondern alles ist in Primordialfollikel resp. wachsende Follikel umgewandelt.

Der Primordialfollikel (Fig. 19) ist die primitivste Stufe des Follikels; er besteht nur aus dem Primordialei, einer sehr schmalen Lage von Follikelepithelzellen und weiter einer zarten Kreistour feiner Fibrillen von Bindegewebe. Die Follikelepithelzellen entstammen ebenso wie die Eizellen dem Keimepithel. Das Primordialei = Oogonie entstammt durch Teilung den Ureiern; es teilt sich nicht mehr, ist zunächst 18—24 μ groß, wächst aber dann später und wird zur Oozyte I. Ordnung, dann II. Ordnung

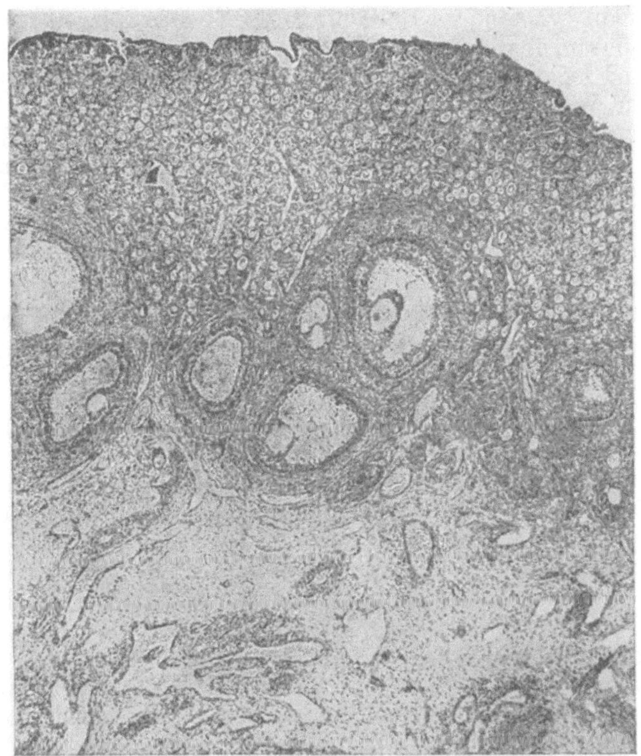

Fig. 20. Das Ovarium eines Neugeborenen.

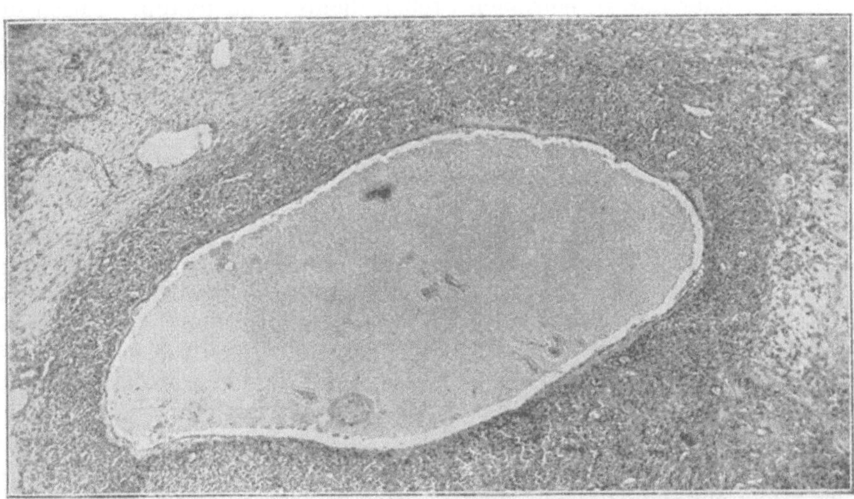

Fig. 21. Zystische Follikelatresie (aus dem Ovar einer III mon. graviden Frau). Die
Granulose ist verschwunden, einzig das Ei, mit Leukozyten besiedelt, noch übrig.
Die Grenzfasermembran ist hyalin, die Theca int. deutlich hypertrophiert. So deut-
lich tritt die Theca-int.-Hypertrophie bei Nichtschwangeren nicht hervor.

und schließlich zum Reifei. Die Primordialfollikel liegen in sehr großer Zahl dicht an dicht in der Rindenschicht; 50000 soll nach Waldeyer ihre Zahl sein, nach andern 100000. In nach innen gelegenen Zonen sieht man wachsende Follikel (Fig. 20). Die Follikelepithelien werden kubisch und legen sich in erst zwei-, dann mehrfacher Reihe um das Ei herum; ihr Wachstum geht schließlich exzentrisch weiter. Gerade in diesen exzentrischen Follikelzellenanhäufungen kommt es durch Epithelzerfall (Chromatolyse, Pyknose, Vakuolisierung) zur Bildung eines Liquors, des Liquor folliculi. Gleichzeitig mit der Liquorbildung differenziert sich auch das Eierstockstroma in zwei Lagen, eine innere, lockere, kapillarreiche, und eine straffere = Theca interna und Theca externa folliculi.

Den Prozeß des Follikelwachstums hat E. Straßmann in sehr hübschen Untersuchungen verfolgt und gesehen, wie die Follikel immer weiter zur Oberfläche drängt, indem die gefäß- und zellreiche lockere Theca int. nach der Oberfläche des Eierstockes hin stärker als in den zentralen Partien wächst. Auch der eitragende Hügel rückt allmählich mit zunehmender Follikelgröße mehr an die Peripherie (s. später).

Außer den primordialen Follikeln und den wachsenden Formen kann man im Ovarium des Kindes sowohl wie auch später, wenn auch nicht so reichlich wie dort, Bilder des Follikelunterganges = Follikelatresie (Fig. 21) sehen. Eine verhältnismäßig große Zahl geht schon im Primordialstadium durch einfache Chromatolyse sowie Verfettung der Eizelle und des Epithels zugrunde. Am häufigsten kommt der Untergang der mittelgroßen Follikel vor, während die Atresie große Follikel stets nur selten befällt. Dann wird vor allem und zuerst das Ei befallen (Chromatolyse, Verfettung, Hyalinwerden der Zona pellucida; diese siehe später), dem Ei folgen die Follikelzellen im Zerfall. Die Theca int. aber wird durch Nahrungsfett-Anhäufung größer (nutritives, kein degeneratives Fett), das zarte Bindegewebe wird reichlicher, die Grenzmembran zwischen bisheriger Follikelschicht und Theca int. wird entweder in der ganzen Peripherie oder nur an einzelnen Stellen dichter und hyalin. Durch die Lücken der verdickten Grenzfasermembran resp. Glasmembran schiebt sich Bindegewebe in reichlicher Menge in die Höhe vor. Ist die Glasmembran ziemlich vollständig, so bleibt die Stelle der Atresie länger erkennbar, indem die Bindegewebsdurchsetzung langsamer vorwärts schreitet, und schließlich ist die Stelle durch eine kleine hyaline gefaltete Linie gekennzeichnet; fehlt jedoch viel von der Membran, dann dringt reichliches Bindegewebe in die Höhle ein; sie ist bald angefüllt und die Narbe verschwindet dann schnell, viel rascher als jene, dazu meist spurlos. Die Thecazellen, deren Verfettung und Größerwerden vorher betont wurde, verschwinden mit fortschreitender Bindegewebswucherung wieder (diese fettreichen großen Bindegewebsabkömmlinge sind in ihrer eigentümlich konzentrischen Formation vielfach als interstitielle Eierstocksdrüse bezeichnet, die Zellen selbst im Gegensatz zu den großen Granulosa-Luteinzellen des Corp. lut. [s. d.] als Thecaluteinzellen [Seitz], siehe Kap. II). Außer dieser obliterierenden Form gibt es noch die zystische Form der Atresie besonders bei großen Follikeln, wo die Bindegewebswucherung die Höhle nicht auszufüllen vermag, sondern mehr in der Peripherie bleibt und gegen die zentrale Höhle durch eine feine endothelartige Zellschicht abgegrenzt wird.

Am geschlechtsreifen Ovarium kann man nach Waldeyer dann folgende Einteilung machen:

a) Zona parenchymatosa.

   1. Epithel.
   2. Albuginea.
   3. Zone der jungen Follikel.
   4. Zone der älteren größeren Follikel.

b) Zona vasculosa.

Es ist aber nun keineswegs ein gleichmäßiger Bau im Ovarium zu erwarten, sondern durch das zur Peripherie-Drängen der großen reifenden Follikel, andererseits durch die überall dazwischen geschobenen Bilder der Follikelatresie und ihrer hyalinen Endstadien, weiter durch die noch zu beschreibenden Corp.-lut.-Formationen kommt eine große Buntheit zustande, die die Übersichtlichkeit eines mikroskopischen Schnittes nur recht gering erscheinen läßt.

Das Oberflächenepithel hat gegen früher keine Veränderung erfahren; aus dem subepithelialen Faserfilz ist eine derbe fast gefäßlose und zell-

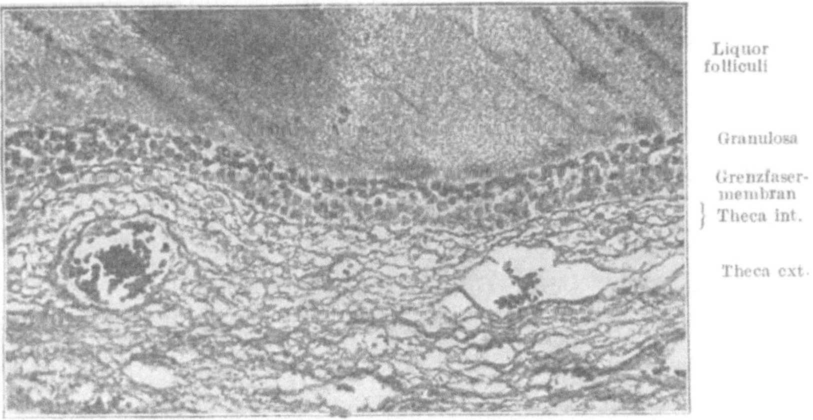

Fig. 22. Wand eines reifenden Follikels (Bielschowski-Färbung).

arme oberflächliche Schicht (Albuginea) geworden, die nach innen zu eine lockere Schicht mit Primordialfollikeln folgen läßt (Hörmann). Die Schicht der jüngeren Follikel, in der keine neuen, d. h. keine bis jetzt nicht beschriebenen Formationen sichtbar werden, grenzt dann weiter nach innen an die Schicht der großen Follikel. Von ihnen nähern sich beim Reifwerden ein oder zwei Follikel der Peripherie und erzeugen hier eine mehr oder weniger erhabene durchscheinende Vorwölbung (cf. Straßmanns Untersuchungen).

Die Zeichen des reifwerdenden Eies und Follikels treten zuerst zur Zeit der Geschlechtsreife auf (siehe Physiologie). Die Bedeutung dieses Reifungsprozesses liegt darin, daß die Eier schnell der Befruchtungsfähigkeit entgegengeführt werden. Die Reifung des Eies ist charakterisiert durch sein Größerwerden bis auf 150 und 250 μ, die Ausbildung einer Zona pellucida, die starke Differenzierung des Keimbläschens (25—27 μ) = Kern und des Keimflecks = Kernkörperchens (4—8 μ), Ausbildung einer hellen Rindenzone im Protoplasma einer breiteren, feingranulierten, peripheren und einer grobkörnigen zentralen Zone (Deutoplasma); reif wird das Ei jedoch erst durch die bisher noch nicht einwandfrei beim

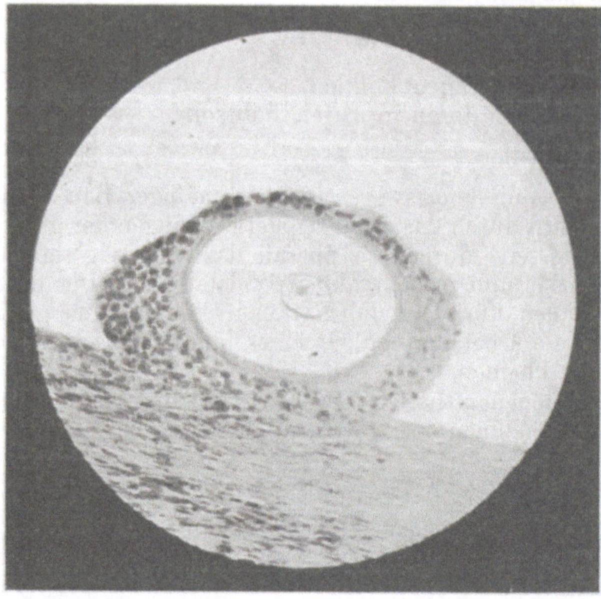

Fig. 23. Menschliches Ei (in einem wahrscheinlich atresierenden Follikel, Granulosa nicht mehr tadellos).

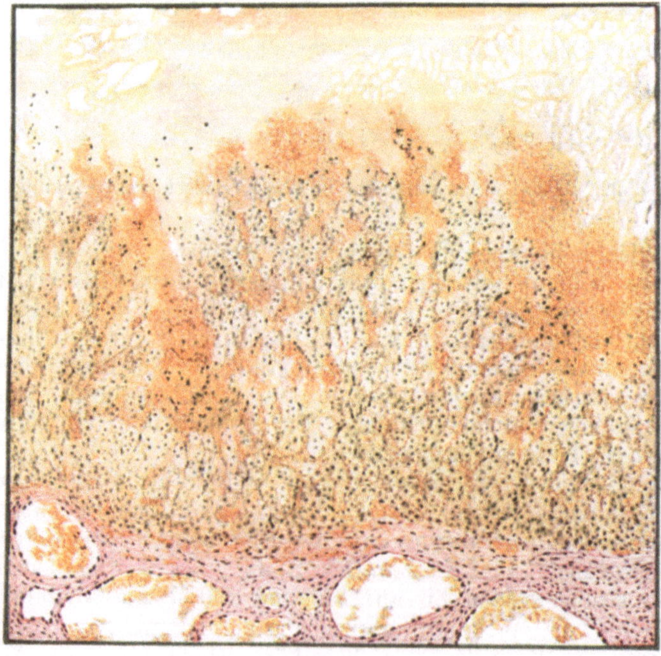

Fig. 24. Eben beginnende Corp. lut.-Bildung. Reichlich Blutdurchtritt durch die gelockerten und schon reichlich vergrößerten Granulosazellen. Theca int. und Granulosa schwer abgrenzbar.

Menschen beobachtete Ausstoßung der Richtungskörperchen = Reduktion
des Chromatins auf die Hälfte der Chromosomen. Die Follikel, in denen
Eier auf diese Weise reif werden, nennt man Graafsche Bläschen. Sie
enthalten einen dünnen serösen eiweißhaltigen Liquor und bestehen
aus der Epithelschicht = Follikelschicht, deren dunkelgranulierte
Zellen dieser Schicht den Namen der Granulosa verschafft haben,
und den zwei bindegewebigen Hüllen, der Theca int. und Theca ext.,
die beide dem Bindegewebsstroma des Eierstocks entstammen (Fig. 22). An
der Stelle, wo das Graafsche Bläschen die Eierstocksoberfläche vorwölbt,
sieht man eine zentrale gefäßlose Partie = Stigma und in dessen Peripherie
einen Kranz feiner Gefäße. Die Granulosa ist in ihrem Funktionszustand
abhängig vom Reifestadium des Eies; bei reifenden Eiern sind ihre Zellen

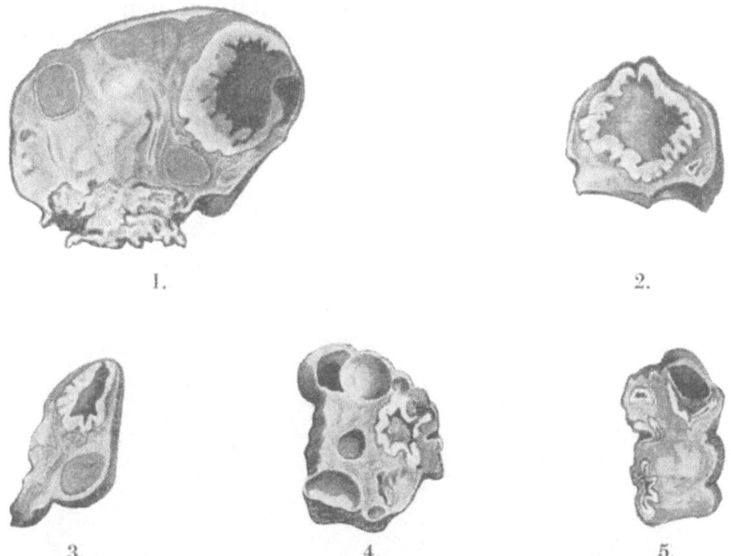

Fig. 25. Fünf Stadien des Corp. lut. 1. Eben reifes Corp. lut. (ca. 20. Tag eines 4 wöch.
Zyklus). 2. Reifes, organisiertes Corp. lut. vom 26. Tag. 3. In beginnender Rückbildung (3. Tag des nächsten Zyklus). 4. ca. 10. Tag des nächsten Zyklus. 5. In
starker Rückbildung (ca. 25. Tag des nächsten Zyklus).

dunkel und stehen in 3—4—6 Zellen dicker Schicht an der Peripherie
des ca. kleinhaselnußgroßen Bläschens; die äußerste Zellage ist oft deutlich
palisadenartig radiär gestellt; um das Ei selbst bilden die Follikelzellen
einen kompakten niedrigen Hügel; hier umstellen sie das Ei (Fig. 23)
und bilden in seiner unmittelbaren Umgebung die Corona radiata im
Cumulus oophorus.

Die Theca int. ist bei solchen reifenden Follikeln sehr lockermaschig
und reich an stark gefüllten feinen Kapillaren; sie bildet eine deutliche
Grenzfasermembran gegen die Granulosa, nach außen hin geht sie in
das konzentrisch geschichtete feste Bindegewebe der Theca ext. über.
In den großen Thecazellen, die oft größer als die Granulosazellen sind,
zeigt sich häufig nutritives Fett.

Zu einer bestimmten, feststehenden Zeit (siehe Physiologie) platzt
nun solch ein Follikel wahrscheinlich dadurch, daß infolge zunehmender
Füllung der Theca int.-Kapillaren ein Überdruck zustande kommt und

die unter der Eierstocksoberfläche besonders gut ausgebildete gefäßreiche lockere Theca int. allmählich auseinanderweicht; das Ei, das sich
in der Nähe der Rißstelle mit einigen Follikelspithelzellen des Cumulus
oophorus losgelöst hat, tritt dann in die Bauchhöhle aus. Die jetzt entleerte Follikelhöhle fällt durch die elastische Spannung des auseinandergedrängten Eierstocksstromas in Falten zusammen; aus ihr entsteht in
kurzer Zeit, in 3—4 Tagen, das sog. Corpus luteum = der Körper, der
später gelb wird.

Über die Bildung des gelben Körpers besteht jetzt, nachdem man
die Entwicklungsstadien in allen Phasen nebeneinander hat nachweisen
können (Sobotta, Rob. Meyer, Verfasser), fast volle Einigkeit.
Früher glaubte man, daß die Follikelepithelien zugrunde gehen, und die
Theca int.-Zellen das Material für die Luteinzellen abgäben. Heute weiß
man sicher, daß die großen Luteinzellen sich aus den Granulosazellen
durch Hypertrophie, seltener durch Zellvermehrung entwickeln. Die

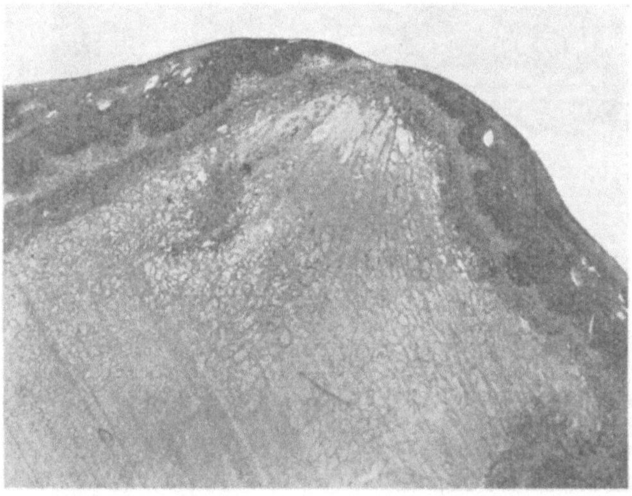

Fig. 26. Follikelloch am 26. Zyklustag (Corp. lut. ca. 10—12 Tage alt).

Follikelepithelzellen schieben sich nach der Druckentlastung der Follikelhöhle infolge der Fältelung der Wand in- und übereinander und hypertrophieren dann sehr schnell auf das Vielfache ihrer ursprünglichen Größe
(Proliferationsphase des Corp. lut., Rob. Meyer) (Fig. 24). Durch das
Zusammenfallen des Follikels sind auch die Kapillaren der Theca int.
zerrissen, wodurch die Grenzfasermembran zersprengt wird; das Blut der
Kapillaren schiebt sich durch die Granulosazellen gegen das Innere der
Follikelhöhle vor, die Blutkörperchen bleiben auf der inneren nackten
Granulosafläche liegen, das Serum resp. Plasma füllt den Raum innen an,
und scheidet Fibrin aus, das sowohl die Höhle ausgießt, als auch durch
einen provisorischen Pfropf das Follikelloch verschließt. Die Kapillaren
der Theca int. bilden dann in rascher Folge Gefäßsprossen und zartes
junges Bindegewebe, das in radiärer Richtung die Granulosa durchsetzt,
bis zur inneren Oberfläche vordringt, dann innen umbiegt und eine innere
Bindegewebslage = innere Deckschicht schafft. Die weiteren Prozesse

(cf. Kap. II, mens. Zyklus) bestehen dann in Größerwerden der Granulosazellen zu großleibigen Luteinzellen mit kleinem Kern einerseits und fortschreitender Vaskularisation und Organisation von seiten des Gefäßbinde-
gewebes der Theca int. andererseits (Vaskularisationsstadium, Rob.
Meyer). So entsteht schnell eine echte typische innere Drüse (Fig. 25), die
ihr Sekret nur an das Blut der zarten Kapillaren abgibt. Die Stärke
dieser Vaskularisation und Organisation der Granulosaschicht, andererseits die Dicke der inneren Bindegewebsschicht lassen eine genaue Alters-
beurteilung eines Corp. lut. zu. Weitere Zeichen für die Altersbestimmung
des Corp. lut. sind ein erhebliches Deutlicherwerden der peripher gelegenen
Theca int.-Zellfelder und ein immer stärkeres Hervortreten der Bindegewebswucherung sowohl innerhalb der Granulosa als auch in der inneren

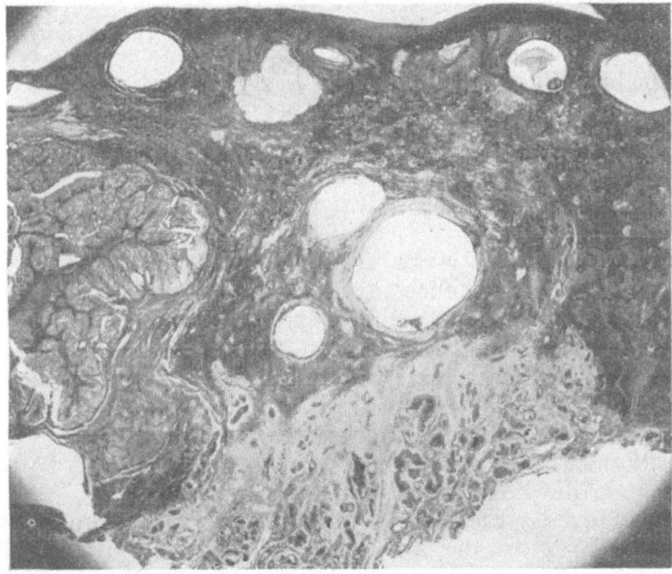

Fig. 27. Frontalschnitt eines geschlechtsreifen Ovariums (Lupenübersicht).

Deckschicht, ja deren zunehmende hyaline Umwandlung und weitere
Organisation des Fibrinkernes. Die Granulosazellen werden bald ersetzt
durch Bindegewebe, schließlich bilden sich auch die fettreichen Thecazellen zurück, die hyaline Membran wird dicker und stärker, der Fibrinkern ist ganz organisiert und das Ende ist schließlich das gefaltete hyaline
Corpus albicans, das dann nach 8—10 Wochen erreicht ist. Die Frage
nach dem Auftreten von Lipoiden hat eine Reihe von Forschern beschäftigt
(Wiszynski, R. Meyer, v. Mikulicz-Radecki, Weishaupt, Jaffé);
als Ergebnis läßt sich sagen, daß in den ersten 12—14 Tagen nach dem
Follikelsprung die Granulosaluteinzellen im wesentlichen ans Eiweiß
gebundene Fettstoffe, die sich dem gewöhnlichen mikrochemischen Fett-
nachweis entziehen, enthält, daß dann aber Neutralfette und schließlich
nach weiteren 8 Tagen Fettsäuren und Seifen in großen Mengen auftreten.

Das Follikelloch (Fig. 26), das provisorisch durch den Fibrinpfropf
verschlossen war, wird von dem Bindegewebe der inneren Deckschicht.

durchwuchert und so bindegewebig verschlossen; es vernarbt (nach 8 bis 10 Tagen); die Granulosa beteiligt sich nicht an diesem Verschluß, diese zieht sich vielmehr meist etwas nach innen zurück, überhaupt bleibt die Granulosa gewöhnlich in der Gegend des Loches niedrig und dünn; in manchen Fällen nur ist die Granulosa nach außen ektropioniert, aber auch dann ist die Vernarbung des Loches die gleiche wie die beschriebene (Strakosch, Verfasser).

Das eben beschriebene Werden und Vergehen eines Corp. lut. werden wir betreffs seiner zeitlichen Verhältnisse und in seinem Zusammenhang mit physiologisch-anatomischen Umwandlungen im Genitalschlauch, insonderheit dem Endometrium, in Kap. Physiologie kurz wiederfinden.

Am Parenchym des geschlechtsreifen Eierstocks (Fig. 27) lassen sich also drei verschiedene Funktionsstadien deutlich unterscheiden:

1. Das Stadium des wachsenden Follikels, daneben das der Follikelatresie.
2. Das Stadium des reifenden Follikels (höchstens 2, in besonderen Ausnahmefällen 3).
3. Das Corpus lut. (Zahl wie in 2).

Zur Zeit der Wechseljahre hören alle drei Stadien auf; man sieht dann einige Monate hindurch nur noch einzelne wachsende, aber vor der Reife zugrunde gehende Follikel, später lediglich Corp. albicantia und Narben der Atresien.

Die Zona vasculosa = Markschicht enthält die Blut- und Lymphgefäße und Nerven in reichlichem Bindegewebe; eine radiäre Struktur ist meist verwischt (cf. Entwicklungsgeschichte Kap. VII und VIII „fetale Organreste"; desgl. Formation des Rete ovarii); Elastika ist in der Markschicht reichlich vorhanden, in der Rindenschicht sieht man sie nur in und um die Gefäße, die eine ähnliche Sklerose wie die Uteringefäße p. partum und p. menstr. durchmachen.

Glatte Muskulatur strahlt vom Hilus ovarii bis an die Parenchymschicht heran in die Zona vasculosa hinein ein.

Die Arterien des Eierstocks entstammen der Anastomose zwischen Art. uterina und der von der Aorta her durch das Lig. ovarico-pelvicum heranziehenden Art. spermatica resp. ovarica. 6—8 stärkere Äste ziehen bis an die Grenze von Zona parenchymatosa und vascularis und zweigen hier feine Äste bis an die Peripherie heran ab, und bilden dichte Netze um die Follikel.

Die Venen bilden überall, besonders aber perifollikulär, dichte Geflechte und im Mark plexusartige Räume, sie sammeln sich im Plexus ovaricus, der seinen Abfluß in Begleitung der A. spermatica zur Vena cava inf. hin ca. in Höhe der Nieren hat.

Lymphgefäße sammeln sich reichlich um die Theca int. folliculi, in der Zona vasculosa werden die Räume größer und buchtiger. Radiäre Stämme durchziehen den Hilus und sammeln sich in größeren klappenführenden Räumen, die mit den Blutgefäßen des Lig. ovarico-pelvicum zur Beckenwand in die lumbalen Drüsen ziehen.

An Nerven ist die Zona vasculosa sehr reich; sie ziehen an die Follikel bis ans Granulosaepithel heran, aber nicht hinein; es sind viel Gefäßnerven darunter. Ob auch Ganglienzellen bestehen, ist noch umstritten.

Zweites Kapitel

Normale Physiologie des Genitale.

Die Funktion der weiblichen Genitalien ist im wesentlichen eine Funktion des Eierstocks; Tube, Uterus und Scheide sind, wenn auch nicht in der Anlage und dem ursprünglichen Bauplan, so doch in ihrer Gewebsausbildung, ihrem Turgor und ihror Funktion weitgehend vom Eierstock abhängig, sie sind im wahren Sinne sein Ausführungsgang. Die besondere Differenzierung der drei Abschnitte des Ausführungsganges ist lediglich eine Folge der besonders innigen Verbindung des menschlichen Fetus mit dem mütterlichen Organismus während seiner Entwicklungszeit im Brutraum und der besonderen Kräfte, die seine Geburt verlangen; sie ist eine Folge phylogenetischer Entwicklung. Die Funktion des Eierstockes ist zwar mannigfach differenziert, im wesentlichen aber eindeutig auf die Fortpflanzung gerichtet. In seinem Bau sehen wir die das Vererbungsmaterial beherbergenden großen Eizellen hervortreten, sie sind umgeben von ihrem Ernährungs- und Hilfsorgan, der Granulosa und der Theca int. des Follikels. Über die Zeit der unmittelbaren Verbindung hinaus entwickelt sich aus der Follikelhülle eine echte endokrine Drüse, die zunächst für die Eizelle und in ihrem Sinne arbeitet, entweder bis das Ei nach der Befruchtung genügend weit entwickelt allein für sich sorgen kann, oder bis sie unbefruchtet zugrunde gegangen ist. Die Auswirkungen der Ovarialfunktion auf den Körper sind mannigfacher Art; wir können sie der eben angedeuteten generativen Funktion im engeren Sinne als vegetative gegenüberstellen. Diese vegetative Ovarialfunktionskomponente trägt im wesentlichen anregenden, stimulierenden, hyperämisierenden Charakter. Je nach ihrem Angriffspunkt unterscheidet man zweckmäßigerweise die vegetativ-genitale und vegetativ-somatische Funktion.

Die vegetativ-genitale Funktion des Eierstocks hat das erhöhte Wachstum und die volle Ausdifferenzierung des Genitalschlauches im ganzen und in all seinen Teilen zur Folge, wie sie insbesondere um die Pubertätszeit auftritt, also die Umwandlung in den geschlechtsreifen Zustand; eine wichtige weitere Funktion aber ist auch die Erhaltung dieses guten Funktionszustandes, des guten Muskelturgors, der guten Durchfeuchtung und Durchblutung, so daß eine Schrumpfung im Sinne einer Hypoplasie nicht vor dem Ende der Geschlechtsreife wieder eintritt und eine Befruchtung verhindert. Die vegetativ-somatische Funktion des Eierstockes bewirkt die Umwandlung des gesamten Körpers im spezifisch weiblichen Sinne, d. h. also die Entwicklung der somatischen Geschlechtscharaktere und außerdem die Unterhaltung eines gesunden kräftigen Funktionszustandes des gesamten übrigen Körpers, insonderheit des Stoffwechsels und des Gewebsturgors.

Das Studium und die Erkenntnis dieser Eierstocksfunktion gelingt zumeist erst durch den Ausfall seiner Funktion, wie es weiterhin besprochen werden soll. Andererseits aber lassen sich auch mancherlei wertvolle Schlüsse für die Abhängigkeit der Eierstocksdrüse vom Gesamtkörper und seinen Teilen ziehen, wenn man die Bedeutung verschiedener Krankheitsbilder für die Eierstocksfunktion studiert. In diesem Sinne heben sich besonders die endokrinen Drüsen als die Regulationsstätten wichtiger Funktionen hervor.

Wollte man eine eingehende Darstellung der Genitalphysiologie geben, so müßten die verschiedenen Komponenten der Eierstocksfunktion ausführlich abgehandelt werden; didaktisch richtiger aber erscheint es mir, bei den einzelnen besonderen Unterkapiteln darauf zurückzukommen. Hier sollen nur einige wenige wichtige Kapitel herausgehoben werden: Die Geschlechtscharaktere, der mensuelle Zyklus in der Geschlechtsreife und die Klimax, während andere wichtige Fragen in ein geburtshilfliches Lehrbuch hineingehören: Tubenfunktion, Eiwanderung, Konzeption, Einidation, Gravidität, Geburt und Wochenbett, Laktation, dagegen wieder andere Teilgebiete, wie die normale Genitalflora, Kohabitation in anderen Kapiteln berücksichtigt werden und Probleme wie Muskelphysiologie der Tube und des Uterus, Resorption in Tube, Uterus und Scheide, Einzelfragen der Sekretion des Genitalschlauches noch zu ungenügend bearbeitet sind, als daß sie hier Platz finden könnten.

I. Die Geschlechtscharaktere unter normalen und krankhaften Bedingungen.

Die Geschlechtscharaktere sind die körperlichen Merkmale, die die geschlechtliche Eigenart hervortreten lassen; man kann mit Poll unterscheiden:

I. Germinale Charaktere: Ovarium oder Hoden.

II. Akzidentelle Charaktere.

a) Genitale subsidiäre = die spezifischen Genitalapparate, d. h. beim Weibe: Tube, Uterus und Scheide als Entwicklungsprodukte des Müllerschen Ganges, daneben fast die völlige Rückbildung des beim Manne vollentwickelten und ausgebildeten Wolffschen Ganges.

b) Extragenitale: Weibliche Stimme, weibliche Psyche, weibliche Formen, typische Haarentwicklung, Brustdrüsen, Gang, Haltung usw.

Die germinalen und von den akzidentellen Charakteren die genitalsubsidiären Geschlechtseigenschaften, d. h. die eigentlichen weiblichen Geschlechtsorgane sind ihrer Morphologie nach im einzelnen im Kapitel I geschildert, ihre spezifische generative Funktion, der mensuelle Zyklus, soll weiterhin im Zusammenhang Darstellung finden; hier jedoch soll zunächst auf die extragenitalen, meist als sekundäre Geschlechtscharaktere schlechthin bezeichneten weiblichen Besonderheiten eingegangen werden.

Die extragenitalen Geschlechtsmerkmale zeigen die in bestimmte Richtung geleitete Differenzierung des Körpers und seiner Teile. Die Stärke ihrer Entwicklung und damit ihre Art und Deutlichkeit hängt einerseits von der Stärke ovarieller Einflüsse ab, andererseits aber auch von der durch die Anlage und die Umweltfaktoren gegebenen Beschaffenheit und Reaktionsfähigkeit des Körpers, d. h. von der Konstitution des

Körpers. Gerade die letzten Jahre haben zahlreiche Studien über die Abgrenzung bestimmter Konstitutionstypen gebracht; das Gebiet ist aber noch stark in Fluß, so daß feste Richtlinien noch kaum zu finden sind. Erschwert werden diese Studien insbesondere dadurch, daß noch klare und scharfumrissene Grundprinzipien fehlen und daß sicherlich auch kaum reine Konstitutionstypen bestehen. Sicher lassen sich jedoch zwei Gruppen erkennen, die unter der Gesamtbezeichnung Asthenie zusammengefaßte (cf. Kap. IV) und die der Hypoplastischen, wobei in erster Linie die Fälle mit ungenügender Ovarialfunktion gemeint sind (cf. Infantilismus weiter unten). Im übrigen lassen sich mit Matthes noch zwei Typen herausheben, die sog. „pralle Jugendform", die im wesentlichen die sexuell eindeutig differenzierten, körperlich leistungsfähigen, unkomplizierten Frauen mit gutentwickeltem Thorax, geringer Rückenkyphose, starker Beckenneigung, reiner praller Haut, gutem Oberschenkelschluß umfaßt und die sog. „Intersexuellen" mit mangelhafter sexueller Differenzierung, oft hyperplastischen Genitalien, starker, zum Teil männlicher Behaarung, fehlendem Schenkelschluß, geringer Beckenneigung, sehr starker Rückenkyphose, gutem Verstand, kompliziertem Charakter.

Die Bedeutung dieser Typen für das Verständnis einer Reihe von Klagen und Krankheitsbildern soll an den jeweils einschlägigen Stellen hervorgehoben werden; hier mögen sie lediglich als der Entwicklungsboden für die weiblichen Geschlechtscharaktere Erwähnung gefunden haben.

Sieht man von diesen konstitutionellen Eigenschaften eines jeden Körpers ab, so lassen sich folgende Besonderheiten in Bau und Funktion als weibliche Geschlechtscharaktere anführen: Die Körpermaße des Weibes sind im allgemeinen als auch im Verhältnis der Teile andere als beim Manne. Die Frau ist im ganzen kleiner, ihr Rumpf proportional größer, die Extremitäten, besonders die Unterarme und Unterschenkel kürzer, die Schulterbreite ist gering, die Hüftbreite groß. Der größere Fettansatz bedingt die charakteristische, weibliche, gleichmäßige Rundung der Körperformen; das Becken erscheint dadurch breiter, die Michaelissche Raute, deren oberen Punkt der straffe Hautansatz am 5. Lendenwirbeldorn, deren seitliche Punkte die grübchenartigen Einsenkungen der Haut über den Spinae iliacae post. und deren tiefsten Punkt der Beginn der Analfalte darstellt, ist schärfer und stets deutlich, auch breiter als beim Manne. Das knöcherne Becken zeigt erhebliche Unterschiede, wie in geburtshilflichen Lehrbüchern eingesehen werden kann. Am Kopf ist die kleinere Kapazität des Gehirnschädels und das Zurücktreten des Gesichtsschädels, besonders des Unterkiefers, an Masse charakteristisch. Sehr auffällig ist der Unterschied in der Behaarung bei Mann und Weib: das lange Haupthaar, der fehlende Bart, die charakteristische Schambehaarung auf fettreicherem Mons pubis, im übrigen aber zartere, blassere Haut. Spezifisch weiblich ist die Brustdrüse, die bei Virgines sich meist als halbkugelig straffe oder kegelförmige Erhebung zeigt, nach der ersten Laktation jedoch sehr häufig mehr oder weniger schlaff und sackartig herabhängt. Die geringere Muskulatur und deshalb geringere Körperkraft, die hohe Stimme nach der Pubertätsmutation und vor allem die psychische Eigenart in der Mehrbetonung der Gemütsaffekte gegenüber logischer Schärfe, sowie auch die auf den Mann gerichtete Libido sexualis vervollständigen die weiblichen sekundären Geschlechtscharaktere. Außer diesen mehr augenfälligen Unterschieden zeigen auch fast alle Gewebe und Organe spezifische Unterschiede bei Mann und Weib. Der Atmungstypus ist bei der Frau kostal, beim Manne abdominell, das Blut hat eine geringere

Zahl von roten Blutkörperchen ($4^1/_2$ Millionen rote) und weniger Hämoglobingehalt, Pulsfrequenz und Körpertemperatur sind ein wenig höher bei der Frau; es ließe sich noch mehr aufzählen: die Schilddrüse ist etwas größer, die Nebenniere zeigt durch stärker ausgebildete Glomerulosa und fettreichere Faszikulata deutlichen Sexualcharakter; die Hypophyse macht bestimmte Schwangerschaftsveränderungen durch in Form der Hauptzellenzunahme (Erdheim und Stumme) usw.

Die Frage der Differenzierung und Ausgestaltung der Geschlechtscharaktere hat sehr reichlich die Forschertätigkeit beschäftigt; sie ist besonders kompliziert durch die vielgestaltigen Erscheinungsformen im Tierreich und der Unmöglichkeit bei höheren Tieren, schon im embryonalen Stadium an die Geschlechtsdrüsen experimenti causa heran zu können. So ist man für die erste Entwicklung meist auf theoretische Überlegungen angewiesen, für die postembryonalen Stadien jedoch bringt die Kastration und Transplantation sowie die Beobachtung bestimmter Krankheitsbilder gute Klarheit. Diese gewaltsamen Eingriffe und ihre Folgezustände sowie auch einige wichtige diesbezügliche Krankheitsbilder sollen weiter unten Erwähnung und Darstellung finden, einerseits um daraus Rückschlüsse auf die normale Ovarialfunktion zu ziehen, andererseits auch um sie ihrer praktischen Wichtigkeit wegen kennen zu lernen. Vorerst nur kurz die hier zur Diskussion stehenden Gedankengänge.

Geschieht die erste Anlage der akzidentellen Geschlechtsmerkmale, vor allem der Genitalausführungsgänge, selbständig oder in Abhängigkeit von der spezifischen Keimdrüse? Diese Frage scheint durch Tandler und Groß, Kammerer und andere neuere Autoren, die ziemlich übereinstimmen, in dem Sinne beantwortet werden zu müssen, daß alle sog. sekundären Geschlechtscharaktere ursprünglich gar nicht dem Genitalapparat zugehörten, sondern selbständig und unabhängig von den Keimdrüsen angelegt und erst später durch einen Funktionswechsel ihm zugesellt wurden; z. B. war der Wolffsche Gang ursprünglich in der Phylogenese Ausführungsgang der Urniere, erst später stellte er diese Funktion ein und übernahm die der Ableitung der männlichen Geschlechtsprodukte als Ductus deferens, während der gleichzeitig mit ihm angelegte Müllersche Gang beim Manne bis auf kleine Rudimente obliteriert, beim Weibe dagegen als Ovidukt zu Tube, Uterus und Scheide wird und der Wolffsche Gang nur als Rudiment erhalten bleibt (siehe Entwicklungsgeschichte). Welche von beiden Differenzierungsarten aber eintritt, das steht nach Ansicht vieler Autoren in Abhängigkeit von der spezifischen Art der Keimzellen. Andere Forscher, z. B. Halban, sprechen den einzelnen Geschlechtscharakteren eine größere Selbständigkeit zu und meinen, daß der protektive Einfluß der Keimdrüse erst später einsetzt, wie sie aus Beobachtungen in erster Linie an Pseudohermaphroditen schließen zu müssen glauben (cf. Kap. VII). Meist wird sich nun sicher nur eine Art der Keimzellen entwickeln und so entweder ein weibliches oder ein männliches Wesen hervorbringen, in seltenen Fällen, und die Beobachtungen mehren sich in letzter Zeit, sollen auch beide Arten Keimzellen in einem Organ nebeneinander vorkommen. Neuere Meinungen, speziell von Steinach u. a., auch Biedl besagen, daß neben den eindeutig sexuell differenzierten Keimdrüsenelementen auch sexuell entgegengesetzte innersekretorische Gewebselemente häufiger vorhanden sein sollen, die für das Verständnis dem eigenen Geschlecht entgegengesetzter sexueller Eigenschaften auf somatischem oder psychischem Gebiet von Bedeutung sind. (cf. Intersexualismus, Homosexualität.) Exakte Beweise dafür fehlen jedoch völlig.

Wie der Funktionswechsel resp. die Funktionsübernahme nichtspezifischer Organe unter der Protektion der jeweiligen Keimdrüsenelemente vor sich geht, so wird auch für die weitere Ausbildung aller akzidentellen Geschlechtscharaktere die Funktion der spezifischen Keimdrüse von den allermeisten Autoren als notwendig angenommen.

Diese Abhängigkeit des Individualkörpers vom Keimplasma zu erweisen, sind mehrere Wege möglich, von denen allerdings der der Mißbildungen des Ovariums, vor allem die Aplasie nicht in Frage kommt, da einwandfreie Fälle von vollständigem Mangel der Ovarien nicht bekannt sind (siehe Entwicklungsgeschichte); ebenso ist auch die Gruppe der Hermaphroditen oder Pseudohermaphroditen nicht brauchbar, da zu viele Fehlerquellen in Form von Hemmungsmißbildungen in Frage kommen. Manchen Aufschluß aber gibt die Kastration, die Transplantation und eine Gruppe von Krankheitsbildern.

Die Kastration.

Kastration im jugendlichen Alter, wie sie bei Tieren ja zu Zuchtzwecken reichlich geübt wird, ergibt typisch abweichende Charaktere von den jeweiligen Geschlechtstieren; am bekanntesten ist der Unterschied von Stier und Ochse, Hengst und Wallach, Hahn und Kapaun. Die Charaktere nähern sich einer gewissen Mittelform, die, um mit Tandler zu sprechen, die Speziescharaktere scharf hervortreten läßt. Für den Menschen sind solche Kastrationen im Knabenalter oder auch aus religiösen Gründen bei den Skopzen bekannt oder aus sozialen Gründen in der Türkei bei den Eunuchen, den Haremswächtern, geübt. Das Wesentlichste ihrer Erscheinungsform ist das Mißverhältnis zwischen Länge der Extremitäten und des Rumpfes infolge protrahierter Unreife des Skelettes und Persistieren der Epiphysenfugen und oft deutliche regionäre Fettansätze (Hüfte, Brust, Augenlider), schlechte oder fehlende Scham-, Achsel- und Barthaare, hohe Sprache bei kindlich gebautem Kehlkopf, dem kindlichen Typus ähnliches Becken, atrophische Prostata und Samenblasen, kleiner Penis, müde, phlegmatische Psyche; Erektion des Penis und Ejakulation einer dünnen Flüssigkeit findet statt, jedoch fehlt die Heftigkeit und Ausdauer des Triebes.

Die Beobachtungen über weibliche Frühkastration sind nicht einwandfrei brauchbar, die Spätkastration dagegen, vor allem durch operative Entfernung der Ovarien, aber auch durch Zerstörung des Eierstocksgewebes durch strahlende Energie, wird leider manches Mal infolge schwerer gynäkologischer Erkrankungen, z. B. Karzinome, schwerer entzündlicher Adnextumoren mit Pyovarium, großer Ovarialtumoren, Myome, Osteomalazie usw. nötig. Ihre Folgeerscheinungen sind gut studiert und bekannt als die sogenannten Ausfallserscheinungen. Nur in einem kleinen Prozentsatz der Kastrationen treten stärkere Beschwerden hervor, häufig werden nur geringe subjektive Unbequemlichkeiten angegeben. Die Behaarung, die charakteristische Fettverteilung, der Kehlkopf, die Stimme, die Beckenformation erfahren allermeist keine wesentliche Änderung, jedoch ist ein vermehrter Fettansatz, wahrscheinlich infolge verminderter Oxydationsprozesse, nicht selten. Die wichtigsten Kastrationsfolgen sind das Ausbleiben der Menses und die allmählich fortschreitende Schrumpfung der Tuben und des Uterus; dagegen tritt Atrophie der äußeren Sexualorgane und auch der Scheide nur vereinzelt auf. Herabsetzung des Detumeszenztriebes = des Drängens zur Kohabitation und des Kontrektationstriebes = körperliche und geistige Annäherung von Mann und Weib (Moll) wird häufig beobachtet; außerdem eine Reihe von Störungen als Folgen veränderten Sympathikotonus: Schwindel, Kopfschmerz, Angstzustände, Neuralgien, Herzklopfen, Ohrensausen, fliegende Hitze, Flimmern vor den Augen, etwas erhöhter Blutdruck. An Stoffwechselveränderungen ist bekannt die Herabsetzung der Assimilationsgrenze für Zucker und die Erhöhung der Lipoide im Blut, dagegen Nichtbeeinflussung der Eiweißverdauung. Die übrigen endokrinen Drüsen: Hypophyse, Nebenniere, Schilddrüse machen einen bestimmten, für manche Organe charakteristischen Umbau durch, offenbar als Zeichen des vikariierenden Eintretens für den Keimdrüsenausfall. Alles in allem aber gibt die Spätkastration nur spärlich Auskunft über die abhängige Differenzierung dieser Geschlechtscharaktere von der Keimdrüse; eklatant·sind nur die Schrumpfungserscheinungen am Genitale selbst und das Aufhören ihrer Funktion. Über die Behandlung dieser Symptome in Fällen stattgehabter Kastration s. Klimakterium oder Amenorrhöe (Kap. III).

Die Transplantation von Eierstocksgewebe.

Die Probe darauf, daß die eben genannten Ausfallserscheinungen vom Ausfall der Ovarialfunktion abhängig sind, ist in den Resultaten der Transplantation gegeben, wodurch die Symptome wieder zu beseitigen sind.

Die Transplantationen teilt man ein in:

a) Autoplastische Transplantationen = Stücke von der Rinde des dem Patienten selbst gehörigen Ovariums werden ins Lig. lat. oder in die Rektusscheide sofort nach der Exstirpation eingepflanzt. Veranlassung zu einem derartigen Vorgehen ist z. B. bei schwer entzündlichen Adnexentzündungen, die der Operation bedürfen, gegeben. Diese Art der Transplantation hat gute Erfolge; von vielen Seiten, neuerdings noch von Sippel, werden gute Resultate gemeldet; sehr häufig heilen die flachen Transplantate ein und eine regelmäßige Menstruation bleibt oft für mehrere Jahre erhalten, die Schrumpfung des Genitale und das Auftreten der Ausfallserscheinungen bleibt aus. Später, meist nach 3—5 Jahren, gehen die Transplantate atrophisch zugrunde, und die Ausfallserscheinungen, vor allem aber das Sistieren der Menses zeigen ihre Funktionslosigkeit an. Wenn irgend möglich, soll man Reste des Ovars in Gefäßverbindung lassen; Tuffier näht den Ovarialrest in die Uteruswand ein, so daß er bis ins Cavum reicht.

b) Homoioplastische Transplantationen = Überpflanzen kleinerer Rindenstückchen von Ovarien eines anderen Individuums derselben Art. Diese sind wesentlich unsicherer, jedoch in manchen Fällen immer noch von ermutigendem Erfolg begleitet gewesen. Die Dauerhaftigkeit der Wirkung ist geringer als die der autoplastischen Überpflanzungen. Neuere Autoren (Bumm [publiziert durch Sippel], Wolff und Zondek, Engel, Fr. Martin) haben häufigen Gebrauch von derartigen Ovarialüberpflanzungen gemacht, insbesondere bei ungenügender Funktion der vorhandenen Ovarien. Sie haben häufiger gute Resultate gesehen, indem die Regel regelmäßig wurde und Ausfallserscheinungen verschwanden, auch Schwangerschaft bei bisher sterilen Frauen zustande kam. Über die Deutung des Resultates, ob spezifische oder unspezifische Wirkung, bestehen noch Differenzen. Wolff und Zondek haben sogar Ovarienstücke, die einige Zeit durch Gefrieren konserviert waren, mit Erfolg transplantiert.

c) **Heteroplastische Transplantationen**; hierzu werden Ovarien einer anderen Tierart benutzt. Ein Erfolg war dieser Methode nicht beschieden.

Besonders bemerkenswert sind für die Beurteilung, welche Bedeutung die Keimdrüsen für die Ausbildung der sekundären Geschlechtscharaktere haben, die Transplantationserfolge Steinachs, dem es gelang, nach Kastration der Tiere ihnen eine heterologe Keimdrüse einzupflanzen, und nun die Geschlechtscharaktere der Tiere völlig umzustimmen, aus Weibchen solche mit männlichen Charakteren und Allüren und umgekehrt zu machen. Die Versuche sind zweifellos überzeugend und eindeutig, so daß ihnen für die Frage der Geschlechtscharaktere eine größere Bedeutung beigemessen werden muß.

Die **Substitution der Keimdrüse durch Ovarialpräparate** ist wesentlich weniger überzeugend, weil heute noch wirklich brauchbare Ovarialsubstanzen fehlen. Bisher wurden entweder die Keimdrüsen getrocknet (z. B. Ovarin, Ovaraden, Oophorin) oder es wurden Glyzerinextrakte hergestellt oder Preßsäfte oder wäßrige Extrakte angewendet. Benutzt wurden entweder die ganze Drüse oder nur das Corp. lut. oder das Corp. lut.-freie Organ, z. B. Biovar, Luteovar, Luteoglandol, Glanduovin, Ovoglandol, Corpus lut.-opton usw. Die Erfolge waren sehr wenig eindeutig, da mit allen möglichen Organextrakten eine ähnliche, und mit dem gleichen Extrakt die verschiedensten Wirkungen erzeugt werden können (Esch, Köhler, Zondek, Stickel, Geist u. a.); es ist höchst wahrscheinlich, daß in den verschiedenen Extrakten unspezifische Stoffe, Histamine oder ähnliches, wie sie in jedem Organ zu finden sind, die Wirkung verursachen. Die Ausfallserscheinungen, speziell die sympathikotonen Symptome, konnten zum Teil beseitigt werden. Herrmann, S. Freund, Iscovescu, Fellner haben gezeigt, daß die wirksamen Substanzen kein N enthalten, sondern den Lipoiden angehören und durch komplizierte chemische Prozesse, wie alkoholische ätherische und azetonische Extraktionen zu isolieren sind. Lediglich so hergestellte Stoffe haben eine sehr stark wachstumsanregende Wirkung auf das Genitale; sie sind sowohl aus Ovarien wie auch fetalen Produkten speziell der Plazenta zu erhalten und vermögen aus puerilen Tiergenitalien schon nach wenigen Injektionen geschlechtsreife Genitalausführungsschläuche herzustellen. Mannigfache, auch eigene ausgedehnte Nachprüfungen haben diese eklatante Wirkung zur Evidenz erwiesen. Diese Plazentarlipoide sind lediglich subkutan oder intramuskulär zu verwenden, vom Darm aus wirken sie nicht, intravenös sind sie gefährlich; auch an Ort und Stelle der Injektion machen sie Infiltrate und Nekrosen. Die Studien über Wirkungsart und Anwendungsmöglichkeit sind noch nicht abgeschlossen. Andere, sicher spezifische Stoffe fehlen völlig, obgleich ihr Besitz von allergrößtem praktisch-therapeutischem Interesse wäre.

Eine weitere Klärung vermag die Frage der Geschlechtscharaktere zu gewinnen aus den **Krankheitsbildern**, die auf einer **primären** oder **sekundären Hypofunktion** der Keimdrüse beruhen oder auf ihre **Hyperfunktion** zurückzuführen sind. In erster Linie spielt hier der Infantilismus und Eunuchoidismus eine Rolle. Gerade diese Krankheiten verdienen in Rücksicht auf ihre Häufigkeit und ihre Bedeutung für so manche Beschwerden eine besondere Beachtung.

Unter **Infantilismus** versteht man das Erhaltenbleiben einer früheren Entwicklungsstufe, sei es des ganzen Organismus oder einzelner seiner Teile. Die Erscheinungsform ist eine sehr mannigfaltige, je nachdem der eine oder andere Organkomplex besonders beteiligt ist: das Knochensystem, die Geschlechtsorgane, das Zirkulations- oder das hämatopoetische System, die Psyche oder die eine oder andere Art der Blutdrüsen. Neben dem myx-infantilen Typus steht der genitale Typus und es ist klar, daß je nach der Beteiligung der Schilddrüse, der Hypophyse oder der Ovarien verschiedene Symptomkomplexe als Folge der Hypofunktion der endokrinen Drüsen sich herausbilden müssen. Hier soll der kardiovaskuläre Typus, der psychische Symptomenkomplex und die myxödematöse Form nicht eigentlich berücksichtigt werden, sondern hauptsächlich der genitale Typus kurz beschrieben werden. Natürlich ist eine strenge Scheidung nicht möglich, da fast stets die anderen genannten Formen mit hineinspielen. Reine Formen von genitalem Infantilismus sind selten, sehr häufig findet man bei ihnen Zeichen, die der kongenitalen Asthenie (Stiller) (cf. Kap. IV) zuzurechnen sind; Kombinationen sind also auch in dieser Richtung zu erwarten. Prognostisch wichtig ist, daß gerade eine so ausgesprochene Konstitutionsanomalie als Minusvariante eine Krankheitsbereitschaft, ein „Morbiditätsterrain par excellence" darstellt (Fr. Martius).

Die Körpergröße der Infantilen resp. Infantilen und Asthenischen ist variabel. Kleine grazile Körper mit kindlichem Habitus stehen neben anderen von Riesenwuchs, jedoch erheblichen Disproportionen, langen Extremitäten bei kurzem Rumpf infolge langen Offenbleibens der Epiphysen und später Verknöcherung. Der Thorax ist lang und hat mehr horizontalen Verlauf der Halsrippen, enge obere Thoraxapertur. Schilddrüse bleibt klein, Lymphdrüsen sind vergrößert, Thymus persistiert. Fluktuierende 10. Rippe. Am Kopf kindliche Proportionen, hoher Gaumen, kleine, weit abstehende Zähne; isolierter Zwischenkiefer; angewachsene Ohrläppchen. Enteroptose der Baucheingeweide, gelappte Niere, Coecum mobile, schlecht abgegrenzte Appendix, tiefer Douglas, schlechte Haarentwicklung in der Achselhöhle und an den Pubes. Fettarme große Labien, klaffende Vulva, kleine Labia minora. Muldenförmige Vertiefung des oberen Damms, überhaupt niedriger Damm, leistenförmige mediane Raphe des Dammes. Fester, oft verschlossener Hymen. Enge, kurze Scheide mit starker vorderer Leiste, niedriges vorderes Scheidengewölbe, flaches hinteres Gewölbe. Kleine, schlecht ausgebildete und lange zapfenförmige Portio vaginalis uteri. Der Uterus selbst ist klein, liegt häufig retroponiert und -vertiert, dabei spitzwinklig anteflektiert, auch kann der Uterus verkümmert und mißgebildet sein. Lange Zervix bei kurzem Korpusanteil des Uterus (normales Verhältnis Zervix : Korpus = 3 : 4 cm, hier 4 : 3 und noch mehr zugunsten der Zervix). Die Tuben sind stark geschlängelt und schlecht deszendiert. Die Ovarien klein, glatt, ohne reichliche Follikelbildung, dabei ebenfalls schlecht und mangelhaft deszendiert. Das Parametrium ist kurz und „atrophisch". Das Becken ist verengt, hoch, infantil. Psychisch fällt die Neigung zur Verstimmung auf, Neigung zur Hysterie, „reizbare Schwäche". Die Menstruation kommt erst sehr spät in Gang, und tritt selten und schwach und mit oft starken dysmenorrhoischen Beschwerden auf. Eine große Menge mannigfacher abnormer Organempfindungen bereichern das Bild der Klagen. Sehr wichtig ist, bei der Bewertung der Klagen seitens der infantilistischen Kranken diese psychischen Besonderheiten, die Überwertigkeit der Empfindungen, zu berücksichtigen, wobei im Einzelbild immer wieder hingewiesen werden wird.

Als ätiologische Faktoren kommen, abgesehen von Erbfaktoren, insbesondere Schädigungen in der Kindheit in Betracht: langwierige Verdauungsstörungen, mangelhafte Ernährung, Diabetes, Tuberkulose, ungünstige hygienische Verhältnisse, Lues und Alkoholismus der Eltern.

Eine weitere Komplikation erfährt das Bild des Infantilismus durch die häufige Kombination mit der universellen Konstitutionsanomalie des Status thymolymphaticus (Bartel, Paltauf), deren Hauptcharakteristika als Zeichen vermehrter, aber oft ungenügender Abwehr verschiedener Einflüsse die Persistenz der Thymus und die Hyperplasie des lymphadenoiden Gewebes bei gleichzeitiger Enge des Gefäßsystems, kleinerem Herzen, Hypoplasie des chromaffinen Systems und des Genitales sind.

Wie hier neben der mangelhaften Anlage die Schädigungen in der Kindheit eine vorzeitige Hypoplasie der Keimdrüsen und als Folge die infantilistischen Zeichen bedingen, so kann auch eine spätere Schädigung des Eierstocks sekundär eine Hypofunktion zur Folge haben; dadurch kann dann ein bisher normal großer, gut turgierter Uterus wieder kleiner und härter werden, eine spitzwinklige Anteflexio entstehen, das Parametrium schrumpfen und das Scheidengewölbe sich abflachen. Die normale Funktion kann dann in seltenen Menses mit schwacher und schmerzhafter Blutung den pathologischen Charakter bekommen oder ganz verschwinden, wie z. B. bei der Laktationsatrophie oder im Gefolge schwerer allgemeiner Erkrankungen (Infektionskrankheiten, Stoffwechselanomalien usw.); siehe Amenorrhöe und Anomalien der zykl schen Blutung (Kap. III). Die akzidentellen Sexualcharaktere erfahren jedoch keine wesentliche Änderung mehr, ebensowenig wie nach Spätkastration, so daß am äußeren Habitus die Unterfunktion der Ovarien nicht erkannt werden kann.

Diese Störungen kommen auch bei der Chlorose zum Vorschein, dieser für das jugendliche weibliche Geschlecht so bedeutsamen, wenn auch offenbar selten werdenden Erkrankung, die nach der Ansicht von v. Noorden und Jagics und vieler neuerer Forscher auf einer konstitutionellen Schwäche des hämatopoetischen Systems beruht, aber ausgelöst wird durch abweichende Funktion des Ovariums, so daß als Hauptzeichen bei oft gut und kräftig entwickelten Mädchen eine Hämoglobinarmut bei normaler oder auch verminderter Erythrozytenzahl auftritt. In Abhängigkeit davon zeigt sich eine Reihe von Symptomen: schnelle Ermüdung, Luftmangel bei körperlicher Anstrengung, Herzklopfen, Blässe der Haut und Schleimhaut, Kopfschmerzen, Flimmern vor den Augen, Ohrensausen, Schwindel, Ohnmachten, Appetitlosigkeit, Schmerzen und Druck in der Magengegend, kalte Füße und Hände, Frostgefühl; als zweites, selten fehlendes Hauptsymptom ist das Ausbleiben der Regel oder seltene schwache Regel oder auch verstärkte, zu häufige Regel zu konstatieren mit und auch ohne nachweisbare Schrumpfung des Genitalschlauches im Sinne der Hypoplasie. Die Therapie dieser Krankheitszustände s. Kap. III und IV.

Handelte es sich in der bisherigen Besprechung der Krankheitsbilder um eine zu geringe Ovarialhormonproduktion, um eine Ovarialinsuffizienz, so ist die **vorzeitige Geschlechtsreife, die Pubertas praecox,** auf eine zu frühzeitige und zu reichliche Ovarialwirkung zu beziehen. Das

Krankheitsbild ist selten; Lenz konnte 1913 130 Fälle, Hörmann 1918 153 Fälle, die Mädchen betreffen, aus der Literatur heraus und durch eigene Beobachtung finden; einzelne wenige Fälle sind in den letzten Jahren dazu gekommen. Aus ihren Tabellen geht hervor, daß die vorzeitige Geschlechtsreife in jedem Alter des Kindes eintreten kann, von der Zeit unmittelbar nach der Geburt bis zum 8. Jahre hin, ein Zeitpunkt, der als Endpunkt für das Krankheitsbild gewöhnlich angenommen wird; später eintretende Geschlechtsreife geht dann schon in den physiologischen Zustand der normalen Pubertät über. Die wesentlichen Merkmale sind das zyklische Wiederkehren einer wirklichen Menstruation, die Entwicklung der Haare in der Achselhöhle und an der Schamgegend, die Entwicklung der Brüste, die typisch weibliche Beckenform, das charakteristische Pubertätswachstum der inneren Genitalien, ihre Auflockerung, ihre Größe, ihre in der Menstruation sich ausdrückende Funktion, ein über das normale Wachstum der entsprechenden Kindheitsperiode hinausgehendes Allgemeinwachstum des Körpers und eine vorzeitige Verknöcherung der Epiphysengrenzen, vor allem in den langen Röhrenknochen des Skeletts; auch eine frühzeitige Dentition wird berichtet. Besonders bemerkenswert aber ist, daß die psychische Entwicklung nicht der Körperentwicklung proportional ist, sondern dem Kindesalter entspricht. Daß tatsächlich die Menstruation in diesen Fällen ein Zeichen der vorzeitigen Eireifung ist, geht daraus hervor, daß in 34 Fällen im Alter von 6—13 Jahren Schwangerschaft beobachtet wurde, wozu ein neuer Fall von Wehefritz kommt. In vielen Fällen waren keine besonderen pathologischen Befunde im Körper zu erheben, in anderen fand man an den Ovarien Tumorbildung (Sarkome, Kystome); nach Exstirpation dieser Tumoren gingen die Zeichen der Pubertas praecox zurück, zum Beweise eines irgendwie gearteten ursächlichen Zusammenhanges zwischen diesen Erscheinungen. In vielen anderen Fällen fand man Hypernephrome und als besonderes körperliches Zeichen hierfür sehr starke Haarentwicklung, Zunahme der Muskulatur nach maskulinem Typus, starke Fettentwicklung, meist allerdings mit kleinen kindlichen Genitalien (Hirsutismus) (wahrscheinlich gehören diese Fälle nicht direkt hierher). Auch die übrigen endokrinen Drüsen, Schilddrüse, vorzeitige atrophie der Zirbeldrüse oder des Thymus können eine Rolle spielen. Manche der Fälle haben ein hohes Alter erreicht und bis zur normalen Klimax menstruiert, andere sind vorzeitig, z. B. an Tuberkulose oder ihren obengenannten zum Teil malignen Tumoren zugrunde gegangen. Die Therapie dürfte in erster Linie eine chirurgische Behandlung der eventuellen Tumoren sein.

Eine nicht nur quantitative, sondern auch qualitative Änderung der Charaktere wird bedingt durch Störungen der anderen endokrinen Drüsen, entweder dadurch, daß ihre abwegige Entwicklung die Ovarialfunktion hemmt oder stimuliert und so über den Weg des Ovariums die Sexualcharaktere abändert oder dadurch, daß sie selbst das Wachstum und die Form des Körpers und die Entwicklung seiner Teile beeinflussen. Sicher geht sowohl hieraus wie auch aus dem raschen Anschwellen der Schilddrüse zur Pubertätszeit, der Zunahme der eosinophilen Zellen, d. h. der ausgebildeten Zellen in der Hypophyse, der langsameren Involution der Nebennierenrinde beim Weibe im Gegensatz zum Manne, insbesondere der stärker ausgebildeten Glomerulosa, der normalerweise zur Pubertätszeit eintretenden Involution der Thymus hervor, daß wohl das Ovarium für die Entwicklung der Geschlechtscharaktere die vornehmste endokrine Drüse ist, jedoch in enger Korrelation auch mit den anderen endokrinen Drüsen steht und von ihnen Förderung und Hemmung erfahren kann. Einige der wichtigsten Krankheitsbilder mögen das illustrieren:

Schilddrüsenerkrankungen.

a) Thyreoaplasie = kongenitales Myxödem = kongenitaler vollständiger Schilddrüsendefekt; das Krankheitsbild entwickelt sich schon in der 2. Hälfte des 1. Jahres.

b) Infantiles Myxödem; entwickelt sich meist im 5. und 6. Lebensjahr mit schwächeren, aber gleichsinnigen Symptomen wie die Thyreoaplasie.

c) Der endemische Kretinismus, für den als anatomische Grundlage die kropfige Entartung der Schilddrüse maßgebend ist.

Für alle drei Bilder der Hypothyreose ist die hochgradige Wachstumshemmung im Sinne des Zwergwuchses, der kretinische Gesichtsausdruck, die Störung der Psyche bis zum Blödsinn, die trockene Haut, die wulstigen Lippen, der vermehrte Fettansatz, die hartnäckige Stuhlverstopfung und vor allem die hochgradige Verkümmerung der Genitalorgane mit völligem Ausbleiben der Regel charakteristisch. Leichtere Störungen der Genitalfunktion beim Myxödem der Erwachsenen sowie auch der Dysfunktion der Schilddrüse, wie sie sich beim Morbus Basedowii zeigt, siehe Menstruationsanomalien.

Hypophysenerkrankungen.

a) **Hypophysäre Kachexie.** Simmonds und einige andere Autoren haben in den letzten Jahren Fälle beschrieben, in denen durch Embolie oder andere Prozesse eine völlige fibröse Entartung des Hypophysen-Vorderlappens festzustellen war. Als wohlcharakteristisches Krankheitsbild rein hypophysären Ursprungs konnten folgende Symptome festgestellt werden: greisenhaftes Aussehen, Verlust der Zähne, Fehlen der Achsel- und Schamhaare, chronische Kachexie und Atrophie der Genitalien mit Ausbleiben der Menses.

b) **Dystrophia adiposo-genitalis.** Stets findet man hier Tumoren, die die Hypophyse zerstören oder komprimieren; die Folgen sind: oft hochgradige Fettsucht bei trockener Haut und trophischen Haarstörungen, Hypoplasie des Genitale, seltene oder fehlende Menstruation, fehlende oder mangelhafte äußere Geschlechtscharaktere und infantiler Gesamthabitus. Das Primäre der Hypophysenstörung beweisen die Fälle, in denen hochgradige Fettsucht schon ohne Atrophie der Genitalien bestand, auch soll nach neueren Untersuchungen, worauf Dietrich hinwies, eine abnorm erhöhte Kohlenhydrattoleranz durch Adrenalin bei hypophysärer Erkrankung erniedrigt werden, während beim primären Eierstocksausfall eine Erhöhung auftritt.

c) **Akromegalie.** hauptsächlich bei Erwachsenen vorkommend; sie wird als Hyperfunktion der Hypophyse, beruhend auf einem Adenom des Vorderlappens, gedeutet. Ihre Symptome sind: Mattigkeit, Muskelschmerzen, Apathie, Schläfrigkeit, Kopfschmerzen, Entstellungen des Gesichts mit Vergrößerung der Zunge, Verdickungen der Hände und Füße, Atrophie der inneren Genitalien mit Amenorrhöe.

d) **Riesenwuchs.** Selten sind normal proportionierte Riesen, häufiger disproportionierte Formen mit langen Extremitäten und offenen Epiphysen, dabei infantilen Charakteren und atrophischen Genitalien. Wahrscheinlich liegt hier eine Kombination von Hypopituitarismus und Hypogenitalismus vor.

Nebenniere.

Die von ihr abhängigen Krankheitsbilder, z. B. Morb. Addisonii, spielen keine so wesentliche Rolle für die Sexualcharaktere, da sie sich hauptsächlich erst in späteren Jahren entwickeln. Die Bedeutung des Hypernephroms für die Pubertas praecox wurde oben schon kurz skizziert.

Die Frage, welche Formationen der Keimdrüse die eigentlichen treibenden Faktoren für die Entwicklung der Geschlechtscharaktere sind, wird verschieden beantwortet. Darüber, daß Hormonstoffe die Anregung geben, besteht seit den gelungenen Transplantationen der Keimdrüse kein Zweifel mehr. Am eklatantesten sind in dieser Hinsicht die oben erwähnten Transplantationsexperimente Steinachs. Für die Produktion dieser Hormone kommen der Follikelapparat und die Eier einerseits, die interstitielle Eierstocksdrüse in Gestalt der Theca interna-Wucherungen um atresierende Follikel andererseits (eine andere Drüse, die man interstitiell nennen könnte, gibt es im menschlichen Eierstock nicht) in Betracht. Viele Vertreter fand früher die Theorie, daß diese sog. interstitielle Eierstocksdrüse das treibende Agens produziert; jedoch ist ein einwandfreier Beweis nicht erbracht. Die Mehrzahl der neueren Autoren, darunter R. Meyer, Romeis, Stieve, Harms und viele andere, auch der Verfasser vertreten auf Grund vielfacher anatomischer Erfahrung die Meinung, daß die Eier und ihre Follikelhüllen den spezifischen Hormonstoff absondern. Die Theca interna-Zellen sollen lediglich den vom Keimepithel gelieferten Stoff speichern und im übrigen die unspezifische Aufgabe der Bindegewebsorganisation und Heilung eines zugrunde gegangenen Follikels haben.

II. Der normale mensuelle Zyklus.

Die Kenntnis eines dauernd in Fluß begriffenen Geschehens im Genitalapparat ist erst eine Errungenschaft der letzten Jahre, gewonnen in größtem Ausmaß durch anatomische Untersuchungen, weiterhin auch durch experimentelle, operative, klinische und biologische Erfahrungen.

Früher galt die eine Phase des Zyklus, die Menstruation, als Selbstzweck, die ihre Beschreibung in der als Dogma geltenden Gebhardt-Rugeschen Anschauung fand. Danach wäre die Uterusschleimhaut in der Hauptsache wenig Veränderungen unterworfen, vor der Menstruation erlitte sie eine erhebliche Blutanschoppung, und während der Blutungsperiode zeigten sich subepitheliale Hämatome unter der Oberfläche des Endometriums, das Oberflächenepithel würde wohl ein wenig abgehoben, um das Blut herauszulassen, es lege sich aber sofort wieder an, größere Partien der Schleimhaut gingen nicht verloren. Entsprechend der Blutanschoppung in der Uterusschleimhaut war auch eine ansteigende Welle in den Schwankungen der Lebensprozesse bekannt, die unmittelbar vor und während der Menstruationsblutung zu einem tiefen Tal abfiel, um bald wieder zu mittlerer Höhe anzusteigen. Nur wenige Autoren waren hinsichtlich der anatomischen Vorgänge im Uterus anderer Ansicht, ja es galt als ketzerisch, wenn man von einem Schleimhautverlust während der Menstruation sprach. Für die ursprüngliche Erklärung der Menstruation war die Pflügersche Theorie maßgebend, daß durch das Wachstum von Follikeln eine Summation von Reizen im Ovarium zustande käme, die zu einer Gefäßerweiterung im Unterleib den Anlaß gäbe und schließlich auf einem gewissen Höhepunkt infolge übermäßiger Gefäßfüllung eine Gefäßzerreißung bewirke. Im Einklang hiermit standen auch die Leopoldschen Anschauungen von der Ovulation und der Umbildung des Corpus luteum; danach geschah der Follikelsprung Ovulation zur Zeit der Menstruation, das Corpus luteum zeigte in der ersten Woche nach der Menstruation eine blutgefüllte Höhle, in der zweiten Woche einen gelben Streif in der Peripherie, in der dritten und vierten Woche die volle Blüte.

Der Bann dieser Anschauungen ist auch heute noch nicht völlig gebrochen, und doch muß auf Grunde der neuen Ergebnisse das ganze Gebiet in diametralem Gegensatz zu den bisherigen Ansichten dargestellt und verstanden werden.

Zuerst zeigten Born und besonders L. Fränkel, daß das Corpus luteum nicht nur einfach zur Ausfüllung des durch die Ovulation entstandenen Follikelloches diente, sondern zweifellos für die Vorbereitung des Uterus zur Einidation eine grundlegende Bedeutung habe und die prämenstruelle Schwellung bedinge, weiterhin, daß der Ovulationstermin auch nicht mit der Menstruation zusammenfalle, sondern schon 8—10 Tage vor dem Erscheinen der Regelblutung einträte. Am stärksten aber wurde das alte Gebäude durch die anatomischen Endometriumforschungen von Hitschmann und Adler erschüttert, die mit der alten Ansicht des Gleichbleibens des Endometriumbaues aufräumten und dessen zyklischen Wechsel nachweisen konnten, der typische Bilder in Gestalt der gestreckten Drüsen im Postmenstruum, der geschlängelten im Intervall, der geschlängelten, oft sägeförmigen, sekretgefüllten im Prämenstruum erkennen ließ. Einen Beitrag dazu lieferte Verfasser in dem Nachweis einer besonderen Funktionsschicht, der Proliferation dieses Schleimhautanteils und vor allem in der völligen Desquamation der Funktionalis und der darin enthaltenen vollständigen Neubildung der jedesmaligen Zyklusschicht. Weiterhin wurden bahnbrechend die Untersuchungen von Sobotta und Rob. Meyer über die Entwicklung des Corpus luteum, die die epitheliale Genese, d. h. das Entstehen der Luteinzellen aus den Follikelepithelzellen zur Evidenz erwiesen, und auch die Entwicklungszeit des Corpus luteum aus dem eben geplatzten Follikel zur reifen Drüse auf eine kurze Spanne von Tagen beschränkt zeigten. Eine große Reihe von Forschern haben alle diese neuen Wege nachgeprüft und in der Hauptsache bestätigt gefunden. Die neuen Anschauungen, die sich inzwischen durchgesetzt haben, lassen sich in der Übersicht folgendermaßen darstellen.

1. Die Anatomie und Physiologie des mensuellen Zyklus:

Die reifende und zur Befruchtung reife Eizelle der geschlechtsreifen Frau ist der eigentliche und einzige Antrieb des mensuellen Zyklus. Allerdings steht die Eizelle nicht isoliert, sondern in enger Beziehung mit dem übrigen Körper, besonders mit den endokrinen Drüsen wie Schilddrüse, Nebenniere und Hypophyse, Epithelkörperchen usw. Das spezifische Eizellenparenchym kann durch Störungen im übrigen Körper in seiner Funktionsfähigkeit geschwächt werden, indem die Eizelle wohl reift, aber dann bald stirbt, oder nur langsam reif wird, oder überhaupt nicht zur Reifung kommt. Andererseits können die auf das zyklische Geschehen im Eizellenparenchym eingearbeiteten anderen endokrinen Drüsen nach Ausfall der Eierstöcke, z. B. infolge operativer oder Röntgenkastration andeutungs- und vertretungsweise noch zyklische Umwandlungen im Körper bewirken. Normalerweise aber steht als dominierender Faktor im Mittelpunkt die lebende reifende und reife Eizelle. In bestimmten Perioden und Zeitabläufen werden eine, selten zwei, sehr selten drei Eizellen zur Reifung gebracht; nach ca. 10—14 Tagen ist in der großen Mehrzahl der Fälle die Befruchtungsbereitschaft erreicht. Das Ei wird jetzt aus seinen Hüllen frei und bleibt ca. 12—14 Tage am Leben und für die eventuell kommenden Spermatozoen imprägnationsbereit; dann geht es zugrunde. Solange dieser eine Zyklus abläuft, kommen keine andere Eizellen zur Reifung, eine reifende oder reife Eizelle duldet keine jüngeren, ebenfalls der Reife zustrebenden neben sich; erst wenn die reife Eizelle unbefruchtet starb, kann eine neue den gleichen Weg antreten. Normalerweise dauert dieser Zyklus 4 Wochen. Er endet mit der als Menstruation bekannten Blutung, die eintritt, wenn das reife Ei zugrunde geht und mit ihm das von ihm angeregte Nidationsbett der Schleimhaut des Corpus uteri zerfällt. Die Menstruationsblutung zeigt also lediglich den Fehlschlag eines Prozesses an, der eigentlich zur Schwangerschaft führen sollte (R. Meyer).

Die Menstruation ist abgesehen von den Affen lediglich eine Eigentümlichkeit des Menschengeschlechtes. Die Brunst der Tiere hat sich nach zahlreichen Untersuchungen als die Zeit der Ovulation erwiesen. Der Eitod macht sich bei dem Tiere im Falle Ausbleibens der Befruchtung nicht bemerkbar. Eine phylogenetische Erforschung des Zyklus ist dadurch stark erschwert; desgleichen auch dadurch, daß nur eine bestimmte Gruppe von Tieren zyklisch-wiederkehrende Brunstperioden in spontanem Auftreten zeigen; in neuerer Zeit jedoch haben mannigfache Studien verschiedener Autoren gleichsinnige zyklische Veränderungen auch an Säugetieren mehrfach nachgewiesen (Zietschmann, Corner, Evans und andere Autoren). Der Grund, weshalb bei den Tieren außer den Affen die menstruelle Blutung fehlt, liegt mit größter Wahrscheinlichkeit darin, daß die Plazentation bei den Tieren eine viel weniger innige als bei Affen und Menschen ist und die Schleimhaut post partum meist ganz oder in großen Teilen erhalten bleibt, während sie bei Affe und Mensch bis auf kleine Reste mit dem Fruchtobjekt abgestoßen wird.

Wie schon eben erwähnt, übt die Eizelle auf den Genitalapparat und in geringerem Maße auch auf den übrigen Körper während ihrer Reifung und ihrer Reife eine besondere Wirkung aus. Hat schon das Eizellenparenchym auch im unreifen Zustande, zum mindesten aber während des Wachsens der Follikel eine deutlich protektive Wirkung in der Entwicklung der akzidentellen subsidiären, als auch der extragenitalen Geschlechtscharaktere, d. h. also auf das Wachstum und den Turgor der Geschlechtsausführungsgänge (Tube, Uterus und Scheide) und den übrigen Körper, so setzt sich hier ein hochwertiges, im Dienste der Arterhaltung stehendes Funktionsgebiet jener Wirkung auf. Diese besondere Wirkung des reifenden und reifen Eies liegt in der Schaffung eines Nidationsbettes für die eventuell befruchtete Eizelle; es handelt sich um eine spezifische Umwandlung der Uterusschleimhaut, die aus einer niedrigen Basalschicht (cf. Kap. I) eine Funktionsschicht proliferieren läßt und in den neuen Drüsen Sekret, das als Embryonahrung dienen kann (Eiweiß, Fett, Stärke, Wasser, Salze), zur Bildung bringt; die Umwandlung führt zur Ähnlichkeit mit einer Decidua der Schleimhaut im schwangeren Uterus. Stirbt das zugehörige Ei ab, dann geht, wie gesagt, diese spezifisch umgewandelte Schleimhaut durch Zerfall und Desquamation zugrunde. Gleichzeitig mit der Umbildung der Schleimhaut wird auch die Uterusmuskulatur, die Scheide usw. besser durchblutet und mit Flüssigkeit durchtränkt; die übrigen zyklischen Wirkungen siehe später.

Die Wirkung des Eies auf den Genitalschlauch ist jedoch keine unmittelbare; dazu wäre der Hormonstrom der kleinen Eizelle zu schwach. Das Ei braucht eine gleichsinnige Verstärkung und findet sie in seinen eigenen Eihüllen, dem Follikel und dem aus ihm hervorgehenden Corpus luteum. Das Granulosaparenchym (s. Anatomie), das den gleichen Ursprung wie die Eizelle hat, reagiert auf die Hormonwirkung und gibt nun ihrerseits in vielfacher Verstärkung diese Wirkung an das Endometrium und die übrigen Organe weiter (Relaiswirkung). Die Granulosa des reifenden Follikels bewirkt die Proliferation der funktionellen Endometriumsschicht, das Corp. lut., das aus den gleichen Granulosazellen entstand, die Sekretion der proliferierten Schicht. Mit dem Eitod geht der Granulosaanteil des Corp. lut. durch Degeneration zugrunde, die Wir-

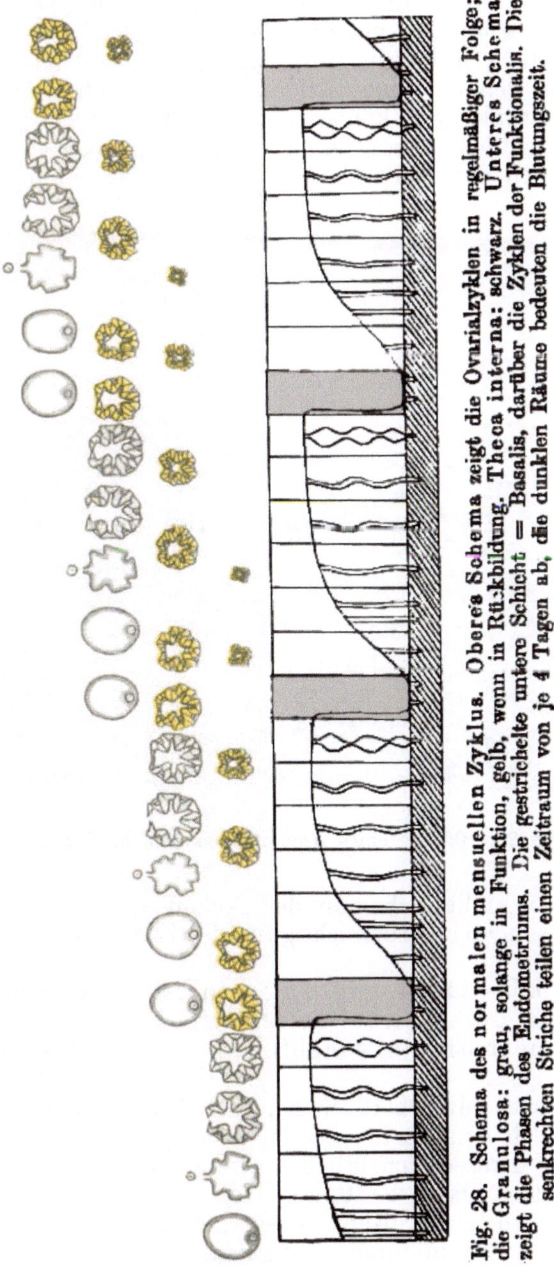

Fig. 28. Schema des normalen mensuellen Zyklus. Oberes Schema zeigt die Ovarialzyklen in regelmäßiger Folge; die Granulosa: grau, solange in Funktion, gelb, wenn in Rückbildung, Theca interna: schwarz. Unteres Schema zeigt die Phasen des Endometriums. Die gestrichelte untere Schicht = Basalis, darüber die Zyklen der Funktionalis. Die senkrechten Striche teilen einen Zeitraum von je 4 Tagen ab, die dunklen Räume bedeuten die Blutungszeit.

kung hört auf, das Endometriumseibett zerfällt. Diese zeitlichen Abhängigkeiten lassen sich stets wieder zur Evidenz erweisen, und zwar nicht nur an gesunden Genitalien, sondern auch bei sehr mannigfachen und schweren Genitalaffektionen zum Zeichen für die Unempfindlichkeit des Zyklus gegen lokale Erkrankungen und im Gegensatz zu seiner Empfindlichkeit gegen Allgemeinerkrankung, z. B. Tuberkulose.

Der Termin der Ovulation spielt in der Gynäkologie nur eine theoretische Bedeutung. Er läßt sich durch genaue Vergleichsstudien zwischen Endometrium und Ovarium auf den 14.—16. Tag nach Beginn der letzten Blutung festlegen, worin allmählich eine relative Übereinstimmung unter den an seiner Erforschung beteiligten Autoren erzielt ist. Kleine Schwankungen können und sollen nicht geleugnet werden, auch nicht gelegentliche Abweichungen, aber normalerweise, d. h. in der Mehrzahl läßt sich der angegebene regelmäßige Termin finden.

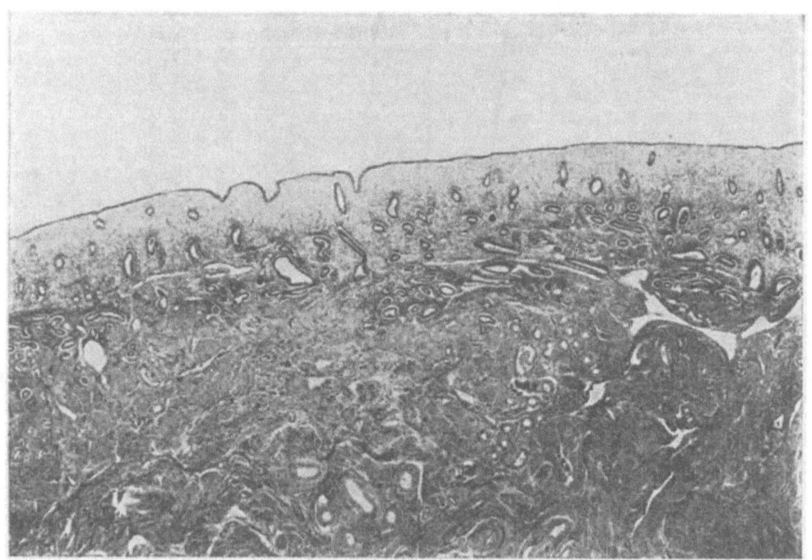

Fig. 29.   6. Tag eines regelmäßigen 4 wöch. Zyklus.

Im einzelnen stellt sich nun der Ablauf des mensuellen Zyklus (Fig. 28) mit besonderer Berücksichtigung des Endometriumbaues folgendermaßen dar:

I. 4. oder 5. bis 14. oder 15. Tag nach Beginn der letzten Blutung. Das Ei und der Follikel reifen (cf. Anatomie).

Im Endometrium entwickelt sich die proliferative Phase[1] (Fig. 29—35).

Aus der eben mit Oberflächenepithel überdeckten Basalisschicht sieht man deutlich eine flache oberflächliche lockere Lage mit kurzen, aber gestreckten Drüsen sich erheben, diese Schicht wächst schnell zu einer 3—4—5 fachen Dicke der Basalis, von ihr deutlich durch nach und nach lockerer werdendes Stroma unterschieden. Die Drüsen strecken sich stark und zeigen in ihren Epithelien, die gewöhnlich mittelhoch zylindrisch sind, einen mittelständigen dunklen Kern haben und sich mit

---

[1] Alle Endometriumsbilder sind bei genau gleicher Vergrößerung und an gleich gefärbten und gleich fixierten Präparaten aufgenommen (Alk.-Formalin-Fixierung, Hämalaun-Muzikarmin-Färbung, Paraffin-Einbettung).

azidophilen Farbstoffen im Protoplasma färben, viel Kernteilungsfiguren.
Um den 9.—10. Tag ist die volle Dicke der Schicht in der Hauptsache er-

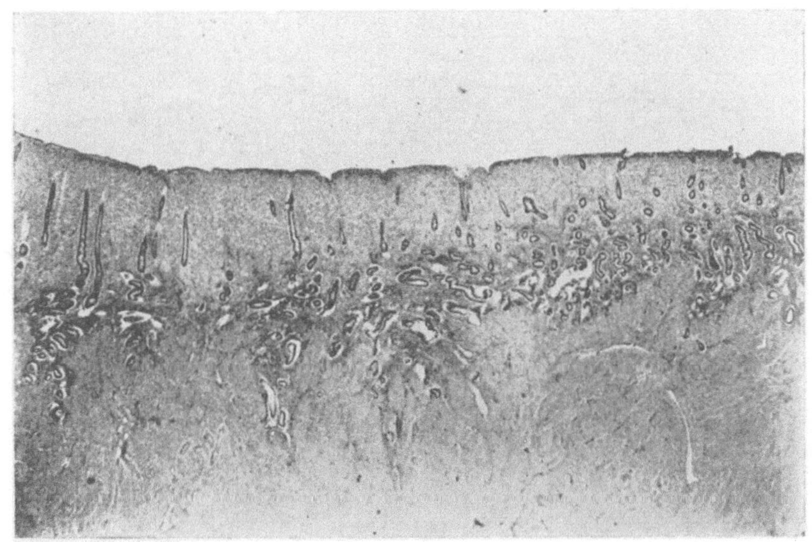

Fig. 30. 7. Tag eines regelmäßigen 4wöch. Zyklus.

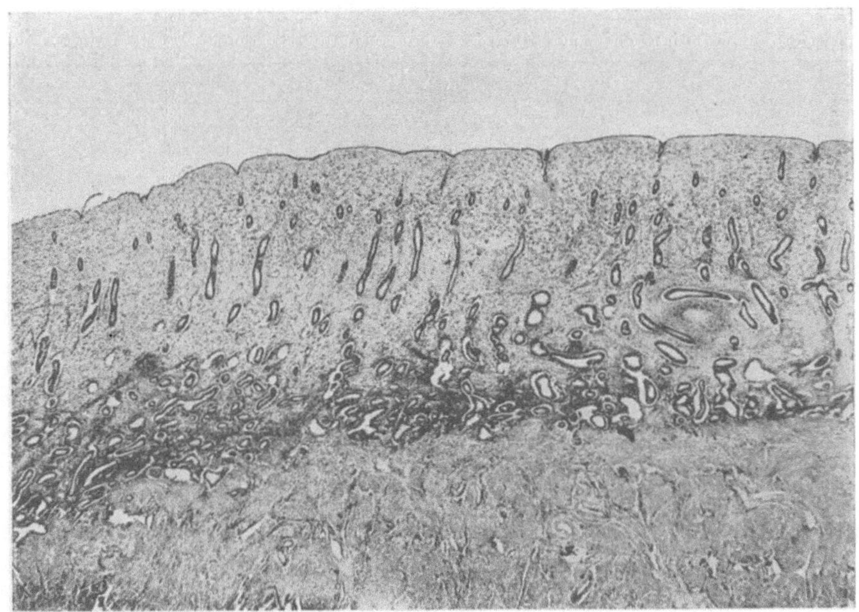

Fig. 31. 9. Tag eines regelmäßigen 4wöch. Zyklus.

reicht, von hier ab beginnen die Drüsen sich zu schlängeln, sind aber in
ihrem Lumen noch eng; zahlreiche Mitosen sind deutlich. Die Stromazellen sind sternförmig und haben einen kleinen Protoplasmaleib.

Gefäße ziehen in geradem Verlauf der Oberfläche entgegen. Die Schlängelung der Drüsen nimmt zu, die Mitosenzahl bleibt reichlich, an den Epithelien sieht man vorläufig keine Änderung.

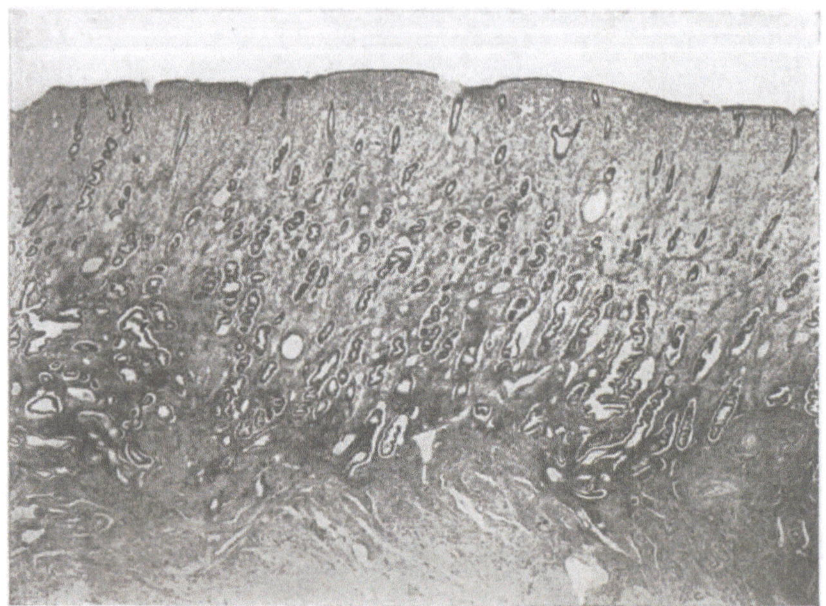

Fig. 32. 12. Tag eines regelmäßigen 4wöch. Zyklus.

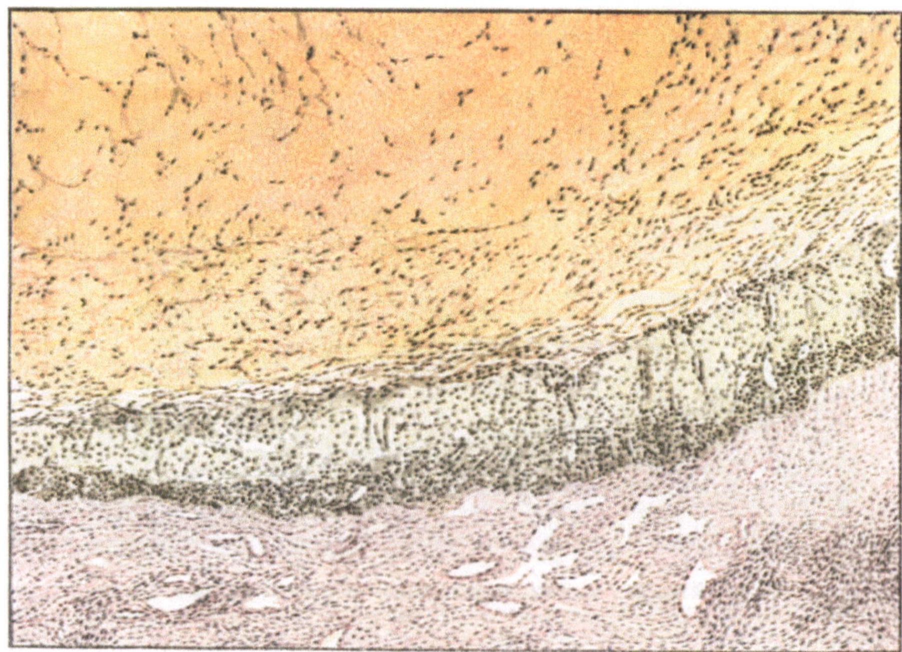

Fig. 33. Corp. lut. ca. 4. Tag nach Beginn der letzten Regelblutung. Die Fältelung
fehlt hier, Cyst. corp. lut.

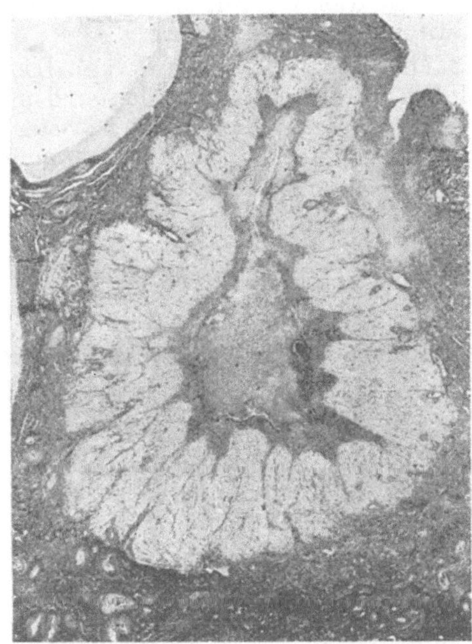

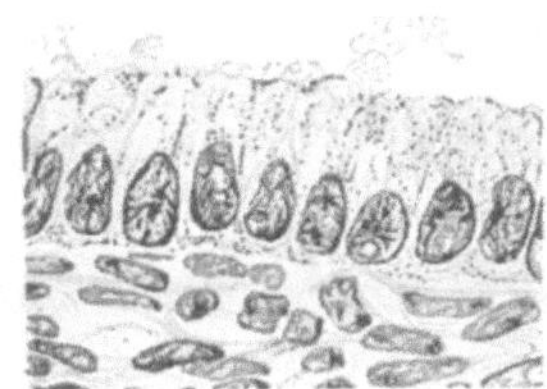

Fig. 35.
Epithel der Korpusdrüse in der
Proliferationsphase.

II. 15.—28. Tag (Fig. 36—46). — Nach erfolgter Ovulation
bleibt das reife Ei befruchtungsbereit.

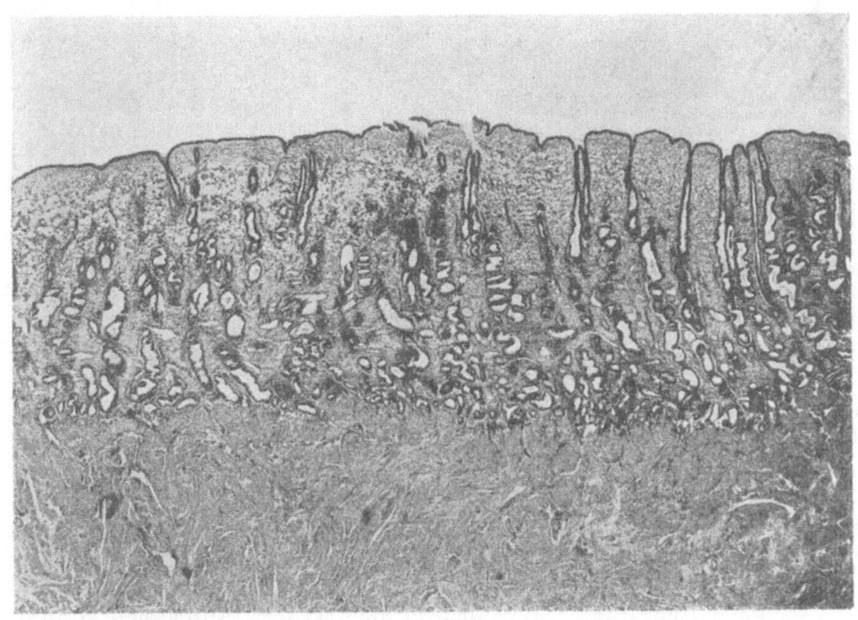

Fig. 36. 16. Tag eines regelmäßigen 4wöch. Zyklus.

Aus der Follikelhülle entsteht das Corpus luteum und bleibt nach schneller Reifung in Blüte (cf. Anatomie).

Im Endometrium bildet sich die Sekretionsphase: Das erste Zeichen geben deutliche Aufhellungsbezirke zunächst hinter dem Kern, die Mitosen hören auf, im übrigen keine Änderung. In den nächsten Tagen nehmen die Aufhellungen in den Epithelien zu, Glykogen und

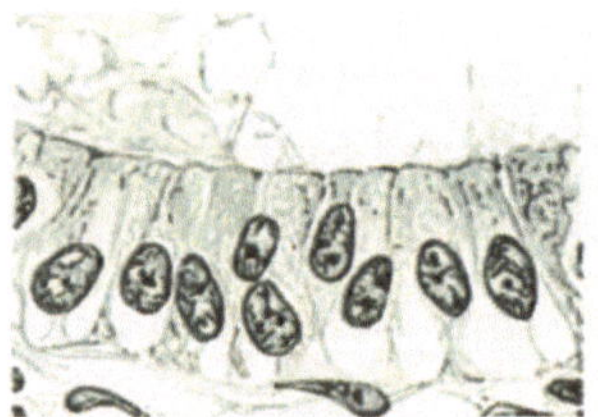

Fig. 37.
Sekretionsbeginn (17. Tag).

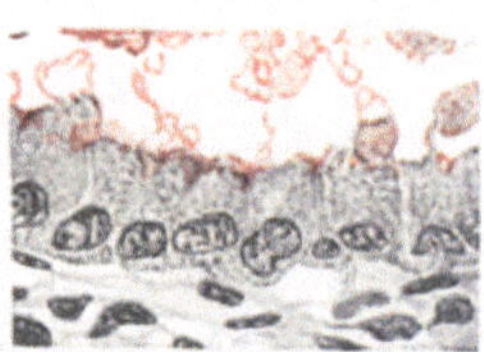

Fig. 38.
Sekretionsbeginn („trockener" Typ).

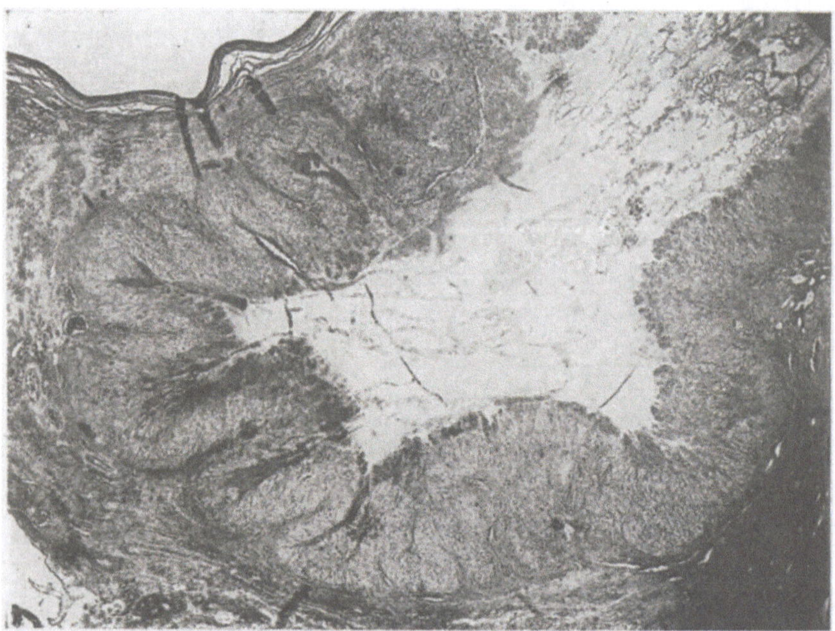

Fig. 39.   Corp. lut. noch in Entwicklung (17. Tag).

auch Fett läßt sich deutlich in den Zellen nachweisen; die hellen Bezirke wandern aus den basalen Abschnitten in den lumenwärts gelegenen Teil der Zellen, das Lumen der Drüsen wird allmählich weiter; die Schlängelung der Drüsen nimmt mehr und mehr zu. Vom 19. oder 20. Tage ab sieht man überall die Konturen der Epithelien sich bläschenartig vorwölben und zerreißen; im Lumen der Drüsen kann man muzikarminpositiven Inhalt, sowie Glykogenkörnchen nachweisen. Die Stromazellen rücken durch Größerwerden ihres Leibes dichter aneinander. Allmählich kommt jetzt die Sekretion in Gang, viel muzikarminpositiver Inhalt, Glykogen

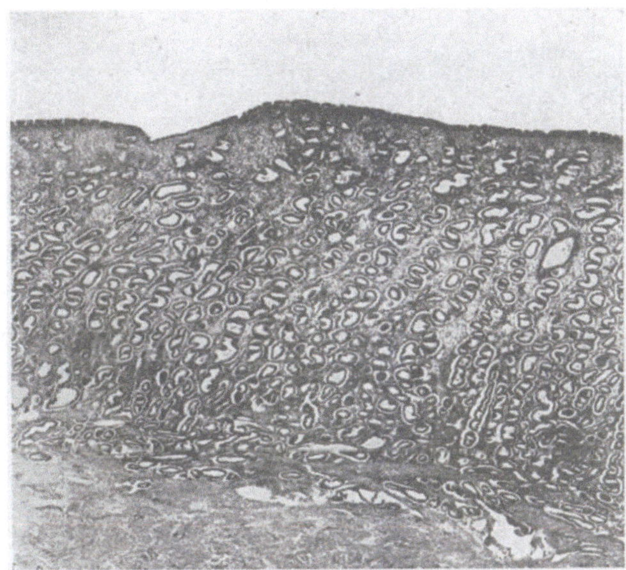

Fig. 40.   18. Tag eines regelmäßigen 4wöch. Zyklus.

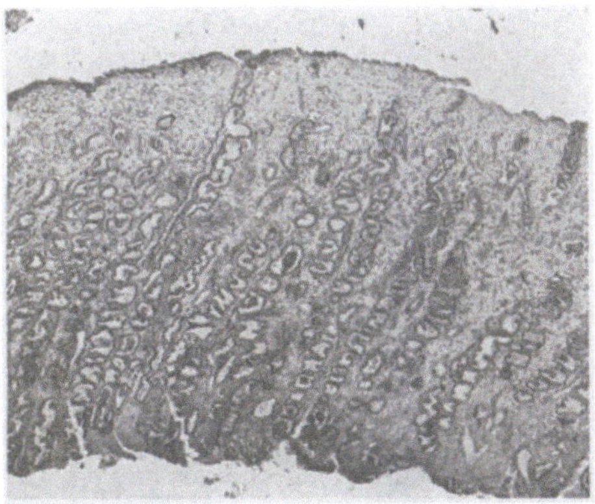

Fig. 41.   21. Tag eines regelmäßigen 4 wöch. Zyklus.

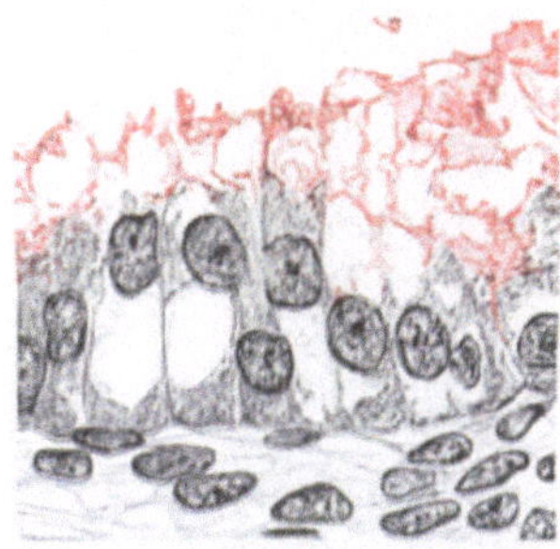

Fig. 42.   Sekretion der Uterusdrüsen
im Korpus (Muzikarmin-Hämalaun).

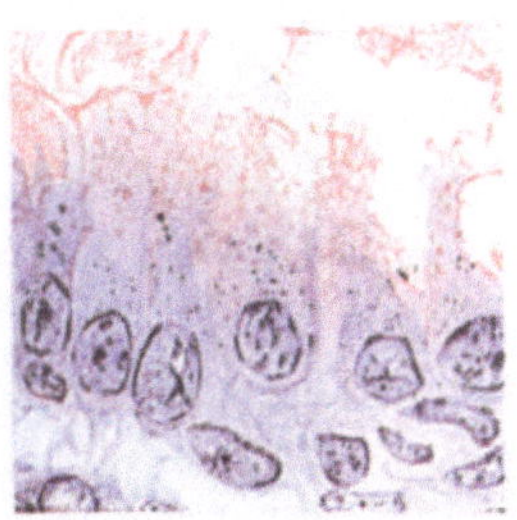

Fig. 43.   Sekretion der Uterusdrüsen
im Korpus (Muzikarmin-Hämalaun).

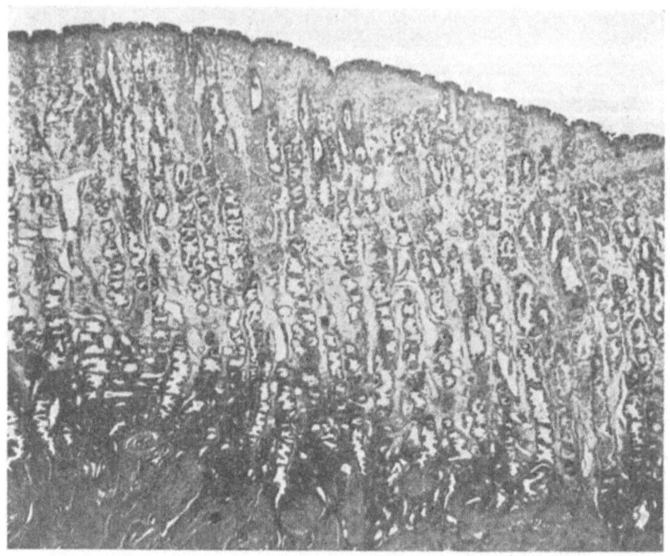

Fig. 44. 26. Tag eines regelmäßigen 4wöch. Zyklus.

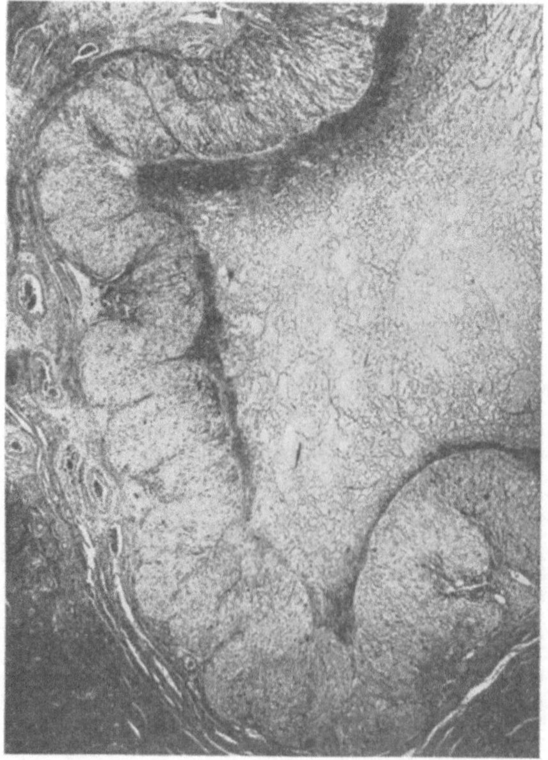

Fig. 45. Reifes, organisiertes Corp. lut. 26. Tag (zu Fig. 44 gehörig).

und Fetttröpfchen zeigen sich im Lumen der Drüsen. Je nach der Intensität der Sekretion bleiben die Drüsen stark geschlängelt oder werden infolge Oberflächenvergrößerung sägeförmig. Der Stromazelleib wird größer, schließlich kann man deutlich eine oberflächliche Lage von großleibigen Stromazellen erkennen (Kompaktaschicht) und weiter auch einen deutlichen Mantel solcher Zellen um die ebenfalls deutlich hypertrophierenden Gefäße (Deciduastadium).

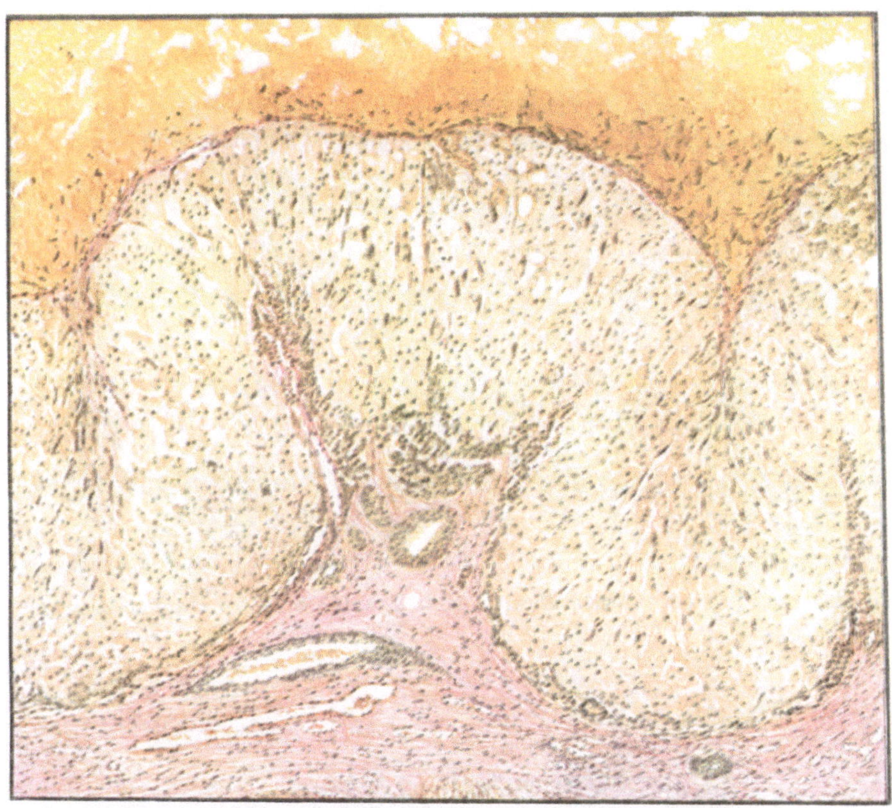

Fig. 46. Stärkere Vergrößerung des vorhergehenden Präparats.

III. 1.—4. Tag (Fig. 47—51).

Das Ei starb unbefruchtet ab, vielleicht nach allmählichem Altern und Nachlassen in der Wirkung (R. Meyer).

Das Corpus luteum beginnt nach voller Organisation die Rückbildung, ein neuer Follikel wird zur Reifung freigegeben.

Das Endometrium zeigt die Desquamations- und Regenerationsphase:

In den letzten Tagen vor der Regelblutung sieht man allmählich mehr und mehr Leukozyten in diffuser Ausbreitung auftreten, sie überschwemmen zuletzt die ganze Funktionsschicht, außerdem treten auch Chromatolyse und Pyknose in den tieferen Partien der Funktionsschicht zutage. Am Tage vor der Blutung füllen sich die Kapillaren stark, zerreißen und zersprengen die schon in ihrem Gefüge stark gelockerte Schleimhaut; oder die Kapillarfüllung tritt nicht so deutlich hervor, wohl aber

zerreißt überall der Verband von Stroma und Epithel. Innerhalb weniger
Stunden ist die ganze Funktionsschicht zerfallen, Zelle für Zelle, wobei
einerseits die Leukozyten durch ihre phagozytäre Tätigkeit, andererseits
die reichlichen proteo-, glyko- und lipolytischen Fermente der Sekretions-

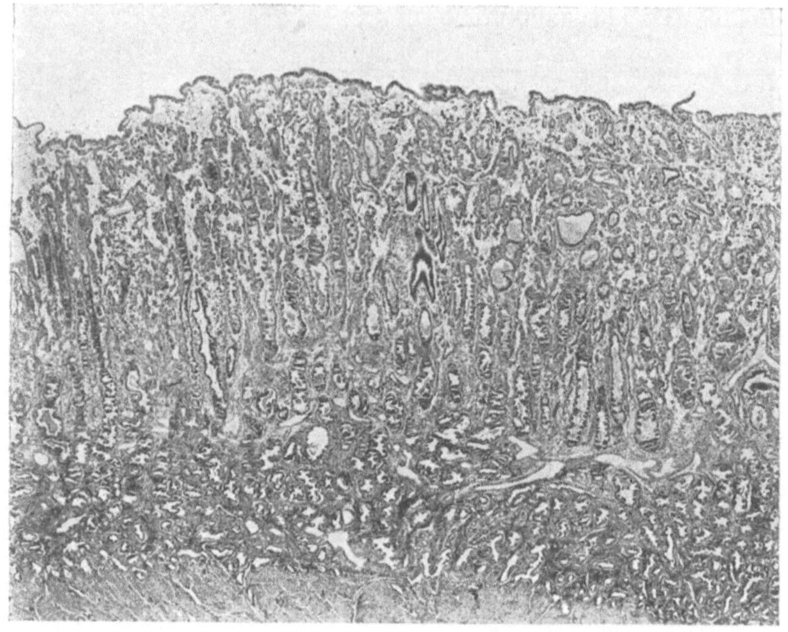

Fig. 47.   28. Tag eines regelmäßigen 4 wöch. Zyklus.   St. intra desquamationem.

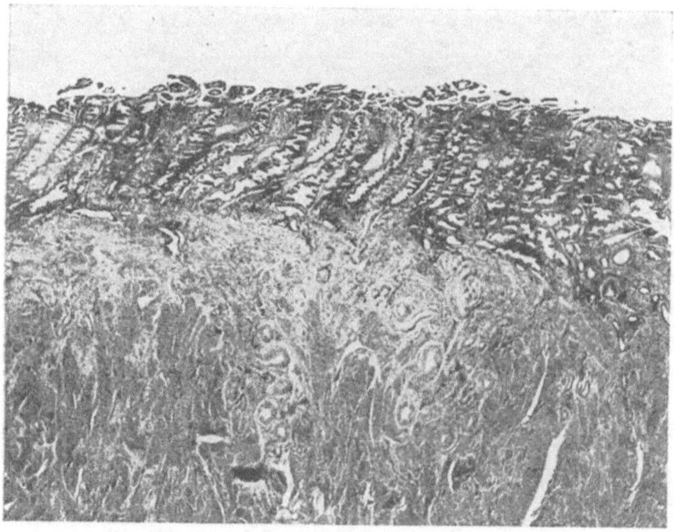

Fig. 48.   1. Tag des nächsten Zyklus (1. Tag der Blutung).   (Die Funktionalis ist bis
auf kleinen Rest abgestoßen.)

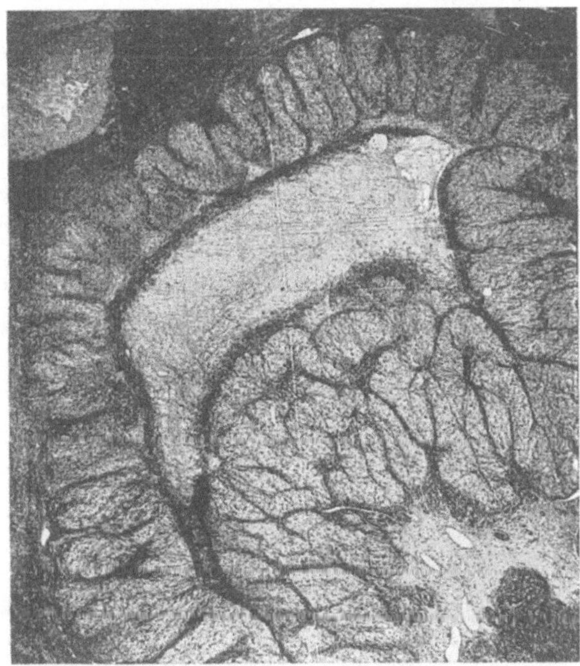

Fig. 49. Corp. lut. am 1. Tag der Menstruationsblutung. Stark organisiert, in beginnender Rückbildung.

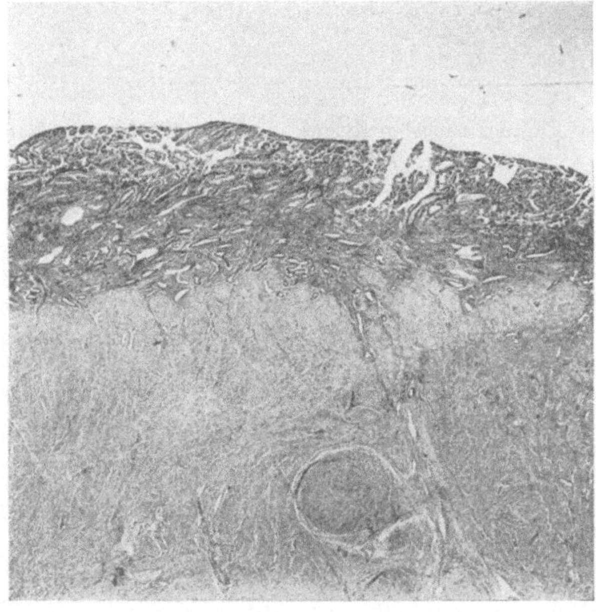

Fig. 50. 2. Tag der Blutung. Die Wundfläche reinigt sich.

schicht eine ausschlaggebende Rolle spielen. Schon am 2. Tag der Blutung findet man nur noch die nackte Basaliswunde mit Resten der zugrunde gegangenen und -gehenden Sekretionsschicht; auch diese werden schnell abgestoßen und von den Resten der in der Basalisschicht steckenden Drüsenfundi schieben sich flache Epithelzellen allseitig über die Wundfläche hinweg, bis sie nach gegenseitiger Berührung die Wunde schnell zur Heilung gebracht haben. Aus dieser so geheilten Basalisschicht sproßt dann wieder die neue Proliferationsschicht auf.

Im allgemeinen mag hinzugefügt werden, daß die beschriebenen Funktionszeichen des Endometriums sich stets in der ganzen Schleimhaut gleichsinnig und gleichmäßig verbreitet finden, ein Vorlaufen oder Zurück-

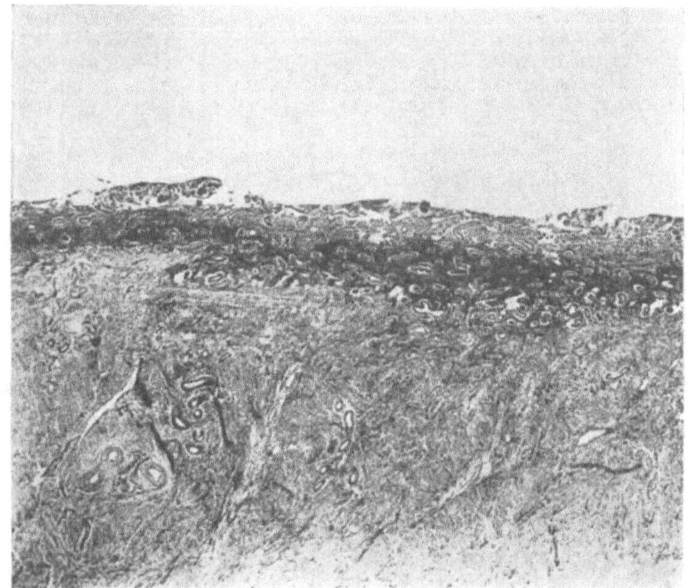

Fig. 51. 4. Tag des nächsten Zyklus. Die Wundfläche epithelialisiert sich.

bleiben in der Zyklusphase einzelner Partien des Cavum uteri findet sich nicht.

Die Zervixschleimhaut zeigt diese zyklische Wandlung nicht, am Isthmus sind die Stadien rudimentär, aber gleichsinnig mit dem Korpusendometrium zu finden; an der Tube ist ein Funktionswechsel wahrscheinlich, jedoch sind die Verhältnisse noch nicht genügend geklärt (s. Anatomie).

Die hier beschriebenen Endometriumsbilder galten früher als Zeichen einer chronischen Endometritis, genannt Endometritis gland. hypertroph. et hyperplastica (Ruge). Diese Bilder entsprechen also der Norm. Unterschiede bestehen in der Höhe der Drüsenschicht, der Stärke der Drüsenoberflächenvergrößerung (Schlängelung und Sägeform) und der Zahl der Drüsen; jedoch ist ausschlaggebend der überall gleichsinnig vorhandene Funktionscharakter der Epithelien. Die Schwankungen entstehen durch verschieden hochgradige Hyperämie besonders infolge Ovarialanreizung (Follikel und Corp. lut.). Die pathologische Hyperplasie, die Entzündungen s. Kap. III und V.

2. Die klinischen Zeichen des mensuellen Zyklus, speziell der Menstruation.

Menarche: Der Eintritt der ersten Periode ist in Deutschland nach den Statistiken von L. Mayer und Krieger, Schlichting und Schäffer im 15.—16. Jahr zu erwarten, jedoch ist nach Schäffer die Zeitspanne vom 13.—18. Jahr mit 86% im ganzen vertreten; frühere oder spätere Menarche ist als ungewöhnlich zu betrachten. Es ist eine weitverbreitete Meinung, daß das Klima einen bedeutenden Einfluß auf die Menarche hätte; so sollten nördliche Völker spät, südliche Völker früh menstruieren. Wie Schäffer ausführt, ist starker Widerspruch dagegen erhoben, vielfach sind die Statistiken zu klein und zu ungenau, so daß Endgültiges darüber noch nicht gesagt werden kann; jedoch scheint der erste Periodentermin in Spanien und Italien ca. um das 12. Jahr zu liegen. Erblichkeit und Rasse, soziale Stellung, Lebensweise, geistige und körperliche Arbeit sind als bestimmende Faktoren mit herangezogen, jedoch ist bei all diesen Angaben viel subjektives Urteil dabei und deshalb fürs erste keine verläßliche Klarheit.

Die Wiederkehr der Blutung, d. h. die Dauer des Zyklus ist in der Mehrzahl der Fälle 28 Tage, in einer geringen Zahl auch 21 Tage, jedoch ist die Genauigkeit keine sehr große. Frauen, die genaue Kalendernotizen über das Eintreten der Blutung machen und meinen, einen regelmäßigen Zyklus zu haben, zeigen häufig Schwankungen von 1—2—3 Tagen in ihren Aufzeichnungen. Aber auch die in größerem Ausmaß eintretenden Schwankungen sind nicht als regelwidrig anzusehen, erst wenn größere Unterschiede, z. B. 6—8 Tage bestehen, kann man von unregelmäßigem Typus sprechen; diese leiten dann zu den später zu besprechenden Anomalien der zu seltenen oder zu häufigen Regelblutung über. Die Wiederkehr des Zyklus in Abhängigkeit von kosmischen Einflüssen zu bringen, wie es tatsächlich in reichlich phantasievoller Weise von manchen Autoren geschehen ist, geht nicht an. Wohl aber findet eine gewisse innersekretorische Steuerung des Zyklus statt, dadurch daß das reife Corpus luteum und in letzter Linie das reife Ei, wie schon angedeutet, auf das Reifwerden weiterer Follikel eine Hemmung ausübt, wie Prenant, Skrobanski und Loeb, auch Halban und Köhler erwiesen haben. Erst wenn der Zyklus abgelaufen, das Ei abgestorben ist, das Corpus luteum in Rückbildung geht, können neue Follikel normalerweise reifen. Beim dreiwöchentlichen Zyklus scheinen die einzelnen Phasen proportional schneller abzulaufen oder auf Kosten der Sekretionsphase (Schwäche des Reifeies).

Die Blutung selbst kommt in gleicher Weise zustande, wie die Blutung bei einem Abort oder einer rechtzeitigen Geburt, d. h. aus der durch die Abstoßung der Schleimhaut oder der Eihäute und Plazenta entstehenden Wundfläche und deren zerrissenen Gefäßen. Die Stärke und die Dauer ist also in der größten Hauptsache eine Funktion der Hyperämiegröße und der Muskelkontraktion der Uterusmuskulatur. Im allgemeinen dauert die Regelblutung 3—4 Tage, seltener weniger oder mehr; der Blutverlust beträgt ca. 50—100 ccm, jedoch auch mehr oder weniger.

Besonderes Interesse hat vielfach die Gerinnungsunfähigkeit des Menstruationsblutes gefunden. Gerinnungshemmende Substanzen wurden als Sekretionsprodukt des Endometriums angenommen, auch soll die Verarmung des Körperblutes an Kalzium den Grund geben; Dienst fand größere Mengen von Antithrombin im Menstrualblut. Stickel und Zondek haben das Menstrualblut im Gegensatz zum Körperblut einer eingehenden morphologischen und physikalischen Untersuchung unterworfen und fanden bedeutsame Unterschiede, die eine wesentliche Veränderung des Körperblutes nach seinem Austritt in das Uteruskavum nachweisen. Nachdem nun Frankl, Halban und Aschner tryptisches Ferment in der Sekretionsphase nachgewiesen haben und sicher auch glyko- und lipolytisches Ferment dort vorhanden ist, entsprechend den Sekretionsleistungen des Endometriums, ist die Ungerinnbarkeit ohne weiteres verständlich; diese Fermente zerstören nicht nur die Uterusschleimhaut, sondern auch die fibrinbildenden Fermente des Blutes und das Fibrinogen selbst.

Außer Blut findet sich in der Menstrualflüssigkeit viel beigemengter Schleim aus der Zervix und Sekret der Vagina, und bei mikroskopischer Untersuchung kann man häufig kleine Fetzen von Schleimhautgewebe in autolysiertem Zustande erkennen; größere Membranen sind als pathologisch anzusehen (cf. neuere Untersuchung von Käte Lindner und Sekiba). In seltenen Fällen fällt ein übler fauliger Geruch als lästig auf, meist zeigt sich der Menstrualfluß nur als fade riechendes Sekret.

3. Die Wechselbeziehungen zwischen der periodisch schwankenden Funktionsänderung des Genitale und den übrigen Organen des Körpers.

Die Menstruation ist ein für das Primatengeschlecht charakteristischer Vorgang, der jeweils den Fehlabschluß einer Schwangerschaftsvorbereitung anzeigt; sie ist ein Puerperium im kleinen Maßstabe, ebenfalls charakterisiert durch eine Uteruswundfläche, blutigen Wundfluß und Muskelkontraktionen zur Stillung der Blutung, die aus den zerrissenen Gefäßen austritt. Unter Berücksichtigung dieser Verhältnisse ist es verständlich, daß im ganzen nur 16—25% aller Fälle (Maria Tobler, Schäffer) von der Menstruation keine wesentlichen Empfindungen haben. In einem hohen Prozentsatz sind lokale und allgemeine Beschwerden vorhanden, in ca. 14% steigern sie sich ins Krankhafte. Nach Maria Tobler sind diese Beschwerden, wie von anderen bestätigt wird und die tägliche Erfahrung lehrt, weitgehend unabhängig von dem Genitalbefund, auch häufig sowohl bei Virgines wie bei Frauen, die geboren haben, zu finden. Vielfach sind die lokalen Beschwerden, wenn überhaupt, von Anfang des Menstruationsalters da, in anderen Fällen entwickeln sie sich erst allmählich, selbst erst nach überstandenen Geburten. Häufig ist sicherlich für dieses verschiedenartige Verhalten der Funktionszustand des Ovariums verantwortlich zu machen, indem später sich entwickelnde Unterfunktionen zu leichten Schrumpfungen des Ausführungsganges, besonders des Uterus, Anlaß geben, und so ähnliche Verhältnisse schaffen wie bei der Dysmenorrhöe der Infantilen — hier sind fließende Übergänge zum Krankhaften —, in anderen Fällen dürften die sich entwickelnden Beschwerden auch auf später akquirierte Genitalaffektionen zurückzuführen sein.

Lokale Beschwerden sind Kreuz- und Unterleibsschmerzen von deutlichem Wehencharakter; sie sind einerseits durch die menstruelle Hyperämie bedingt, andererseits durch die Muskelkontraktionen, die wie nach einem Partus maturus oder immaturus auch bei der Menstruation bestehen und sowohl die Uterusgefäße verschließen und den Inhalt des Kavums, bestehend in Blut und zerfallenem Schleimhautgewebe, herausbefördern; im Sinne der Hyperämie sind das Druckgefühl im Unterleib, Drang zum Wasserlassen und auf den After, Schwere und ziehende Schmerzen in den Beinen, ebenso Anschwellen der Hämorrhoidalknoten und Krampfadern zu deuten.

Allgemeinbeschwerden: Meist einige Tage vor der Blutung Wechsel der Stimmung, Reizbarkeit, unruhiger, von Träumen gequälter Schlaf, Müdigkeit, Abgeschlagenheit, oft Übelkeit, beschleunigter Puls, krampfhaftes Gähnen, kalter Schweiß, fliegende Hitze, Druck im Leib, Aufstoßen, Speichelfluß, selbst Erbrechen, Kopfschmerzen bis zur ausgesprochenen Migräne.

Die Zeit des Auftretens der Beschwerden liegt entweder prämenstruell oder rein intramenstruell, aber auch sowohl prä- als intramenstruell; betont wird, daß prämenstruell mehr psychische Beschwerden, intramenstruell mehr lokale Schmerzen zutage treten.

Wenig beachtet ist, daß auch um die Zeit der Ovulation ähnliche Beschwerden auftreten, die bei lokalen Beschwerden als sog. Mittelschmerz bekannt sind. Lokal ist für diese Zeit zu registrieren das Auftreten eines vorübergehenden vermehrten, weißlichen Ausflusses, eines dumpfen Unterleibsschmerzes oder selbst auch kurzdauernde schwache Blutungen. In einigen Fällen wird beobachtet, daß während der Zeit von der Ovulation bis zur eigentlichen menstruellen Blutung hin der weißliche Ausfluß sich steigern kann oder in den letzten 5—6 Tagen ante menses schon leichter Blutausfluß besteht. Auch psychische Erscheinungen ähnlich denen, die oben genannt wurden, können um die Ovulationstage herum (14.—16. Tag) auftreten: Reizbarkeit, Kopfschmerzen, Erbrechen.

Die Dauer der Beschwerden beträgt zur Menstruationszeit wie auch zur Ovulationszeit nur 2—3 Tage, selten mehr; häufig verschwinden insbesondere Unterleibsschmerzen mit dem „Durchkommen" des Blutes. Auffällig ist weiterhin, daß besonders die psychischen Alterationen Frauen befallen können, die sonst, d. h. in der übrigen Zykluszeit keinesfalls Stigmata der Psychopathie zeigen, so daß die Auffassung der Beschwerden als rein psychoneurotische nur für einen Teil zutrifft, im allgemeinen aber die Allgemeinbeschwerden als toxische Erscheinungen in Analogie der Schwangerschaftstoxikose, als Menstruationstoxikose aufgefaßt werden müssen (Wirkung des Reifeies und seiner Hilfsdrüse = des Corp. lut.). In aufsehenerregender Mitteilung glaubte Schick ein Menotoxin, das im Schweiß durch die Haut abgesondert würde und Blumen, Kuchenteige und gärungsfähige Flüssigkeit durch Menstruierende verdorren oder verderben ließe, nachweisen zu können; Sieburg und Paschke fanden erhöhte Cholinausscheidung, Polano und Dietl konnten einen Einfluß der Hautsekrete Menstruierender auf den Gärungsprozeß nachweisen. Macht und Lubin fanden ähnlichen Einfluß auf das Wachstum der Lupinensämlinge, Frank an der Milch menstruierender Frauen. Sänger und Labhard aber hatten lediglich negative Resultate. Beachtenswert ist fernerhin, daß in einem kleinen Prozentsatz Maria Tobler auch erhöhtes Wohlbefinden vor und um die Zeit der Menstruation konstatieren konnte.

Von Wirkungen des Menstruationszyklus-Ablaufes auf die einzelnen Organe und die Lebensvorgänge im ganzen ist mancherlei Interessantes und Wichtiges bekannt. Goodmann, Jakobi, Ott und Schichareff haben mit vielen anderen Autoren einen wellenartigen Ablauf der Lebensvorgänge feststellen können; allerdings sind noch mancherlei Widersprüche zu konstatieren, was wohl zum Teil auf die Kompliziertheit der Lebensvorgänge überhaupt, auf eintretende oder ausbleibende Kompensationen der einzelnen Organe im gegenseitigen Wirken zurückzuführen ist. Pulsfrequenz, Blutdruck, Wärmestrahlung, Muskelkraft, Lungenkapazität und Reaktionszeit der Sehnenreflexe sollten vor der Regel eine Steigerung erfahren, um mit der Blutung oder kurz vorher abzufallen; nur die Nervenerregbarkeit und die Wärmestrahlung sollen während der Blutung ihren Höhepunkt erleben. Einzelheiten darüber lassen sich folgendermaßen zusammenfassen:

Blutdruck: Die große Mehrzahl ist einig, daß prämenstruell der Blutdruck steigt und zu Anfang eine wirkliche Hypertension (um 10—20 mm Hg) besteht, dann der systolische Druck abfällt und später ein langsames Steigen wieder eintritt; Viville und Schmotkin konnten jedoch keine Wellenbewegung konstatieren, während Linders Untersuchungen aus der Baseler Klinik die genannten Schwankungen bestätigen. Studien über das Verhalten der Blutplättchen (cf. Louros) sind noch nicht eindeutig.

Pulszahl: Steigerung in den letzten Tagen vor der Regel, dann lytischer Abfall; vielfach wird konstante Verlangsamung um die Zeit der Blutung angegeben, dem aber auch widersprochen.

Muskelkraft: v. Ott, Jakobi und andere fanden Erhöhung der Muskelkraft im Prämenstruum, Bossi im Gegensatz dazu eine deutliche Herabsetzung.

Temperatur: Fast alle fanden prämenstruelle Steigerung und intramenstruellen Abfall; nur Schmotkin und Viville konnten auch hier keine Wellenbewegung feststellen. Häufig aber sind die Berichte über prämenstruelle Steigerung der Körpertemperatur bei chronischen oder latenten Entzündungen, z. B. Tuberkulose der Lunge, der Nieren, der Knochen oder Cholelithiasis, Pleuritis, Adnexerkrankungen, Appendizitis, Otitis media usw.

Blutbild: Das Resultat vieler älterer Untersuchungen war eine prämenstruelle Erythrozytose, mit Beginn der Blutung Verminderung der Leukozyten und Zunahme der Lymphozyten, späterhin auch der Eosinophilen. Neuere Autoren lassen das wieder fraglich erscheinen, jedoch wurde die Lymphozytose häufig gefunden. Das Gerinnungsvermögen des Blutes soll unverändert bleiben. Die von Merletti behauptete Alkaleszenzherabsetzung der Blutflüssigkeit wird neuerdings ebenfalls bestritten.

An Stoffwechseländerungen fand Schrader, nachdem er vorher seine Patienten in ein Stoffwechselgleichgewicht gebracht hatte, um die Menstruationszeit eine kleine Stickstoffretention, auch die Fettausnutzung war etwas herabgesetzt, für Galaktose fand Hoffmann während der Menstruation eine Toleranzerhöhung, Kahler und neuerdings R. Heilig ein deutliches Ansteigen des Blutzuckers, H. Küstner eine prämenstruelle Glykosurie ohne Hyperglykämie, Schlimpert eine Verminderung des Cholesterins im Blut, Viques in den ersten 4 Tagen der Menstruation eine dem Cholesterin ähnliche Substanz im Blut. Minnie Hüffmann fand keine sichere Beeinflussung des Cholesterins durch die Menstruation. Eine einwandfreie konstante Verminderung des Atemvolumens konnte Zuntz während der Menstruation nachweisen, ebenso Salomon. Die Harnstoff- und Harnsäureausscheidung soll durch die Menstruation vermindert sein (frühere, wenig überzeugende Untersuchungen, da kein N-Gleichgewicht). Der Arsengehalt des Menstruationsblutes fiel schon früheren Untersuchern auf (Gautier, Bertrand, Hertoghe), Fromme und Ries konnten seine hohen Werte neuerdings wieder nachweisen, ja Ries faßt die Menstruation selbst als einen Arsen-Intoxikationsprozeß auf. Bockelmann und Rother fanden auf gasanalytischem Wege ein Ansteigen der intermediär gebildeten sauren Stoffwechselprodukte bis zur Höhe vor Einsetzen der Blutung, um dann wieder langsam abzufallen. Labhard und Hüssy konnten während der prägraviden Phase vasokonstriktorische Substanzen im Blute nachweisen.

Wichtig sind die Beziehungen der Leber und Milz zur Menstruation. Chvostek, Didailow und andere beschreiben ebenso wie Aschner die menstruelle Leberhyperämie, Albrecht einen menstruellen Ikterus, Aschner auch eine menstruelle Milzhyperämie, Novak eine menstruelle Bauchdeckenhyperämie. Wichtig sind auch Lüdins röntgenologische Untersuchungen am Magen, der zu Beginn der Regel eine mangelhafte Peristole und verlängerte Entleerungszeit nachweisen konnte, die am 2. und 3. Tage der Blutung wieder einer normalen Peristole wich. Hyperämie, Neuralgie und Entzündungszustände fand Grüner an den Zähnen. Auch eine Parotis- und Speicheldrüsenschwellung menstrueller Art ist beobachtet. Auf Erbrechen, Übelkeit, Durchfälle ist oben schon aufmerksam gemacht. Eine erhöhte Disposition der Rachenorgane zu entzündlichen Erkrankungen ist von Mohnheim und Berchmann beschrieben. Bekannt ist die menstruelle Indisposition der Sängerinnen, die durch Stimmbandschwellungen erklärt wird. Bekannt sind auch menstruelle Albuminurien, weiterhin Gelenkschwellungen.

Von Bedeutung sind fernerhin die Verhältnisse am vegetativen Nervensystem; wichtig sind hierfür die neuen Kenntnisse, die uns Dahl über die Innervation des Genitales vermittelt hat, indem er den Plexus hypogastricus als den sympathischen, kontraktionsanregenden, vasokonstriktorischen Teil und den Nervus erigens als den sakral-autonomen Nerven, den kontraktionshemmenden, vasodilatatorischen kennen gelehrt hat, eine direkte Beziehung zum Nervus vagus jedoch nicht nachweisen konnte. Franke prüfte in exakter Weise das Verhalten des vegetativen Nervensystems an Mageninhalt, Adrenalinglykosurie und Blutbild nach Injektion vago- und sympathikotroper Mittel. Er fand im Intermenstruum gemischten Typus, zur Zeit der Menstruation jedoch ausgesprochene Steigerung der sakralautonomen Symptome und oft erhebliche Abschwächung der sympathikotonen. Es besteht eine deutliche Hypersecretio menstrualis ventriculi. Als Zeichen der Vagotonia menstrualis findet er einen gewissen Grad von Lymphämie, Hautverfärbungen, leichtes Schwitzen, reichliche Salivation, Herzklopfen, Unruhe, Druck- und Schmerzgefühl in der Herzgegend, Blutwallungen, Schwindel, Ohnmachtsanfälle, Sodbrennen, Völle und Druck im Leib, Magenschmerzen, unerklärte Obstipation oder Diarrhöen, lebhafte Sehnenreflexe, Zittern und Unruhe in den Extremitäten, Dermographismus, Verschlimmerung des Asthma bronchiale oder selbst isoliertes Auftreten zur Menstruationszeit, Magen- und Darmneurosen, z. B. Colica mucosa, Tachycardia paroxysmalis, Urticaria — alles in allem vielfach Symptome, die auch früher schon genannt, hier unter dem Bilde der „reizbaren Schwäche“, als Vagotonia menstrualis intermittens wiederkehren.

Das Rumpel-Leedesche Endothelsymptom (erhöhte Durchlässigkeit der feinen Kapillaren) wird nach R. Stephan, Schrader, H. Runge in der letzten Woche des mensuellen Zyklus positiv.

In das Gebiet der „Psyche und Menstruation“ gehört die oft betonte Steigerung der Libido zur Zeit oder vor der Regel; Fürbringer jedoch lehnt auf Grund seiner zahlreichen Beobachtungen jede stärkere Regung des Geschlechtstriebes zur Zeit der Menstruation glatt ab, ja konstatiert eher eine Abneigung gegen den Sexualverkehr. Eine besondere Menstruationspsychose besteht nach Jollys spezialarztlichen Untersuchungen nicht, wohl aber gibt es eigenartige Beziehungen zwischen Psychose und prämenstrueller Zeit in dem Sinne, daß geistige Störungen an vierwöchentliche Termine gebunden sind und mit der Regel endigen. Die Art der Psychosen besteht in Anfällen von Manie, Hebephrenie und Katatonie, Amentia und Hysterie. Selten sind melancholische Störungen, auch Epilepsie wird vielfach in Zusammenhang mit der Menstruation beobachtet. Jedoch wird die Häufigkeit der Psychose meist übertrieben; man soll die Grunddiagnose stellen und menstruellen Typus hinzufügen. Bei kriminellen Handlungen kann häufig ein Zusammenhang mit der Menstruation nachgewiesen werden; jedoch eine besondere strafrechtliche Verantwortlichkeit der menstruierenden Frau zubilligen zu wollen, geht wohl entschieden zu weit. Über Epilepsie mit periodischer Wiederkehr in zeitlicher Beziehung zur Regel berichten F. Winter und Everke.

Am Auge sind vielerlei Erscheinungen um die Zeit der Menstruation beschrieben: Parese des M. levator palpebrae, vorübergehende Augenmuskellähmungen, Akkommodationskrämpfe, ekzematöse Veränderungen, Tränenträufeln, Herpeseruptionen, Hordeolum menstruale, Drucksteigerungen am Auge, Asthenopie, Lichtscheu, Einschränkungen des Gesichtsfeldes, d. h. zum Teil toxische, zum Teil psychoneurotische Erscheinungen.

Am Ohr findet man hauptsächlich das menstruelle Exazerbieren der Otitis media, daneben auch funktionelle Störungen.

Schwellungen der Nasenschleimhaut sind häufig beobachtet, die Beziehungen der Nase zur Dysmenorrhöe siehe diese.

An der Haut sind Menstrualexantheme in mannigfacher Form gesehen: Rötungen (Erythrophobien), Herpesbläschen, Aknepustel, Urtikaria, akute Ekzeme und erysipelartige Rötungen; Erythema nodosum-ähnliche Bilder. Polland und Matzenauer und andere beschrieben eine Dermatosis dysmenorrhoica symmetrica, jedoch fand Brauer ähnliches als artifizielle Dermatosis auch beim Manne. Paschke und Sieburg halten es für möglich, daß eine Vermehrung des Cholins im Blutserum während der prägraviden Zeit hier eine Rolle spielt. An der Mamma fand Rosenberg in der zweiten Zyklushälfte ein deutliches Hervortreten des Drüsenfeldes durch Bildung solider Sprossen und feinkalibriger Drüsenschläuche und eine Schrumpfung des Feldes und Zurückgehen der epithelialen Sprossen nach Eintritt der Blutung. Polano hat die Angaben im allgemeinen bestätigt, fand aber keine Gleichmäßigkeit.

Ähnliche, offenbar noch stärkere zyklische Schwankungen sah Loeschke im Bau der Achseldrüsen, die in der Geschlechtsreife eine kräftige Entwicklung zeigt.

Schwankungen im Säuregehalt der Scheide mit Tiefpunkten um die Ovulationszeit, wie Gräfenberg angab, haben sich durch exakte Untersuchungen bisher nicht bestätigen lassen.

Die Beteiligung der Tube am menstruellen Prozeß ist vielfach Gegenstand der Diskussion gewesen. Eine Blutung scheint keinesfalls als normaler Vorgang in der Tube aufzutreten (s. vikariierende Menstruation). Wohl aber konnten neuere Untersuchungen von Voinot, Schäffer und Tröscher Änderungen an den Zellverhältnissen nachweisen, indem im Intervall hauptsächlich Flimmerzellen und wenig Sekretzellen, im Prämenstruum und zur Menstruationszeit viel Sekretzellen und wenig Flimmerzellen und im Postmenstruum wieder viel Flimmerzellen festgestellt werden konnten. Snyder, Spack fanden lediglich eine zyklische Schwankung im Verhalten der flimmerlosen Zellen, während die flimmernden unverändert blieben (s. Kap. I).

Schließlich spielen auch die endokrinen Drüsen eine sehr bedeutsame Rolle im Menstruationsprozeß, jedoch ihre Beteiligung im einzelnen, z. B. am Eireifungsprozeß ist noch sehr wenig studiert, auch sicherlich schwer feststellbar, da es sich offenbar nur um feine sekretorische Zustandsänderungen handelt, die schwer der histologischen Klärung zugänglich sind und durch biologische Methoden auch kaum faßbar erscheinen.

Eine Schwellung der Schilddrüse zur Zeit der Menstruation ist oft behauptet und von Martina Weidemann und Worontysch mit dem Meßband nachgewiesen; jedoch verschwinden diese Schwellungen bald wieder und beruhen wahrscheinlich auf menstrueller Hyperämie. Von der Hypophyse, den Epithelkörperchen ist nichts Greifbares an Menstruationsveränderungen bekannt; an der Nebennierenrinde kennt man seit Kolmer, Landau und Sternberg besonders ihre stärker ausgebildete Glomerulosa und den stärkeren Lipoidgehalt bei Frauen, besonders in der Schwangerschaft; wahrscheinlich bestehen ähnliche Umwandlungen ja wohl auch zur Menstruationszeit.

Von besonderem Interesse sind ferner die sog. vikariierenden und komplementären Blutungen, d. h. solche Blutaustritte, die aus anderen Körperstellen oder Organen entweder anstatt der Regelblutung aus dem Uterus oder gleichzeitig mit ihr auftreten. Bekannt sind solche in erster Linie als Nasenbluten, aber auch im Munde, aus den Lippen, den Zähnen, am Trommelfell, im Auge als Retinal- oder Chorioidaloder Konjunktivalblutungen, aus den Bronchien (Hämoptoe), Mamma, Gelenken, Magen und Darm (Hämatemesis, Hämorrhoidalblutungen), Blase, Nierenbecken, Nierenparenchym (Hämaturie), Finger, Haut, Gehirn, Operationswunden, Abszessen, Geschwüren (z. B. Ulcus cruris), Nävi, Fisteln usw. Wichtig sind diese Erscheinungen hauptsächlich wegen der lokalen Folgezustände, z. B. bei intraokularen Blutungen. Für die Pathogenese dieser sonderbaren Zustände ist auf die erhöhte Durchlässigkeit der Kapillarendothelien in der letzten Zykluswoche und zu Beginn der Regelblutung aufmerksam zu machen. Besondere lokale Gewebsverhältnisse am Ort des Auftretens sind für das Verständnis nicht zu entbehren. In der Bewertung solcher Blutungen als menstruelle Äquivalente muß man sehr vorsichtig sein, die Kapillardurchlässigkeit tritt auch bei vielen anderen Zuständen auf. Die Menstruation ist an das Absterben eines befruchtungsbereit gewordenen Eies gebunden; dieser Nachweis muß im Einzelfalle evtl. aus dem Corp. lut. geführt werden.

Zum Schluß mögen noch einige therapeutische Notizen über die besonderen Menstruationsbeschwerden Platz finden. Soweit es sich um Schmerzen bei der Regel handelt s. Dysmenorrhöe. Die psychischen Beschwerden wird man kaum anders als durch Ruhe zur Zeit der kritischen Tage und eventuell durch Valerianapräparate, vielfach wohl auch durch psychotherapeutische Methoden bekämpfen können. Die Hautanomalien und die übrigen offenbar toxischen Erscheinungen sind nur schwer angreifbar. Eine sog. Adrenalinkur (jeden 4. Tag 0,0005—0,0007 Supraren. synthet. intramuskulär injiziert, im ganzen 10mal) oder Injektion von 1 ccm Hypophysin praep. jeden 3. Tag ca. 10mal (Hofbauer, auch Bauer wollen von Ovoglandolinjektionen gute Erfolge gesehen haben; über die Spezifität dieser Mittel ist S. 36 gesprochen) hat sich dem Verfasser in manchen Fällen gut bewährt. Bei übelriechendem Menstruations-

sekret sind desinfizierende Spülungen ante und intra menses z. B.
mit Wasserstoffsuperoxyd kaum zu umgehen. Im übrigen ist als vernünftige hygienische Maßnahme die Vermeidung von größeren körperlichen und geistigen Anstrengungen, von sportlichen Betätigungen während
der Menstruation, von Bädern und Brausen zu dieser Zeit selbstverständlich; jedoch stiftet das äußerliche Waschen der Genitalien zu Säuberungs-
zwecken keinen Schaden, ist vielmehr dringend geboten. Zum Aufsaugen
des Menstrualflusses sind Gazebinden oder Leinentücher zu tragen,
sowie jegliche Erkältungsmöglichkeit zu vermeiden. Bettruhe ist nur
in seltenen Fällen wirklich nötig und zweckmäßig.

III. Das Klimakterium.

Unter Klimakterium oder Wechseljahre verstehen wir die Zeit, in
der die Gestationsfähigkeit des Weibes, also die im mensuellen Zyklus
zutage tretende Schwangerschaftsbereitschaft und die Schwangerschafts-
fähigkeit selbst erlischt, oder, im Sinne früherer Ausführungen, in der
sowohl die generative, die genitalvegetative als auch die genital-somatische
Funktion des Eierstockes aufhört. Diese Periode des weiblichen Lebens ist
nicht eng umgrenzt, sondern zieht sich über längere Zeit hin. Tilt hat nach
Schäffers Angaben die Zeit auf 1—2 Jahre, im Durchschnitt auf
1,11 Jahre angegeben. Zweifellos ist, daß dieser Zeitabschnitt nicht so
eng umgrenzt ist wie die Menarche; nach Schäffers Tabelle drängen
sich die Menarchefälle auf das 14.—16. Jahr mit 52%, auf das 13.—18.
Jahr, also 6 Jahre Zeitspanne mit 85% zusammen, während die Menopause sich auf den 5jährigen Zeitraum 45—49 Jahre mit 44% und auf
den 10jährigen, 45.—54. Jahr mit 74% verteilt. Das Durchschnittsalter dürfte ca. das 47. Jahr sein, so daß die gesamte geschlechtsfähige
Zeit der Frau 30—31 Jahre dauert. Ausnahmen hiervon sind die Climax
praecox, wo schon vor dem 40. Jahr die Menstruation dauernd fortbleibt
und die Climax tarda, wo über das 55. Jahr hinaus die Geschlechtsreife
erhalten bleibt; jene wird mit ca. 3,5%, diese mit $1^1/_2$% der Fälle angegeben; als Raritäten sind einzelne Fälle bekannt, in denen nach dem
60. Jahr noch regelmäßige Monatsblutungen auftreten oder in einem
von Levy publizierten Fall nach 15jähriger Menopause z. B. bei
einer 78jährigen Dame noch drei Jahre hindurch wieder regelmäßige
vierwöchentlich wiederkehrende sechstägige Regelblutungen sich zeigten.
Über die Ursachen des früheren oder späteren Eintritts der Menopause
sind allerlei Vermutungen geäußert, exakt bewiesene Kenntnisse fehlen
heute noch. Wahrscheinlich aber ist, daß das Klima und auch die soziale
Stellung, in der Hauptsache wohl die Abnutzung des Körpers durch starke
Arbeit, unhygienische Umgebung, ungenügende Schonung bei Erkrankungen, größere Krankheitsgelegenheit eine Rolle spielen; wichtig ist
zweifellos die Konstitution, die z. B. bei ovarieller Minderwertigkeit
eine späte Menarche verursacht, ebenso auch die Schuld an zu früher
Menopause trägt; desgleichen ist bekannt, daß Diabetes, konstitutionelle
Fettsucht usw. vorzeitige Klimax verursacht. Fernerhin wird immer
wieder darauf hingewiesen, daß gewisse Genitalerkrankungen, die einen
Reizzustand des Genitale bedingen, die Menopause hinauszuschieben
vermögen; besonders bei Myomen lehrt das die tägliche Erfahrung. Ob
auch übermäßiger Sexualverkehr oder zahlreiche Partus verlängernd
oder verzögernd wirken, ist nicht ausgemacht; Ursache und Wirkung
können hier leicht verwechselt werden.

1. Das anatomische Verhalten der Genitalorgane zur Zeit der Klimax und im Senium.

a) Das Ovarium. Solange noch eine Regelblutung sich zeigt, findet man auch noch reifende und ovulierende Follikel und Corpora lutea in jeglichem Stadium; mit dem Abklingen der letzten Regel geht das letzte Corp. lut. in Rückbildung und wird in 6—8 Wochen zum Corp. albicans. Sicher wachsen über diese Zeit hinaus noch einige Follikel, aber zur vollen Reifung und damit zur Ovulation kommen sie nicht mehr; nur unter pathologischen Bedingungen werden die Follikel noch reif und persistieren als solche mehrere Wochen, ohne zur Ovulation zu kommen (s. Metrorrhagien unter klimakterischen Blutungen). Die normalerweise wachsenden Follikel gehen vor vollendeter Reife in Atresie und verschwinden oder bleiben auch als Zystchen erhalten. Die parenchymatöse Zone wird weiter und weiter durch festes Bindegewebe ersetzt, in dem als Zeugen früherer Tätigkeit nur die Corp. albicantia in mehr oder weniger deutlich hervortretenden, hyalinen, geschlängelten Bändchen erhalten sind oder als größere weißliche derbhyaline Knoten imponieren. Das ganze Organ wird kleiner und schrumpft schließlich zu einem derben, kaum über pflaumenkerngroßen Organ zusammen. Sehr deutlich treten die Gefäße in der Markzone und im Hilus hervor; histologisch kombinieren sich an ihnen zwei Vorgänge, die physiologische Graviditätssklerose in Gestalt von Mediaverfettungen, Elastikawucherungen und elastoider hyaliner Degeneration und andererseits die typische Arteriosklerose, bestehend in Intimaverfettung und Auffaserung und Aufsplitterung der Elastica interna; bei Frauen, die niemals geboren haben, kommt die Arteriosklerose deutlich heraus, sonst sind oft große hyalin-elastische Komplexe durch die Kombination gebildet.

b) Am Ausführungsschlauch des Genitale steht ganz im Vordergrund der Schrumpfungsprozeß. Die Tuben werden schlaffer und schlanker, der Uterus, der während der letzten Monate in manchen Fällen beschleunigten Follikelreifens (s. Symptome) erhöhte Blutfülle und vielfach auch etwas vermehrten Gewebsansatz zeigen kann, wird mit Aufhören der geschlechtsreifen Zeit langsam kleiner, in allen Schichten dünner, das Kavum enger. Häufig liegt der kleine geschrumpfte schlaffe Uterus nicht mehr in der physiologischen Anteflexio-positio, sondern mehr oder weniger stark in passiv mobiler Retroversio-positio; Schuld daran trägt zweifellos in erster Linie die muskuläre Atrophie der Uteruswand und der dadurch bedingte Tonusverlust. Die Portio wird kleiner und kürzer, der Zervikalkanal, sowohl Os ext. als auch Os int. enger, ja teils direkt stenosiert. Das Parametriumbindegewebe wird kürzer; es schrumpft im Sinne der „Parametritis atrophicans" Freunds. Die Scheide selbst wird in ihren Gewölben flacher, die Schleimhaut glatter, ihre Falten gleichen sich aus, eine wahrnehmbare Verengerung findet erst später im Senium statt. Der Introitus vaginae zeigt schon früher eine durch Schrumpfung bedingte Verengerung, die glatte Schleimhaut hier ist infolge der zunehmenden Atrophie leicht verletzlich. Die großen und kleinen Labien werden schlaff, die großen Labien ausgesprochen welk durch Fettgewebsatrophie; die Haare am Schamberg verfärben sich allmählich grau.

Histologisch ergibt sich an der Tube ein zunehmender Schwund der Muskulatur und Elastika, dazu eine fortschreitende Reduktion der Schleimhautfalten, indem zuerst die kleinsten Faltenerhebungen

verstreichen, dann auch die größeren, bis schließlich einigermaßen plumpe
Falten übrig bleiben. Auch das Faltengewebe wird dichter und derber,
läuft aber im Gegensatz zu der entzündlichen Faltenschrumpfung der
Oberfläche der Falten parallel und ist auch geordnet und geschichtet.
Die Epithelien verlieren die Flimmerung, sie werden kubisch, selbst
platt, auch physiologische Obliterationen sollen im stark verengten Lumen
der Tube vorkommen.

Der Uterus zeigt in der Muskulatur eine fortschreitende Atrophie
der Muskelfasern und Ersatz der Muskelfibrillen durch fibrilläres Bindegewebe. Die Gefäße zeigen ebenso wie die des Ovariums eine Kombination
von Graviditätssklerose (s. Anatomie) und echter Arteriosklerose. Das Elastikagewebe kommt am Altersuterus scheinbar infolge Muskelschrumpfung
nur deutlicher heraus, eine Vermehrung besteht wohl keinesfalls, vielleicht

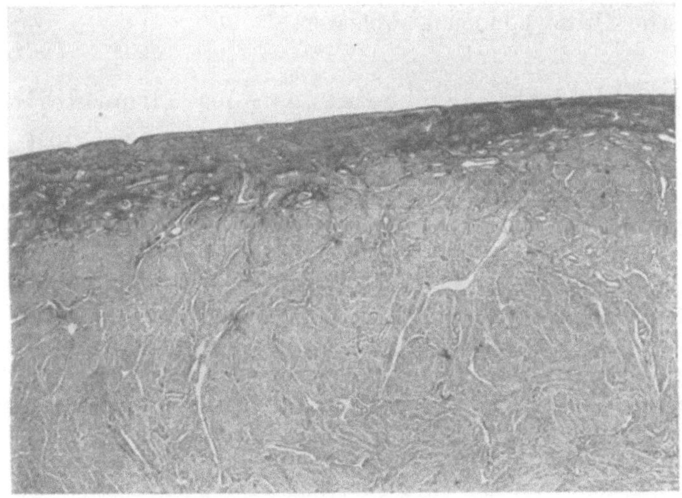

Fig. 52. Atrophisches Endometrium.

eine Schrumpfung und allmählicher Zerfall. Die Schleimhaut des Uterus
zeigt nach der letzten Zyklusphase für einige Zeit meist einen Zustand,
den man als indifferenten Zustand oder Übergangsschleimhaut
bezeichnen könnte. Die Basalis und Funktionalis sind deutlich voneinander zu unterscheiden und beide ca. gleich dick; das Basalisstroma
ist dichtspindelzellig wie immer, das Funktionalisstroma lockermaschig,
aber auch spindelig resp. flach sternförmig mit reichlichem Gehalt an
Gitterfasern (Sekiba). Die Drüsen verlaufen in der Funktionsschicht
gestreckt oder auch etwas unregelmäßig, sind stellenweise etwas zystisch,
haben auch vereinzelt etwas muzikarminpositiven krümeligen Inhalt
ohne den entsprechenden Zellfunktionscharakter. Ab und zu sieht man
dichtstehende, hochzylindrische Zellen in den Drüsen, gelegentlich eine
Mitose, nie aber ausgesprochene Sekretionszeichen der Drüsen in Gestalt
von Glykogen- oder Schleimbildung. Zweifellos steht diese Schleimhaut
in Abhängigkeit von den noch wachsenden und eventuell auch zur
rudimentären Reifung kommenden Follikeln, wie sie im Ovarium oben
beschrieben wurden. Nach einigen Wochen gehen diese Bilder in solche
der zunehmenden Atrophie (Fig. 52) über, die Zellen der Drüsen werden

niedriger, kubischer, das Stroma dichtzellig und engmaschig, die Schleimhaut im ganzen niedriger, zunächst in ihrem funktionellen Abschnitt, allmählich auch in ihrem basalen Teil. In späteren Jahren sieht man eine niedrige Schleimhautlage mit sehr spärlichem, atrophischem Bindegewebe und niedrigen unregelmäßigen, häufig mehr oder weniger zystischen Drüsenerweiterungen, die niedrig-kubisches, selbst plattes Epithel tragen. Die Zystchen kann man öfter auch schon makroskopisch an der senilen Schleimhaut erkennen. — Die Zervixschleimhaut wird ebenfalls allmählich zunehmend atrophisch, die Drüsenschläuche kürzer, die Sekretion geringer; das gleiche gilt für die Isthmusschleimhaut; hier kommen öfters Obliterationen des engen Lumens vor. Die Flimmerung der Uterusepithelien soll erst allmählich verschwinden.

Eine gleiche Atrophie ihrer Elemente erfährt die Scheide, die Portioschleimhaut und das äußere Genitale, das Epithel wird in seinen Papillen flacher, das Bindegewebe straffer; die Talgdrüsen und auch die Bartholinische Drüse können atrophieren.

2. Die klinischen Erscheinungen des Klimakteriums.

a) **Das Verhalten der menstruellen Blutung:** Selten erlischt die Blutung mit einem Male, so daß die normale Regel unmittelbar in dauernde Menopause übergeht. Meist kommen Schwankungen zutage, indem die Regelpausen teils kürzer, teils länger werden, und zwar öfter so, daß erst das Kürzerwerden, dann das Längerwerden kommt. Wahrscheinlich drückt sich hier das langsame Erlöschen der Ovarialfunktion aus, indem zuerst das reife Ei ungenügende Lebensfähigkeit hat, das Corp. lut. früher in Rückbildung geht und die Menstruation verfrüht eintritt. Später werden die Eier auch langsamer reif, so daß sich die Phase verlängert. In vielen Fällen treten Metrorrhagien auf; sie gehören jedoch nicht zum normalen Geschehen (s. Metrorrhagiekapitel). Ist die Blutung des Zyklus nur verstärkt, so können mancherlei Ursachen dafür verantwortlich gemacht werden (s. Menorrhagien). Nicht selten ist es auch, daß nach mehrmonatiger Zykluspause noch mehrere Male wieder normale Zyklen eintreten, um dann endgültig zu erlöschen.

b) **Allgemeine Beschwerden und Veränderungen des Körpers.** In einer beachtenswerten Anzahl aller Fälle (nach manchen Autoren in ca. der Hälfte, nach anderen in etwas geringerer Zahl) vollzieht sich der Übergang aus der geschlechtsreifen Zeit in die klimakterische Periode und die senile Zeit unmerklich und ohne wesentliche Beschwerden, viele andere aber haben doch unter mehr oder weniger lästigen Sensationen zu leiden.

Am meisten in die Augen fällt die Veränderung der Körperformen dadurch, daß im Gesicht, an den Brüsten, um die Hüften, am Bauch vermehrter Fettansatz erscheint und meist gleichzeitig die Haut überall ihren Turgor verliert, schlaff und später runzelig wird; dadurch geht die schöne Rundung der weiblichen Form verloren, die Blüte wird der Frau genommen. In selteneren Fällen kommt es statt zur Fettanhäufung zur Abmagerung und zum Hagerwerden der Gestalt. Die Haut selbst neigt zu Pigmentationen (Chloasma uterinum), Bildung von Warzen im Gesicht, Ekzemen, Urtikariaquaddeln, Pruritus, Hyperhidrosis. Bekannt ist das Hervorsprossen von Haaren auf der Oberlippe und das Eintreten lokaler Hypertrichosen. Selten tritt die Adipositas dolorosa zutage oder Sklerodermie.

Häufig sind vasomotorische und kardiale Erscheinungen in Gestalt der Hitzewallungen nach dem Kopf, fliegende Röte, abwechselnd damit abnorme Blässe, Eingeschlafensein der Arme und Beine, blaue und kalte Finger und Zehen, Schweißausbrüche, Ohnmacht, Schwäche, Flimmern vor den Augen, Ohrensausen, Blutandrang im Becken, Hitze im Schoß; Tachykardie, Herzangst und Herzschmerzen. Objektiv nachweisbar ist in diesen Fällen häufig eine deutliche Blutdrucksteigerung; auffallend ist nach Kisch eine gewisse Labilität des Blutdruckes.

Am Respirationstraktus sind Veränderungen der Stimme, Trockenheit und Verstopfung der Nase, sowie eine mit der Tachykardie einhergehende Dyspnoe bekannt.

Am Magendarmtraktus ist insbesondere die Motilität gestört, quälende Obstipation ist die Hauptklage.

Infolge der Involution des Genitaltraktus und Übergreifens der Schrumpfung auf die Blase kommt es häufig zu Harndrang und Harnträufeln ohne zystitische Zeichen, auch Senkungsgefühl tritt auf (Graff).

Bekannt sind gichtische Erscheinungen an den Gelenken, sowohl in Gestalt der Arthritis deformans als auch in Form symmetrischer Anschwellung und Verdickung zu beiden Seiten der Fingerglieder zwischen 1. und 2. Phalanx in Kombination mit Gefühlsherabsetzungen, Vertaubungen und trophischen Nagelstörungen. Weiter werden die sog. Heberdenschen Knötchen genannt — kleine vorwiegend an den Endphalangen vorkommende, bis erbsengroße Knötchen. Eine Arthropathia ovariipriva am häufigsten am Kniegelenk, aber auch in Schulter, Halswirbelsäule und Finger hat Menge beschrieben und von Novak Bestätigung erfahren.

An Stoffwechselanomalien wurden die Fettanhäufungen schon erwähnt; bekannt ist weiter außer der genannten Neigung zur Gicht die Herabsetzung der Zuckertoleranz.

Häufig treten neuralgische und rheumatische Beschwerden stark in den Vordergrund; ebenso sind nicht selten Veränderungen der Psyche wie Zwangsvorstellungen, Platzangst, Gedächtnisschwäche, nervöse Unruhe, Stimmungswechsel, Launenhaftigkeit, Verstimmungen.

Erwähnt werden vielfach auch Störungen des Auges; erhöhte Disposition zur Katarakt, zum Glaukom, zu mancherlei konjunktivalen Störungen.

Die Pathogenese aller dieser verschiedenen Dinge ist vielfach noch unklar. Die Anschauungen sind darüber dauernd noch in Fluß. Zu beachten ist zweifellos, daß mit dem Ausfall der Ovarialfunktion auch die anderen endokrinen Drüsen eine Funktionsänderung erfahren. So ist bekannt, daß die Schilddrüse zur Klimaxzeit eine Vergrößerung durchmacht, und daß sowohl Basedow-, als Myxödem-Zeichen sich besonders um die Zeit der Klimax zeigen. Von der Hypophyse weiß man, daß sie nach der Kastration einen Umbau im Sinne der Eosinophilenanreicherung erlebt, an der Nebenniere ist aus gleicher Ursache eine Hypertrophie ihrer Rinde und auch des Markes nachgewiesen, im Pankreas kennt man eine Hypertrophie der Langhansschen Zellinseln. Alle diese Dinge lassen es als wahrscheinlich erscheinen, daß nicht nur das Fehlen der Ovarialsekretion, sondern auch Funktionsanomalien in den übrigen endokrinen Drüsen den klimakterischen Symptomenkomplex mit bedingen können. Geschieht die Ausschaltung des Ovariums langsam, dann ist eine ausreichende und vollgültige Kompensation durch die anderen Drüsen

möglich; findet sie schnell statt, können leicht Insuffizienzen und Ab-
wegigkeiten hervortreten. Zur Erklärung herangezogen werden weiterhin die Steigerungen des Sympathikotonus; in diesem Sinne werden
speziell die vasomotorischen Reizphänomene gedeutet. Vielleicht ist
gerade die Funktionsstörung im endokrinen System an dieser Über-
empfindlichkeit schuld. Tatsache ist aber, daß sie auch in vielen Fällen
vermißt wird, im Gegenteil eher eine Vagotonie zutage trat. Die psychischen Anomalien veranlaßten Dubois und Walthard und ihre Schüler
dazu, die Ursache der mannigfachen Erscheinungen hauptsächlich in
einer Psychoneurose zu sehen; ob damit alle Symptome erklärbar sind,
bleibt vielen Autoren zweifelhaft.

Die Therapie der klimakterischen Symptome wie auch der Kastrationsfolgen hat wohl in erster Linie Ovarialpräparate zu berücksichtigen,
um durch Zufuhr von Ovarialsubstanzen die Umstellung der übrigen
endokrinen Drüsen durch langsameres Tempo zu begünstigen, jedoch
sind die im Handel befindlichen sehr mit Kritik anzuwenden, da die
wirksame Substanz im Darmkanal zerstört wird und auch nur durch
komplizierte Methoden zu gewinnen ist (s. S. 37 und später bei Amenorrhöe).
Jedoch wenn auch keine spezifische Wirkung anzunehmen ist, so läßt
sich doch deutlich eine gute Wirkung der Präparate erkennen, deren
Tabletten aus der getrockneten Eierstocksdrüse gemacht werden (Ovarin,
Oophorin, Luteintabl.); 3 mal tägl. 2 Tabletten ist eine empfehlenswerte
Medikation. Treten besondere Erscheinungen wie die des Hyper- oder
Hypothyreoidismus hervor, so hat die Behandlung natürlich in erster
Linie diese zu berücksichtigen. Für die psychoneurotischen Beschwerden
dürfte sich vor allem Psychotherapie eignen in Gestalt der Aufklärung
über die Art der Erscheinungen, Persuasion und der allgemeinen Roborantien. Vielfach aber wird man ohne die üblichen Nervina kaum auskommen; als solche spielen insbesondere sämtliche Valerianapräparate
eine Rolle. Gut bewährt hat sich das Theobromin mit Calc. lacticum,
das Halban unter dem Namen „Klimasan"-Tabletten in den Handel
gebracht hat (3 mal tägl. 1—2 Tabl.). Auch Transannon (Kayser),
bestehend aus Calc. + Ichthyol, leistet häufig bei Ausfallserscheinungen
gute Dienste. Wichtig ist zweifellos auch ein Aderlaß, der von Engelhorn wieder der Vergessenheit entrissen wurde. Zu beachten ist fernerhin,
daß gerade um die Klimaxzeit sich mit Vorliebe eine Reihe interner
Krankheiten entwickeln; erwähnt soll nur werden die Sklerose der Nieren-
arterien, die sich vor allem in der Hypertension des Blutdruckes, vermehrter
Harnabsonderung und leichtesten Albuminurien anzeigt.

Drittes Kapitel

Die Anomalien des mensuellen Zyklus.

Nach der normalen Physiologie der Genitalorgane sollte die pathologische Physiologie folgen; jedoch läßt der Stoff eine strenge Systematisierung nicht zu. Ein Teilgebiet, Abweichungen in den Geschlechtscharakteren, ist schon im zweiten Kapitel besprochen, andere Störungen der vegetativen und vor allem der generativen Funktion des Ovariums werden der wesentliche Inhalt dieses Kapitels sein; Funktionsstörungen der Uterusmuskulatur finden ebenfalls Platz. Maßgebend für die Besprechung soll nicht die Einteilung nach Funktionsgebieten sein, sondern die Blutung aus dem Genitale und deren Regelwidrigkeiten gibt nach der Art ihres Auftretens oder Ausbleibens und ihrer Begleiterscheinungen das Leitprinzip des Kapitels. Die Sekretion der Zervix, die Lebensäußerungen der Scheide und deren Abweichungen in ihrer Bedeutung für den „Fluor" finden erst im ersten Teil des fünften Kapitels ihre Besprechung.

Einleitend mögen zunächst die Blutungen außerhalb der geschlechtsreifen Zeit und während der Schwangerschaft, zu Zeiten also, wo physiologische Amenorrhöe besteht, kurz beleuchtet werden.

Schon bei neugeborenen Mädchen sind menstruationsähnliche Blutungen aus den Geschlechtsteilen bekannt; ihre Häufigkeit wird außerordentlich verschieden angegeben. Zacharias fand unter 400 neugeborenen Mädchen 10mal Blutaustritt aus dem Genitale, Halban bei 21 sezierten Fällen 8mal. Meist kommen nur wenige Tropfen Schleim und Blut am 6.—7. Tag nach der Geburt zutage im Verlaufe von 24 bis 48 Stunden; sicher wird das in manchen Fällen übersehen. Als echte Menstruation kann das Vorkommen keinesfalls aufgefaßt werden, wenn anders nicht dieser ersten mehrere andere zyklische Blutungen folgen (s. Pubertas praecox), sonst fehlen jegliche anatomischen Grundlagen für die echte Menstruation; weder findet sich ein Corp. lut. im Ovarium noch eine sekretorische oder desquamierte Schleimhaut im Uterus, ohne die man zweifellos nicht von echter Menstruation sprechen darf. Der Uterus sowohl wie die Schleimhaut im besonderen zeigen eine stärkere Hyperämie und dadurch eine deutlich wahrnehmbare Schwellung gegenüber dem späteren Zustand. Wahrscheinlich ist dieser Zustand zurückzuführen auf den Ausfall mütterlicher Hormonstoffe resp. im mütterlichen Blut kreisender Plazentarstoffe, die ja wie bekannt bei den engen biologischen Beziehungen zwischen Mutter und Fet auch im fetalen Körper wirksam sind (Halban). Vielleicht kommen auch rein mechanische Blutstauungen durch die Geburt bei großen Kindern als Folge der Druckwirkung für diese Erscheinungen in Betracht.

Blutaustritte aus dem senilen Genitale sind in der großen Mehrzahl der Fälle zurückzuführen auf lokale Anomalien: Polypen, Erosionen, Vaginitiden, submuköse Myome und vor allem Karzinome des Uterus. Bei Ovarialtumoren kommt es gelegentlich offenbar infolge hormonaler Reize zu lokalen deziduazellähnlichen Umwandlungen des im übrigen senilen Endometriums und auch aus ihnen können Blutungen eintreten. Das Platzen von Varixknoten dürfte als Gelegenheitsursache in Betracht kommen. Man hat auch eine Apoplexia uteri als Ruptur einer sklerotischen Arterie beschrieben (Cruveilhier, v. Kahlden, Simmonds, Polano).

Menstruationsähnliche Blutungen während der Schwangerschaft werden oft beobachtet, meist in veränderter, d. h. abgeschwächter, verkürzter Form und nur noch 1—3 Male zur Zeit der erwarteten Regel. Selten sind solche Blutungen während der ganzen Schwangerschaftsdauer. Über ihr Entstehen ist keine volle Klarheit. Daß aber keine echten Menstruationen vorliegen, ist a priori verständlich; weder findet die Ovulation während der Gravidität dank der Hemmung durch das Corp. lut. graviditatis und der fetalen Gewebsmassen auf die Eireifung statt, noch kann die dezidual umgewandelte Schleimhaut zyklische Phasen durchmachen. Wahrscheinlich ist, daß diese Blutungen aus Erosionen oder kleinen abgelösten Partien der Eihaut entstehen und durch zyklische Hyperämien bedingt sind, die ihre Ursache in zyklischen Schwankungen der Funktion in den übrigen endokrinen Drüsen haben (Molimina menstrualia zu dieser Zeit).

I. Amenorrhöe.

Unter Amenorrhöe versteht man das Fehlen der menstruellen Blutung aus den Geschlechtsteilen. Physiologisch ist dieser Zustand vor der Pubertät und nach den Wechseljahren, ebenso während der Schwangerschaft und eine wechselnd lange Zeit im Wochenbett.

Die **Laktations- oder Puerperalamenorrhöe** dauert so lange, bis wieder nach Wegfall der Hemmung seitens Ei und Plazenta neue Follikel reifen und ovulieren können. 14 Tage nach der ersten Ovulation tritt die erste Menstruation auf. Wie lange Zeit bis zu dieser neuen Reifung vergeht, ist verschieden. Zweifellos ist, daß die Laktation darauf eine Wirkung im Sinne des Hinausschiebens hat. Bei Stillenden trat am Ende der 6. Woche in 15—23%, bei Nichtstillenden in 79% die Regel wieder ein. Jedoch auch in der späteren Zeit des Stillens kommt es in vielen Fällen, wohl in der Mehrzahl, wieder zum mensuellen Zyklus. Einige neuere Arbeiten meinen, daß die Dauer der sog. Laktationsamenorrhöe um so größer sein wird, je stärkere Schädigungen die Frau durch die Geburt (Infektion, Blutverlust usw.) erlitten hat. Unter **Amenorrhöe im engeren Sinne** versteht man aber das Fehlen der Regelblutung außerhalb dieser physiologischen Grenzen, also zu einer Zeit, wo man, normale Verhältnisse vorausgesetzt, die Regelblutung als Zeichen des abgelaufenen mensuellen Zyklus erwarten müßte. Die abnormen Verhältnisse, die zum Ausbleiben des Zyklus führen, lassen sich nach folgender Gruppierung, die sich an die Gebhardtsche anlehnt, dem Verständnisse näher bringen.

a) **Amenorrhöe infolge abnormer Genitalbeschaffenheit.**

1. **Amenorrhöe nach Exstirpation der Ovarien**, d. h. nach der Kastration. Diese Form dürfte selbstverständlich sein, da wir ja aus dem

physiologischen Teil wissen, daß der erste mensuelle Zyklus stets an das Vorhandensein von Ovarialsubstanz, d. h. an Reifung und Ovulation reifer Eier und Corpus luteum-Bildung gebunden ist. Tritt ausnahmsweise trotzdem noch Regelblutung ein, so ist das ein untrüglicher Beweis dafür, daß nicht alles Ovarialgewebe entfernt wurde oder vielleicht noch ein drittes Ovarium vorhanden war (Mönch konnte fünf solcher Fälle zusammenstellen, cf. jedoch Entwicklungsgeschichte und Mißbildungen). Das noch einmalige Eintreten der Regel nach Kastration, sei es auf operativem Wege oder durch Röntgenstrahlen, ist besonders bei der in der zweiten Hälfte des Zyklus vorgenommenen Kastration eine oft zu beobachtende Erscheinung; sie ist als echte Menstruation, bedingt durch den Tod des letztovulierten Eies und Entfernung des letztentstandenen Corp. lut. und der zugehörigen Funktionalis des Endometriums zu deuten.

2. **Amenorrhöe nach alleiniger Exstirpation des Uterus** muß ebenfalls selbstverständlich erscheinen, da ja das spezifische Reaktionsterrain der Uterusschleimhaut auf die ovariellen Reize fehlt. Immerhin stellt sich die Frage hier so, ob auch die Ovarialfunktion der Eireife und Ovulation erlischt, wenn der Uterus fehlt oder ob noch ein Ei reif werden und ein Corp. lut. sich bilden kann. Es existieren wenige Fälle, wo das letztere auch nach längerer Zeit noch nachweisbar war. Wahrscheinlich verfallen die Ovarien nach Uterusexstirpation der Atrophie. In genauen klinischen Vergleichsstudien konnte Alice Maxwell zeigen, daß bei Frauen, denen der Uterus und beide Ovarien exstirpiert wurden, die Häufigkeit und Schwere der Ausfallserscheinungen eine wesentlich größere war als bei Frauen, bei denen der Uterus unter Zurücklassung der Ovarien entfernt wurde; jedoch traten in einer beträchtlichen Zahl innerhalb eines Jahres noch die Ausfallserscheinungen auch bei den letzteren als Zeichen der langsam eintretenden Ovarialatrophie zutage. Andere Untersucher fanden keine wesentlichen Unterschiede zwischen den Gruppen.

3. Ähnlich wie bei 2. liegen die Verhältnisse, wenn die **Endometriumsfläche** des Uterus gar nicht **vorhanden ist**, weil infolge Mißbildung eine Uterushöhle oder die ganze Schleimhaut fehlt. Ist sie durch Ätzung mittels Chlorzink, Abrasio, Atmokausis usw. zur Obliteration gebracht und nur teilweise zur Verfügung, so findet wohl noch ein menstrueller Blutaustritt statt, das Blut kann aber das Corpus uteri nicht verlassen; infolgedessen kommt es zur Blutansammlung in diesen Uteruskavumteilen und starke dysmenorrhoische Schmerzen infolge der frustranen Uteruskontraktionen sind Begleiterscheinungen der Amenorrhöe. Bei der Genitaltuberkulose ist die Beteiligung des Endometriums in ca. 50% der Fälle nachgewiesen, in ca. 20—25% konnte Amenorrhöe konstatiert werden. Bei schwerer eitriger, z. B. gonorrhoischer Endometritis kann die Basalschicht des Endometriums so schwer geschädigt sein, daß eine Funktionsschicht nicht gebildet werden kann und auch keine Menstruationsdesquamation eintritt; hier zeigt sich allerdings meist keine längere Amenorrhöe, sondern nach manchmal fünfwöchiger Pause, manchmal schon kurz nach der letzten Regel setzen Metrorrhagien ein (s. d.). In allen diesen Fällen kann der ovarielle Zyklus erhalten sein und seinen normalen Wechsel durchmachen, aber die Reaktionsfläche, das Endometrium, ist schwer krank, die Menstruation bleibt aus.

4. **Ovarialzerstörungen** wirken wie die Kastration. Es ist aber erstaunlich zu sehen, wie selten das Ovarialparenchym wirklich so

ausgiebig zerstört wird, daß sich kein Ei mehr zur Reifung findet. Selbst große Abszeßbildungen, die kindskopfgroße Tumoren bedingen können, lassen immer noch ein kleines Eckchen übrig, wo ein versteckter Primordialfollikel sich findet und reif werden kann; ja es scheint, daß gerade unter der Wirkung der entzündlichen Hyperämie ein vermehrtes Wachsen und Reifen der Eier stattfindet. Immerhin kommen doch totale Zerstörungen vor, z. B. durch Ovarialtuberkulose, andererseits können bei solchen entzündlichen Erkrankungen auftretende Amenorrhöen auch durch die allgemeine Konsumption des Körpers bedingt sein (s. sp.). Ebenso merkwürdig mutet es an, daß große zystische Geschwülste des Ovariums und selbst Karzinome und Sarkome, die dem allgemeinen Eindruck nach alles Gewebe zerstört haben müßten, auch noch ovulierende Fläche übrig lassen können; nur in ca. 2—3$\%$ der Fälle wird Amenorrhöe hierbei beobachtet.

5. War in den Gruppen 1—4 der Ablauf des Zyklus durch Ausschaltung der einen oder der anderen Komponente gestört, so ist die Ovulation sowohl als auch die Menstruation völlig intakt in den Fällen, in denen das Blut aus dem Genitaltraktus infolge Atresie des Ausführungsschlauches an irgendeiner Stelle nicht austreten kann, also deshalb eine Amenorrhöe eintritt. Diese Gynatresien sind teils Folge einer Entwicklungshemmung, teils einer Entzündung der Ausführungswege; ihre Ätiologie und ihr klinisches Bild s. dort Kap. V. Die Folgen des so verhaltenen Menstrualblutaustrittes sind die Ansammlung von Blut hinter den Verschlußstellen und die Bildung eines Hämatokolpos, einer Hämatometra oder Hämatosalpinx. Hier handelt es sich also um einen echten mensuellen Zyklus, der nur durch Larvierung als Amenorrhöe erscheint. Vierwöchige Molimina menstrualia geben der Deutung recht.

b) **Amenorrhöe infolge von Allgemeinerkrankungen oder Krankheiten einzelner Organsysteme.** Die Grundtatsache ist hier, daß der Eireifungsprozeß keineswegs eine lokal-genitale Funktion bedeutet, sondern daß das Keimplasma in weitestgehender Abhängigkeit vom Zustand des Somas, des Allgemeinkörpers sich befindet, analog den engen Abhängigkeitsbeziehungen, wie wir sie im Kapitel Geschlechtscharakter auch umgekehrt für den Zustand des Allgemeinkörpers vom Keimplasma kennen gelernt haben. Gerade in dieser Abhängigkeit des Keimplasmas vom Allgemeinkörper besteht sogar, wie wir sehen werden, eine auffällige Empfindlichkeit in manchen Verhältnissen, die in krassem Gegensatz zu der großen Unempfindlichkeit des Ovulationsprozesses bei Genitalaffektionen (entzündlichen Adnexerkrankungen, Myome, Karzinome usw.) steht. Wir werden am Schluß der Besprechung leitende Gesichtspunkte für das Verständnis dieser Widersprüche herausfinden. Die nicht gerade seltenen Fälle einer **primären Ovarialunterfunktion,** die häufig als Folge das Ausbleiben der Eireifung, d. h. also auch Amenorrhöe zeigen, sind früher schon bei den Abweichungen in den Geschlechtscharakteren besprochen. Hierher gehören der **Infantilismus, Eunuchoidismus** und die **Chlorose.** Meist tritt die Periode wesentlich verspätet ein, bei der Chlorose kommt es nach v. Noorden in $^3/_4$ der Fälle zur Abschwächung und in ca. $^1/_4$ zum vollen Aufhören der Regelblutung. Mit der Besserung zeigen sich meist die monatlichen Blutungen als Zeichen des neuerstandenen Zyklus wieder. Sicherlich kommt es aber im Laufe des Lebens der Frau gelegentlich einmal zum Ausbleiben oder Verzögerung einer Eireifung, ohne daß gerade hierin schon etwas Pathologisches zu sehen wäre oder auch eine Ursache dafür gefunden werden könnte.

Alle folgenden Fälle und Möglichkeiten aber charakterisieren sich als Folge einer Störung irgendwo im Körper; es handelt sich also um sekundäre Ovarialschädigungen, die im Ausbleiben der Eireifung ihren Ausdruck finden. Die Ursachen dieser sekundären Ovarialschädigungen können gelegen sein

1. in akuten Infektionskrankheiten.

   a) Typhus: Während der eigentlich schweren Krankheit bleibt häufig die Regel aus und kehrt als Zeichen der fortschreitenden Besserung erst nach 2—4 Monaten wieder. Massin beschreibt akute diffuse Oophoritis als Ursache mancher dieser Fälle; das Parenchym atrophiert sekundär.

   b) Scharlach: Schickele fand unter 73 Fällen 52 mal Amenorrhöe für 2—3 Monate, dann wieder normale Regel.

   c) Cholera: Während der Rekonvaleszenz 2—3 monatliche Amenorrhöe.

   d) Bei Malaria kommt Amenorrhöe für längere Zeit vor.

   e) Gelenkrheumatismus zeigt in schweren Fällen oft Amenorrhöe.

   f) Extragenitale sowohl als auch puerperale Sepsis zeigen oft infolge der allgemeinen Entkräftung und Konsumption auch ohne lokale Ovarialentzündungen für längere Zeit Amenorrhöe; in manchen Fällen tritt definitive Klimax auf.

   g) Kruppöse Pneumonie zeigt nach Schickele in der größten Zahl der Fälle Ausbleiben der Regel.

   h) Bei Fleckfieber und Rückfallfieber konnte Weißenberg in ca. $^2/_3$ der Fälle eine 2—3 mcnatliche, oft längerdauernde Amenorrhöe nachweisen.

2. Chronische Tuberkulose der Lungen, Nieren und Knochen ergibt häufig Amenorrhöe. Besonders die leichten Spitzenkatarrhe zeigen diese Anomalie, wie neuerdings immer häufiger betont wird. M. Friedrich fand in 15% aller Amenorrhöen Lungenphthise, und zwar in $^0/_4$ dieser Fälle gerade die Spitzenaffektionen, Schickele unter 160 Tuberkulosefällen 79 mal Amenorrhöe. Stuhl macht ebenfalls auf die Bedeutung der Tuberkulose für die Amenorrhöe aufmerksam; besonders Amenorrhöen bei Jugendlichen erfordern dringend exakte Lungenuntersuchung.

3. Bei den chronischen Eiterprozessen, z. B. nach Appendizitis, kommt Amenorrhöe vor.

4. Nach schweren Schädigungen des Körpers, z. B. bei schwerer Gastroenteritis, nach schweren Blutungen bei Ulcus ventriculi, nach akuten Pyelitiden, ist Amenorrhöe nichts Seltenes.

5. Nierenerkrankungen geben nur selten Disposition zum Ausbleiben der Regel.

6. Diabetes und exogenitale Fettsucht zeigen Amenorrhöe in schweren Fällen.

7. Herzkranke zeigen in ca. $^1/_3$ der Fälle bei Dekompensationen Aufhören der Eireifung und Amenorrhöe.

8. Unter den Psychosen sind es besonders die Dementia praecox, die in $^2/_3$, nach L. Fränkel und Geller in 72% der Fälle, Epilepsie mit $^1/_2$ aller Fälle, manisch-depressives Irresein in $^1/_3$ der Fälle Ausbleiben der Regel aufweisen. Andere Psychosen haben seltener diese Komplikation.

9. Schwere Anämien sekundärer Art und progressive perniziöse Anämie erzeugen häufig oder meist Amenorrhöe.

10. Auch bei Leber- und Gallenblasenleiden kommt Amenorrhöe vor.

11. Eine bedeutsame Rolle für die Ätiologie der Amenorrhöe spielen unter den endokrinen Störungen insbesondere die Hyper- und Hypothyreosen. Die Zahl der amenorrhoischen Fälle beim Morbus Basedowii wie auch beim Myxödem wird verschieden angegeben und schwankt mit der Zahl der Menorrhagien, was wohl auf die größere und geringere Ovarialschädigung zurückgeführt werden muß. Auch bei hypophysären Störungen sowohl der Akromegalie als vor allem der Dysplasia adiposo-genitalis ist Amenorrhöe ein bekanntes Zeichen.

c) Amenorrhöe bei gesundem Allgemeinkörper und gesundem Genitale = funktionelle Amenorrhöe im engeren Sinne.

Schon die Änderung der allgemeinen Lebensbedingungen, Klimawechsel, Stellungsänderung kann mehr oder weniger langes Ausbleiben der Regel bedingen. Vielfach wird das bei Dienstmädchen vom Lande, die in der Stadt Stellung nehmen, oder bei Hebammenschülerinnen usw. beobachtet. Änderung in der Ernährung, vermehrte oder veränderte Arbeit waren während des Krieges gerade häufig Ursache des Ausbleibens der Regel. In manchen Bezirken und Kliniken schnellte aus diesen Ursachen im Anschluß an die Lebensmittelrationierung die Zahl der beobachteten Amenorrhöen auf das 10—20fache der Friedenszahl hinauf. Am eklatantesten konnte Kurtz die Bedeutung der Ernährung und des Körpergewichtes für Eintritt oder Ausbleiben der Eireifung nachweisen; von den Insassen der Berliner städtischen Anstalt für Epileptische haben von 142 Dauerpfleglingen während der streng durchgeführten Rationierungszeit in der zweiten Kriegshälfte nur knapp 10% die Regel behalten, 90% verlor sie für mehrere, ja viele Monate; bis zum Frühjahr 1920 hatten die Hälfte der Amenorrhoischen die zyklische Blutung wieder. Zweifellos sprechen aber auch psychische Insulte, Trauer, Schreck, Sorge, eventuell erzwungenes Zölibat, Angst um Angehörige, aber auch vor Schwangerschaft hier eine wesentliche Rolle. Daß gerade diese psychischen Insulte verständlich sind, hat A. Mayer und Füth plausibel gemacht, indem sie auf die Feststellungen Langes, O. Müllers, Webers u. a. hinwiesen, die verschiedene Blutverteilung bei lust- und unlustbetonten Affekten nachwiesen. Schließlich wäre hier auch der gelegentlich Amenorrhöe resp. Suppressio mensium bewirkenden Rolle der heißen oder kalten Bäder, speziell der Fußbäder zu gedenken.

Im allgemeinen läßt sich erkennen, daß die Amenorrhöe häufig dann eintritt, wenn der Allgemeinzustand des Körpers irgendwelche Schädigungen erleidet. Es scheint darin eine gewisse spezifische relative Empfindlichkeit des Keimplasmas des Körpers zu liegen in dem Sinne, daß nur dann Eireifung und eventuell Schwangerschaft eintritt, wenn der Körper sich in gutem widerstandsfähigem Zustand befindet und gesunde Nachkommenschaft ermöglicht. Lokale Erkrankungen, speziell auch viele Genitalleiden scheinen dafür aber nicht in Betracht zu kommen, da sie offenbar keine Schädigung der Frucht bedingen.

Anatomische Befunde bei Amenorrhöe. a) Ovarium: Es sind neuerdings Untersuchungen über sein Verhalten bekannt geworden. Die Angaben lauten verschieden. L. Fränkel gibt als Hauptbefund die sog. kleinzystische Degeneration an, d. h. die Häufung von wachsenden und atresierenden Follikel, während Köhler nur spärliche Primordialfollikel, aber keine wachsenden oder atresierenden Follikel findet. Ein Widerspruch besteht in diesen Angaben nicht; in ersterem Fall war der Grad der Ovarialdegeneration ein geringerer, die Follikel wachsen wohl, aber atresieren schon vor dem Reifwerden der Eier, während in letzterem eine volle Funktionshemmung, d. h. sowohl für die Follikelreifung als auch für das Follikelwachstum bestand. Corp. lut. finden sich naturgemäß nicht.

b) Das **Endometrium** zeigt auch verschiedene Grade der Reaktion ganz analog seinem Bau zur Zeit der Klimax. In den leichten Graden ist wohl eine deutliche, aber ruhende, d. h. nicht proliferierte Funktionsschicht nachzuweisen, in den schwereren Graden fehlt sie und die Basalis zeigt verschieden starke Schrumpfungsgrade.

c) Der **Uterus** wird in verschiedenem Grade kleiner; in leichteren Fällen zeigt er die normale Größe und Stellung, in schwereren ist er deutlich verkleinert und tritt dann auch meist in Retroversio-positio. Die Ligg. rotunda erschlaffen oder schrumpfen, ebenso die Ligg. sacrouterina. Die Portio wird kleiner, die Scheide auch manchmal kürzer und enger, ihre Gewölbe flacher. Das Lig. latum beiderseits zeigt Schrumpfung im Sinne der „Parametritis atrophicans".

Die **Symptome der Amenorrhöe** haben große Ähnlichkeit mit den sog. Ausfallserscheinungen. In leichten kurzfristigen Amenorrhöen bestehen gewöhnlich keine nennenswerten Symptome, mit stärkerer Ovarialhypoplasie jedoch bilden sich häufig alle die Ausfallssymptome aus: Müdigkeit, Unlust zur Arbeit, Ziehen und Druck im Schoß, Druck und Schmerz im Kreuz. Allerlei vasomotorische Symptome, die bei der Klimax genannt wurden: Aufsteigende Hitze, Flimmern vor den Augen, Ohrensausen, Ohnmachten usw. Genaue klinische Untersuchungen ergeben dann nur unbestimmte Zeichen: leichte Hypertension des Blutdruckes, leichte Herabsetzung des Hb-Gehaltes des Blutes, geringe Lymphozytose; vielfach wird auch eine Zunahme des Blutcholeteringehaltes und Sinken des Grundstoffumsatzes (**Kraul** und **Halta**) angegeben (s. Klimax).

Die **Diagnose** der Amenorrhöe hat vor allem zu berücksichtigen, daß Amenorrhöe nur ein Symptom der Ovarialhypofunktion ist, und daß deren Ursache möglichst eruiert werden muß. Eine genaue klinische Untersuchung wird in vielen Fällen die Grundursache herausfinden: die beginnende Lungenphthise, die echte oder Pseudochlorose, die Hyper- oder Hypothyreose. Erst per exclusionem darf die funktionelle Amenorrhöe im engeren Sinne diagnostiziert werden.

Die **Prognose** ist natürlich in erster Linie von dem Grundleiden abhängig; bessert sich dieses, so geht auch die Amenorrhöe wieder in normalen Zyklus allmählich über. Für die rein funktionellen Amenorrhöen scheint die Prognose wohl stets günstig, dauernden Schaden dürfte die Pat. nur in schweren Fällen davontragen. Die Dauer sowohl wie auch der Grad der sekundären Genitalhypoplasie ist offenbar nicht so sehr wichtig; selbst hohe Grade der Hypoplasie können auch nach langer Dauer wieder einer normalen Funktion zugeführt werden. Immerhin läßt sich sagen, daß die amenorrhoischen Fälle bei völlig normalem Genitalapparat günstiger für die Heilung sind als die, in denen deutliche hypoplastische Zeichen vorhanden sind. Eine wirkliche Gefahr für dauernde Amenorrhöe scheint nur für die schon älteren Frauen und für hochgradig kachektische Individuen zu bestehen.

Die **Beobachtung**, daß während der **Amenorrhöe Schwanger-schaft** eintreten kann, hat viele Beobachter dazu veranlaßt anzunehmen, daß während der Amenorrhöe regelmäßige Ovulation stattfände. Im allgemeinen ist das sicher nicht richtig; wohl gibt es vereinzelte Fälle, in denen Amenorrhöe bei sehr schwacher Regel vorgetäuscht werden kann, und selbst solche Fälle gibt es zweifellos, bei denen bei der Regel kein Blut abgeht oder sichtbar wird trotz regelmäßiger echter Regel, aber häufig ist das nicht. Kommt tatsächlich eine Schwangerschaft zustande — und das läßt sich nach den Beobachtungen nicht leugnen — dann war die Heilung schon so weit vorgeschritten, daß die Eireifung wieder eingesetzt hatte, das Ei auch ovuliert war, aber dieses eben erst reif gewordene Ei sofort befruchtet wurde. Es war also die abnorme Amenorrhöe in eine physiologische Amenorrhöe durch die Befruchtung übergeführt. Wäre das nicht eingetreten, dann wäre zweifellos 14 Tage nach der ersten Ovulation wieder die erste Menstruation gekommen.

Die **Therapie der Amenorrhöe** hat vor allem zwei Tatsachen zu berücksichtigen:

1. Daß Amenorrhöe häufig ein Symptom, ja ein gewisser Schutz des Körpers bei Allgemeinerkrankungen ist, z. B. bei der Lungenphthise, den schweren Eiterungen des Körpers, Diabetes usw.

2. Daß es funktionelle Amenorrhöen in großer Zahl gibt, die keinerlei Beschwerden machen und auch eine gute Prognose quoad restitutionem haben. In beiden Fällen dürfte eine besondere lokale Therapie nicht indiziert, ja direkt kontraindiziert sein. Das Grundleiden muß behandelt werden; heilt dieses ab, wird die Amenorrhöe von selber verschwinden. Hier dürfte die Aufklärung der Pat. das wichtigste und hauptsächlichste sein.

Für die Amenorrhöebehandlung kommen also die leichteren Fälle, deren Zyklus nur für einige Monate sistiert und die keine Schrumpfungserscheinungen am Uterus haben, nicht so sehr in Betracht; in diesem Falle kann man oft schon mit geringem Stimulus verschiedenster Art den Zyklus wieder in Gang bringen. Schwierig ist die Behandlung der Fälle mit Uterusschrumpfung oder langer Dauer der Anomalie. Hier ist man auf mannigfache Maßnahmen ohne große Aussicht auf Erfolg angewiesen; sie sollen im folgenden aufgezählt werden. Ein spezifisches Stimulans für die Ovarialfunktion existiert nicht.

1. **Allgemeinmaßnahmen:** Allgemeine Roborantien, wie gute Pflege und Ernährung, gesunde Luft, Klimawechsel, Sport in gesunden Grenzen: Tanzen, Tennisspielen, Radfahren, Schwimmen usw. sind das wichtigste. Weiter ist eine vorsichtige Arsenmedikation: Sol. Fowleri, Arsen-Eisenpillen, Natr. kakodylic. Elarson, Optarson, Levico-Wasser, ebenso wie eine Eisenzufuhr in Gestalt der Blaudschen Eisenpillen, Hämoglobinnährmittel, Stahlquellen: Pyrmont, Elster, Franzensbad, Kudowa, Rippoldsau usw. empfehlenswert.

2. **Lokale Therapie:** Fluxionsbefördernde Mittel sind heiße Allgemeinbäder, Fuß- oder Sitzbäder. Moorbäder. Solbäder zu Hause oder in den entsprechenden Badeorten: Kreuznach, Oeynhausen, Franzensbad, Elster usw. Weiter wirken günstig heiße Scheidenduschen, 40—50° C mit 2—3 l Kochsalzwasser täglich einmal. Vor allem aber ist die Diathermie der Beckenorgane zu nennen, die eine Gewebserwärmung auf 40—42° zu erzeugen vermag und stark hyperämisiert (s. Kap. V, 2); jeden 2. Tag eine Sitzung von 15—20 Minuten, im ganzen 15—20 Sitzungen.

Früher vielfach geübt und als gut befunden wurden Skarifikationen der Portio, Biersche Stauung, Sondierung des Uterus und die Einführung des Intrauterinstiftes; jedoch soll hier größte Vorsicht und gute Auswahl der Fälle walten. Heute noch oft empfohlen und geübt wird die einfache

Abrasio uteri mit oder ohne nachfolgende Arzneibehandlung des Uterus, Plaifairsonden mit Jodtinktur und 30% Formalinlösung. Zweifellos hat diese Operationsmethode eine erhebliche stimulierende Wirkung infolge der Verletzung und Reparationshyperämie und kann von diesem Standpunkt in Ermangelung guter Medikamente und organtherapeutischer Stimulantien empfohlen werden. Hofstätter berichtet über gute Erfolge und Verfasser kann seine Erfahrungen nur bestätigen.

Als medikamentöse Mittel zur Hervorrufung einer Beckenhyperämie = Emenagoga werden außer einer Reihe von Hausmitteln, die hauptsächlich in die Gruppe der Laxantien und Drastika gehören, genannt: Salizylsäure, salizylsaures Natron, Salipyrin, Kal. permanganic. in Pillen à 0,1, Santonin, Indigo, Apiol (Petersilienkampfer), die chinesische Wurzel Tang-kui = Eumenol, das Yohimbin, neuerdings Menolysin genannt. Ihre Wirkung ist insgesamt unsicher.

Über die organotherapeutischen Mittel ist schon S. 37 gesprochen; sie sind zu versuchen, weil man eigentlich spezifische Mittel nicht hat. Die parenterale Zufuhr wirkt besser als die Gabe per os. Die früher erwähnten Plazentarlipoide sind praktisch in der notwendigen Konzentration noch nicht verwendbar. Hypophysenpräparate (Pituglandol, Hypophysin, Koluitrin) werden mit Erfolg verwendet, am besten wohl in Fällen, die sich klinisch als Dystrophia adiposo-genitalis zeigen.

Ovarialtransplantationen sind in schwereren Fällen sicher indiziert und haben nach Sippels Publikation auch wohl Aussicht auf Erfolg: flache Scheiben der Ovarialrinde werden unter die Bauchhaut oder die Rektusfaszie deponiert.

Eine Reihe von Autoren (Flatau, Esch, Thaler, Wieloch u. a.) hat zur Anreizung der Genitalfunktion schwache Röntgendosen appliziert, und zwar in der Weise, daß die Ovarien ca. 8—10% der Hauteinheitsdosis = 50—60 r (s. Kap. IX) bekommen. Voraussetzung dieser Behandlung ist ein absolut verläßliches Dosierungsverfahren; bei höherer Dosis kann das Ovarium eine schwere und dauernde Schädigung erfahren. Die Deutung dieser Schwachbestrahlung als spezifische Reizbehandlung ist sehr umstritten; wahrscheinlich entstehen bei der Durchstrahlung der oberflächlicheren Gewebe durch Zellzerfall unspezifische Reizstoffe, die im Sinne der Proteinkörpertherapie wirken. Eine ähnliche Funktionsanreizung kann man auch durch Bestrahlung der Hypophyse (Hofbauer, Hirsch u. a.) erzielen. Die gemeldeten Erfolge besonders bei Amenorrhöe sind noch widersprechend, aber vielfach doch zu einem Versuch ermutigend. Darüber, ob Keimschädigungen für die spätere Nachkommenschaft erzeugt werden können, bestehen noch nicht genügend Erfahrungen. Experimentelle Untersuchungen an Schmetterlingseiern durch Unterberger könnten dafür sprechen; sie sind aber nicht eindeutig überzeugend, Nürnbergers eingehende klinisch-literarische Studien darüber stützen die Besorgnis nicht.

II. Die schmerzhafte Regel (Dysmenorrhöe).

In dem Kapitel „Mensueller Zyklus" sind die Beschwerden, die sich zur Zeit der Menstruation bei vielen Frauen einstellen, im einzelnen erwähnt und genannt. Wir haben gesehen, daß sie in ihrer Gesamtheit vielfach sehr wohl unter dem Bilde einer menstruellen Intoxikation des Körpers verständlich sind in Abhängigkeit vor allem von den funktionellen

Zuständen im Eierstock. Eines dieser Symptome, der Menstrualschmerz, die „Menstrualkolik" bedarf wegen ihrer praktischen Wichtigkeit einer gesonderten Besprechung; es ist schon stets von vielen Autoren unter der besonderen Bezeichnung der Dysmenorrhöe für sich gestellt und von den übrigen Zeichen der Menstruation isoliert; nur wenige andere fassen alle Menstruationsbeschwerden im weiteren Sinne als Dysmenorrhöe auf. Es muß von vornherein scharf hervorgehoben werden, daß die Dysmenorrhöe im engeren Sinne, d. h. also die Menstrualkolik (Seitz spricht von „Algomenorrhöe", s. u.) lediglich ein Symptom ist und kein Krankheitsbild sui generis; es ist deshalb verständlich, daß dieses Symptom durch mancherlei Ursachen hervorgebracht werden kann, die unter sich nur wenig Ähnlichkeit haben. Eine übersichtliche Gruppierung dieser Ursachen stößt auf große Schwierigkeiten, die Ansichten sind vielfach noch stark in Fluß; vor allem ist darin eine große Komplikation zu erblicken, daß ein und dieselbe nachweisbare, an sich als Dysmenorrhöeursache verständliche Anomalie nur in einer Gruppe von Fällen Schmerzen verursacht, während andere frei davon sind.

1. Unter diesem Gesichtspunkte drängt sich von vornherein die Auffassung auf, daß die Empfindungsschwelle der Psyche bei den einzelnen Patientinnen eine wesentliche Rolle in der Perzeption des Schmerzes spielt, und wir finden eine Analogie dafür in der Empfindung des Wehenschmerzes unter der Geburt. Es ist ja nach täglicher Erfahrung zweifellos, daß die Empfindsamkeit der Patienten eine sehr verschiedene ist, daß manche mit niedriger Reizschwelle schon Bewegungen und Kontraktionen innerer Organe als unbehaglich, als Druck und Zug, ja als Schmerz empfinden, was andere normal empfindende Frauen nicht beachten. So ist es erklärlich, daß die normalen Wehen des Uterus, wie sie bei jeder Menstruation nötig sind, zur Blutstillung und Ausstoßung der abgestoßenen aufgelösten Schleimhaut und des ausgetretenen Blutes — analog den Vorgängen bei einer maturen und immaturen Geburt — von psychopathischen Personen als starke, schneidende, schmerzhafte Koliken empfunden und überwertet werden, während normale Frauen keine Notiz davon nehmen. Der Genitalapparat kann in diesen Fällen völlig normal sein. Die Ursache der Dysmenorrhöe ist ja auch nicht in ihm gelegen, sondern in der übermäßigen Perzeptionsfähigkeit des Nervensystems, wie man sie bei der asthenischen, aber auch der hypoplastischen Konstitution findet.

Die Therapie dieser nervösen oder psychopathischen Dysmenorrhöe dürfte demnach durch lokale Behandlungsmethoden nur eher eine Verschlechterung des Zustandes bewirken, indem durch diese Maßnahmen die Psyche der Pat. noch mehr, als das ohnehin schon der Fall ist, auf das Genitale gelenkt wird, ihnen die Vorstellung eines lokalisierten, krankhaften Zustandes noch mehr eingeprägt wird und die hypochondrischen Sensationen fernerhin nur verstärkt werden, da ja der normale Ablauf der Menstruation keinesfalls geändert werden kann. Die Diagnose dieser Art Dysmenorrhöe ist aus einer genauen Anamnese, aus der Berücksichtigung des Habitus und der Persönlichkeit und einem genauen lokalen Befund, d. h. der Feststellung eines palpatorisch und funktionell normalen Genitales zu stellen. Die Behandlung hat im wesentlichen durch genaue Untersuchung die Patientin von der Überwertigkeit ihrer Vorstellungen zu überzeugen und eine Aufklärung des wahren Sachverhaltes zu geben; am wichtigsten aber ist, daß man selber durch exaktestes Abwägen auch der anderen Dysmonorrhöeursachen von der reinen psychischen Bedingtheit des zur Beratung stehenden Dysmenorrhöefalles überzeugt ist.

2. Besteht eine Verstärkung der normalen menstruellen Wehentätigkeit, dann ist schmerzhafte Perzeption auch bei psychisch normal oder nahezu normal empfindenden Patientinnen möglich und verständlich. Einige Autoren (Novak, Adler u. a.) glauben, daß durch eine Tonussteigerung des sakralautonomen Nervensystems eine solche übermäßige Kontraktion zustande kommen kann, und zwar speziell bei den sog. Vagotonikern, d. h. Individuen, die auch sonst Zeichen der Erhöhung des autonomen Nerventonus zeigen (Schweißausbrüche, Hypersekretion der Speicheldrüsen, des Magens, spastische Obstipation, Herzklopfen, Beklemmungen, Eosinophilie des Blutes usw.). M. Hirsch meint, daß $30^0/_0$ der dysmenorrhoischen Frauen den Spasmophilen angehören, bei denen die Reizschwelle der Nervenerregbarkeit erhöht ist. Wahrscheinlich hängt dieser erhöhte autonome Reizzustand mit dem Funktionszustand des Ovariums und mittelbar durch dieses auch mit dem der anderen endokrinen Drüsen zusammen, jedoch läßt sich darüber noch nichts Eindeutiges sagen. Therapeutisch kommt für diese Fälle nach der Empfehlung von Kehrer, Drenckhahn, Novak, Adler Atropinmedikation ($^1/_2$ mg in Pillen dreimal tägl. oder subkutan als Injektion) mit vielfach gutem Erfolg in Betracht. Andere geben in diesen Fällen zwecks Herabsetzung der Nervenerregbarkeit Kalzium als Calc. lacticum, Kalzan, oder als Afenil ($10^0/_0$ Chlorkalzium-Harnstoffverbindung, Hirsch).

3. Auf ähnlicher Basis können wohl auch Dysmenorrhöen erklärt werden, die durch lokale Spasmen der Uterusmuskulatur speziell am Isthmus uteri zustande kommen sollen; es wäre denkbar, daß durch die lokale Übererregbarkeit des Nervensystems die Spasmen ausgelöst werden. Viele Autoren leugnen diese Art der Dysmenorrhöe; es ist jedoch gerade bei Dilatationen des Zervikalkanals gelegentlich ganz eklatant wie beim Einführen der Sonde das Os ext. völlig undurchgängig erscheint, während bei einigem Abwarten die Sonde bequem den Kanal passiert. Viele Fälle von sog. Stenose des inneren Muttermundes mögen auf solchen Spasmen beruhen; ein etwaiger Sphinktermuskel oder eine ringförmig angeordnete Muskulatur besteht allerdings nicht am Os int. Therapeutisch wirkt in diesen Fällen eine Sondierung oder Dilatation oder gar Abrasio eher verschlimmernd durch Erhöhung des lokalen Reizzustandes (Verletzung, Entzündungen) als bessernd; die Atropintherapie kann auch hier wohl Gutes leisten.

4. Bei den engen Beziehungen, die zwischen der psychopathischen Empfindungsweise und der allgemein- oder lokalhypoplastischen Konstitution bestehen, dürften die **Dysmenorrhöen auf infantiler Basis** gut verständlich sein. Es ist jenes Bild, das von Matthes als infantil-asthenischer Habitus oder Konstitution bezeichnet wird. Im Mittelpunkt steht die ungenügende Funktion des Ovariums; jedoch ist die Unterfunktion nicht stark genug, um völliges Ausbleiben der Eireife und Ovulation, also Amenorrhöe zu bewirken, sondern entweder ist die Eireife verzögert, dann tritt eine verzögerte Regel hervor, oder die Follikelreife findet überstürzt, ungesteuert statt, bei Insuffizienz lediglich der Corp. lut.-Hormone infolge zu frühen Eitodes = zu häufige Regel; nur selten bestehen in diesen Fällen keine Abweichungen im zeitlichen Ablauf der Regel. Das Wesentliche ist, daß infolge der Ovarialunterfunktion

der Ausführungsschlauch, insbesondere der Uterus durch Herabminderung seines physiologischen Turgors eine mehr oder weniger starke Schrumpfung erfährt, kleiner, derber, fester wird, gewöhnlich nicht mehr die normale Anteversio-flexio beibehält, sondern stärker in sich zusammenknickt, dabei eine Schrumpfung auch der Ligg. des Uterus, z. B. der Sakro-uterinligamente eintritt und so der Uterus in Retropositionsstellung gerät bei spitzwinkliger Anteflexio. Durch gleichzeitige Schrumpfung des Beckenbindegewebes wird seine Stellung weniger beweglich; auch die Scheide erleidet eine leichte Schrumpfung, die Gewölbe werden flacher, das Lumen enger. Ist dieser Zustand primär, d. h. hat sich das Genitale infolge ungenügenden Ovarialhormonreizes überhaupt nicht zu normaler Größe, zu normaler Turgeszenz entwickelt, dann ist häufig noch als Zeichen pueriler oder infantiler Hemmung der Entwicklung die Zervix im Verhältnis zum Korpus zu lang geblieben, dieses gegen jene zu kurz; normalerweise soll das Cavum corp. uteri 4 cm Sondenlänge, das Cavum cervicis 3 cm messen; hier kann das Verhältnis umgekehrt sein, dazu die Zervix derb und fest, das Korpus muskelschwach bleiben. In anderen Fällen war das Genitale in der Pubertätszeit normal entwickelt, jedoch trat später ein ovarialschädigender Reiz auf und bedingte die Hypoplasie, so daß sich sekundär jene Zustände entwickelten mit Ausnahme der Längsdifferenzen im Korpus und Zervix. Vielleicht daß die durch die Kultur und ihre sozialen Verhältnisse bedingte Inaktivität des Genitales für die Jahre nach der Entwicklung häufig allein schon diese Insuffizienz infolge Nichtgebrauchs bedingt. Die oft zu beobachtende Besserung nach der Heirat und der ersten Entbindung wäre in diesem Sinne verständlich. Der Schmerz, besonders vor Eintritt der Regelblutung, wird im wesentlichen dadurch bedingt, daß der starre, feste Uterusmuskel durch die Hyperämie eine abnorme Spannung erhält und nicht wie der gut turgeszierte Muskel nachgiebig ist; erst wenn mit der Blutung die Entspannung eintritt, hört der Schmerz auf. Andererseits dürfte es auch verständlich sein, daß die menstruellen Wehen und schon die prägravide Hyperämie in solchen geschrumpften Genitalien seitens der meist auf gleicher Basis in ihrer Reizschwelle alterierten Psyche stärker empfunden werden, ja selbst allerlei reflektorische oder intoxikatorische Reizerscheinungen (Erbrechen, Herzangst, Asthma, Kopfschmerzen usw.) verursachen. Verstärkend wirkt in manchen dieser Fälle, daß infolge der muskulären Schwäche, einer menstruellen Atonie, die Blutung ins Kavum stärker wird als sonst, und deshalb der an sich schon schwache Uterus durch einen engen, starren und oft längeren Kanal größere Mengen Menstrualsekret zu befördern hat.

Entsprechend der Pathogenese kommen diese Fälle am häufigsten zur Zeit der ersten Jahre nach der Pubertät oder um das 20. Jahr vor, öfter in Kombination mit der Chlorose oder mit Zuständen, die die Ovarialinsuffizienz bedingen; jedoch kann auch später zu irgendeiner Zeit der Geschlechtsreife eine solche Ovarialinsuffizienz mit den Folgeerscheinungen sich einstellen, z. B. im Anschluß an schwere Entzündungen, an langes Zölibat und viele andere Zustände.

Die Diagnose ist auf Grund eines genauen lokalen und allgemeinen Befundes und einer genauen Anamnese meist möglich.

Die Therapie hat zweierlei Aufgaben zu erfüllen: 1. die Grundursache, hier die Hypoplasie resp. die ursächliche Ovarialinsuffizienz zu beseitigen und 2. den dysmenorrhoischen Schmerzanfall symptomatisch zu beheben.

ad 1. Hier sind naturgemäß große Schwierigkeiten zu überwinden, da es schwer ist, die Ovarialinsuffizienz in kurzer Zeit zu paralysieren. Aufklärung und Mahnung zur Geduld sind in erster Linie wichtig. Gute Ernährung und Pflege, günstige äußere Lebensbedingungen, gesunder, nicht übertriebener Sport (Schwimmen, Radfahren, Tennisspielen usw.) geben die Grundlage der Behandlung. Vielfach wird man ohne medikamentöse Roborantien kaum auskommen (As, Fe). An lokaler Behandlung kommen ähnliche Maßnahmen wie bei der Amenorrhöe in Betracht (s. d.): Bäder, Sitzbäder, Moor-, salinische Bäder, Scheidenduschen mit heißer NaCl-Lösung, Diathermie. Im Vordergrund des therapeutischen Verlangens steht zweifellos wirklich wirksame, organotherapeutische Präparate, leider aber sind, wie schon mehrfach betont, zuverlässige Mittel dieser Art bis jetzt nicht bekannt.

Als Genitalstimulans wäre nach zahlreichen Erfahrungen auch die Abrasio mucosae, eventuell bei Retropositio uteri anteflexi in Kombination mit der Alexander-Adamschen Operation zu empfehlen; die Wirkung ist für die ersten Monate oft verblüffend; es muß jedoch die durch die Verletzung, den Eingriff und die Reparationshyperämie geschaffene gute Funktionskonjunktur durch Allgemeinroborantien ausgenutzt werden, um dauernde Heilung zu bringen.

Noch stärker hyperämie- und funktionsanregend wirkt:

1. die Fehlingsche Dilatations- und Spülkur: Dilatation des Zervikalkanals mit Hegarstiften, Abrasio mucosae, Einlegen einer gelochten und gebogenen Fehlingschen Glaskanüle (5 cm lang); nach 3 Tagen Wechsel der Kanäle, dabei Spülung mit einem Liter $1^0/_0$iger Formalinlösung; zwei- bis dreimalige Wiederholung (ähnlich verfährt Gänßbauer);

2. das Mengesche Verfahren einer ausgiebigen Dilatation des Uteruskanals und Einlegen einer ölgetränkten Xeroformgaze für 10 Tage.

Ähnlich, offenbar als lokales Stimulans, weil Fremdkörper, wirkt der Intrauterinstift, dessen Anwendung unter Betonung guter Auswahl der Fälle und großer Vorsicht immer wieder von erfahrenen Autoren empfohlen wird (Martin, Rieck, Ahlfeld). Alle Operationen jedoch, die eine operative Erweiterung der Zervix durch Plastiken des Muttermundes herbeiführen wollen, sind als pathogenetisch ungenügend begründet zu verwerfen, insbesondere da sie eine unnötige und höchst deletäre Verstümmelung der Genitalien herbeizuführen imstande sind. Auf Grund reichlicher Erfahrungen kann ich vor der ausgiebigen seitlichen Einkerbung des Zervikalkanals nur nachdrücklich warnen, da dadurch die Zervikalschleimhaut dauernd ektropioniert wird und gereizt viel Schleim absondert; viele hartnäckige Fälle von Fluor, besonders durch das Hinzutreten einer sekundären Vaginitis, sind darauf zurückzuführen (cf. Kap. VI).

ad 2. Zur symptomatischen Stillung des dysmenorrhoischen Schmerzanfalles sind im Laufe der Zeit ein ganzes Heer von Mitteln publiziert worden. In der Hauptsache sind es

a) Applikation von warmen Umschlägen um den Unterbauch, Anwendung des heißen Sandsackes, des elektrischen Heizkissens, Ableiten der Hyperämie, z. B. zum Darm durch Ölklysmata, salinische Abführmittel.

b) Antineuralgika: Salizylpräparate (Aspirin, Salipyrin), Phenazetin, Antipyrin und viele Patentpräparate.

c) Nervina: Baldrian- und Brompräparate, Dionin, Heroin, Papaverin, Narkophin, Kodein, Opium, Belladonna, Morphium. Jedoch sei man mit diesen zweifellos nicht indifferenten Mitteln mit Rücksicht auf die Länge der Anwendungszeit vorsichtig.

d) **Sekale- und Hydrastispräparate**, allein oder in Kombination mit den Antineuralgika und Nervina von dem Gesichtspunkte der Kontraktionsunterstützung der Muskulatur, wie auch der Hyperämieherabsetzung (z. B. Sol. Ergotini-Denzel 2—3,0/180,0 mit Codeini phosph. 0,75 dreistündl. 1 Eßl.).

5. In einer anderen Gruppe von **Dysmenorrhöen** vermag ein **lokales Hindernis den Abfluß** des Menstrualsekretes **zu erschweren**, z. B. bei **mobilen Retroflexionen oder Prolapsen** mit elongiertem Kollum oder **Myomen**, die ins Kavum hineinragend den Weg verlegen; in diesen Fällen kommt hinzu, daß meist noch die Muskulatur geschwächt ist, z. B. bei Retroflexio durch die Asthenie und die veränderte Druckrichtung, bei Myomen durch die die Muskulatur durchsetzenden Knoten; dadurch ist häufig auch die Menge des entstehenden Menstrualblutes im Kavum vermehrt worden. Die Therapie hat die Retroflexio uteri mob., die Myome zu behandeln.

Noch deutlicher wie in diesen Fällen ist das **Hindernis des Abflusses für das Menstrualsekret** in den Fällen, wo ein Nebenhorn des Uterus verschlossen ist oder der Uterus durch Ätzungen, Atmokausis, Abrasionen zum Teil oder ganz obliterierte. Daß solche frustranen Kontraktionen Dysmenorrhöe bedingen, ist selbstverständlich. Die Therapie ist durch die Art des Leidens gegeben.

Weiterhin ist denkbar, daß durch **starke Ovarialhormonreize** seitens der reifenden Follikel auch eine dicke Schleimhaut im Uterus gebildet wird und ebenso eine starke Hyperämie eintritt; gewöhnlich allerdings wird gleichzeitig die beides beherrschende Muskelkraft steigen. In diesen sicher nicht häufigen Fällen hätte die Therapie, da über eine Abschwächung zu starker Eierstockshormone keine Erfahrungen bestehen, durch Kontraktionsbeförderung mit Sekale und Hydrastis die Muskulatur zu stärken.

Ähnlich liegen die Fälle von **übermäßiger passiver Hyperämie** (kardiale, pulmonale usw. Stauungen) oder **aktiver Hyperämie** (Masturbation, übermäßiger Sexualverkehr); auch hier wäre die Grundursache anzugreifen, im übrigen die Muskulatur zu unterstützen.

6. Besonders klar aber sind die Fälle von **Unterleibsentzündungen** mit Beteiligung des Peritoneums oder entzündlichen Infiltraten der Bänder. Klar ist, daß menstruelle Uteruskontraktionen bei entzündlichen Adnexerkrankungen Zerrungen am entzündeten Bauchfell bedingen müssen und dadurch lebhafte Schmerzen herbeiführen. Weniger beachtet sind die Lymphangitiden der Douglasbänder im Anschluß an eiterige Erosionen, und doch ist gerade dieses Krankheitsbild in der gynäkologischen Sprechstunde relativ häufig; es läßt sich durch den Zug des sich kontrahierenden Uterus an den Douglasretraktoren = Ligg. sacrouterina, die gewöhnlich sich in einem entzündlichen spastischen Kontraktionszustand befinden und bei jedem Zug der Portio nach vorn äußerst schmerzempfindlich sind, verstehen. Ähnlich liegen die Verhältnisse, wenn nach appendizitischen Prozessen leichte oder stärkere Verwachsungen der Appendix mit dem Beckenbauchfell auftreten und hier menstruelle Zerrungen stattfinden. Der Therapie ist auch hier der Weg vorgezeichnet: Bekämpfung der Grundursache der Entzündung: Bettruhe, Resorbentien, Dehnungen, Hydrotherapie, evtl. Operation,

cf. Kap. V, 2, Ätzen der Erosion usw. und für einige Zeit auch hier symptomatische Mittel.

7. Schließlich noch zwei besondere Arten der Dysmenorrhöe:

a) **Dysmenorrhoea membranacea:** Charakteristisch für dieses Krankheitsbild ist der Abgang eines mehr oder weniger vollständigen membranartigen Ausgusses des Uterus, der sich bei näherer Betrachtung als abgestoßene, aber nicht in einzelne Zellen und Fetzen zerfallene prägravide Uterusschleimhaut darstellt. Von früheren Autoren werden vielfach genaue Beschreibungen dieses Gebildes gegeben. Stets findet man mehr oder weniger großzelliges, zum Teil dezidual umgewandeltes Stroma mit oft gut, oft schlecht erhaltenem Oberflächenepithel und deutlichen Lumina von geschlängelten oder sägeförmigen Drüsen, in deren Lumen abgestoßene schlecht färbbare, keine Muzikarmin- oder Glykogenreaktion mehr gebende Zellen liegen. Um die Gefäße sieht man vielfach reichlich Leuko- und Lymphozyten, auch diffus sind die Leukozyten ausgebreitet. Das ganze Stroma oder nur einzelne Stellen sind mit Fibrin durchsetzt. Es ist nach dieser Beschreibung nicht zu verwundern, daß alle älteren Autoren hierin eine typische Endometritis sehen und in dieser akuten Entzündung auch die Ursache dieser damals merkwürdigen Abstoßung erkannten. Erst Hitschmann und Adler fanden die richtige Deutung, daß hier nur die normale prämenstruelle Uterusschleimhaut vorlag. Seitdem nun vor allem durch Verfassers Publikation der menstruelle Vorgang der völligen Abstoßung der funktionellen Schicht bekannt ist, kann man dem ganzen Vorgang eine andere Deutung geben. Von echter Entzündung läßt sich nichts nachweisen, vielmehr müssen offenbar diejenigen Momente fehlen, die normalerweise den völligen Zerfall der Uterusschleimhaut Zelle für Zelle innerhalb des Kavum bedingen und beschleunigen. Als solche Momente kommen neben der diffusen menstruellen, verdauenden Leukozytose das Vorhandensein von reichlich tryptischen Fermenten in der prämenstruellen Schleimhaut in Betracht (Frankl, Aschner). Da nun die Leukozytose in den ausgestoßenen Membranen nachweisbar ist, so kann nur die Insuffizienz oder das Fehlen der tryptischen Fermente das Ausbleiben des raschen Zerfalls bedingen. Ob die Fermente hier tatsächlich fehlen, ist noch nicht geklärt. Vielleicht kommen lokalkonstitutionelle Faktoren für das ätiologische Verständnis in Betracht. Bekannt ist, daß das Leiden erblich ist und lange bestehen kann, auch therapeutisch sehr schwer beeinflußbar ist, andererseits aber auch, daß es nur zeitweise besteht und durchaus einem normalen Zerfall weichen kann. Wie gesagt, die einzelnen Momente für das Verständnis dieser innerzyklischen Anomalie sind noch unbekannt. Bemerkenswert ist, daß die Abstoßung dieser Membranen offenbar wegen ihrer kompakten Masse häufig, aber nicht immer Menstrualkoliken verursacht. Die Therapie hat dieser Anomalie gegenüber einen sehr schweren Stand, entsprechend der Unklarheit in der Pathogenese; bestimmte Richtlinien fehlen.

b) **Die nasale Dysmenorrhöe** wurde zuerst von Fließ als Ausdruck eines engen Zusammenhanges zwischen Nase und Genitalorgan beschrieben. Der Streit über diesen Zusammenhang schwebt noch heute. Bekannt sind auch andere Reflexneurosen, die von der Nase aus auszulösen sind; es sollen ganz bestimmte Punkte am Septum und der unteren Muschel der Nase sein, deren Reizung jene Reflexe hervorbringt, z. B. Asthmaanfälle, Husten, Glottiskrämpfe. Vielfach wurden diese Angaben Fließ' über die Auslösung einer Dysmenorrhöe von den Genitalstellen der Nase aus bestätigt, insbesondere konnte auch von vielen Rhinologen die günstige Beeinflussung der bis dahin ihnen oft völlig unbekannten Dysmenorrhöe eines Falles durch Kokainisierung oder Ätzung der „Genitalstellen" in der Nase beobachtet werden; andere und zwar die Mehrzahl der nachprüfenden Forscher vermißten einen derartigen Einfluß oder konnten von der Kokainisierung auch anderer resorptionsfähiger Schleimhäute gleichen Erfolg erleben. Eine Regelmäßigkeit im Erfolg und damit irgendeine Gesetzmäßigkeit scheint sich nicht ergeben zu wollen. Immerhin kann wohl in manchen Fällen der Versuch der Kokainbepinselung der Nasenstellen bei Dysmenorrhöe gemacht werden. Wormser hat neuerdings prompten Erfolg auch damit erreicht, daß er einen mit Äther getränkten Wattebausch in die Nase hineinschob und dann ausdrückte, jedoch muß diese Maßnahme bei jeder Regel wiederholt werden.

Aus den mannigfachen Angaben über die Ursachen der Dysmenorrhöe ergibt sich, daß eine einheitliche Ursache nicht zu ermitteln ist, sondern das Bild kaleidoskopähnlich wechselt. Die Diagnose hat dementsprechend auch den ganzen Körper in seinen Einzelfunktionen und Zuständen zu berücksichtigen und zu untersuchen, in den meisten Fällen wird sich dann ein Weg für die Therapie ergeben. Nur in sehr seltenen, verzweifelten Fällen ist es nötig, größere und verstümmelnde Eingriffe zur Bekämpfung der Dysmenorrhöe zu unternehmen, so die Röntgenkastration oder gar die Uterus- oder Ovarialexstirpation — das wäre allerdings ein Eingeständnis eines vollen therapeutischen Fiaskos.

III. Anomalien der zyklischen Blutung.

Es sollen in diesem Kapitel alle die Anomalien besprochen werden, die durch eine Regelwidrigkeit in der Stärke und der Wiederkehr der Regelblutung charakterisiert sind, jedoch nicht solche Blutungen, die offenbar keine irgendwie geartete Periodizität der Blutung zeigen; diese

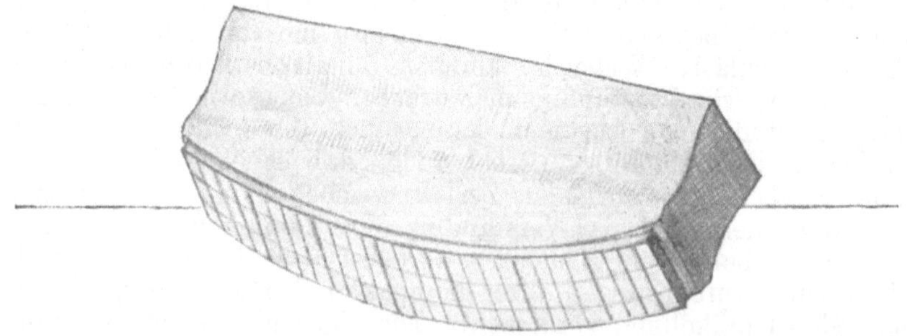

Fig. 53. Stempel des vereinfachten Kaltenbachschen Schemas. (Jeder Stempelschneider kann ihn nach Vorschrift anfertigen; man läßt ihn zweckmäßigerweise etwas rund schneiden, um ihn auch bei Unebenheiten der Unterlage brauchen zu können.)

sollen vielmehr als „Metrorrhagien" in einem besonderen Kapitel für sich dargestellt werden. Diese Trennung in periodisch wiederkehrende Blutungen und solche ohne jede erkennbare Periodizität ist für die Pathogenese von fundamentaler Wichtigkeit, wie sich im weiteren Verlauf der Darstellung zeigen wird. Es muß deshalb durch eine genaue Aufnahme der Regelanamnese gleich von vornherein aufs schärfste das Krankheitsbild geklärt und aufgefaßt werden; dabei ist es wichtig, mehr wie bisher üblich den genauen Charakter der Abweichung zu eruieren, d. h. die Dauer und Stärke der einzelnen Blutung und die Länge der einzelnen Pausen zwischen ihnen zu erfragen, die Zeitdauer dieser so erkannten Abweichung, die Art ihres Eintretens, ob plötzlich, ob allmählich, weiterhin aber auch den sonst für den Fall üblichen Regeltypus, eventuelle schon früher vorhandene und wieder verschwundene Anomalien und schließlich den Zeitpunkt der Menarche zu erkunden. Es ist zweckmäßig und für die Übersicht von erheblicher Erleichterung, wenn diese Daten in ein Regelschema eingetragen werden; am besten hat sich dazu das Kaltenbachsche Schema in der nebenstehenden Vereinfachung bewährt und als zweckmäßig hat sich ein Stempel (Fig. 53) erwiesen, durch den man dieses Schema in jedes Krankenblatt in beliebiger Häufigkeit hineindrucken kann. Für wissenschaftliche Publikationen sind derartige Schemata nachgerade eine unerläßliche Forderung, da es sonst nicht gelingt, Klarheit in die Meinungen zu bekommen. Die Erscheinungsformen der monatlichen Regel lassen sich in bezug auf die Blutung in folgende Gruppen einteilen:

1. Normale Regel (Fig. 54), d. h. vierwöchentliche Wiederkehr, 3 bis 4 tägige Dauer, mittlere Stärke; es kommen jedoch stets auch im Rahmen des Normalen kleine Abweichungen vor. Kleine Schwankungen in der Wiederkehr sind bei genauen Aufzeichnungen stets zu finden, auch längere oder geringere Dauer und größere oder kleinere Stärke der Blutung können als normal angesehen werden, wenn nur die Patientin selbst das

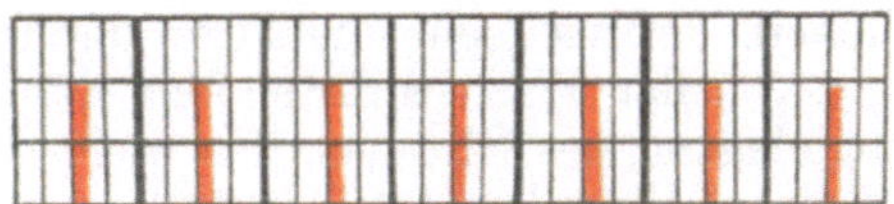

Fig. 54. Normale Regel.

Empfinden und die Überzeugung des Normalen hat. So kann auch die dreiwöchentliche Wiederkehr für manche Patienten als normal angesehen werden, sofern dieser Typus sich von vorneherein und dauernd erhält.

2. Die zu schwache oder zu starke Blutung bei normaler Wiederkehr der Regel. Sie ist pathologisch, sofern sie Abweichungen vom sonst üblichen Typus der Patienten gibt oder von der Patientin selbst als abnorm empfunden wird.

3. Die seltene und häufige Regel == Abweichungen in der Wiederkehr der Regel, d. h. zu lange oder zu kurze Pausen zwischen den Blutungen. Die Länge und Kürze der Pausen kann eine gewisse Gleichförmigkeit haben, aber in anderen Fällen auch wechseln.

Außer diesem für die in Rede stehenden Anomalien wichtigsten Teil der Anamnese ist es aber auch wichtig, nach eventuell bekannten Anlässen der Abweichungen zu fragen, resp. festzustellen, ob irgendwelche Besonderheiten im Verlauf der körperlichen Funktionen oder des Befindens der Patienten bekannt sind, an die sich zeitlich die Anomalien angeschlossen haben (Aborte, Partus, Operationen, irgendwelche Erkrankungen), und in weiterer Ausdehnung dieser Fragen nach früher durchgemachten oder noch bestehenden Krankheiten überhaupt zu fragen. Mit anderen Worten, es ist nötig, ein möglichst genaues Krankheitsexamen anzustellen und selbst unwichtige Dinge dabei zu beachten. Die später zu besprechende Pathogenese der Regelanomalien wird die Wichtigkeit solcher Fragen ohne weiteres erweisen.

Wie aus dem Gesagten hervorgeht, darf man sich nicht nur auf die übermäßigen Blutungen = Menorrhagien beschränken, wie es früher stets geschah, sondern diese sind nur eine Teilerscheinung der zeitlichen oder quantitativen Abweichungen der Regel überhaupt und in Gesamtheit mit diesen zu verstehen.

Das ganze Gebiet der „Menorrhagien" ist zur Zeit in starke Verwirrung geraten, weil die früher häufigste Ätiologie sich als Trugschluß erwiesen hat. In allen Lehrbüchern noch ist stets zu lesen, daß Menorrhagien in der Hauptsache durch eine Endometritis, und zwar in der glandulär-hyperplastischen Form bedingt sind, und die häufigste, man möchte sagen reflektorische Konsequenz dieser Anschauung war die Vornahme einer Auskratzung dieser „kranken" Schleimhaut. Es ist das bleibende Verdienst Hitschmanns und Adlers, zuerst mit aller Klarheit und starkem Nachdruck erwiesen zu haben, daß diese von Ruge und Gebhard in erster Linie aufgestellte Lehre falsch ist, vielmehr die von ihnen und allen ihren Nachfolgern als krankhaft angesehene Schleimhautveränderung nichts anderes ist als ein Teil der normalen zyklischen Umwandlung entsprechend den am 15.—27. Tag des mensuellen Zyklus zu findenden Bildern (s. normale Anatomie des mensuellen Zyklus). Wie im Kapitel „normale Menstruation" schon angedeutet, haben die in großer Zahl einsetzenden Nachuntersuchungen den genannten Verfassern völlig recht gegeben, nur mit den belanglosen Einschränkungen, daß nicht immer die sägeförmigen prämenstruellen Drüsen zu finden sein brauchen, daß vielmehr die Form der Drüsen etwas Sekundäres ist, abhängig von der Wachstumstendenz der Epithelzellen der Drüse und der Nachgiebigkeit des Stromas, das wichtigste jedoch der Funktionszustand der Epithelzelle selber ist (Verfasser). Muß nun durch diese vielfachen und immer wieder zu bestätigenden Feststellungen (sofern man nur das Datum der letztdagewesenen Menstruation von ihrem Blutungsbeginn ab berücksichtigt) das Bestehen einer Endometritis im Sinne von Ruge und Gebhardt als ätiologischer Faktor für die Menorrhagien abgelehnt werden, so konnte zunächst an die Stelle dieser so entstehenden großen Lücke nichts Positives gesetzt werden, und die Unsicherheit in der Pathogenese wurde eklatant. Es gibt zwar echte, durch die Entzündungszeichen der allgemeinen Pathologie charakterisierte Endometritis, auch eine pathologische Wucherung des Endometriums im Sinne der früheren „Endometritis" fungosa; jedoch soll an anderer Stelle (s. Metrorrhagien) ausgeführt werden, daß diese speziell bei Menorrhagien nicht angetroffen werden, also auch nicht als ätiologischer Faktor in Betracht kommen. Der anatomische mensuelle Zyklus läuft also, was die Qualität der Veränderungen betrifft, auch bei den zu starken oder zu schwachen, bei den zu seltenen oder zu häufigen Regeln in genau der gleichen Weise, jedoch zeitlich entsprechend verlängert oder verkürzt ab, wie es bei der normalen Zyklusanatomie beschrieben wurde. Die weniger wichtige Frage, ob die Verkürzung oder Verlängerung auf die einzelnen Phasen des Zyklus, also die Proliferationsphase oder Sekretionsphase in gleicher Weise verteilt oder ob die eine oder die andere bevorzugt ist, ist noch nicht sicher zu beantworten. Das wichtigste ist, daß aus dieser Feststellung hervorgeht,: es handelt sich bei diesem unter der allgemeinen Bezeichnung „Menorrhagien" zusammengefaßten Fällen um wirkliche Menstruationen mit all ihren anatomischen Zeichen; es liegt weder am Ovar noch am Endometrium eine greifbare anatomische Anomalie vor, es handelt sich vielmehr um eine in sich verschieden geartete Gruppe von **Funktionsstörungen.** Im Gegensatz dazu werden wir bei den außerzyklischem oder den völlig zykluslosen Blutungen, die als Metrorrhagien zusammengefaßt werden, mit Ausnahme weniger Fälle, eine anatomisch nachweisbare Störung, eine lokale Ursache für die abnorme Blutung annehmen und suchen müssen. Um Verständnis für die funktionellen Abweichungen zu gewinnen, ist es nötig, die Einzelheiten des Regelablaufes näher zu betrachten. Im Vordergrund stehen zwei Erkenntnisse, die schon im normalen Teil betont wurden.

1. Die Regelblutung selbst findet ihre Erklärung durch die Blutung, die aus der Wundfläche des Endometriums mit ihren zerrissenen Gefäßen durch die Desquamation der gesamten Funktionsschicht intra menstruationem entsteht. Ihre Stärke und Dauer ist abhängig von der Muskelkraft des Uterus und der Größe der prägraviden und menstruellen Hyperämie des Beckens. Beachtenswert ist hier die volle Analogie der Menstruation mit den postpartalen und postabortalen Verhältnissen; nur quantitative Unterschiede bestehen.

2. Die Wiederkehr der Regel ist abhängig vom Eintritt der Ovulation und der Zeitdauer der Eireife. Es ist wichtig, noch einmal zu betonen, daß normalerweise das Corpus luteum und das reife, befruchtungsbereite Ei hier die Steuerung des zeitlichen Ablaufes bedingen, insofern als sie ein neues Reifwerden weiterer Follikel solange verhindern, hemmen, als das Ei lebt und das Corpus luteum vollgültig in Blüte steht; erst wenn das Ei tot ist (Menstruationsbeginn) und das Corpus luteum in Rückbildung geht, können neue Follikel mit neuem Ei reif werden, was offenbar eine bestimmte Zeit, gewöhnlich 14 Tage, beansprucht.

Diese beiden Sätze geben nun das Programm für das Verständnis der Abweichungen; die eigentlichen Ursachen müssen offenbar verschieden sein, je nachdem sie am Uterus selbst (Muskelkraft) angreifen, eine Änderung der menstruellen Hyperämie bedingen oder das Ovarium und sein Parenchym (Follikelreifungstempo oder Corpus luteum-Funktion, besonders seine hemmende Kraft) beeinflussen. So wird jetzt klar, weshalb jene anamnestische Differenzierung des Regelbildes von so großer Wichtigkeit ist; ist doch die unmittelbare Ursache der schwachen oder starken Blutung in Störungen der Muskelkraft oder Änderungen der Blutfülle gegeben, die der seltenen oder häufigen Regel jedoch abhängig von ovariellen Funktionsstörungen.

1. Ursachen der zu schwachen oder zu starken Regelblutung (Fig. 55 u. 56).

Es handelt sich also hier lediglich um das Verständnis für die Stärke der monatlichen Blutung, gleichgültig zunächst, ob die Wiederkehr

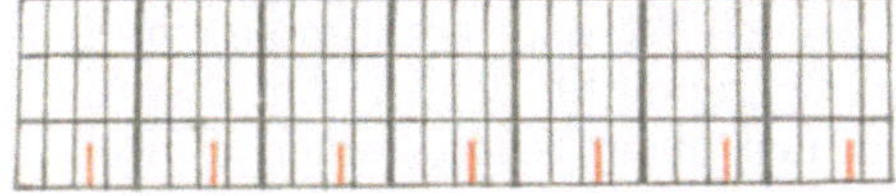

Fig. 55. Zu schwache Blutung.

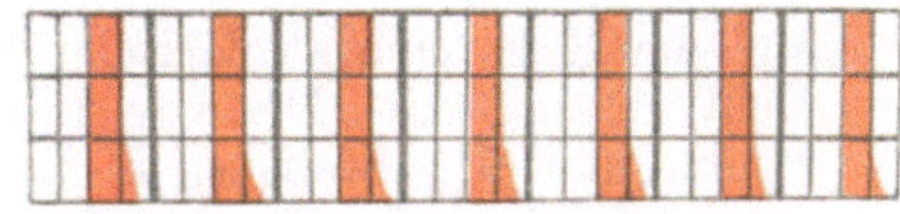

Fig. 56. Zu starke Blutung.

eine vierwöchentliche oder eine häufigere oder seltenere, regelmäßige oder unregelmäßige ist.

In die Namengebung der Regelanomalien ist durch Ungleichheiten Verwirrung gekommen: Ich habe hier bisher von Hypo- oder Hypermenorrhöe gesprochen, Seitz hält es für wichtiger, für die schwache oder starke Regelblutung von Oligo- oder Polymenorrhöe zu sprechen. Ohne vorläufig selbst Stellung für die eine oder andere Namengebung zu nehmen, werde ich vorerst möglichst die nicht mißverständlichen deutschen Bezeichnungen benutzen und abwarten, wie sich die Namengebung dieser Begriffe in der Literatur vollzieht.

a) Störungen der Kontraktionsfähigkeit der Uterusmuskulatur.

1. Durch Myome. Hier liegen die Verhältnisse offenbar einfach; es ist klar, daß Knoten in der Muskulatur bei bestimmtem Sitz die gleichmäßige Kontraktionsfähigkeit des Muskels beeinträchtigen müssen, während andere, die nicht gerade in der Nähe größerer Gefäßstämme lokalisiert sind und die Kontraktilität der umgebenden Muskelgebiete nicht stören, eine normal starke Regel zustande kommen lassen.

2. Retroflexionen und Prolapse. Das Wesentliche in diesen Fällen ist die häufig übergeordnete asthenische Konstitution, die als Teilerscheinung eine Bindegewebs- und Muskelschwäche ebenso wie an anderen Körperbezirken auch am Unterleib zeigt.

3. Abnutzung der Muskulatur durch schnell folgende Partus.

4. Entzündliche Schwäche bei Adnextumoren und Pelveoperitonitis chron. adh. In erster Linie hindert die partielle oder totale Fixation des Uterusmuskels die Kontraktionsfähigkeit; vielleicht auch, daß durch die akute Entzündung, die in den in Rede stehenden Fällen wohl meist abgelaufen ist, die Muskulatur selbst geschädigt ist. Eine echte chronisch-interstitielle Myometritis ist sehr selten.

5. Mißbildungen des Uterus und Hypoplasie als Teilerscheinung des Infantilismus. Die angeborene Schwäche der Muskulatur resp. ihre ausgebliebene und ungenügende Entwicklung infolge Ovarialunterfunktion läßt solche starken Regelblutungen verstehen, vor allem für solche Fälle, in denen die zunehmende sich bessernde Ovarialfunktion erhöhte Hyperämie im Becken erzeugt, die Muskulatur aber in ihrer Entwicklung noch nicht Schritt gehalten hat; die sonst häufige schwache Regel ist wahrscheinlich durch die meist gleichzeitig vorhandene geringe Beckenhyperämie infolge geringer Ovarialfunktion, andererseits engem und schlecht reagierendem Becken- und Uterusgefäßnetz bedingt.

6. Hypoplasie infolge temporärer Ovarialunterfunktion. Der Uterusmuskel ist ein feines Reagens auf die Stärke oder Schwäche der Ovarialhormone, je stärker sie fließen, um so hypertrophischer wird das Organ und wahrscheinlich auch um so kontraktionskräftiger; je schwächer ihre Wirkung ist, um so mehr geht der Turgor und die Muskelkraft zurück, der Uterus schrumpft, ja kann infolgedessen deutliche Stellungsänderungen erleben (Retropositio uteri anteflexi, „Parametritis" atrophicans s. oben).

7. Eventuell spielt auch die von Theilhaber beschriebene Myofibrosis uteri, d. h. eine Zunahme des Bindegewebes auf chronisch hyperämische Reize eine ätiologische Rolle, jedoch ist das Vorkommen noch nicht absolut klar. Der von Theilhaber geprägte Begriff der Insufficientia uteri ist zweifellos in manchen der eben besprochenen Einzelrubriken enthalten.

b) Veränderter Blutafflux zu den Genitalien.

1. Verringerung der prägraviden und menstruellen Blutmenge in den Beckengefäßen ist wohl ausschließlich durch geringe

Ovarialhormonmengen bedingt. Damit ist nicht gesagt, daß die schwache Regel stets rein ovariellen Ursprungs ist; es kann ja auch eine gute, prompte und kräftige Muskulatur selbst bei großer Beckenhyperämie eine nur schwache Regelblutung bewirken, ebenso wie es ja bei gutem Uterusmuskel post partum nur minimal zu bluten braucht. Die Ursachen für die geringere Ovarialhormonmenge können in qualitativ ähnlichen, quantitativ wesentlich abgeschwächten Einwirkungen begründet sein, wie bei der Amenorrhöe (s. diese).

2. Aktive Beckenhyperämie. a) Ovariellen Ursprungs infolge starker Corpus luteum-Wirkung. Es steht ja wohl außer allem Zweifel, daß die Stärke der Reaktion in dem Ausführungsschlauch, d. h. dem nächsten und wichtigsten Erfolgsorgan der Eierstockshormone in direktem Verhältnis zu der Menge und Kraft der Hormone des reifenden Follikels und des reifen Corpus luteum steht. Ein Teil dieser Wirkung ist die Stärke der Hyperämie im Genitale, ein anderer Teil sind anatomische Veränderungen, insbesondere die Zyklusveränderungen des Endometriums. Es ist bei der normalen Anatomie des Zyklus dargestellt worden, daß die Funktionsschicht in der Proliferationsphase schnell an Dicke zunimmt und später ins Sekretionsstadium übergeht. Die endgültige Dicke dieser proliferierenden Funktionsschicht steht sicher schon in Abhängigkeit von der Stärke der Ovarialhormone, die überhaupt diese Proliferation verursachen, und auch die Stärke der Sekretion wird von der Menge der Corpus luteum-Hormone abhängen. In diesem Sinne würde bei geringer Ovarialsekretion, die häufig auch mit schwacher Regel einhergeht, eine niedrige Funktionsschicht zu erwarten sein, andernfalls bei kräftiger und starker Wirkung eine hohe Schicht; diese hochgeschichtete Funktionsschicht (bis zu 7 und 8 mm Dicke) hat man vielfach als glanduläre Hyperplasie bezeichnet; in Rücksicht aber auf die normale Zyklusphase, die diese Schleimhaut zeigt, andererseits darauf, daß unter dem Kapitel Metrorrhagie eine glanduläre Hyperplasie mit pathologischem Schleimhautbild beschrieben wird, ist es besser, hier den Ausdruck glanduläre Hyperplasie fallen zu lassen und nur von dicker Zyklusschleimhaut, allenfalls von hypertrophischer Schleimhaut zu sprechen. Gelegentliche Exzessivbildungen in dieser Art zeigt ein kürzlich von Westphal publizierter Fall. Starke Regelblutung und dicke Zyklusschleimhaut können also hier aus gleicher Ursache koordiniert zusammenfallen, das Gemeinsame ist die verstärkte Ovarialsekretion. Insofern als bei der Desquamation bei dicker Schleimhaut mehr Zerfallsprodukte und so mehr Menstruationsflüssigkeit entsteht, mag auch die Schleimhaut selbst an der verstärkten Blutung teilhaben; allerdings wird bei starker Ovarialsekretion meist auch die Muskelkraft stark sein, und so kommt es, daß ein einheitlicher Zusammenhang zwischen starker hypertrophischer Schleimhaut und starker Regel sich keinesfalls nachweisen läßt, wie auch allgemein betont wird.

b) Infolge übermäßigen Sexualverkehrs, Coitus interruptus, Masturbation.

c) Entzündliche Hyperämie bei entzündlichen Beckenerkrankungen.

3. Passive Beckenhyperämie. a) Kardialer Ursprung: Von vielen Autoren (bei den Franzosen: utérus cardiaque), neuerdings von Diepgen und Schröder, Schickele, E. Meyer ist das Auftreten von verstärkten Regelblutungen als Initialsymptom bei Dekompensationen

der Herzfunktion beobachtet worden. Eine besondere Beteiligung dieses oder jenes Herzfehlers läßt sich nicht feststellen.

b) Bei einfacher Hypertension im Gefäßsystem.

c) Pulmonalen Ursprungs, in dem hier gedachten Sinne retrograde Stauung bei Indurationen der Lunge.

d) Nephrogenen Ursprungs, ebenso im Sinne der Kreislaufstörung bei schweren Nephritiden. Schickele konnte unter 37 Fällen 13 mal Menorrhagien konstatieren, die erst allmählich nach Beginn der Erkrankung einsetzten.

e) Varizenbildung im Beckenbindegewebe analog den Krampfadern der unteren Extremitäten, besonders bei vorwiegend sitzender Lebensweise.

f) Chronische Stauung bei Enteroptose, dauerndem Tragen eines festgeschnürten Korsetts, Druck von Tumoren (Myome, Ovarialtumoren, andere Abdominaltumoren).

4. Gestörte Blutverteilung auf psychischer Basis (Lange und Weber, A. Mayer, Füth, Liepmann).

Eine Hämophilie kommt als Ursache schwerer Regelblutung nicht unmittelbar in Betracht; wie aus größeren Statistiken, z. B. von Fraenkel und Böhm, hervorgeht, ist wohl die Zahl der starken Regelblutungen bei scheinbar Hämophilen als vermehrt gegen die normale Zahl der starken menstruierten Frauen bekannt; jedoch ist eine Verblutung oder ein besonders starker Blutverlust bei scheinbar Hämophilen nicht bekannt, soweit es sich um echte Menstruation handelt, vielmehr sind häufig auch sehr schwache und spärliche Regelblutungen beobachtet. Die starke Regel könnte sehr wohl, ebenso die spärliche durch eine Ovarialinsuffizienz, die infolge der Hämophiliekonstitution und die durch sie leicht entstehenden konsumierenden Blutungen bedingt sein könnte, mittelbar hervorgerufen sein. Der Grund für dieses auf den ersten Blick eigentümliche Verhalten der Hämophilen liegt darin, daß das Gerinnungsferment des Blutes, gleichgültig, ob es reichlich oder spärlich vorhanden ist, durch das tryptische Ferment der Uterusschleimhaut zerstört wird und dadurch ja, wie früher erwähnt, die Gerinnungsfähigkeit des Menstruationsblutes bedingt ist. Liegt aber keine echte Menstruationsblutung vor, sondern z. B. ein Abort. incompletus oder eine pathologische Endometriumshyperplasie mit oberflächlichen Nekrobiosen (s. Metrorrhagien), so könnte die Gerinnungsunfähigkeit des hämophilen Blutes schwere deletäre Folgen durch erhebliche Blutverluste haben. Mit Recht wird aber wohl das Vorkommen echter Hämophilie beim weiblichen Geschlecht überhaupt bestritten, wie neuere Untersuchungen von Bucura, Bauer und Wehefritz erwiesen.

Verwechselt werden kann jedoch die Hämophilie mit der thrombopenischen Purpura, die auf offenbar konstitutioneller Grundlage als symptomatische Purpura bei Typhus, Urämie, Sepsis, Lues etc., aber auch selten in der zweiten Hälfte des mensuellen Zyklus vorkommt. Von Morawitz, Halban, Hermann sind solche Fälle publiziert, Verf. selbst sah zwei ähnliche Fälle. Die Blutungen ex utero sind hier die gleichen Kapillarblutungen wie im übrigen Körper. Als Therapie ist die Milzbestrahlung oder besser die Milzexstirpation mit Erfolg in diesen lebensbedrohlichen Fällen ausgeführt.

Stellt man, um sich einen Überblick über die praktische Häufigkeit und Bedeutung der einzelnen aufgereizten Faktoren zu verschaffen, die Fälle mit zu starker Regel, wie sie sich in einer großen poliklinischen

Sprechstunde finden, zusammen, so finden wir am Kieler Material (publiziert von A. Heyn) die zu starke Regel bei 4 wöchentlichem Zyklus unter 7547 zugegangenen Fällen 171 mal. Diese Fälle verteilen sich auf Myome mit 15,2%, entzündliche Adnexerkrankungen 36,3%, Enteroptose, mobile Retrofl. ut. und Deszensus 25,7%, hypoplastische, oft spitzwinklige Uteri 16,4% und auf Abweichungen im übrigen Körper bei palpatorisch normalem Genitale in 6,4%.

Die Stärke der einzelnen Regelblutung hält sich trotz ihres abnormen Verhaltens immer noch in Grenzen, etwa eintretende sekundäre Anämie wird meist gut und rasch wieder ersetzt. Nur sehr selten kommt es zu schwersten Schäden; Pappel und Retzlaff berichten von Erblindung, Eufinger sah einen schweren Diabetes durch eine profuse Regelblutung letal enden.

2. Ursachen der seltenen und häufigen Regelblutung.

Es wird hier in erster Linie und zunächst einzig und allein die Unregelmäßigkeit in der Wiederkehr der Regel berücksichtigt (Fig. 57 u. 58). Wie schon oben gesagt, ist der Angriffspunkt in dem Steuerungsorgan des Zyklus zu suchen, d. h. im Ovarium.

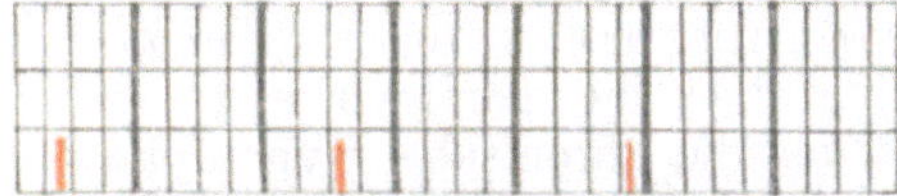

Fig. 57. Oligo- (und Hypo-) Menorrhöe (selten und zu wenig).

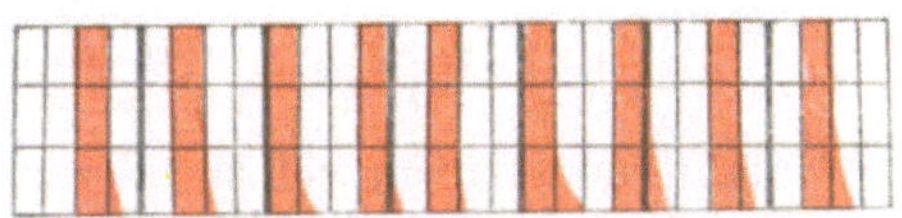

Fig. 58. Poly- (und Hyper-) Menorrhöe (zu häufig und zu viel).

Für diese Gruppe habe ich bisher die Ausdrücke Oligo- und Polymenorrhöe gebraucht; Seitz schlägt vor: Opso- ($\delta\psi\acute{\epsilon}$ = zu spät) und Proio- ($\pi\varrho\acute{\omega}\iota o\varsigma$ = zu früh) Menorrhöe. Wie oben gesagt, brauche ich, um Verwirrung zu vermeiden, vorerst die deutschen Beziehungen.

1. Tritt die Eireifung nicht unmittelbar im Anschluß an die letzte Menstruation, sondern erst langsam und zögernd ein, so wird auch die Ovulation weiter hinausgeschoben als normal; hat aber diese stattgefunden, so wird voraussichtlich die Sekretionsphase unter der Wirkung des lebenden befruchtungsbereiten Eies und seines funktionierenden Corpus luteum normal oder vielleicht sogar verkürzt ablaufen; die Folge wird das verspätete Eintreten der Regel, die zu seltene Regel sein. Die Ursache für solch eine verzögerte Eireifung kann in einer primären Funktionsschwäche des Ovariums und seiner Eier liegen, wie sie als Hauptmoment des genitalen Infantilismus und auch der Chlorose bekannt ist, oder sie kann sekundär bedingt sein durch ovarialschädigende Urachen, wie wir sie in stärkerem Grade schon bei der Amenorrhöe kennen gelernt haben.

2. Beschränkt sich jedoch die Ovarialinsuffizienz nur auf die Lebenszeit des reifen Eies und damit auf die von ihm abhängige Corp. lut.-Funktion, so ist dessen Hemmungswirkung ungenügend. In diesen Fällen verläuft mit großer Wahrscheinlichkeit die Proliferation der Schleimhaut unter normaler Reifung zeitlich richtig, das Reifei aber stirbt bald, weil geschwächt, ab, mit ihm geht auch das Corpus luteum frühzeitig in Rückbildung, die Sekretionsphase dauert nur wenige Tage, die menstruelle Desquamation ist verfrüht und so die Phase verkürzt; der neue Zyklus

kann früher folgen. Daß diese zu häufige Regel nicht durch ein primär verstärktes Follikelwachstum verursacht ist, sondern in den allermeisten Fällen auf einer Ovarialinsuffizienz beruht, geht daraus hervor, daß meist beim Abheilen der die Ovarialinsuffizienz sekundär bedingenden Krankheiten nach vorheriger Amenorrhöe, oft erst die seltene und dann die häufige Regel oder unter Übergehen des verzögerten Stadiums gleich die häufige Regel auftritt, bevor der Zyklus wieder völlig normal abläuft. Es handelt sich also nicht um Hyperfunktion der Ovarien, wie meist noch angenommen wird, sondern um den leichtesten Grad der Ovarialinsuffizienz, wenn die Regel zu häufig wiederkehrt. Nach dem früher Gesagten kann auch hier die Ursache in primärer Ovarialinsuffizienz liegen, z. B. beim abheilenden Infantilismus, bei der Chlorose oder auch ohne daß weitere Allgemeinerscheinungen hervortreten als nur die Zeichen der leichten Schrumpfungszustände im Uterus und Parametrium, so vor allem die spitzwinklige Anteflexio des retroponierten Uterus (siehe unten.) In vielen anderen Fällen wird aber die sekundäre Natur der Ovarialinsuffizienz erkennbar sein. Die Ursachen dieser leichten sekundären Ovarialinsuffizienz liegen häufig in

1. Erkrankungen der Genitalorgane. a) Myome. In vielen Fällen schaffen sie als Fremdkörper chronisch-hyperämische Zustände im Genitale und durch den so bedingten langsameren Blutumlauf leicht Störungen im Ovarium vielleicht durch CO_2-Überladung.

b) Akute und chronische Entzündungszustände der Adnexe wie auch des Uterus. Entweder bedingt hier die Toxinwirkung der Entzündungserreger selbst oder auch wieder die chronische Hyperämie mit dem verlangsamten Blutwechsel und der CO_2-Überladung die Ovarialinsuffizienz. Ähnlich liegen die Verhältnisse der zu häufigen Regel nach Unterleibsoperationen ganz im allgemeinen. Bekannt ist die häufige Regel als fast ständige Begleiterscheinung der akuten aszendierenden Gonorrhöe, der septischen Adnexerkrankungen, als häufige Kombination aber auch beim Zervixkatarrh mit Erosionsbildung, besonders wenn sie chronische Lymphangitiden in den Douglasbändern verursacht.

c) Bei Lageanomalien, wahrscheinlich auch durch die Blutstauung infolge chronischer Hyperämie als Begleiterscheinung der Enteroptose.

d) Bei chronischen Stauungszuständen überhaupt: Korsett, Enteroptose, sitzende Lebensweise, übermäßiger Sexualverkehr, Masturbation.

2. Allgemeinerkrankungen: a) Tuberkulose der Lungen oder anderer Organe, Infektionserkrankungen: Typhus, abheilende Sepsis, Variola, Skarlatina, Influenza; meist wohl hier durch die allgemeine, allmählich sich erholende Konstitutionsschwäche des Organismus bedingt, in zweiter Linie durch chronische Stauung.

b) Chronische Intoxikationen durch Magendarmstörungen, Leber-Nierenerkrankungen, Vergiftungen durch Alkohol und Morphium.

c) Infolge chronischer Stauung bei Herzdekompensationen.

d) Primäre oder sekundäre Bluterkrankungen teils durch Intoxikation oder Schädigung infolge schlechter O-Versorgung, z. B. nach starken Blutverlusten.

e) Psychische Störungen infolge verschiedenartiger Blutverteilung im Körper bei lust- und unlustbetonten Affekten.

f) Störungen anderer endokriner Drüsen infolge der engen Wechselbeziehungen zwischen diesen und dem Ovarium. Als wichtigste seien die Hyper- und Hypothyreosen genannt, bei deren leichteren Graden gerade Polymenorrhöen als Zeichen der Abheilung nach Amenorrhöen angesehen werden (Kocher) und weiterhin die leichteren Grade der Dysplasia adiposogenitalis und des Status thymo-lymphaticus.

Unter dem oben genannten Kieler poliklinischen Material fanden sich außer jenen 171 zu stark, aber regelmäßig menstruierten Fällen 114 Fälle mit zu häufiger und zu starker Regel; sie verteilen sich entsprechend einer im Ovarium selbst liegenden Insuffizienz mit $18,1\%$ auf die infantilistisch-hyperplastischen und mit $14,9\%$ auf die der Klimax nahen Frauen. Eine sekundäre Schwächung und Beeinträchtigung der Ovarialfunktion fand sich in $46,5\%$ durch entzündliche (akute und chronische) Genitalleiden und in $20,2\%$ durch Lungentuberkulose, Herzdegenerationen, Ernährungsstörungen, thyreogenen Anomalien usw. bei normalem Genitalbefund bedingt.

Eine besondere Gruppe von Pubertätsblutungen für sich abzutrennen, ist unnötig und irreführend; die zu häufige und die zu starke Regel im zweiten Dezennium ist allermeist auf ungenügende Genitalentwicklung auf dem Boden primärer Ovarialinsuffizienz zurückzuführen. Echte Metrorrhagien finden wir im nächsten Abschnitt unter der juvenilen Form der Methropathia haemorrhagica vertreten. Es gelten aber für ihr Verständnis und ihre Therapie die gleichen Grundsätze, wie sie im allgemeinen dargestellt werden.

In der Praxis ist es schwer, immer eine so scharfe Trennung in den ätiologischen Faktoren durchzuführen, vielmehr wird häufig eine Kombination der einzelnen Regelanomaliebilder deutlich sein, so eine zu häufig und zu starke, in anderen Fällen eine seltene und zu schwache Regel; es braucht nicht im einzelnen ausgeführt zu werden, wie die ätiologischen Faktoren hier jeder für sich beteiligt sind. Eine Gesetzmäßigkeit läßt sich kaum finden; nur gewisse häufige Krankheitsbilder kann man anführen, so die zu häufige und starke Blutung bei leichten Ovarial-Insuffizienzgraden oder bei entzündlichen Adnexerkrankungen. Die Mannigfaltigkeit ist dadurch hauptsächlich bedingt, daß immer mehrere, von vielen Einzelfaktoren wieder abhängige Komponenten gegeben sind: die Muskelkraft, der Grad der Hyperämie und der Ovarialfunktionszustand. Differenziert man diese im einzelnen, wird man die meisten Bilder pathogenetisch erfassen können.

Für die Diagnose aber ist es deshalb verständlich, daß eine eingehende körperliche Untersuchung nach internen Grundsätzen und eine genaue Anamnese nötig ist, um zum Ziel einer glaubhaften Pathogenese zu kommen.

Die **Therapie** hat auf Grund der genauen Diagnose und Klärung der Pathogenese die Grundursachen zu erfassen und zu beseitigen, vielfach auch nur aufklärend zu wirken. Für viele Fälle wird die Kräftigung des Körpers das wichtigste sein: gute Pflege und Ernährung, allgemeine Roborantien, Sport in gesunden Grenzen, unter Umständen Berufswechsel, Eisen- und Arsenmedikation. Für die Fälle der primären Ovarialinsuffizienz wünschte man wieder sicher wirkende Organopräparate. Einige Organopräparate vermögen manchmal den Zyklus zu steuern, ob durch spezifische oder nicht spezifische Wirkung, bleibt noch dahingestellt, z. B. Injektionen von Adrenalin (0,0007 mg jeden 3. Tag ca. 6—10 mal) oder Pituglandol oder Koluitrin (10 mal 1 ccm), auch Ovoglandol, Glanduovin und andere der obengenannten sicher nicht spezifischen Eierstockspräparate. Für die Fälle von hypo-thyreotischen Menorrhagien vermag Thyreoidin gutes zu leisten. Gute Resultate werden auch von Kalkophysin (10$^0/_0$ Calc. chlor.-Lösung mit einem Hypophysin-Extrakt intravenös) gemeldet (Zondek, Stickel, Bock).

In Fällen, wo in erster Linie Muskelinsuffizienz vorliegt, spielen die kontraktionsfördernden Mittel eine überwiegende Rolle, wie sie überhaupt für die immer noch nötige symptomatische Therapie im Mittelpunkt stehen. Das wichtigste ist die Sekale - Droge entweder als Fluidextrakt oder in Form der vielen Patentpräparate: Sekakornin, Ergotin, z. B. Sol. Ergotini Denzel 3,0/180,0, Ergotamin in Form des Gynergens; dieses letztere hat sich besonders gut bewährt. Von guter Wirkung ist auch das synthetische Präparat = Tenosin, das eine Kombination der synthetischen Sekalebestandteile des α-paroxyphenyläthylamin und β-imidazoläthylamin darstellt. Man kann diese Präparate sowohl per os als auch als Injektion intramuskulär geben. Zu bemerken ist, daß gerade Sekalepräparate auch eine Regelmäßigkeit des Zyklus erreichen können, ähnlich wie jene oben genannten Organopräparate, was wohl in gewissem Sinne gegen diese Spezifität spricht (cf. Esch); zu diesem Zwecke soll man z. B. 3 mal tägl. 20 Tropfen Takosin oder tägl. 3 Tabl. Gynergen per os während 2—3 Wochen vor, während und nach einer Regel geben (Tonisierungs-therapie).

Wichtig ist weiterhin die Gruppe der Hydrastispräparate teils als Fluidextrakt oder als Styptol oder Styptizin oder in Kombination mit Sekale als Erystyptikum oder als das synthetische gut wirksame Hydra-stinin (Bayer).

Rein lokale Maßnahmen sind die heißen Scheidenspülungen als kontraktionsanregend und blutaffluxerzeugend, ebenso die Sitzbäder, oder Moor- und Stahlbäder. Nicht zu unterschätzen ist dabei deren allgemein roborierende Wirkung. Indiziert sind diese Maßnahmen insbesondere bei den infantilistisch-hypoplastischen Fällen. Auch die Behandlung des Zervixkatarrhes und der Erosion kann allein die begleitende häufige und starke Regel zum Verschwinden bringen.

Alle Ätz- und Spülbehandlungen des Uteruskörpers sind in diesen Fällen, in denen das Endometrium corporis einem normalen zyklischen Wechsel unterworfen ist, kontraindiziert.

Die operative Behandlung in Gestalt der Abrasio mucosae stand, wie eingangs erwähnt, früher und bis in die Jetztzeit im Vordergrund. Seit die Schleimhaut sich als gesund erwiesen hat, hat sie als ursächliche Behandlung wesentlich an Bedeutung verloren. Jedoch kann man auch jetzt noch unter bestimmten Voraussetzungen mit Erfolg von ihr Gebrauch machen; das gilt für die hypoplastischen Fälle. Bei ihnen gelingt es, durch die Verletzung und die Reparationshyperämie eine gute Stimulation der Ovarialfunktion zu erzeugen, was sich in einem Regelmäßigwerden der Regel und Abschwächung der Blutung ausdrückt. Man muß nur die ovarialinsuffizienten Fälle gut aussuchen und die erzielte gute Funk-tionskonjunktur ebenso wie bei der Amenorrhöe und Dysmenorrhöe aus-nutzen für die Anwendung allgemeiner Roborantien, um dauernden Er-folg zu haben. Mit Besserwerden der brauchbaren Ovarialpräparate wird diese Behandlungsmethode mehr und mehr zweifellos an Boden verlieren. Über die Technik siehe später. Bei den Fällen der regelmäßigen, wenn auch zu starken Blutung ist die Abrasio kontraindiziert.

In den schwer beeinflußbaren infantilistisch resp. durch noch unge-nügende Entwicklung bedingten Fällen der zu häufigen und starken Regel hat man bei Erfolglosigkeit anderer Maßnahmen auf operativem Wege eine Resektion der Ovarien vorgenommen, meist in der dunklen, wie obige Ausführung aber ergibt, falschen Annahme einer hier wirksamen Hyperfunktion der Ovarien. Es läßt sich nicht leugnen, daß in manchen Fällen die zyklische Ovarialfunktion ebenso wie die vegetative Funktion durch diese Operation einen erheblichen Anreiz bekommt und die Anomalie gebessert wird (Thaler, Köhler).

Größere operative Eingriffe sollten nur für die schweren Genitalerkrankungen (Myome, Adnexerkrankungen) reserviert bleiben, für die rein funktionellen Blutungen aber nur in Ausnahmefällen gewählt werden, wenn alle andern Maßnahmen versagt haben. In Betracht käme hier vor allem die hohe Amputation des Corp. uteri mit möglichster Erhaltung einer noch kleinen Partie zyklusfähiger Schleimhaut.

Für die sonst schwer bekämpfbaren unregelmäßigen und starken präklimakterischen Blutungen ist die Röntgenkastration eine sehr gute Methode, die man dann anwenden soll, wenn durch die zu starken und häufigen Blutungen eine sekundäre Anämie und Störung des Allgemeinbefindens zutage tritt. Für die Fälle vor dem 40. Jahre jedoch soll man die Indikation für die Röntgenkastration nur sehr vorsichtig stellen. Die Dosis ist so zu gestalten, daß 40% der HED (s. Kap. IX) $= 240$—250 r an die Ovarien appliziert werden.

Geht man mit der Dosis herunter auf 8—10% HED oder 50—60 r, so erhält das Ovarium eine Schwachbestrahlung, durch die es zur Funktion angereizt werden soll (cf. Amenorrhöe-Behandlung). Solche Ovarienreizbestrahlungen sind mehrfach mit Erfolg angewendet und auch für die infantilistisch bedingten häufigen Blutungen bei Versagen einfacherer Maßnahmen zu versuchen. Über Keimschädigungen (s. oben).

Wie schon früher angedeutet, ist eine unmittelbare Reizwirkung am Ovarium unwahrscheinlich, eher plausibel ein durch die Gewebsdurchstrahlung bedingte Proteinkörpertherapie. Dafür spricht, daß man ähnliche Reizwirkungen auch durch Halbseitenbestrahlung (Pape, Mansfeld), durch Bestrahlungen der Milz (Scholz und Eufinger, Scholten und Volz, Nürnberger, Zweifel u. a.) und der Hypophyse (Hofbauer, Hirsch) erzielen kann; auch danach wird eine häufige Regel wieder regelmäßig und eine starke Blutung rasch schwächer. Aus diesen Erfolgen auf spezifische Hormonwirkungen schließen zu wollen, wäre völlig abwegig.

IV. Metrorrhagien.

Läßt sich keinerlei Periodizität mehr erkennen, sondern besteht eine dauernde gleichmäßig oder wechselnd starke Blutung im Anschluß an regelmäßig oder unregelmäßig zyklische Blutungen, oder treten unperiodische Blutungen mit Unterbrechungen nach vorher zyklischen Blutungen auf, oder waren wohl regelmäßige Perioden erkennbar, blutete es aber dazwischen während der ganzen Zeit oder im Prämenstruum oder auch im Postmenstruum oder in der Mitte der Regeln — so muß man statt von Menorrhagien von Metrorrhagien sprechen. Das Gemeinsame der mannigfach sich zeigenden Metrorrhagien ist, daß die Blutung nicht aus der Wundfläche des desquamierten Endometriums kommt, also keine echte Menstruation bedeutet, sondern entweder aus der intakten zyklusgerechten Schleimhaut, als Diapedesis oder lokale Gewebsblutung, z. B. im Post- oder Prämenstruum oder in der Mitte oder während der ganzen Zeit zwischen zwei Regeln — oder aus der pathologisch veränderten Schleimhaut, z. B. der entzündeten oder hyperplastischen oder schließlich gar nicht aus der Schleimhaut stammt, sondern von interkurrenten Affektionen, insbesondere Neubildungen des Cavum uteri ihren Ursprung nimmt.

Die Anamnese hat auch hier insbesondere mit aller Genauigkeit das Regelbild festzustellen: die Art der Anomalie, die Zeit ihres Bestehens, die Art des vorhergehenden und des normalen Zyklus; weiterhin ist auf bestehende oder vorhergehende gynäkologische oder allgemeine Organerkrankungen zu fahnden. Das Regelbild muß auch hier in ein genaues Schema eingezeichnet werden.

Die Pathogenese ist mannigfaltig und kann nach folgenden Gesichtspunkten gruppiert werden:

A. Metrorrhagien bei normalem anatomischem Endometriumszyklus.

a) Bei palpatorisch normalem Genitalbefund. 1. Blutungen in der Mitte zwischen zwei Regelblutungen sind häufig wesentlich schwächer als diese und kürzer, nur selten ebenso stark und stärker; sie treten gewöhnlich um den 14. und 15. Tag auf, gehen gelegentlich mit ziehenden Schmerzen und Übelsein, auch allgemeiner Reizbarkeit einher und sind sowohl der Zeit nach als vereinzelt vorliegenden Schleimhautbildern nach, die durch Kürettement zu dieser Zeit gewonnen wurden,

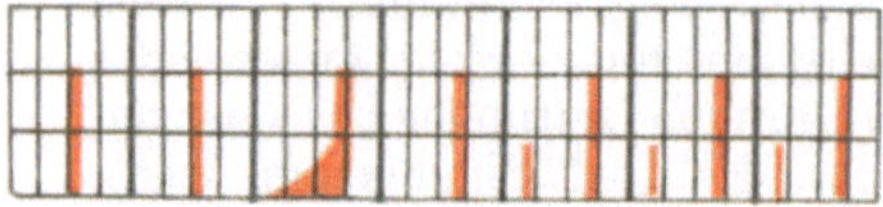

Fig. 59.
Metrorrhagien bei erhaltenem Zyklus.

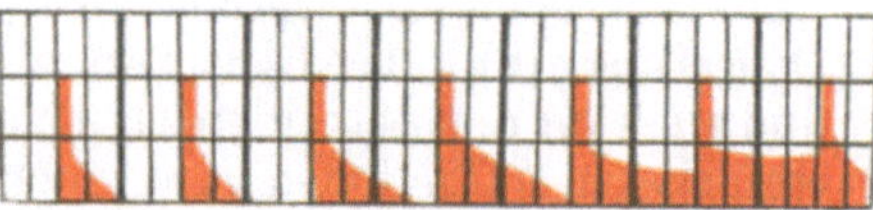

Fig. 60.
Metrorrhagie bei erhaltenem Zyklus.

als durch die Ovulation bedingte Blutaustritte anzusprechen. Sie müssen Blutaustritte per diapedesin sein; sie entsprechen den Brunstblutungen beim Tier (Fig. 59).

2. Post- und prämenstruelle Blutungen zeigen sich als schwächliche Aus- oder Vorläufer der normalen Regelblutung, gelegentlich gemeinsam mit schleimigem Ausfluß. Auch hier haben anatomische Untersuchungen die Intaktheit der Schleimhautfläche erweisen können und damit als wahrscheinlich die Diapedesisblutung annehmen lassen. Ihre Ursache liegt höchstwahrscheinlich in Störungen, die in der post- oder prämenstruellen Beckenhyperämie ihren Grund haben: Stauungszustände passiver und aktiver Art (kardiogen, sitzende Lebensweise, Asthenie, Hypertonie usw.) (Fig. 60). In einigen Fällen handelt es sich um echte Endometritiden, wie die Probeabrasio erwies; in andern um kleine Polypen, auch submuköse Myome, Karzinome.

3. Intermenstruelle Dauerblutungen bei erkennbaren Zyklusblutungen. Auch diese sind meist schwächer als die Zyklusblutungen, nur selten sind sie mit diesen gleichstark. In letzterem Falle wäre die Zyklus eventuell nur durch die Menstruationsbegleiterscheinungen, z. B. Unwohlsein, Kreuzschmerzen usw. zu erkennen. Ihre Ursache liegt gewöhnlich in chronischer Beckenhyperämie, z. B. bei dekompensiertem Herzfehler, hochgradiger, dauernder, passiver Beckenhyperämie, Varizenbildung, Asthenie, Hypertonien usw. Auch ihr Zustandekommen ist nur per diapedesin möglich; denn auch hier läuft ein intakter anatomischer Zyklus ab (Fig. 60). Auch hier kommen unter

den probeabradierten Fällen echte Endometritiden vor (s. sp.), ebenso wie kleine Polypen und submuköse Myome, Karzinome.

b) Bei anatomisch verändertem Genitale. 1. Polypen der Korpus- oder der Zervixschleimhaut. Nur der Zervikalpolyp ist als solcher dem sehenden Auge erkennbar, der Korpuspolyp nur bei der Probeabrasio zu entdecken. Immerhin liegt hier eine faßbare anatomische Veränderung vor. Beide sind offenbare autonome Neubildungen, der Korpuspolyp läßt sich deutlich als lokale Wucherung der Basalisschleimhaut nachweisen, über der die Funktionsschicht einem zyklischen Wechsel unterliegt. Manche dieser Polypen bleiben symptomlos; erst wenn Zirkulationsstörungen durch Stieltorsion oder Ernährungsstörungen eintreten, kommen Durchblutungen und infolgedessen Metrorrhagien zustande (cf. Kap. IX). Die übrige Schleimhaut läuft völlig ungestört in ihrem Zyklus ab. Meist treten nicht einmal oberflächliche Entzündungsherde auf. Das Blutungsbild ist uncharakteristisch, teils findet man starke, längere, die Regel verdeckende Blutungen, teils intermenstruelle meist schwächere Blutungen, teils solche in der Menopause, oder nach kürzerer oder längerer Amenorrhöe. Bei den Zervixpolypen ist häufig noch Ausfluß dabei.

2. Submuköse Myome: Sie können ähnliche Erscheinungen wie die Polypen machen; auch können sie erst nach der Dilatation, der Abrasio oder Austastung zur Diagnose kommen, während andere mehr oder weniger große, durch teilweises „Geborenwerden" im dilatierten Zervixkanal erscheinen. Die bimanuelle Palpation wird häufig durch mehr oder weniger starke Verdickung des Korpus oder der Zervix einen Verdacht auf submuköse Myome gewinnen, erst bei ihrem Sichtbarwerden kann man sie unmittelbar tasten. Das Blutungsbild zeigt häufig starke längere, den Menstruationszyklus verdeckende Metrorrhagien, häufig auch vorher schon längere Zeit hindurch Menorrhagien. Die Schleimhaut ist durchaus zyklusgerecht, nur bei manchen, schon im Zervikalkanal sichtbar werdenden submukösen Myome ist sie auf der Oberfläche entzündet sowohl über dem Myom, wie auch an den übrigen Partien. In anderen Fällen, wo das Myom noch nicht gestielt ist, sondern nur die Schleimhaut vorgetrieben und durchbrochen hat, kann es unmittelbar aus diesen Durchbruchsstellen, dann wohl unmittelbar aus der „Myomkapsel" bluten. Das gleiche gilt von den Sarkomen des Uterus (s. diese).

3. Karzinome. Sie können als Karzinome des Uterus sowohl im Korpus oder Kollum auftreten als auch in der Vagina und der Vulva; stets machen sie bei oberflächlicher Ulzeration Blutungen und Ausfluß. Der Blutungscharakter kann der intermenstruelle, d. h. mit erkennbarer Regel sein, oder der der vollen atypischen Dauerblutung. Was noch an funktionsfähiger Uterusschleimhaut vorhanden ist, unterliegt dem zyklischen Wechsel, sofern überhaupt noch ein Zyklus vom Ovarium aus angeregt wird, also noch Geschlechtsreife besteht. Auch hier kommen sowohl bei Korpus als Zervixkarzinomen oberflächliche Entzündungsherde im zyklusgerechten Endometrium vor, sind aber wohl selten die eigentliche Blutungsquelle.

4. Auch einfache Erosionen der Zervix und Portio können bei ihrer leichten Verletzlichkeit eine nicht zu unterschätzende Quelle der Blutung geben. Daß bei ihnen der Schleimhautzyklus des Korpus intakt bleibt, ist oft erwiesen.

5. Als seltene Ursache einer starken Blutung sind auch variköse Plexus in der sonst normalen Zyklusschleimhaut bekannt (O. Frankl);

bei den Stauungen, die interstitielle Myome im venösen Abflußgebiet bedingen können, ist ihre Entstehung verständlich.

B. Metrorrhagien bei pathologischem Endometriumszyklus.

1. **Abortus imminens, protrahens oder incompletus.** Nur der Vollständigkeit halber muß diese Affektion der Geburtshilfe hier erwähnt werden. Hier sind es eben die zum Teil eröffneten intervillösen Räume oder die plazentaren Reste, die als Blutungsursachen einzig und allein in Frage kommen. Das Endometrium ist entweder dezidual oder postdezidual, d. h. im Status post desquamationem deciduae verändert und dann zum Teil entzündet infolge der Infektion, die von den Eiresten bedingt ist.

2. **Extrauteringravidität.** Auch diese Affektion gehört in die Geburtshilfe und nicht in die Gynäkologie. Die Blutung geschieht aus der von der Dezidua befreiten Wundfläche des Endometriums.

In beiden Fällen wird die Anamnese mit der oft nur zeitlich kurzen Amenorrhöe zusammen mit einem genauen Palpationsbefund den Verdacht auf die Ursache der Blutung lenken.

3. Von **Halban** und **Köhler** wurde das Bild einer Corp. luteum-Persistenz beschrieben; die weiteren Erfahrungen haben ergeben, daß hier wohl zweifellos eine Fehldeutung vorliegt. Im Kapitel VIII werden zystische Corpora lutea in verschiedenen Entwicklungsstadien beschrieben. Das Corp. lut. ist stets eine vom Ei abhängige Bildung, das Zystischwerden ist etwas Nebensächliches, von der Spannung des Ovarialstromes abhängig. Bleibt die Regel etwas über die Zeit aus und folgt dann eine Blutung, so kann man durch die Abrasio stets Zeichen eines Frühabortes nachweisen oder andere Gründe für die verspätete Regel finden. Ehe nicht exakte anatomische Arbeiten, die das Corp. lut. als auch das Endometrium betreffen, einen andern Zusammenhang nachweisen, ist das Bild der Corp. lut.-Persistenz abzulehnen.

4. **Schwere Endometritis mit und ohne entzündliche Adnexerkrankung.** Die hier gemeinten Blutungen sind als „Adnexblutungen" bekannt, ihr Charakter ist gewöhnlich der, daß bald nach einer normalen oder auch gegen früher verstärkten Regel unregelmäßige, verschieden starke Blutungen von geringerer oder mittlerer Dauer einsetzen, die häufig inzwischen auch wieder Pausen zeigen (cf. Kap. V, 2). Sie sind Begleiterscheinungen einer akuten oder rezidivierenden chronischen Adnexerkrankung, d. h. wenn vor allem in den Eileitern sich die Zeichen der akuten Endosalpingitis zeigen; nur vereinzelt besteht auch eine isolierte schwere Endometritis ohne Tubenbeteiligung. Das anatomische Bild des Endometriums wird unter dem Kapitel Entzündung (s. dieses) ausgeführt; hier nur soviel zum Verständnis, daß es sich um eine schwere echte Entzündung mit reichlich Rundzellen-, Leukozyten- und Plasmazellinfiltraten in der Basalisschicht handelt. Sie breitet sich dort vor allem im Status post desquamationem aus, sei es, daß die Infektion z. B. mit Gonokokken erst um die Zeit der eben ablaufenden Menstruation stattfand oder schon vorher oberflächliche Entzündung der Zyklusschleimhaut bedingt hatte. Diese schwere Basalisinfektion hat zur Folge, daß eine neue Zyklusschleimhaut nicht aufsprossen, proliferieren kann, es kommt vielmehr nur zu unregelmäßiger Epithelialisierung und in der flachen Schicht entsteht fast

lediglich eine Granulationsschicht; irgendeine Funktion ist nicht erkennbar, obgleich, wie sich durch vergleichende Ovarialuntersuchungen nachweisen läßt, im Ovarium der Zyklus des reifenden Follikels, der Ovulation und des Corpus luteum ungestört weitergeht. Es dürfte verständlich sein, daß es aus dieser schwer entzündeten zyklusgestörten Schleimhaut infolge der entzündlichen Hyperämie unregelmäßig und verschieden stark blutet. In einigen Wochen heilt gewöhnlich diese Entzündung aus, der Ovarialzyklus gewinnt allmählich seine Wirkung auf das Endometrium wieder, eine neue Funktionsschicht sproßt auf, nur in der Basalisschicht sind noch Zeichen der chronischen Entzündung in Gestalt von Rundzellinfiltraten, von denen aus einzelne Entzündungsinfiltratstraßen perivaskulär oder periglandulär in die neue Funktionsschicht hineinziehen können. Irgendeinen Einfluß auf das klinische Bild der Menstruation scheinen diese chronischen Infiltratstraßen nicht zu haben; die häufig an solche Adnexerkrankung sich anschließende zu häufige Regel hat, wie oben ausgeführt, ihre Ursache in einer durch die Entzündung bedingten leichten Ovarialinsuffizienz in Gestalt schlechter Zyklussteuerung.

In seltenen Fällen kommt auch im Stat. desquamationis eine Aszension von nicht gonorrhoischen Keimen auf das wunde Endometrium vor und verursacht eine Entzündung der Basalis, so daß eine neue Funktionalis zunächst nicht proliferiert. Meist heilt diese Störung rasch aus, so daß schon der nächste Zyklus normal abläuft. Während dieser Zeit blutet es unregelmäßig, hört aber mit der Regel spontan auf. Pankow hat vor kurzem solche Fälle als Regenerationsstörung publiziert. Die Ursache liegt aber in der Keimaszension. Für diese seltenen Fälle ist die Mengesche Formalinätzung von guter Wirkung: Sterile dünne, aber feste Hartgummistäbe werden mit Watte umwickelt und mit 25%iger Formalin-Alkohol-Lösung getränkt; die Portio wird eingestellt, saubergewischt, der Zervikalkanal mit Hegarstift 3—5 vorsichtig dilatiert und 2—3 Stäbchen nacheinander eingeführt, so daß das Medikament die Uterushöhle überall benetzt. Einmal, höchstens zweimal soll man diese Prozedur anwenden.

5. **Metropathia haemorrhagica.** Unter diesem Namen hat man vielfach alle die Affektionen zusammengefaßt, die durch starke Blutungen bei normalem Palpationsbefund charakterisiert waren. Stets wurden hierbei Meno- und Metrorrhagien durcheinandergeworfen und überhaupt manches der schon oben differenzierten Krankheitsbilder unter diesen kaum irgend etwas Pathogenetisches präjudizierenden Namen gebracht. Das ist heute nicht mehr zweckmäßig, da sich mehr Klarheit in den zusammenfassenden Begriff hat bringen lassen; deshalb ist Verfasser dafür eingetreten, diese Bezeichnung der Metropathia haemorrhagica für eine ganz bestimmte Funktionsanomalie zu reservieren, die in folgendem beschrieben werden soll. Der eigentliche Kern dieses Krankheitsbildes ist eine Funktionsanomalie des Ovariums. Von einem bestimmten Zeitpunkt ab, d. h. nach der zuletzt dagewesenen normalen Menstruation reifen wohl neue Follikel, aber sie kommen nicht zur Ovulation, sondern persistieren in ihrem Reifezustand, ja hypertrophieren sogar häufig; ein Corpus luteum fehlt völlig, die Spuren des bei der zuletzt dagewesenen Menstruation in Rückbildung gegangenen Corpus luteum verschwinden in der gewöhnlichen Zeit. Gerade aus diesem Fehlen eines jungen Corpus luteum, das ja bei jedem Zyklus sonst nebeneinander in oft mehreren Generationen gefunden wird (s. Schema, Fig. 61), kann

man unzweideutig auf die Persistenz der Follikel schließen. Es kann auch sein, daß der einzelne reifende Follikel vor einer Ovulation zugrunde geht, aber sofort von neuen reifenden Follikeln abgelöst wird, so daß so die Wir-

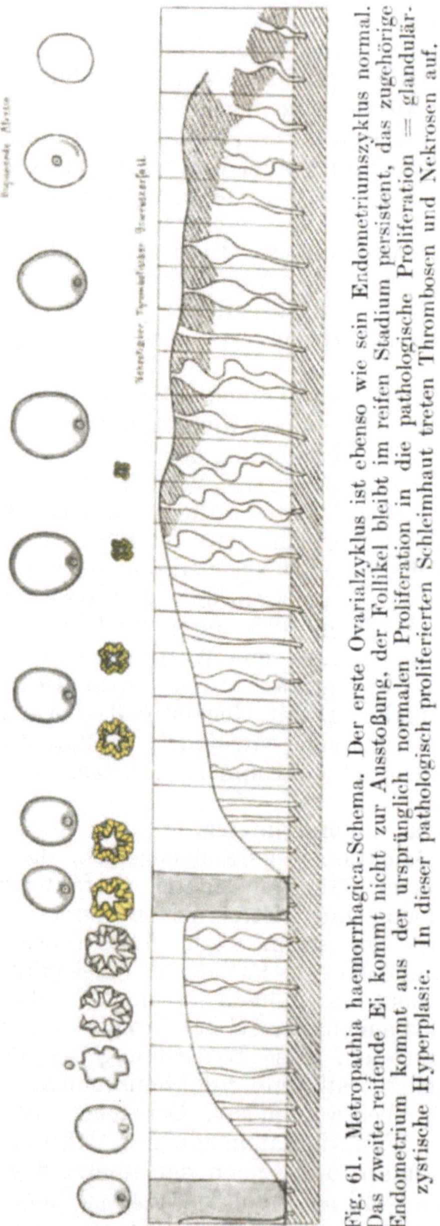

Fig. 61. Metropathia haemorrhagica-Schema. Der erste Ovarialzyklus ist ebenso wie sein Endometriumszyklus normal. Das zweite reifende Ei kommt nicht zur Ausstoßung, der Follikel bleibt im reifen Stadium persistent, das zugehörige Endometrium kommt aus der ursprünglich normalen Proliferation in die pathologische Proliferation = glandulär-zystische Hyperplasie. In dieser pathologisch proliferierten Schleimhaut treten Thrombosen und Nekrosen auf.

kung des reifenden Follikels persistent bleibt (R. Meyer). Die Folge dieser Follikelpersistenz zeigt sich im gleichen Sinne, wie sonst der reifende Follikel auf das Endometrium wirkt, eben in Gestalt der Proliferation; da aber der Proliferationsreiz über die normale Zeit hinaus auf das Endo-

metrium wirkt, so geht auch die normale Proliferationsphase über die
Norm ins Pathologische (Figg. 62—65). Die Drüsen werden unregelmäßig,
teils langgestreckt, teils geschlängelt, vielfach werden sie auch zystisch. Das
ganze Drüsenbild hat nichts Einheitliches mehr, sondern wird unruhig und
uncharakteristisch, es paßt in keine der normalen Zyklusphasen. Die
ganze Schleimhaut wird dicker, aber nicht gleichmäßig, sondern vielfach
gewinnt sie einen direkt fungösen Charakter. Das zeigt sich schon makroskopisch an der erheblichen Dicke und der Ungleichheit der Oberfläche.
Eigentliche Sekretionszeichen, so wie sie in der normalen Sekretionsphase zu finden sind, fehlen völlig, jedoch füllen sich die Zystchen mit
detritusähnlichen Massen, die die Muzikarminfarbe annehmen; aber es

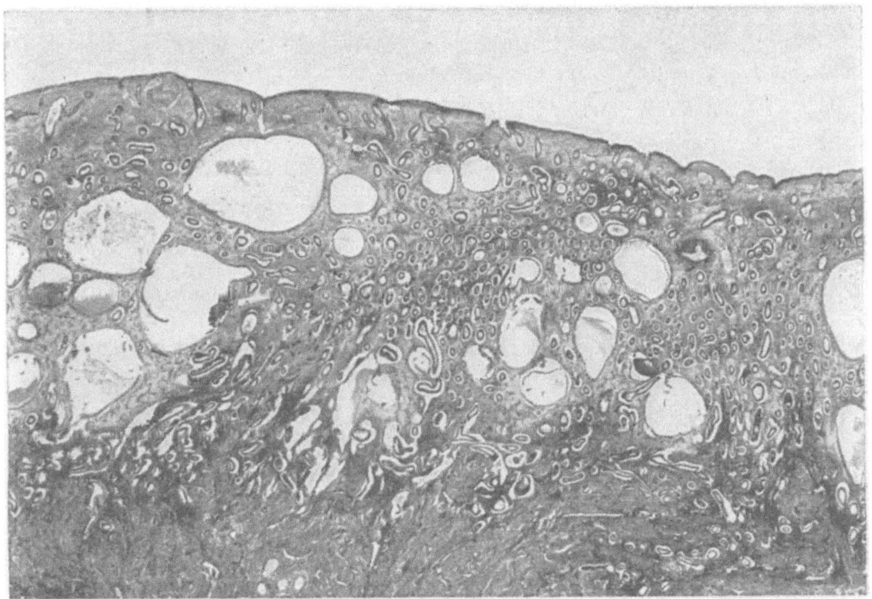

Fig. 62. Pathologisch-proliferiertes Endometrium = glandulär-zystische Hyperplasie.

fehlen die typischen Sekretionsbilder der Epithelien. Auch das Stroma
wird ungleich, sehr lockere, selbst ausgesprochen ödematöse Partien
wechseln mit dichtspindelzelligen Bezirken ab. Die Gefäße, besonders
die superfiziellen Kapillaren sind ungleich entwickelt, teils erheblich
dilatiert, teils eng und spärlich. Das Gitterfaserwerk ist reichlich entwickelt. In späteren Stadien kommt es leicht zu Zirkulationsstörungen;
in den ungleichen Kapillaren bilden sich Thrombosen aus, der zugehörige
Gewebsbezirk degeneriert und geht nekrobiotisch zugrunde. Blutaustritt, Leukozytenauswanderung, Fibrinausscheidung und schließlich oberflächlicher Gewebszerfall bilden sich heraus. Hier liegen die eigentlichen
Ursachen der klinisch so charakteristischen Blutungen. Allmählich greift
die Zirkulationsstörung weiter um sich, größere Schleimhautbezirke gehen
nekrobiotisch zugrunde und stoßen sich ab; schließlich können große
Partien durchblutet werden und erscheinen dann makroskopisch als
blutdurchtränkte faserige Partien, deren Fasern alle nach dem Os internum hinstreben, während andere, meist im Fundus gelegene Schleim-

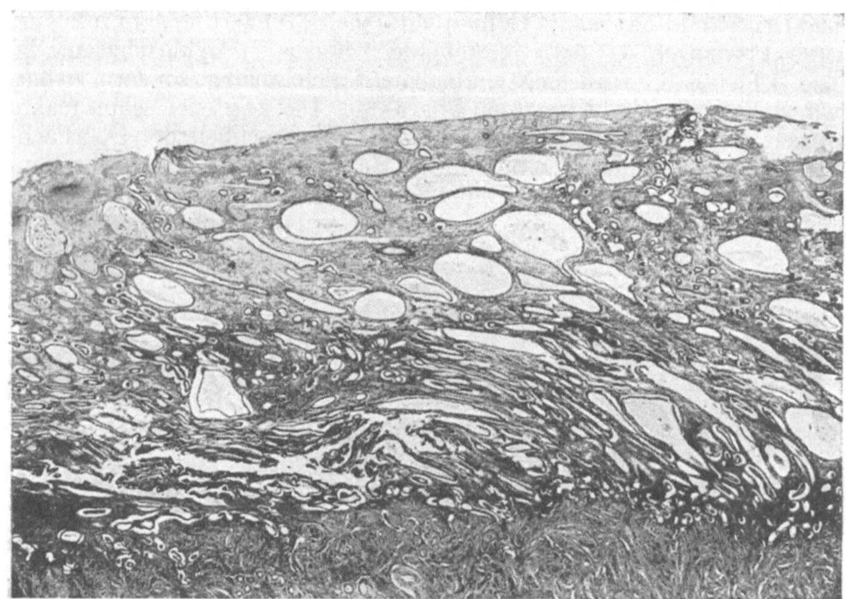

Fig. 63. Pathologisch-proliferiertes Endometrium. Links oben beginnende Thrombose und Nekrose.

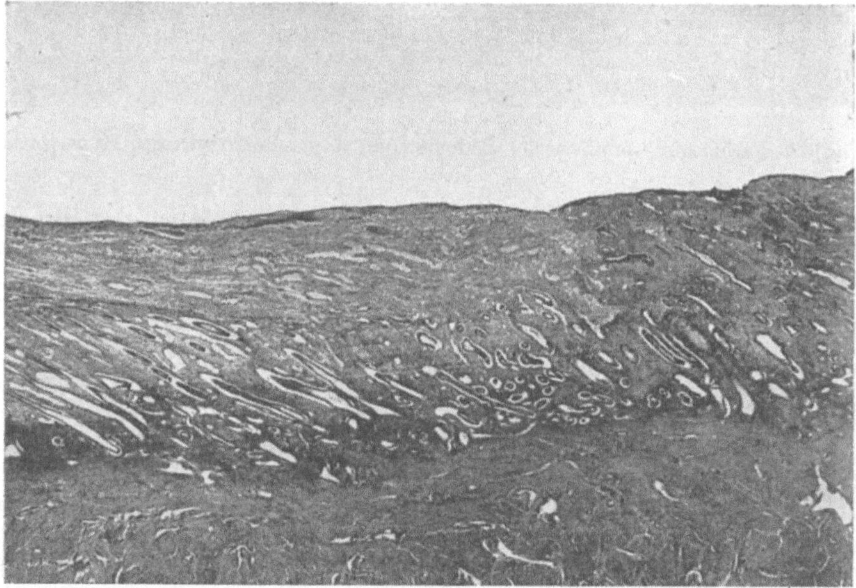

Fig. 64. Pathologisch-proliferiertes Endometrium. Über die Hälfte ist nekrotisiert.

hautstellen noch blaß und glatt sind. Das Endstadium ist die völlige
Abstoßung der pathologisch-proliferierten Funktionsschicht durch solche
Nekrobiose, und es bleibt dann schließlich nur eine unregelmäßig höckerige
niedrige Wundfläche vom Endometrium übrig, bis auch hier die unregelmäßigen Funktionsschichtreste sich wieder epithelialisieren und die
Schleimhaut zur Abheilung kommen lassen. Während der letzten Stadien
der Schleimhautbilder findet man in den persistierenden Follikeln meist
ein Zugrundegehen der Granulosa, also eine spontane Atresie und damit
das Ende der Funktionsanomalie.

Am übrigen Genitale findet man neben der Schleimhautveränderung,
die in fast allen Punkten dem früher von Olshausen, Brennecke u. a.

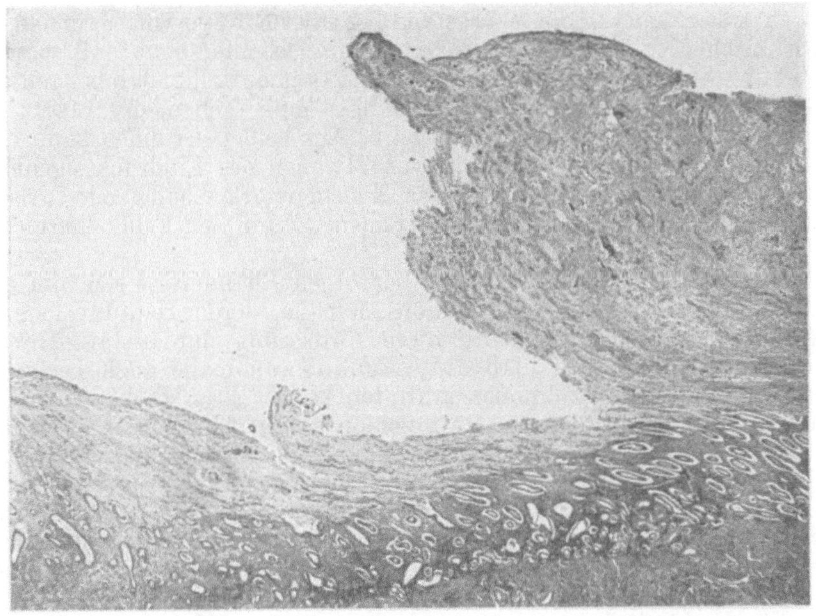

Fig. 65. Fast völlige Nekrose der pathologisch-proliferierten Schleimhaut.

beschriebenen Bilde der „Endometritis fungosa" entspricht, ein Dicker-
werden, eine Hypertrophie des Myometriums, in dem Sinne der Scan-
zonischen chronischen Metritis. Selbst faustgroße Uteri können so entstehen und eine „Myomatosis" vortäuschen. Der Uterus ist hyperämisch,
oft weich, oft härter, die Portio ist deutlich hyperämisch und kann selbst
livide Verfärbung annehmen. Der Zervikalkanal klafft häufig ein wenig.
Auch die Scheide lockert sich auf und zeigt leichte Verfärbung. Alle diese
Erscheinungen sind auf die gleiche Ursache, auf die hyperämisierende,
proliferierende Wirkung der dauernd und meist in verstärktem Maße
abgesonderten Follikelhormone zurückzuführen.

Auch über die Grenzen des Genitale hinaus wirkt diese Funktionsanomalie des Ovariums. So wird häufig beobachtet, daß eine ausgesprochene Anämie sich herausbildet, die gewisse Ähnlichkeit mit der
wächsernen Myomblässe im Hautkolorit zeigt; insbesondere der Hämoglobingehalt geht stark zurück, selbst bis auf 20—25% nach Sahli; die
Zahl der Erythrozyten kann ebenfalls stark abnehmen; $1^1/_2$—2 Millionen

pro cmm sind nicht selten zu beobachten. Das weiße Blutbild ist im Sinne einer deutlichen Lymphozytose umgewandelt. Das Rumpel-Leedesche Endothelzeichen (kapilläre Blutaustritte und Stauung) fehlt. In Verbindung mit diesen Blutveränderungen treten dann Müdigkeit, Lufthunger, völlige Leistungsunfähigkeit hervor, auch die Magensekretion kann erheblich herabgemindert werden. Häufig beobachtet man auch am Herzen ähnliche Erscheinungen wie bei Myomen: erhöhte Pulsfrequenz bei schlechter Füllung des Gefäßrohres, leichte Dilatation des Herzens, Extrasystolen und deutliche systolische Geräusche über der Mitralis. In vielen anderen Fällen, besonders in früheren Stadien ist der Blutdruck deutlich auf ca. 140—160 mm Hg R.R. erhöht. Im Urin finden sich nur selten Zeichen der Albuminurie. Im allgemeinen dürfte es das wahrscheinlichste sein, diese Zeichen als sekundär anämische anzusprechen; jedoch gibt es auch Fälle, ebenso wie bei einer Gruppe von Myomen, wo diese Zeichen in voller Deutlichkeit zu finden sind, ohne daß schwere Genitalblutungen einhergingen. Zudem ist es ja auffällig, daß bei anderen Genitalleiden, die mit schweren Blutungen einhergehen, der Ersatz des verlorenen Blutes schnell vor sich geht. Aus beiden Gründen kann man sich ebenso wie bei einer Gruppe von Myomen des Eindrucks nicht erwehren, als wäre auch noch eine das Knochenmark schädigende toxische Komponente im Spiel, die in diesen Fällen wohl in den Follikelhormonen zu suchen wäre.

Wie aus dem bisher Gesagten hervorgeht, handelt es sich um eine in sich völlig geschlossene Funktionsanomalie, deren Hauptursache im Ovarium gelegen ist. Es wird diese Auffassung nur bestätigt, wenn weiterhin erwähnt wird, daß diese Funktionsanomalie auch bei schon bestehenden Genitalaffektionen auftreten kann. So z. B. kann man sie finden bei Lageanomalien: Retroflexionen und Prolapsen, Myomen, chronisch entzündlichen Adnexerkrankungen im indolenten Stadium, bei infantilistischen Genitalien, bei Karzinomen des Genitaltraktus, bei Ovarialneubildungen. Gerade die Buntheit dieser Begleitaffektionen zeigt, daß keine von diesen ursächlich für die Funktionsanomalie in Betracht kommt, sondern lediglich als zufällige Begleiterscheinung anzusehen ist.

Für die Ätiologie ist es nötig zu betonen, daß die Metropathia haemorrhagica in einer kleinen Zahl um die Zeit des Beginns der Geschlechtsreife und noch häufiger zur Zeit ihres Ausklingens also in der Klimax zur Beobachtung kommt, nur ganz vereinzelt findet man sie auch in den mittleren Jahren der geschlechtsreifen Zeit. Sie ist also eine der wichtigsten ätiologischen Faktoren der Pubertäts- und der klimakterischen Metrorrhagien. Der eigentliche Grund für die Persistenz der reifenden Follikel oder genauer für das Ausbleiben der Ovulation ist vorerst unbekannt. Von der sog. kleinzystischen Degeneration ist dieses Bild der persistierenden reifenden und reifen Follikel dadurch unterschieden, daß bei der Persistenz nur ein oder wenige große reife granulosahaltige Follikel ohne nennenswerte Corpus luteum-Stadien vorhanden sind, während bei dem Bilde des kleinzystischen Ovariums hauptsächlich die wachsenden Follikel in größerer Zahl als gewöhnlich, daneben viel zystisch-atretische, vor allem aber auch häufig Corpora lutea in verschiedenen Generationen zu finden sind; denn der Zyklus läuft bei der kleinzystischen Degeneration ungestört oder beschleunigt ab. Manchmal besteht auch Amenorrhöe, dann fehlen natürlich Funktionsstadien. Vielleicht sind es für das Ausbleiben der Ovulation bei vorhandenen reifen Follikeln nur rein mechanische Faktoren, besonders eine erhebliche Dicke der Albuginea, die der zur Ovulation stehende Follikel nicht überwinden kann; wahrscheinlicher aber ist, daß innersekretorische Anomalien, mitwirken in der Zeit des Einschaltens und Ausschaltens der Ovarialfunktion. Aber das sind durch Tatsachen bisher nicht faßbare Vermutungen.

Das Regelbild (Fig. 66) ist gewöhnlich in dem Sinne charakteristisch, daß nach vorher völlig regelmäßiger vierwöchentlich wiederkehrender Regel eine 4—5 wöchentliche oder längere Amenorrhöe von einer langdauernden häufig starken Blutung gefolgt wird, die, wie oben auseinandergesetzt, keine anomale Regel, sondern eine echte Blutung aus den nekrobiotisch zugrundegehenden Schleimhautbezirken ist. In anderen, weniger häufigen Fällen ist die Regel vorher schon unregelmäßig (zu häufig oder manchmal auch zu selten) und dann setzt nach einer mehrwöchigen Pause die Metrorrhagie ein. Oder in noch anderen Fällen ist die Amenorrhöe kürzer als 4 Wochen, ja schon nach 14 Tagen kann eine ungleichartige, unperiodische Blutung für längere Zeit kommen.

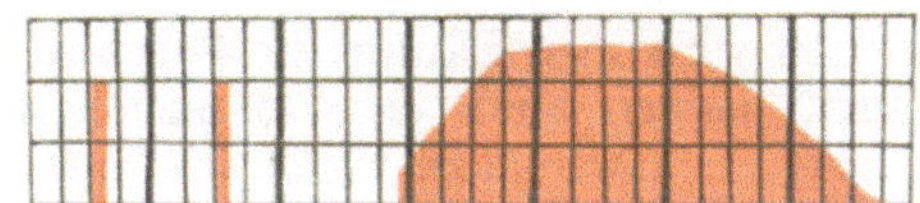

Fig. 66. Typische Metrorrhagie.

Der Verlauf ist im allgemeinen der, daß die Frauen wegen der starken Blutung ärztlichen Rat in Anspruch nehmen, aber in anderen Fällen ist es sicher möglich, daß mit einem Spontanaufhören der Blutung zu rechnen ist, eben wenn über kurz oder lang der persistierende Follikel spontan atresiert; jedoch kann durch einen protrahierten Verlauf eine erhebliche Anämie eintreten und so eine starke Schädigung der Patientin Platz greifen, ja es ist auch von einigen Todesfällen durch eine sehr starke Blutung offenbar auf dieser Basis berichtet worden. Charakteristisch ist weiterhin, daß, nachdem einmal die Funktionsanomalie spontan zurückgegangen ist, in kürzerer oder späterer Zeit sich ein Rezidiv einstellt, ein neuer Follikel nicht zur Ovulation kommt und von neuem die pathologische Proliferation mit ihren Folgezuständen Platz greift. In ca. 50% ist mit einem Rezidiv zu rechnen.

Die Diagnose hat sich in erster Linie auf die genaue Regelanamnese zu stützen, das Alter der Kranken spielt nach dem Gesagten ebenfalls eine besondere, jedoch nicht ausschlaggebende Rolle. Weiterhin ist eine genaue Palpation der Genitalorgane nötig. Submuköse Myome, Polypen, Karzinome als Quellen erheblicher Metrorrhagien sind auszuschalten. Allerdings muß berücksichtigt werden, daß ja auch eine Reihe verschiedener Genitalaffektionen, wie oben erwähnt, Begleiterscheinungen sein können. Schließlich aber bleibt auch bei palpatorisch völlig normalem Genitale immerhin noch eine Gruppe von Affektionen übrig, die schlechterdings durch die einfache Palpation nicht zu differenzieren ist. Das wäre der Korpuspolyp, ein kleineres submuköses Myom, Korpuskarzinom, Abort. incompletus, echte Endometriden des Corpus uteri und schließlich die Metropathia haemorrhagica. Um hier das ursächlich in Frage kommende herauszufinden, ist unter allen Umständen eine **diagnostische Probeabrasio** nötig.

Die Technik der Abrasio mucosae gestaltet sich folgendermaßen:

Die Patientin wird auf einen festen Tisch oder das gut hergerichtete Querbett gelegt und von einem helfenden Kollegen narkotisiert. Die Schamhaare werden gekürzt, die äußeren Genitalien gut gewaschen, die Scheide mit $1^o/_{oo}$ Sublimatlösung oder rotweinfarbener Kal. permangan.-Lösung gespült. Die gekochten Instrumente werden auf ein steriles Tuch neben dem Operateur aufgestellt. Jetzt wird in Narkose noch einmal ein exakter Palpationsbefund erhoben und dann die Portio im Plattenspekulum eingestellt; sie wird an beiden Muttermundslippen mit kleinen Krallenzangen angehakt und bis in den Introitus vorgezogen, was bei Frauen, die geboren haben, meist gut gelingt; virginelle Patienten soll man besser nicht im Privathause abradieren, sondern einer Klinik überweisen. Nach nochmaliger Säuberung der Portio wird der Zervikalkanal langsam mit den Hegarschen Metalldilatatoren erweitert, z. B. bis zum Stift 11, und dann eine Kürette einführt. Die Kürette zieht vorsichtig Zug um Zug, einer neben dem andern allmählich ringsherum kommend gelegt, vom Fundus zum Zervikalkanal; sie tastet und entfernt gleichzeitig das abkratzbare Gewebe, die Züge sollen nicht gewaltsam, sondern zart ausgeführt werden. Nach der Abrasio wird das Cavum uteri mittels Stäbchen, die mit Watte umwickelt sind, ausgetrocknet und mit Jodtinktur ausgewischt, schließlich für einige Stunden eine Jodoformgazetamponade der Uterushöhle und der Scheide gemacht.

Das abradierte Gewebe muß sofort nach oberflächlicher Befreiung von Blut in $80^o/_o$igem Alkohol oder $10^o/_o$iger Formalinlösung (1 : 4 der käuflichen $40^o/_o$ Lösung) gelegt und der mikroskopischen Untersuchung unterworfen werden.

Rein makroskopisch wird man häufig die Polypen und auch Abortreste erkennen können, jedoch auch das ist unsicher; die bedeutende Masse der Schleimhaut, die noch dazu weich und fast markig erscheint, kann man nicht im Sinne des Korpuskarzinoms allein verwenden; gerade in den ersten Stadien der pathologischen Proliferation kann die Menge der Schleimhaut sehr bedeutend sein. In anderen Fällen wieder ist sie oft sehr gering; ja wenn die Abstoßung der hyperplastischen Schleimhaut schon vorgeschritten ist, fördert die Kürette nur sehr wenig Fetzen zutage. Gerade wegen der Unsicherheit der makroskopischen Entscheidung an den abradierten Massen ist eine mikroskopische Untersuchung unerläßlich. Nur das Mikroskop vermag die endgültige Entscheidung zu treffen. Findet man zyklusgerechte Schleimhaut und einige polypenähnliche Bildungen, so ist die Genese klar. Sind keine Polypen bei zyklusgerechter Schleimhaut dabei, so wird man nach Ursachen, wie sie in den ersten Rubriken in diesem Kapitel aufgezählt sind, fahnden. Das Karzinom, der Abort. incompletus wird sich ohne weiteres zeigen und ebenso wird das pathologisch-proliferierte Endometrium seinen oben beschriebenen Charakter offenbaren: die Ungleichheit des Drüsenbildes, die zystischen Erweiterungen, die fehlenden Sekretionsbilder, das ungleich dichte Stroma, die nekrobiotischen Bezirke.

Über die Prognose ist „unter Verlauf" schon das Nötigste gesagt; hinzugefügt werden muß hier nur, daß es bisher ganz vereinzelt, aber einwandfrei beobachtet wurde, daß aus dieser diffusen, funktionellen Schleimhautwucherung eine autonome Neubildung im Sinne des Karzinoms hervorgegangen ist; es mahnen mancherlei merkwürdige Wucherungsbilder zur Vorsicht in dieser Hinsicht.

Die Therapie der Metrorrhagien überhaupt muß möglichst in jedem Falle auf Grund der charakteristischen pathogenetischen Momente kausal sein. Die Polypen, die submukösen Myome sind durch Abtragen zu beseitigen, das Karzinom ist nach den dort zu besprechenden Grundsätzen zu behandeln, desgleichen die Tubargravidität, der Abort zu beseitigen, die Entzündung meist wohl durch Hydrotherapie, jedenfalls mit konservativen Methoden (s. oben im Kapitel Entzündung) zum Abklingen zu bringen. Die Stauungen im Becken auf kardialer, pulmonaler, asthenischer Basis sind nach internen Grundsätzen zu behandeln. Die

Ovulationsblutungen, die postmenstruellen und prämenstruellen Blutungen sind schwerer anzugreifen; Sekale und interne Medikamente (Stauungs- und aktive Hyperämiebekämpfung) werden manchmal Besserung bringen. So bleibt als im Mittelpunkt des Interesses bei der Metrorrhagietherapie die der Metropathia haemorrhagica übrig. Schwer und verantwortungsvoll ist sie bei den juvenilen Formen der Metropathia, kommt doch hier alles auf die Herstellung eines funktionsfähigen Genitales an. Die Abrasio im Sinne der Probe-Abrasio wirkt in ca. 50% auch als Therapeutikum, da erfahrungsgemäß sich im Anschluß an diese Operation eine normale Regel einstellt und bei entsprechender, allgemein roborierender Nachbehandlung auch erhalten bleibt. Für die rezidivierenden Fälle empfehlen sich erfahrungsgemäß Adrenalin und Hypophysenpräparate (jenes in 0,0007—0,0008 g, dieses 1 ccm pro dosi 8—10 mal intramuskulär injiziert, in Abständen von 3—4 Tagen). Sekalepräparate u. a. haben sich ebenfalls vereinzelt bewährt. Das Wichtige ist offenbar die Zerstörung des persistierenden Follikels, was medikamentös vorläufig nicht sicher gelingt. In schwer beeinflußbaren Fällen könnte eine vorsichtige Röntgenbehandlung in Frage kommen, die gerade eben die röntgensensiblen reifen Follikel zerstört, die Primordialfollikel aber intakt läßt, ca. $^2/_3$ der Kastrationsdosis = 150—180 r. Auch die Milzbestrahlung ist in diesen Fällen zu versuchen. Eingreifende Operationen sollten nur in verzweifelten Fällen in Rücksicht auf die durch sie herbeigeführte Verstümmelung in Betracht gezogen werden, jedoch kann die Ovarialresektion für langdauernde Fälle in Betracht kommen.

Für die klimakterische Metropathia haemorrhagica ist die souveräne Methode die Röntgenkastration. Bemerkenswert ist, daß man nach der notwendigen Probe-Abrasio zunächst die Wirkung dieser Abrasio abwarten kann, in 50% der Fälle tritt wie gesagt Heilung ein, indem entweder die eigentliche Menopause beginnt oder der Regelzyklus sich noch einmal wieder in normalen Bahnen einstellt. Kommt aber in der anderen Hälfte der Fälle das Rezidiv zustande, kann man die Patientin ohne weiteres der Röntgenbehandlung zuführen. Wer sicher gehen will, kann sofort die Kastrationsdosis der Probeabrasio folgen lassen. Mit moderner Apparatur gelingt es gewöhnlich eine Kastrationsdosis, 36 bis 40% HED = 240 — 260 r, in ca. $2^1/_2$—3 Stunden, mit den neuesten Apparaten in fast der halben Zeit an die Ovarien heranzubringen, so daß in einer Sitzung ohne Bestrahlungsschäden eine dauernde Amenorrhöe erzielt wird; dann hört die Blutung innerhalb weniger Tage auf, die Anämie geht langsam zurück und die übrigen Allgemeinerscheinungen verschwinden; in einer kleinen Anzahl kommt noch ein- höchstens zweimal die Regel wieder, verschwindet aber dann endgültig. Der vorher hyperplastische Uterus schrumpft von jetzt ab dauernd zum senil-atrophischen.

Sollte aus irgendeinem Grunde diese souveräne Methode nicht möglich sein, so blieb ein Versuch mit den Mitteln, wie sie bei der juvenilen Form angegeben wurden, übrig. Tritt jedoch hier kein Erfolg ein, so bleibt als Methode der Operation die vaginale Totalexstirpation als schonendste und sicherste Therapie zur Wahl. Selbstverständlich kann diese Operation lediglich von geübter Hand in einer Klinik ausgeführt werden. Seltener wird in diesen Fällen der Uterus per lap. total exstirpiert, im wesentlichen wenn Komplikationen z. B. durch adhäsive Prozesse vorliegen.

Viertes Kapitel

Die normale Lage und die Lage-Anomalien des Genitalapparates.

A. Die normale Lage.

Bei der gesunden geschlechtsreifen Frau findet man den Uterus als den seiner Masse nach wichtigsten Teil des Genitalschlauches in einer im allgemeinen typischen Lage im Verhältnis zu seiner Nachbarschaft. Die Haltung dieses Organs ist die einer Anteversio-flexio und zwar so, daß die Zervix zum längeren und größeren Korpus in einem Winkel von ca. 70—100⁰ gebeugt ist; die Portio vaginalis sieht mit ihrem Os ext. nach schräg hinten unten kreuzbeinwärts und liegt der hinteren Scheidenwand kapillär auf; häufig ist das ganze Organ noch ein wenig in der Art gedreht, daß seine linke Kante, seltener die rechte Kante etwas nach vorn sieht. Die vordere Fläche des Korpus liegt der Blasenwand eng auf, die hintere Fläche steht in engstem Kontakt mit den Darmschlingen, die von oben her auf dem Genitalapparat und in der Excavatio rectouterina gelagert sind. Die Lage des Uterus läßt sich noch weiter genauer bezeichnen, indem ein Lot vom vordersten Punkte des Fundus die Mitte des Septum urethro-vaginale trifft, eines vom inneren Muttermund nach Waldeyer hinter der Mitte des Dammes liegt und das vom äußeren Muttermund durch das hintere Viertel des Dammes schneidet; die Horizontalen durch den obersten Punkt der Gebärmutter treffen ungefähr den 4. Kreuzbeinwinkel, die durch den tiefsten Punkt die unteren Steißbeinwirbel; die Portio steht mit ihrem äußeren Muttermund ungefähr in der Interspinalebene. Es liegt also die Zervix und Portio im hinteren Beckenhalbring, Fundus und größerer Teil des Corpus uteri im vorderen. Das Cavum corporis uteri liegt bei stehender Frau fast horizontal.

Die Scheide verläuft in ihrem unteren Drittel mehr vertikal und biegt nach innen zu in eine schräg nach hinten aufsteigende Richtung ab, ihr Winkel zur Horizontalen beträgt dann im allgemeinen ca. 70⁰, ihre Wände liegen vorn und hinten kapillär aufeinander, die Seitenwände vervollständigen ihre quere Durchschnittsfigur zu dem bekannten Henleschen Schema ⊢⊣. Daß sie mit ihrem hinteren Gewölbe höher am Uterus hinaufgreift als mit ihrem vorderen, ist schon früher erwähnt.

Die Tuben gehen von der Uterusseitenkante zwischen dem Lig. rotundum und dem Lig. ovarii proprium ab, sie verlaufen bis zum lateralen Rand des Ovariums immer auf der oberen Kante des Lig. latum, nahezu horizontal, gehen dann fast rechtwicklig in die vertikale Richtung über und schlagen sich in ihrem ampullären Teil, noch einmal winkelig abbiegend, nach medial um das Ovarium herum.

Die Ovarien findet man an der Hinterfläche des Lig. latum, mit ihm durch das Mesovarium verbunden; sie liegen der Hinterfläche des Lig. latum und dem seitlichen Beckenperitoneum eng an und zwar in einer flachen reliefartigen Vertiefung, die vielfach als Fossa ovarica bezeichnet wird, eine Grube, die zwar bei manchen Tieren deutlich ausgesprochen ist und auch erhebliche Bedeutung für Konzeption und Eileitung hat (Sobotta), aber beim Menschen nur sehr flach ist; sie wird nach hinten

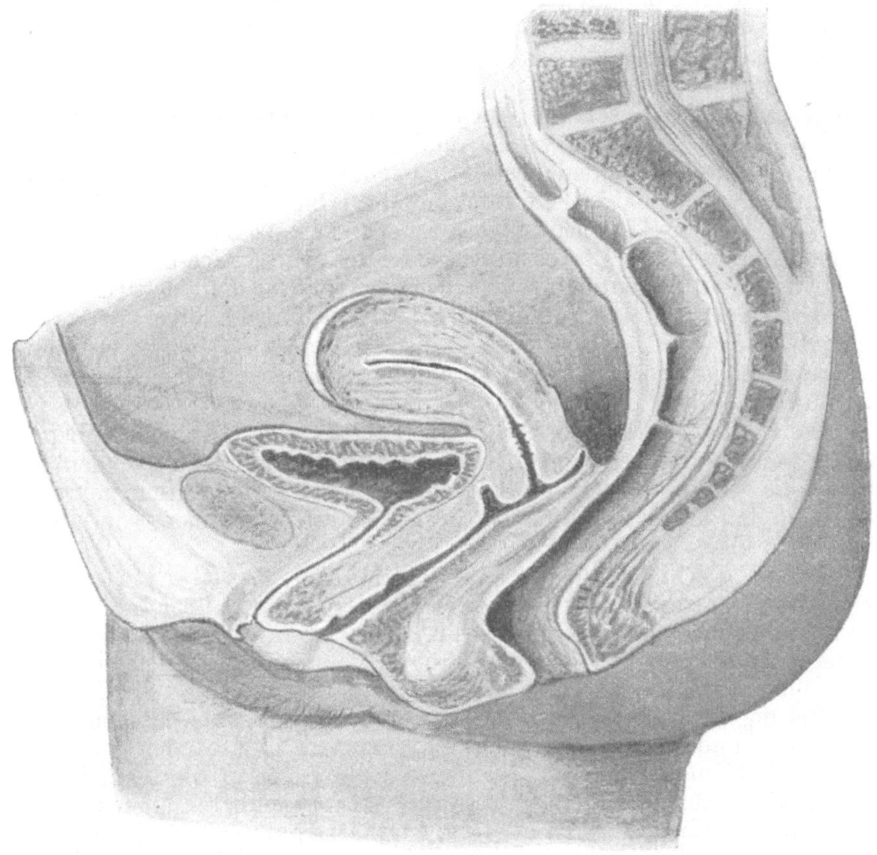

Fig. 67. Halbschematischer Medianschnitt. (Der Uterus ist absichtlich ein wenig vom Blasenfundus abgehoben, um die Umschlagstelle des Peritoneums deutlicher zu machen.)

durch den Ureter und die Arteria uterina, nach oben und vorn durch die Arteria umbilicalis begrenzt. Vom Bauchfell ist, wie früher gesagt, das Ovarium nicht überzogen, es wird vielmehr an seiner Basis von ihm umfaßt und völlig freigegeben.

Vom Rektum ist das wichtigste, daß die Pars perinealis recti zunächst vom Anus schräg nach vorn oben aufsteigt und eine Sonde in gerader Richtung unmittelbar das Os ext. uteri und den Zervikalkanal treffen würde, dann aber die Pars pelvina oberhalb des Levatorschlitzes schräg nach hinten oben umbiegt und nun eine dem Scheidenverlauf

Parallele Richtung nimmt. Mit der Scheide tritt das Rektum nur in der pars perinealis durch das feste Muskel- und Bindegewebe des Dammes und im unteren Drittel der Pars pelvina durch das lockere Septum recto-vaginale in unmittelbare Beziehung, weiter oben schiebt sich zwischen Rektum und Genitalschlauch die Excavatio recto-uterina, die meist bis auf das obere Drittel der hinteren Scheidenwand herunterreicht und stets mit Darmschlingen gefüllt ist.

Die Blase liegt im leeren Zustande stets hinter der Symphyse, die Funduswand ist eingesunken und liegt mit ihrem oberen und hinteren Teil der vorderen Wand auf, so daß eine Art Napffigur entsteht. Das Trigonum vesicae, d. h. der zwischen den Uretermündungen gelegene Teil, in dem die Schleimhaut der Unterlage fest aufliegt, grenzt meist nur an den oberen Scheidenteil, seltener noch an den Zervixabschnitt. Mit der Scheide ist das Trigonum vesicae und die Urethra durch das Septum vesico- resp. urethrovaginale fest verbunden, der tiefste hintere Abschnitt des Fundus vesicae hat lockere Bindegewebsverbindungen mit der Vorderwand der Zervix (Ligamentapparat s. später). Weiter nach oben hin ist jedoch Blase und Uterus durch die Excavatio vesico-uterina, d. h. durch den den Blasenfundus überziehenden und sich in der Höhe des Os int. uteri auf den Uterus hinüberschlagenden Bauchfellüberzug geweblich getrennt. Von Darmschlingen ist diese Peritonealtasche, wie erwähnt, aber frei, so daß normalerweise die vordere Uteruswand der Blase stets eng aufliegt.

Die Ureteren kommen von den Seiten her im geschwungenen Bogen an die Scheide in ihrem oberen Drittel heran und münden, nachdem sie vorher die schräg von außen unten aufsteigenden Art. uterinae gekreuzt haben, so daß die Art. uterinae nach vorn zu liegen kommen, von hinten her in die Blase ein.

Das so geschilderte Verhalten der Lage des Genitales und seiner Nachbarorgane ist jedoch keinesfalls ein unabänderliches, starres, vielmehr ist es gerade für die Norm charakteristisch, daß allerlei Änderungen zu jeder Zeit eintreten, die in erster Linie abhängig sind von dem Füllungszustand der Blase und des Mastdarms, auch von der Gesamtorientierung des ganzen Körpers im Raume (Liegen oder Stehen) und nicht zum mindesten auch von den physiologischen Zuständen des Genitales selbst (Kindheit, Schwangerschaft, Senium). Auf die Änderungen der Lagebeziehungen des Genitales zu seinen Nachbarorganen und in seiner eigenen Haltung während der Schwangerschaft soll hier, als nicht zum Thema gehörig, nicht eingegangen werden, die drei anderen Punkte verlangen aber eine kurze Besprechung.

Am geringsten sind die Änderungen der Lage unter sonst gleichen Voraussetzungen beim Übergang vom Stehen zum Liegen; es ist wahrscheinlich, daß das Genitale in toto etwas nach hinten verlagert und der Fundus uteri mitsamt dem Blasenfundus ein wenig gehoben wird. Die Portio steht beim Stehen der Frau etwas tiefer und der Uterus in Knie-ellenbogenlage etwas höher.

Stärker sind die Exkursionen des Uterus bei Änderung der Füllungszustände von Blase und Rektum. Die Änderungen in der Lage der übrigen Teile des Genitales speziell von Tube und Ovarium gehen zum Teil synchron mit dem Uterus, jedoch ist ihr Verhalten weniger wichtig, so daß hier in erster Linie die Änderung der Uteruslage besprochen werden soll. Bei geringer Füllung der Blase findet keine wesentliche Änderung statt, bei mittlerer weichen zunächst die Seitenteile der Blase aus und die

Zervix wird nach oben und hinten gehoben, quasi auf den Rücken genommen, erst bei starker Füllung muß der Fundus uteri derart in seiner Lage verändert werden, daß der Knickungswinkel zwischen Zervix und Korpus kleiner wird; jedoch wird die Blase den Fundus uteri nie so heben können, daß Darmschlingen in die Excavatio vesico-uterina dringen, im Gegenteil scheint die seitliche gewölbeartige Spannung der Ligg. lata den Uterus um so fester allseitig der Blasenkuppel aufzudrücken, je stärker die Füllung ist; zudem tut auch das physiologische Verhalten des Eingeweidepaketes zu einem bestimmten Maß (s. später) sein Teil zur Erhaltung der Anteflexio. Erst unter der Voraussetzung pathologischer Erschlaffungszustände können hier Abweichungen eintreten. Mit der Blasenentleerung stellen sich die normalen Lageverhältnisse wieder her zum größten Teile infolge des Erhaltenbleibens der Anteflexiohaltung des Uterus und der Verhütung des Eindringens von Darmschlingen in die Excavatio vesicouterina. Die Füllung der Pars pelvina recti kann keine wesentlichen Änderungen auf die Lage des Uterus ausüben, da ja zunächst die beweglichen Darmschlingen aus der Excavatio recto-uterina herausgedrängt werden; die Füllung der Pars perinealis, d. h. der Ampulla recti wird den Uterus in toto etwas nach vorn und oben heben.

Wichtig für das Verständnis der Normallage des Uterus ist das Lageverhältnis in den einzelnen physiologischen Perioden des weiblichen Lebens. Die Schwangerschaftszeit wurde ausgeschaltet, es bleibt die Zeit vor und nach

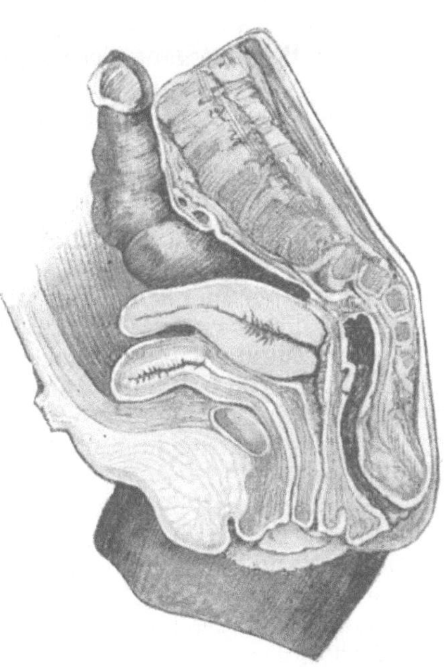

Fig. 68. Medianschnitt durch die untere Rumpfhälfte einer Neugeborenen.

der Geschlechtsreife übrig. Beim Fetus sehen wir insofern andere Verhältnisse, als sowohl die Blase wie auch der Uterus zum größten Teil nicht im Becken liegen, sondern erst mit dem Geräumigerwerden des Beckens in den letzten Jahren vor Eintritt der Pubertät herabsteigen (Fig. 68). Auch bei Tieren sehen wir stets Tuben und Uterus mit dem Ligamentapparat zum Teil außerhalb des Beckens (Stratz). Erst allmählich machen Tube und Ovarium aus ihrer ursprünglichen Vertikalstellung eine Wanderung in die tiefe Querstellung durch. Der Uterus steht mit dem kleinen fast atrophischen, schlaffwandigen Korpus oberhalb der Verbindungslinie von Symphyse und Promontorium, während die unverhältnismäßig massige Zervix und Scheide das enge kleine Becken fast ausfüllen und die dickwandige Scheide steileren Verlauf als später zeigt. Dieser Zustand bleibt während der Kinderjahre in der Hauptsache erhalten (Bayer). Bemerkenswert ist, daß das Corpus uteri fast stets schon in Anteflexio, wenn auch nicht so hochgradiger wie nach der Pubertät gefunden wird. In den letzten Jahren vor der Pubertät sinkt dann die

Scheide und mit ihr der sich inzwischen umbauende Uterus (Kleinei werden der Zervix im Verhältnis zum Corpus uteri und erhebliches Wachstum des Corpus uteri) ins geräumiger werdende Becken hinab, wird dadurch schräger gestellt und die Portio in den hinteren Beckenhalbring, andererseits aber das Korpus in stärkere Beugung gegen die Zervix gebracht. Im Senium sinkt das Genitale insgesamt tiefer infolge der fortschreitenden Verkleinerung durch senile Atrophie; man kann aber jetzt kaum noch von einer typischen, in gewissen Grenzen gleichbleibenden Haltung des Uterus sprechen, da die Atrophie ihn abnorm beweglich macht und er oft auch in der an sich regelwidrigen Retroflexio zu finden ist, ohne daß darin etwas Pathologisches zu sehen wäre.

Das bisher Gesagte hat lediglich das normale Verhalten in der Topographie der Beckenorgane, insonderheit des Uterus beschrieben, und es ließ sich als das normale wohl eine bestimmte Beziehung in der Lage der Organe nachweisen, gleichzeitig aber erkennen, daß das Wesentliche nicht die starre Innehaltung dieser Lage ist, sondern gerade die stete Wiederherstellung nach ihrer Veränderung durch normale Geschehnisse, mit anderen Worten die **aktive Beweglichkeit** des Genitalschlauches, in erster Linie des Uterus.

Für das Verständnis der Lageanomalien ist es aber wichtig, den Ursachen für dieses normale Verhalten der Genitalorgane in ihrer Topik und deren Änderungen nachzugehen. Zwei grundlegende Fragen müssen zur Erkenntnis dieser Verhältnisse beantwortet werden:

1. Weshalb liegt der Uterus normalerweise in der Anteversio-flexio?
2. Welche Kräfte halten das Genitale in der als normal zu findenden Schwebestellung?

Die erste Frage läßt sich vor allem aus entwicklungsgeschichtlichen Beobachtungen heraus verstehen. Schon bei jungen Feten ist die Anteflexiohaltung wahrscheinlich infolge der Beckenenge zu erkennen, verstärkt wird sie später durch das Tiefertreten und Nachhintenrücken der Scheide im geräumiger werdenden Becken. Das Eingeweidepaket schmiegt sich eng der physiologischerweise nach oben orientierten hinteren Uterusfläche an und hält das Organ nach abwärts und vorn. Dazu kommt das onto- und phylogenetisch verfolgbare Tiefertreten des Ligamentapparates, der Tuben und Ovarien. Jedoch würden diese entwicklungsgeschichtlichen Gründe keineswegs die Anteflexiohaltung des Uterus garantieren, wenn nicht der Uterus selbst eine gewisse Straffheit seines Gewebes, also seinen normalen Tonus hätte; denn sonst würden bei Füllungszuständen der Blase leicht Darmschlingen in den nur schlecht zusammenhaltenden Raum zwischen Blase und Uterusvorderwand dringen und den Uterus in die Falschlage, d. h. nach hinten in die Retroflexio drängen. Der gesunde Tonus des Genitalschlauches ist abhängig von einer guten und normalen Eierstocksfunktion (vegetativ-genitale Komponente), wodurch im wesentlichen eine gute Durchblutung der Beckenorgane garantiert wird. Der Verlust des Tonus post mortem dürfte eine wesentliche Ursache dafür sein, daß bei Leichen so häufig die Retroposition angetroffen wird. Also entwicklungsgeschichtliche Gründe und der Tonus sind für die Erhaltung der Anteflexio-versio verantwortlich.

Zur Beantwortung der zweiten Frage: welche Kräfte halten das Genitale in der als normal zu beobachtenden Schwebehaltung im Becken? muß man zunächst

a) das gegenseitige physikalische Verhalten der Baucheingeweide einer kurzen Betrachtung unterwerfen. Zu seinem näheren
Verständnis ist die Erkenntnis von wesentlicher Bedeutung, daß der
gesamte Bauchinhalt, also sämtliche Darmschlingen mit ihrem Inhalt,
Mesenterium, aber auch die festeren parenchymatösen Organe wie
Leber, Milz und Genitale, wie auch Blase physikalisch einen gemeinsamen, eng zusammenhaltenden Block bilden, dessen Formen ebenso
wie der Aggregatzustand und seine inneren Spannungsverhältnisse dauernd
einem Wechsel unterworfen sind. Das Gewicht, das dieser Block auf
irgendeinen Teil seiner Unterlage ausübt, ist außerordentlich verschieden,
je nach der Höhe der belastenden Säule. Nehmen wir vorerst einmal an,
der Eingeweideblock befände sich in einem sich völlig gleichbleibenden
Raum, eben dem Bauchraum, so müßten außer dem Gewicht des Blockes
dauernd noch Spannungsdrucke auf der Unterlage zur Wirkung kommen
und auch diese werden dauernd wechseln, da ja auch die Spannungen im
Eingeweidepaket dauernd sich ändern durch Gasbildung, Verschiebung der
Ingesta, Zirkulationsänderungen in den Gefäßen u. a. Im allgemeinen
wird man den Aggregatzustand des Bauchinhaltes als breiig, flüssig oder
gasförmig ansehen, allerdings sind auch festere Massen darin. In breiig-
flüssigen und gasförmigen Medien wirken die Spannungen auf alle Seiten
der Umgebung gleich und zwar in senkrechter Richtung zur Unterlage,
in festen Medien in Richtung des Druckes; dazu kommt aber, daß die
gasförmigen Bezirke quasi als Druckausgleiche wirken. Wir hätten also
nach den bisherigen Überlegungen in jedem beliebigen Punkt des Bauches,
sowohl im Inhalt als auf der Unterlage einen verschiedenen Druck, der
sich aus der Last der Höhe der Eingeweidesäule und der jeweiligen Spannung des umgebenden Mediums zusammensetzt. Ob unter so ungleichen
Druckverhältnissen die Bauchorgane ihre Arbeit ungestört leisten könnten,
erscheint zum mindesten höchst fraglich. Jene erst gemachte Voraussetzung, als sei die Bauchwand unveränderlich, ist ja selbstverständlich
falsch, wir haben vielmehr, wie Sellheim, Matthes u. a. nachwiesen
und in neueren Publikationen (Heynemann, Liegner, Jaschke,
Haendly, Flatau, Seitz u. a.) mehr und mehr zum Ausdruck kommt,
einen außerordentlich feinen Reguliermechanismus in der vorderen
Bauchwandmuskulatur, dem Zwerchfell und dem Beckenboden, die sich
mit ihren Anspannungen und Entspannungen den feinsten Druckschwan-
kungen im Eingeweidepaket quasi antagonistisch, jedenfalls ausgleichend
anpassen, so daß es zu einem ungefähren Druckausgleich mit der umgebenden Atmosphäre kommt, z. B. bei der Inspiration wird der Bauchinhalt durch Zwerchfellsenkung nach abwärts gedrängt, die Bauchwand
weicht nach vorne aus, bei der Exspiration zieht teilweise der elastische
Lungenzug den Bauchinhalt wieder hinauf in die sich stark wölbende
Zwerchfellkuppe, zum großen Teil aber drückt die vordere Bauchwandmuskulatur die Eingeweidemasse an ihren Platz. Bliebe die Bauchwand
und der Beckenboden starr, dann würde es bei der Inspiration zu einer
Druckerhöhung, bei der Exspiration zu einem negativen Druck kommen,
was normalerweise keineswegs geschieht, da zum mindesten schon der
Atmosphärendruck durch Eindrücken verschiebbarer Teile die Druck-
differenz ausgleichen würde (z. B. Knieellenbogenlage, Eindringen von
Luft in die Scheide oder reflektorisches Anspannen der Bauchdecken).
Werden so die verschiedenen Spannungen im Eingeweidepaket in feinster
Weise ausgeglichen, so wird auch das Eigengewicht der einzelnen Organe
zunächst durch ihre Aufhängebänder, dann aber auch durch eine Art

gegenseitiger Stützung infolge der überall kapillären Lagerung und dadurch entstehenden Einheitlichkeit des gesamten Paketes nahezu aufgehoben, aber auch nur dann, wenn die straffe Bauchwand-Zwerchfell- und Beckenbodenmuskulatur einen festen Zusammenhalt garantiert und das in sich so bewegliche Eingeweidepaket nicht tropfenartig sich umformen läßt. Eine Erhöhung des so im allgemeinen überall ausgeglichenen Druckes im Bauche findet in gleichmäßiger Weise bei Anstrengungen der Bauchpresse statt, sei es, daß Zwerchfell und Bauchwand oder Beckenboden und Bauchwand synchrone Kontraktion zeigen. Hört aber das kräftige gesunde Tonuskräftespiel der Bauchwand auf, wird dadurch der straffe Zusammenhalt des Eingeweidepaketes gelockert, dann gewinnen alle jene ersten Überlegungen Geltung, dann wird während der Inspiration der beckenwärts liegende Teil des Bauchinhaltes nicht mit nach oben verschoben, die unteren Bauchpartien blieben lahm liegen, die Vorwölbung des Unterbauches wird deutlich, dann lastet besonders auf jedem Punkt des unteren Bauchraumes je nach der Höhe der über ihm befindlichen Eingeweidesäule und ihrem Gewicht und dem Grade der Bauchwandschlaffheit ein verschiedener Druck, dann kommen ebenso die verschiedenen Spannungen in den einzelnen Bezirken des Eingeweidepaketes oder jetzt besser der einzelnen Darmkonvolute in der unmittelbaren oder weiteren Umgebung zur Wirkung, jedoch werden größere Differenzen stets durch das schlaffe Nachgeben der Bauchwand ausgeglichen. Schließlich addiert sich zu dem auf der Unterfläche lastenden Druck noch der Teil des Eingeweidegewichtes der Organe hinzu, der durch die Aufhängebänder getragen wurde, aber jetzt durch die der Erschlaffung der vorderen Bauchwand häufig folgende Bänderlockerung mehr oder minder frei wird.

Alles, was bisher über die physikalischen Verhältnisse im Bauch allgemein gesagt wurde, gilt auch für die Unterleibsorgane im besonderen. Wie zum Beispiel das Darmschlingenpaket durch den Druckausgleich quasi getragen wird, so auch der Uterus mit Tube und Ovarien und seinen Ligamenten. Dabei wirkt für das Genitale nicht nur die Beckenbodenmuskulatur, der, wie später erörtert werden soll, das Genitale ja dicht aufliegt, sondern das Zusammenspiel dieses einen Teils mit der vorderen Bauchwand und dem Zwerchfell hat einen wesentlichen Anteil daran, daß die Genitalorgane und die zu unterst liegenden Darmschlingen in den Eingeweideblock mit einbezogen werden. Hört aber dieses feine Zusammenspiel auf, dann ist das Genitale besonders ungünstig gelagert, da auf ihm die höchste Eingeweidesäule bei aufrechter Stellung des Körpers lastet; dann wird das Genitale tatsächlich belastet durch den im allgemeinen senkrecht auf die Oberfläche wirkenden Druck der Eingeweide, dann erst muß es tatsächlich gehalten und in seiner Lage unterstützt werden.

b) Der Apparat, der trotz des abnormerweise wirkenden Druckes der Eingeweidelast das Genitale in der Normallage zu erhalten vermag, ist mannigfacher Natur, er soll eine kurzgefaßte Beschreibung erfahren.

α) Das Peritoneum, das in der oben beschriebenen Weise die Beckenorgane überzieht, stellt lediglich eine dünne seröse Membran dar und ist allein keinesfalls zu irgendeiner nennenswerten und länger dauernden Lageerhaltung des Genitale geeignet. Wenn allerdings von einigen Autoren, z. B. Fritsch, dem Peritoneum noch die häufigen Muskelverstärkungen des darunterliegenden Bindegewebes zugerechnet werden, würde sich natürlich die Frage verschieben, aber hier sollen diese Muskelverstärkungen in ihren hauptsächlichsten Anordnungen gesondert besprochen werden.

β) Die Ligamente: (Fig. 69) Es sollen hier die vorwiegend aus Muskulatur bestehenden strangartigen Bildungen genannt werden, die wahrscheinlich nach Bayer als Ligamentfaserung resp. Retraktorenfaserung am Aufbau der äußeren Uterusmuskelschicht mitwirken, jedenfalls im engsten Konnex mit ihm stehen und auch den gleichen funktionellen Einflüssen, wie Hypertrophie und Atrophie, unterliegen wie der Uterus.

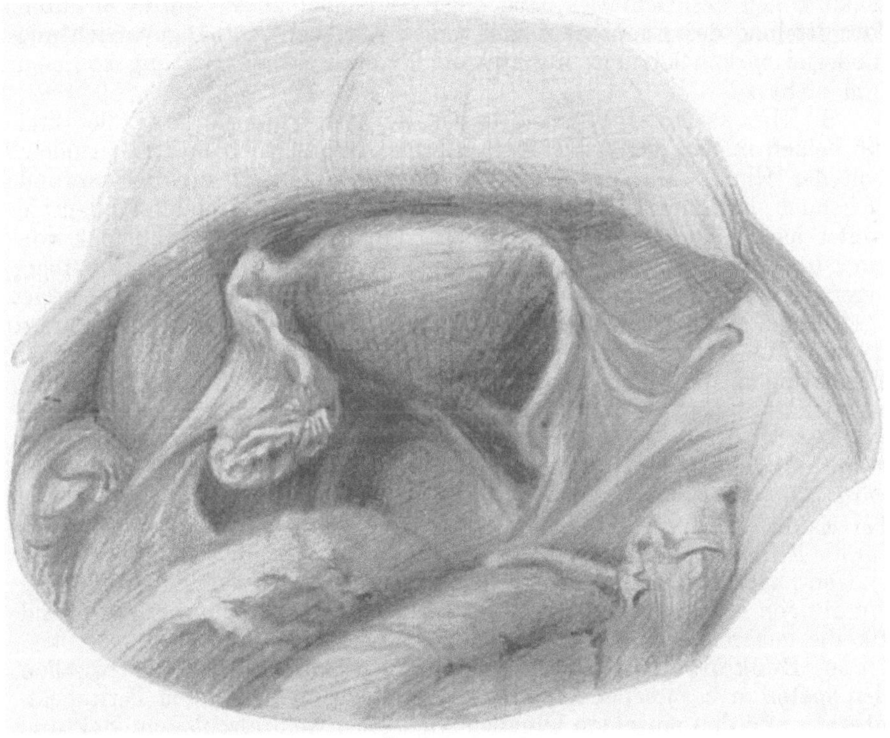

Fig. 69. Beckensitus bei einer weiblichen 40jährigen Leiche von oben. Hinterfläche des Uterus, Douglasraum und die Sakrouterinligg. sind deutlich. Links die Tube hochgeklappt, rechts nach unten geschlagen. Rechts seitlich Kökum mit Appendix. (Die Leiche war in toto fixiert, so daß die Lage in viva erhalten ist.)

1. Lig. rotundum s. teres. Es zieht von der seitlichen Uteruskante kurz vor der Tubenmündung im Bogen an die seitliche Beckenwand, dann schräg nach vorn aufwärts zum Leistenkanal, tritt durch ihn hindurch und fasert sich dann im Fettgewebe des großen Labiums fächerförmig auf. Seine Grundsubstanz ist glattes Muskelgewebe, vom Leistenkanal aus dringen auch quergestreifte Muskelfasern mehr oder weniger hoch hinauf ins Ligament. Es hebt während seines Verlaufes im Becken das Bauchfell meist in einer mehr oder weniger vorspringenden Falte hoch, ist aber stets schlaff, selbst bei starker Retroposition des Uterus. Es scheint, als ob es bei nicht schwangerer Frau allzu großen Exkursionen des Uterus hindernd im Wege stände, im übrigen aber für die Lageerhaltung

keinerlei wesentliche Bedeutung hätte, vielmehr erst während der Schwangerschaft und vor allem während der Geburt als vorderes Halteband für den Uterus, der bei seinem Entleerungsbestreben im Becken verankert sein muß, zur Funktion käme.

2. Lig. ovarii proprium. Entwicklungsgeschichtlich stammt es aus dem gleichen Material wie das Lig. rotundum = Gubernacul. Hunteri resp. unteres Urnierenband oder Urnierenleistenband. Histologisch enthält es neben Bindegewebe reichlich glatte Muskulatur, es verläuft unter Heraushebung einer deutlichen Falte im hinteren Blatt der seitlichen Peritonealduplikatur = Lig. latum von der hinteren Uterusseitenkante unterhalb des Tubenansatzes zum uterinen Ovariumpol. Erst bei stärkeren Exkursionen des Genitales nach oben oder nach unten würde es durch Vermittelung des Eierstockes und seiner seitlichen Aufhängevorrichtung hindernd wirken können; Funktionen für die normale Haltung kommen ihm nicht zu.

3. Lig. sacrouterinum, besser Retraktorenmuskulatur. Es sind die beiden in der Excavatio recto-uterina sich deutlich heraushebenden, von der Hinterwand des Uterus schräg nach hinten zur Beckenwand ziehenden Falten. Es sind dies keine einheitlichen Gebilde, indem je weiter nach auswärts um so deutlicher ein Bindegewebsgrundstock von einer längsstrahlenden, fächerförmig sich ausbreitenden Muskulatur überlagert wird; in der Nähe des Uterus findet allerdings eine innige Durchflechtung der glatten Muskulatur und des Bindegewebes statt. Der Bindegewebsgrundstock gehört zum Beckenzellgewebe und seinen besonderen Formationen, die Muskulatur aber ist die sog. Retraktorenmuskulatur, deren Fasern sich, wie oben gesagt, weit in der Uteruswand zwingenartig verbreiten. Eine eigentliche Haltefunktion kann dieser Muskulatur kaum zukommen, da ihr Verlauf nach schräg abwärts geht; wohl aber wird durch sie die Zervix im hinteren Beckenhalbring gehalten resp. bei Exkursionen wieder hineingezogen und so ein wesentliches Moment für die Erhaltung der Anteflexio-versio bedingt; aber auch größere Wanderungen nach oben und unten wird diese Retraktorenmuskulatur hindern. Im übrigen liegt auch ihre Hauptbedeutung darin, als hinteres Halteband für die gebärende Gebärmutter zu dienen.

c) Beckenzellgewebe. Es ist das gesamte Zellgewebe zwischen den später zu besprechenden Faszien des Beckenbodens, dem Peritonealüberzug und den einzelnen Organen wie Blase, Genitalschlauch, Rektum. Es faßt in sich alle arteriellen und venösen Gefäße, die Nerven, die Lymphbahnen und den Ureter und stellt einen in mehrere einzelne Partien getrennten großen Lymphraum dar. Hier soll nur soviel vom Beckenzellgewebe besprochen werden, als im Sinne einer Haltewirkung für die Beckenorgane in Betracht kommt. Neben vielen lockeren Partien, die gerade für die ungehinderte Verschieblichkeit der Organe gegeneinander von wesentlicher Bedeutung ist, finden sich mancherlei dichterstehende Fasern, die von E. Martin, der sich um die Erforschung gerade dieses Gewebes als Halteapparat große Verdienste erworben hat, in Anlehnung an W. A. Freund als Verdichtungszonen bezeichnet werden. Lockeres Zellgewebe findet sich zwischen den beiden Bauchfellduplikaturen, die als Lig. latum bezeichnet werden und zwischen Corpus uteri und Beckenwand ausgespannt sind; sie enthalten vereinzelte glatte Muskelfasern und vielfach Venen, wenig Arterien. Nach oben hinten teilt sich die membranartige Fläche in die Mesosalpinx und das Mesovarium. Geringe Verstärkungen zeigt der laterale obere Rand dieses

Lig. latum, der von der lateralen Kante des Ovars zur Beckenwand hinzieht und hauptsächlich Träger der Spermatikalgefäße ist = Lig. suspens. ovarii (entwicklungsgeschichtlich Urnierenzwerchfellband). In der Gegend seitlich der Cervix uteri und der Scheide wird das Beckenzellgewebe aber etwas stärker, und hier lassen sich nun einzelne sog. Verdichtungszonen trennen und benennen.

a) Ligg. pubovesicalia mediale und laterale = deutliche Züge, die die Blase an die Hinterfläche der Symphyse anheften.

b) Retinaculum uteri (E. Martin):

1. Pars anterior: Diese dichteren Züge ziehen schräg nach vorn und verbinden sich hier mit den Ligg. pubovesicalia lat., außerdem heften sie mit stets deutlichen Zügen die Blase an die Vorderfläche der Scheide und der unteren Zervix, besonders als Ligg. vesicouterina lat.; aber auch zwischen den lateralen Bündeln liegen deutliche straffere Züge, die Blase und Scheide verbinden.

2. Pars medialis (früher als Lig. cardinale oder suspensorium uteri bezeichnet): Sie ist vom vorderen Teil durch das Spatium paravesicale getrennt, ist bei weitem die stärkste Faseranhäufung. Die einzelnen Fasern liegen am Uterus resp. Scheide meist eng zusammen, umscheiden und verstärken die Gefäße und lassen den Ureter schräg nach vorn durchtreten; weiter nach außen streben sie fächerförmig auseinander und heften sich an die Faszie, die Scheide der großen Extremitätennerven und die Ligg. sacrotuberosa und -spinosa an; je weiter nach außen, desto größer werden allmählich die Maschen, sie sind mit Fettträubchen ausgefüllt. Ihre obere Abgrenzung geben die zum Uterus heranziehenden größeren Gefäße, die gewöhnlich auf dem oberen Kamm dieser Bindegewebsbündel liegen.

3. Pars posterior, von 2. getrennt durch das Spatium pararectale; sie bildet die eigentliche bindegewebliche Grundlage für das Lig. sacrouterinum. Seine verhältnismäßig derben Fasern strahlen rechts und links vom Rektum gewöhnlich ans Periost des Kreuzbeins aus.

Für die Beurteilung der Haftwirkung dieser Verdichtungszonen des Beckenbindegewebes, also vor allem des Retinaculum uteri, ist es wichtig zu beachten, daß abgesehen von der vorderen Partie die kräftigsten Fasern seitlich schräg nach hinten und abwärts ziehen und andererseits am oberen Teil der Scheide und den untersten Partien der Zervix ansetzen. Die Hauptwirkung scheint das Festhalten der Scheide und des untersten Kollumabschnittes nach hinten unten und seitlich zu sein und dadurch sowohl einem wesentlichen Ausweichen nach abwärts als auch einem starken Gehobenwerden im Wege zu stehen; wahrscheinlich werden durch den Zug zur Seite der Uterus und die Scheide gerade an der wichtigen Stelle, wo der Knickungswinkel des Genitalschlauches liegt, in einer elastischen, leichte Exkursionen zulassenden „Schwebe" gehalten. Praktisch aber läßt sich diese Wirkungsweise des „Haftapparates" nicht von der stets gleichzeitig bestehenden des „Stützapparates" trennen; denn zweifellos liegt mittelbar durch das Rektum der Genitalschlauch besonders an dem erwähnten Knickungswinkel von Scheide und Kollum, d. h. also der Portio dem Beckenboden auf, nur Füllungszustände des Rektums können ihn zeitweise von ihm etwas entfernen. Es ist deshalb nötig, außer dem bisher besprochenen Beckeninhalt auch noch den Beckenboden = sog. Stützapparat im einzelnen kennen zu lernen.

α) Die Scheide mit ihren straffen bindegewebigen Befestigungen und ihren seitlichen Fixationen gibt als straffe Unterlage für den darauf

lastenden Uteruskörper zweifellos eine bedeutsame Stütze; Halban hat
neuerdings auf die fibröse Hülle, die vorn durch das Sept. vesicovaginale
und hinten durch das Septum rectovaginale, seitlich durch straffes Bindegewebe hergestellt wird, als trefflichen Stützapparat aufmerksam gemacht.

β) Das Diaphragma pelvis (Fig. 70—72). Betrachtet man ein von
seinem Inhalt völlig entblößtes Becken von oben, so sieht man ein sehniges
Faszienblatt das Becken fast völlig einheitlich auskleiden = Fascia endopelvina. Sie überzieht den Beckenabschnitt des M. obturator int. und geht
dann auf einen großen trichterförmig gestalteten Flächenmuskel über,
dessen Trichterspitze nach vorn in der Gegend des Mastdarmes liegt; an

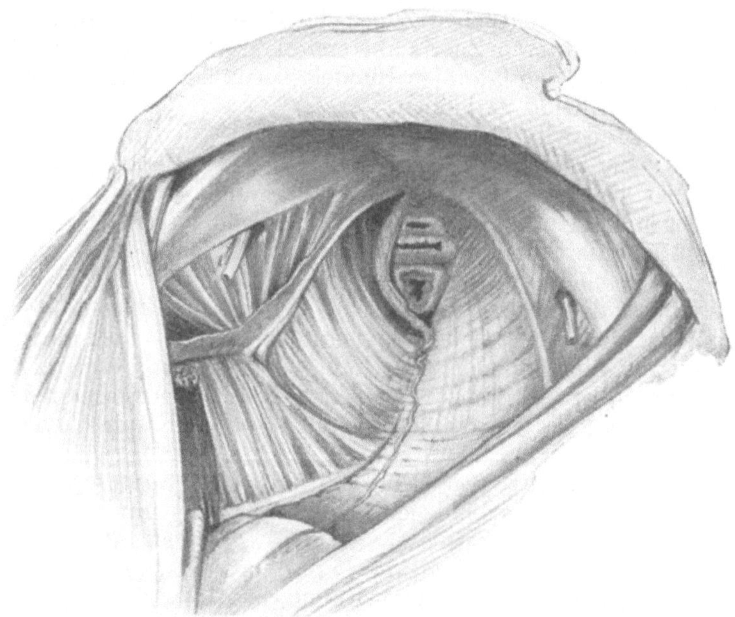

Fig. 70. Der Beckenboden von oben, etwas rechts seitlich her gesehen.
Die Fascia endopelvina rechts erhalten, links abpräpariert. Vorn der Durchtritt von
Harnröhre, Scheide und Mastdarm. Beiderseits ist der sehnige Arcus tendineus
deutlich. Links oberhalb des Arcus tendineus die ausstrahlenden Fasern des M. obturator internus, unterhalb des vorderen eigentlichen festen Sehnenstreifens der M.
levator ani, schräg nach dem Kreuzbein zu der M. coccygeus; dahinter, nur gerade
eben deutlich, die dunkle dicke Muskulatur des M. piriformis.

der Grenze dieses Überganges sieht man eine straffe oder bogenförmig nach
abwärts durchbiegende Spange = Arcus tendineus m. levatoris ani;
dieses ist das Hauptursprungsseil dieses Beckenzwerchfelles = M. levator
ani. Die Muskelmembran läßt 4 Partien unterscheiden: Pars ischio-
coccygea vom Sitzbeinstachel zum Steißbein und unteren Kreuzbein.

Pars iliococcygea und Pars pubococcygea entsprechend dem
Darm- resp. Schambein inserierend am Arcus tendineus der Fascia obturatoria.

Pars puborectalis: Sie ist die wichtigste Portion, inseriert vorn am
Schambeinast und geht in Schleifenzügen vor und hinter dem Rektum
herum, nach medial bildet sie den längsovalen Hiatus genitalis, der
ca. $2^1/_2$—4 cm im Querdurchmesser mißt.

Die Fascia endopelvina zieht vom Levatorrand auf Blase, Scheide und Mastdarm über und geht feste Verbindungen sowohl mit den die Blase, Scheide und Mastdarm umhüllenden Bindegewebsblättern als auch mit der Faszie des Diaphragma urogenitale ein. Diese Vereinigung liegt an der Grenze des unteren und mittleren Drittels der Scheide. In der Mitte stoßen die beiden Mm. levatores in einer dicken Sehnenplatte zusammen, die Verstärkung durch feste Sehnenzüge heißt Lig. anococcygeum. An der Außenfläche überkleidet den Flächenmuskel seine Eigenfaszie. In dem dreieckigen Raum zwischen seitlicher Becken-

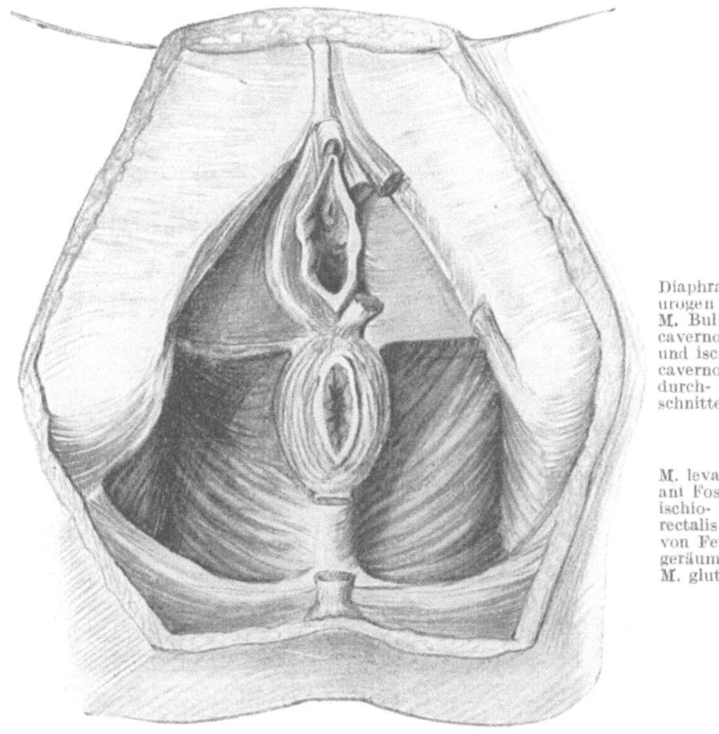

Fig. 71. Der Beckenboden von außen präpariert.

wand und den schräg nach innen strebenden Levatorflächen liegt die Fossa ischiorectalis, die mit reichlich Fettgewebe gefüllt ist.

γ) Diaphragma urogenitale = M. trigoni urogenit. s. M. transvers. perinei prof. Dieser dreieckige membranöse Muskel spannt sich zwischen den beiden Schambeinbögen aus und ist innen und außen von je einem derben Faszienblatt bekleidet; am medialen Rand, wo der Genitalhiatus freibleibt, verbinden sich diese Faszien mit denen der Beckenorgane und des M. levator ani (s. oben), der freie Rand zieht an den Damm heran und hier vereinigt sich die Puborektalispartie des M. levator ani mit den medialen Schenkeln des Diaphragma urogenitale zu dem sog. Centrum tendineum, der muskulösen Grundlage des Dammes, dem Perinealkeil. Liepmann hat auf die komplizierte Verbindung der Muskeln des Trigonums urogenitale, des Sphincter ani und des M. levator ani neuerdings aufmerksam gemacht.

δ) **Akzessorische Muskeln des Dammes:**

1. **Musc. sphincter ani**, verläuft von Lig. anococcygeum zum Centrum tendineum.

2. **M. ischio-cavernosus**, klein, zieht an die Klitorisschenkel vom Sitzbeinhöcker aus.

3. **M. transversus perinei superficialis**, ein kleiner dünner Muskel am unteren Rand des Diaphragma urogenitale.

4. **M. bulbocavernosus** = in der Hauptsache Hautmuskel um das untere Drittel der Scheide; er ist vorn an der Fascia clitoridis und hinten

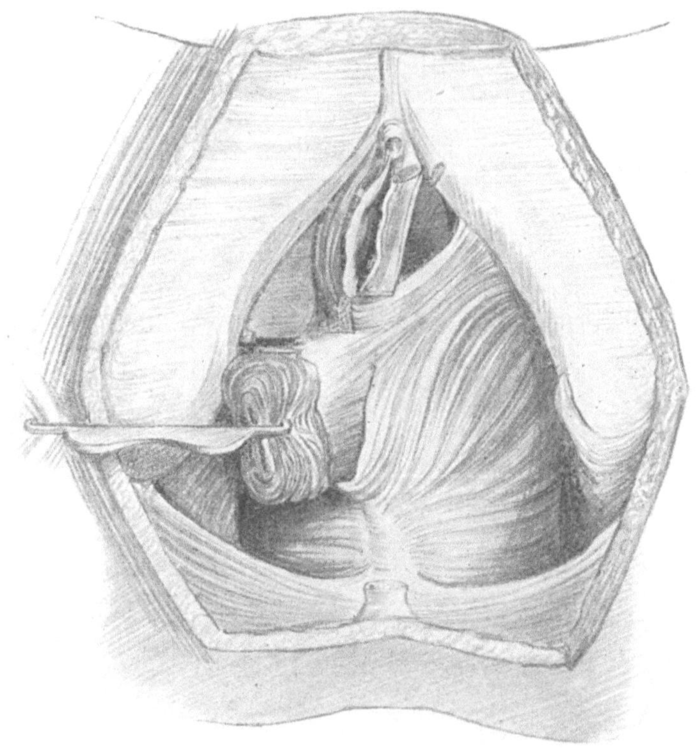

Fig. 72. Nach Durchschneiden des linken Diaphragma urogenitale wird der M. levator infolge des Angezogenwerdens nach einer Seite gut sichtbar, ebenso der Hiatus genitalis.

am Centrum tendineum befestigt und umfaßt sowohl den Bulbus vestibuli als auch die Bartholinsche Drüse.

Nach außen hin werden diese akzessorischen Muskeln bekleidet von der **Fascia perinei**, der weiterhin der Fettkörper der großen Labien auflagert.

Der innervierende Nerv für das Diaphragma urogenitale ist der Nervus pudendus, Ramus perinealis, für den M. levator ani sind es direkte Äste des IV. Sakralnerven.

Alle unter b, c und d genannten Muskeln sind quergestreift, also der Willkür unterworfen. Ihre wesentliche Bedeutung liegt vor allem darin, daß sie synchron oder antagonistisch am Regulierspiel der Bauchwand und des Zwerchfells gegenüber den Turgorschwankungen im Eingeweidepaket teilnehmen und so den festen Zusammenschluß des gesamten Bauchinnern mit seinen wichtigen Folgen für die physikalischen Verhältnisse im Bauchraum garantieren. Besteht in den Beckenbodenmuskeln ein Defekt, so müßte die vordere Bauchwand und das Zwerchfell ausgleichend durch stärkere Arbeit eintreten oder der Zusammenschluß der Organe wird gelockert und abnorme Druckverhältnisse (wechselndes Eingeweidegewicht und wechselnde Eingeweidespannungen) kommen auf das Genitale wie auf jede andere im Druckbereich liegende Bauchraumstelle zur Wirkung.

Die zweite Bedeutung liegt in der Möglichkeit, bei Anstrengungen der Bauchpresse den Hiatus genitalis durch Verkleinern nach vorn hin zu verengern und so Scheide und Mastdarm zu verschließen, so daß eine feste Stützplatte für die nach abwärts drängenden Organe in der sog. hinteren Levatorplatte quasi als feste Kulisse von unten hinten nach vorn hin entsteht.

Schließlich vermag das Nachvornziehen von Scheide und Rektum diese Organe unabhängig von ihren eigenen tiefer gelegenen Verschlußmuskeln zu verengern und z. B. bei kompletten Mastdarmrissen einigermaßen zu verschließen. Im Rückblick sieht man, daß der normalerweise wohl vom Druckausgleich der Bauchwand getragene resp. gehobene Genitalapparat zum geringsten Teil im Ligamentapparat, wesentlich stärker im Beckenbindegewebe und der Scheide, besonders jedoch im muskulösen Beckenboden einen tüchtigen Halt und verläßliche Stütze findet, und so die normale Haltung garantiert ist. Auf Grund dieser Kenntnisse der normalen Verhältnisse lassen sich nun die Lageanomalien im wesentlichen verstehen.

B. Die Lageanomalien.

Ein Übersichtsschema mag zunächst eine Kenntnis der vorkommenden Abweichungen von der Normallage, vornehmlich des Uterus geben. Die Tuben und Ovarien folgen im allgemeinen dem größeren Organe, so daß ihre Lageanomalien vernachlässigt werden können. Die Abweichungen in der Topik der Blase und des Rektums finden bei der speziellen Besprechung ihre Erwähnung. Die einzelnen Lagebezeichnungen werden vielfach in verschiedenartigem Sinne gebraucht, insbesondere gilt das für den Begriff der Retroversio; wenn man vom gestreckten Uterus ausgeht und nun die Neigungen des Organs nach vorn als Anteversion (Fundus liegt bei stehender Frau vor der Zervix) und die nach hinten als Retroversion bezeichnet, so scheinen die Widersprüche sich überbrücken zu lassen. Im übrigen ist nach dem neuen Stand der ätiologischen Auffassung eine allzu genaue Unterscheidung in den einzelnen Lageabweichungen praktisch durchaus nicht erforderlich, wie sich aus der späteren Darstellung ergeben wird.

I. Lageanomalien ohne wesentliche Gestaltsveränderung des Uterus:

  A. Positionen, d. h. Abweichungen aus der normalen Mittelposition, besser also Verschiebungen.

    1. Nach vorn = Anteposition.
    2. Nach hinten = Retroposition.
    3. Nach rechts = Dextroposition, nach links = Sinistroposition.
    4. Elevation.
    5. Descensus und Prolaps.

B. **Versionen** = Neigungen des als gestreckt gedachten Organs.

   1. Anteversio.
   2. Retroversio.
   3. Dextroversio.
   4. Sinistroversio.

C. **Rotation** = die Scheide, nicht der Uterus wird torquiert, der Uterus nur rotiert.

II. **Lageanomalien mit Gestaltsveränderung des Uterus:**

A. **Flexionen** = Beugungen, d. h. Veränderungen des Knickungswinkels zwischen Korpus und Zervix.

   1. Anteflexionen.
   2. Retroflexionen.
   3. Dextro- und Sinistroflexionen.

B. **Torsion** = Drehung des Uterus um die mediane Achse bei feststehender Zervix. „Dem Uterus wird buchstäblich der Hals umgedreht."

C. **Inversion** = Umstülpung der Gebärmutter.

Das Schema kann lediglich eine systematische Übersicht über die Lageanomalien geben, in praxi kommen die einzelnen häufig kombiniert vor; des weiteren ist daraus nichts über die klinische Wertigkeit der Einzelabweichungen zu ersehen. Eine große Zahl der aufgezählten Anomalien hat ein klinisch sehr geringes Interesse, da sie lediglich Nebenbefunde anderer im Vordergrunde stehender Affektionen sind, und nur vier Krank-

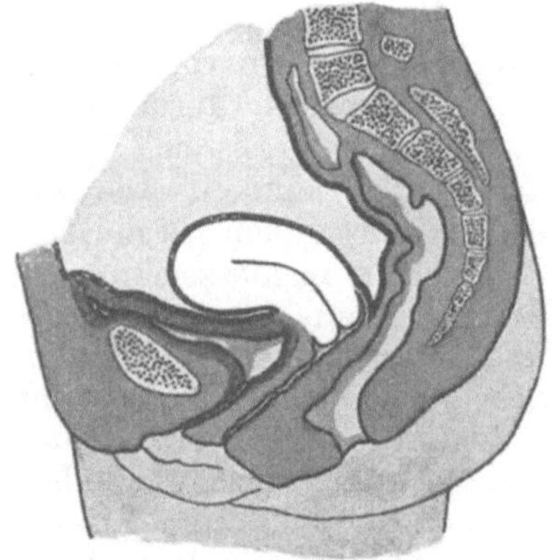

Fig. 73. Normale Lage.

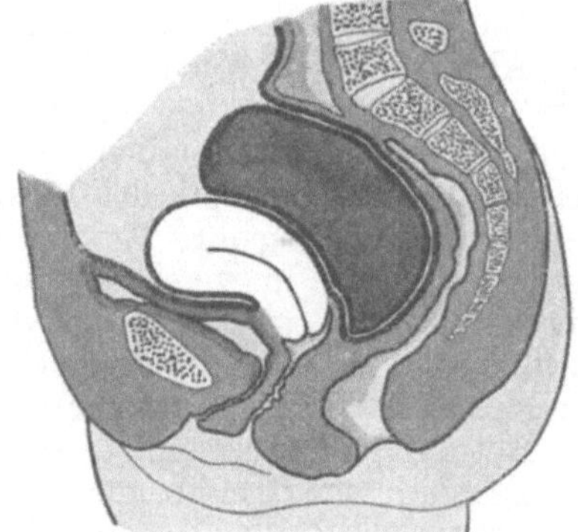

Fig. 74. Antepositio uteri.

heitsbilder bedürfen als die klinisch bedeutsamen Lageabweichungen einer ausführlichen Besprechung.

Zunächst mögen einige kurze Aufzählungen das über die klinisch unwichtigen Abweichungen Gesagte erläutern.

1. Die **Anteposition** (Figg. 73 und 74) kommt durch Geschwülste, die in der Excavatio rectouterina sich etablieren (Ovarialtumoren, Zervixmyome) oder Flüssigkeitsansammlungen resp. Schwartenbildungen z. B. retrouterine Abszesse oder Hämatozelen oder durch dort gelagerte, anschwellende Adnextumoren zustande.

2. Die Retroposition (Fig. 75) bildet sich vorübergehend bei voller Blase aus, oder durch flächenhafte Adhäsionsbildungen an der Hinterfläche des Uterus mit dem Rektum resp. große in der Vorderwand des Uterus sich entwickelnde Myome.

3. Dextro- und Sinistropositionen, -versionen und -flexionen, sind meist Folgezustände einseitig gelagerter Eierstockstumoren oder Adnexerkrankungen resp. Folgen einseitiger Narbenschrumpfung.

4. Elevation kommt durch gleichzeitige Füllung von Blase und Mastdarm vorübergehend vor oder als Folge von Blutansammlung in der Scheide (Hämatokolpos) oder von Zervixtumoren.

5. Leichtere Rotationen können an einseitigen Narbenzug oder einseitig wirkenden Tumordruck sich anschließen, meist aber sind sie ebenso wie die Torsionen fast ausschließlich Begleiterscheinungen der Stieldrehung von Genitaltumoren, z. B. von subserösen Myomen oder Eierstockstumoren.

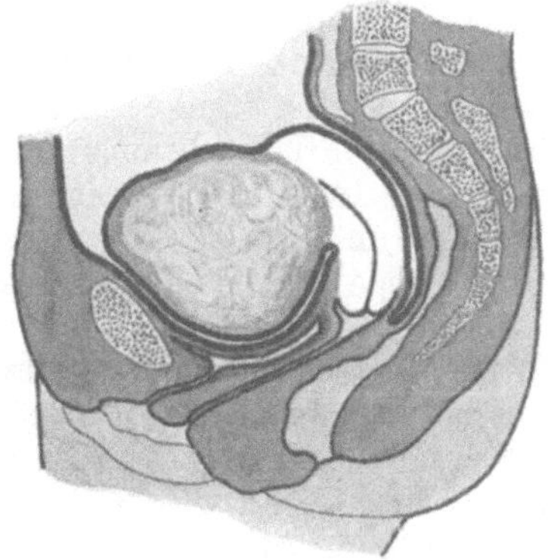

Fig. 75. Retropositio uteri.

Aus dieser Aufzählung ist klar das Nebensächliche der Lageanomalie erkenntlich; Diagnose, Prognose und Therapie werden sich dem Hauptleiden zuwenden, ebenso wie meist auch von ihm die wesentlichen Symptome ausgehen.

Die klinisch bedeutsamen, weil selbständigen Lageanomalien.

I. Die spitzwinklige Anteflexio uteri (Fig. 76).

Der Knickungswinkel zwischen Korpus und Cervix uteri ist ein abnorm kleiner (unter 90°), die Zervixachse schräg von hinten oben nach unten vorn gerichtet, so daß die Portio nach schräg abwärts und vorn in Scheidenrichtung steht; die Portio ist häufig zapfenförmig, manchmal schnauzen- oder rüsselförmig, dabei klein. Das Gewebe des Korpus und der Cervix uteri kann starr, aber auch nachgiebig schlaff sein; je nachdem läßt sich der Knickungswinkel schwer oder leicht ausgleichen. Der ganze Uterus ist meist kleiner als normal, fast stets virginell und liegt in toto retroponiert; dadurch wird der Platz im vorderen Beckenhalbring frei und die Blase liegt ungedeckt vom Uterus, lediglich den Eingeweideschlingen an; bei jedem Füllungszustand wird nicht das Korpus gehoben, sondern da die sich füllende Blase oberhalb des Fundus zu liegen kommt und der Fundus sich in die Blase quasi hineindrückt, eher

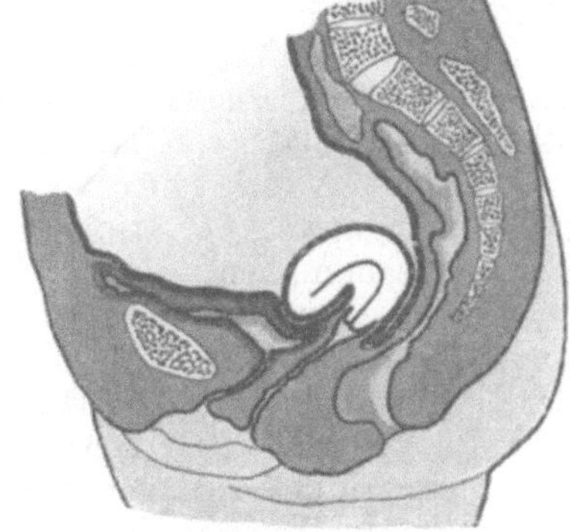

Fig. 76. Spitzwinklige Anteflexio uteri.

in noch stärkere Flexion gebracht. Daneben findet man häufig ein kurzes und niedriges Scheidengewölbe, eine enge Scheide, manchmal einen niedrigen, muldenartigen Damm. Unter den Patientinnen finden sich eine stattliche Zahl mit ausgesprochen infantilem Habitus, jedoch sind auch viele wohl entwickelte Körper von diesem Leiden befallen.

Ätiologisch werden in erster Linie Entwicklungsanomalien angeschuldigt. Es handelt sich in diesen Fällen fast durchweg um ungenügende Ovarialfunktion entweder im Sinne der schon vor der Pubertät wirksamen Insuffizienz mit den ausgeprägten Störungen der Sexualcharaktere im Sinne des Infantilismus (charakteristischer Habitus, niedriger Damm, enge Scheide, niedriges Scheidengewölbe, kurze Parametrien, schlechte Pubes, mangelhaftes Fettpolster) oder im Sinne der später erworbenen Ovarialinsuffizienz durch eine der vielen hierfür aufzuführenden Ursachen in irgendwelchen Störungen des übrigen Körpers, wie sie z. B. bei der Amenorrhöe, Dysmenorrhöe oder der seltenen oder häufigen Regel aufgezählt wurden. Es kann sich also im Sinne des zuletzt Gesagten auch um eine erworbene Affektion handeln, nachdem vorher sowohl Menarche als Menstruation wie auch Genitalturgor völlig normal waren. Und noch in anderem Sinne kann das Leiden erworben werden, nämlich durch chronisch-lymphangitische Prozesse in den Sakrouterinbändern resp. der Pars posterior des Retinaculum uteri, ausgehend von einer eitrigen Erosion der Portio, die ihrerseits sich einem Zervixkatarrh anschließt. Auch dann wird der Uterus durch die Kontraktion der Retraktorenmuskulatur am Knickungswinkel nach hinten gezogen; meist allerdings tritt auch hierbei noch sekundär die Ovarialsuffizienz mit in Wirkung, die dann eine zunehmende Schrumpfung des Uterusmuskelparenchyms, eine Herabsetzung seines Tonus bedingt. Schließlich können in ähnlicher Weise auch chronisch-entzündliche Prozesse des Douglasperitoneums wirken, die entweder durch die genannte Lymphangitis chronica mit Ausbreitung auf die Serosa oder durch chronische salpingitische Prozesse bedingt sind.

Das Alter der befallenen Patientinnen liegt nach dem Gesagten meist zwischen 17. und 28. Jahr, ausnahmsweise kommt auch ein späteres Alter in Betracht.

Die Symptome wechseln. In manchen Fällen sind kaum Beschwerden vorhanden und der Befund wird nebenbei erhoben. Meist aber führen charakteristische Beschwerden die Patientin zum Arzt.

1. Druckgefühl auf die Blase und Ziehen im Kreuz; sie sind als Folgen der abnormen Lageverhältnisse, besonders bei Füllungszuständen der Blase verständlich.

2. Seltene oder häufige Regel. Diese sind dem Leiden koordiniert und abhängig von der ätiologisch bedeutsamen Ovarialinsuffizienz (siehe Funktionsanomalien).

3. Dysmenorrhöe (Seitzsche Algomenorrhöe). Die Schmerzen vor und während der Regel sind in erster Linie durch die funktionelle Schwäche der Uterusmuskulatur, die Derbheit und Starrheit der Uterusmuskulatur und die Engigkeit und Derbheit der Zervix bedingt, dazu dem starken Knickungswinkel, d. h. den vermehrten Widerständen in den abführenden Wegen für das Menstrualblut, also auch den Folgen der Ovarialinsuffizienz zuzuschreiben (s. Kap. III).

4. Sterilität. Zum Teil ist sie zweifellos rein mechanisch durch die abnorme Richtung der Portio und des Zervikalkanales und seiner Enge sowie der engen Scheide zur Last zu legen. Infolge der steilen Verlaufsrichtung der Scheide auf der infantilen Basis fließt das Sperma auch

post coitum schnell wieder ab. Dazu kommen häufig Kohabitations-
schwierigkeiten durch das manchmal wirksame Mißverhältnis zwischen
Membrum virile und enger Scheide. In zweiter Linie aber dürften auch
die infantilen Verhältnisse des Genitalschlauches das Zustandekommen
der Konzeption erschweren. Zu denken ist auch an eine Schwäche der
Eizellen selbst.

5. Nicht selten findet sich im Verein mit den anderen Zeichen eine
primäre konstitutionelle eitrige Vaginitis durch Störung der
Scheidenflora (s. diese).

6. Allgemeinzeichen wie Müdigkeit, Hinfälligkeit, mangelnde
Libido, Kopfschmerzen als auf gleicher konstitutioneller Ovarialschwäche
beruhend.

Die Diagnose ist aus diesen Symptomen und dem durch genaue
Palpation einwandfrei zu erhebenden Genitalzustand zu stellen. Die
Palpation ist oft durch straffe spannende Bauchdecken erschwert; haupt-
sächlich ist die Differentialdiagnose gegenüber der Retroflexio wichtig.
Die entzündlichen Formen der Affektion lassen sich durch den als erheblich
schmerzhaft empfundenen Zug an der Portio nach vorn (Spannung der
Sakrouterinligamente), und die Schmerzhaftigkeit der Douglasberührung,
dazu aus dem Feststellen einer eiternden Erosion abgrenzen.

Die Prognose ist quoad vitam natürlich günstig, quoad valetudinem
mit Vorsicht zu stellen, da Ovarialinsuffizienzen besonders primärer Art
schwer therapeutisch zu beeinflussen sind.

Die Therapie hat vor allem die Ätiologie zu berücksichtigen. Soweit
es sich um die entzündlichen Formen handelt, muß die Erosion in Behandlung genommen werden, und die bei der Erosion und Parametritis post.
zu besprechende Therapie der Resorbentien, Heißluftbehandlung, Diathermie usw. in Anwendung gebracht werden. Die ovarialinsuffizienten
Formen sind schwer zu beeinflussen. Kräftige Roborantien und gute Kost,
gute Lebensverhältnisse, allgemeine Bäder, lokale Bäder und Duschen-
behandlung, Diathermie, Organotherapie, soweit sie als wirksam bekannt,
kann versucht werden; allzuviel wird man nicht mit ihr erreichen.
Die wirksamen Plazentarextrakte sind beim Menschen vorerst in der notwendigen Dosis nicht verwendbar. Medikamentös sind Arsenkuren kaum
zu entbehren. Bei sekundären Ovarialinsuffizienzen muß das Primärleiden
behandelt werden. Das natürliche Stimulans ist schließlich der regelmäßige Sexualverkehr der Ehe; gar viele heilen insbesondere nach der
ersten Schwangerschaft ohne weiteres ab. Pessare haben keine erkennbare
Wirkung; intrauterine Stifte sind als zu gefährlich immer wieder verlassen, sie haben schließlich auch nur die Wirkung eines Stimulans.
Operative Verfahren sind in großer Zahl empfohlen, vor allem Plastiken
des Zervikalkanales; das Resultat ist meist nur eine traurige Verstümmelung des Genitalschlauches gewesen. Gute Erfolge hat man von einer
lege artis ausgeführten Abrasio mucosae mit der lagekorrigierenden
Alexander-Adams-Operation gesehen (s. unten); die Wirkung ist vor
allem auch in dem kräftigen Stimulans zu suchen, das die Abrasio durch
die Verletzung und die Reparationshyperämie darstellt. Die Wirkung
hält einige Monate an, während dessen müssen andere Stimulantien resp.
Roborantien weiter wirken und den Erfolg auswerten.

II. Die Retroflexio-versio uteri (Figg. 77 und 78).

Dieses altehrwürdige Kapitel der Gynäkologie bedarf einer genaueren
Darstellung, da es teilweise mit Recht, teilweise mit Unrecht in der

Praxis besonders der Sprechstunde eine bedeutende Rolle spielt. Über die Häufigkeit dieser Lageanomalie gibt eine Arbeit aus der Leydener Klinik Auskunft, danach kamen Beobachtungen der Retroflexio-versio in 16% des gynäkologischen Materials, in 5% des Frauenmaterials der internen Poliklinik, und zwar bei multiparen und nulliparen zu gleichen Teilen vor.

Für die Festlegung des Begriffes ist es wichtig, noch einmal das Normale zu betonen, wonach ja durch rein physiologische Momente, z. B. Blasenfüllung, der Uterus aus seiner normalen Anteversio-flexio Abweichungen in die Retrodeviation erlebt; aber stets behielt er hier den engen Konnex mit der Blasenwand und kam stets wieder in die als normal anzusehende Stellung hinein, er war also **aktiv beweglich**. In vielen Fällen findet man nun den Uterus auch bei leerer Blase aus der Anteflexiostellung aufgerichtet und auch nicht mehr antevertiert, sondern ohne wesentlichen Knickungswinkel und mit seiner Achse ent-

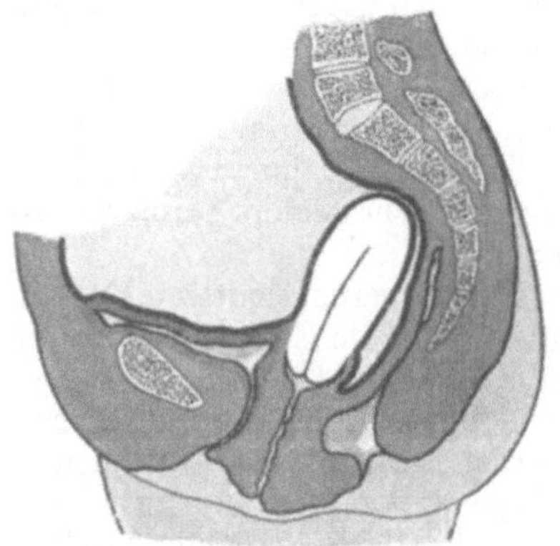

Fig. 77. Retroversio uteri.

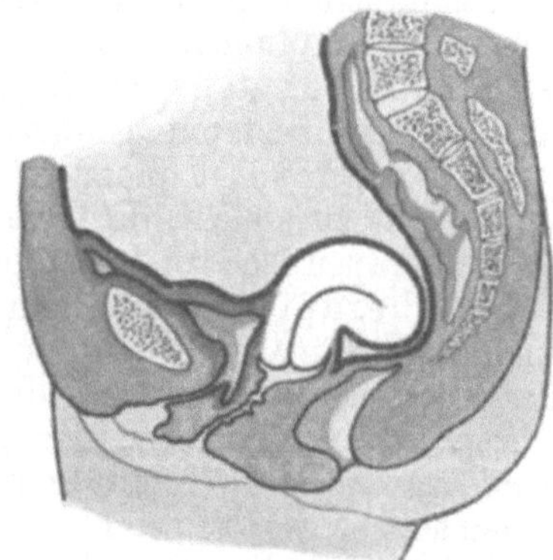

Fig. 78. Retroflexio uteri.

weder in Scheidenrichtung oder sogar mit seinem Fundus hinter der Zervix gelegen, das ist die typische Retroversio. Besteht aber ein Knikkungswinkel, jedoch statt nach vorn nach hinten, so spricht man hier von einer Retroflexio; stets ist bei der Retroflexio auch die Zervix mit der Portio in eine andere Stellung gekommen, d. h. sie haben eine Rückwärtsdrehung um eine Querachse durchs Becken durchgemacht, so daß die Portio nach vorn oder scheidenlumenwärts sieht; gleichzeitig ist sie in den vorderen Beckenhalbring gerückt. Es ist also die Retroflexio uteri stets nach dem zuletzt Gesagten mit der Retroversio kombiniert. Aus diesem Grunde und weil sie sich anatomisch-klinisch nur durch die Steifheit der Knickungszone unterscheiden, werden Retroversio-flexio fast stets neuerdings zusammen abgehandelt. Die Stärke der Knickung spielt nur eine untergeordnete Rolle, wichtig ist vielmehr, daß diese Art der Retrodeviation unbeeinflußt von den Füllungszuständen der Blase bleibt, der Uterus häufig völlig **passiv mobil** und ein Spielball der im Bauchraum teils lokal, teils allgemein zur Wirkung kommenden Kräfte geworden ist. Neben der Rückwärtslagerung und der passiven Mobilität kommt als häufig anzutreffendes Attribut noch eine Lockerung der Scheide infolge Nachvornetretens der Portio und dadurch ein leichter Descensus vaginae hinzu.

Zum Verständnis der Ätiologie muß auf das über die normale Haltung des Uterus und ihre Ursache Gesagte verwiesen werden: das vor der Pubertät erfolgende Tiefer- und Rückwärtstreten der Scheide, das Hineinkommen der Portio vaginalis in den hinteren Beckenhalbring, die dadurch erhöhte Anteversion des schon stets in dieser Haltung wachsenden Uterus, das Überlagertsein der Hinterfläche von Darmschlingen, der Eigentonus der Uteruswand, der dem Organ eine bestimmte Elastizität und Widerstandsfähigkeit gegen Formänderungen gibt, und schließlich der enge kapilläre Schluß zwischen Blasen- und vorderer Uteruswand, in den Darmschlingen nicht eindringen konnten. Wird eines dieser Momente gestört, so kann jene Falschlage eintreten. Es können verschiedene ätiologische Gruppen unterschieden werden.

1. **Entwicklungshemmung:** Bleibt auf Grund ungenügender Ovarialreize der Descensus ovariorum und das Tiefertreten der Scheide in den hinteren Beckenhalbring aus, bleibt das Beckenzellgewebe kurz und die Zervix groß und massig, Korpus aber klein, so sind durch diesen rein lokalen Infantilismus die Vorbedingungen gegeben, daß bei durch fortschreitende Entwicklung geräumiger werdendem Becken und bei infolge schlecht turgeszierender Ovarialwirkung nach und nach stärker werdender Muskelatrophie des Uterus, die aktive Mobilität völlig verloren geht und leicht Retrodeviationen zustande kommen. Ein Tiefstand der Portio würde hier nicht bestehen. Angeborene Retroflexionen sind äußerst selten.

2. **Erschlaffungszustände im Bauchraum als Begleitsymptom einer universellen Asthenie im Sinne Stillers** bei schlecht genährten, muskelschwachen Individuen mit schmalem, langem Brustkorb, weiten Zwischenrippenräumen, oft vorhandener Costa X fluctuans, kleinem Herzen, leicht vorgewölbtem Bauch, ptotischem Magen, mobiler Niere, gesenktem Darm, häufig zu findender Hypersekretion des Magens, auch Zeichen von Chlorose oder beginnender Spitzentuberkulose. Das Wesentliche ist hier die Schlaffheit des Bauches, der fehlende feste Zusammenhalt, das dadurch bedingte Wirksamwerden einer Eingeweidelast und eines senkrecht auf die Unterlage wirkenden Abdominaldruckes, daneben die gleichzeitige Erschlaffung des Beckenzellgewebes und das so mögliche nach vorn Rutschen der Portio vaginalis resp. der Zervix-Korpusgrenze und vor allem der Tonusverlust des Uterus selbst. Die passive Mobilität ist so ohne weiteres verständlich, das Eindringen von Darmschlingen in die Excavatio vesico-uterina ist um so verderblicher für die Wiederherstellung einer Normallage, als hier jetzt auch der intraabdominelle Druck den Uterus von vorn her nach hinten in die Retroflexio hineindrücken muß und die Dauerstellung bewirkt.

Ein weiteres im Effekt ähnlich wirkendes Moment ist in **unzweckmäßiger Kleidung** gegeben. Das gewöhnliche Korsett oder die Last der einfach um die Taille zugeschnürten Kleider überwindet allmählich selbst einen festen und guten Bauchwandtonus und zerstört ein gutes Zusammenspiel des Bauchwandtonus mit den wechselnden Eingeweidespannungen, so daß dadurch dann auch der Intraabdominaldruck in der Eingeweidelast durch mangelnden Zusammenhalt des Eingeweidepaketes wirksam wird. Kommt jetzt irgendein Moment hinzu, das Darmschlingen an die Vorderfläche des Uterus bringt, z. B. erhöhte Abdominalspannung bei voller Blase, starkes Pressen, ungeschicktes Heben oder unglückliches Fallen, so kann zweifellos der Uterus bei zunächst gutem Tonus nach hinten gedrückt werden und nun durch die Last der Därme in dieser

Stellung erhalten bleiben. Dabei wird häufig der Wandtonus im Uterus allmählich geringer und die Anomalie bleibt stationär. Die schließliche Folge ist auch hier die allmähliche Erschlaffung des Beckenzellgewebes und das Nachvorn- und Tiefertreten des Collum uteri.

3. Primäre Erschlaffungszustände des Beckenzellgewebes als Folge von Geburten können sehr wohl primär den Halt des Collum uteri im hinteren Beckenhalbring verringern, das Collum uteri nach vorn freigeben und so die Garantie der Anteversiostellung aufheben. Kommt dann durch die Muskelerschlaffung, z. B. die Laktationsatrophie des Uterus der Tonusverlust des Uterus hinzu, so ist wiederum gar zu leicht der feste Zusammenhalt von Blase und Uterusvorderfläche gestört, Darmschlingen können in die Excavatio vesico-uterina eindringen und das Wiedereintreten der Anteflexio nach Blasenentleerung stören. Bedenkt man, daß oft auch durch die während Schwangerschaft und Geburt besonders hohe Beanspruchung des guten Zusammenspiels von Bauchwand und Eingeweidespannung der normale feste Zusammenhalt des Eingeweidepaketes gestört wird, so kommt auch hier wieder der intraabdominale Druck als begünstigendes Moment für die Erzeugung der passiven Mobilität des Uterus und der Retrodeviation hinzu (cf. Sellheims Weiterstellung des Bauches). Beachten muß man nur, daß diese Verhältnisse sich erst voll ausbilden können, wenn die Involution des Uterus so weit vorgeschritten ist, daß der Uterus im Becken Platz findet, also kaum vor der 3. Woche p. p. voll nachweisbar sind. Bei schlecht involviertem dickem Uterus sind Retroversionen oft vorübergehende Zustände. Häufig treten diese puerperalen Retroflexionen schon im ersten Wochenbett auf oder bestanden aus den unter 2. genannten Gründen schon vor der ersten Schwangerschaft.

4. Erschlaffungen und Defekte des Beckenbodens, sei es durch Nervenlähmung infolge Spina bifida occulta oder durch Geburtstraumen, wirken wohl in erster Linie durch Störung des Zusammenhalts des Eingeweidepaketes, da ja zum guten Zusammenspiel zweifellos auch ein intakter Beckenbodenmuskel gehört, es sei denn, daß die vordere Bauchwand durch Kompensation den Verlust wettmacht. Weiterhin dürften hiermit meist auch die unter 3. genannten Zustände der Beckenzellgewebserschlaffung entweder primär oder sekundär durch Überbelastung kombiniert sein.

5. Parametrane Narben im vorderen Beckenzellgewebe, die nach Schultze die Portio nach vorn fixieren und so quasi das Korpus in die Retrodeviation zwingen (selten).

6. Alle entzündlichen Prozesse hinter dem Uteruskorpus: chronische und akute Salpingitiden oder Perioophoritiden, akute und chronische Pelveoperitonitis, Douglasabszeß, Hämatozelen. Sie alle wirken durch die Verkürzung, die die bei Ausheilung des Prozesses entstehenden Narben erfahren, und ziehen das Korpus wie an festen Bändern in die Retrodeviation (Retroflexio uteri fixata). Ob auch eine lange bestehende Retroflexio uteri mobilis ohne jegliche primäre Entzündung durch ein Erdrücktwerden des Epithelüberzuges infolge Druckatrophie am Rektum verlöten kann, erscheint bei dem wohl kaum absoluten Stillliegen der Organe und dem wohl kaum zur Atrophie genügend großen Druck mehr als fraglich.

7. Ob auch Tumoren, z. B. Zysten des Eierstockes, ohne Störung des Zusammenhaltes von Bauchwand und Eingeweidepaket in die Excavatio vesico-uterina gelangen können, erscheint wohl nur plausibel, wenn die

Tumoren für einen ungestörten Zusammenhalt zu schwer werden; dann können zweifellos auch Nachbartumoren den Uterus nach hinten drücken, sonst werden sie ihn eher sicherer in Anteversion halten.

Tumoren, die sich in der Vorderwand des Uterus entwickeln und diese besonders stark ausdehnen, können sicherlich die Uterus-Kavumachse nach hinten abbiegen und so theoretisch die Retroversio resp. Retroflexio zustande bringen.

Das Verhalten der Nachbarorgane.

1. **Ovarien und Tuben:** Bei den infantilistischen Formen ist häufig ein geringerer Deszensus der Eierstöcke und Eileiter zu beobachten als unter normalen Entwicklungsbedingungen (s. Entwicklungsgeschichte), sie liegen also höher oben und seitlich, die Tuben sind dabei abnorm geschlängelt. Bei den auf Erschlaffung des gesamten Bandapparates oder lokalen Erschlaffungszuständen beruhenden Formen sind sie mit den anderen Organen nach abwärts gesunken und liegen oft hinter und neben dem Uterus, gelegentlich von ihm überdeckt.

2. **Die Blase** ist ihrer Überdachung durch die Pelotte des Uteruskorpus beraubt; besonders bei den Erschlaffungsformen, wo die Eingeweidelast wirksam ist, ist sie diesem Druck ausgesetzt und wird gewöhnlich etwas nach abwärts gedrückt entsprechend dem gleichzeitigen leichten Scheidendeszensus.

3. **Das Rektum** erfährt in seiner topischen Isolation des pelvinen Teiles keine besondere Alteration.

4. **Die Gefäße,** besonders die Venen des Uterus sollen durch die Retroflexio eine Abknickung erfahren und dadurch eine Stauung mit chronischer Verdickung der Uteruswand bedingen. Es gibt aber sehr viele Fälle von retroflektiertem Uterus, die keinerlei Verdickung seiner Wand zeigen; es ist wahrscheinlich, daß diese Verdickungen von übermäßigen Proliferationsreizen infolge verstärkter Ovarialfunktion bedingt werden und mit der Retroflexio höchstens mittelbar zusammenhängen, ihr wahrscheinlich nur koordiniert sind. Mechanisch ist eine Abknickung nur schwer vorstellbar, jedenfalls nie bewiesen. Möglich ist, daß aus der gleichen Bindegewebserschlaffung wie die Retroflexio auch variköse Erweiterungen der Uterinvenen zur Ausbildung kommen und so Stauungen bedingt sein können. Andererseits mögen auch puerperale Subinvolutionszustände hierbei eine Rolle spielen.

5. **Die Ureteren** sollen nach einigen Autoren leicht eine Abknickung erfahren und dadurch Hydronephrosen bewirken. Tatsache ist, daß Hydronephrose und Retroflexio oft kombiniert sind. Der Grund dafür ist ein zweifacher. Nephroptosen haben vielfach die gleiche Ätiologie wie die Retroflexio, eben den schlechten Zusammenhalt des Eingeweidepaketes infolge Erschlaffung der Bauchwand. Daß infolge der Nephroptose intermittierende oder stationäre Abknickungen des Ureters am Nierenbecken und so Hydronephrose häufig vorkommen, ist allgemein bekannt (cf. Kap. X). Zweitens können aber die unter den ätiologischen Faktoren aufgezählten Entzündungen Narbenzüge um den Verlauf des Ureters im Beckenbindegewebe bilden und so die Abknickung und die Hydronephrose mit Hydrureter bedingen. Das häufige Fehlen jeglicher Ureteralteration bei Retroflexio uteri mobilis spricht entschieden gegen ihr allgemeines Vorkommen.

Pathologisch-anatomische Veränderungen werden am Uterus selber, abgesehen von der allgemeinen Schlaffheit seiner Muskulatur und dadurch eventuell bedingten Verformungen seiner Gestalt, nicht beobachtet. Die bisher beschriebenen wurden schon diskutiert und als nicht der Retroflexio zur Last befunden. Die Beurteilung des Verhaltens des Endometriums wird unter den Symptomen näher abgehandelt. Erwähnt werden mag hier, daß besonders bei multiparen Frauen ein Klaffen und eine trichterförmige Öffnung des Os ext. uteri beobachtet wird; vielleicht ist sie eine Folge der Erschlaffung der Muskulatur.

Die Symptomatologie der Retroflexio uteri ist eins der meist umstrittenen Gebiete der Gynäkologie. Ältere Autoren besonders sehen in ihr ein sehr folgenschweres Leiden, das dringend einer energischen Therapie bedarf, während viele der neueren sie für bedeutungslos halten und nur die ursächlichen Faktoren angreifen wollen. Eine Übersicht mag zunächst Klarheit über die häufig gehörten Klagen schaffen; sie sind am besten in lokale und allgemeine Symptome zu trennen.

A. Lokale Beschwerden.

1. Schmerzen. Am häufigsten wird über ein Ziehen in beiden Unterleibsseiten, um den Nabel herum und über Schmerzen im Kreuz geklagt; oft sind die Schmerzen auch höher am Rücken oder tiefer am Steißbein. Gewöhnlich ist die Klage über Druck nach abwärts und Schwere im Leib; gelegentlich strahlen die Schmerzen in ein oder beide Beine aus. Manchmal ist die Kohabitation schmerzhaft. Aus der Ätiologie findet man für viele dieser Klagen ein Verständnis. In der Hauptsache ist es einerseits die Asthenie der Baucheingeweide und der Muskulatur, die bei dem wirksam werdenden Eingeweidedruck das Gefühl der Schwere durch tatsächliche Belastung des Beckenbindegewebes erzeugt, die Kreuz- und Beckenschmerzen sind oft die Folge einer durch Tragen der Eingeweidelast entstandenen Muskelübermüdung, ähnlich den Hängebauchbeschwerden. Haendly hat mit Recht diese Momente scharf hervorgehoben. Andererseits aber spielen hier auch die infantilen Retroflexionen eine Rolle, bei denen die Kürze der Ligamente und die ungenügende Genitalentwicklung ähnliche Zerrungsschmerzen vermittelt. Kohabitationsbeschwerden sind entweder durch die Enge der Scheide und ihrer Gewölbe bedingt oder auch durch mechanische Insulte der deszendierten Ovarien, die ja häufig hinter dem Uterus liegen. Zu betonen ist weiterhin, daß die häufig koordinierte Nephroptose mit stationärer oder intermittierender Hydronephrose ebenfalls Rückenschmerzen, die nach abwärts strahlen, erzeugt. Ob wirklich isoliert vorkommende Retroflexionen z. B. puerperaler Natur, solange noch das Eingeweidepaket einen festen Zusammenhalt hat, ähnliche Schmerzen erzeugen kann, ist bisher nicht genügend geklärt; wahrscheinlich ist, daß in solchen Fällen der retroflektierte Uterus ähnlich wie der antevertiert-flektierte Uterus vom Eingeweidepaket getragen resp. gehoben wird und keine Druckbeschwerden nach abwärts erzeugt. Zu beachten ist aber, daß auch bei der Psychasthenie durch einen isoliert mobilen reflektierten Uterus abnorme Organempfindungen entstehen können, ähnlich wie durch normale Darmbewegungen. Besonders wichtig ist aber die Feststellung, daß bei einem großen Beobachtungsmaterial (E. v. Teutem, Leyden) solche Schmerzen von nur 64°/₀ Frauen mit Kindern und von 74°/₀ Nulliparen geklagt werden, während die übrigen ihre Retroflexio ohne jede abnorme lokale Empfindung tragen.

Ganz anders sind natürlich die Beschwerden der Retroflexio uteri
fixata zu bewerten; daß hier durch peritoneale Adhäsionen Schmerzen
entstehen können, dürfte ohne weiteres plausibel erscheinen. Jedenfalls
ist die Zahl der offenbar durch Gewöhnung beschwerdelos gewordenen
Patientinnen dieser Gruppe geringer als bei der mobilen unkomplizierten Form.

2. **Blasenbeschwerden**, die sowohl in zu häufigem als auch
schmerzhaftem Urinlassen bestehen. Vielfach werden diese Klagen für
„nervös" angesehen; wahrscheinlicher ist, daß infolge der abnormen
Portiostellung auch das Trigonum vesicae eine topische Beeinträchtigung
erfährt und so der Schluß des Urethra insuffizient wird. Dazu kommt,
daß ja meist die Blase den Eingeweidedruck ohne Schutz auszuhalten hat.

3. **Mastdarmbeschwerden.** Schmerzen beim Stuhlgang könnten
wohl durch die abnorm gelagerte Gebärmutter unter dem Bauchpressendruck erzeugt werden. Obstipation ist bei Frauen häufig, teils aus Gründen
der Asthenie, teils weil die Darmtätigkeit infolge ungenügenden Haltes
bei durch unzweckmäßige Kleidung insuffizient gewordener Bauchwand
träge, jedenfalls abnorm ist, teils wegen der ruhigen Lebensweise überhaupt, teils auch wegen nicht genügender Regelmäßigkeit in der Stuhlentleerung. — Obstipation ist also bei Frauen aus allen diesen Gründen
besonders häufig und keineswegs ein Symptom der Retroflexio.

4. **Menstruationsstörungen.** E. v. Teutem gibt ihre Verteilung
folgendermaßen an:

Profuse Menses	79,4% Mütter	69,2% Nullipare
Dysmenorrhöe	36,8% „	72,7% „
Zu frequente Menses	50,0% „	52,6% „
Unregelmäßige Menses	56,0% „	54,2% „

Eine eigene Zusammenstellung ergab unter 226 Fällen unkomplizierter Retroflexio uteri mob. die Regelblutung:

in 4wöch. Wiederkehr schwache	in	44 Fällen	=	19%
„ „ „ mittelstark	„	100 „	=	44%
„ „ „ stark	„	39 „	=	17%
über 6 Tage dauernde starke zyklische Blutung	„	31 „	=	13%.

Zu häufige starke Regel	3 Fälle
Zu seltene schwache Regel	4 „
Zu seltene starke Regel	1 Fall
Metrorrhagien (Polyp u. gland. Hyperplasie)	4 Fälle

Aus den anatomischen Bildern des Endometriums geht hervor, daß
der anatomische Ablauf des Zyklus in der großen Mehrzahl der Fälle
ungestört ist, daß aber als selbständige Erkrankungen sowohl die echte
Endometritis als auch die glanduläre Hyperplasie vorkommen; ein Zusammenhang dieser mit der Retroflexio besteht nicht. Der klinische
Ablauf des Zyklus zeigt in einem immerhin großen Teil der Fälle eine zu
starke Regelblutung. Die Ursache dieser Hypermenorrhöe liegt in der
Hauptsache in der Schwäche der schlaffen Uterusmuskulatur; die Blut-
welle kann durch schlechten Gefäßverschluß nur ungenügend unterdrückt werden. Manche Fälle, in denen nach Lagekorrektion des Uterus
die vorher starke Blutung schwach oder normal wird, zeigen, daß der
Uterus sich in Anteflexio besser kontrahieren kann als in Retroflexio,
also die Retroflexio selber hier doch eine gewisse kausale Bedeutung hat.

Die zu häufige Regel, die ihre Ursache ja in einer leichten Ovarialinsuffizienz hat, dürfte durch Schädigungen, die das Ovarium z. B. infolge Stauungen des venösen Blutes in den Ligg. infundibulopelvica oder infolge variköser Erweiterungen im Plexus ovaricus auf dem Boden der Asthenie erfährt, bedingt sein; jedenfalls in den Fällen, in denen man die zu häufige Regel durch Lagekorrektion in eine normale umwandeln kann. Eine primäre Ovarialinsuffizienz und dadurch bedingte zu häufige und eventuell auch zu starke ist ja für die infantilen Formen häufig und hat mit der Retroflexio nichts zu tun. Auf ähnlicher Basis beruhen ja auch die zu seltenen Regeln. Die Dysmenorrhöe ist doppelt so häufig bei Nulliparen als Multiparen, die Bedeutung der infantilistischen Ätiologie für dieses Symptom geht daraus hervor. Weiterhin spielt für diese Form der Regelanomalie die Pelveoperitonitis adhaesiva bei der Retroflexio uteri fixata und die eventuelle Adnexerkrankung eine wesentliche Rolle. Immerhin kommen noch andere im Kapitel Dysmenorrhöe einzusehende Erklärungsmöglichkeiten in Betracht.

5. Sterilität. Nach neueren Publikationen besteht bei Retroflexionen nicht häufiger eine Sterilität als bei Anteflexionen. Nach E. v. Teutem:

	Zahl der Graviditäten	Zahl der Aborte
400 Mütter mit Retrofl.	1689	322
400 Mütter mit Antefl.	1594	237.

Tatsächlich besteht also die alte Behauptung, daß Retroflexionen Sterilität verursachen, nicht zu Recht; immerhin wäre sie sowohl mechanisch als auch aus infantilistischen Gründen verständlich.

6. Abort: Wie aus den eben genannten Zahlen hervorgeht, ist die Zahl der Aborte bei Retroflexionen erheblich höher als bei Anteflexionen. Die Ursache liegt teils in der Gebärmuttermuskelschwäche, teils auch in Störungen, die infolge vorübergehender oder manifest werdender Einklemmung des retroflektierten graviden Uterus entstehen.

7. Fluor. Als Ursachen des Fluors kommen einfache oder gonorrhoische Zervixkatarrhe und Erosionsbildungen und primäre Vaginitiden in Frage. Die Gonorrhöe kann sehr wohl für viele Zervixkatarrhe, auch wenn keine Gonokokken mehr nachweisbar sind, die Grundursache sein, aber es gibt noch andere Anlässe, teils auf konstitutioneller Basis analog der Hypersekretion des Magens, teils auf Grund harmlos bakterieller Reizzustände bei zugänglichem Os ext., wie es bei Retroflexionen beobachtet wird. Die primäre Vaginitis kommt auffällig oft gerade bei Ovarialinsuffizienzen vor. Also auch hier ist die Retroflexio nur für einen verschwindend kleinen Teil verantwortlich zu machen. (cf. Kap. V.)

B. Allgemeinbeschwerden.

Müdigkeit, Arbeitsunlust, Kopfschmerzen, oft neuralgischer Natur, Herzklopfen, asthenische Beschwerden, Magenbeschwerden, Übelkeit, Erbrechen, saures Aufstoßen, Druck in der Magengegend und manches andere. Man erkennt deutlich, daß teils das oben schon kurz gekennzeichnete Bild der universellen Asthenie im Sinne Stillers, teils Zeichen der Ovarialunterfunktion deutlich hier aufsteigen. Die so häufig herangezogene Neurasthenie gewinnt zweifellos in den durch die Retroflexio manchesmal bedingten abnormen Organempfindungen neue Nahrung für allerhand abnorme Sensationen und Irradiationen; immerhin muß die

Neurasthenie im einzelnen Falle als tatsächlich bestehend erst nachgewiesen werden, bevor ihr Symptome zur Last gelegt werden.

Über Retroflexio uteri gravidi s. geburtshilfliche Lehrbücher.

Aus dieser Übersicht der Symptome und aus den pathogenetischen Bemerkungen geht hervor, daß in der großen Hauptsache die geklagten Beschwerden dem Infantilismus lokaler oder mehr allgemeiner Natur, der häufig vorkommenden universellen Asthenie Stillers, dem oft auch ohne Asthenie, z. B. infolge unzweckmäßiger Kleidung zustande kommenden Verlust des festen Bauchzusammenhalts und dem in dieser Art wirksam werdenden Eingeweidezug und -druck mit den Ptosen und Lockerungen der einzelnen Organe, der chronisch adhäsiven Bauchfellentzündung (Retroflexio uteri fixata) und schließlich auch der Psycho- resp. Neurasthenie zur Last gelegt werden müssen. Nebenher sind öfter noch interkurrente Erkrankungen im Spiel (Nephroptose z. B.). Wirklich isoliert nur von der Retrodeviation bewirkte Störungen sind nur geringfügig: bessere Kontraktionsfähigkeit des Uterus in Ante- statt in Retroflexio, Blasenbeschwerden infolge Portioverschiebung, Schmerzen beim Stuhlgang.

Außerdem muß mit allem Nachdruck betont werden, daß ein erheblicher Prozentsatz der mit Retroflexionen behafteten Patienten beschwerdelos ist, vor allem bei solchen, bei denen ein irgendwie begründeter Tonusverlust des Uterusmuskels der Grund für die passive Mobilität des Uterus ist, die Bauchwand in ihrem Tonusspiel mit dem Eingeweidepaket aber keine Schwäche zeigt, der Eingeweidedruck demnach nicht wirksam ist, der Uterus vielmehr getragen wird.

Aus alledem geht hervor, daß die unmittelbare klinische Bedeutung der Retroversio-flexio uteri nur gering ist und in erster Linie als Zeichen der oben genannten übergeordneten Krankheitsbilder unsere aufmerksame Beachtung verdient.

Die Diagnose der Anomalie an sich ist aus dem Tastbefund heraus abzulesen: die Portio sieht mit ihrem Muttermund nach vorn und steht meist im vorderen Beckenhalbring, häufig auch etwas tiefer; die Excavatio vesico-uterina ist leer, dagegen im hinteren Beckenhalbring vom hinteren Scheidengewölbe aus eine runde feste Resistenz tastbar. Zur weiteren Differenzierung ist jetzt vor allem festzustellen, ob diese Resistenz durch das Corpus uteri bedingt ist oder, was differentialdiagnostisch sehr bedeutsam ist, eventuell durch ein hinter dem Uterus gelegenes Myom, einen kleinen zystischen Ovarialtumor oder einen entzündlichen Tumor (Pyosalpinx-, Pyovariensäcke, Douglasabszeß) oder eine gravide Tube eventuell mit retrouteriner Hämatozele. Die genauere bimanuelle Palpation muß möglichst alle Einzelheiten des Uterus herauszutasten versuchen, die Konturen seiner ganzen Wandung, eventuell Abgrenzungen gegen einen Tumor verfolgen und auch die Adnexe, d. h. Eileiter und Eierstöcke deutlich eruieren in Lage, Kontur, Empfindlichkeit und Beweglichkeit. Der mobile retroflektierte Uterus, der keine weiteren Komplikationen zeigt, läßt sich mit den typischen Handgriffen aufrichten (s. Fig. 79). Immerhin kann durch unwillkürliche Bauchdeckenspannung, dickes Fett oder auch übermäßige Empfindlichkeit diese Folge von Handgriffen außerordentlich erschwert sein; es ist dann dringend zu warnen, irgendwie die Aufrichtung zu forcieren, da leicht ein nicht erkannter Pyosalpinxsack dabei in die Bauchhöhle perforieren kann. Eine genau aufgenommene Anamnese, vor allem auch mit Feststellung des Krankheitsbeginnes, der genauen Fixierung des Regelbildes (Einzeichnens in eine Kurve) und scharfer Präzision der Beschwerden, nicht nur vom Nabel abwärts, wird manches Unglück verhüten. Ist eine genaue Palpationsdiagnose nicht möglich, dann soll man die Narkosenuntersuchung einleiten und nun unter voller Entspannung Klarheit bis ins einzelne gewinnen. Ist aber durch die einfache Palpation der Uterus in seinen Einzelheiten umgrenzt und zweifellos eine Retroflexio uteri festgestellt, gelingt aber mit den genannten Handgriffen die Aufrichtung nicht, so

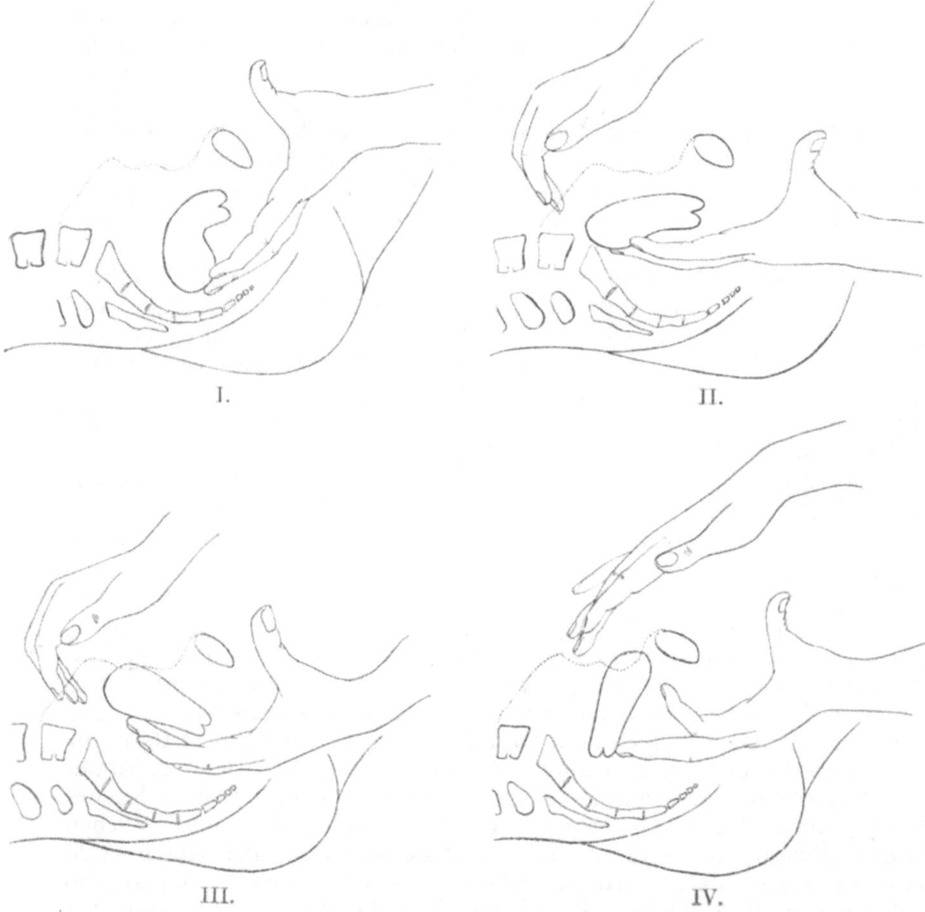

Fig. 79. Schultzesche Aufrichtungsfiguren. (Verkleinerte Originalabbildungen.)

kann man vor der Narkoseneinleitung erst noch die Küstnersche Methode probieren: eine Kugelzange hakt die Portio an, zieht den Uterus nach abwärts, drückt mit der inneren Hand eventuell das Korpus vom hinteren Scheidengewölbe aus nach vorn, und bringt nun die Portio mittels der Kugelzange tief in die Vagina nach hinten kreuzbeinwärts. War der Uterus mobil, so liegt er jetzt vorn. Küstner beschreibt auch noch ein weiteres einfaches Verfahren: War der Uterus nicht aufrichtbar, dann legt man ein Thomaspessar (s. unten) und läßt die Frau vorwiegend Seitenlage mit Bauchlage abwechselnd einnehmen; war er mobil, dann liegt er nach einigen Stunden spontan vorn. Ein letztes Manöver, um einen retroflektierten Uterus nach vorn zu bringen, besitzen wir in der Sondenaufrichtung; jedoch soll nur der Geübte das tun, da sonst allzu leicht Schaden für die Patientin entsteht (Perforation, Infektion). Stets muß die Sonde aseptisch eingeführt und tastend vorgeschoben werden, dann wird der Griff der Sonde nach abwärts, d. h. dammwärts gehebelt, so daß die Sondenspitze nach oben kommt. Schließlich bleibt der Narkosenuntersuchung in Zweifelsfällen auch hier der Entscheid. Ist der Uterus nicht aufrichtbar, besteht also eine Retroflexio uteri fixata, so ist die Beurteilung des Falles meist von der Retroflexio an sich abgezogen und der chronischen Entzündung und ihrer Ursache zugewandt; dabei wird vor allem Klarheit darüber gesucht, ob noch frischere Entzündung in Eileiter, Eierstock oder Beckenbauchraum besteht oder ob es sich lediglich um alte Adhäsionen handelt. Die Beurteilung dieses Krankheitsbildes bleibt dem Kapitel „Entzündung“ vorbehalten.

Die fertige Diagnose Retroflexio uteri mobilis hat aber doch noch nicht den ganzen Sachverhalt geklärt; es kommt noch darauf an, auch die übergeordnete Krankheit zu erkennen. Infantilismus oder Asthenie oder gelockerter Leib oder Puerperium usw.; die allgemeine Körperuntersuchung mit genauer Beachtung aller Einzelheiten wird die meisten Fälle klären.

Prophylaxe: Die gute, gedeihliche Pflege in der Kinderzeit mit genügender Kost und genügendem Schlaf, gute Bewegung im Freien, Gymnastik und Sport in vernünftigen Grenzen für die Mädchenjahre, Vermeiden einer falschen Kleidung, deren Fehler vor allem, teils direkt, teils durch Vermittlung des Korsetts, in der Belastung des Oberbauches mit dem Gewicht der Kleider besteht und so die Därme nach abwärts drücken und den Tonus der vorderen Bauchwand schwächen muß. Empfohlen werden kann ein sog. niedriges Korsett = Hüfthalter, der um die Hüften schließt, hier in breiter Fläche die Kleider trägt und durch einen festen Stangenschluß vorn den Unterbauch eher hebt als belastet, dabei dem freien Muskelspiel der vorderen Bauchwand wie auch der Beckenmuskulatur keinerlei Eintrag tut. Solche Prophylaxe vor der Ehe wird die Wochenbettspflege erheblich erleichtern und die puerperale Rückbildung der Organe insonderheit auch der vorderen Bauchwand begünstigen. Inwieweit das Frühaufstehen im Wochenbett retroflexions- oder besser erschlaffungsverhindernd wirkt, ist noch nicht endgültig zu übersehen.

Therapie: Aus dem, was über die klinische Bedeutung der Retroflexio uteri mobilis gesagt wurde, geht hervor, daß die Retroflexio meist einem anderen Leiden unter- oder zum mindesten nebengeordnet ist. Die Hauptleiden müssen also in diesen Fällen in erster Linie behandelt werden, der Infantilismus in ähnlicher Weise wie unter Amenorrhöe, Dysmenorrhöe und anderen Stellen erwähnt, durch Roborantien, Sport, Bäder, am besten durch gute Genitalstimulantien. Die Asthenie muß möglichst schon in früher Jugend bei typischem Habitus durch mäßige, gute Kost, genügenden Schlaf, Vermeidung der körperlichen und geistigen Überanstrengung, später durch Muskelmassage, Bewegungstherapie, Bäder, Sport und durch entsprechende psychische Beeinflussung angegriffen werden. In vielen Fällen kann durch eine zweckmäßige Leibbinde das Gleichgewicht des Bauches wieder hergestellt werden, besser ist allerdings, diese Wiederherstellung durch die Stärkung der Muskulatur selbst zu erreichen; dazu kommt noch die Lokalbehandlung der der Retroflexio gleichgeordneten Leiden, z. B. der Magenhypersekretion. Bei der Neurasthenie oder Psychasthenie steht die Suggestionstherapie voll im Vordergrund: durch ruhiges Eingehen auf alle Beschwerden und eingehende Untersuchung schafft sich der Arzt die Grundlage für das Vertrauen seitens der Patienten; dann fällt eine bestimmt ausgesprochene Meinung von der Bedeutungslosigkeit der geklagten Beschwerden auf günstigen Boden; gerade die Angst vor Erkrankung führt die Kranken oft mehr als die eigentlichen Beschwerden zum Arzt.

Es fragt sich nun, kommt man mit der Behandlung der Hauptleiden aus, gelingt es damit, in allen Fällen alle Symptome, die wir als Klagen bei einem in Retroflexio uteri mobilis gefundenen Uterus hören, zu beseitigen. Das ist keineswegs der Fall. Zwar darf man diese allgemeinen Gesichtspunkte nie vergessen oder vernachlässigen und in vielen Fällen, wo es sich hauptsächlich um Allgemeinklagen handelt, wird man mit ihnen auskommen, aber in vielen Fällen werden die lokalen Beschwerden bestehen bleiben und Behandlung erheischen. **Wann und weshalb soll die lokale Behandlung einsetzen? Wann nicht?**

1. In allen Fällen, wo keine lokalen Beschwerden angegeben werden, die Retroflexio uteri mobilis also ein Nebenbefund ist, ist eine **lokale Behandlung nicht nötig**, weil hier offenbar das Gleichgewicht zwischen Bauchwand und Eingeweidepaket erhalten ist und ein Eingeweidedruck nicht zur Wirkung kommt, vielmehr auch der retroflektierte Uterus in der Schwebe erhalten wird, so daß eine abnorme Belastung des Beckenbodens speziell am Hiatus genitalis nicht zu befürchten steht.

2. Eine **lokale Behandlung** wird jedoch **notwendig**, wenn zwar dasselbe Gleichgewicht noch besteht, aber durch die erschlaffte retroflektiert liegende Gebärmutter verstärkte Blutungen, Beschwerden beim Wasserlassen oder Schmerzen bei der Stuhlentleerung erzeugt werden.

3. Eine lokale Behandlung wird ebenso notwendig, wenn das Bestehen eines gleichzeitigen Deszensus und die Klage über Druck nach abwärts, Schmerzen in beiden Unterleibsseiten und im Kreuz anzeigen, daß die Eingeweidelast wirksam geworden ist, das Gleichgewicht zwischen Tonus der Bauchwand, des Beckenbodens und des Zwerchfells und dem Eingeweidepaket verloren gegangen ist; denn in diesen Fällen wird die Eingeweidelast die über dem Hiatus genitalis liegende Portio uteri allmählich weiter nach abwärts drängen, den Halt der Blase allmählich überwinden, den Hiatus genitalis dadurch erweitern, die Insuffizienz des Beckenbodens nach und nach manifest werden lassen und das Eintreten des Prolapses immer mehr begünstigen. Andererseits aber wird eine korrigierte Gebärmutter den Hiatus genitalis wie eine Pelotte vor der Erweiterung schützen, den Eingeweidedruck auf die hintere Levatorplatte übertragen und die Wiederherstellung eines Gleichgewichts zwischen Bauchwand, Zwerchfell, Beckenboden und Eingeweide ermöglichen und damit zur Wiederherstellung normaler Spannungs- und Tragverhältnisse im Bauchraum beitragen.

4. Eine lokale Behandlung ist weiter notwendig in allen Fällen, in denen parametrane Narben, Pelveoperitonitiden, Tumoren die Retroflexio uteri verursachen. Jedoch ist diese Behandlung in den Spezialkapiteln näher zu besprechen und zu begründen.

Berücksichtigen wir hier lediglich die **mobilen** Retroflexionen des Uterus, so kommen zweierlei Behandlungsmethoden in Betracht, die orthopädische resp. Pessartherapie und die operativen Maßnahmen. Voraussetzung jedoch jeglicher lokalen Therapie ist die Aufrichtung des retroflektierten Organes, wie sie oben beschrieben wurde.

1. Pessartherapie.

Pessarien sind mechanische Stützapparate, die in die Scheide eingelegt werden, diese besonders in der Längsrichtung ausdehnen und vor allem das Collum uteri im hinteren Beckenhalbring fixieren, indem ihr unterer Bügel sich auf der Symphyse oder den seitlichen Teilen des Musc. levator ani an seinem Hiatus genitalis stützt. Das Corpus uteri wird, da es intraperitoneal liegt, nur mittelbar nach vorn gehalten, dadurch, daß das Collum uteri im hinteren Beckenhalbring fixiert wird. Die intrauterinen Pessare haben sich in ihren Nebenwirkungen, insbesondere der Infektion und auch durch ungenügende Fixation des Kollum nach hinten als unzweckmäßig erwiesen und sind allgemein verlassen. Die Pessarien müssen nach Material, Form und Größe bestimmte Vorbedingungen erfüllen, die vorerst kurz erwähnt werden müssen.

Weichgummi ist nicht brauchbar, wenn auch seine leichte Verformbarkeit und damit die bequeme Applikationsweise bestechend sind; aber er zersetzt sich leicht und macht dann sehr üble Ausflüsse und Gerüche, zudem verliert er durch die Zersetzung an Wirksamkeit. Ähnliches gilt von Metallbügeln, die mit Guttapercha oder Werg und Leder überzogen sind.

Zink und Aluminium werden vom sauren Scheidensekret angegriffen und rauh; dadurch entstehen wieder leicht Mazerationen des Scheidenepithels und Ausflüsse.

Glas ist zu zerbrechlich und zu schwer; neuerdings gibt es brauchbare Glaspessare.

Einzig und allein kommen als Material heute Zelluloid oder Hartgummi in Betracht; sie werden wenig oder fast gar nicht angegriffen, zudem kann man ihnen im heißen Wasser jede beliebige, der Scheide angepaßte Form geben.

Als Form kommen hauptsächlich für die Retroflexionen die von Hodge, Smith und Thomas (cf. Figg. 91—92) angegebenen Pessare in Betracht, daneben noch der runde Ring und das Schultze-Achterpessar. Ihre Form geht aus den Abbildungen hervor: der breite Spannbügel kommt ins hintere Scheidengewölbe, der schmälere nach abwärts. Welches von diesen man wählt, muß dem mechanischen Verständnis des einzelnen Arztes überlassen bleiben, es muß sich möglichst den entsprechenden Lokalverhältnissen anpassen. Der breite Thomasspannbügel drückt bei der starken Krümmung am stärksten; die Schultzesche Acht soll in ihrem kleinen Kreis die Portio aufnehmen, was häufig allerdings nicht vollkommen gelingt, und wenn man sie in einen engen Ring hineinzwängt, mit Schwellungen der Portio beantwortet wird. Der runde Ring ist wegen seiner zu starken seitlichen Spannung bei Retroflexionen vielfach ungeeignet. So bleibt in erster Linie das Hodge-Pessar übrig, eventuell in der von Walcher angegebenen Modifikation, wobei sich der breite untere Bügel in die sog. Anguli vaginae hinter der Symphyse hineinlegt.

Die Größe des Pessars soll so gewählt werden, daß es überall der Scheidenwandung anliegt, sie aber nicht irgendwie übermäßig spannt; sonst würden bald an diesen Spannungsstellen Druckstellen entstehen, d. h. das Scheidenepithel geht durch Druck zugrunde und das Unterhautzellgewebe liegt bloß zutage. Wird diese Druckstelle nicht rechtzeitig bemerkt, so entsteht an diesen Stellen eine entzündliche Reaktion, Granulationsgewebe bildet sich und kann den Ring oder das Pessar völlig umwachsen — „Einwachsen des Pessars". Bei besonderer Nachlässigkeit können auch Fistelbildungen zwischen Blase und Scheide und Mastdarm und Scheide die Folge sein.

Das Einlegen des Pessars geschieht in der Weise, daß man es unter Vermeidung des schmerzempfindlichen Urethralwulstes seitlich auf den Introitus vaginae aufsetzt, den Damm nach abwärts drückt und dann den vorderen Bügel von hinten her mit dem Finger in die Scheide bis ins hintere Scheidengewölbe hineinschiebt (Fig. 80). Es darf der Patientin keinerlei Beschwerden machen, soll auch bei Kohabitationen nicht hinderlich sein. Nach 8—10 Tagen wird das Pessar auf Sitz und Größe in Wirkung kontrolliert. **Ein gutsitzendes Pessar darf keinerlei Beschwerden machen, auch von der Patientin überhaupt bemerkt werden.** Ist das so und vermag es die Klagen der Patientin zu bessern, dann braucht erst nach 3—4 Monaten eine neue Kontrolle stattzufinden. Zeigt sich eine Hypersekretion oder, besser ausgedrückt, ein Desquamativkatarrh der Scheide, so sollen leicht adstringierende Spülungen mit Kamillentee, Alaun (1 Eßlöffel auf 1 Liter abgekochten Wassers), Zinc. chloratum (1:2000) verordnet werden. In diesen Fällen soll die nächste Kontrolle schon nach einigen Wochen vorgenommen werden, damit Dekubitusulzera nicht übersehen werden; das Pessar wird dann herausgenommen und die Scheidenwand im Spekulum angesehen. Bestehen tatsächlich Dekubitusulzera oder -rinnen, muß das Pessar entfernt werden; meist heilt dann unter Fortsetzung der genannten Spülungen die Ulzeration spontan. Eingewachsene Pessare müssen eventuell durch Zersägung oder Zertrümmerung entfernt werden.

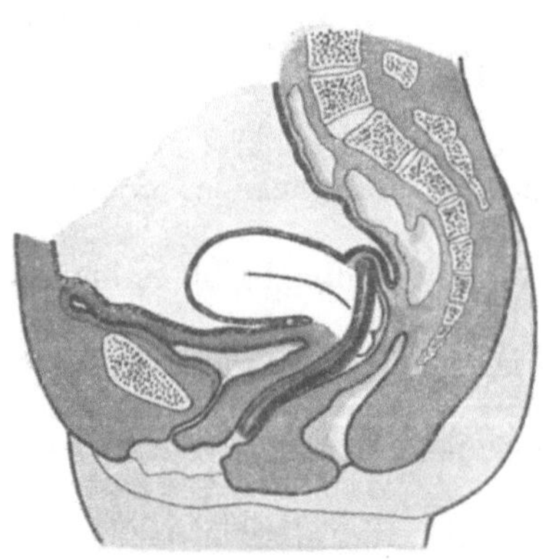

Fig. 80.   Hodge-Pessar in situ.

Nach einigen Monaten konsequent durchgeführter Pessartherapie kann man das Pessar fortlassen; eventuell ist der Tonus der Uteruswand dann wiedergekehrt und der Uterus hält sich allein in der Normallage. Ist das nicht der Fall, dann kann man noch einmal einige Monate das gleiche versuchen. Kommt auch dann eine Tonusverbesserung weder am Uterus noch an den Bauchdecken zustande, wird vielmehr durch die Pessartherapie der Hiatus genitalis weiter und damit die Gefahr eines Prolapses größer, dann ist es besser, auf die Pessartherapie zu verzichten und zur operativen Korrektion überzugehen. Bei den infantilen Formen ist das Pessar aus begreiflichen Gründen meist nutzlos und deshalb zu vermeiden.

Aus allem über die Pessartherapie Gesagten ergibt sich aber, daß eine zweckentsprechend durchgeführte Pessartherapie eine Kunst ist, die mancherlei Schwierigkeiten in sich birgt und, falsch oder unvollkommen ausgeführt, eher schadet als nützt.

2. Operative Therapie.

Über die allgemeinen Indikationen zur Behandlung der Retroflexioversio uteri mobilis ist früher schon eingehend gesprochen, hier bedarf es nur noch einiger Bemerkungen über die operative Korrektion im besonderen. Führt, wie eben gesagt, die Pessartherapie nicht zum Ziele einer wieder aktiven Beweglichkeit des Uterus, oder hat die Pessartherapie unerwünschte Nebenwirkungen, gelingt es nicht, ein passendes Instrument herauszufinden und den Uterus damit hochzuhalten, besteht erhebliche Abneigung der Patientin gegen das Tragen eines Pessars, dann tritt die operative Korrektion in ihr Recht. Gibt es außer den allgemeinen Kontraindikationen gegen eine Operation überhaupt Gegengründe gegen die operative Behandlung der Retroflexio uteri mobilis?

Die infantilen Formen der Retroflexio sind nicht gut zu einer operativen Korrektur geeignet; jedenfalls darf man die Frage nach dem Erfolg nur vorsichtig beantworten. Häufig wird gerade wegen der infantilen Verhältnisse ein Rezidiv eintreten, und nicht selten müssen gerade genital-infantile Individuen mehrere blutige Korrekturen verschiedener Art durchmachen. Stets soll man zunächst nach allgemeinen Gesichtspunkten eine Besserung im Genitalwachstum, d. h. in der Ovarialfunktion zu erreichen versuchen; in Ermangelung brauchbarer medikamentöser Stimulantien kann man sehr wohl als Stimulans zur Unterstützung und Ingangsetzung der roborierenden Kur eine sachgemäße Abrasio mucosae ausführen. Eine operative Lagekorrektion kommt in diesen Fällen erst in Ausnahmefällen in Betracht.

In den Fällen von entzündlichen Strängen oder Adnexentzündungen oder parametranen Narben kann eine Lagekorrektur naturgemäß erst zum Erfolg führen, wenn die Stränge gelöst, die Adnexentzündungen ausgeheilt oder operativ beseitigt sind. Bei den parametranen Narben muß eine sachgemäße Massage die Narben erst gehörig dehnen, so daß ein abnormer Zug nicht mehr besteht.

Ist die Erschlaffung auf asthenischer oder puerperaler oder anderer Basis die Retroflexioursache, so kann eine Pessarapplikation zunächst darüber Klarheit geben, ob durch Lagekorrektion die Beschwerden beseitigt werden. Wird eine Behebung der Beschwerden trotz guter Lagekorrektur nicht erreicht, so ist von einer operativen Korrektur kaum mehr zu erhoffen: das Grundleiden muß in diesen Fällen in allerstärkstem Maße unsere therapeutische Aufmerksamkeit finden. Die Asthenie mit ihren verschiedenen Symptomen und Lokalisationen steht im Vordergrund; eine ihrer Haupterscheinungen ist der Senkleib, die Enteroptose, die starke Lendenlordose. Ein niedriger, fester, den Leib gut hebender und unterstützender sog. Hüftformer, wie er in guten Konfektionsund Spezialgeschäften zu haben ist, soll unbedingt angeraten werden. Es ist zweckmäßig, die Patienten mit dem Hüftformer noch einmal zu bestellen und zu sehen, ob der Zweck, den Senkleib zu heben und zu stützen, ohne ihn zu schnüren, erreicht wird. Ein großer Teil der Beschwerden wird dadurch beseitigt. In Fällen stärkeren Hängebauchs muß eine gutsitzende, d. h. hebende Leibbinde besorgt werden. Die operative Korrektur kommt im Falle des Ablehnens einer Pessarbehandlung dann in Betracht, wenn verstärkte Blutung, Blasen- und Stuhlbeschwerden sich versuchsweise mit Pessar beheben lassen und vor allem wenn der reflektierte Uterus auch gleichzeitig schon etwas deszendiert ist. Die Retroflexio ut. mob. ist ein günstiges Vorstadium für das Eintreten der progressiven Senkungen. Beachtet man nicht in genügender Weise die Allgemeinleiden, die als eigentliche Ursache der Retroflexio ut. mob. oben besprochen sind, aber neben der Retroflexio noch eine Reihe anderer Symptome veranlassen, dann findet man nicht die richtige Einstellung zu den Operationsmethoden und ihren Leistungen; dann wird man zuviel von der operativen Korrektur verlangen und ist durch den tatsächlichen Erfolg enttäuscht.

Die Methoden und die Technik sollen hier nur im Prinzip kurz besprochen werden, entsprechend den im ganzen Lehrbuche vertretenen Anschauungen.

Die operative Methodik muß andere Wege suchen als wie sie die Natur zur normalen Lageerhaltung geht: der gute Tonus der Uterusmuskulatur sowohl wie auch die Straffheit des Beckenbindegewebes ist auf keine Weise wiederherzustellen. Die Verkürzung der Ligg. sacrouterina könnte den gleichen Effekt wie ein straffes Beckenbindegewebe, nämlich die Fixation der Portio im hinteren Beckenhalbring haben, aber selbst die Erfahrungen von Wertheim haben ergeben, daß ohne Antefixation ein Erfolg nur in einem Teil der Fälle auftritt. Die Operation soll also den Uterus irgendwie antefixieren, ihn damit aus dem Hiatus genitalis herausbringen und bei wirksamem Eingeweidedruck die Portio auf der hinteren Levatorplatte eine Unterstützung finden lassen, während das Corpus uteri als Pelotte den Levatorspalt überdeckt und seine Verengerung bei synchroner Bauchwandkontraktion nicht verhindert. Die Methoden sind verschiedenartig. Ist nicht eine allzu große Gewebserschlaffung vorhanden, so sind die Operationsverfahren die besseren, die eine gewisse Beweglichkeit des antefixierten Uterus noch gestatten, da dann die Funktion der Nachbarorgane am besten garantiert ist und ungefähr normale Verhältnisse hergestellt sind; die Antefixation an sich ist schon etwas Pathologisches, so daß man in der Operation stets nur einen Behelf hat, niemals aber völlig normale Zustände wieder herstellen kann.

Die in Betracht kommenden Operationsmethoden sind:

1. Verkürzung der Ligg. rotunda:

a) Von der Scheide aus, Aufnähung auf die Vorderwand des Uterus.

b) Vom Leistenkanal aus = Alexander-Adams-Operation. Diese Methode ist zu einer der bedeutungsvollsten Korrektionsmethoden geworden. Das Lig. rotundum läßt sich von einem dem Poupartschen Bande parallelen Schnitt aus bei nur einiger Übung und exakter Technik schnell und leicht finden (man muß sich genau ans Tuberculum pubicum halten) und nach Isolation von begleitendem Bindegewebe, Gefäßen und Nerven fingerlang und länger vorziehen, der Peritonealkegel wird abgeschoben und dann das Band an die Faszie des M. obliq. ext. mit mehreren Knopfnähten befestigt. Die noch zwischen Bauchwand und Uteruskante verbleibende muskulöse Bandstrecke läßt Exkursionen zu und ist in ihrer Muskelentwicklung und Kraft völlig von denselben Bedingungen wie die Muskulatur des übrigen Genitalschlauches abhängig. Während der Gravidität hypertrophiert sie, während des Puerperiums macht sie die gleiche Involution mit dem übrigen Genitale durch; so kommt es, daß viele Fälle eine Schwangerschaft tadellos überstehen, andere allerdings danach wieder infolge puerperaler Erschlaffung und schlechter Involutio rezidiv werden. Selbst dann noch, wenn zunächst evtl. vorhandene Adhäsionen von kleinem querem Laparotomieschnitt ausgelöst wurden, kann man leicht an die beiden Leistenkanäle heran, die Bänder vorziehen und fixieren. Wir bevorzugen diese Methode mit einer großen

Mehrzahl anderer Autoren vor den folgenden dann, wenn Konzeptionsmöglichkeit erhalten bleiben soll.

c) **Vom Bauchschnitt aus:**

α) **Ventrifixation nach Olshausen:** Die Bänder werden ca. 1 cm vom Ansatz am Uterus durch feste Fäden an die vordere Bauchwand fixiert. Besonders ist diese Methode dann zu empfehlen, wenn Verwachsungsstränge gelöst oder Adnexoperationen gemacht werden müssen. Wiederverwachsungen der Adhärenzen tragenden Peritonealflächen kann man vermeiden, wenn es gelingt, das Netz zwischen Uterus und Rektum beim Schluß der Bauchhöhle zu lagern.

β) **Intraperitoneale Verkürzung** der Ligg. rotunda durch Schleifenbildung eventuell Aufnähung auf die Uterusvorderfläche (nach Menge).

γ) **Durchziehen der Ligg.** rotunda durch die Rektusmuskulatur und extraperitoneale Schleifenbildung (nach Doléris) oder Fixation auf die Faszie (Jaschke).

δ) **Durchziehen der Ligg.** rotunda durch ein Loch des zarten Lig. latum und Befestigung der Bänder auf der Hinterfläche des Uterus (Baldy).

2. Fixation des Uteruskörpers selbst:

Der Vorteil besteht in der größeren Festigkeit, der Nachteil darin, daß Schwangerschaften schwere Störungen erleiden, indem die Vorderwand des Uterus bis zur Fixationsstelle hinauf die Schwangerschaftserweiterung und das Wandwachstum nicht mitmacht, sondern allein der Hinterwand überläßt; dadurch kommt es sowohl zur Zeit der Schwangerschaft als auch der Geburt zu oft schweren Störungen. Deshalb ist die Voraussetzung für die Wahl dieser Methodik, daß entweder schon Menopause besteht oder die Patientin sterilisiert wird.

a) **Von der Scheide aus:**

α) **Vaginaefixation nach Dührssen:** Naht der Corpus uteri-Vorderwand kurz oberhalb des Os int. an die Scheidenwunde.

β) **Vesizifixation nach Mackenrodt:** Blasenhinterfläche wird dem Fundus uteri aufgenäht und die Blase mit der Vorderwand des Uterus vereinigt. P. Straßmann operiert mit eigenen Modifikationen, die gute Erfolge geben.

b) **Vom Bauchschnitt aus:**

α) **Ventrifixation nach Czerny-Leopold:** Fixation des Fundus uteri an die vordere Bauchwand.

β) **Exohysteropexie nach Kocher:** Der Uterusfundus wird in die Peritonealblätter eingenäht und vom Rektusmuskel und Faszie überdeckt.

γ) **Kollifixur nach Bumm:** Das Collum uteri wird an die vordere Bauchwand fixiert.

Damit sind nur die Hauptoperationsverfahren genannt; das Nähere muß dem Spezialstudium überlassen bleiben, ebenso wie die Wahl unter diesen verschiedenartigen Verfahren. Die Leistungsfähigkeit der Operationen ist wegen der Schwierigkeiten bei der Auswahl der Fälle, bei der Kompliziertheit der Retroflexioätiologie und der häufig nur mangelhaft anzugreifenden Grundaffektion nur sehr schwer beurteilbar, deshalb soll auch hier von einer Kritik der Verfahren abgesehen werden. Es muß dieserhalb auf die Lehrbücher der „operativen Gynäkologie" verwiesen werden.

Stets muß man aber als Operateur im Auge behalten, daß mit der Operation die Behandlung nicht abgeschlossen sein kann, sondern daß die Operation nur ein unterstützendes Moment in der mehr allgemeinen Behandlung, wie sie oben angedeutet wurde, sein kann, worin dem Hausarzt ein großes Betätigungsfeld bleibt.

III. Der Deszensus und Prolapsus des Uterus und der Scheide.

Schon mehrfach ist im Kapitel Retroversio-flexio als deren Folgezustand der Deszensus oder der Prolapsus uteri erwähnt, und in der Tat bestehen zwischen der Retroversio-flexio und der Senkungsanomalie viele nahe Beziehungen, insbesondere in ätiologischer Beziehung; jedoch ist die Fülle der anatomischen Erscheinungsformen hier eine wesentlich größere; denn es ist der Deszensus oder der Prolaps keinesfalls etwas stationäres, sondern bei längerer Dauer der einwirkenden Schädlichkeiten ein fortschreitendes Leiden. Ist schon durch die so bedingten Einzeletappen das klinische Bild sehr mannigfach, so wird es noch komplizierter dadurch, daß in jedem Falle durch die verschiedenartige Gewebsbeschaffenheit an den einzelnen Stellen andere Spannungs- und Zerrungsmöglichkeiten gegeben sind. Kaum je ein Krankheitsfall dieser Art ist dem andern gleich. Nur aus Gründen der Übersicht soll eine bestimmte Gruppierung vorgenommen werden. Solche Gruppierungen werden von den einzelnen Autoren sehr verschieden gegeben; man erkennt daraus eine gewisse Verlegenheit der Materie gegenüber, was wieder mit den sehr divergierenden ätiologischen Auffassungen der Krankheitsbilder zusammenhängt. Während frühere und manche neuere Autoren die primäre Erschlaffung der Scheide und deren Zug an der Portio und dem Uterus als in erster Linie bedeutsam ansehen, ist vor allem durch die grundlegende Arbeit von Halban und Tandler das Prinzip der Druckwirkung von oben als das maßgebende angesehen worden. Auch die zweite höchstwichtige Arbeit der neueren Zeit, die Studie von Ed. Martin jun., legt dieses Prinzip der Prolapsentstehung zugrunde. Vergegenwärtigt man sich das früher Gesagte über die normale Stellung des Uterus, insbesondere das über die Erhaltung der normalen Schwebestellung des Uterus Gesagte, so muß zweifellos der Druck von oben als der wesentlichste Faktor im Zustandekommen des Deszensus und des Prolapsus angesehen werden. Normalerweise besteht danach ja überhaupt kein Druck nach abwärts, sondern das Genitale wird ebenso wie das gesamte Eingeweidepaket durch das straffe Zusammenwirken von Zwerchfell, vorderer Bauchwand und muskulösem Beckenboden und der Anpassung dieser muskulösen Gebilde an die Spannungsänderungen im Eingeweideblock, sowie durch genügende Wirkung der Aufhängebänder der einzelnen Organe getragen und in der Schwebe gehalten, ein Deszensus ist also gar nicht möglich. Bei Erhöhung des inneren Baucheingeweidedruckes, z. B. beim Pressen wird der anteflektierte Uterus nach abwärts als Pelotte auf den Hiatus genitalis des Musc. levator ani gedrückt und die Portio findet ein festes Widerlager auf der hinteren Levatorplatte unter Mitwirkung der Rektumwand, während gleichzeitig eine feste Kontraktion des Beckenbodenmuskels den Hiatus genitalis fester verschließt. Erst wenn das Gleichgewicht zwischen Bauchwand im weitesten Sinne und Eingeweidepaket gestört ist, kommt die Eingeweidelast und damit eine Druckwirkung zustande, die dann allerdings bei stehender Frau besonders stark die Genitalien belastet und nach abwärts in Richtung der Senkrechten auf die Oberfläche der gedrückten Stelle drückt. Ist jetzt der Beckenboden genügend funktionsfähig, so vermag er noch im gleichen Sinne wie vorher bei der Bauchpresse den anteflektierten Uterus zu halten; jedoch treten auch hier schon Störungen auf, wenn die Aufhängebänder, besonders das Retinaculum uteri, nachgibt und entweder im vorderen Abschnitt, d. h. in der Blasengegend, eine Senkung zuläßt oder die Portio nicht nach hinten hält, sondern ihr nach vorn und abwärts zu treten erlaubt. Hauptsächlich aber wird ein Deszensus und später ein Prolapsus resultieren, wenn auch der Beckenboden erschlafft, nicht mehr eine feste Unterlage bietet und nicht mehr eine Verengerung des Hiatus genitalis bewirkt, sondern eine Erweiterung zuläßt. Das wird ganz besonders dann eintreten, wenn der Uterus nicht mehr in Anteflexio, sondern, wie so häufig, bei Deszensus und Prolaps in Retroflexio gefunden wird. In den letzten Jahren ist nun häufig darüber ein literarischer Streit entstanden, ob der Haftapparat oder der Stützapparat das Wichtigere oder das einzig Wirksame bei der Erhaltung der normalen Schwebehaltung ist, und auch in den Einteilungen der Prolapsformen ist das zum Ausdruck gekommen. Die Autoren haben sich direkt in zwei Lager gespalten. Jedoch erscheint nach den neuesten Publikationen und nach dem oben Ausgeführten nicht darin das Wichtigste zu liegen, sondern vielmehr in der Erkenntnis, daß das wesentlichste Moment in dem Wirksamwerden des Eingeweidedruckes überhaupt, also in der Störung des Gleichgewichts zwischen Bauchwandturgor und Eingeweidepaket liegt. Ist das gestört, kommt also die Eingeweidelast zur Wirkung, dann erst wird der Suspensions- und der Stützapparat gleicherweise beansprucht. Eine Trennung ihrer Wirksamkeit läßt sich für alle Fälle kaum durchführen und ist auch praktisch unwichtig. Auf die Dauer kann der primär gut funktionsfähige Beckenboden die Eingeweidelast kaum tragen, wenn der insuffizient gewordene Haftapparat und der Tonusverlust den Uterus in die Retroflexiostellung kommen läßt und nun dauernd auf den Hiatus genitalis drückt; der Genitalspalt des M. levator muß sich dann erweitern und den Uterus und die Scheide austreten lassen. Und umgekehrt kann, wenn der Beckenboden primär insuffizient wird, und dadurch das normale Kräftespiel zwischen Bauchwand, Zwerchfell und Beckenboden einerseits und dem Eingeweidepaket andererseits aufhört, der Haftapparat kaum auf die Dauer den Uterus und die Genitalplatte genügend in der Schwebe halten. In Fällen, wo das scheinbar anders ist, z. B. bei kompletten Mastdarmdammrissen und fehlendem Prolaps, ist offenbar doch noch jenes Turgorspiel zwischen Bauchwand und Eingeweidepaket soweit intakt, daß die Eingeweidelast nicht zur Druckwirkung nach abwärts kommt, weil nicht die tieferen Partien des Musc. levator ani, sondern nur die unwichtigere Hautmuskulatur des Dammes komplett zerrissen ist, der Musc. levator aber noch Widerpart leisten kann. Aus alledem geht hervor, daß eine pathogenetische Einteilung, die nur Erschlaffungszustände des Haftapparates oder des Stützapparates zur Grundlage macht, etwas Unvollkommenes an sich hat. Es gibt bei der Fülle der pathogenetischen Kombinationen eben kein einheitliches Prinzip der Einteilung. Gehen wir aber von dem zweifellos richtigen Satz Ed. Martins jun. aus, daß das Beckenbindegewebe beim Prolaps stets schadhaft ist, der Beckenboden nur in einer bestimmten Gruppe von Fällen, so hat eben seine Einteilung immer noch das bestechendste, sie mag deshalb hier folgen. Um die mechanischen Verhältnisse völlig verstehen zu können, darf aber nicht nur der Descensus uteri = Herabsinken der Portio vaginalis uteri unter die

Interspinalebene oder der Prolapsus uteri = Sichtbarwerden der Portio vag. uteri im Introitus vaginae herangezogen werden, sondern auch die partiellen Erschlaffungszustände der Umgebung müssen mit einbezogen werden in den Kreis der Besprechung. Ed. Martin unterscheidet:

A. Primärer Defekt des Haftapparates.

1. Zystozele:
   a) 1. Stadium: Nur die Area retroureterica erfährt eine Aussackung.
   b) 2. Stadium: Auch der Blasenhals beteiligt sich, jedoch die Plica interureterica wird eher noch gehoben.
   c) 3. Stadium: Die Plica interureterica gleicht sich aus, auch die Harnröhre wird mit nach abwärts verzogen und dadurch in ihrem oberen Verlauf bei liegender Frau senkrechter, sie knickt sich winklig ab.

Nach außen hin dokumentiert sich diese Form lediglich durch eine Vorwölbung der vorderen Scheidenwand, die einzelnen Stadien lassen sich nur durch das Zystoskop unterscheiden.

Anatomisch ist hier eine Erschlaffung oder Zerstörung der Bindegewebsfasern im Bereich der Pars anterior des Retinaculum uteri zu finden. Der Uterus kann ante- oder retroflektiert sein, im letzteren Falle ist die Folgewirkung allerdings eine höhergradige wegen des meist größeren Eingeweidedruckes.

2. Hernia der Excavatio vesico- uterina (Fig. 83): Die Harnblase ist unbeteiligt, sie hat nicht wie normalerweise mit der Zervix, sondern auf Grund fetaler Hemmungsbildung nur mit der Scheide bindegewebigen Konnex. Diese Form des Vordrängens der obersten Scheidenpartien ist sehr selten.

3. Vorfall oder Deszensus des Uterus (Figg. 81 u. 82): Meist in Kombination mit 1. Fast stets ist der Uterus retroflektiert. Folgeerscheinungen, wenn sekundär der Hiatus genitalis die Portio und das Collum uteri durchtreten läßt, sind: Elongatio colli, Hypertrophie der Portio, eventuell Ulkusbildung. Bei starkem Nachgeben des Haftapparates eventuell Totalprolaps (Fig. 85). Der Beckenbodenmuskel soll nach Martin in diesen Fällen eher hypertrophisch als atrophisch sein.

4. Hernie der Excavatio recto-uterina (Fig. 84): Infolge Schwund des Bindegewebes im Spatium recto-cervico-vaginale oder infolge Tiefstand des Douglasraumes auf Grund fetaler Hemmungsbildung. Hier ist der Uterus gewöhnlich anteflektiert.

B. Primärer Defekt des Stützapparates.

1. Vorfall der hinteren Scheidenwand bei Abriß und Verletzung der hinteren Scheidenwand.

2. Elongatio colli: Die Portio kommt bei Retroflexio uteri in den Hiatusspalt, das Kollum wird nach abwärts gedrückt und elongiert, das Corpus uteri wird auf die hintere Levatorplatte gedrückt.

3. Sekundäre Erschlaffung des Haftapparates der Harnblase und des Uterus, deshalb Inversio und Prolaps der vorderen Scheidenwand und des Uterus teils partiell, teils total. Der Beckenboden erweist sich sowohl bei der Präparation als auch bei faradischer Reizung als defekt.

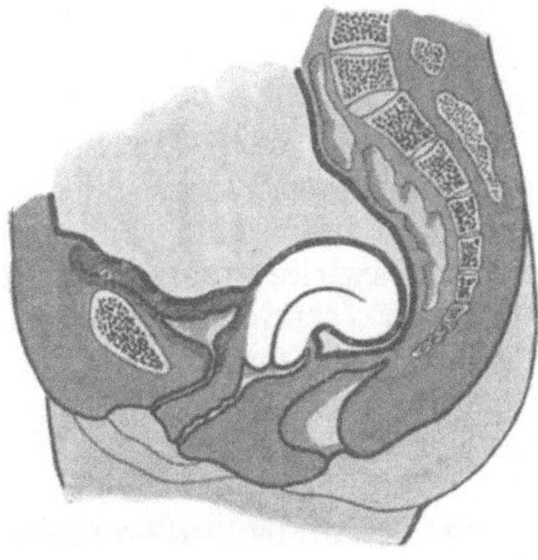

Fig. 81. Retrofl. et Descensus ut. mob.,
Inversio der vorderen Scheidenwand
und Zystozele.

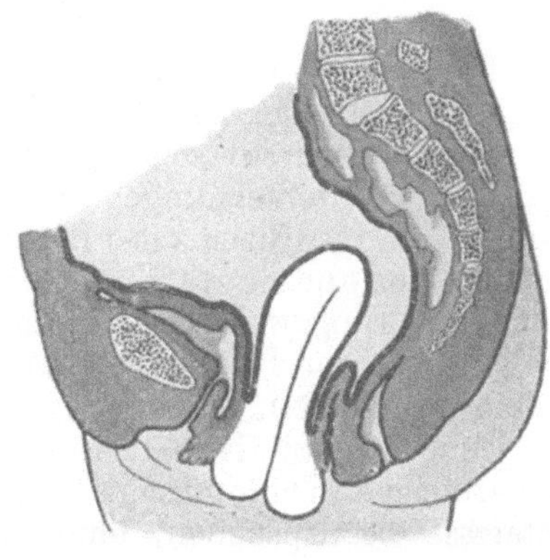

Fig. 82. Descensus uteri, Elongatio colli,
Prolapsus vag. ant., Zystozele,
Portiohypertrophie.

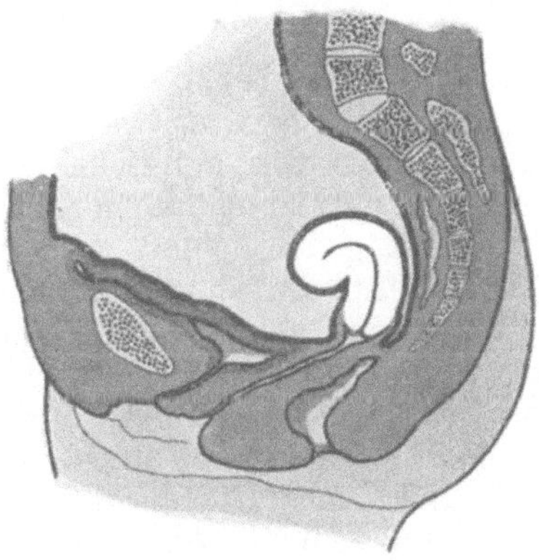

Fig. 83. Weite Excavatio vesico-uterina
mit Hernienanlage.

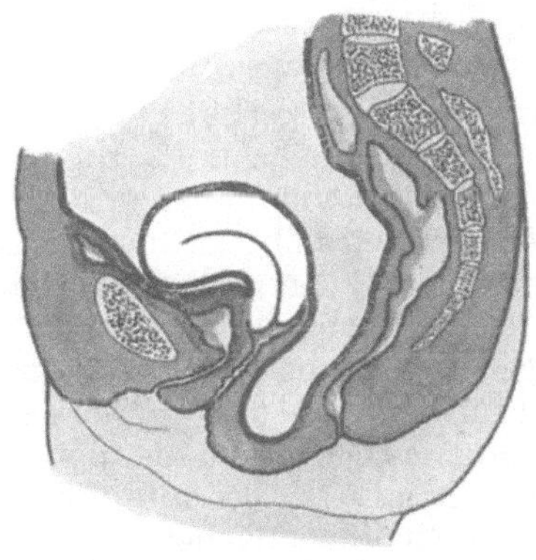

Fig. 84. Hernie der Excavatio
recto-uterina.

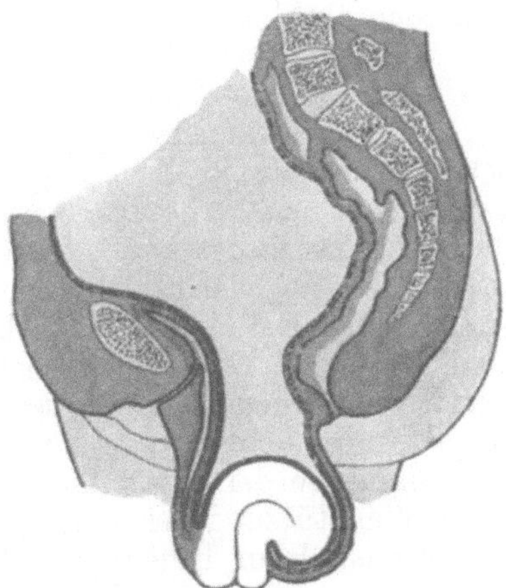
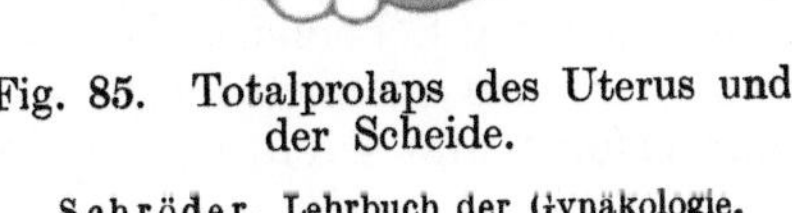

Fig. 85. Totalprolaps des Uterus und
der Scheide.

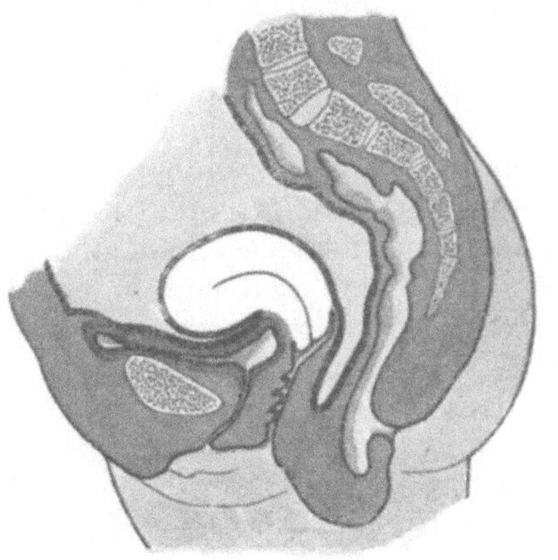

Fig. 86. Rektozele.

Schröder, Lehrbuch der Gynäkologie.

10

C. Rektozele.

Darmwandbruch durch Defekt im Septum rectovaginale ohne Beteiligung allerdings der übrigen Darmwandschichten (Fig. 86).

Der Streit dreht sich hauptsächlich darum, daß nach Halban und Tandlers Untersuchungen auch in den unter A. genannten Fällen viele Autoren die Insuffizienz des Beckenbodens nicht als sekundär, sondern primär ansehen und sie auf Konto der vorderen Druckwirkung setzen, d.h. den Druck der Eingeweidelast vor dem Uterus durch Vermittlung von Darmschlingen in der Excavatio vesico-uterina zur Wirkung kommen lassen, indem sie meinen, daß stets der Haftapparat bei solcher Wirkung ungenügend sei, um Deszensus und Prolaps der Scheide oder des Uterus zu vermeiden. Diese Frage dürfte vorerst aber hauptsächlich theoretisches Interesse beanspruchen, eine Entscheidung jedenfalls außerordentlich schwer sein.

Die Frage der Ätiologie ist in ihrem pathogenetischen Teil schon in der Hauptsache mit dem Gesagten erledigt, es wäre vor allem noch zu erörtern, wie die Erschlaffungszustände sowohl im Haft- als Stützapparat bedingt sind und Störungen in der Beckenbodenmuskulatur zustande kommen können.

Einer der wesentlichsten Faktoren ist in Schwangerschaft, Geburt und Wochenbett gegeben. Während der letzten Zeit der Gravidität schon lastet der Kopf des Kindes vornehmlich auf der vorderen Scheidenwand, insbesondere aber wird das den Uterus und die Scheide umgebende Bindegewebe während der Geburt enorm stark gedehnt und gezerrt, so daß leicht Zerreißungen von Teilen des Haftapparates vorkommen. Forcierte Entbindungen durch Zange oder Wendung geben um so günstigere Gelegenheiten zu Verletzungen und Trennungen der faszialen Verdichtungen. Ist das Gewebe gesund und genügend vorbereitet durch gehörige Auflockerung, dann werden natürliche Insulte nur ausnahmsweise Schaden stiften; bei alten Erstgebärenden und leicht hypoplastischen Genitalien Jugendlicher sind diese Vorbedingungen nicht völlig erfüllt, so daß gerade bei diesen Frauen häufig Störungen der genannten Art beobachtet werden. Das Wochenbett wird gesunden Frauen keinen Schaden tun, weil bei ihnen die puerperale Schrumpfung der gedehnten und gelockerten Weichteile schnelle Fortschritte macht. Wenn aber gerade diese puerperale Rückbildung zu wünschen übrig läßt, wenn schon frühzeitig durch Heben und Tragen in der täglichen Arbeit das nachgiebige Gewebe gedehnt wird, so bleiben leicht lokale Bindegewebsinsuffizienzen zurück. Schließlich war durch die Schwangerschaft und Geburt und das nachfolgende Wochenbett an den festen Zusammenschluß von Eingeweidepaket und Bauchwand eine sehr erhebliche Anforderung gestellt; Fehler in der Rückbildung, z.B. auch der Bauchdecke und Schlaffheit des Beckenbodens, können das Kräftegleichgewicht hier sehr erheblich und nachteilig stören, so daß dann ein Eingeweidedruck zur Auswirkung kommen muß, was bei den dehnbaren Geweben höchst deletär wirken kann. Außer Dehnungen und Erschlaffungen des Beckenbodens spielen vor allem tiefer liegende Verletzungen, Hämatome, Risse im Musc. levator ani eine Rolle, während Dammrisse der gewöhnlichen Art meist ohne wesentliche Rückwirkung auf die Stützung des Genitalapparates sind, da sie außerhalb der Levatormuskulatur liegen. Nicht zu unterschätzen ist auch die Lockerung des gesamten Scheidenschlauches, der dadurch seiner Stützwirkung beraubt wird. Ob wirklich durch eine gelockerte Scheide ihre Inversion primär erfolgt und eventuell so der

Uterus nachgezogen wird, oder ob nicht vielmehr durch den Eingeweidedruck von oben her die gelockerte Scheide nach abwärts gedrängt wird, ist nicht absolut sicher entschieden, wahrscheinlich aber besteht die Auffassung eines Druckes von oben her zu Recht.

Ein sehr wesentlicher ätiologischer Faktor ist weiterhin in der universellen Asthenie gegeben, wie sie schon oben bei der Retroflexio uteri mobilis als ätiologisch wichtig geschildert wurde. Gar häufig ist der Prolaps kombiniert mit Enteroptose, Nephroptose, Hepatoptose und auch mit Hernienbildungen. Das überall wirksame Moment ist die Bindegewebsschwäche, die schlaffe Faser, die den gewöhnlichen statischen Anforderungen des Körpers auf die Dauer keinen genügenden Widerstand leistet. Solche Asthenie kann auch durch zehrende Krankheiten: chronische Ernährungsstörungen, Chlorose, Tuberkulose, Karzinome, schwere Infektionskrankheiten, die mit erheblicher Abmagerung einhergehen, erworben sein. Auf dieser Grundlage sehen wir oft hochgradige, immer wieder rezidivierende Prolapse nicht nur bei Frauen, die geboren haben, sondern auch bei Nulliparen, oft jugendlichen Mädchen auftreten.

Im Alter ist es der Fettschwund und die senile Atrophie, die den Haft- und Stützapparat des Genitales insuffizient machen; auch bei langdauernder erheblicher Ovarialinsuffizienz können solche Atrophien sich herausbilden.

Durch Parese und Paralyse der Sakralnerven kann die Beckenbodenmuskulatur gelähmt und unfähig zur Stützwirkung werden; Spina bifida, eventuell occulta, kann die primäre Ursache sein, wie sie bei angeborenen Prolapsen gefunden wird.

Bauchhöhlentumoren werden dann einen Prolaps oder Deszensus bewirken, wenn sie nicht mehr von der Bauchwand in der Schwebe gehalten, also quasi getragen werden und kleiner sind als daß sie auf den Beckenschaufeln lasten. Nach unten ziehende Tumoren sind selten.

Spaltbecken mit Blasenektopien sind seltene Gelegenheitsursachen.

Über die Häufigkeit der Prolapse bestehen wenig Angaben, sie ist auch zweifellos in verschiedenen Gegenden verschieden. Je mehr körperliche Arbeit von der weiblichen Bevölkerung verlangt wird, um so größer die Prolapszahl. In Rostock betrug die Prozentzahl in der Poliklinik ca. 2—3 % des gesamten Materials, in der Privatpraxis sind die Zahlen zweifellos geringer und die Prolapse nicht so hochgradig.

Pathologische Anatomie: Die Größe der Prolapse wechselt von den oft nur walnußgroßen kleinen Scheidenaussackungen bis zu den gigantischen Totalprolapsen, bei denen das gesamte Genitale außerhalb der Vulva liegt mitsamt einigen Darmschlingen und eventuell Netz. Die einzelnen Teile des Genitales und der Nachbarorgane machen mancherlei Veränderungen durch, die im einzelnen kurz besprochen werden müssen.

a) Scheide: Solange sie von Zervixschleim befeuchtet wird, ist nur eine große Weite und Schlaffheit zu erkennen; prolabiert aber ein großer Teil der Scheidenwand, dann trocknet das Gewebe aus, da es keine eigenen Drüsen besitzt, wird derb und hornartig, ja schwielig; das Bindegewebe wird derb ödematisiert. Häufig sieht man mehr oder weniger große Ulzera, die meist scharfgeschnittene Ränder und wenig schmierigen, glatten Grund haben. Nach Kermauner handelt es sich um Einrisse der überstark gedehnten Schleimhautschichten, also um Dehnungs-, weniger um Dekubitusulzera. Sie sitzen gewöhnlich in der Nachbarschaft oder im Bereich der Portio (Figg. 87 u. 88).

b) Uterus: Deszendiert der Uterus, so tritt er mit seinem Kollum aus dem Hiatus genitalis heraus und kommt hier unter einen von der Peripherie her umschnürenden Druck, dem auch die Gefäße des Collum uteri ausgesetzt sind. Die Folge ist chronische Stauung der nach

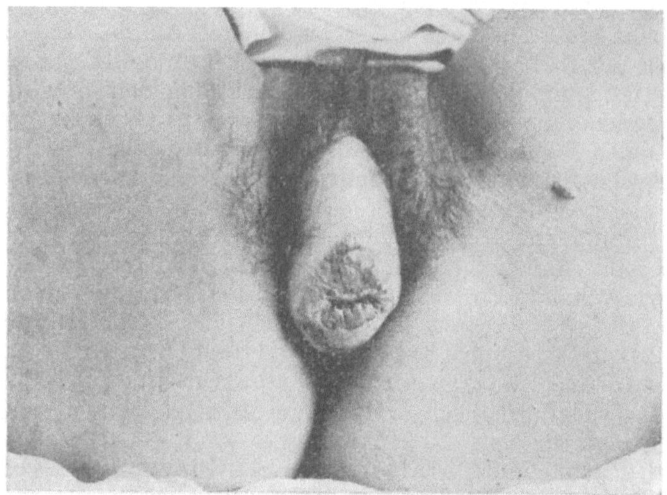

Fig. 87.   Totalinversion der vorderen Scheide, Portio leicht ulzeriert.

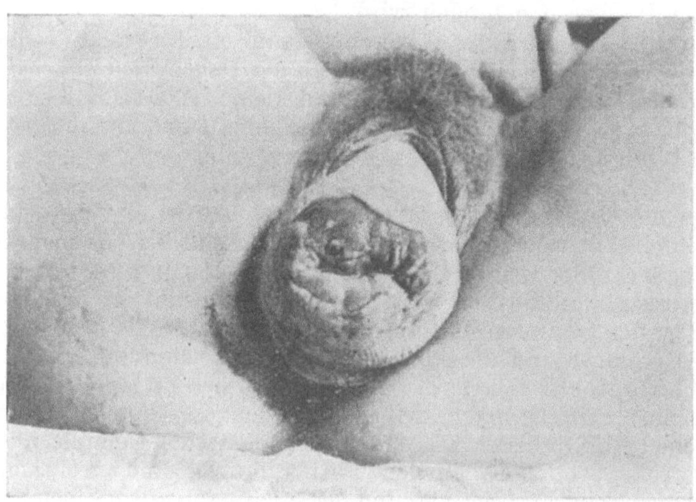

Fig. 88.   Totalprolaps der Scheide mit großem Portioulkus.

abwärts liegenden Partien. So kommt es zu einer oft erheblichen Schwellung der Portio=Hypertrophia portionis, auf der dann die genannten Ulcera sich besonders gern etablieren (Fig. 89). Eine weitere Folge dieses halben Herausragens des Uterus ist die Elongation, die nicht nur die Zervix zu betreffen braucht, sondern stets von der Stelle ab erfolgt, die gerade im Hiatus genitalis sich befindet. Nach Halban und Tandler ist der Mechanismus der Elongation so, daß der im Bauch verbleibende Teil des Uterus, also vor allem der Korpusabschnitt in Retroflexiostellung durch den Eingeweidedruck auf den Levatormuskel festgedrückt und hier fixiert wird, während der im Hiatus genitalis nach abwärts wirkende Druck mittels der umgebenden Gewebe (Blase, Scheide vorn und hinten) am Kollum zerrt und es mehr oder minder lang auszieht. So kommen Verlängerungen von 10 und 12 und 15 cm am Uterus vor, wovon in erster Linie die Zervix betroffen ist. Wie weit der Haftapparat an der Fixation des Corpus uteri, also mittelbar auch am Zustandekommen der Elongatio colli beteiligt ist, kann hier nicht näher untersucht werden. — Wenn der Uterus völlig aus dem Genitalhiatus des Afterhebers hervortritt, also

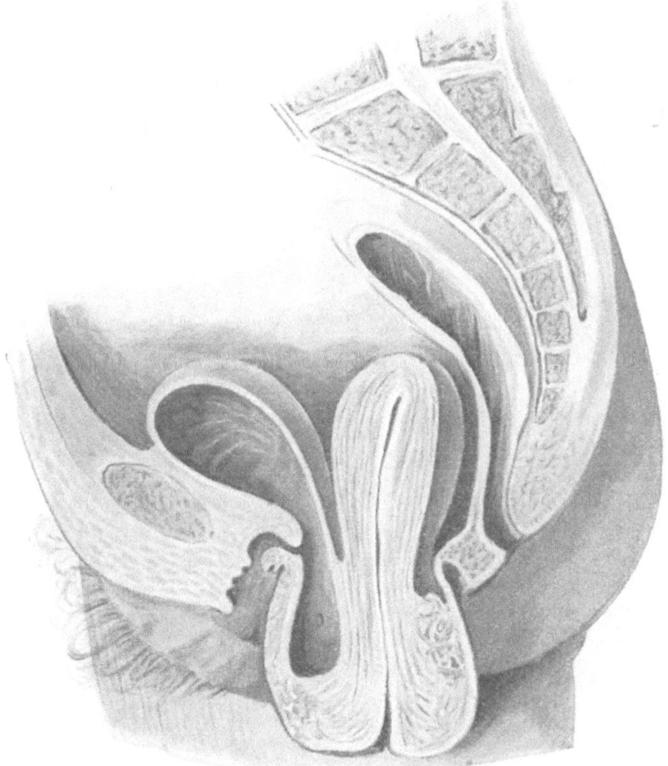

Fig. 89. Prolapsus vag. totalis, uteri partialis. Elongatio colli, Hypertrophia portionis. Zystozele. Retroflexio uteri mob.

beim Totalprolaps, findet keinerlei Elongation statt, sondern der Uterus liegt gewöhnlich in Retroflexio völlig im Scheidenperitonealsack (Fig. 90). —

Das Myometrium corporis zeigt, soweit es über dem Spalt liegt, keine Besonderheiten, im elongierten Teil sieht man vor allem Bindegewebe und wenig Muskulatur; die hypertrophische Portio ist stark chronisch ödematös ohne wesentliche Zellvermehrung. Nach erfolgter Reposition des Prolapses und bei nur einige Zeit lang durchgeführter Bettruhe oder Zurückhaltung des Prolapses durch Pessare geht dieses Ödem rasch zurück.

c) Die Tuben und Ovarien erleiden wohl auch einen Deszensus, jedoch kommt dieser nicht zur klinischen Diagnose; bei hochgradigen Prolapsen können sie mit als Haftapparat herangezogen werden und selbst elongieren.

d) Die **Ligamente** erleiden häufig keine Atrophie, sondern werden eher hypertrophisch, wie man es öfter bei den Ligg. rotunda, z. B. bei Gelegenheit der Alexander-Adams-Operation beobachten kann. Man hat den Eindruck der Arbeitshypertrophie.

e) Die Besonderheiten der verschiedenen Grade der Zystozele sind oben genannt, ebenso die im stärksten Falle erfolgende Verlaufsänderung der Harnröhre. Durch die Zystozele wird die Blase in einen supra- und infrasymphysären Abschnitt getrennt, was vor allem darin seine Wichtigkeit hat, daß der Zystozelenabschnitt leicht Resturin behält und in diesem leicht eine Urininfektion zustande kommt, und so sich oft Zystitiden

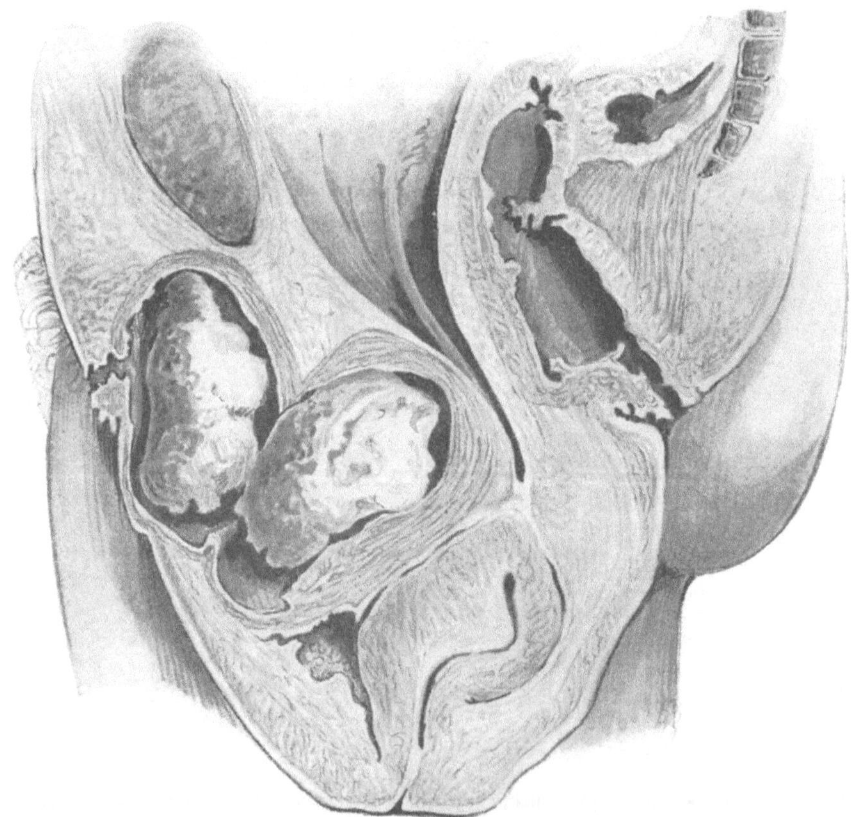

Fig. 90. Totalprolaps des Uterus und der Scheide. Großer Blasen- und Urethralstein, die Blase liegt völlig im Prolaps.

einstellen, ja seltenerweise auch Inkrustationen und Blasensteine in reichlicher Menge sich bilden können. Der **Ureter** zieht bei höheren Prolapsgraden ebenfalls mit über den Rand des Hiatus genitalis hinüber und erfährt in dieser als Bruchpforte wirkenden Gegend (Halban und Tandler) leicht eine Kompression und infolgedessen im höher gelegenen Abschnitt eine Dilatation. Durch Vermittlung des so gestauten Urins kommen gelegentlich Pyelitiden und eventuell Pyelonephritiden zustande, die dann besonders bei älteren Frauen die Todesursache sein können.

f) Das **Peritoneum** zieht vor allem bei infantilem, tiefem Douglasraum weit mit in den Prolapssack hinein, besondere Veränderungen außer seiner Weite und Schlaffheit werden nicht an ihm bemerkt.

g) Bei hochgradiger Inversion der hinteren Vaginalwand kann auch die vordere Rektalwand herniös mit einbezogen werden. Isolierte Rektozele hat mit einem Prolaps an sich gar nichts zu tun, sondern ist eine Folge der Zerstörung oder Zerreißung des Septum rectovaginale, z. B. bei schweren Zangenoperationen.

h) Angeborene Hypertrophie der Portio, deren penisartiger Zapfen bis in die Vulva hineinreichen kann, sind selten, immerhin um nicht Täuschungen bei der Prolapsdiagnose zu verfallen, zu beachten.

Der Verlauf des Deszensus und Prolapsus uteri ist gewöhnlich ein sehr chronischer. In der Mehrzahl der Fälle werden Frauen, die geboren haben, betroffen, aber auch Nullipare, sowohl jugendliche als auch ältere und Greisinnen nicht verschont. Das Vorkommen des Prolapses bei Neugeborenen und jungen Kindern gehört zu den Ausnahmen und ist dann meist auf eine angeborene Innervationsstörung oder Hypoplasie des Beckenbodens zurückzuführen (z. B. Spina bifida). Das allmähliche Fortschreiten zu höheren Graden der Senkung mit ihren Folgeerscheinungen kann durch die Ulzera der Scheide und Portio zu progredienten Infektionen des Beckenzellgewebes, zu Peritonitiden, Thrombophlebitiden und Pyämien führen. Auch eine Pyometra kann sich infolge Sekretstauungen durch die elongierte Zervix herausbilden und Pyosalpingen eventuell mit sekundärer Peritonitis erzeugen. Die Infektionen der oberen Harnwege von der Blase aus wurden schon oben erwähnt. Schließlich wäre auch noch der seltenen Gangrän des prolabierten Teiles infolge völliger Abschneidung der Blutzufuhr im Hiatus genitalis, der Bruchpforte, zu gedenken. Neben diesem chronischen Verlauf kommt auch ein akutes Entstehen des Prolapses vor infolge starker Hustenstöße, übermäßig schweren Tragens und Hebens, eines unglücklichen Falles usw., was für die Unfallheilkunde von Wert ist.

Die Symptome bestehen vor allem in dem Gefühl der Sackung, der Haltlosigkeit im Unterleib, was besonders beim Heben und Tragen zutage tritt; die Frauen bemerken die „Geschwulst", die aus dem Unterleib heraustritt, und geben die Größe der Aussackung ungefähr an. Als Begleiterscheinungen treten Schmerzen im Unterleib und Kreuz hinzu. Manche Frauen kommen wegen der Absonderung und Feuchtung der Geschlechtsteile, die gewöhnlich dann auf ein Ulkus der Scheide oder der Portio zurückzuführen ist oder auch auf eine vermehrte katarrhalische Sekretion der Zervixschleimhaut. Andere Klagen über blutige Absonderungen sind ebenfalls dem Ulkus und der Vulnerabilität des Granulationsgewebes zur Last zu legen.

Menstruationsstörungen sind nicht so häufig als bei der Retroflexio; der Zyklus läuft anatomisch hier wie dort völlig normal ab, es sei denn, daß ohne unmittelbaren Zusammenhang mit dem Prolaps auch eine Persistenz von reifen Follikeln im Ovarium eintreten kann, die das Bild der Metropathia haemorrhagica im früher definierten Sinne gibt.

Häufig wird über Beschwerden beim Wasserlassen geklagt, über häufigen Drang oder darüber, daß das Wasser erst nach Zurückdrängen des Prolapses entleert werden kann, oder über Brennen und Stechen beim Urinieren; alle diese Erscheinungen sind einwandfrei auf den Resturin der Zystozele und die leicht auftretende Zystitis zu beziehen.

Erhebliche Spannungs- und Zerrungsschmerzen sind hauptsächlich nur beim akut eintretenden Prolaps quasi bei Einklemmungen des Genitalbruches zu beobachten. Allgemeine Symptome wie Rückenschmerzen, allgemeine Haltlosigkeit im Bauch, Magendarmbeschwerden, Obstipation

sind Zeichen der allgemeinen Asthenie; Kopfschmerzen und ein buntes
Bild nervöser Symptome sind Stigmata von psychogenen Komplikationen.

Die Diagnose hat nicht nur das Vorhandensein eines Prolapses
oder Deszensus zu konstatieren, sondern durch genaue Inspektion und
Palpation festzustellen, was prolabiert oder deszendiert ist. Dabei soll
die Patientin zunächst stets im Stehen untersucht werden, auch soll sie
tüchtig pressen; nicht aber sollen diese Feststellungen nach längerer Längslage z. B. im Bett unternommen werden, da sich dann vieles spontan wieder
zurückbildet. Man hat auf den Stand der Portio im Verhältnis zur Interspinalebene oder zum Introitus vaginae zu achten, den Grad der Scheiden-
inversion, die Länge des Uterus, seine Lage und Form zu konstatieren,
den Grad der Blasenaussackung mittels Katheter oder Sonde und mittels
Zystoskop zu untersuchen, auch das Rektum auf Rektozele zu prüfen
und so die einzelnen Grade des Partial- oder Totalprolapses des Uterus
abzugrenzen. Differentialdiagnostisch sind Scheidenzysten, primäre Por-
tiohypertrophien und Polypen oder submuköse Myome zu berücksichtigen.
Aber auch die Ursache des Prolapses durch genaue Anamnese, Becken-
bodenprüfung, Beachtung der vorderen Kontur des Bauches (Hängebauch),
der Beckenneigung (Flatau), genaue Genital- und Abdominalpalpation
und internmedizinische Untersuchung auf Asthenie primären oder sekundären Ursprungs und auf Tumoren des Leibes, ist zu eruieren.

Die Prognose ist bei rechtzeitiger Behandlung günstig; wird der
Prolaps vernachlässigt, so können die oben genannten Folgezustände
die Prognose beeinflussen und zu schweren lebensbedrohlichen Leiden
führen.

Die Prophylaxe hat vor allem für eine gute Wochenbettspflege
Sorge zu tragen, die in erster Linie in einem Vermeiden des schweren
Hebens und Tragens im Frühwochenbett zu bestehen hat. Aber auch
unnötige operative Entbindungen sollen vermieden werden in Rücksicht
auf die den Prolaps begünstigenden Verletzungen des Beckenbindegewebes und des Beckenbodens. Weiterhin soll für die frühzeitige Kräftigung der Muskulatur durch vernünftigen Sport und Gymnastik und
durch zweckmäßige Kleidung Sorge getragen werden, auch durch gesunde
und vernünftige Erziehung ein kräftiger und widerstandsfähiger Körper
herangebildet werden, damit die Asthenie nach Möglichkeit eingedämmt
wird. Nicht zuletzt ist auch eine rechtzeitige Behandlung der Retroflexio
uteri mobilis in Fällen von gestörtem Gleichgewicht von Bauchwandmuskulatur und Eingeweidelast geeignet, viele Fälle von Prolaps gar
nicht erst zur Ausbildung kommen zu lassen.

Therapie: Ein jeder Prolaps oder Deszendensus bedarf der
Behandlung, darüber besteht kein Zweifel, da hier stets, im Gegensatz
zu gewissen Fällen der Retroflexio uteri mobilis, wo nur ein Tonusverlust
der Uterusmuskulatur die Ursache der Rückwärtslage ist, der Eingeweidedruck in voller Last auf den Unterleibsorganen lastet; wäre das nicht
der Fall, dann würde der Uterus oder die Blase mit Scheide usw. nicht
deszendieren oder prolabieren, sondern in der Schwebe getragen und
gehalten werden. Da aber der Druck von oben besteht, so ist ohne
Behandlung diese Erkrankung ein fortschreitendes Leiden, das schließlich
sowohl die Arbeitsfähigkeit als auch die Gesundheit der anderen Organe
ernstlich in Mitleidenschaft zieht. Es ist also gleichgültig, ob die Pat.
Beschwerden hat oder nicht; wenn sich objektiv ein deutlicher Prolaps
oder Deszensus feststellen läßt, soll dem Leiden Einhalt getan werden.
Als Methoden kann man drei Wege einschlagen:

1. Den physikalisch-diätetischen Weg. Sein Zweck ist, durch gute, kräftige Kost, zweckentsprechende Bäderbehandlung und evtl. roborierende Arzneien eine allgemeine Kräftigung des Körpers herbeizuführen und dadurch den Boden für die Wirkung gewisser physikalischer Heilmethoden zu bereiten. Diese physikalischen Methoden sind besonders das Vermeiden schwerer körperlicher Arbeit (Heben und Tragen schwerer Lasten), Anwendung gesunden Sportes und bestimmter Gymnastik, die die Bauchwandmuskulatur und den Beckenboden zu kräftigen imstande sind. Als wirksam für den Beckenboden haben sich neben einer Hyperämie erzeugenden Massage die von Thure Brandt geübte „Knieteilung unter Kreuzhebung" und die „Kniezusammendrückung" als Widerstandsübungen bewährt. Auch die zahlreichen sonstigen komplizierten Massage- und Gymnastikmethoden Thure Brandts werden mancherorts als wirksam zur Bekämpfung und Heilung des Prolapses empfohlen; vor allem aber kommen nur solche Fälle mit noch erhaltener Muskulatur für diese Verfahren in Frage, allzu große Hoffnungen darf man meines Erachtens nicht darauf setzen. Voraussetzung dürfte fernerhin für den Erfolg auch die Korrektion einer bestehenden Retroflexio ut. mob. aus früher angegebenen Gründen sein.

Für die beiden anderen Wege der Therapie, die auch für stärkere Prolapse in Frage kommen, ist die Voraussetzung die Reposition des prolabierten Genitales. Solche Reposition ist für die meisten Fälle einfach, indem man bei oder nach der Untersuchung mit der Hand die vorgefallenen Teile in das Becken über den Introitus zurückschiebt und anschließend die Reposition auch der retroflektierten Gebärmutter nach den früher angegebenen Regeln vornimmt. Sollte die Reposition durch erhebliche ödematöse Anschwellung Schwierigkeiten machen, so kann man zunächst die angegebenen Manöver in Knieellenbogenlage versuchen — oft wird man so noch zum Ziele kommen. Manchmal allerdings muß man die Pat. erst längere Zeit in Längslage bringen, feuchte Umschläge auf die ulzerierten Partien machen und so den entzündlichen Anteil sowohl wie auch die einfache Stauung zum jedenfalls teilweisen Verschwinden bringen, erst dann gelingt oft noch das Zurückbringen der prolabierten Teile. Sollte auch das nicht gelingen, so bleibt nichts anderes übrig, als die operative Behandlung auch an den stark angeschwollenen Teilen vorzunehmen. Unter diesen Voraussetzungen kommen die orthopädische und operative Behandlung in Anwendung.

2. Die orthopädische Behandlung (Figg. 91 u. 92). Sie besteht darin, daß nach erfolgter Reposition des Genitale ein Pessar eingelegt wird, das Scheide und Uterus in seine Normallage zurückhalten soll. Das früher schon über das verwendbare Material der Pessare Gesagte kommt auch hier zu seinem vollen Recht; nur Hartgummi, Zelluloid und evtl. noch Porzellan ist anwendbar. Ausnahmsweise darf beim Hysterophor nach Roser-Scanzoni auch etwas weicherer Gummi angewendet werden. Diese Hysterophore kommen als dicke gestielte, kugelige Zapfen, die durch eine Bandage getragen werden, in erster Linie bei großen, schwer zurückzuhaltenden Prolapsen alter gebrechlicher Frauen in Betracht, wenn aus irgendeinem Grunde eine operative Behandlung nicht angezeigt ist, und andere Pessare wegen Tragunfähigkeit des Levatormuskels keine Anwendung finden können; eine regelmäßige Kontrolle durch den Arzt ist unerläßlich. In allen anderen Fällen können für Pessare nur die oben genannten drei Materialarten empfohlen werden. Hinsichtlich der Form sind außer den bei der Retroflexio schon genannten Arten noch andere

Möglichkeiten gegeben. Wo es angängig ist, soll auch beim Deszensus und selbst beim Prolaps das Hodge- oder Thomas-Pessar zur Anwendung kommen, da diese Instrumente in erster Linie die Scheide strecken und die Portio in den hinteren Beckenhalbring bringen und so vor allem die Retroflexio ausgleichen. Ähnlichen Erfolg kann auch einfache Spreizung und Dehnung der Scheide haben durch runde Ringe oder Schalen; sie

Schatz-Prochownik-Pessar   Ring-Pessar

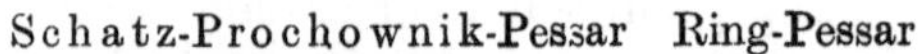
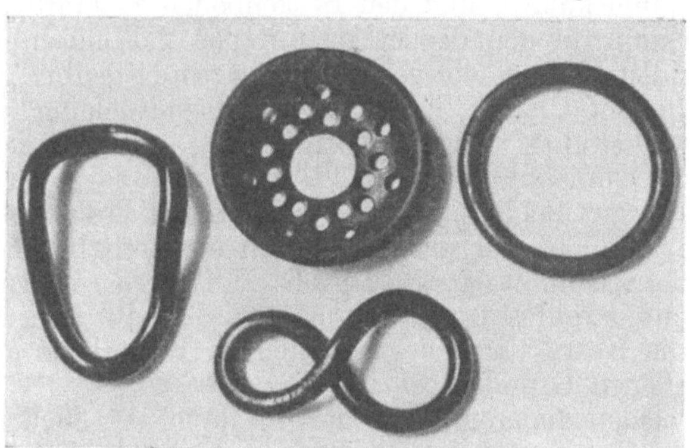

Hodge-Pessar   Schultzesches Achter-Pessar
Fig. 91.

stützen sich auf den Seitenflächen des Levatormuskels und halten die Scheide mitsamt dem Uterus über dem Hiatus genitalis. Vielfach genügen die einfachen Ringe von zirka bleistiftdicker Rohrstärke völlig,

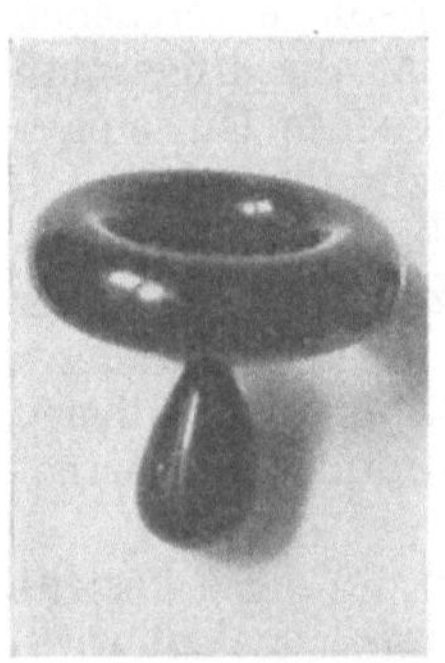
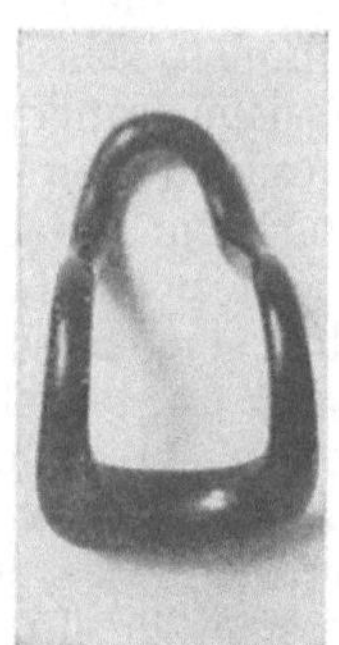

Menges Keulenpessar   Thomas-Pessar
Fig. 92.

manchmal wird allerdings die vordere Scheidenwand durch den Ring durchsacken und doch wieder prolabieren; dann sind die Schatzschen Schalen oder besser die leichteren, vielfach durchlöcherten Prochownikschen Schalen von guter Wirkung. Diese Schalen sind konkav und müssen mit der Konkavität nach oben, d. h. symphysenwärts liegen. Andere Formen sind die Kugel- oder Eipessare, die in ganzer Fläche überall der Scheidenwand anliegen; sie haben aber vor allem den Nachteil, daß sie nicht genügend weit auf den Levatorschlitz übergreifen und deshalb nicht genügend halten und nur sehr schwer wieder zu entfernen sind, außerdem die Kohabitationsmöglichkeit völlig ausschalten. Ein Ausweg wurde für die großen Prolapse mit weitem Hiatus dadurch gefunden, daß man große breite runde Ringe oder Schalen wählte, denen man einen Zapfen einsetzte, der das Pessar durch Anliegen an den Scheidenwänden in der gewünschten Haltung, d. h. in der Spreizwirkung quer zur Scheide hielt: Schatz' Trichterpessare, E. Martins gestielter Ring, Löhleins Bügelpessar. Diese sind aber schwer einzubringen und erfüllen, wenn sie zu klein gewählt werden, nicht die Voraussetzungen, die man von dem

Zapfen verlangte, drückten vielmehr bei Längsstellung des Ringes die Zapfen gegen die hintere Scheidenwand und bewirkten tiefe Dekubitusstellen gelegentlich bis in die Mastdarmwand. Das Zwanck-Schilling-Pessar, das ähnliche Wirkungen erzielen wollte, erwies sich in seiner Konstruktion (Holzmaterial, Metallstangen und Scharniere und Schrauben) als völlig ungeeignet und verfehlt. Rosenstein und Menge (Zapfen- und Keulenpessar) führten den genügend großen Ring allein ein und setzen dann erst den Zapfen daran; die Einführung ist bequem und die Größe zweckentsprechend, die Wirkung und der Erfolg soll für viele Fälle gut sein; eigene Erfahrungen fehlen mir darüber. Die Größe aller dieser Pessare muß so gewählt werden, daß sie die Scheide gerade spannen; eine zu starke Spannung bedingt Dekubitusulzera. Auf diese Gefahr hin soll aber das Pessar beim Prolaps häufiger als bei der Retroflexio ut. mob. kontrolliert werden. Spülungen brauchen ebenso wie dort erst bei auftretendem Desquamativkatarrh gemacht zu werden.

Eine wirkliche Heilwirkung in dem Sinne, daß der Prolaps beseitigt werden kann und das Pessar unnötig wird, dürfte nur in seltenen Fällen, in denen sich ein wirksames Kräftespiel zwischen Bauchwand und Eingeweidepaket wiederherstellt, zu erwarten sein; im allgemeinen werden wir in dem Pessar nur eine Krücke zu sehen haben, nach deren Entfernung das Leiden wieder hervortritt; im Gegenteil wird häufig durch das Pessar der Beckenboden nach und nach weiter und tragunfähiger und dadurch der Prolaps ohor größer. Nur bei alten Frauen kann eine Heilung durch Schrumpfungsvorgänge in Scheide und Beckenboden begünstigt werden; dann wird das Pessar gelegentlich inkarzeriert und muß herausgesägt werden, sonst müssen eher nach und nach größere Nummern gewählt werden.

Das Heraussägen eines Pessars wird in der Weise vorgenommen, daß eine Giglische Drahtsäge um einen geeigneten Teil, z. B. durch das Mittelloch hindurchgeführt wird, die Scheidenwand dann allseitig mit Plattenspekula oder Gaze usw. abgeschützt und die Drahtsäge so lange hin- und herbewegt wird, bis das Pessarstück durchsägt ist. Zweckmäßigerweise fixiert man das Pessar durch Krallenzangen am Scheideneingang. Nach einer Sägefläche wird das Pessar gedreht und ein zweiter Sägeschnitt angelegt, evtl. ein dritter, damit es in geeignete, leicht zu entfernende Teile zerfällt, die dann einzeln herausgenommen werden. Eine desinfizierende Spülung beschließt die oft recht diffizile kleine Operation.

3. Nur die operative Therapie vermag die meisten Fälle von Prolaps wirklich zu heilen. Allerdings darf man nicht erwarten, für alle Formen eine einzige Methode zu haben; es ist vielmehr notwendig, den sehr verschiedenen Einzelheiten die Operationsmethode anzupassen. Und weiterhin ist es nicht möglich, lediglich nur mit der operativen Korrektion auszukommen; in den vielen durch primäre oder sekundäre Asthenie der Bauchwandmuskulatur bedingten Prolapsformen ist die Allgemeinbehandlung mit dem lokalen Operationsverfahren zu kombinieren. Sonst erleben wir, wie so häufig, ein Rezidiv. Die kurze Aufzählung der Operationsprinzipien wird zeigen, daß nur in einer Gruppe von Fällen eine nahezu kausale Therapie durch die Operation getrieben wird, indem erschlaffte oder dehiszente Gewebspartien wieder geschlossen oder zusammengeholt oder durch Narbenheilung erweiterte Muskelplatten-Hiatus wieder verengt werden, daß in anderen Gruppen aber die eigentliche Ursache unangreifbar ist und nur durch Pelottenbildung oder Verschlüsse oder Verengerungen palliative Therapie getrieben werden kann. Das Unzureichende der operativen Methoden und die Rezidivgefahr wird aus diesen Vorbemerkungen klar. Nun die einzelnen Verfahren:

a) Am einfachsten sind die Amputationen der hypertrophischen Portio und die Resektion des elongierten Collum uteri. Es ist nicht notwendig, den oft stark elongierten Uterus auf eine normale Sondenlänge von 7 cm zu reduzieren, da die Elevationsverfahren des Uterus die Gebärmutter genügend über den Hiatus zu bringen vermögen und dann die Elongation von selber durch einfache Schrumpfung sich verkürzt. In Rücksicht auf spätere Entbindungen soll man mit den Portioamputationen auch nicht allzu freigebig sein, weil leicht Störungen der Zervixdilatation aus der Narbenbildung entstehen können.

b) Wichtig ist es, die Zystozele zu beseitigen. Als Verfahren kommen in Betracht die Colporrhaphia ant., die durch ovaläre Ausschneidung und Resektion der gedehnten Scheide mit nachheriger querer Nahtvereinigung die Scheide verengt; damit in Kombination wird die Freipräparierung der gesenkten Blase und zirkuläre Raffung des Zystozelenteiles der Blase durch Tabaksbeutelnaht oder die mediane Nahtvereinigung des vorderen Retinaculum uteri nach Bumm und Ed. Martin ausgeführt.

c) Die meisten Prolapsfälle und auch die Rektozele verlangen eine Verengerung des Hiatus genitalis. Das Verfahren der Wahl ist hierfür die Naht des Musc. levator und der Diaphragma urogenitalis- s. Transversusschenkel, evtl. isoliert oder zusammen, ohne oder mit Freipräparieren des Muskels, wenn nötig in Kombination mit einer Colporrhaphia post. Die Lehrbücher der operativen Gynäkologie geben über die Technik genaue Auskunft.

d) Schließlich würde ohne Elevation des Uterus das Rezidiv allzuleicht kommen, indem der nach abwärts gedrängte Uterus den Hiatus von neuem dehnt und auch das Retinaculum ant. noch zu sehr belastet.

Für diese Elevation kommen die gleichen Verfahren in Betracht, die schon für die Retroflexio ut. morb.-Korrektur angegeben wurden. Bevorzugt wird hierfür von vielen Operateuien, auch von mir, die Alexander-Adams-Operation. Sind Adhäsionen am Uterus oder den Adnexen, so ist die vorherige Lösung selbstverständlich; dann treten die Ventrifixationen des Uterus durch die verschiedenen Ligamentvernähungen (s. Retrofl.) in Betracht oder bei älteren Frauen oder nach vorheriger Sterilisation durch Tubenexzision die Ventrifixation des Corpus uteri, die Exohysteropexie oder die Kollifixur von Bumm.

Für die meisten Fälle von Deszensus und Prolaps kommt man mit einer Kombination der Colporrhaphia ant. mit Blasenraffung, der Colporrhaphia post. mit guter Dammbildung und der Alexander-Adams-Operation oder einer Ventrifixationsmethode aus. Statt dieser vielfach verwendeten, sehr guten Kombinationsmethode verwenden andere Autoren die Schauta-Wertheimsche Interposition des Uterus: Von einer schmalen Colporrhaphia ant.-Wunde aus wird nach Abschieben der Blasen- und Eröffnung der vorderen Peritonealfalten der Uterus nach vorne unter die Blase gebracht und in stärkster Anteflexion mit der Scheide vereinigt, das Blasenperitoneum aber tief unten auf der Uterushinterfläche vernäht. Eine eigene größere Erfahrung steht mir über diese Methode nicht zur Verfügung, sie wird aber sehr gelobt. Der Rezidivgefahr bei dieser Operation infolge des Verharrens des Kollums in der Richtung des Scheidenrohrs sucht Kielland durch die Aushülsung des Kollums zu begegnen, indem er mit einer bis an die Portio reichenden hinteren Scheidenplastik beginnt, die Scheidenwand fast ringsum abpräpariert

und die Scheidenwundränder fortlaufend vereinigt, ohne die Kollum-
wände mitzufassen. Die Portio wird durch Keilexzisionen verkleinert,
aber selbst das elongierte Kollum nicht amputiert. Die vordere Scheidenplastik und die Fixation des Korpus an die Scheide entspricht der
Schauta-Wertheimschen Interposition.

Für die großen Prolapse, vor allem wenn Besonderheiten in der Anatomie oder der Gewebsbeschaffenheit vorhanden sind, müssen jeweils
besondere, individuell angepaßte Methoden angewandt werden. Die
größten Schwierigkeiten macht es bei schlaffen Geweben und nicht aus-
zuschaltendem Bauchdruck, den Uterus in der Elevation zu halten;
immer wieder wird der Beckeninhalt durch die dauernde Last herausgedrängt. Sehr wichtig sind hier exakt angepaßte und in regelmäßigen Abständen kontrollierte Leibbinden, die die Bauchlast etwas ausschalten;
auch muß die Lebensweise der Patientin auf die Erkrankung eingestellt
werden (Vermeiden von Heben und Tragen). Als besondere Operationsmethoden haben sich herausgebildet:

1. Kollifixur (Bumm): breite Fixation des vom Peritoneum entblößten Zervikalabschnittes an die vordere Bauchwand inkl. Faszie.
Bei vorhandener Rektusdiastase muß auch diese exakt vereinigt werden.

2. Suspensionsmethoden von Wertheim: die Ligg. sacro-ut.
werden vor die Portio genäht, so daß sie die Portio scharf nach hinten
ziehen.

3. Promontorifixur: die Portio oder die unteren Kollumpartion
des Uterus werden an die Zwischenwirbelscheibe des letzten Lenden-
und 1. Kreuzbeinwirbels genäht. Sie ist nur unter den besonderen Umständen einer sehr starken Scheidenbeweglichkeit möglich und ist mit
Ileusfalten belastet, von denen übrigens auch andere Ventrisuspensions-
methoden nicht frei sind; es schalten deshalb viele die ileusgefährlichen
Peritonealrezessus durch kleine Nahtvereinigungen aus.

4. Für schwere Fälle bei alten Frauen ist gut anwendbar die von
Neugebauer-Lefort angegebene Operation, bei der durch mediane
Vereinigung der durch vordere und hintere Kolporrhaphie angefrischten
Scheide zwei enge Scheidenrohre hergestellt werden. Labbardt erreicht
ähnliches durch eine besonders hohe Dammbildung und dadurch bedingte
maximale Scheidenvereinigung.

Zunächst muß erwähnt werden, daß die genannten Verfahren, z. B. der
Zystozelenbeseitigung, durch freie Faszientransplantation wirksam unterstützt werden können, wie es neuere Bestrebungen zeigen. Ganz zu entbehren aber sind folgende Operationen nicht:

5. Die Hysterektomie, besonders bei Totalprolapsen alter Frauen
in Kombination mit enger Hiatusbildung durch ausgedehnte Levator-
plastik. Immerhin muß man bedenken, daß der Uterus wenn irgend
möglich zur Pelottenbildung oder Schutz des Beckenbodens erhalten
bleiben soll und man den Entschluß zur Hysterektomie nur in äußersten
Notfällen fassen darf.

Es wäre völlig falsch, wollte man hier schematisieren; für die selten
vorkommenden Prolapsformen müssen jeweils besondere Methoden
ersonnen werden. Hier mögen lediglich die Richtlinien eine Übersicht
verschaffen.

IV. Die Inversio uteri.

Im Vergleich zu den bisher besprochenen, klinisch wichtigen, weil
häufigen Lageanomalien ist die Umstülpung der Gebärmutter ein seltenes

Vorkommnis; gibt es doch viele beschäftigte Gynäkologen, die nie eine Inversio zur Behandlung bekommen haben. Trotzdem ist es wichtig, dieses Krankheitsbild zu kennen, um es im gegebenen Falle erkennen und behandeln zu können. Unter Inversio uteri versteht man die Umstülpung seiner Wandung, so daß die Innenfläche nach außen zu liegen kommt oder in den inkompleten Formen nicht dem Kavum zu konkav, sondern konvex ist, während die Serosafläche sich eindellt. In der großen Mehrzahl aller Fälle ist es im Anschluß an einen Partus und vor allem an den ersten Partus beobachtet worden = puerperale Form, seltener in Kombination mit einem Tumor, der aus der Gebärmutterwand ins Cavum uteri hineinwuchs und in einer sehr geringen Zahl (17 Fälle) ohne eine erkennbare Begleitaffektion (sog. idiopathische Form). Wenn auch geburtshilfliche, also auch puerperale Ereignisse hier nur ausnahmsweise eine Besprechung finden können, so besteht gerade bei der Inversio eine solche Ausnahme darin, daß die puerperale Inversion in vielen Fällen erst später zur Erkenntnis kommt. Thorn, der sich in einer umfassenden Monographie auf Grund der Weltliteratur der letzten 22 Jahre zuletzt eingehend mit der Frage befaßt hat, gibt an, daß unter 191 frischen Fällen, die Angaben über die Diagnose und Erkennung der Inversio enthielten, in 19 Fällen die Inversio unmittelbar nach der Geburt des Kindes, in 44 Fällen bei der Ausstoßung der Nachgeburt und in 141 gleich darauf bzw. in den nächsten 12 Stunden erkannt wurde. In 158 Fällen aber wurde die Inversion erst später erkannt, bis zum Ablauf der 6. Woche 17mal und später als 1 Jahr 40mal.

Ätiologisch kommt außer Druck von oben und Zug an der Nabelschnur vor allem ein fundaler Sitz der Plazenta, eine Erschlaffung und Verdünnung der Plazentarstelle im Myometrium, Bildung eines Plazentarpolypen, Verletzung oder Erschlaffung der Zervix und Deszensus und Prolaps schon vor der Schwangerschaft in Betracht. Das spontane Zustandekommen ist in Berücksichtigung des häufig ausgeübten Druckes von oben zwecks Expression der Plazenta und der Seltenheit der Inversio nach Thorn zweifellos ebenso häufig wie die violente Entstehung, und es geht nicht an, stets oder vor allem immer eine Schuld der Geburtsleitung zuzuschieben. Die individuelle lokale und allgemeine Gewebsdisposition spielt eine große Rolle (Fig. 93). Die zweite Gruppe der Inversionen ist die onkogenetische Entstehungsform (Fig. 94), 83 Fälle konnte Thorn im gleichen Zeitraum wie bei den puerperalen aus der Weltliteratur herausfinden (21 partielle und 62 totale). In 77 Fällen waren die Tumoren Myome, in 4 Sarkome und 2 Karzinome. Der Tumorsitz am Fundus uteri als der schwächsten, ungefestigten Stelle des Uterus überhaupt und das Ausstoßungsbestreben der Muskulatur solchen Tumorfremdkörpern gegenüber einerseits, das Geborenwerden des Tumors durch Erweiterung der Zervix und das Fixiertwerden des Tumors im Zervixkanal durch Kontraktionen seiner Wand andererseits geben für eine Anzahl der onkogenetischen Einstülpungen des Myometriums die Pathogenese. In diesem Falle kommt es völlig auf den Grad des schon Tiefergetretenseins des Tumors und seiner Muskelumgebung der Uteruswand an, ob eine stärkere Inversion eintritt; ist Tumor und umgebende Uteruswand schon über den sich kontrahierenden Zervixring hinabgetreten, dann wird er durch die Kontraktion weiter nach abwärts gedrückt und die Inversion komplett, sonst tritt eine spontane Reinversion ein. Erschlafft aber das untere Uterinsegment oder ist es durch Einrisse weit, so kann ein kräftiger Bauchpressendruck oder -stoß die eingedellte Funduswand völlig invertieren.

Wie nun die onkogenetische Inversionsform besonders bei senilen atrophischen und deshalb schlaffen Uteri vorkommt, so ist das besonders bei der sog. idiopathischen Form erst recht der Fall. Mit Stephans neuester Publikation sind im ganzen 17 solcher Fälle jetzt bekannt geworden. Stets war ein mehr oder weniger hochgradiger Prolaps der Scheide und des Uterus als Zeichen der Erschlaffung mit im Spiel, die Zervix war weit, entweder durch Erschlaffungsinversion oder durch Risse und die Uteruswand wölbt sich in den Zervixkanal hinein vor, die Inversion schritt quasi von unten nach oben fort. Nach Thorn kommt auch noch eine Fixation der Zervix als punctum fixum für das Zustandekommen der Inversion hinzu. Auslösende Momente sind in diesen wie auch jenen schon erwähnten Fällen stets besondere Bauchinnendruckserhöhungen beim Niesen, Husten oder der Defäkation.

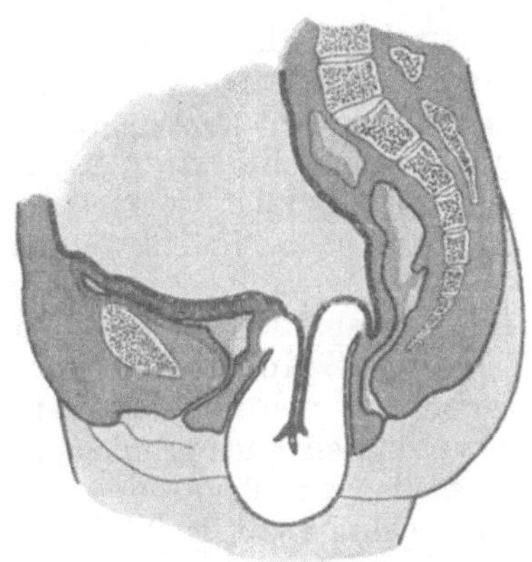 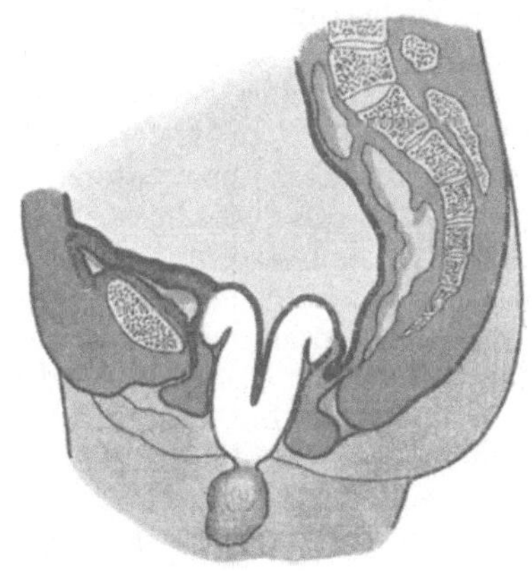

Fig. 93. Tokogenetische Inversio uteri.   Fig. 94. Onkogenetische Inversio uteri.

Pathologisch-anatomisch sieht man bei den kompletten Inversionen die Innenfläche des Uterus und erkennt sie vor allem an den Tubenmündungen. Die Zervix bildet einen noch in normaler Lage befindlichen Ring um das invertierte Korpus. Deszensus und Prolaps der Vagina und des Uterus kann in jeglicher Ausbildung und Größe damit kombiniert sein. Die Uterusschleimhaut ist meist blaß oder schmierig eitrig belegt, auch manchmal von verhornendem Plattenepithel jedenfalls in inselförmigen Bezirken besetzt. Im Trichter der Inversion, d. h. im Peritonealsack liegen die Tuben, darüber meist die Ovarien, da der Trichter selbst für sie zu eng ist. Verwachsungen sind hier beobachtet. Gangrän ist selten und wahrscheinlich etwas Zufälliges.

Die Symptome sind nur bei den akut entstehenden erheblich und bedrohlich durch Schmerzen und Blutungen; der puerperale Uterus bildet sich in der gleichen Weise als sonst zurück, so daß in der puerperalen Zeit zunächst Amenorrhöe entsteht, wenn nicht vorher durch Lösungsanomalien der Plazenta erhebliche Blutungen und Verblutungen eintraten. Später ist durch den invertierten Uterus das Bild des Uteruspolypen gegeben und die Symptome können nur in einem Druck und haltlosem Gefühl nach abwärts bestehen. Häufig allerdings kommen Ausflüsse und Eiterungen der invertierten resp. evertierten Schleimhaut hinzu, auch Metrorrhagien aus der entzündeten dekubitalen Mukosa. Die wiederkehrende Regel führt zu erheblichen Menorrhagien.

Die **Erkennung** des invertierten Uterus hat differentialdiagnostisch vor allem den Polypen und das submuköse Myom zu berücksichtigen. Die genaue Betrachtung der Oberfläche kann die Tubenmündungen feststellen lassen, die rektale Palpation zur Erkennung des Inversionstrichters führen. Die Sonde dringt neben dem Polypen in die Uterushöhle hinauf, bei der Inversion stößt sie ringsum auf Widerstand. Partielle Inversionen sind schwerer erkennbar, stets aber muß man bei gestielten oder zur „Geburt" kommenden Tumoren daran denken und bei der operativen Entfernung die Inversionsmöglichkeit berücksichtigen.

Die **Mortalität** ist bei der puerperalen Inversion nach **Thorn** ca. 16%, in einem Teil der Fälle kommt eine spontane Reinversion zustande. Bei den onkogenetischen Formen verzeichnet **Thorn** 8,5% Mortalität, und zwar durch Erschöpfung, septische Prozesse und einmal durch Verblutung.

Die **Therapie** hat die Reinversion zu erstreben. Manchmal gelingt sie durch einfaches Zurückdrücken, evtl. unter Auseinanderzerren des Zervikalkanales. In vielen Fällen hilft das konsequent durchgeführte Einlegen eines Kolpeurynters, der ad maximum gefüllt wird, in die Scheide oder die feste Ausstopfung der Vagina zum Ziel der Reinversion. Gelingt das nicht, so muß durch operative Eingriffe nachgeholfen werden. **Küstner** u. a. gehen von dem hinteren Scheidengewölbe aus in den Douglasraum und den Inversionstrichter ein und spalten auf dem eingeführten Finger die hintere Uteruswand. **Thorn, Spinelli** u. a. empfehlen von vorn her die Blase abzupräparieren und von der Excavatio vesico-uterina aus die vordere Uteruswand zu spalten und dann zu reinvertieren, danach dann die Uteruswand wieder zu nähen und den Uterus zu antefixieren. Mit diesen Methoden gelingt die Heilung fast immer und auch ein gutes funktionelles Resultat ist in Rücksicht auf spätere Schwangerschaft zu erzielen; nur in seltenen Fällen ist die Totalexstirpation des Uterus nötig. Beim Abtragen der invertierenden Tumoren soll die Geschwulst am besten ausgeschält werden und nicht einfach der Stiel abgetragen werden, da sonst leicht die invertierte Wand durchschnitten wird, während andererseits die vom Tumor befreite Wand sich spontan zurückzieht und die Inversion ausgleicht. Verwachsungen im Inversionstrichter können von der Colpotomia ant. oder post. aus meist genügend ausgedehnt gelöst werden. Die Laparotomie zu diesem Zweck dürfte nur selten indiziert sein.

V. Anhangsweise soll erwähnt werden, daß in seltenen Fällen der Uterus im Bruchsack einer Leistenhernie und noch seltener in einer Kruralhernie liegen kann = Hysterozele oder Hernia uteri. Der Mechanismus wird so dargestellt, daß primär besonders durch Bildungsanomalie das Ovarium in den Bruchsack kommt und sekundär den Uterus nachzieht oder daß das eine Horn eines Uterus bicornis in diese Lageanomalie gerät. Die Diagnose ist durch die Palpation zu stellen, therapeutisch muß der Uterus aus seinen Verwachsungen gelöst und reluxiert werden.

Fünftes Kapitel

Die Entzündungen des Genitale.

Die Bedeutung des Prinzips, nicht in systematisierender Weise die Erkrankung eines jeden Organs oder Organabschnittes möglichst lücken-los und vollständig zu beschreiben, sondern vielmehr nur die einzelnen Krankheitsbilder, wie sie das Leben zeigt, mit ihren möglichen Folge-erscheinungen klar zu zeichnen, tritt nirgends deutlicher und schärfer hervor, als gerade auf dem Gebiete der entzündlichen Erkrankungen. Es kann kein klares und verständliches Bild der Wirklichkeit geben, wenn die Entzündungen der Ovarien, der Tuben, des Uterus, der Scheide, der Vulva und des Parametriums resp. Parakolpiums einzeln und in jeweilig getrennten Kapiteln besprochen werden, gerade die so wichtigen Zusammenhänge dieser Einzelbilder, die mannigfachen Kombinations-formen, wie sie je nach Art der Progression des Prozesses sich darstellen, können durch die systematisierende Trennung keinesfalls herauskommen. Die Eingangspforten des Virus, die Reaktion des Genitalschlauches oder der Eierstocksdrüse, das Lokalisiertbleiben des Prozesses, seine ver-schieden geartete Propagation müssen in den Vordergrund treten. Über-blickt man nach diesen Gesichtspunkten das große mannigfaltige Gebiet, so heben sich drei große Gruppen unschwer und ziemlich klar heraus: die Gonorrhöe, die septischen Erkrankungen und die Tuberkulose des Genitale. Gonorrhöe und Tuberkulose waren ja seit jeher schon in dem hier angestrebten Sinne behandelt, für die septischen Erkrankungen mit ihren Ausgängen in Parametritis, Thrombophlebitis, eitrige Salpingitis, Peritonitis ist diese Darstellung bisher nur vereinzelt versucht und durch-geführt. Faßt man den Begriff „septisch" nicht zu eng, d. h. im Sinne einer eitrigen, nicht durch Gonokokken verursachten Infektion, so lassen sich zwanglos alle nichtgonorrhoischen und nichttuberkulösen entzünd-lichen Affektionen, besonders soweit sie oberhalb des Os int. uteri lokalisiert sind, in diesem Kapitel unterbringen. Übrig bleibt dann nur noch eine äußerst mannigfache Gruppe von entzündlichen Affektionen des unteren Genitalabschnittes, d. h. vom Os int. abwärts. Diese Gruppe für sich und abgetrennt von den vorher genannten zu behandeln und zu be-sprechen, erweist sich aus verschiedenen Gründen zweckmäßig und berechtigt. Zum ersten handelt es sich in der bei weitem überwiegenden Mehrzahl der Fälle um lokalisiert bleibende Entzündungen, also solche von relativer klinischer Harmlosigkeit, ohne darum weniger bedeutungs-voll für die Trägerin zu sein und auch gelegentlich schwere Folgen zu haben (cf. Ulcus vulvae chron.). Weiter mag auch noch der Umstand von Bedeutung sein, daß hier sich ein großer Teil der Krankheitsbilder vereinigt, die der sog. „kleinen Gynäkologie" angehören und auch unter sich wieder allerlei Abhängigkeit zeigen. In diesem Kapitel soll auch die Mehrzahl der am Genitale lokalisierten syphilitischen Affektionen kurz

mit abgehandelt werden, teils weil sie differentialdiagnostisch von oft
großer Bedeutung sind, teils weil sich die syphilitischen Affektionen in
der größten Hauptsache auch auf den unteren Genitalabschnitt, d. h.
bis zur Portio aufwärts beschränken und oberhalb nur äußerst spärlich,
z. B. als Gumma, vorkommen. Auch bestimmte Formen der lokalisierten
Tuberkulose müssen aus differentialdiagnostischen Gründen von jenem
zusammenfassenden Kapitel abgetrennt und hier besprochen werden,
ohne dadurch jene Einheitlichkeit zu stören. Die Aktinomykose, Echino-
kokkenerkrankung und die Parasiten finden in einem Anhangskapitel
ihre Behandlung.

I. Die lokalen entzündlichen Affektionen des Genitale bis zum Orificium internum uteri aufwärts (mit Ausnahme der Gonorrhöe) und ihre Folge-Erkrankungen.

Als gemeinsames Symptom für viele der hier zu besprechenden
Affektionen tritt der **Fluor** auf; aus Gründen der guten diagnostischen
Übersicht erscheint es zweckmäßig, einleitend einige wichtige Gesichts-
punkte für seine Beurteilung herauszuheben.

Unter **Fluor** oder **Ausfluß** werden verschiedenartige Absonderungen, seien es echte Sekrete oder seröse oder entzündliche Exsudationen,
zusammengefaßt, die sich vor allem im Lumen der Scheide, aber auch an
der Vulva ansammeln und sich der Frau subjektiv und vielfach durch
Flecke in der Wäsche auch objektiv als Ausfluß kundgeben.

Für die sachliche Beurteilung eines Fluors können allerdings die
auf ihren subjektiven Wahrnehmungen beruhenden Angaben der Patientin
nur eine sehr untergeordnete Rolle spielen, denn es hat sich erwiesen,
daß hier die allergrößten Täuschungen vorkommen. Je nach der Empfindsamkeit und der Beachtung, die die Patientin ihrem Körper schenkt,
spricht sie eine kleine harmlose, fast normale Feuchtung der Vulva als
gelblichen Ausfluß an oder beachtet trotz starker Reizerscheinungen
selbst einen reichlichen eitrigen Fluor überhaupt nicht. Die genaue
objektive Untersuchung hat die größten Widersprüche zwischen den
subjektiven Angaben und den tatsächlichen Verhältnissen ergeben,
nicht nur gelegentlich, sondern sehr häufig, so daß lediglich dem objektiv
aufgenommenen Befund Wert beigemessen werden kann.

Die objektiv exakte Durchprüfung des gesamten Gebietes gestattet
nun folgende Leitsätze für das Verständnis der Biologie des
unteren Genitalschlauches aufzustellen.

1. Wie die normale Anatomie lehrt, ist Vulva und Vagina inkl. Portio
uteri vaginalis mit geschichtetem Plattenepithel bekleidet; an der Vulva
finden sich Schweiß-, Schleim- und Talgdrüsen, vom Hymensaum ab
aufwärts, d. h. also in der ganzen Vagina, sind keine Drüsen. Erst der
Zervikalkanal hat schleimgebendes Epithel auf der Oberfläche und in
seinen Drüsen. Vom Isthmus aufwärts findet sich Korpusschleimhaut,
die dem beschriebenen zyklischen Wechsel unterworfen ist.

2. Echte Sekrete können also nur die Vulvadrüsen und der Zervikalkanal liefern. Im Corpus uteri wird in der ersten Hälfte des mensuellen

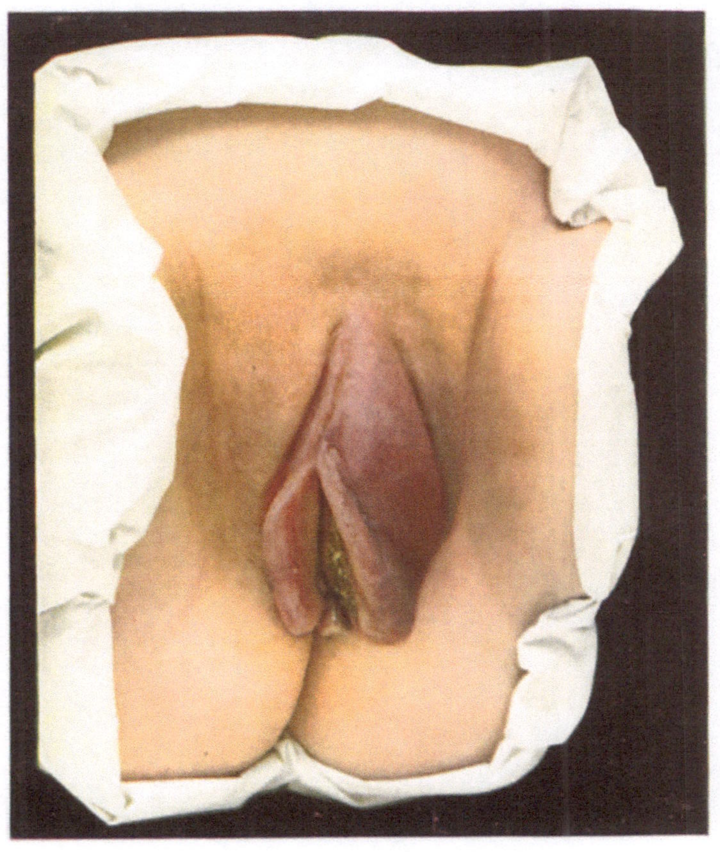

Fig. a. Ulcus vulvae acutum (Lipschütz).
(Nach einer Moulage der Dermatolog. Klinik Rostock. Direktor: Prof. Frieboes.)

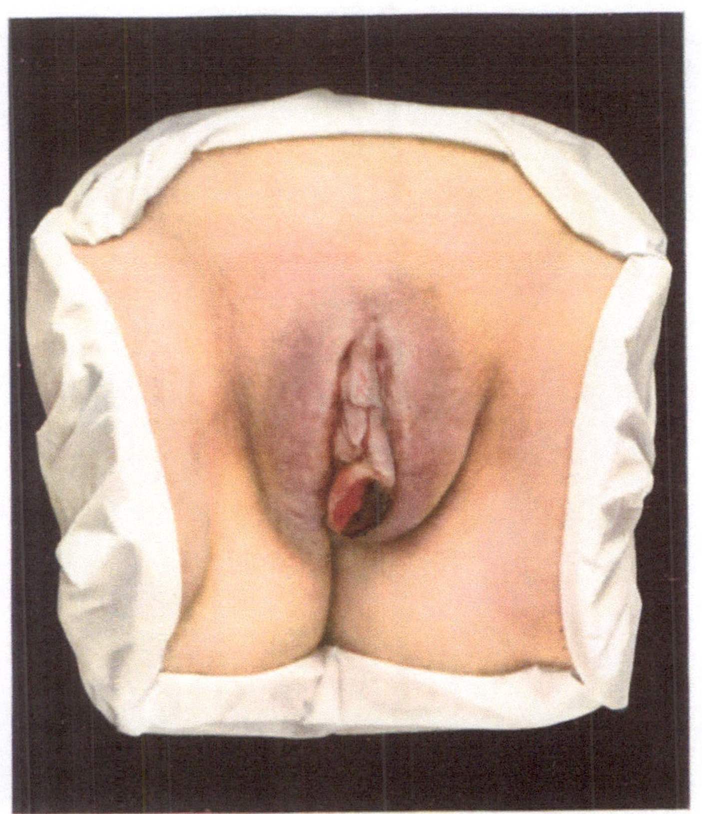

Fig. b. Primäraffekt am Lab. minus (Lues I).
(Nach einer Moulage der Dermatolog. Klinik Rostock. Direktor: Prof. Frieboes.)

Verlag von F. C. W. Vogel in Leipzig.

Zyklus überhaupt keine schleimähnliche Substanz gebildet; in der zweiten
Hälfte des Zyklus wird wohl muzikarminpositive Substanz sezerniert
(Sekretionsphase), mit größter Wahrscheinlichkeit aber handelt es sich
um ein höchstens schleimähnliches, eiweißartiges wäßriges Produkt für
die embryonale Ernährung. Echter Schleim liegt keinesfalls vor, was auch
schon aus der grundlegend verschiedenen Morphologie der Zervix- und
Korpusepithelzelle hervorgeht; auch ist trotz stärkster Sekretionsphase nie echter Schleim im Cavum corp. ut. zu sehen. Diese Feststellung ist wichtig, weil man früher die glandulär-hyperplastischen
Endometritis (= heute normale Sekretionsphase) die Schleimproduktion

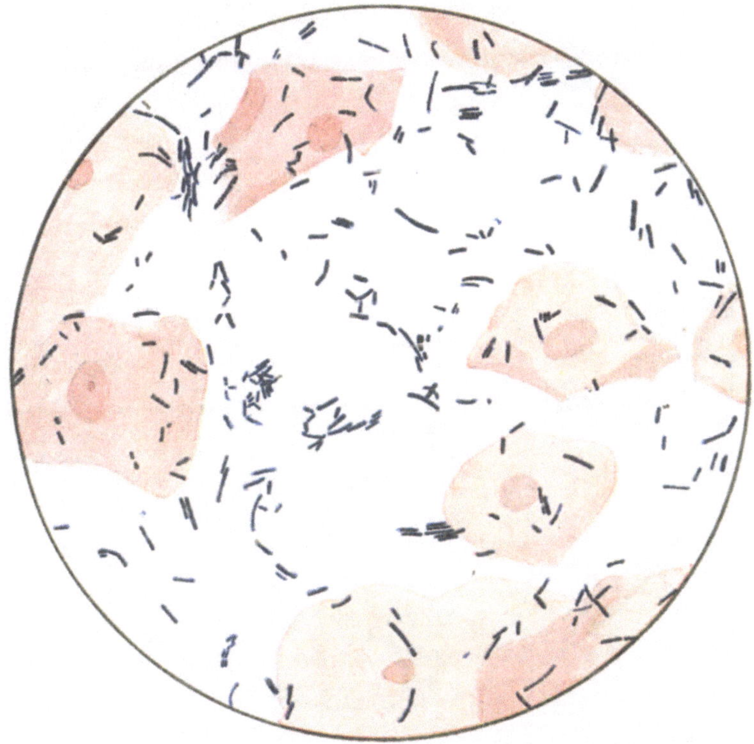

Fig. 95. I. Reinheitsgrad des Scheideninhalts (Gram-Präparat).

zuschrieb und zwecks Fluorbekämpfung die vermeintlich kranke Schleimhaut abradierte.

3. Die Vulva ist normalerweise mit Keimen mannigfacher Art
besiedelt, ganz ähnlich denen der äußeren Haut; irgendwelche Besonderheiten fehlen.

In der Scheide findet sich normalerweise eine spezifische Flora,
die sich lediglich aus kürzeren und längeren grampositiven Stäbchen
zusammensetzt = Bac. vaginalis minor und major (Döderlein). Untersucht man jedoch viele verschiedene gesunde und kranke Scheiden auf
ihren Bakteriengehalt sowohl im Ausstrichpräparat als auch in mannigfachen Kulturmedien unter aeroben und anaeroben Bedingungen, dann
findet man vielfach eine zunächst sinnverwirrende Fülle der verschiedensten
Bakterienarten. In der Art nun, wie diese Bakterienarten miteinander

kombiniert vorkommen, gelingt es, drei Kombinationen herauszufinden, die man als drei verschiedene Reinheitsgrade mit Manu af Heurlin bezeichnen kann.

I. Reinheitsgrad: Im Ausstrichpräparat lediglich Vaginalbazillen (grampositiv) mit einigen Plattenepithelien (Fig. 95).

II. Reinheitsgrad: Neben Vaginalbazillen der Kokkobazillus, einige grampositive Diplokokken, das Komma variabile, Kapitatusformen und einige grampositive und gramnegative Vaginalstaphylokokken. Vorwiegend Plattenepithelien und oft einige Leukozyten.

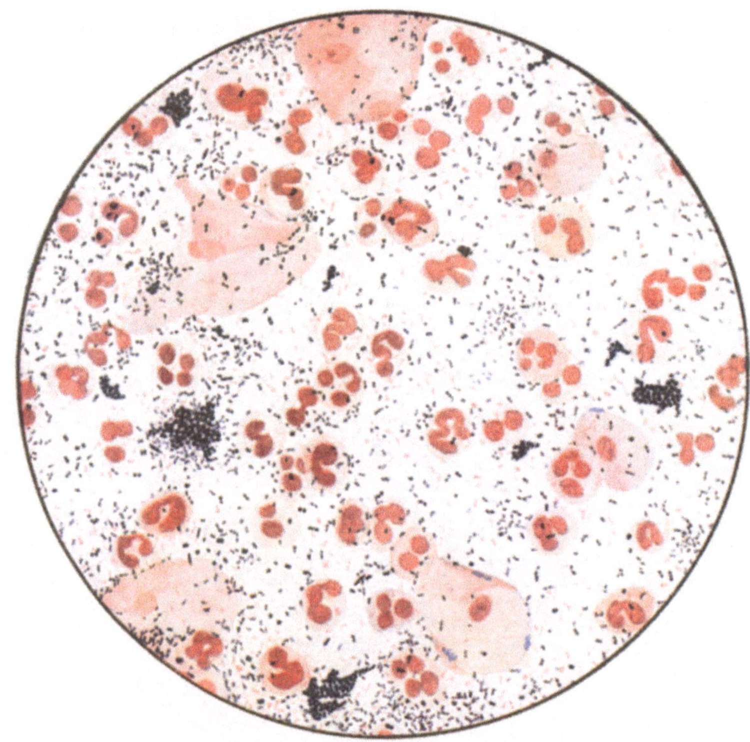

Fig. 96.   III. Reinheitsgrad des Scheideninhalts (Gram-Präparat), hier mit Leukozyten als Zeichen der Scheidenwandentzündnng, in anderen Fällen ohne Leukozyten.

III. Reinheitsgrad: Sehr buntes Bild grampositiver und gramnegativer Bakterien, keine Vaginalbazillen. Sehr reichlich grampositive und gramnegative Kokken, kleine und große Formen, in Haufen und in Ketten; Tetragenus, Sarzine und positive Diplokokkenformen, Pseudodiphtheriestäbchen, Sacharomyzes mit ihren Gonidien. Gramnegative Kokken, kurze Stäbchen (Bact. coli- oder Milchsäure-Bazillen), thetoide Formen, feine lange Stäbchen oder fusiforme Arten usw. Daneben reichlich Leukozyten, jedoch nicht immer, manchmal auch mehr Plattenepithel (Fig. 96).

Zur Orientierung über den jeweiligen Reinheitsgrad genügt meist ein nach Gram gefärbtes Ausstrichpräparat, das aus der Mitte des Scheidenrohres entnommen ist; nur in Zweifelsfällen muß die Kultur, die saure zuckerhaltige Nährböden für die azidophilen Scheidenkeime

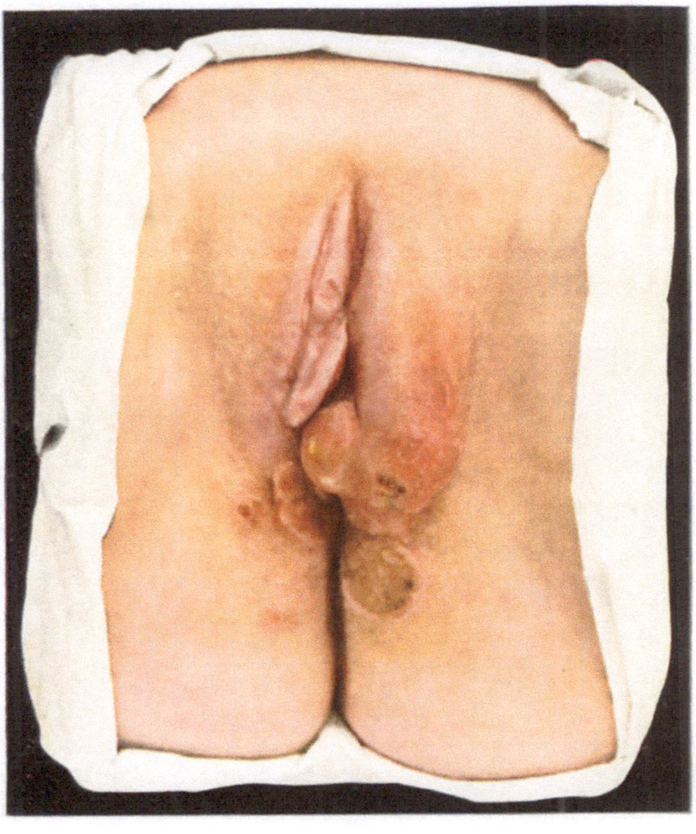

Fig. a. Condylomata lata mit entzündlichem Oedem des linken
Labium majus und minus.
(Nach einer Moulage der Dermatolog. Klinik Rostock. Direktor: Prof. Frieboes.)

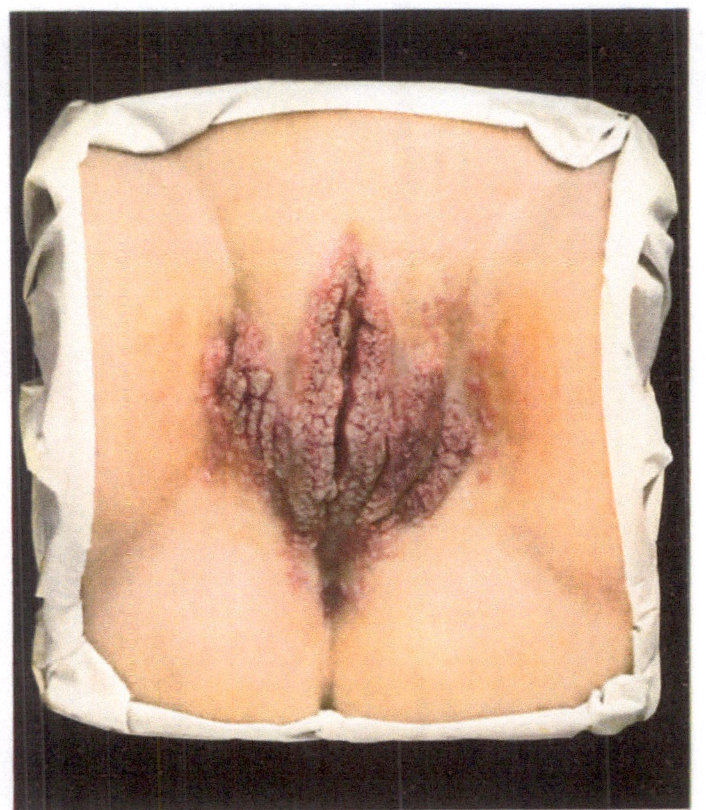

Fig. b. Schmalaufsitzende Condylomata accuminata.
(Nach einer Moulage der Dermatolog. Klinik Rostock. Direktor: Prof. Frieboes.)

Verlag von F. C. W. Vogel in Leipzig.

oder die Traubenzucker-Leber-Bouillon (Tarozzi) verlangt, zur Klarheit beitragen.

Aus der makroskopischen Beschaffenheit des Scheideninhalts läßt sich nur dann der bakterielle Reinheitsgrad feststellen, wenn eitriger Inhalt vorliegt; dann handelt es sich stets um den III. Grad. Andererseits kommt aber sehr wohl der III. Reinheitsgrad auch bei rein weißlichem, anscheinend normalem Scheideninhalt nicht selten vor.

Der Zervikalkanal und die höheren Abschnitte des Genitalschlauches sind normalerweise bakterienfrei (Fig. 97).

4. Der normale Scheideninhalt ist weißlich wässerig, manchmal etwas trocken und krümelig. Seine Menge ist meist gering, ca. 0,3—0,5 g, aber auch größer bis 1,0 g und mehr, ja es kann eine reichliche milchige Flüssigkeit aus den Falten der Scheide herausquellen.

Das normale Zervixsekret ist glasiger zäher Schleim und gering an Menge, es verschließt meist mit einer Art Pfropf das Os ext. ut. Fließt es etwas reichlicher, so ist es dennoch lediglich im hinteren Scheidengewölbe zu finden; selten erscheint Zervixschleim im Introitus vaginae.

Die Reaktion des Scheideninhalts ist lackmussauer, und zwar ca. 0,5% Milchsäure entsprechend. Zwischen verschiedenen Personen kommen deutliche Schwankungen vor; ob auch bei der einzelnen Frau Schwankungen des Säuretiters nachzuweisen sind, wie Gräfenberg meint, in der Art, daß um die Ovulationszeit die Säure-

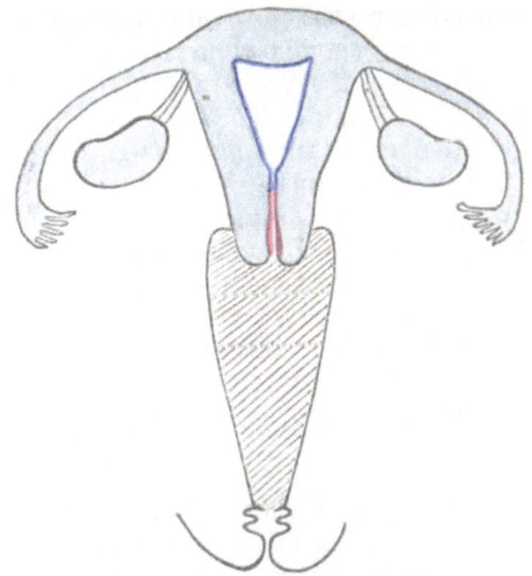

Fig. 97. Schema des Genitalschlauches. Schraffiert: Keimhaltige Scheide, relativer Schluß durch Introitus und Labien. Rot: Zervixgebiet. Blau: Korpusschleimhaut. Der kleine röhrenförmige untere Abschnitt bis an die Zervix = Isthmus uteri.

menge am geringsten, um die Menstruationszeit am höchsten ist, ist noch nicht sicher; Bestimmungen der Wasserstoffionenkonzentration sprechen nicht in dem Sinne. Die Scheidensäure ist in der Hauptsache Gärungsmilchsäure (Zweifel); sie wird wohl in erster Linie durch die Tätigkeit der Vaginalbazillen aus von der Scheidenwand gebotenen Stoffen gebildet, aber auch andere Bakterien vermögen ähnliches zu leisten.

Als Nährboden spielt zweifellos das Glykogen der Scheidenwand eine bedeutende Rolle; quantitative Vergleichsprüfungen zwischen Säure des Scheideninhalts, dem Floragrad und der Glykogenmenge in der Scheidenwand erweisen das sehr deutlich. Das Glykogen läßt sich in der Scheidenwand quantitativ chemisch in der zehnfachen Menge nachweisen wie in der Außenhaut; auch einfach histochemische Untersuchungen (Bestsche Glykogenfärbungen) erweisen oberflächlich ähnliches.

Die Reaktion des normalen Zervixsekretes ist alkalisch. Im hinteren Scheidengewölbe gehen die Neutralisierungsvorgänge zwischen saurem Scheideninhalt und alkalischem Zervixschleim vor sich.

5. Zusammenfassend läßt sich die Biologie der Scheide kurz folgendermaßen ausdrücken:

Die Vaginalbazillen (Döderlein) sind die günstigsten Scheideninhaltsbewohner, zwischen ihnen und der Scheidenwand besteht eine völlig ausgeglichene Symbiose; sie bilden aus gebotenen Nährsubstraten Säure und wehren sowohl durch diese Nährboden-Reaktion als auch durch ihre eigene Lebenstätigkeit anderen Keimen den Zutritt in die Scheide. Sie sind deshalb neben einem gut schließenden Introitus vaginae eine sichere Schutzbarriere gegen das Eindringen von Keimen in die Genitalwege der Frau. Treten Änderungen am Nährboden ein oder findet ein starker Fremdkeimimport von außen statt, dann erlahmt die Fähigkeit der Vaginalbazillen, andere Keime gewinnen Siedelungsmöglichkeiten und können schließlich die Vaginalbazillen völlig verdrängen. Die Symbiose zur Scheidenwand ist jetzt gestört, es treten Reizzustände auf (Leukozyten im Präparat!), je nach der Abwehrkraft der Scheidenwand finden sich dann alle Übergänge von der nur wenig oder gar nicht angegriffenen, völlig ungereizten Scheide bis zur schweren Scheidenentzündung (siehe später). Unter diesem Gesichtswinkel sind jene Bakteriengruppen vorher als Reinheitsgrade bezeichnet; meist handelt es sich in Gruppe III um ein buntes Bakteriengemisch, selten und unter besonderen Umständen kann auch einmal eine bestimmte Bakteriengruppe sich ausbreiten; sie beherrscht dann auch im Ausstrichpräparat und in der Kultur allein das Feld. Aber die Bakterien sind nur die eine Komponente, die andere ist die Abwehrkraft der Scheide.

Über die Gründe der Floraänderung siehe Vaginitis.

6. Der Fluor kann entstehen

a) im Vulvabereich: siehe Vulvaentzündung und Gonorrhöe; meist wässerig eitrig;

b) in der Vagina:

1. Als vermehrte weißliche Sekretmenge; das Ausstrichpräparat zeigt hier häufig nur Plattenepithelien und reine Vaginalbazillenflora. Das bedeutet nichts wesentlich Pathologisches. Therapeutisch kommt mehrfach, aber nicht oft, wiederholtes Ausspülen der Scheide mit leichten Adstringentien (Kamillentee, Alaun ($\frac{1}{2}$ Eßlöffel auf 1 Liter Wasser), essigsaure Tonerde) in Betracht = Desquamativkatarrh der Scheide.

2. Ebenfalls als vermehrte weißliche oder gelbliche Absonderung, zum Teil wäßrig, zum Teil schleimig. Bestimmung der Flora, Beachtung der Scheidenwand, siehe Vaginitis oder Zervixkatarrh.

c) In der Zervix: vermehrte schleimige Absonderung, rein glasig oder eitrig, siehe Zervixkatarrh und besonders Gonorrhöe. Meist erreicht, wie oben gesagt, der Schleim den Introitus vaginae nicht, sondern wird von der Scheide vorher neutralisiert, wobei allerdings der Scheideninhalt im Sinne der Floraverschlechterung umgewandelt wird.

d) Aus vielerlei selbständigen Affektionen der Vulva, Vagina, Zervix, Corpus uteri und besonderen Entzündungen, z. B. Ulzera, Verletzungen, Fremdkörper, Polypen, Karzinomen, Myomen usw.

7. Die Diagnose des Fluors verlangt demnach eine genaue
objektive Untersuchung:

a) Genaue Anamnese über Dauer und Art des Fluors, andere Leiden
des Genitale und Körpers, mensuellen Zyklus, allgemeines
Befinden.
b) Untersuchung des ganzen Körpers (zur Feststellung der Ursache
einer eventuellen Floraverschlechterung).
c) Genaue Inspektion des äußeren Genitale.
d) Sekretabstrich der Urethra (Gonorrhöe?).
e) Einführen eines Spekulums in die Scheide bis zur Mitte der
Scheide, Prüfung der Reaktion, Abstrich des Scheideninhalts,
Beachtung der Art des Scheideninhalts und der Scheidenwand.
f) Einstellen der Portio vaginalis ut., Beachtung von Erosionen
und der Beschaffenheit des Os ext. Säubern der Portio,
Sekretabstrich aus dem Os ext. ut.
g) Genaue gynäkologische Untersuchung.
h) Bakterioskopische und, wenn nötig, kulturelle Bestimmung
des Scheiden-Reinheitsgrades und der übrigen Sekrete.

Nach diesen allgemeinen biologischen und diagnostischen Vorbemerkungen soll jetzt die Schilderung der einzelnen in Betracht kommenden Krankheitszustände in den einzelnen Genitalabschnitten folgen.

A. Die Entzündungen der Vulva und ihre Folgezustände.

Da die Vulva zum Teil von äußerer Haut überzogen wird, so ist es
von vornherein wahrscheinlich, daß auch Affektionen, wie sie die
Dermatologie beschreibt, in ihrem Bereich zu finden sind. Tatsächlich
gibt es eine große Anzahl dermatologischer Bilder; die wichtigsten
von ihnen sind:

1. Das Ekzema genitalium, dessen Erscheinungsform recht
mannigfach sein kann, vom akuten, meist nässenden Stadium bis zur
äußerst hartnäckigen, schwieligen Form, besonders an den Kontakt-
flächen der Labien. Die Ursache ist häufig schwer eruierbar, vielfach
spielt aber stagnierender, evtl. zuckerhaltiger Urin oder auch eitriges
Vaginalsekret, in manchen Fällen sicher auch das evtl. zu Spülungen
der Scheide benützte Medikament, z. B. Lysoform oder Sublimat, oder
Grundlagen und Bestandteile von Antikonzipientien eine ätiologische
Rolle. Sache der Einzelberatung ist es, die causa peccans zu entdecken.
Das hervorstechendste und quälendste Symptom ist das oft unerträgliche Jucken und insofern auch das bedeutendste, als es eitrige Infektionen
mit schwererer Dermatitis von den Kratzeffekten aus hervorrufen kann.
Die Behandlung hat nach den Grundsätzen der Dermatologie zu erfolgen.

Eine besondere Form stellt das intertriginöse Ekzem dar, wie
es besonders bei fettreichen, oft an ätzenden Ausflüssen leidenden Patientinnen vorkommt. Seine hauptsächlichste Behandlung besteht in Sauberhaltung, Puderung und Vermeidung des Reibens der Hautflächen aneinander nach selbstverständlicher Behandlung des Ausflusses.

2. Furunkulose. Sie schließt sich häufig an eine Akne vulgaris
an und unterscheidet sich kaum weder im Auftreten und Erscheinungsform noch Therapie von der Furunkulose anderer Hautstellen. Bemerkenswert ist nur, daß sie sich gelegentlich durch ausgesprochen prä-
menstruelles Hervortreten oder Exazerbieren auszeichnet.

3. **Herpes genitalis**, am häufigsten an den kleinen, seltener an den großen Labien. Das Charakteristikum ist die Eruption von kleinen Bläschen, die, in unregelmäßigen Gruppen getrennt, auf einer entzündeten, etwas über den Rand einer jeden Gruppe hinausreichenden Basis auftreten, prickeln und nach dem Platzen sich zu Borken verdichten; sie schießen oft schnell auf, und zwar häufig während der Menstruation, konfluieren leicht zu polyzyklisch begrenzten oberflächlichen Ulzerationen. Die Therapie besteht in der Anwendung trockener Puder; bei stärkeren Entzündungen kommen Umschläge von essigsaurer Tonerde in Betracht, keine Ätzung.

Außerdem sind beschrieben **Molluscum contagiosum, Erythrasma vulvae** durch Mikrosporon minutissimum und andere Affektionen.

Die eigentliche Entzündung der Vulva aber ist die **echte Vulvitis**; sie tritt in akuter und chronischer Form auf. Als Voraussetzung für ihr Auftreten müssen bestehen entweder:

a) Verletzungen der schützenden Epitheldecke durch ungeschickte häufige Kohabitationen eines impotenten Mannes, oder durch ungeeignete verletzende, weil defekte Instrumente, z. B. Spülrohre, oder Masturbation, Kratzen, oder

b) Mazeration durch ätzendes Vaginalsekret, Fistelharn, Diabetikerurin, ätzenden Schleim aus der Zervix oder zerfallenden Tumoren, Oxyuren.

Erst unter diesen Voraussetzungen vermögen stets vorhandene Keime, z. B. Staphylo- und Streptokokken, Pneumokokken, Bact. coli eine Entzündung der Vulvahaut zu bewerkstelligen. Einzig und allein kann im übrigen der Gonokokkus auch ohne Verletzungen das Epithel mazerieren und befallen; darüber jedoch siehe das Kapitel Gonorrhöe.

Die klinischen Zeichen der **Vulvitis** lassen eine akute und chronische Form unterscheiden. Beide können in jedem Lebensalter auftreten und teils isoliert für sich bestehen, oder es kann die chronische aus der akuten durch längeres Bestehen hervorgehen.

1. Die **akute Form** zeigt eine hochrote, glänzende, geschwollene, mit leicht gelblichem Sekret belegte Vulvaschleimhaut mit mehr oder weniger deutlichen, einzelnen Exkoriationen. Die aufeinander liegenden Hautflächen sind oft verklebt, so besonders die geschwollenen kleinen Labien. Bei Berührung besteht ausgesprochene Schmerzempfindlichkeit, im übrigen ein Hitze- und Spannungsgefühl, ein Druck- und Völlegefühl und ein intensives Jucken. Die Dauer kann von einigen Tagen bis zu mehreren Wochen schwanken. Die Therapie hat vor allem die Ursache zu eruieren und zu beseitigen und für Sauberkeit durch ausgedehnte Waschung mit guter Trocknung und Puderung zu sorgen, die Hautflächen vor Kontakt miteinander zu schützen und in den ersten Stadien durch leicht adstringierende Umschläge (essigsaure Tonerde, Bleiwasser, Borsäure) für Linderung zu sorgen. Salben sind in akuten Stadien nicht empfehlenswert.

2. Die **chronische Form** zeigt als Hauptsymptom das Jucken. Als objektives Zeichen findet sich höchstens eine fleckige Röte der Haut und eine auffallende Talgdrüsenhyperplasie der kleinen Labien mit übermäßiger Talgabsonderung. Sekundär sind Kratzeffekte und Exkoriationen zu sehen. Histologisch findet man kleine Rundzelleninfiltrate im Papillarkörper, der oft besonders stark hervortritt. Die Dauer der Erkrankung kann mehrere Wochen und selbst Monate betragen. Die Therapie hat in erster Linie wieder kausal anzugreifen, nach Masturbation, ungeschickten häufigen Kohabitationen, Vaginal-Zervikalaffektionen, Oxyuren usw. zu

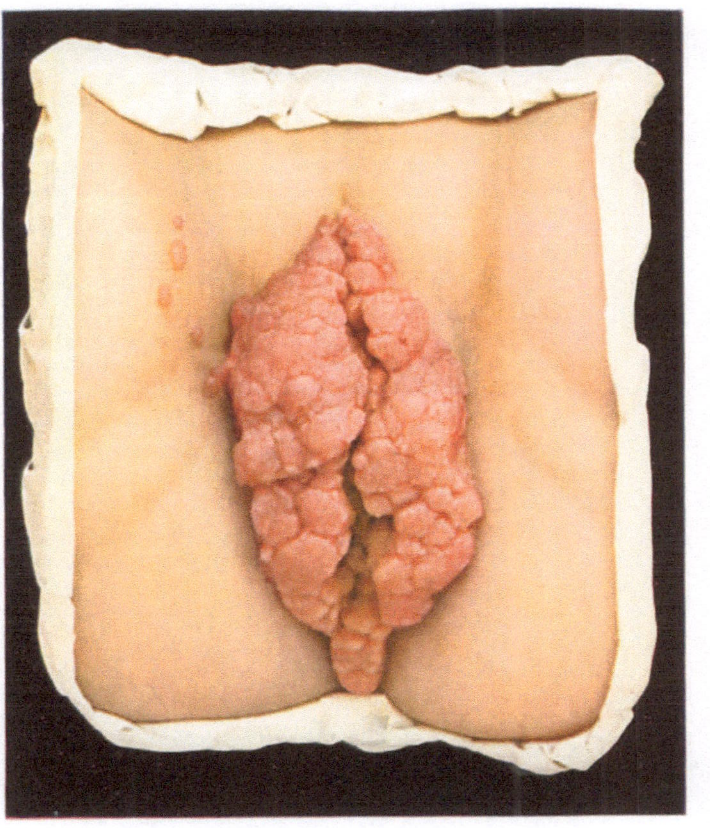

Fig. a. Breitaufsitzende Condylomata accuminata.

(Nach einer Moulage der Dermatolog. Klinik Rostock. Direktor: Prof. Frieboes.)

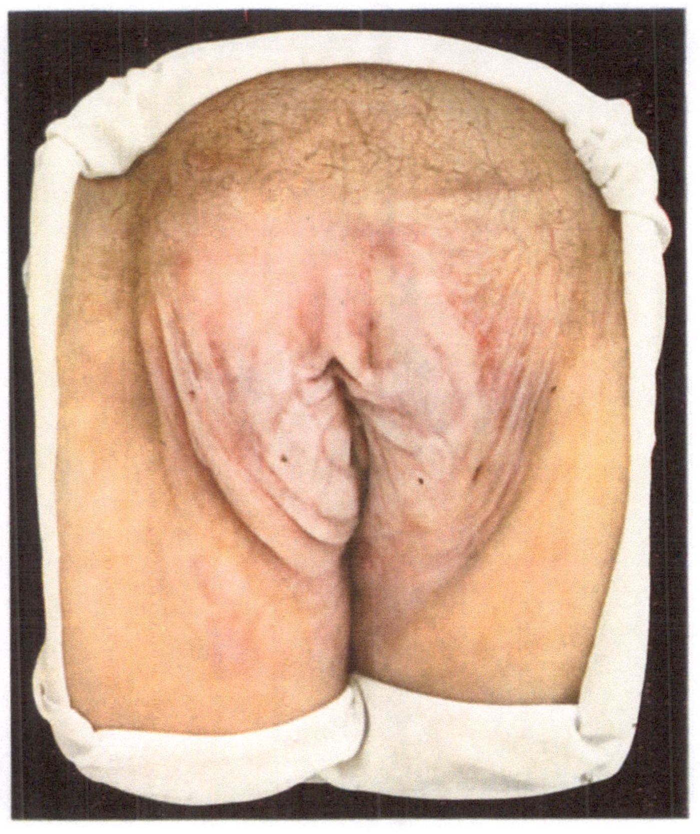

Fig. b. Kraurosis vulvae mit Leukoplakie.

(Beobachtung der Rostocker Frauenklinik, Moulage der Dermatolog. Klinik.)

Verlag von F.C.W.Vogel in Leipzig

fahnden und diese zu behandeln; im übrigen aber sind kühlende Sitzbäder, gute tägliche Säuberung, besonders nach dem Wasserlassen,
Trockenhaltung und Vermeidung von Hautkontakten am Platze. Eventuell
kann es nötig werden, durch leichte Narkotika, in erster Linie Brompräparate, das Allgemeinbefinden mit der Schmerzbetäubung zu heben, auch sind
indifferente lindernde und beruhigende Salben in einzelnen Fällen indiziert.

Besonders schwere Formen mit Gangrän der Vulva können im Verlauf
von Typhus, Scharlach, Pneumonie, Dysenterie, Sepsis auftreten; übelriechender stinkender Abfluß aus den Geschwürsflächen
lenken die Aufmerksamkeit des behandelnden Arztes auf diese Formen.
In einzelnen Fällen können sie unerkannt bleiben und nur erst an den
folgenden Verklebungen und Verwachsungen der Vulvaflächen erkannt
werden.

Eine schwere geschwürige Vulvitis durch Pneumokokken wurde
1915 durch Powell beschrieben.

Diphtherische Affektionen waren schon früher an der Vulva
bekannt in Gestalt von gelbgrauen pseudomembranösen, häufig nekrotisierenden Belägen mit den Charakteristika der Rachendiphtherie; in
dem Falle von Penkert litt eine 43jährige Patientin seit einer Diphtherie
des Rachens, die sie vor $3^1/_2$ Jahren durchgemacht hatte, an solchen
Ausschlägen am Genitale, die stets in den letzten 8 Tagen vor der Regel
auftraten. Serum-Injektionen brachten Heilung. Klimenko sah Vulvadiphtherie bei einem 10jährigen Mädchen mit gesundem Rachen; das
Kind starb an Herzschwäche.

Vakzinepusteln wurden von Hofmeier u. a. beschrieben; in
den Fällen von Weißwange und Levin handelt es sich um ältere Frauen,
die das Sekret von Impfpusteln ihrer Kinder auf die Genitalien übertragen hatten und so die Effloreszenzen akquirierten.

Soor der Vulva tritt meist in Kombination mit Soor der Vagina
auf; siehe dort.

Eine echte Phlegmone im Anschluß an eine Vulvitis ist äußerst
selten; tritt sie auf, so schließt sie sich meist an einen Abszeß der Bartholinschen Drüsen an. Bartholinitis siehe Gonorrhöe.

Eine besondere Stellung unter den Vulvaerkrankungen nehmen die
Ulzerationen ein; sie müssen eine gesonderte Besprechung erfahren.

Die ulzerierenden Vulvitiden evtl. mit Gangrän während
schwerer Infektionskrankheiten wurden eben erwähnt, ihre Therapie
besteht rein symptomatisch besonders in Reinhaltung der Geschwürs-
fläche.

Außerdem lassen sich als umschriebene Krankheitsbilder folgende
Ulzerationen unterscheiden:

1. **Ulcus vulvae acutum** resp. weniger gut benannt als pseudo-
tuberkulöse Ulzera (Fig. a auf Tafel I): Rasch und unter Schmerzen
und Fieber bis 40° treten bei Virgines an verschiedenen Stellen der
Vulva isolierte Geschwüre von Hanfkorn- bis Linsengröße auf; Prädilektionsort sind die Innenflächen der kleinen und großen Labien; die Umgebung ist gerötet und geschwollen. Sie sind mäßig tief, haben einen
flachen, leicht unebenen Grund mit weißgrauer bis gelblichgrauer Farbe
und einen scharfen, etwas unterminierten, entzündlich geröteten Rand.
Lipschütz, der neuerdings das Thema in einer Monographie behandelt,
kann über 51 Einzelbeobachtungen berichten; er unterscheidet eine
gangränöse Form, die plötzlich mit Schüttelfrost und Fieber beginnt,
sehr schmerzhafte Ulzera erzeugt, aber in wenigen Tagen gereinigt wird

und heilt, eine **venerische** Form, die dem Ulcus molle ähnlich ist, aber einen zarten, flachen Grund hat (Dauer ca. 1 Monat), und schließlich eine **miliare** Form, die stecknadelkopfgroße, sehr schmerzhafte Ulzera zeigt. Eine Übertragung z. B. auf den Mann ist nie beobachtet. Als Erreger wird der Bac. crassus angesprochen, der kulturell und biologisch alle Eigenschaften des Bac. vaginalis hat, wie auch eine eigene Beobachtung aufs deutlichste erwies; unverständlich ist bisher, wieso dieser günstigste Scheidenkeim in diesen einzelnen Fällen Pathogenität erhält. Oder ist er doch nur ein Besiedler und kein Erreger? Therapie: Sitzbäder, antiseptische Waschungen, Puderbehandlung. Prognose nach den bisherigen Beobachtungen von Scherber, Lipschütz u. a. absolut gut.

2. **Ulcus molle** = weicher Schanker = ca. einpfennigstückgroßes „wie mit einem Locheisen ausgestanztes" Geschwür mit scharfen, steil abfallenden und unterminierten Rändern und speckigem, graugelbem Belag des Grundes. Die Umgebung ist gerötet und schmerzhaft. Dauer des Gesamtverlaufes ca. 4—5 Wochen; 14 Tage lang breitet es sich meist ins Bindegewebe hinaus ein. Häufig finden sich mehrere Ulzera nebeneinander, polyzyklische Form deutet auf multiple Entstehung der ausgebreiteten Ulzeration. Allmählich tritt Reinigung des Ulkusgrundes und Heilung mit Narbe ein. Als Komplikation kommt häufig eine Lymphangitis und leicht zur Einschmelzung kommende Lymphadenitis der Leistendrüsen hinzu. Die Erreger sind die Ducreyschen Streptobazillen. Therapeutisch wird dermatologischerseits die Exzision resp. Thermokauterisation des Ulkus empfohlen, im abheilenden Stadium Unterstützung der Granulierung. Die eitrige Lymphdrüsenentzündung (Bubonen) verlangt Bettruhe, Hitzeapplikation, nach erfolgter Einschmelzung chirurgische Behandlung.

3. **Ulcus gonorrhoicum serpiginosum,** sehr selten; serpiginös fortschreitend, unregelmäßig tief, hämorrhagisch eitriger Belag, weit unterminierte Ränder, schmerzhaft; kann sich weit auf Labien, Mons vener. und Analgegend ausbreiten. Reichlich Gonokokken in Reinkultur. Therapeutisch äußerst schwer beeinflußbar. Allgemeinbefinden häufig gestört.

4. **Tuberkulöse Ulzerationen.** Alle 3 Formen der von den Dermatologen unterschiedenen Hauttuberkulose kommen vor, sind jedoch selten. Am häufigsten ist die

a) **miliare ulzeröse Form;** seichte, flache, gelblich oder graurötlich belegte wie ausgenagte, schmerzhafte Ulzera auf mäßig infiltrierter Basis; am Rande vielfache hirsekorngroße weißliche Knötchen sichtbar. Die Größe der Ulzera ist sehr verschieden; die Labien sind häufig entzündlich derb geschwollen; die Leistendrüsen aber weich, vergrößert, sie verkäsen leicht; im Käse findet man Tuberkelbazillen.

b) **Das Skrofuloderm** ist sehr selten, kommt als Fortleitung periproktitischer Abszesse vor, kann Erweichung, Durchbruch, Ulzerationen zeigen.

c) **Der echte Lupus vulgaris** (siehe Ulcus chron. vulvae) ist sehr selten, kommt aber vor; die typischen Primäreffloreszenzen des Lupus müssen zur Diagnose in den narbigen Partien wie am Rande der unregelmäßigen Ulzerationen nachgewiesen werden resp. der Tuberkelbazillennachweis im Granulationsgewebe geliefert sein. Der Infektionsmodus wird überwiegend als hämatogen oder per continuitatem von Darm- oder Urogenitaltuberkulose aus angenommen; ob auch Kontaktinfektionen, evtl. primärer Art, vorkommen, wird vielfach bestritten.

d) Die elephantiastische Form siehe Elephantiasis und auch Ulcus chron. vulvae.

Therapie nach den Grundsätzen der Dermatologie.

5. Ein **aktinomykotisches** Infiltrat der Vulva ist von Trapl bei einer Graviden beschrieben.

6. **Luetische Ulzerationen** (nach Winternitz).

a) Primäraffekte (Figg. 98 und b auf Taf. I, s. S. 169): Sie werden oft übersehen wegen ihres in den Schleimhautfalten, besonders der Fossa navicularis versteckten Sitzes und wegen ihrer häufigen Kleinheit. Sie sind meist reine, flache, fleischrote oder rotbraune, serös sezernierende Sklerosen, seltener tief ulzerierte oder speckig belegte Ulzera (Winternitz). Ihr Sitz sind, der Häufigkeit nach geordnet, die freien, sich berührenden Ränder der großen Labien, kleine Labien, Klitoris, Introitus vaginae, hintere Kommissur, Orific. urethrae, vordere Kommissur. Die Nachbarschaft ist häufig sklerotisch ödematös. Die Lymphdrüsen zeigen indolente Schwellung.

b) Makulöse und papulöse Syphilide, die mit einfachen Reizkatarrhen verwechselt werden können (Fig. a auf Taf. II, s. S. 169). Alle bekannten Formen der Papeln werden hier von den Dermatologen beschrieben: lentikuläre, große breite, einfach abgeschürfte, speckig belegte, krustöse, hypertrophische, papillär gewucherte. Oft sind sie groß und weich und saftig und bilden bei Konfluenz größere Ulzerationen. Als Komplikationen sind sklerotische Ödeme, Erysipele, Intertrigo und Phlegmonen zu beobachten.

c) Tertiäre Erscheinungen sind bei Frauen seltener, sie kommen vor an den

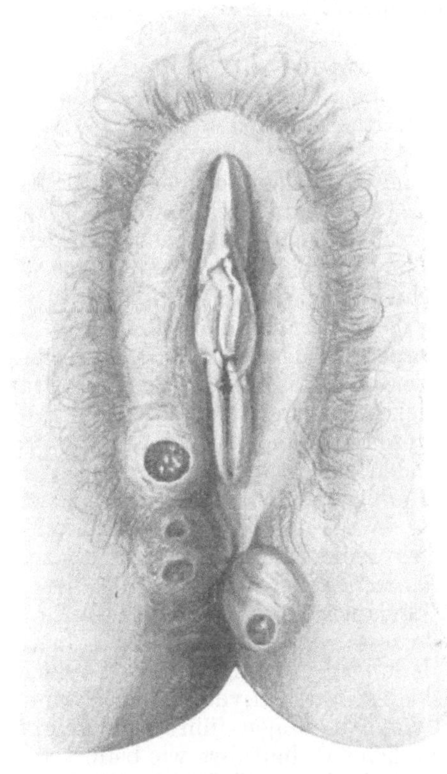

Fig. 98. Multiple Primäraffekte (nach einer Moulage der Dermatologischen Klinik Rostock, Direktor Prof. Frieboes).

Labia majora und minora, Klitoris, Urethra, Vestibulum, Orificium vaginae.

α) Als Geschwüre = rund, scharf geschnitten, eitrig und speckig belegt, 1—2 cm groß, nieren-, bohnen-, sichelförmig oder polyzyklisch, primär indolent, erst durch sekundäre Infektion schmerzhaft.

β) Gummata: isoliert und gehäuft, bohnen- bis haselnußgroß. Tiefe schmerzlose Knoten. Nach Zerfall bilden sie tief ausgenagte, kraterförmige Ulzera.

γ) Diffuse gummöse Infiltrate: sehr derb, das ganze Labium, Präputium, Klitoris befallend und sie um das 2—3fache vergrößernd.

Durch rasch fortschreitenden Zerfall entstehen tiefe, große, scharf gerändeite Geschwüre mit hartem, speckig belegtem Rand.

Diagnose auf Grund der angegebenen Charakteristika und der Wassermann-Reaktion. Therapie nach den Grundsätzen der Syphilidologie.

7. Ulcus chronicum vulvae. Seine Synonyma in der Literatur sind Esthiomène (Huguier), Lupus, Lupus perforans et hypertrophicus, Herpes excedens, Ulcus chron. elephantiasticum, Elephantiasis vulvae lueticum resp. postlueticum, posttuberculosum, postgonorrhoicum.

Es handelt sich hier um ein langsam eintretendes, therapeutisch sehr schwer beeinflußbares, in die Tiefe fressendes, fistulöses, sklerotisches, oft elephantiastische Ränder zeigendes Ulkus, das in erster Linie Prostituierte, aber auch andere Frauen, jedoch keine Virgines befällt und zwischen dem 20. und 40. Jahre auftritt. Es beginnt entweder am Orific. urethrae oder in der Fossa navicularis, breitet sich langsam um den Introitus herum auf große und kleine Labien, vesiko-vaginales Septum, rektovaginales Septum und para- und perirektal aus, zuerst in der Fläche, dann in die Tiefe dringend mit Strikturbildung und Fistelgängen. Derbe ulzeröse, schmierige Gewebsdefekte sind von sklerosiertem Granulationsgewebe, elephantiastischen Verdickungen und polypösen Exkreszenzen umgeben; es können Rektumstrikturen und Perforationen durch geschwürigen Zerfall entstehen. Daneben wieder finden sich derb vernarbende Partien. Histologisch ist auffällig die Größe des Papillarkörpers, ödematöses, sklerosiertes, hyalines Bindegewebe, fehlende Elastika, frisches zellreiches Granulationsgewebe, hyaline Gefäßverdickungen, perivaskuläre Infiltrate, Lymphangiektasien. Die Lymphdrüsen sind meist klein und derb induriert, oft verödet, indolent. Meist finden sich keine Zeichen spezifischer, z. B. tuberkulöser Entzündung, in einigen Fällen sind Tuberkelbazillen gefunden; in anderen Fällen war die Wassermannsche Reaktion positiv. Zweifellos ist die Ätiologie nicht einheitlich. Den Anstoß zur Entzündung und Ulzeration geben wahrscheinlich irgendwelche der oben genannten ulzerösen Prozesse, langdauernde Zervix- oder Urethralgonorrhöe, furunkulöse, phlegmonöse Prozesse unspezifischer Art, luetische, tuberkulöse Affektionen. Die Heilungsbedingungen werden verschlechtert, ja unmöglich gemacht durch sklerosierende Lymphadenitis und perivaskuläre Entzündung, die zu Lymphstauungen führen und chronische Hyperämien erzeugen, so daß ähnliche Verhältnisse wie beim Ulcus cruris herbeigeführt werden (Koch). Unsauberkeit und Gleichgültigkeit tun dann das Ihrige zur Propagation und Heilungsverzögerung.

Die Prognose ist quoad sanationem et vitam meist schlecht; Komplikationen durch aszendierende Blasen-Nierenentzündungen oder Peritonitiden bedingen den letalen Ausgang; auch kann eine Rektumstriktur die Anlegung eines Anus praeternaturalis bedingen.

Therapeutisch ist Allgemeinbehandlung, evtl. antiluetische Kur, roborierende Maßnahmen, Arsen- und Jodmedikation von Bedeutung. Lokal wirkt klinische Behandlung mit Sitzbädern, Ätzmitteln, Thermokauterisation, Exzisionen der hypertrophischen Partien oft heilsam. Plastiken wegen Gewebsdefekte sind nur mit Vorsicht als indiziert anzusehen, da die Heilungstendenz zu schlecht ist.

In engem Zusammenhang mit diesen letztgenannten Ulzerationen steht die **Elephantiasis vulvae** (Fig. 99). Bei ihr handelt es sich um oft sehr erhebliche Verdickungen der großen Schamlippen oder der Klitoris, einseitig oder doppelseitig. Die „Tumoren" können 2—3 und selbst 15 Pfund wiegen (Siedentopf), ja selbst solche von 44 cm Umfang und 20 Pfund Gewicht sind beobachtet. Je nach der Beschaffenheit der Oberfläche spricht man von einer glatten (Elephantiasis glabra) Form oder einer verrukösen oder papillomatösen Form. Nicht selten sind auch Ulzerationen, sklerosierende, strikturierende und fistulöse Prozesse dabei. Histologisch findet man vor allem exzessive Bindegewebswucherungen mit sklerosierenden Prozessen, Lymphangiektasien, perivaskulären Infiltrationen und in einzelnen Fällen auch typische tuberkulöse Prozesse

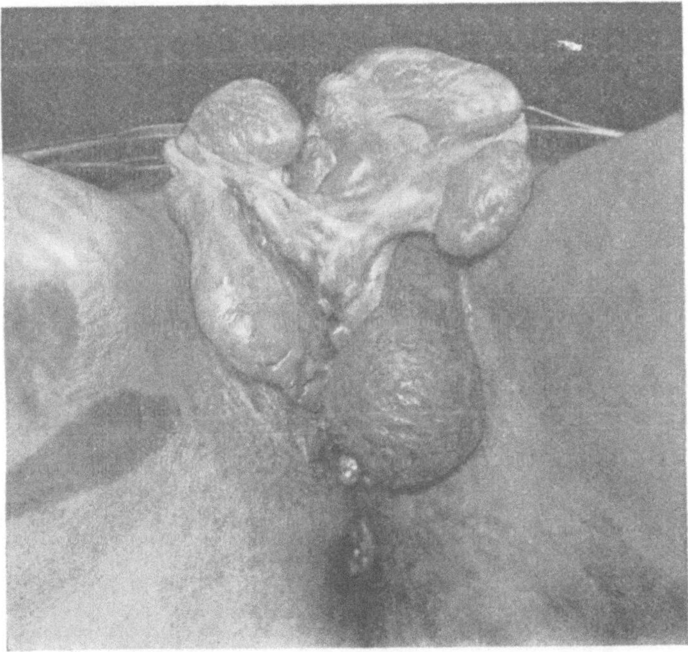

Fig. 99. Elephantiasis vulvae (25jähriges Mädchen). Die starken und unförmlichen Labien (besonders die kleinen) sind mit Zängchen nach oben gehalten.

mit positivem Tuberkelbazillenbefund und positiven Impferfolgen (Daniel). Die Ätiologie ist nicht völlig klar; in den Tropen spielt die Filaria hominis eine Rolle, im übrigen aber sind unspezifische und tuberkulöse Entzündungsprozesse das ätiologisch Bedeutsame, wobei Lymphgefäßstauung eine Vorbedingung zu sein scheint. Auch varikös erweiterte Venen mit verkalkten Thromben können sich finden. Besondere Beschwerden außer der Unbequemlichkeit des Fremdkörpers und evtl. Schmerzen durch sekundäre Ulzerationen werden nicht berichtet. Das Prädilektionsalter soll zwischen dem 20. und 30. Jahr liegen. Therapeutisch hat sich am besten die chirurgische Abtragung des „Tumors" bewährt unter Vernähung der Wundränder, wobei oft erst sekundäre Heilung den Schluß der Wunde bringt.

Weiterhin sind als auf dem Boden einer chronischen Entzündung entstanden die **spitzen Kondylome = Condylomata accuminata** zu nennen. Zwei Formen werden unterschieden (Figg. b auf Taf. II und a auf Taf. III):

1. schmal aufsitzende, papilläre, blumenkohlähnliche und hahnenkammgleichende, mehr oder weniger rote, leicht blutende Exkreszenzen und

2. breiter aufsitzende, weißgraue oder gelbliche, trockene, warzige Wucherungen.

Histologisch findet man eine erhebliche Wucherung der Epidermis und des Papillarkörpers in Gestalt stachelartiger Exkreszenzen (Fig. 100); im Bindegewebskörper sind stets reichlich Rund- und Plasmazellen sichtbar. Sie können vereinzelt auf der Vulvahaut, besonders im Bereich der großen

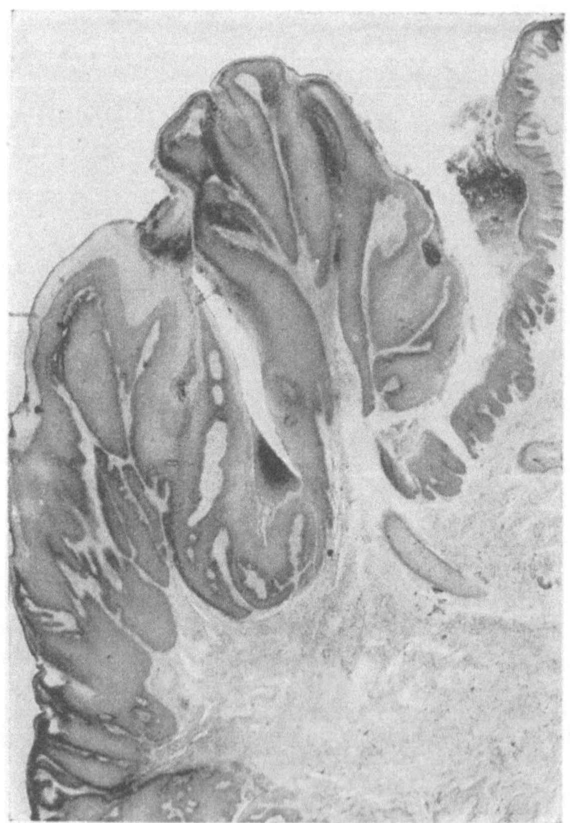

Fig. 100. Schnitt durch spitze Kondylome.

und kleinen Labien stehen, aber auch die ganze Vulva in breiter Wucherung bis auf die Oberschenkel hin und um den Anus herum bedecken. Vielfach findet man in Kombination mit ihnen eine starke Vaginitis (s. d.), mit Gonorrhöe haben sie keinen unmittelbaren ätiologischen Zusammenhang. Die Pat. klagen in erster Linie über Brennen und Jucken und Ausfluß, vor allem Wund- und Feuchtsein; besondere Schmerzen fehlen. Therapeutisch kann man sie mit Acid. nitric. fumans, besser mit Äther- oder Kohlensäurespray entfernen, am sichersten jedoch durch Abkratzen mit dem scharfen Löffel und Anlegen eines feuchten Verbandes für einige Tage. Notwendig ist selbstverständlich die Behandlung der Vulvitis resp. Vaginitis. Auch von der Röntgenbehandlung sind

Erfolge gemeldet, jedoch reagieren ältere warzige Wucherungen nur schlecht.

Noch eine Gruppe andersartiger Krankheitsbilder wird der chronischen Vulvitis als Mutterboden zur Last gelegt; sie liegen wahrscheinlich in einer Entwicklungslinie.

1. Pruritus = Vulvitis pruriginosa Sängers. In erster Linie handelt es sich hier um das Symptom des Juckens, das verschiedenartig bedingte Affektionen unter einem Namen zusammenfaßt. Makroskopisch ist abgesehen von den Kratzeffekten meist nicht viel zu sehen, jedoch kann z. B. ein kleines Ulkus der Harnröhrenmündung sehr wohl dem spähenden Auge entgehen. Der Diabetes, dessen zuckerhaltiger Urin eine Mazeration der Vulvaschleimhaut schafft und guten Bakterien-Nährboden gibt, spielt eine große ätiologische Rolle. Weiterhin können Askariden, Oxyuren, Oidium albicans, Gonokokken entzündungs- und juckerregend wirken, desgleichen Katarrh der Scheide, der Zervix, Ekzeme der Labien, Masturbation, Fluor durch Pessare die Schleimhaut reizen; kleinste Ulzera auch am Introitus vaginae müssen beachtet werden. Oft ist auch eine bestimmte Arznei juckreizbildend: Belladonna, Opium, Brom, Arsen, Phosphor, Aspirin, Quecksilber, Ichthyol, Lysol, Lysoform usw.; ebenso wirken Ikterus, Nephritis und manche Stoffwechselanomalien. Außerdem scheinen aber, obwohl von vielen erfahrenen Autoren bestritten oder nie beobachtet, auch Fälle von sog. essentiellem Pruritus zu bestehen, d. h. solche Fälle, in denen eine lokale Ursache trotz genauester Prüfung, auch nicht in einem Vaginalfluor oder in Unsauberkeit zu finden ist bei sehr erheblichem, die Pat. gelegentlich zur Verzweiflung treibendem Jucken; für diese Fälle nimmt Walthard mit anderen unter Ausschluß einer echten Neuritis eine Psychoneurose an.

Histologisch findet sich bei meist teils freier, teils aber auch verdickter Epidermis ein zellreiches dickes Korium mit viel subepithelialen Lymphozyten und Plasmazellen und dickwandigen Gefäßen und perivaskulären Infiltrationen; Elastika kann an stark entzündeten Stellen fehlen. Es ist noch unentschieden, wieweit hier primäre oder durch die Kratzeffekte entstandene Bilder vorliegen.

Die Diagnose hat alle ätiologischen Momente zu berücksichtigen und muß sie zu eruieren oder auszuschließen versuchen; dazu gehört nicht nur eine genaue gynäkologische Betrachtung mit Spekulum und auch bakteriologischer Öse, sondern vor allem auch eine genaue interne Untersuchung, nicht zuletzt die Berücksichtigung der Psyche. Je nach Ausfall dieser Untersuchung hat dann die Therapie dieses quälenden Leidens einzusetzen. Sie muß in erster Linie kausal sein. Aber ohne symptomatische Therapie wird man häufig jedenfalls zur Unterstützung der kausalen kaum auskommen. Beachtenswert ist vor allem P. Ruges Ratschlag, eine scharfe Desinfektion wie zu einer vaginalen Operation durch den Arzt selber mehrfach vorzunehmen. Als andere unterstützende Mittel werden empfohlen das 5%ige Menthol-Olivenöl, $10-20\%$ige Arg. nitr.-Lösung, 10%ige Tumenolsalbe, $3-4\%$ige Karbolvaseline, 10%ige Pittylenseife und andere Teerpräparate; sie werden teils auf Salbenlappen angewendet, teils aufgepinselt, teils zum Waschen benutzt. Wiener empfiehlt neuerdings Injektion von 1% Novokain oder auch NaCl-Lösung, je 4 ccm in $4-5$ Wiederholungen und Abständen von 1 Woche. Schließlich wird auch die Exzision der befallenen Partien geraten. Vor allem aber hat man gute Resultate mit der Röntgenbestrahlung gesehen; 3 bis 4 Sitzungen in Abständen von 3 Wochen, je 30% HED mit harter Strahlung (Martius).

3. In engem Zusammenhang mit dem Pruritus, wahrscheinlich auf dem Boden der Kratzeffekte, entwickelt sich die **Leukoplakia vulvae** = weißliche Flecke mit Verdickungen der Epidermis auf den Labien. Das Stratum corneum ist verdickt, die granulöse Schicht häufig reduziert, die Epithelleisten sind unregelmäßig; im Interstitium des verdickten Bindegewebes sieht man reichlich Zellinfiltrate und mäßiges Ödem, Elastika fehlt bis zu erheblicher Tiefe. An den hyperkeratinisierten Stellen sieht man vielfach Ulzera und Fissuren. Als Symptom findet sich auch hier das oft bis zur Unerträglichkeit gesteigerte Jucken. Als Therapie kommt in erster Linie die Exzision der leukoplakischen Stellen in Betracht, weil in ca. 10—15% der Fälle sich ein Karzinom auf diesem Boden entwickelt.

3. Als Endstadium dieser Reihe wird vielfach die **Kraurosis vulvae** (Fig. b auf Tafel III) angesehen, ein Krankheitsbild, das zuerst 1885 von Breisky in klassischer Weise beschrieben und dann der Gegenstand vielfacher Publikationen gewesen ist, zuletzt von Gardlund ausgiebig bearbeitet wurde. Taussiz faßt sie als Endstadium der Leukoplakie auf, ein selbständiges Krankheitsbild ist sie nach ihm nicht. Das Hauptcharakteristikum ist eine perlmuttermilchweiße Schrumpfung und Abflachung der großen und kleinen Labien, der Klitoris und des Perineums mit einer zunehmenden Stenose des Introitus vaginae. Auf den so veränderten Partien finden sich häufig Exkoriationen, Rhagaden und Ulzera, offenbar als sekundäre Prozesse. Symptomatologisch stehen das Jucken mit bohrenden, spannenden Schmerzen, Beschwerden beim Koitus, mehr oder weniger reichlichem Ausfluß und allgemeinen nervösen Symptomen im Vordergrund, ohne allerdings regelmäßig vorhanden zu sein. Vor allem werden ältere Frauen davon befallen. Periodisches starres Ödem mit Herpeseruptionen kann die Charakteristika vervollständigen.

Histologisch ist die Epidermis auf Kosten des Strat. Malpighii verdünnt, die Papillen sind ungleichmäßig, das Bindegewebe des Koriums und der Subkutis ist subpapillär ödematös und hyalinisiert, es ist sehr zellarm. Teils unter dem Epithel, teils tiefer findet man eine erhebliche Rundzelleninfiltration, die in den tieferen Partien in ausgesprochenen Strängen und Inseln um die Gefäße herum liegt. Talg- und Schweißdrüsen und auch die Haarbälge sind atrophisch. Elastika fehlt im subepithelialen Bindegewebe vollständig. Auch das Fettgewebe der Tiefe ist atrophisch. Absolut charakteristisch sind diese Veränderungen für die Kraurosis nicht, Jung fand ähnliche histologische Kennzeichen auch ohne Schrumpfung.

Ätiologisch ist dieses immerhin nicht gerade häufige Krankheitsbild noch ziemlich dunkel. Es scheint sich hauptsächlich um einen degenerativen Prozeß der Haut zu handeln, der auf dem Boden der chronischen Entzündungsreize in einer konstitutionell oder durch hormonale Prozesse minderwertigen Gewebspartie als primäre Ernährungsstörung sich entwickelt, wobei die hervorgerufene Gewebsstörung als Fremdkörper Granulationsheilung von der Tiefe aus hervorruft. In einer kleinen Zahl der Fälle (ca. 10%) hat man Karzinom sich entwickeln sehen.

Über die Therapie bestehen merkwürdige Erfahrungen, die zum Teil zur Annahme einer lokalen Angioneurose geführt haben; Salben und Anästhetika haben wenig Erfolg. Nach Totalexstirpation der Vulva hat man Rezidive erlebt, nach Teilexzisionen Zurückgehen auch der zurückgelassenen kranken Partien. Matthes berichtet über Heilung durch tiefe Pacquelininzisionen durch die erkrankten Partien, wofür er als Erklärung die stimulierende Wirkung auf das Gewebsleben annimmt. Röntgentherapie soll keinen Erfolg haben. Von Ovarialpräparaten, vielleicht auch im Sinne einer Leistungssteigerung, hat man Gutes berichtet.

In einem losen Zusammenhang mit Vulvitis steht der zweifellos in der Hauptsache als Reflexneurose zu deutende **Vaginismus.** Man versteht darunter einen reflexartig bei jedweder Annäherung ans Genitale hervorgerufenen Reflexkrampf der Beckenbodenmuskulatur, wie er besonders bei jung verheirateten Frauen vorkommt. Ungeschickte Kohabitationsversuche eines impotenten Mannes, vielleicht in Konkurrenz mit engem Hymen und infantil gebauten Genitalien, verursachen Schmerzen und diese Abwehrbewegungen und Angst vor neuer Berührung; kommt noch dazu eine besondere sexuelle Erregung oder andererseits eine Scheu und Abneigung vor dem Sexualverkehr und ist der psychische Boden der besonderen Empfindlichkeit als Morbiditätsterrain günstig, so ist das Entstehen des Vaginismus als Psychoneurose gegeben und verständlich. Entzündungsprozesse am Hymenalsaum oder am Introitus geben eine Verstärkung der auslösenden Reize. Die Abwehrneurose kann sich bis in die Gravidität und über die erste Entbindung erhalten, da die Impotenz des Mannes nicht immer sich bessert, sondern häufig durch diese Neurose erst recht gesteigert wird. Das Eheleben kann dann zur Qual und das Allgemeinbefinden beider Gatten erheblich gestört werden. Eine lokale Untersuchung ist meist ohne Narkose kaum möglich, da auch jede ärztliche Berührung, ja schon der Versuch einer solchen den Krampf, der erhebliche Schmerzen verursachen kann, auslöst. Gewöhnlich ist der Befund, abgesehen von einigen Fissuren, bedeutungslos.

Therapeutisch ist die größte Delikatesse geboten. Schonende Belehrung und Aufklärung über den wahren Grund evtl. in getrennten Unterredungen mit beiden Ehegatten, Erziehung zu gegenseitiger Rücksichtnahme und Entgegenkommen, Beratung über den eigentlichen Ablauf der Kohabitation, Suggestion und Persuasion spielen die größte Rolle. Untersuchung und digitale oder instrumentelle Dehnung erst in, dann allmählich ohne Narkose und allmähliches Fortschreiten bis zur erheblichen Dilatation evtl. unter Unterstützung von anästhesierenden Mitteln in der ersten Zeit sind die Wege, die psychische Hemmung und damit den Reflexkrampf zu überwinden. Oft gehört äußerste Geduld sowohl der Patienten als auch des Arztes zum Erfolg, ein einmaliges, zu sprunghaftes Vorgehen kann den ganzen Erfolg zunichte machen. Das besondere Geheimnis liegt in einem besonders großen Vertrauen zwischen Arzt und Patientin, eine verächtliche Unterschätzung des Leidens ist der wesentliche Grund zum Mißerfolg der Therapie. Eine Exzision z. B. des starren Hymens ist häufig zu entbehren und oft erfolglos.

B. Die Entzündungen der Vagina und ihre Folgezustände.

In den allgemeinen Vorbemerkungen sind die biologischen Grundlagen für das Verständnis der Scheidenentzündung in kurzen Sätzen dargestellt, besonders auch die fließenden Übergänge vom Normalen zum Pathologischen erwähnt. Hier erübrigt es sich noch, um dann das Bild der eigentlichen Vaginitis genauer zu zeichnen, kurz die Momente anzuführen, die eine Nährbodenverschlechterung herbeiführen können, womit gleichzeitig auch die höchst mannigfache Pathogenese der Vaginitis gezeigt wird.

A. **Der Keimimport ist vermehrt**

1. durch weites Klaffen der Vulva infolge alter Dammrisse I—III°,

2. durch Inversionen und Prolapse der Scheide,

3. durch abnorme Kommunikationen mit den Nachbarorganen, insbesondere dem Darm,

4. durch häufiges Einbringen nicht aseptischer Fremdkörper (Spülrohre, Spülflüssigkeiten, Kohabitationen, Masturbationen),

5. durch Sekretabfluß entzündeter Gewebe der oberen Genitalwege (submuköse Myome, Polypen, Karzinome, Ulzera usw.).

Es ist aber sehr bemerkenswert, daß sehr vielfach die genannten Affektionen keine Scheidenentzündung zustande bringen, daß also die Widerstandskraft der Scheide sehr häufig genügt, zahlreiche harmlose und giftige Keime abzuwehren. In erster Linie spielt hier der lückenlose vielschichtige Plattenepithelbelag eine Rolle. Erst wenn auch die Scheidenwand geschädigt ist resp. die Schädigung primär das pathologische Moment in der biologischen Symbiose zwischen Scheidenwand und Inhalt darstellt, kommt die Wandentzündung zustande.

B. **Der normale Nährboden der Scheidenhöhle hat Änderungen erfahren:**

1. durch übermäßige Neutralisation infolge zu starker Zervixsekretion (Zervixkatarrh, Ektropium cervicis, Erosionen) oder abnormer Sekrete pathologischer Bildungen (besonders zerfallender oder oberflächlich entzündeter Tumoren);

2. durch Zufluß von Flüssigkeiten (Harn) oder Inhaltsmassen aus den Nachbarorganen (Darmfistel);

3. durch Schädigungen der Scheidenwand infolge
   a) Mazerationswirkung starken Zervixschleims,
   b) Druck von Fremdkörpern,
   c) Verletzungen,
   d) durch tägliche Scheidenspülungen mit ätzenden oder nicht gleichgültigen Mitteln;

4. durch ungenügende Funktion, insonderheit in bezug auf die Glykogenbildung, und gleichzeitig verringerte Widerstandskraft der Scheide
   a) als Folge allgemeiner Körperschwäche infolge zehrender Krankheiten (Tuberkulose, Chlorose, Karzinom),
   b) als Folge ungenügender Ovarialstimulation (Infantilismus, sekundäre Schrumpfungszustände, z. B. in Kombination mit spitzwinkligen Anteflexionen), auch kombiniert mit ungenügender Zyklusfunktion des Ovars (besonders Amenorrhöen und zu seltene Regel).

Erfolgt durch eines oder meist mehrere, kombiniert wirkende Momente der Floraverschlechterung schließlich ein voller Zusammenbruch der harmonischen Symbiose von Scheideninhalt und Scheidenwand, dann entwickelt sich das Bild der echten Vaginitis als das Zeichen der Körperabwehr gegen den feindlich gewordenen Scheideninhalt.

Die **echte isolierte Vaginitis** = **Vaginitis simplex** stellt sich folgendermaßen dar:

Die Scheidenwand ist meist stark gerötet, bei Nulliparen gleichzeitig gerunzelt und wie gekörnt (Colpitis granulosa), bei Mehrgebärenden glatt, aber mit ca. stecknadelkopfgroßen roten Stippchen und unregelmäßigem kleinem Hof überall besetzt. Histologisch sieht man an diesen geröteten Stellen abszeßartige kleine Rundzelleninfiltrate mit Defekten im Epithel und im übrigen vielfach subepitheliale Infiltrate und Durchwanderung von Leukozyten durch das Plattenepithel. Das umgebende Bindegewebe ist weich und frei.

Der Scheideninhalt ist ein meist sehr reichliches, gewöhnlich wäßrigeitriges, oft schaumiges Substrat, das beim Einführen des Spekulums aus allen Ecken und Winkeln herausquillt; seine Reaktion kann schwach sauer sein, häufig ist sie amphoter oder seltener alkalisch. Bakterioskopisch findet man sehr reichlich Leukozyten und ein sehr buntes Bakteriengemisch, das besonders im Grampräparat deutlich als zum III. Reinheitsgrad gehörig sich charakterisiert; im frischen, in physiologischer Kochsalzlösung aufgeschwemmten Flüssigkeitstropfen sieht man außerdem noch häufig die Trichomonas vaginalis, die, etwas größer als ein Leukozyt, vor allem am Geißelschlag erkennbar ist. Höhne hält sie für den Erreger dieser Kolpitis (deshalb von ihm Trichomonaden-Kolpitis benannt), Löser und ich glauben nachgewiesen zu haben, daß sie nur ein Mitbewohner des III. Reinheitsgrades ist und keine unmittelbar ätiologische Bedeutung hat.

Die Zervix ist gewöhnlich bei den unkomplizierten Formen nicht beteiligt, ihr Schleim höchstens ein wenig vermehrt, jedoch ohne Bakterien oder Eiterzellen.

Die Vulva dagegen ist durch die abfließende eitrige Flüssigkeit meist gereizt und auch die Haut der Labien und der Innenseite der Schenkel zeigen sehr häufig intertriginöses Ekzem.

Das innere Genitale ist palpatorisch normal, wenn nicht irgendwelche selbständigen Affektionen hier vorliegen, die mit der Vaginitis keinen Zusammenhang haben; als einzigen, relativ häufigen Befund, der eine gewisse Beziehung zur Vaginitis hat, kann man eine spitzwinklige Anteflexio konstatieren.

Der mensuelle Zyklus kann völlig regelmäßig vierwöchentlich ablaufen, nicht selten aber findet man Unregelmäßigkeiten im Sinne der zu häufigen und seltenen Regel; auch Amenorrhöen werden beobachtet.

Das Allgemeinbefinden ist häufig durch Schwächegefühl, Mattigkeit, Arbeitsunlust und etwas Drängen nach abwärts beeinträchtigt; ob diese Störungen primärer oder sekundärer Natur sind, ist nicht jedesmal deutlich; jedoch in relativ großer Zahl kann man leichte Temperatursteigerungen, beginnende Spitzentuberkulose, Anomalien des Blutbildes, Verdacht auf Lymphdrüsentuberkulose, auch die Zeichen mangelhafter Ernährung und konstitutioneller Fettsucht feststellen. Zweifellos steht das allgemeine Leiden häufig im Vordergrund, sobald man nur auf die manchmal etwas versteckten Zeichen achtet und allgemein untersucht.

Die Diagnose ergibt sich demnach aus dem lokalen Befund, vor allem dem Sekretpräparat und der genauen Untersuchung des ganzen Körpers (Hämoglobin-Bestimmung und rote Blutkörperchenzahl nicht vergessen!). Wichtig ist die Abgrenzung gegen die Gonorrhöe, die lediglich durch das genau studierte Sekretpräparat aus Urethra, Scheide und Zervix geschehen kann (cf. Gonorrhöe).

Die Prognose ist quoad vitam gut, quoad sanationem bei geeigneter Behandlung auch meist gut, immerhin aber wegen der schwer bekämpfbaren konstitutionellen Komponente nicht immer sicher.

Die Therapie hat wohl in erster Linie lokal anzugreifen, darf aber keinesfalls die Allgemeinbehandlung: Regelung der Lebensweise, gute kräftige Kost, Behandlung der evtl. besonderen Organaffektionen (Lungentuberkulose, Chlorose usw.), Arsen- und Eisenmedikation vernachlässigen. Für die lokale Behandlung ist die Zahl der therapeutischen Ratschläge außerordentlich groß; es sollen und können hier nur Richtlinien gegeben werden. Das Ziel der Vaginitis-Therapie muß die Beseitigung der Scheidenwandreizung und die Wiederherstellung des I. Reinheitsgrades sein. Nicht immer ist beides zu erreichen. Die therapeutischen Gesichtspunkte sind folgende:

1. Wichtig ist die Entfernung etwaiger Fremdkörper, daneben allgemeine Sauberkeit. Waschungen der äußeren Genitalien, evtl. Sitzbäder, gutes Abtrocknen und Talkumpuderung der Haut. Abhalten aller Schädlichkeiten der Scheide wie unnötige, nicht indizierte Spülungen (s. u.), Kohabitationsverbot zwecks Ruhigstellung des entzündeten Organs, Verbot von Antikonzipientien in Gestalt von medikamentbeladenen Kakaobutterkugeln oder Sicherheitsovalen oder Okklusivpessaren usw.

2. Irrigationsbehandlung: Sie wird vielfach entweder mit den sog. Irrigatoren (Spülkannen), Gummischlauch und gläsernem Mutterrohr vorgenommen, wobei sehr auf Sauberkeit zu achten ist (Auskochen des Mutterrohres), oder mit den möglichst zu bekämpfenden sog. Gummiballons (lady's friend usw.), die nicht sauber zu halten sind. Als Spülflüssigkeit kommt abgekochtes Wasser mit verschiedenartigen adstringierenden oder desinfizierenden Zusätzen in Betracht, z. B. 2 Eßlöffel Alaunpulver auf 1 Liter Wasser, oder Lysol, Lysoform in ca. 3%iger Lösung, oder Wasserstoffsuperoxyd, essigsaure Tonerde, Kal. permanganic. (billig und gut, Rotweinfarbe herstellen), Sublimat (1‰), Alsol, Holzessig, Formalin (Vorsicht!) usw. Die Absicht ist hier lediglich die Desinfektion und Entfernung der schädlichen Keime; jedoch ist das nur höchst oberflächlich und für kurze Zeit zu erreichen, dazu besteht die Gefahr der Scheidenwandschädigung mit konsekutiver weiterer Nährbodenverschlechterung. Deshalb sollten diese Irrigationen nur in Form von reizlosen Spülungen mit Zusätzen von Kamillentee-Abkochungen oder Kochsalz dann verordnet werden, wenn übelriechende oder stagnierende Sekretmassen vorhanden sind oder bei den einfachen Abschilferungskatarrhen infolge von Pessaren (siehe Pessartherapie Kap. IV). Am besten wirkt die Milchsäure (1 Teelöffel acid. lact. auf 1 Spülkanne abgekochten Wassers, morgens und abends je eine Spülung). Besonders hervorgehoben und betont muß aber werden, daß Irrigationen nicht kritiklos, gar täglich wie zur Toilette gehörig ausgeführt werden sollen, sondern einer bestimmten Indikation wie jede therapeutische Handlung unterliegen.

3. Die sog. Trocken- oder Puderbehandlung, besonders von Nassauer empfohlen. Als Instrument zum Einführen des Puders in die Scheide dient am besten der neue Sikkator von Nassauer, aber auch andere Instrumente, die durch Aufblasen die Scheide erweitern und den Puder überall hinbringen, sind brauchbar. Seine Vorteile sind Austrocknung und sekundär sicher vielfach Schonung und Ruhigstellung

des Epithels, Unmöglichkeit von Kohabitationen; durch Zusätze von Jod, Arg. nitr., Protargol u. a. zu Bolus albus oder zu Lenizetbolus kann auch eine bakterizide Wirkung ausgeübt werden. Die Nachteile aber liegen darin, daß durch die Austrocknung auch die normalen, ja gerade erwünschten Keime mit aufgesaugt und geschädigt werden, und daß der Puder sich sehr leicht verklumpt und häufig sicher eine Besserung nur vortäuscht. Immerhin sieht man doch recht gute Erfolge in Fällen, wo ein besonderer Reizzustand beseitigt werden soll und der Arzt die Puderung nach Erreichung dessen durch andere Maßnahmen ersetzt; der Arzt muß aber selbst die Puderung durchführen, um den Heilungsprozeß zu verfolgen und zu kritisieren.

4. Als Medikamentträger sind weiterhin in Gebrauch Tampons und Gaze. Für die Gaze wird als Medikament empfohlen Novojodin, Jodlenizet und Yatren = Jodbenzolderivat. Für die Tampons ist die meist verwendete Grundlage: Glyzerin; dazu kommen verschiedenartige bakterizide Zusätze wie Alaun, Tannin, Ichthyol, Thigenol; später bei der Resorptionstherapie werden wir auf die Bedeutung dieser Tamponbehandlung zurückkommen. Hier soll nur gesagt werden, daß die austrocknende Wirkung des Glyzerins nicht die Hauptsache zu sein scheint; denn es regt die Wassersekretion erheblich an und würde demnach eher eine Verwässerung des Scheideninhalts bedingen. Höchstwahrscheinlich aber wirkt Glyzerin vielmehr so, daß durch bakterielle Wirkung Säure, vielleicht Milchsäure aus Glyzerin gebildet wird und so den physiologischen ähnliche Verhältnisse hergestellt werden, die säuregewohnte Flora also wieder aufkeimen kann und die pathologischen Eindringlinge beseitigt werden.

Ein weiterer Medikamentträger ist der CO_2-Schaum des Spumanverfahrens, wie es z. B. von Birnbaum empfohlen wird. Da es ja aber nach dem Vorausgehenden gar nicht auf medikamentöse Wirkung ankommt, sondern auf Nährboden umstimmende Tendenzen, so scheint mir dieser Weg zum mindesten entbehrlich.

Besser ist der Umweg über den Zucker, wie ihn ja offenbar, wenn auch in polymerisiertem Zustande die Scheide bietet. Kuhn empfahl diesen Weg und wie die Erfahrung lehrt, wirkt eine konzentrierte Zuckerlösung (1 : 1) außerordentlich floraverbessernd, offenbar durch Milchsäure-Bildung infolge Bakterienwirkung. Ähnlich, d. h. durch die Spaltung der Kohlenhydrate und dadurch entstehende Milchsäure wirken die Hefepräparate Levurinose, Bolus-Biozyme und Xerase, denen man zweifellos gute Wirkung zusprechen muß. In der unmittelbaren Absicht dieser Wirkung ist von Löser das von ihm sogenannte Bazillosan angegeben; es besteht aus Milchzucker und lebenden Milchsäurebakterien. Die Tabletten werden zweimal wöchentlich zu je 2 Stück am besten vom Arzte selbst im Spekulum tief in die Scheide eingeführt; aus dem Milchzucker entsteht durch die Milchsäurebazillen Milchsäure, die die Alkali oder schwächere Säuren gewöhnten Keime des III. Reinheitsgrades vertreibt und die normale Flora aufkeimen läßt. Viele persönliche Erfahrungen haben gezeigt, daß aus einer Flora III. Grades mit schwer katarrhalischen Erscheinungen innerhalb weniger Tage eine normale Flora I. Grades wurde und die Vaginitis völlig verschwand. Und das ist das Ziel jeglicher Vaginitistherapie: normale Nährboden- und normale Floraverhältnisse wieder herzustellen. Sehr gut tut man, die Scheide im Spekulum mit 10%iger Jodtinktur auszuwischen (Eingießen der Jodtinktur in ein Röhrenspekulum, etwas vor- und zurückziehen, über-

flüssiges Jod austupfen) und dann zwei während des Einlegens zu zer-
bröckelnden Bazillosantabletten einzulegen. Die Milchsäurebazillen oder
neuerdings der Bac. aerogenes lact. der Bazillosantabletten müssen
nachweislich lebend sein, wofür die chemische Fabrik Gärtner neuerdings
innerhalb der ersten 3 Monate garantiert. In vielen Fällen ist der Erfolg
prompt zu sehen und durch tägliche Milchsäurespülungen (5 $^0/_{00}$) zu
erhalten, in manchen Fällen aber bedarf es wochenlanger Behandlung
(bis zu $^3/_4$ Jahr), bis auch diese hartnäckigen Fälle endlich abblassen
und zu normaler Flora zurückkehren; sicherlich spielt eine konstitutionelle
Komponente in der Funktion und Widerstandsfähigkeit der Scheidenwand eine bedeutende Rolle; die genaue interne Beobachtung dieser
Fälle muß natürlich immer wieder fortgesetzt werden.

Besondere Formen der Vaginitis.

1. Colpitis emphysematosa. Außer den bisher beschriebenen Zeichen
der Vaginitis findet man hier noch kleine, helle, selten bis erbsengroße,
mit Gas gefüllte Räume im Epithel und in den Lymphgefäßen. Diese
besondere Form der Vaginitis kommt hauptsächlich bei schwangeren
Frauen vor und nur auf dem Boden einer Vaginitis simplex, da gesundes
Epithel dem Eindringen von Keimen unüberwindlichen Widerstand
entgegensetzt. Als Erreger dieser zweifellos durch Bakterien bedingten
Anomalie kommen in Frage der Bacillus phlegmonis emphysematosae
und Bakterien der Typhus-Koligruppe. Die Beschwerden sind die der
Vaginitis simplex, die Prognose wie dort gut. Die Therapie schließt
sich den gleichen Gesichtspunkten an.

2. Soor der Vagina. Ein eigentlicher Ausfluß fehlt, die Scheide ist
geschwollen und gerötet, in einzelnen bis erbsengroßen Flecken sieht
man weißliche Auflagerungen, die sich nur ziemlich schwer entfernen
lassen. Die Flecke bestehen aus Pilzrasen von Monilia albicans oder
candida (seltener) oder Leptothrix vaginalis (Synonyma für die Monilia
sind Oidium oder auch Sacharomyces), außerdem aus Epithelien und
Leukozyten mit viel Zelldetritus. Die Kranken sind im geschlechtsreifen
Alter, Schwangere werden viel häufiger als Nichtschwangere befallen;
außerhalb der Geschlechtsreife soll Soor der Scheide nicht beobachtet
sein. Die Beschwerden sind heftiges Brennen, Jucken, Völlegefühl im
Schoß; vielfach ist Intertrigo die Folge. Die Diagnose ist durch das
Auffinden von Pilzfäden und Gonidien ohne weiteres gesichert; rein
makroskopisch würden Auflagerungen von verklumpten Zellen durch
deren leichte Abwischbarkeit zu unterscheiden sein. Dauer der Erkrankung
ist mehrere Tage bis Wochen. Therapeutisch empfiehlt v. Herff,
dessen Monographie wir die Hauptkenntnisse auf diesem Gebiete ver-
danken, Cupr. sulf. in $1^1/_2$—2 $^0/_0$iger Lösung, Arg. nitr. oder Salizylsäure
in 1—2 $^0/_0$, Sublimat in 1—2 $^0/_{00}$, Jodoform, Lysol, Kal. permang.; neuerdings wird 1—3 $^0/_0$ige Boraxlösung und 20 $^0/_0$iges Boraxglyzerin evtl.
in Gelatinekapseln besonders empfohlen.

3. Diphtherie der Scheide. Die echte, durch Diphtheriebazillen hervorgerufene Vaginaldiphtherie ist bei Kindern beobachtet, aber sehr selten
und noch seltener bei Erwachsenen. Es ist allerdings möglich, daß bei
Kindern die Vaginaldiphtherie übersehen wird, wenn sie sich nicht durch
Blutungen anzeigt, wie in 2 Fällen von Hirsch. Eine primäre Diphtherie
bei 10jährigem Mädchen ohne Rachendiphtherie publiziert Klimenko,
das Kind starb trotz Serotherapie.

4. Pseudodiphtherische s. pseudomembranöse Entzündungen der Scheide. Der Diphtherie ähnliche Beläge können im Verlauf schwerer Infektionskrankheiten, z. B. Typhus, Dysenterie, Scharlach usw. oder durch Oxalsäure, Ichthyol, Sublimat, thermische oder chemische Reize entstehen. Mikroskopisch finden sich in den weißlichen Membranen Fibrin, Leukozyten, Epithel und viele verschiedenartige Bakterien. Nach Ausstoßung des Ausgusses bleibt meist eine leicht blutende Fläche zurück, die sich wahrscheinlich bald wieder epithelialisiert, allerdings auch häufiger zu Stenosen und selbst Atresien führt.

5. Paravaginitis dissecans. Von den pseudomembranösen Entzündungen bis zu diesem seltenen Krankheitsbild sind zweifellos fließende Übergänge. Die dort genannten ätiologischen Faktoren spielen hier wahrscheinlich ein prädisponierendes Moment. Es handelt sich hier um eine totale Gangrän des Scheidenrohres, einige kleine Reste können erhalten bleiben; bis in die Muskularis hinein wird das Rohr nekrotisch und demarkiert. Die klinischen Erscheinungen werden bei den schweren Infektionskrankheiten häufig verdeckt und das Krankheitsbild erst nach Ausstoßung der fetzigen, oft übelriechenden Membran bemerkt; aber in den Fällen der spontanen Scheidengangrän sind Schüttelfrost und hohes Fieber beobachtet. Ätiologisch wird eine unmittelbar bakterielle Ursache beschuldigt; von Kretschmar wurde ein obligat anaerobes, kurzes, plumpes, grampositives Stäbchen beschuldigt. Andere meinen das Bild nur durch die gleichzeitige Verstopfung der arteriellen Zufuhr beiderseits erklären zu können; Lues soll nach Asch und nach v. Winkel mit im Spiele sein.

Die Prognose ist nicht immer gut, der Prozeß kann weiter um sich greifen, Blase und Mastdarm mit befallen, dann tritt Peritonitis oder Sepsis ein. Aber in anderen Fällen ist Heilung, Epithelialisierung von den Scheidenresten aus mit mehr oder weniger starker Stenose gesehen.

Ulzerationen der Scheide sind in mannigfacher Form bekannt, aber sehr selten, wenn man absieht von den Dekubitus- und Dehnungsulzera, wie sie bei Prolapsen und durch Pessare vorkommen und bei den Lageanomalien beschrieben sind. Bei älteren Frauen kann sich auf dem Boden einer Vaginitis ausgedehnte Ulzeration einstellen, die häufig zu Verklebungen und rückwärts zu Sekretverhaltung, dann weiterhin zu oft hochgradigen Schrumpfungen führt. Im Anschluß an Traumen und chemische Ätzungen (Sublimat, Kal. hypermang. in Substanz, Chromsäure, Chlorzink in Substanz, Stücke eines Höllensteinstiftes) können sich die verschiedenartigsten unregelmäßigen Ulzerationen mehr oder weniger tiefgehend entwickeln. Fibrinös belegte oberflächliche Substanzverluste (Ulcera aphthosa) heilen meist ohne Narbe.

Von Zahn wurde ein Ulcus vaginae rotundum beschrieben, andere Fälle von Beuttner und später von Thompson in ähnlicher Weise publiziert: ein kreisrundes, ca. 1 cm im Durchmesser haltendes, aber auch größeres flaches Ulkus mit scharfen steilen Rändern und glattem Grund bei älteren und jüngeren Frauen im oberen Drittel der Scheide; Gefäßstörungen sollen ätiologisch die Hauptrolle spielen. Häufig scheint es symptomlos zu verlaufen.

Als Ulcus varicosum muß wohl ein meist erhabenes, unregelmäßiges, zerklüftetes, mit schwarzroten Knoten reichlich durchsetztes Ulkus bezeichnet werden, das sich nach Beobachtung des Verfassers auf dem Boden stark variköser und thrombosierter Venen bei einer Junggraviden entwickelt hatte und zunächst den Eindruck eines stark vor geschrittenen Karzinoms machte; Exzision brachte volle Heilung.

Mehrere runde und länglich-runde, scharf geränderte Ulzera mit gangränöser Nachbarschaft fand Eichhorst bei einer an Urämie gestorbenen 57jährigen Frau, die schon ante exitum schmierige aashaft stinkende Absonderung aus der Scheide hatte = urämische Ulzera (sehr selten).

Tuberkulöse Ulzera sind selten, entweder fortgeleitet von Zervix-Portioulzerationen an der hinteren Wand oder von der ulzerösen Vulvatuberkulose im unteren Drittel. Die Ulzera sind grau belegt, körnig im Grund, an den Rändern unregelmäßig, oft weit unterminiert, stets schmerzhaft; in der Umgebung finden sich meist kleine hirsekorngroße Knötchen.

Ulcus molle in der Scheide selbst selten, kann aber große Dimensionen erreichen; seine Erscheinungsweise ist die gleiche wie an der Vulva.

Syphilitische Affektionen (nach Winternitz):

a) Primäraffekt selten allein in der Scheide, meist mit anderen Primäraffekten der Portio oder Vulva vergesellschaftet. Meist ist er klein, oft ulzeriert, speckig belegt, schmerzlos, gibt geringes seröses Sekret im Gegensatz zum eitrigen Sekret, der Schmerzhaftigkeit und den unterminierten Rändern des Ulcus molle. Ihr Sitz ist im oberen Drittel und Fornix der Scheide, am seltensten im mittleren Drittel. Sehr merkwürdig ist, daß in der dermatologischen Literatur die Primäraffekte der Portio viel häufiger gesehen werden; 5—9 $^0/_0$, nach Neumann (Wien) 15 $^0/_0$ aller Initialsklerosen sitzen an der Portio. Für den Gynäkologen sind sie, wie Rehrer neuerdings wieder hervorhob, seltene Befunde; offenbar liegt das an der Materialverteilung auf die einzelnen Spezialdisziplinen.

b) Linsengroße und größere flache Flecke und Papeln, etwas erodiert und ulzeriert als Sekundärzeichen sind ebenfalls selten.

c) Tertiäre Affektionen findet man in erster Linie im unteren Drittel, nach oben hin seltener. Sie treten als 1—2 cm im Durchmesser messende Ulzera auf, die zirzinär, halbkreis- oder sichelförmig sind, erhabene schaife harte Ränder haben und braunen, eitrig belegten, verschieden tiefen Grund zeigen. In Form von Gummen sind luetische Affektionen sehr selten, kommen aber auch vor, können dann geschwürig zerfallen mit harten Rändern und grob papillärem Grund. Häufiger noch sind diffuse Infiltrate mit Strikturbildung an Vagina und Rektum.

Die beschriebenen Entzündungen und Ulzerationen der Scheide haben nun nicht nur eine Bedeutung für die Zeit ihres Bestehens, sondern es können sich auch klinisch höchst wichtige Folgezustände durch Vernarbung, Verengerung und Verwachsung herausbilden, wie sie sich in den **Stenosen** und **Atresien** der **Scheide** zeigen. In der ätiologischen Auffassung dieser Affektionen ist das kongenitale Moment, das früher für die meisten Atresien angeführt wurde, durch die Arbeiten von Veit, Nagel und Rob. Meyer wie auch anderer erheblich zurückgetreten, und es ist heute nach der besseren entwicklungsgeschichtlichen Kenntnis zweifelsfrei, daß nur bei doppeltem Genitalschlauch infolge Ausbleibens der Verwachsung der Müllerschen Gänge breite kongenitale Atresien als Hemmungsbildungen im Bereich der Scheide vorkommen können. Bei einfachem Genitale jedoch sind sehr viele Atresien und Stenosen durch Entzündungen im postfetalen Leben erworben, und nur noch wenige, darunter Zervixverschlüsse, einige schmale Vaginalatresien, besonders aber die Hymenalatresien (besser als Hymen occlusus bezeichnet, der durch Nichtöffnung infolge Konglutination der Epithelien des Hymensaumes entstanden ist), als angeboren anzusehen; aber auch unter diesen Fällen ist mancher sicher noch als postfetal, durch Verwachsung der entzündeten Hymenalränder aufzufassen. Im übrigen aber handelt es sich um retrohymenale, mehr oder weniger breite Verengerungen oder Verwachsungen auf dem Boden einer in der Kindheit im Verlauf einer Diphtherie, der Masern, des Scharlach, Typhus, Sepsis, Dysenterie durchgemachten pseudomembranösen Entzündung, oder später infolge von puerperalen Wunden und Infektionen, oder durch Geburts-, z. B. Zangenverletzungen entstandenen Vaginalentzündungen; schließlich kommen jene als Paravaginitis dissecans mit ausgedehnter Gangrän der Scheide einhergehenden schweren Vaginalaffektionen auch für die Pathogenese in Betracht. Von Bedeutung ist wohl auch die gonorrhoische Vulvovaginitis der Kinder. Dabei ist sehr wohl zu bedenken, daß die genannten Affektionen erfahrungsgemäß häufig besonders im Kindesalter übersehen werden, da sie nur geringe, selbst gar keine Erscheinungen machen und die Aufmerksamkeit durch die schwerere Infektionskrankheit auch häufig abgelenkt ist. Bei doppeltem Genitale kann natürlich sehr wohl der eine Müllersche Schlauch rudimentär sein und den Anschluß zum anderen, z. B. bei einfacher Scheide nicht erreicht haben, immerhin kann auch unter diesen Verhältnissen der Verschluß durch eine Entzündung hervorgerufen sein.

Diese Atresien kommen durch Granulationsheilung der durch die Entzündung vom Epithel entblößten Scheidenpartien, Verklebung mit den Nachbar- und gegenüberliegenden Scheidenwänden, die ebenfalls derartig verändert waren, und schließlich narbige Verwachsung der verklebten Flächen zustande. War die Veränderung nur einseitig oder ließ die Ausbreitung der Ulzeration eine allseitige Epithelialisierung vor einer Verwachsung zu, so entstehen die Stenosen, die sich in jeder Höhe der Scheide, mit Vorliebe aber an der durch den Levatorrand verengten Vaginalstelle, d. h. im Bereich des mittleren Drittels finden. Zwischen Stenosen und Atresien bestehen fließende Übergänge, ebenso wie in der Festigkeit oder Nachgiebigkeit der stenosierten oder atretischen Stelle für die Dehnung oder Wiederöffnung der verengten oder verschlossenen Partie. Es kann sehr wohl sein, daß bei frühzeitig aufgetretenen Atresien ein eigentlicher Narbencharakter nicht mehr im Gewebe zu erkennen ist. Die Form der Stenosen kann ringförmig, halbkreisförmig, klappenartig, septumartig oder spangen- und bandartig sein, je nach der verklebten oder vernarbten Fläche; die Atresie kann sehr dünne Membranen sogar in mehreren Schichten, aber auch breite feste Strecken vernarbten Gewebes darstellen.

Die klinische Bedeutung der Stenose ist eine geringere, sie liegt nur in einer relativen evtl. Sekretverhaltung, in Kohabitations- oder besonders in Geburtshindernissen; die der Atresien jedoch in der notwendigen Erzeugung von Blutretentionsgeschwülsten. Es liegt in der Natur der Dinge, daß zur Zeit der Pubertät oder, wenn die Atresien später entstanden, bei der wiederkehrenden Menstruation das Menstrualblut keinen Abfluß findet und sich staut. Dadurch wird zunächst die Scheide zu einem mehr oder weniger großen Bluttumor gedehnt: Hämatokolpos (Fig. 101). Die Wand der Scheide ist dabei hypertrophisch und der Uterus sitzt dem oft faustgroßen und größeren Tumor hutartig

auf. Bei längerem Bestehen wird dann auch der Uterus mit ausgedehnt = **Hämatometra**. (Figg. 102 u. 103). Die Blutretentions-
geschwülste können dann bis zum Nabel emporsteigen und die Nachbarorgane ernstlich bedrängen. In vielen Fällen ist nun aber auch
eine einseitige oder häufig doppelseitige **Hämatosalpinx** (Fig. 104)
dabei; die Tube oder die Tuben sind dann mehr oder weniger stark gedehnt und geschlängelt und blaurot verfärbt; sie sind meist mit der
Nachbarschaft mehr oder weniger stark durch Adhäsionsbänder verwachsen. Das Fimbrienende ist verschlossen. Über das Zustandekommen

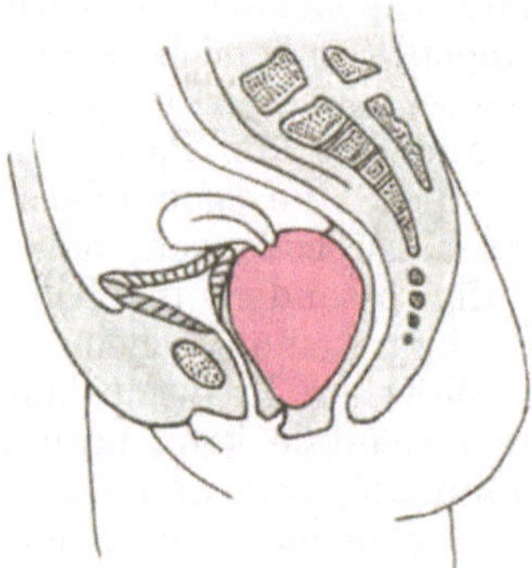

Fig. 101. Hämatokolpos.

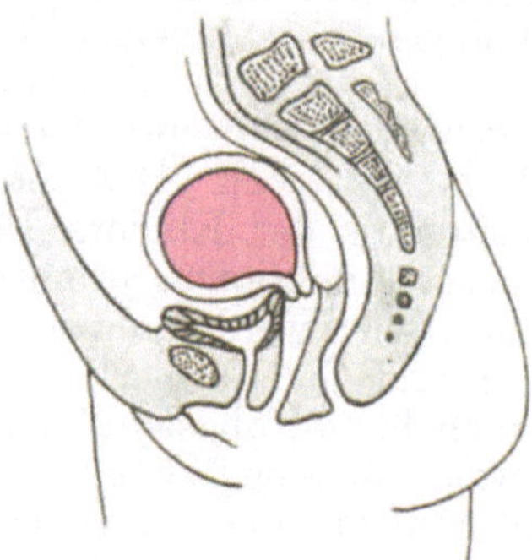

Fig. 102. Hämatometra.

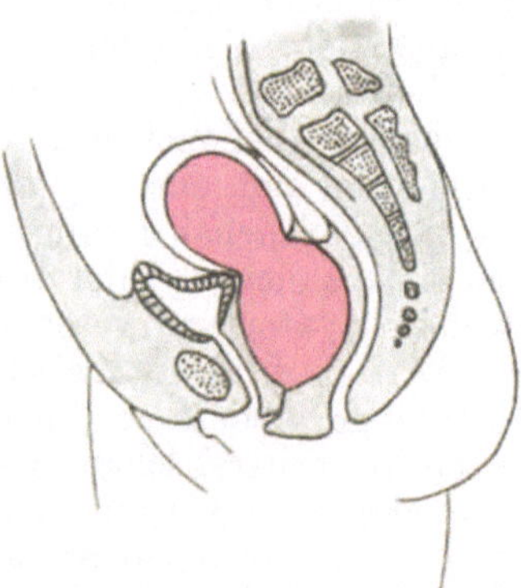

Fig. 103. Hämatokolpos und
Hämatometra.

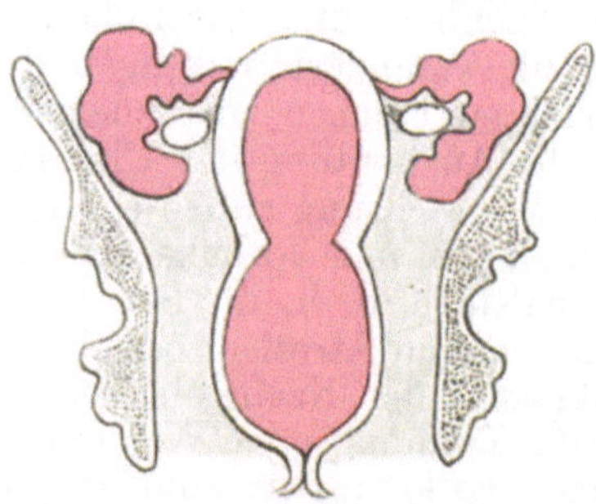

Fig. 104. Hämatokolpos, Hämatometra
und Hämatosalpinx.

dieses Fimbrienverschlusses gehen die Meinungen erheblich auseinander;
vor allem stehen zwei Meinungen einander gegenüber. Die eine will
den Verschluß durch die Fremdkörperwirkung des Blutes (Hofmeier,
Menge), das ja immerhin kein gewöhnliches Blut mehr ist, sondern viele
unbekannte Zersetzungsstoffe enthält, zustande kommen lassen, indem dadurch peritonitische Adhäsionsbildungen angeregt werden; andere, insbesondere Veit und Rob. Meyer, haben dargetan, daß genügend anderweitige Erfahrungen dem Blut solche Eigenschaften absprechen, ohne
allerdings die Besonderheiten des Menstruationsblutes dabei zu berücksichtigen; sie meinen, daß vielmehr derselbe Prozeß, der die Atresie bedingte, zur gleichen Zeit auch eine Tubenentzündung hervorruft, die
primär den Verschluß der Fimbrien und die peritonealen Adhäsionen

bewirkt, so daß das später sich sammelnde Menstruationsblut schon den Verschluß vorfindet. Selbst für die Fälle mit einseitiger Hämatosalpinx bei vielleicht angeborenem Verschluß eines rudimentären Horns haben sie diesen Mechanismus wahrscheinlich zu machen gesucht. Das Blut der Hämatosalpinx ist ja immerhin in vielen Fällen Blut, das nicht aus den Uteruswandungen, sondern vielmehr aus den, wie man annimmt, entzündeten Tubenwandungen stammt, wie Fälle beweisen, in denen das uterine Tubenostium verschlossen war; stets aber ist dies Blut verändert, flüssig, ungerinnbar, oft teerartig dick. Wie ähnlich verändertes Blut in den Ovarialhämatomen entzündliche Reaktion als Fremdkörper und wahrscheinlich chemisch differente Substanz hervorruft, so scheint es auch für die Entstehung der Hämatosalpinx nicht von der Hand zu weisen zu sein, daß es hier ebenfalls durch Fremdkörperwirkung und Epithelzerstörung Peritonealadhäsionen und den Fimbrienverschluß hervorbringt. Nicht immer findet man nur Blut als Inhalt der Retentionsgeschwülste, auch Eiterbeimengungen teils aus der primären Infektionsquelle stammend, teils durch hämatogen oder lymphogen zugewanderte Keime entstanden, werden beobachtet. In anderen Fällen, besonders bei älteren nicht mehr menstruierenden Frauen, bei denen durch Ätzungen oder Entzündungen oder schrumpfende Obliterationen, z. B. des Zervikal·kanals, die Atresie entstand, kann man reinen Eiter (Pyometra, Pyokolpos) oder wäßrige oder schleimige Flüssigkeit (Hydro- oder auch Mukokolpos, oder Hydro- und Mukometra) finden.

Wird aber die Affektion bald post partum bei jungen Kindern bemerkt und liegt dann eine Hymenalatresie vor, so findet man Muko- oder Epitheliokolpos. Das gleiche kann auch noch kurz vor der Pubertät beobachtet werden, wie Verfasser selber an einem 13jährigen Mädchen beschreiben konnte, bei dem ein bis zum Nabel reichender Retentionstumor der Scheide durch ca. 2 Liter einer eiterähnlichen, aber lediglich aus Scheidenepithelien bestehenden und 2% Dextrose enthaltenden Flüssigkeit angefüllt war; die Zuckerlösung war aus dem in den Scheidenepithelien reichlich vorhandenen Glykogen entstanden.

Die Symptome der Stenose ergeben sich aus den Kohabitations- und Geburtshindernissen, die der Atresie bestehen vor allem in der Amenorrhöe mit gleichzeitig periodisch auftretenden Molimina menstrualia, die besonders in zunehmend stärker werdenden Koliken, oft heftigster Art sich einstellen; außerdem wird über Druck, Spannung und Völlegefühl, Behinderung des Wasserlassens und der Stuhlentleerung geklagt; vielfach ist auch das Kohabitationshindernis das Moment, das die Pat. zum Arzt treibt.

Die Prognose ist für die Stenose zweifellos gut, da lebensgefährliche Komplikationen kaum auftreten, wenn nur das Geburtshindernis durch Inzision oder Spaltung der hindernden Membranen beseitigt wird. Für die Atresien aber liegt die Heilungsaussicht ernster, da Rupturen der Zervix mit Durchbruch des Blutes in die Urethra, das Rektum und die Bauchhöhle und konsekutiver Peritonitis in letzterem Falle beobachtet sind; aber auch durch die Scheide nach außen kann das Blut sich seinen Weg bahnen. Für die Fälle zur Zeit der Menopause kann ein Stillstand der Klagen und ein allmählicher Rückgang der Erscheinungen eintreten. Ernster noch und größer ist die Gefahr der Tubenruptur in die Bauch·höhle oder das Lig. latum hinein; die teils bakteriell, teils chemisch toxische Natur des Tubeninhalts hat häufig dann eine Peritonitis im Gefolge.

Die Diagnose der Stenosen ist meist einfach; der tastende Finger erkennt die Verengerung der Vagina und vermißt die Portio, die er erst hinter dem Ring wie in einem Käfig findet; oft unterstützt ihn dabei die rektale Exploration. Bei den vollkommenen Verschlüssen der Vulva und Vagina findet man die durch Flüssigkeit gefüllte und gespannte Membran, der Tumor dahinter wird durch die rektale Exploration dann umgrenzt und bestimmt. Der Uterus kann schwer zu tasten sein, oft sitzt er hutförmig auf. Schwieriger kann es sein zu entscheiden, ob neben der Scheide auch die Zervix beteiligt ist; bei Hämatometra reicht der Tumor weiter hinauf und hat mehr längliche Gestalt. Am schwierigsten ist die Deutung des Palpationsbefundes dahin, ob die Tuben beteiligt sind; man tastet dann gewöhnlich seitlich und meist hinten noch mehrere größere weichere Geschwülste, die aber wegen der Adhäsionsbildung nur schwer zu differenzieren und zu isolieren sind. Besonderes Geschick erfordert die Erkennung einer einseitigen Hämatometra und Hämatosalpinx bei unversehrtem anderen Genitalschlauch; nur die besonders darauf gerichtete Aufmerksamkeit, evtl. die gleichzeitig bestehende Menstruationsblutung nach außen und exakte Spekulum- und Sondenuntersuchung kann das Bild klären (die Portio ist oft einseitig abgeflacht und klebt quasi der gespannten Membran münzenförmig seitlich auf).

Die Prophylaxe kann insofern gutes wirken, als die Vaginalentzündungen sowohl bei Kindern als auch bei Erwachsenen einer sorgfältigen Therapie unterworfen werden.

Die Therapie der Stenosen kann sich zunächst auf Dehnungen und feste Tamponaden beschränken, oft weichen sie schon dem dilatierenden Finger; sind sie narbig, so ist die senkrechte Inzision mit querer Vernähung der Wundränder indiziert. Man gewinnt meist guten Platz dadurch. Die Nachbehandlung ist natürlich wichtig.

Für die tiefsitzenden Atresien kann eine einfache Spaltung der Membran das einzig nötige Verfahren sein; stärkere Narben können große Schwierigkeiten bereiten, besonders da sie oft unkontrollierbar tief gehen. Wo breitere Atresien und ausgedehnte Narben bestehen, muß man schneidend zwischen Blase und Mastdarm eindringen und versuchen, den Hohlraum zu erreichen; man würde dann die Schleimhaut des oberen und unteren Abschnittes miteinander zur Vernähung zu bringen versuchen. Die größte Gefahr besteht aber darin, daß bei schneller Entleerung des Blutes die Tubensäcke platzen. Man soll deshalb bei Verdacht und mehr noch bei sicherer Kenntnis der Hämatosalpinx zuerst die Laparotomie machen und die doch funktionsuntüchtigen Tubensäcke mit aller Vorsicht entfernen und erst dann sich an den Hämatokolpos oder die Hämatometra herangraben und diese entlasten. Das gesamte Genitale zu exstirpieren, wird in den meisten Fällen zu umgehen sein, da erfahrungsgemäß nach Freigabe des Weges und Entleerung des Blutes eine normale Menstruation sich einstellt, wenn man die Ovarien aus den oft reichlichen Adhäsionen isolieren und dann mit dem Uterus erhalten kann. Bei einseitiger Hämatometra wird man ebenfalls nur die kranke Hälfte zu exstirpieren brauchen und die andere der Funktion erhalten können (weiteres darüber siehe Mißbildungen).

C. Die entzündlichen Erkrankungen der Zervix und Portio (ausschließlich der Gonorrhöe).

Der Zervikalkanal sondert normalerweise eine geringe Menge glasigen Schleims ab, der im Ausstrichpräparat und der Kultur keine Bakterien enthält. Am äußeren Muttermund grenzt die bakterienhaltige Zone des Genitalschlauches an die bakterienfreie. Ist durch Einrisse, narbige Verziehungen, Portiodefekte oder abnormes Klaffen des äußeren Muttermundes das enge Zervixrohr und der durch diese Enge bedingte gute Schluß und Abschluß insuffizient, so können Keime zweifellos die Barriere des äußeren Muttermundes überwinden und Reizzustände der Zervixschleimhaut bedingen. Der Reizzustand erzeugt erhöhte Schleimsekretion, durch sie kann der Nährboden der Scheide geschädigt und die Flora verschlechtert werden, so wieder giftigere Keime in den Zervikalkanal eindringen — man sieht schon den Circulus vitiosus. Selbstverständlich können Fremdkörper im Zervikalkanal (Intrauterinpessare) oder Myome, die vom Korpus aus in ihn hineinreichen, oder Polypen oder Karzinome usw. auch die Zervixschutzbarriere durchbrechen und so ebenfalls den Reizkatarrh der Zervixschleimhaut erzeugen. Das bei weitem größte Kontingent für den Zervixkatarrh stellt allerdings die Gonorrhöe (s. d.); hier soll nur darauf hingewiesen werden, daß auch nach Ablauf des gonorrhoischen Prozesses ein postgonorrhoischer Reizzustand unter dem Bilde des hier beschriebenen Zervixkatarrhs übrig bleiben kann (Provokation der Gonokokken cf. Gonorrhöe).

Außer diesen mechanisch oder bakteriell bedingten Zervixkatarrhen gibt es sicher auch einfache Hypersekretionen der Zervixschleimhaut, z. B. bei Chlorose, Infantilismus, Asthenie, beginnender Tuberkulose, organischen Schwäche- oder Erschöpfungszuständen usw. Relativ häufig sind mit diesen Hypersekretionen ein beginnender oder deutlicher Schrumpfungszustand des Uterus im Sinne der spitzwinkligen Anteflexio uteri, zeitliche Unregelmäßigkeiten der Regel (zu seltene oder zu häufige Regel), Dysmenorrhöen kombiniert. Daraus entspringt die Idee, es könnte als Zwischenglied eine ungenügende Ovarialfunktion in Betracht kommen und diese über das vegetative Nervensystem im Sinne einer durch die Ovarialinsuffizienz hervorgerufenen Vagotonie wirksam sein. Es wäre dann die Zervixhypersekretion ein Analogon zu der Magenhypersekretion und anderen sekretorischen Anomalien, die erfahrungsgemäß häufig kombiniert vorkommen; durch Mosbacher und andere ist der vagotonische Zustand gerade bei Fluor, zeitlichen Zyklusstörungen pharmakologisch nachgewiesen.

Als unmittelbare häufige Folge des Zervixkatarrhs ist auf die Floraverschlechterung und die evtl. daraus entstehende Vaginitis hingewiesen; für die oberen Genitalwege entsteht kein Schaden. Der Reizzustand hört beim Übergang zum Isthmus auf.

Die Diagnose hat vor allem die sehr viel häufigere akute oder chronische Gonorrhöe der Zervix auszuschließen (s. Gonorrhöe).

Der Zervixkatarrh verläuft sehr vielfach völlig symptomlos, er wird bei Gelegenheit einer Spekulumuntersuchung entdeckt; in anderen Fällen kommen die Pat. wegen Regelstörungen und Ausfluß. Relativ selten findet man dann Zervixschleim im Introitus, meist erzeugt der vermehrte Scheideninhalt, mit Schleim untermischt, das Ausflußgefühl. Die objektive Klärung der Verhältnisse ist unbedingt nötig. Die allgemeine Auffassung, als schwäche solch ein Katarrh die Patientin erheblich, verwechselt meist Ursache und Wirkung, mahnt uns aber auch hier die Allgemeinbehandlung hoch zu veranschlagen.

Lokale Maßnahmen sind sehr mit Vorsicht anzuwenden. Wichtig ist es, das Ectropium cervicis durch die Emmet-Operation (Ausschneiden der Zervixnarbe und Nahtverschluß) zu verschließen oder Portiodefekte operativ auszugleichen, so daß möglichst ein röhrenförmiger Kanal wieder entsteht. Vor intrakorporealen Behandlungsmethoden, z. B. Einführen von Plaifair-Sonden, deren Watte oder Gaze mit Medikamenten getränkt ist, ebenso Einbringen von Kakaobutterstäbchen mit Medikament muß gewarnt werden, weil Zervixschleim und Bakterien vor dem eindringenden Stäbchen in den Isthmus und ins Cavum corporis hochgeschoben werden, wo dann dadurch neue Infektionsherde erzeugt werden können. Es ist

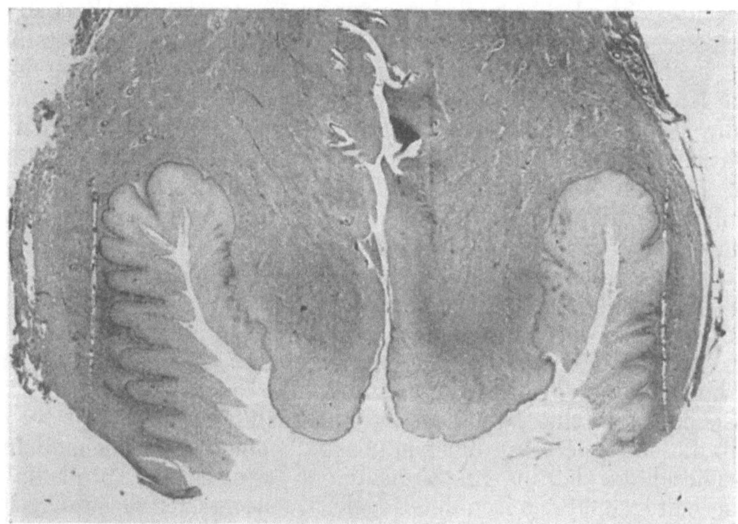

Fig. 105. Pseudoerosio congenita bei neugeborenem Mädchen. Die Grenze des Platten- und Zylinderepithels liegt seitlich auf der Portio.

wichtig, die Pat. über die relative Harmlosigkeit des einfachen Zervix-katarrhes aufzuklären und sie auf die Bedeutung der Allgemeinbehandlung hinzuweisen. Zur Beseitigung des lästigen Fluorgefühls und Beschränkung der Scheidenwandschädigung sind symptomatisch Scheidenspülungen mit Alaunlösung, Kamillentee, essigsaurer Tonerde empfehlenswert.

In Fällen rein nervösen Zervikalkatarrhs spielt die Psychotherapie im Sinne der Belehrung und Aussprache über besondere sexuelle Vor-stellungen eine Rolle, in Fällen der Vagotonie bewährt sich Atropin in Pillen à 0,5—1,0 mg 3 oder 2mal täglich sehr gut.

Die Erosion der Portio vaginalis.

Bedeutsamer wird der Zervixkatarrh erst durch den Folgezustand der Erosion. Man versteht darunter im engeren Sinne eine durch Mazeration des Plattenepithels um den Muttermund herum entstandene Ulzeration, im weiteren Sinne auch deren I. Heilungsstadium, die sog. Pseudoerosion, wobei die Wundfläche mit Zylinderepithel überkleidet ist.

Über die Pathogenese dieser Erosion ist der wissenschaftliche Streit vielfach hin- und hergewogt, vor allem knüpfen sich die Hauptauffassungen an die Namen Ruge und Veit, Fischel, Gebhardt, v. Franqué, Schottländer, Gottschalk und Rob. Meyer. Die Herkunft des

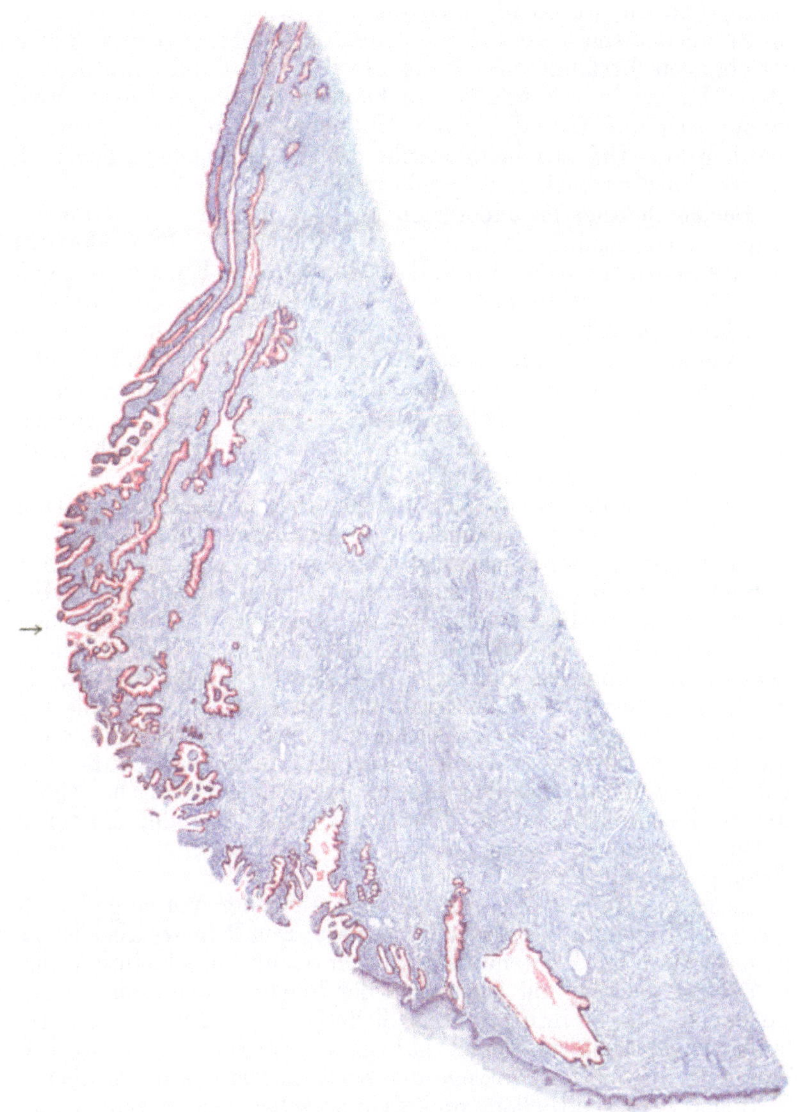

Fig. 106. Erosion im I. Heilungsstadium. Der Pfeil deutet die Stelle des äußeren Muttermundes an, abwärts davon liegt Portio. (Muzikarmin-Hämalaun-Färbung.)

Zylinderepithels auf der Portio, wo normalerweise Plattenepithel sich findet, gab den Hauptstreitpunkt. Ruge und Veit halten es für die basale zylinderzellenartige Schicht des präexistierenden Plattenepithels, die unter dem Entzündungsreiz isoliert haften bleibt, Fischel macht auf die schon bei Neugeborenen vorkommenden Grenzverschiebungen zwischen Platten- und Zylinderepithel aufmerksam, nach Schott-länder durchwuchert das Drüsenepithel die Zervixmukosa von innen her und durchbricht das Plattenepithel, das teils entzündlich mazeriert, teils intakt ist; ähnlich äußert sich Gottschalk, nur, daß er stets Altera-tionen des Plattenepithels anzunehmen sich berechtigt fühlt. Rob. Meyer, ähnlich wie Gebhardt und v. Franqué, lassen es unmittelbar von Zervikalepithel selbst durch Grenzverschiebungen und Ausheilungs-bestrebungen herkommen. Rob. Meyer hat durch subtilste Reihen-untersuchungen die Vorgänge am klarsten herausgearbeitet, Verfasser schließt sich auf Grund eigener Untersuchungen dieser Deutung voll-inhaltlich an. Um auf histologische Details einzugehen, liegen die Ver-hältnisse kurz dargestellt folgendermaßen:

Bei der fetalen Pseudoerosion liegt die Plattenzylinderepithelgrenze bei der ersten Ausdifferenzierung der Epithelien (ca. 6—7 Monate) inner-halb des Zervikalkanals. Im Verlauf der weiteren Entwicklung, vielleicht unter der mukoblastischen Wirkung mütterlicher Sekrete (Halban, Rob. Meyer), dringt das Zervikalepithel auf Kosten des Plattenepithels nach abwärts vor, kann auch drüsige Einstülpung und papilläre Er-hebungen machen. Bei Neugeborenen ist das Zervikalepithel dann bis auf die Portio vorgedrungen, in anderen Fällen liegt die Grenze gerade am Os ext. Die von Zylinderepithel bekleidete Portiofläche nennt man Pseudoerosio congenita (Fig. 105).

Mit Beginn des postfetalen Lebens aber beginnt das Plattenepithel vom Rande her sich zu regenerieren und unterwächst jetzt bald langsam, abld schneller das Schleimepithel und hebt dieses allmählich ab, auch in die Buchten und Krypten vermag es subepithelial einzudringen. Besonders an den Berührungsflächen und um die stehengebliebenen Plattenepithel-inseln herum sieht man Bilder des „Grenzkampfes" der Epithelien. Die Pseudoerosio congenita heilt aus, besonders deshalb, weil das Schleim-epithel nach der Geburt niedriger wird und weniger sezerniert und der Schleim an seiner Mazerationswirkung einbüßt. In den späteren Kinder-jahren sollen Erosionen kongenitaler Art nicht oder äußerst spärlich beobachtet werden, mit der Erosion der Erwachsenen besteht insofern nur ein Zusammenhang, als Drüsen in der Tiefe der Portio erhalten bleiben können und nach Mazeration des Plattenepithels wieder zur Wirkung kommen können.

In ganz analoger Weise spielt sich auch der Vorgang der Erosions-bildung und Heilung bei Erwachsenen ab. Das Primäre aber ist hier stets die Mazeration des Plattenepithels durch reichliche Schleimbildung infolge des Zervixkatarrhes und Ulzeration der Fläche, wie aus dem Vorhanden-sein der Rundzelleninfiltrate mit Sicherheit zu schließen ist. Die rand-ständigen Epithelformationen haben wie überall das Bestreben, diese Wunde zu überhäuten; solange der Zervixkatarrh besteht, überwiegt die Kraft der Zervixepithelien, und Zylinderzellen ziehen teils vom Zervix-kanal, teils von den oben genannten Drüsenresten über die Wundfläche hin. Im Interstitium findet sich stets noch in subepithelialer Lage und auch mehr oder weniger tief reichend eine Rundzelleninfiltration, die Elastika fehlt an diesen Stellen. In diesem Stadium der mit Zylinder-zellen überkleideten wunden Portiofläche hätten wir das I. Heilungs-stadium vor uns (Figg. 106 u. 107, 108). Es können je nach der Zeit seines Bestehens, je nach der Wucherungskraft der katarrhalisch gereizten Schleimhaut verschiedene Bilder entstehen, von denen zwei Bilder, die Erosio glandularis oder follicularis durch reichliche Drüsenwucherung nach innen in die Unterlage hinein und Erosio hypertrophica oder papillaris resp. polyposa durch papilläre Wucherung nach der Oberfläche hin, praktische Wichtigkeit haben.

Dem I. Ausheilungsstadium folgt ein zweites endgültiges, wenn die Sekretion des mazerierenden Zervixschleims nachläßt; dann gewinnt das Plattenepithel wieder Überhand und beginnt nun bald in dickerer, bald dünnerer Lage sich unter das Zylinderepithel herunterzuschieben und dieses abzuheben und zu beseitigen (Fig. 109). Sowohl vom Rande als auch von den stehengebliebenen Epithelinseln her beginnt der Prozeß und schreitet fort. Die Krypten und neugebildeten Drüsen können durch das schnell sich regenerierende Plattenepithel überbrückt werden und dann ihres Ausführungsganges beraubt werden, so daß kleine Retentionszysten, sog. Nabothsche Eier, entstehen, oder das langsamer fortschreitende Plattenepithel umwächst auch das Drüsenepithel und läßt so kleine Epithelkrypten und solide Zapfen entstehen. Dieses letztere Bild ist differentialdiagnostisch von großer Bedeutung, da es Bilder eines beginnenden Karzinoms vortäuschen kann; die Muzinfärbung und das ganze Übersichtsbild der topographischen Verhältnisse bieten die Haupt-

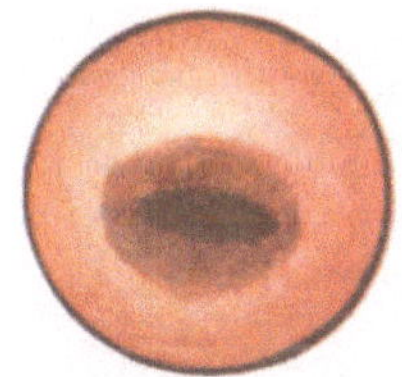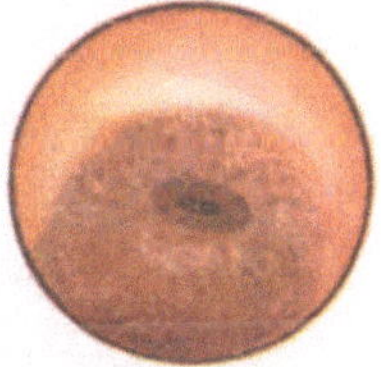

Fig. 107. Spekulumbild einer Erosion. | Fig. 108. Spekulumbild einer Erosion.

anhaltspunkte für die richtige Entscheidung. Dieses II. Heilungsstadium kann schließlich übers Ziel hinausschießen und, statt am Os ext. haltzumachen, bis in den Zervikalkanal hinaufreichen.

Makroskopisch stellt sich die Erosion als eine gegen das blaßrosafarbene Plattenepithel hochrote, oft mit Schleim bedeckte flache, feingranulierte, leicht blutende, unregelmäßig begrenzte und verschieden große, von kleinsten Anfängen bis selbst über die ganze sogar hypertrophische Portiofläche reichende Fläche dar, die in einzelnen Fällen hypertrophisch gewelltes und von Furchen durchzogenes wulstiges, in anderen selbst polypöses Aussehen hat.

Die klinischen Symptome decken sich mit denen des Zervikalkatarrhes, nur ist der Fluor reichlicher und meistens auch eitrig, infolge der Ulzeration.

Die Diagnose macht im Spekulum keine Schwierigkeiten; differentialdiagnostisch kann bei den hypertrophischen Formen sehr wohl das Karzinom des Collum uteri in Frage kommen. In Zweifelsfällen muß eine genügende Probeexzision, die gesundes und krankes Gewebe enthält, die Klärung bringen. Die übrigen Ulzerationen sind durch ihre unten zu nennenden Charaktere meist zu erkennen. Die roten Stippchen, wie sie für die Vaginitis simplex auf der Scheidenschleimhaut charakteristisch sind, haben mit der Erosion nichts gemein, treten aber, da ja die Portio von Scheidenschleimhaut überzogen ist, hier an der Portio ebenso wie an der Scheide auf.

Hinsichtlich der Therapie ist ebenso wie beim Zervixkatarrh vor einer allzu großen lokalen Polypragmasie zu warnen. Die Allgemeinbehandlung und damit die Beseitigung des Zervikalkatarrhes ist die Hauptsache, dann heilt manche Erosion in der eben dargestellten Weise spontan aus. Zur Unterstützung können als lokale Maßnahmen in Betracht kommen:

1. Ätzungen der Erosion im Spekulum durch Einfließenlassen von 2—5% Arg. nitr.-Lösung, Jod, Alkohol, Formalin oder durch direktes

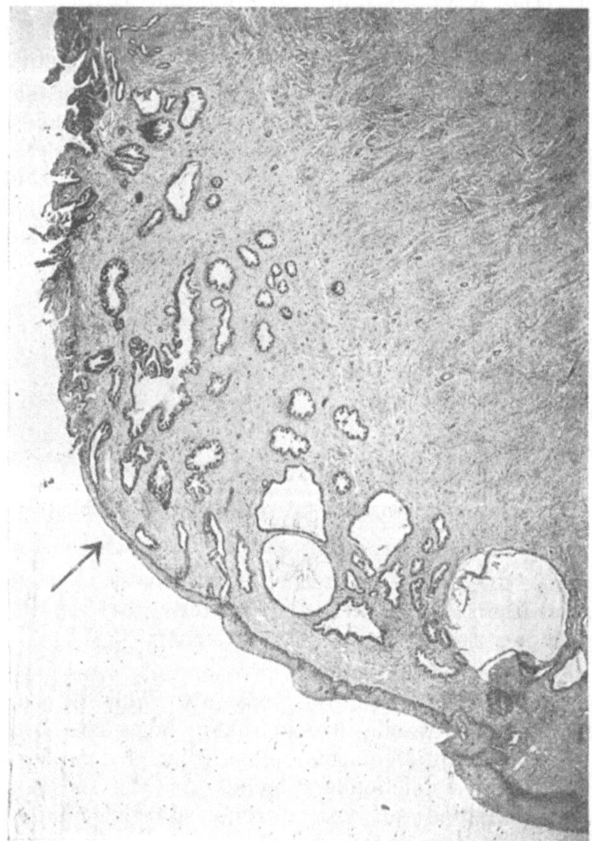

Fig. 109. Erosion im II. Heilungsstadium. Pfeil siehe Fig. 106. Die Portio wieder mit Plattenepithel überkleidet, darunter noch die Zervixdrüsen.

Ätzen mit dem Lapisstift oder dem Ferrum candens oder dem Thermokauter.

2. Tampons, getränkt mit Glyzerin und einem Adstringens: Tannin, Ichthyol, Thigenol, 15% Protargol, Arg. nitricum, Jod usw.; diese Tampons werden von der Pat. am nächsten Tag durch Ziehen an einem am Tampon befestigten Faden entfernt.

3. Scheidenspülungen mit Kochsalz-Wasser, Kamillentee, Holzessig, Chlorzink, Alaun, Kalium permang. usw., meist nur zum Zwecke der rein mechanischen Entfernung des übermäßigen Sekretes.

4. **Puderbehandlungen** nach **Nassauer, Liepmann** usw. mit Lenizetbolus und verschiedenartigen Zusätzen. Die Wirkung der Austrocknung und Ruhigstellung des Genitales ist zweifellos hier sehr gut und epithelialisierungsbefördernd.

5. **Saugbehandlung** nach **Bier.**

6. **Skarifikationen** der Portio im Abheilungsstadium zwecks Verödung der Retentionszysten bei zu rascher Epithelialisierung.

7. Nur in Notfällen und wenn die anderen Maßnahmen versagen resp. Verdacht auf karzinomatöse Neubildung besteht, die **Portio-Amputation** resp. **Exzision der Erosion** mit Schnittführung nach **C. Schröder.**

Am besten hat sich dem Verf. folgendes Verfahren bei der einfachen, im allgemeinen sich darstellenden Errosion bewährt: Alle 8 Tage einmal im Röhrenspekulum Ätzen der Erosion mit dem Höllensteinstift, die Zylinderepithel- oder die Wundfläche wird weißlichgrau; das Arg. nitr. muß sorgfältig abgetupft werden. Vor die geätzte Erosion wird entweder ein $15^0/_0$iger Protargol-Glyzerintampon gelegt, der von der Pat. am nächsten Tag entfernt wird durch Ziehen an dem mit dem Tampon verbundenen festen Faden; in den folgenden Tagen macht die Pat. Spülungen mit $5^0/_{00}$iger Milchsäure (s. o.). Mit fortschreitender Heilung fällt die Ätzung fort, die Erosion wird in Jodtinktur gebadet und nach deren Austupfen 1,2 Bazillosantabletten eingelegt. Nach 6—8 wöchentlicher Behandlung ist eine einfache Erosion meist völlig überhäutet.

Andere Ulzerationen der Portio.

1. **Aphthöse Ulzera.** Ihr Sitz ist unabhängig vom Os ext., sie sind flach, unregelmäßig, haben entzündeten Hof, sind eitrig belegt, heilen rasch ab.

2. **Tuberkulöse Ulzera:** kommen meist mit Urogenitaltuberkulose, aber auch isoliert vor, sind aber selten. Sie haben flachen, graubelegten, oft mit Knötchen besetzten Grund, scharf unterminierte, unregelmäßige Ränder, gehen mehr auf die Scheide über und sind stets schmerzhaft.

3. **Syphilitische Ulzera** (cf. **Winternitz-Oppenheim**).

a) **Primäraffekt.** Er ist nach **Winternitz** und **Oppenheim.** häufiger als bisher angenommen, wird häufig übersehen, da schmerzlos, macht keine Leistendrüsenschwellungen, da seine Lymphdrüsen an der Hypogastrika und der Iliaka im Becken liegen. Sein Sitz gleicht dem **der** Erosion um das Os ext. herum oder auf der Vorder- oder Hinterlippe allein. Seine Form ist entweder die der Erosion, jedoch mit scharfen, nicht unregelmäßigen Rändern, oder er ist diphtherisch speckig oder gangränös belegt. Die Heilung erfolgt in 2—4 Wochen mit Narbe (siehe Scheide).

b) **Sekundäre Makulae** sind sehr selten, **Papulae** desgleichen; sie sind scharf begrenzt, etwas erhaben, serös, schmierig und speckig belegt, ohne entzündeten Rand und schmerzlos.

c) **Gummöse Ulzera** sind öfter beschrieben: Mandelgroß, rund und oval, nierenförmig mit scharfem, teils wallartigem, teils flachem Rand, mit mehr oder weniger tiefem, schleimig, eitrig oder speckig belegtem, höckrigem Grund auf einer oder beiden Lippen. Sie sind schmerzlos.

Die **Therapie** hat natürlich nach syphilidologischen Prinzipien zu erfolgen.

In Kombination mit Erosionen und zweifellos auch als Folge beobachtet man nicht selten eine mehr oder minder starke Verkürzung der Ligg. sacro-uterina; sie federn nicht mehr, haben schmerzhafte, oft knotige, bald strangartige Infiltrate. Es handelt sich um das Bild der zeitweise stark in der Literatur vernachlässigten **Parametritis post.**; hauptsächlich L. Fränkel-Breslau hat die Aufmerksamkeit wieder auf dieses oft quälende Krankheitsbild gelenkt. An dieser Stelle wird es hauptsächlich deshalb erwähnt, weil eine chronische Lymphangitis, ausgehend von den Ulzerationen der Portio, häufig die gleichen Symptome und Zeichen veranlaßt und vor allem eine entzündliche Kontraktur der Douglasbänder bewirkt. Da aber auch andere Prozesse, vor allem intraperitoneale Vorgänge, entzündliche Adhäsionen von chronisch-salpingitisch veränderten Tuben, entzündete Schwarten nach Douglasexsudaten, chronische lymphangitische Prozesse aus den Nachbarorganen her ebenfalls dieses Bild erzeugen können, so sei auf die weitere Besprechung dort, besonders auch der Histologie dieses interessanten Krankheitsbildes verwiesen. Nur auf die Diagnose, die vor allem in der Feststellung der Kontraktur, der Retrofixation des Uterus, der Schmerzhaftigkeit beim Zug an der Portio nach vorn oder einer Seite besteht, sei hier aufmerksam gemacht. Opitz glaubt, daß einfache Muskelspasmen schon ähnliche Bilder und Beschwerden erzeugen können. Viele Fälle, die über Kreuzschmerzen und Schmerzen bei Kohabitationen zu klagen haben, zeigen die beschriebenen Zeichen. Die Therapie deckt sich mit der bei chronischer Parametritis überhaupt (cf. Kap. 5, Abteilung III).

II. Die Gonorrhöe.

Die Berechtigung dazu, die gonorrhoischen Entzündungen als eine besondere Art der Genitalentzündungen zu besprechen, ist seit den grundlegenden Publikationen Nöggeraths, Neißers, Bumms, Wertheims allseitig anerkannt und nicht mehr bezweifelt. Sie ist gegeben in der besonderen Art des Erregers, der Häufigkeit der durch diesen Erreger bedingten Entzündungen, durch die besonders geartete Pathogenese und durch die Folgeerscheinungen für das Einzelindividuum und dessen Fortpflanzung. Aus den gleichen Gründen erscheint es aber besonders notwendig, gerade den gynäkologische Praxis treibenden Arzt, aber auch jeden praktischen Arzt nachdrücklich auf die frühzeitige Diagnose, zweckentsprechende Behandlung und richtige Heilungsbeurteilung hinzuweisen, um der vielfach in erschreckender Weise herrschenden Gleichgültigkeit in der Gonorrhöe-Behandlung und -Beurteilung zum Nutzen der Patienten und des Staates entgegenzuwirken. Wie wichtig für jeden Arzt die Kenntnis der Gonorrhöe ist, darüber lassen die Zahlen über die Verbreitung der Gonorrhöe Auskunft gewinnen.

Häufigkeit. Wirklich zuverlässige Zahlen über die von Gonorrhöe befallenen oder befallen gewesenen lassen sich nicht, weder für den Mann noch für die Frau gewinnen, da nicht alle Erkrankten sich dem Arzt vorstellen, teils aus Nachlässigkeit oder Furcht, teils weil sie sehr wenig oder gar keine Beschwerden haben. Das gilt für die Frau viel mehr noch als für den Mann. Es ist deshalb zweifellos, daß selbst die am einwandfreiesten festgestellte Zahl der Erkrankten immer noch zu niedrig ist. Die Häufigkeitsziffern schwanken bei der Frau zwischen 4% und 80%. Beide Zahlen schießen übers Ziel nach unten und oben, Erbs kleine

Zahl von etwas über 4%, weil sie nur die schweren Fälle zählt, und Nöggeraths große Zahl von 80%, weil er a priori die männliche Gonorrhöe als unheilbar ansah und daraus folgerte, daß alle gonorrhoisch infiziert gewesenen Männer ihre Frauen früher oder später anstecken müßten. Wenn auch die Zahl von 80% gonorrhoischer Infektionen bei den Männern der Großstadt ungefähr das Richtige treffen mag, so ist zweifellos für die kleineren Städte und das platte Land der Erbsche Prozentsatz von 50% für die Männer der Wirklichkeit näher. Bedenkt man aber mit Menge u. a., daß die Männer in der Hauptsache lange Zeit vor der Ehe sich bei einer immerhin nur kleinen Zahl von Frauen infizieren und, da die männliche Gonorrhöe wesentlich stärkere Beschwerden als die weibliche macht, meist auch bald behandelt und, soweit es sich um eine Urethritis anterior handelt, auch bald geheilt werden, so ist es begreiflich, daß die Mehrzahl der Frauen in der Ehe von Gonorrhöe verschont bleiben und der vielfach angegebene Prozentsatz von 10—15% aller Frauen für die gonorrhoische Infektion stimmt. Das paßt auch zu den Feststellungen an Schwangeren und der Zahl der Augenblennorrhöen bei Neugeborenen vor Einführung der Silberprophylaxe nach Crédé.

Der Erreger des Trippers gehört in die Gruppe der Diplokokken, er zeichnet sich durch besondere Charakteristika vor den anderen aus. Er wurde 1879 von Neißer entdeckt und als Gonokokkus benannt, 1881 von Bumm auf erstarrtem Blutserum zuerst gezüchtet und experimentell auf menschliche Schleimhaut mit Erfolg übertragen, 1891 von Wertheim und später Menge durch Plattenguß von Serum- oder Blut- oder Aszites-Agar kulturell dargestellt. Seine Gestalt hat die Semmel- oder Kaffeebohnenform; die Kokken liegen paarweise beieinander, an ihrer Trennungsfläche leicht konkav eingezogen (Fig. 110). Die Größe beträgt von Pol zu Pol 1,2—1,6 μ, in der Breite 0,8 μ, sie sind damit größer als die meisten mit ihnen in den Sekreten verwechselbaren Kokken. Die Teilung findet quer zum größten Durchmesser statt und zwar stets nur in der Fläche, so daß die einander folgenden Teilungsebenen senkrecht aufeinander stehen. Charakteristisch ist seine Lagerung im Sekretpräparat, wo er abgesehen von extrazellulär gelagerten Einzelkokkenpaaren und Kokkenhaufen besonders innerhalb von polynukleären Leukozyten in größerer Zahl neben den Kernsegmenten liegt und durch seine große Zahl die Hülle der Leukozyten sprengt. Während er bei den Leukozyten innerhalb des Zelleibes liegt, liegt er den Epithelzellen nur auf. (Näheres über das Sekretpräparat siehe Diagnose.) Er färbt sich mit allen Anilinfarben, und zwar meist stärker als die Umgebung; das ist besonders deutlich beim Methylenblau, wenn man mit schwächeren Lösungen längere Zeit färbt. In der Reaktionsweise auf die Gramfestigkeit gehört er zu den gramnegativen (siehe Diagnose). Eine Sonderstellung nimmt der Gonokokkus dadurch ein, daß er fast ausschließlich menschenpathogen ist; eine Überimpfung aufs Tier gelang Wertheim nur fürs Peritoneum der Mäuse und Ratten. Im menschlichen Körper befällt er fast ausschließlich Schleimhäute; er kann aber durchaus intakte und unverletzte Schleimhäute angreifen, ohne daß vorher Verletzungen oder Eingangspforten geschaffen waren. Ebenso anspruchsvoll wie den Geweben gegenüber verhält sich der Gonokokkus auch dem Nährboden gegenüber; auf den im Laboratorium gebräuchlichen Agar- oder Gelatine-Nährböden wächst er nicht, sondern braucht Menschen-Eiweiß in Gestalt von Blut, Serum, Aszites, Kystomflüssigkeit, die man dem Fleischwasser-Pepton-Agar am besten im Verhältnis von 2 : 5 zusetzt. Hier wächst er in feinen tautropfenartigen, gallertig durchscheinenden, im durchfallenden Licht farblosen, im auffallenden Licht weißlicher grauen, spiegelnd glatten, sehr zarten Kolonien, die sich viele Male weiter verimpfen lassen; er gedeiht nach Wertheim anaerob noch besser als aerob. In den aus solchen Kulturen angestellten Präparaten ist die aus dem Sekretpräparat her bekannte Form verloren, allerlei unregelmäßige Formen, zum Teil Involutionsformen treten auf. Das Temperatur-Optimum ist 36—37°, höhere Grade vermag er nur einige Zeit (wenige Stunden) zu ertragen. Sehr empfindlich ist er gegen Austrocknung; in verschiedenartigen

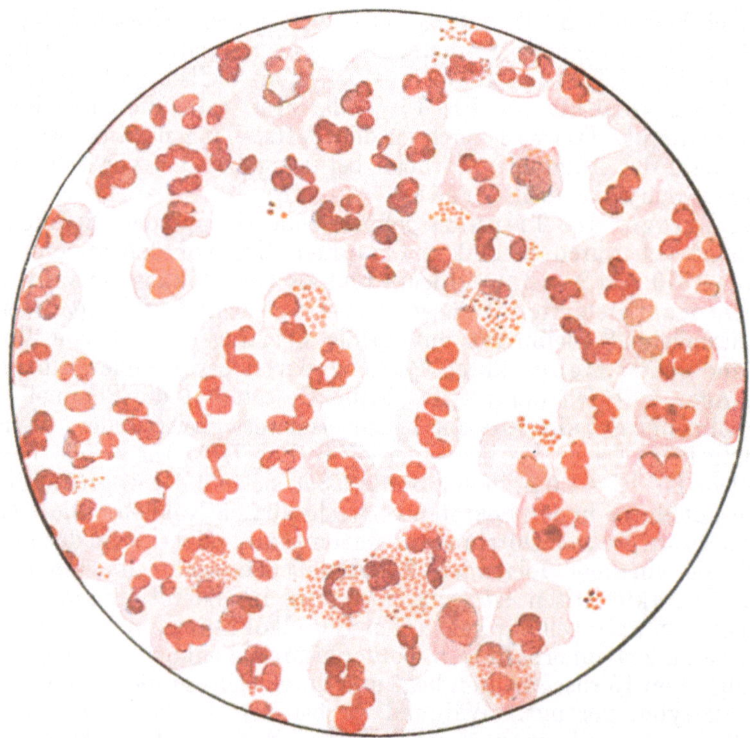

Fig. 110. Gonokokken im Ausstrichpräparat. Färbung nach Gram und Pappenheim (s. später).

Flüssigkeiten aber, z. B. Badewasser, vermag er sich längere Zeit zu halten, selbst einigen in der Therapie verwendeten Desinfizientien widerstehen die Gonokokken wenige Minuten. Auf offen liegenden Schleimhäuten kann er viele Jahre lang gedeihen, in geschlossenen Säcken jedoch geht er oft in wenigen Wochen, in anderen Fällen erst in Monaten zugrunde. Daß dieser wohlcharakterisierte Keim tatsächlich der Erreger der Gonorrhöe ist, wurde durch die Übertragungsversuche von solchen Kulturen auf menschliche Schleimhäute (z. B. eines unheilbaren Paralytikers) und dem Entstehen einer typischen Gonorrhöe (Bumm, Wertheim, Menge und wenige andere) zweifelsfrei bewiesen.

Die Art der Infektion ist in der ganz überwiegenden Mehrzahl aller Fälle die durch den Geschlechtsverkehr. Da, wie eben ausgeführt,

der Gonokokkus lediglich an menschliche Nährböden gebunden ist und
außerhalb bald abstirbt, so sind anderweitige Übertragungen nur
selten: Schwämme mit noch feuchtem Eiter, desgleichen Handtücher
und Wäsche, soweit die Sekrete ganz frisch sind, Finger, ärztliche Instrumente, wenn nicht genügende Sauberkeit in einer vollen Sprechstunde
herrscht. Engering konnte durch Kulturversuche die Übertragungs-
fähigkeit der Gonokokken im Wasser noch nach 14 Stunden, an Schwäm-
men bis zu 24 Stunden nach der Beimpfung nachweisen; erst die Austrocknung macht der Infektiosität ein Ende. Die Klosettübertragung
ist bei der Frau zum mindesten sehr unwahrscheinlich. Bei Kindern
findet Übertragung meist durch Kontakt mit durch gonokokkenhaltigen
Eiter beschmutzter Wäsche, durch Schwämme und Badewasser statt,
ja in Kinderheimen sind größere Endemien leider nicht selten. Ein
Stuprum ist zweifellos die Ausnahme; vielmehr genügt das Schlafen in
gemeinsamem Bett mit gonorrhoisch infizierten Kindern oder Wärte-
rinnen, Müttern usw. Bei Neugeborenen beläd sich die Gesichtshaut
mit gonokokkenhaltigem Schleim beim Durchtritt durch die Zervix.

Die Keime vermehren sich schnell; so verursachen selbst spärliche
Gonokokken, auf eine gesunde Schleimhaut gebracht, in der großen
Mehrzahl der Fälle eine akute Entzündung. Daß durch Keime, die von
einer sehr chronischen Gonorrhöe stammen, auch einmal eine leicht
verlaufende Infektion bewirkt werden kann, lehrt vereinzelt die Erfahrung. Eine eigentliche Inkubationszeit besteht wahrscheinlich nicht,
nach außen hin und durch die Krankheitszeichen deutlich wird sie bei
der für diese Feststellung günstigsten Lokalisation, bei der Urethritis
ant. des Mannes, wie bekannt, am 3. oder 4. Tag. Jedoch besteht eine
Übertragbarkeit auf andere auch schon vor dem Auftreten der klinischen
Erscheinungen, wahrscheinlich schon unmittelbar nach der erfolgten
Infektion. Der Zervixfluor erscheint ca. am 5. oder 6. Tag. Prochownik
hat vor kurzem auf die Fälle hingewiesen, die jedem aufmerksamen
Beobachter, der viel Sekrete abimpft, auch früher begegnet sind und
bekannt waren, in denen trotz positiven Gonokokkenbefundes keine
klinischen Zeichen sich darbieten, aber doch, ohne daß für lange Zeit
Symptome auftreten, sich schleichend eine Pelveoperitonitis, eine Adnexentzündung, eine Sterilität herausbildet. In diesen Fällen handelte es
sich also um Bazillenträger, die hinsichtlich der Gonorrhöe noch gefährlicher sind als bei anderen Infektionskrankheiten; denn eine eigentliche
Immunität, eine völlige Unempfindlichkeit scheint für die Gonorrhöe
überhaupt nicht zu existieren und auch nicht durch Akquisition der
Krankheit erworben zu werden. Selbst noch bei einer chronisch bestehenden Gonorrhöe kann eine Neuinfektion hinzutreten und akute
Symptome machen; so kann der an alter chronischer, völlig symptomlos gewordener Gonorrhöe leidende Ehemann seine junge Frau anstecken,
so daß diese eine akute Gonorrhöe bekommt, und dann selbst wieder
akut erkranken (Tierpassage, Wertheim). Es tritt aber eine Gewöhnung
der Schleimhaut an die Kokken ein, so daß diese jahrelang symptomlos
oder mit nur sehr geringen Symptomen beherbergt werden können.

Die Vorgänge auf der Schleimhaut nach erfolgter Infektion
lassen sich im allgemeinen folgendermaßen darstellen. Sobald Gonokokken auf die oberflächlichen Epithellagen gelangt sind, setzt offenbar
durch das Gift der Gonokokken, das zwar kein eigentliches, von den
Gonokokken ausgeschiedenes Toxin ist, sondern erst beim Zerfall der
Leiber der Gonokokken frei wird, angelockt, eine mächtige Lymph-

strömung, Durchwanderung und Ansammlung von Leukozyten ein. Eine
Eigenbewegung besitzt der Gonokokkus nicht. Seine Rasen können
aber durch einfaches Fortwachsen in die Lücken der auseinandergedrängten
Epithelien hineingelangen. Viele Epithellücken werden bald in dieser
Weise mit den Gonokokken durchsetzt. In das subepitheliale Bindegewebe vermögen sie nicht oder nur eine sehr kurze Strecke weit einzudringen. Nur selten sind die tieferen Schichten des Bindegewebes, die
Lymphbahnen und auch die Blutbahn von der Gonokokkeninvasion
befallen (nach Amann in ca. $7^0/_0$). Es ist das Verdienst Wertheims,
sie hier, wie auch auf dem Peritoneum zuerst einwandfrei in mühsamen
Gewebsschnittuntersuchungen nachgewiesen zu haben. Auch in einem
Uterusabszeß sind sie gelegentlich vereinzelt gefunden. Im allgemeinen
besteht die vor allem von Bumm vertretene Meinung zu Recht, daß
der Gonokokkus fast ausschließlich ein Bewohner der Schleimhäute,
und zwar insbesondere der Zylinderzellenschleimhaut ist, daneben aber
auch auf dem zarten Übergangsepithel der Urethra und dem zarten
Plattenepithel der kindlichen Vaginalschleimhaut sich einnistet. Nach
den ersten akuten Erscheinungen, die, wie gesagt, in einem Durchwachsen-
werden der Epithellücken mit Gonokokkenrasen und einer sehr erheblichen serösen Absonderung, wie einer starken subepithelialen Leuko-
zytenansammlung bestehen, entwickelt sich bald ein starker Sekret-
strom von Serum und Leukozyten, der die in die Tiefe geratenen Gonokokken teilweise mit herausschwemmt. Die Absonderung wird statt
serös jetzt eitrig. Auf der Oberfläche der Schleimhaut kommen dann
die Gonokokken, ob durch Phagozytose oder durch selbständiges Hineinwachsen, bleibe dahingestellt, in die Leukozytenleiber, und es entstehen
so die Bilder, wie sie von den Sekretpräparaten her bekannt sind. Daneben
geht auch eine Desquamation der durch das Gonokokkengift geschädigten
Epithelzellen, die an einigen Stellen zu einer Ulzeration und Nekrose
werden kann. Wie oben schon einmal erwähnt, dringen die Gonokokken
in die Plattenepithelien nicht ein, sondern liegen ihnen nur an. Auf
diesem Stadium bleibt der Prozeß längere Zeit stehen. Allmählich hören
dann die Sekretionserscheinungen, die Abstoßung des Epithels und auch
die sehr starke Leukozytenbildung auf, das Epithel regeneriert sich
wieder, wobei beim Zylinderepithel platte Epithelzellen in mehrfacher
Lage entstehen können, wie das besonders deutlich an der Zervix sich
zeigt, deren Neigung zur Bildung von geschichtetem Plattenepithel ja
auch schon von der Erosion her bekannt ist. An diesen sich regenerie-
renden Epithelstellen findet man häufig noch reichlich Gonokokkenrasen,
wie das von Bumm beschrieben wurde. Allmählich wird aber auch
dieses Plattenepithel wieder durch Zylinderepithel ersetzt, das seiner-
seits sich dann als immun gegen die Gonokokkeninvasion erweisen soll.
Wichtig ist aber zu wissen, daß nach dem akuten Stadium die Gonokokken bald außerordentlich stark an Zahl verringert werden, und daß
dann nur noch einzelne Nester unter dem Epithel übrig bleiben, die dem
Mikroskopiker leicht entgehen und für die Therapie große Schwierigkeiten bieten können, da sie außerordentlich versteckt und schwer zugänglich zu sein pflegen. Manchmal können die erwähnten Plattenepithel-
inselchen Wegweiser für das Auffinden der Gonokokkenherde sein, da,
wie erwähnt, in deren Nähe oft Gonokokken noch liegen. Schließlich
bleibt nach völligem Verschwinden der Gonokokken höchstwahrscheinlich noch längere Zeit, quasi als postgonorrhoische Erscheinung,
ein katarrhalischer Reizzustand in Gestalt von leichtvermehrter Sekretion

der Epithelien, wie auch mehr oder weniger stark ausgesprochener Ansammlung von Rund- und Plasmazellen übrig. Diese eben beschriebenen Vorgänge der Gonokokkeninvasion finden wir im Prinzip auf allen dafür geeigneten Schleimhäuten wieder, nur infolge der besonderen Bauart der einzelnen Organe durch einzelne Folgeerscheinungen ergänzt, wie z. B. bei der Tuben- und Bauchfellinfektion.

Bedeutsam für die allgemeine Pathogenese ist es nun, daß nach den Deduktionen von Menge der Gonokokkus niemals mit anderen Mikroparasiten nebeneinander lebend im Gewebe vorkommt. Wohl können in den abfließenden Sekreten neben den Gonokokken andere Keime als Beimengungen vorkommen, in geschlossenen Säcken aber, wie in einer Pyosalpinx oder einem Pyovarium, sind neben den Gonokokken niemals andere Keime nachgewiesen, weil offenbar die Gonokokken, gegenüber den eigenen Stoffwechselprodukten sowohl, wie auch gegen die anderer Keime außerordentlich empfindlich sind und dann schnell zugrunde gehen. Wenn allerdings eine Kommunikation einer Pyosalpinx mit dem Darm eintritt, so kommt ein Zusammenleben von Gonokokken und anderen Keimen wohl vor, wahrscheinlich aber wird der Gonokokkus bald absterben. Andererseits können andersartige Eiterkeime in ein eitrig eingeschmolzenes Organ, z. B. Pyovarium, Pyosalpinx eindringen und ihre schädliche Wirkung dort entfalten, nachdem der vorher wirksam gewesene Gonokokkus abgestorben ist; es würde sich dann um eine sekundäre Infektion eines durch Gonokokken verursachten Abszesses, aber nicht um eine Mischinfektion handeln.

Welche von den in Betracht kommenden Organen zuerst und am häufigsten infiziert werden, darüber gehen die Mitteilungen etwas auseinander; am häufigsten wird wohl zweifellos bei der Frau die Urethra beteiligt. Aber nicht in allen Fällen; denn selbst bei isolierter Zervikalgonorrhoe kann die Urethra dadurch, daß die Gonokokken vom sauren Scheidensekret abgetötet werden, frei bleiben. Andererseits ist aber die Urethra durch ihre Lagerung der Infektion am meisten ausgesetzt, wenn der infizierende Mann an einer Urethritis ant. leidet. Die primäre Infektion der Zervix ohne gleichzeitige Beteiligung der Urethra kommt in den Fällen zustande, wo die Gonokokken aus der Pars posterior urethrae oder der Prostata erst mit der Ejakulation in den Scheidenschlauch und meist vor die Portio deponiert werden. Sekundär allerdings wird dann häufig die Urethra durch das abfließende Zervixsekret infiziert. Bumm gibt über die Lokalisation der Gonorrhoe folgende Prozentzahlen an, die mit anderen auch ungefähr übereinstimmen. 93% Urethritis gon. und 70% Zervixkatarrh. Die Scheide ist bei Erwachsenen nur in dem Sinne beteiligt, als sie das gonokokkenhaltige Sekret der Zervix beherbergt. Die Vulvadrüsen sollen nach G. Klein in $12—25\%$ affiziert, die Bartholinschen Drüsen in 30% der Fälle beteiligt sein, das Rektum in $30—35\%$. Hinsichtlich der Beteiligung der oberhalb des Muttermundes gelegenen Genitalabschnitte gehen die Meinungen der Autoren noch sehr weit und nicht miteinander vereinbar auseinander. Während viele meinen, daß das Corp. uteri sehr häufig zusammen mit der Zervix infiziert sei und die für die Gonokokkeninvasion schwer überschreitbare Barriere an der uterinen Tubenmündung liegt (Menge, Asch u. v. m.), glauben andere Gynäkologen, Bumm, Döderlein, Amann, Franz u. a., daß der innere Muttermund, also die Grenze zwischen Zervix und Corpus uteri, dem weiteren Aufsteigen der Gonokokkeninvasion ein Hindernis setzt. Diese Autoren sprechen direkt von einer Gonorrhöe der unteren Genitalwege, d. h. bis zum Os internum aufwärts, und einer des oberen Genitalschlauches, die nur in einem bestimmten Prozentsatz, wahrscheinlich einem Viertel oder Drittel der Fälle unter besonders begünstigenden Umständen zustande kommt. Auf Grund von ausgedehnten Schleimhautuntersuchungen des Corpus uteri schließt sich Verfasser der letztgenannten Meinung vollinhaltlich an und hält diese Unterscheidung für die Auffassung und Beurteilung der Gonorrhöe überhaupt für so wichtig, daß beide Gebiete getrennt und für sich abgeschlossen besprochen werden sollen. Die Begründung dieses Vorgehens hofft er bei der aszendierenden Gonorrhöe durch die Beschreibung der Vorgänge am Corpusendometrium und den daraus zu schließenden Folgen erbringen zu können.

Abgesehen von diesen im Genitale lokalisierten Prozessen kommen in teils seltenen, teils etwas häufigeren Fällen Metastasenbildungen vor, echt gonorrhoische Arthritis, meist in der monoartikulären Form, Endokarditis und vereinzelt gonorrhoische Sepsis. Seit Wertheim Gonokokken in präkapillaren Venen nachgewiesen hatte, sind diese Ereignisse nicht mehr so unverständlich.

A. Die Gonorrhöe der unteren Geschlechtswege (bis Os int. ut. aufwärts).

Das bunte Bild, welches sich dem häufig gonorrhoische Patienten untersuchenden Arzt darstellt, kann nur dadurch zur Darstellung gebracht werden, daß man es in seine Einzelteile zerlegt. Es wird deshalb die Gonorrhöe der Urethra, der Vulva, der Vagina, der Zervix und des Rektums im einzelnen studiert werden müssen. Die hauptsächlichsten Kombinationen dieser wohl nur sehr selten isoliert vorkommenden Einzelaffektionen ergibt sich aus den angegebenen Prozentzahlen ihres Vorkommens. Auch die klinische Diagnose hat ähnlich zerlegend vorzugehen, wie hier die Darstellung, so daß schon ein gewisser didaktischer Wert in dieser Art des Vorgehens liegt.

Spezielle Pathologie und Symptomatologie.

1. **Urethra:** Die anatomischen Vorgänge bei der gonorrhoischen Infektion der Urethra sind so, wie sie oben im allgemeinen Sinne beschrieben sind. Zuerst, also im akuten Stadium, eine seröse, sehr bald eitrig werdende Exsudation und Hyperämie; die Schleimhaut hat ein hochrotes, teilweise eitrig fibrinös belegtes Aussehen, sie quillt am Orificium externum wulstig hervor; auf Druck entleert sich reichlich eitriges Sekret. Die Beschwerden bestehen in Brennen und Schneiden beim Wasserlassen und häufigen Drang zum Urinieren, außerdem in dumpfem Völlegefühl im Unterleib. Dieses akute Stadium geht sehr bald, d. h. nach einigen Wochen, in das chronische über, oder kann, was sicher häufig geschieht, auch schnell in Heilung kommen. Es scheint nach vielen Angaben die Urethritis der Frau leichter völlig auszuheilen wie beim Manne, wenn nicht von der Zervix her oder durch neue ansteckende Kohabitationen eine neue Infektion stattfindet.

Das chronische Stadium ist charakterisiert vor allem durch zirkumskripte Infiltrationen um die Lakunen und drüsigen Einsenkungen im unteren Teil der Urethra und granulöse Infiltrate, die durch Vernarbung und Resorptionsvorgänge umschriebene oder ausgedehntere harte Knoten erzeugen können. Es sind auch Strikturen bei der Frau beschrieben. Durch Verlegung des Ausführungsganges dieser Lakunen können periurethrale Abszeßchen (nach Bumm bis zu Kirschkerngröße) entstehen, die nun ihrerseits wieder nach der Vulva oder der Vagina durchbrechen und so eine urethro-vulväre oder urethro-vaginale Fistel erzeugen können. Die Symptome sind im chronischen Stadium nur gering, hauptsächlich besteht vermehrter Harndrang. Makroskopisch sieht man häufig eine glasige, papilläre Schwellung um das Orificium externum herum infolge eines flachen, leicht blutenden Ektropiums der Schleimhaut. Endoskopisch erkennt man grobe, plumpe Fältelung der Mukosa; im Bereich der Infiltrate ist die Schleimhaut flach, fleckweise grau, glanzlos, höckerig, schuppend, leicht blutend; daneben sieht man leicht prominente, rötlich umränderte, noch sezernierende Lakunen, schließlich glatte und mattglänzende, weißgelbe Flecke (Dufaux). Da auf der Schleimhaut der Heilungsprozeß schon abgeschlossen ist, die Gonokokken nur in den beschriebenen Herden noch sitzen, so ist es verständlich, daß lange Zeit hindurch keine Gonokokken im Sekret gefunden werden und dann wieder nach Entleerung eines Abszeßchens eine größere Menge in die Urethralhöhle einbricht. Gerade diese periurethralen gonokokkenhaltenden Infiltrate setzen der Ausheilung der Urethralgonorrhöe große Schwierigkeiten entgegen und erschweren auch vielfach die Beurteilung der Heilung.

Ein Aufwärtsdringen der Gonorrhöe in die Blase scheint nur sehr selten zu sein; es gibt zahlreiche, äußerst erfahrene Beobachter, die niemals eine zweifellos gonorrhoische Zystitis gesehen haben; daß sie aber existiert, hat Wertheim einwandfrei bewiesen. Eine häufig bei der Urethritis beobachtete Cystitis colli ist zweifellos unspezifischer Natur. Eine weitere Aszension der Keime in die Ureteren und das Nierenbecken soll nach Bumm auch vorkommen, ist aber sehr selten.

2. Vulva: Eine größere Wichtigkeit hat die Ausbreitung der Gonorrhöe von der Urethra aus nach abwärts. So werden fast regelmäßig die kleinen Krypten und vor allem die Skeneschen Gänge neben der Urethra auf der Vestibularschleimhaut mit infiziert. Die Skeneschen Gänge enthalten in der Tiefe vielfach leicht verzweigte Zylinderepithelschläuche und sind so sehr gute Schlupfwinkel für die Gonokokken. Durch Verlagerung des Ausführungsganges kann es hier ähnlich wie in der Urethra leicht zu Eiterretentionen kommen. Ebenso wie die größeren Gänge können auch die kleinen Vestibulardrüsen, die ebenfalls Zylinderepithelschläuche zeigen, den Gonokokken Unterschlupf gewähren. Klinisch zeigt sich das durch Auftreten von kleinen, knotenförmigen Infiltraten mit einem kleinen, roten Punkt auf der Vulvaschleimhaut. Durch Druck mit dem Finger kann man leicht etwas Eiter herausdrücken, der meist reichlich Gonokokken enthält. Diese kleinen Abszesse können auch durch andersartige Infektionen, z. B. durch Staphylokokken, entstehen; in diesem Fall heilen die kleinen Eiterzystchen nach der Entleerung gewöhnlich aus, während sie bei Anwesenheit von Gonokokken in der Tiefe immer wieder entstehen und eine Quelle steter Infektionsgefahr geben. Mit der Schilderung der Vestibulardrüsengonorrhöe ist gleichzeitig auch eine der chronischen Vulvagonorrhöe gegeben, deren Plattenepithel bei Erwachsenen einer gonorrhoischen Infektion nicht zugänglich ist. So kommt gewöhnlich eine akute gonorrhoische Vulvitis bei Erwachsenen nicht vor, wohl aber sieht man akute Vulvaentzündungen auf gonorrhoischer Basis bei Kindern, jungen Mädchen und Schwangeren, bei denen das Plattenepithel noch zart und angreifbar ist, und ebenso

an dem allmählich atrophisch werdenden Epithel älterer Frauen. Die
Zeichen einer solchen akut-gonorrhoischen Vulvitis sind starke, hochrote Schwellung der kleinen Labien, der Hymenalränder und der Innenflächen der großen Labien; sie sind häufig miteinander verklebt und
mit flüssigem Eiter oder auch diphtherischen Membranen belegt. Das
Epithel ist an manchen Stellen exkoriiert. Die klinischen Zeichen bestehen in starkem Brennen und Schmerzen, die sich nach dem Wasserlassen zur Unerträglichkeit steigern können. Diese Zeichen sind fast
die gleichen wie bei der akuten Vulvitis überhaupt. Sie werden aber
als durch den Gonokokkus bedingt erkannt durch den leichten Nachweis der reichlich im Eiter vorhandenen Keime. Charakteristisch ist
nur, daß diese akute Vulvitis bei einiger Ruhe innerhalb von wenigen
Tagen abklingt, die Schwellung mit der Eiterung zurückgeht und dann
die chronische Vulvitis, wie sie oben beschrieben ist, übrig bleibt. Eine
fleckige Rötung und kleine Erosionen, sowie eine leicht schleimig-eitrige
Sekretion bilden das Übergangsstadium. Weitere, unmittelbare Folgezustände der Vulvagonorrhöe außer den beschriebenen Herden in den
Vestibulardrüsen sind nur wenig bekannt. Die spitzen Kondylome
sind keineswegs als auf gonorrhoischer Basis entstanden anzusehen,
sondern eine Folge ätzender Sekrete überhaupt. Vom intertriginösen
Ekzem gilt das gleiche. Allerdings sind bestimmte eigentümliche Wucherungen von Hahnenkammform von Stümpke und Klingmüller am
Damm und um den After herum als durch Gonorrhöe bedingt beschrieben.
Eine sehr chronische Ulzeration, die auch nur äußerst schwer therapeutisch
beeinflußbar ist, wurde von Thalmann beschrieben als Ulcus serpiginosum gonorrhoicum (s. Vulvaulzerationen).

    3. Glandula vestib. major: Die gonorrhoische Infektion der Glan-
dula vestibularis major muß als mehr selbständiges Krankheitsbild unter
der eingebürgerten, wenn auch nicht schönen Bezeichnung Bartholinitis für sich beschrieben werden. Der Ausführungsgang der Drüse
hat, wie im Kapitel Anatomie dargestellt, mehrschichtiges Plattenepithel.
Die Drüse selbst ist den Speicheldrüsen im Epithel und Aufbau ähnlich.
Dieser Ausführungsgang wird fast stets allein gonorrhoisch infiziert,
die Drüse selbst wird nur sehr selten befallen. Jedoch hat Menge positive
Beobachtungen in dieser Hinsicht gemacht. Subjektiv macht die Gonorrhöe des Ausführungsganges der Bartholinschen Drüse oft keine Erscheinung, jedoch ist sie objektiv an der fleckartigen Rötung der Mündungsstelle im Vestibulum neben dem Labium minus deutlich zu erkennen
(Macula gonorrhoica). Es gelingt häufig, gonokokkenhaltiges Sekret aus
dem Gang auszupressen. Es handelt sich auch hier in erster Linie um
einen schwer zugänglichen Schlupfwinkel für die Gonokokken. Erst in
ihren Folgeerscheinungen macht die gonorrhoische Bartholinitis subjektiv
Beschwerden. Es kommen durch Infiltrate und Narbenbildung um den
Gang herum Retentionen von Sekret zustande, die dann spindelige
oder auch kugelige Anschwellungen in den kleinen Labien verursachen.
Durch einfachen Druck kann häufig das Sekret entleert und der Knoten
beseitigt werden; ist die Entleerung nicht möglich, so bleibt eine Zyste
der Bartholinschen Drüse bestehen; subjektiv wird dabei nur über
Spannungsgefühl geklagt. Es kann aber auch zu einer Retention von Eiter
in den tieferen Partien des Ausführungsganges kommen, dann bildet
sich eine stärkere fluktuierende Schwellung, die nach hinten in die große
Schamlippe hinein sich ausdehnt. Es kommt nach allmählicher Verdünnung und stark entzündlicher, schmerzhafter Spannung der Haut

manchmal zu einem Durchbruch nach außen. Findet keine sachgemäße Behandlung statt, dann entsteht eine längere Zeit noch fistelnde Eiterhöhle. Diese sog. Pseudoabszesse (Fig. 111) (da nicht im Bindegewebe mit Gewebseinschmelzung, sondern im präformierten Raum des Ausführungsganges entstanden) machen bis zum Durchbruch hin ziemlich erhebliche subjektive Beschwerden durch Druck, Spontanschmerz und Fieber. In dem entleerten Eiter können Gonokokken vorhanden sein, es können aber auch andere Keime sich in dem Gang angesiedelt haben und ohne unmittelbare Beteiligung der Gonokokken die Eiterbildung bewirkt haben. In diesem Falle kann der entleerte Eiter einen sehr üblen Geruch haben.

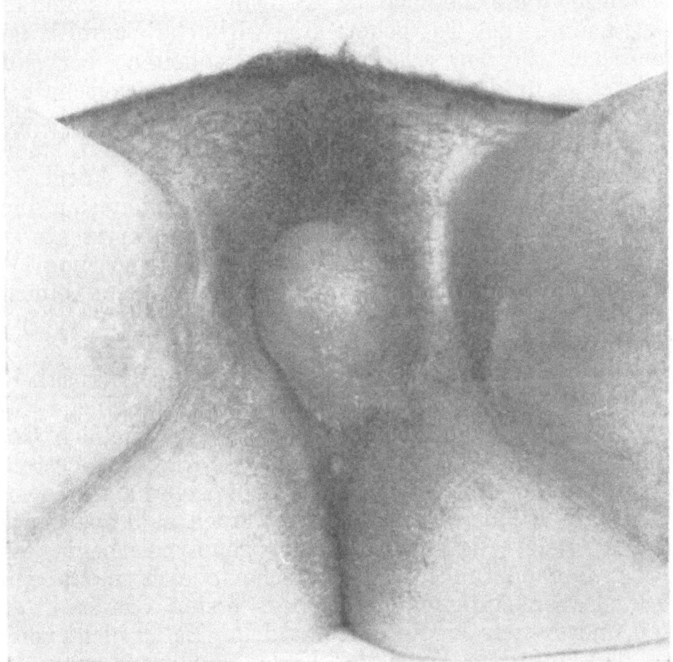

Fig. 111. Pseudoabszeß der Bartholinschen Drüse.

Bei solch einer sekundären Infektion hängt es aber offenbar von der Art der Keime ab, ob sie in den präformierten Räumen bleiben oder ob es zu einem weiteren Eindringen der Keime in das Gewebe kommt. In letzterem Falle bildet sich dann ein echter Abszeß aus, der zu einer eitrigen Einschmelzung auch der Drüse und ihrer Nachbarschaft führen kann, dabei meist stärkere Schwellung und subjektiv viel stärkere Beschwerden als ein Pseudoabszeß macht. Auch der echte Abszeß kann in das Labium, nach dem Damm, auch in das Rektum hinein sich entleeren. Verläuft die Infektion von vornherein mehr chronisch, so kommt es im Bereich der Bartholinschen Drüse zu einer derben, hart infiltrierten, knotenförmigen Anschwellung, die entweder gar keine oder nur auf Druck Beschwerden macht.

Der Prozeß der gonorrhoischen Infektion des Ausführungsganges, also der primären Ursache für die Retentionen und ihre Folgeerscheinungen spielt sich meist beiderseitig ab. Die Retention selbst, die Zystenbildung, die Pseudoabszeßbildung und die eigentliche Abszedierung kommt häufig nur einseitig zustande; ob mit Bevorzugung der linken Seite, wie vielfach behauptet wird, ist fraglich.

4. **Vagina**: Die Scheide wurde in der vorbakteriologischen Zeit als der Hauptsitz der Gonorrhöe angesehen, insbesondere wurden die stark eitrigen, schaumigen, profusen Ausflüsse für gonorrhoisch gehalten, was auch heute noch von nicht mikroskopierenden Ärzten vielfach geschieht. Es ist schon bei der Besprechung der Vaginitis auf diese Symptome als zur Vaginitis simplex gehörig hingewiesen. Eine Gonorrhöe liegt in diesen Fällen nicht vor, kann allerdings damit kombiniert sein. Die besonderen Floraverhältnisse, wie wir sie im vorhergehenden Kapitel kennen lernten, und das immerhin nicht sehr zarte Plattenepithel der Wand befähigen wahrscheinlich die Scheide, eine Gonokokkeninvasion abzuweisen; denn in der Tat gehört eine wirkliche Vaginitis gonorrhoica bei Erwachsenen zu den allergrößten Seltenheiten; bei ganz jungen Mädchen kurz nach der Pubertät, in der Schwangerschaft und auch nach dem Klimakterium kommen ganz vereinzelte Fälle von akuter Vaginitis gonorrhoica vor. Bei Kindern gehört sie mit zu dem regelmäßigen Bild der Vulvovaginitis. Eine chronische Form kommt bei Erwachsenen überhaupt nicht vor, wohl aber finden sich im Vaginalinhalt mehr oder weniger Gonokokken, die aus der Cervix uteri stammen.

Die Symptome der akut-gon. Vaginitis, wie sie auch vom Verfasser mehrmals bei jungen Mädchen in Kombination mit einem Zervixkatarrh und einer ulzerösen Vulvitis beobachtet wurde, sind starke, samtartige Rötung der gesamten Schleimhaut, erheblicher eitriger Belag, abgestoßene Schleimhautfetzen und starke Schmerzhaftigkeit bei der Spekulumuntersuchung, die offenbar durch entzündliche Muskelkontraktionen bedingt ist. In dem Sekret finden sich reichlich Gonokokken neben Epithelien und Leukozyten. Unter starkem Abgestoßenwerden der entzündeten Schleimhautepithelien heilt innerhalb einiger Wochen die Scheidenwand ab, kleine Ulzerationen werden bald überhäutet. Durch selbst langdauerndes Beherbergen von gonorrhoischem Zervixsekret scheinen Wandveränderungen in der Scheide sich nicht einzustellen; immerhin wird aber häufig die reine Flora ersten Grades in eine solche des zweiten und dritten Grades umgewandelt. Es ist nicht von der Hand zu weisen, daß auf dem Wege der Floraveränderung sich einmal eine Vaginitis simplex mit ihren früher beschriebenen Charakteristika herausbildet und ob nicht eine solche mazerierte Scheidenwand dann für eine Gonokokkeninvasion zugänglich wird, ist noch nicht genügend untersucht. Wahrscheinlich ist, daß die Gonokokken in diesem bunten Bakteriengemisch ihre invasiven Eigenschaften verlieren.

5. **Zervix**: Die wichtigste Infektionsstätte neben der Urethra bildet der Zervikalkanal des Uterus (Fig. 112). Die Gonokokken machen vor der sonst wirksamen Barriere des alkalischen Schleimpfropfes nicht halt und brauchen auch keine Verletzung als Eingangspforte auf das Zervikalepithel, sondern finden auf der Oberfläche des schleimenden Zylinderepithels einen ihnen sehr gut zusagenden Nährboden. Die histologischen Prozesse der akuten gonorrhoischen Affektion entsprechen den im allgemeinen Teil beschriebenen Vorgängen: die Gonokokken finden sich bei geduldigem Suchen auf der Oberfläche und zwischen den durch Flüssigkeit auseinandergedrängten Epithelien, sowie auch in den obersten Bindegewebslagen. Stark in die Augen springt aber eine sehr starke Ansammlung von Leukozyten, Lymph- und Plasmazellen. Die Drüsen sind

wohl in ihren tieferen Abschnitten, stärker aber in ihren Mündungs-
partien befallen. Bei längerer Dauer nimmt die Menge der ausgetretenen
Leukozyten allmählich ab, das zum Teil desquamierte Zylinderepithel regeneriert sich herdweise durch mehrschichtiges Plattenepithel,
auf dem die Gonokokken noch einige Zeit nachweisbar sind, um schließlich auch dort nach längerer oder kürzerer Zeit allmählich unter Ersatz
der Plattenepithelinsel durch Zylinderepithel zu verschwinden. Die
subepithelialen Herde, besonders in der Tiefe der Drüsen, können den
Gonokokken lange Zeit der Therapie unerreichbare Schlupfwinkel bieten.

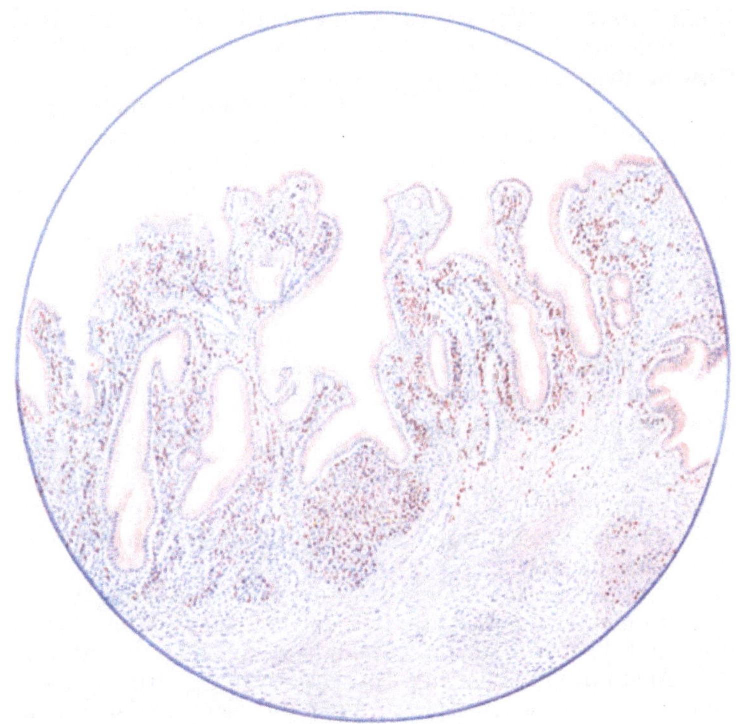

Fig. 112. Gonorrhöe der Zervix. Besonders unter der Oberfläche, aber auch um die
Drüsen Infiltrate von Rundzellen, Leukozyten und Plasmazellen.
(Unna-Pappenheim-Färbung.)

Die klinischen Symptome des akuten Zervixkatarrhs sind die hochrote Schwellung der sich leicht ektropionierenden Mukosa und die oft
sehr erhebliche eitrige Sekretion. Eine besondere Schmerzempfindlichkeit entsteht weder spontan noch auf Druck. Im chronischen Stadium
bleibt dann meist nur der allmählich reinweißlich oder glasig werdende
Fluor übrig, der im mikroskopischen Präparat allerdings noch reichlich
Leukozyten und vereinzelte, oft schwierig auffindbare Gonokokken aufweist. Als Folgeerscheinung dieser übrigbleibenden Hypersekretion der
Zervikalschleimhaut bildet sich vielfach eine nicht spezifische Erosion
der Portio heraus, wie sie beim einfachen Zervixkatarrh früher eingehend
beschrieben wurde.

6. Rektum: Die Beschreibung des Symptomenbildes der Gonorrhöe
der unteren Geschlechtswege wäre aber unvollständig, wenn nicht auch

die Gonorrhöe des Rektums noch kurz charakterisiert würde. Nach einzelnen Autoren kommt sie in 35% aller Gonorrhöen der Frau vor. Mucha (Fingers Handbuch der Geschlechtskrankheiten) gibt sie auf 10% an. Die hauptsächlichste Infektionsquelle besteht zweifellos nicht in einem widernatürlichen Koitus, sondern in der Benetzung der Analpartien mit abfließendem gonokokkenhaltigem Genitalsekret. Der Infektionsstoff gelangt beim Auspressen des Stuhlganges und zeitweisem Wiederzurückrutschen der Kotsäule mit dem anhaftenden Schleim auf die inneren Partien des Rektums. Hier etablieren sich dann ähnliche Prozesse wie an anderen Schleimhäuten. Ulzerationen und narbige Prozesse mit Strikturen des Rektums sind relativ selten. Im Rektoskop zeigt sich eine starke Rötung und eitriger Belag auf der Schleimhaut. Es wird über Schmerzen und Brennen beim Stuhlgang geklagt und Jucken am After, das wahrscheinlich auf eine perianale, nicht spezifische Hautreizung zurückzuführen ist; eventuell finden sich Eiterflocken an den Stuhlentleerungen. Der Prozeß verläuft eminent chronisch und kann schwer beeinflußbar sein, ist aber praktisch sehr wichtig, weil selbst nach Abheilen der übrigen Affektionen von hieraus immer wieder neue Ansteckungen ausgehen können.

7. Die Vulvovaginitis der Kinder bedarf einer besonderen Besprechung. Sie kommt häufig im 3. bis 6. Jahr bei den Kindern vor, jedoch sind auch in allen anderen Jahren, selbst schon bei Neugeborenen, gonorrhoische Infektionen bekannt geworden. Die Infektionsmöglichkeiten sind oben schon kurz erwähnt; sie sind gegeben in infizierter Leib- und Bettwäsche, gemeinsam benutzter Waschgelegenheit, Badewasser, Handtücher, Schwämme usw.; wirkliche Stuprumübertragungen sind zweifellos selten und bei den oft aufbauschenden und kenntnislosen Erzählungen immer mit Vorsicht aufzunehmen. Gelegentlich kommt die Krankheit in Kinderkrankenhäusern oder Pflegeanstalten, Pensionen usw. gehäuft vor.

Klinisch handelt es sich um eine Rötung und Schwellung der äußeren Genitalien, um eine eitrige Entzündung der Scheide, häufige Verklebung der großen und kleinen Labien, ekzematöse Reizung der umgebenden Haut. Die Ausführungsgänge der Bartholinschen Drüsen sind nicht sehr häufig miterkrankt, ebenso ist auch die Zervix, der Uterus und die Tube nur äußerst selten bei Kindern Sitz der gonorrhoischen Infektion. Das liegt in allererster Linie wohl daran, daß die Geschlechtsorgane der Kinder funktionell ruhen und infolgedessen in einem nur sehr mangelhaften Ernährungszustand sind. Allerdings sind Fälle von Salpingitis und auch Peritonitis beschrieben worden; ob sie ganz eindeutig sind, ist noch nicht sicher entschieden. Die Urethra ist aber fast regelmäßig mitbeteiligt, wie man sich durch entsprechende Untersuchungen überzeugen kann. Die Rektalgonorrhöe bei Kindern ist in ihrer Bedeutung und der Zahl ihres Vorkommens noch nicht genügend geklärt; die Zahlen darüber schwanken außerordentlich. Stümpke gibt ihr Vorkommen auf 55,9% der Vulvovaginitisfälle an.

Die Erscheinungen dieser Kindergonorrhöe bestehen gewöhnlich nur in Ausfluß, der von der Mutter in der Wäsche des Kindes bemerkt wird. Außerdem klagen die Kleinen häufig über Schmerzen und Jucken am Unterleib, sowie über Harndrang; stärkere Krankheitserscheinungen sind seltener. Hauptsächlich werden Kinder der ärmeren Schichten mit mangelhaften Wohnungsverhältnissen befallen, auch spielt der Gesundheitszustand der Kinder, insbesondere für die Ausheilung eine Rolle. Der

Verlauf ist meist recht chronisch, der Ausfluß allerdings läßt bald nach. Aber bis zur völligen Beseitigung aller Erscheinungen, auch der vermehrten Scheidenabschilferung, vor allem aber bis zur vollen Gonokokkenfreiheit vergehen meistens 4—6 Monate. Weiterhin neigen diese Entzündungen sehr zu Rezidiven. Folgen für die spätere Unterleibsgesundheit sind zweifellos nach allen Angaben der Literatur nur selten zu befürchten. Die Gonokokken aber können sich in der Scheide lange, selbst bis in die Pubertät hinein halten. Über die Therapie siehe später.

Die **Diagnose** der Gonorrhöe hat die geschilderten Krankheitszeichen an den einzelnen Organen bis ins Kleinste hinein inklusive endoskopischen Befund der Urethra und rektoskopische Kontrolle zu berücksichtigen. Aber es gibt nur sehr wenige einigermaßen eindeutige Zeichen für die bestehende Gonorrhöe. Am wahrscheinlichsten ist die gonorrhoische Ätiologie, wenn ein roter „flohstichartiger" Fleck an der Innenseite der kleinen Labien als „Macula gonorrhoica" auf die Entzündung des Ausführungsganges der Bartholinschen Drüse hinweist. Aber sowohl die Urethritis wie auch die akute Vulvitis oder der Zervikalkatarrh können mit dem gleichen Bild durch andere Keime bedingt werden. Über Brennen beim Wasserlassen, über leicht vermehrten Ausfluß aus der Harnröhre, wobei sich dann auf Druck weißliches Sekret entleert, klagen viele Patienten. Sie sind häufig mechanisch oder durch verschiedenartige von der Scheide aus hineingelangte Keime bedingt. Über die verschiedenen Möglichkeiten einer Vulvitis und eines Zervikalkatarrhes außerhalb der Gonorrhöe ist aber im ersten Abschnitt dieses großen Kapitels genügend ausführlich gesprochen. Mit besonderem Nachdruck muß noch einmal betont werden, daß der oft profuse, schaumige, gelbeitrige Ausfluß der Vaginitis simplex nichts mit Gonorrhöe zu tun hat. Auf der anderen Seite gibt es viele ansteckungsfähige Gonorrhöefälle, bei denen kaum irgendwelche subjektive noch objektive Zeichen auf eine Gonorrhöe hindeuten, bei denen sich aber trotzdem Gonokokken im Sekret nachweisen lassen. Aus dem Gesagten geht hervor, daß sich einzig und allein aus der mikroskopischen Untersuchung der verschiedenen Sekrete die Gonorrhöe feststellen läßt. Dabei ist weiter zu bedenken, daß es wohl leicht ist, bei Vorhandensein einwandfreier Gonokokken die positive Diagnose zu formulieren, daß es aber äußerst schwer und sehr zeitraubend ist, die Gonorrhöe und damit eine Ansteckungsgefahr mit Sicherheit auszuschließen. Beides muß aber die Diagnose im gegebenen Fall leisten können, den sicheren Ausschluß der Gonokokken in dem Fall, wo es sich darum handelt, eine Gonorrhöe überhaupt abzulehnen, den Erfolg einer Therapie zu bewerten oder die Frage des Heiratskonsenses zu entscheiden. Wie verantwortungsvoll diese Entscheidung sein kann, ist wohl ohne weiteres klar. Welche Verfahren stehen nun hierfür zu Gebote?

1. Die Sekretuntersuchung. a) Das Ausstrichpräparat (siehe Fig. 110). Schon die Gewinnung des Ausstrichpräparates muß sachgemäß durchgeführt werden. In akuten Fällen braucht man das reichlich vorhandene Sekret aus Urethra oder Zervix nur dünn auf den Objektträger auszustreichen und, wie unten angegeben wird, zu färben. In chronischen Fällen darf die Patientin vor der Sekretentnahme möglichst eine Stunde lang kein Wasser lassen, es wird dann mit dem Finger von der Scheide her die Harnröhre ausgedrückt und das Sekret mit einer etwas feinen Platinöse, oder besser noch mit einem kleinen, stumpfen Sekretlöffel entnommen. Die Zervix wird im Spekulum eingestellt, die Portio mit

einem Tupfer gut gesäubert und nun aus der Tiefe des Zervixkanals
das Sekret abgestrichen. Scheideninhaltsuntersuchungen auf Gonorrhöe
sind wegen der Massenhaftigkeit der außer ihnen noch vorhandenen Keime
äußerst schwierig zu differenzieren.

Die mit dem Sekret beschickten Objektträger werden nach der Trocknung an
der Luft durch die Flamme fixiert und dann der Färbung unterworfen. Zur einfachen
Orientierung genügt die Färbung mit den gewöhnlichen Anilinfarben, am besten in
einer verdünnten Methylenblaulösung, eventuell mit Löfflers Methylenblaulösung für
5—10 Minuten. Die Gonokokken heben sich dann dunkelblau aus den blaßblau gefärbten
Zellen sehr schön ab. Zur Schnellfärbung und für die Sprechstunde in tadellos differenzierter, brauchbarer Weise kann man auch konzentriertes wässeriges
Methylenblau benutzen, in das man die fixierten Präparate nur einmal einzutauchen
und dann unter Wasser abzuspülen braucht. Da aber noch andere Diplokokken vorkommen, so ist in Zweifelsfällen die Gramfärbung heranzuziehen, denn außer dem
Gonokokkus entfärbt sich nach diesem Verfahren unter den morphologisch ähnlichen
Keimen nur noch der in den Geschlechtsorganen nicht vorkommende Meningokokkus.
Die Gramfärbung dünner Sekretausstriche wird nach der Fixation durch die Flamme
folgendermaßen durchgeführt:

    1. $2\frac{1}{2}\%$iges Karbolwasser — konz. alkohol. Gentianaviolett (1 : 10) 1 Minute.
    2. Lugolsche Jodjodkalilösung — $\frac{1}{2}$ Minute.
    3. Absoluter Alkohol bis zur völligen Entfärbung.
    4. Trocknen lassen.
    5. Methylgrün-pyronin nach Pappenheim — $\frac{1}{4}$ Minute (oder auch 1%ige
Safranin- oder Fuchsin- oder Bismarckbraunlösung).
    6. Wasser abspülen.
    7. Trocknen lassen über der Flamme.

Das Sekretpräparat enthält bei vorhandener frischer Gonorrhöe
hauptsächlich Leukozyten, einige Epithelien und reichlich extra- oder
intrazellulär gelegene Gonokokken von der typischen Semmelform. Daneben kommen auch eosinophile Zellen und auch einzelne Plasmazellen
vor, ebenso trifft man mononukleäre basophile Zellen an. Bei chronischeren Fällen kommen auch Epithelzellen dazu und die Leukozyten
nehmen etwas ab; vor allem aber werden die Gonokokken spärlich und
sind oft erst nach langem Suchen zu finden. In abheilenden oder ganz
chronischen Fällen deuten nur noch einzelne Leukozyten auf den Reizzustand der Schleimhäute hin; in diesen Präparaten kann man dann
auch degenerierenden Gonokokken begegnen, die teils größer, teils kleiner
als die ·eigentlichen sind, selten intrazellulär, sondern auf den Zellen
liegen und grampositiv werden. Erst wenn nur Epithelzellen
und keine Leukozyten, vor allem aber keine Gonokokken
mehr in 8—10 in jeweiligen Abständen von einigen Tagen entnommenen Sekretabstrichen nach ausgesetzter Behandlung
oder ohne daß eine solche durchgeführt war, vorhanden
sind, kann man nach negativem Ausfall auch der weiter
noch zu erwähnenden Methoden von einer Ausheilung der
Gonorrhöe sprechen oder eine Gonorrhöe überhaupt ausschließen.

    b) Das Kulturverfahren. In den Fällen, wo Zweifel an der Gono-
kokkennatur der gesehenen Keime bestehen, oder wo keine Gonokokken
gefunden wurden, kommt der Ausstrich größerer Sekretmengen auf der
Nährbodenplatte in Frage. Die Furcht, daß die Gonokokken schnell
von anderen Keimen überwuchert werden, ist nur zum Teil berechtigt;
denn erstens beherrscht der Gonokokkus in Urethra oder Zervix häufig
das Feld, oder die anderen Keime brauchen anderes Nährbodenmaterial
und kommen deshalb nicht zur Auskeimung. Als Nährboden wird der
Fleischwasser-Peptonagar benutzt, dem im Verhältnis von 2 : 5 mensch-

liches Blut, Serum. Aszites oder Kystomflüssigkeit zugesetzt wird; hierauf
geht der Gonokokkus bei anaeroben Bedingungen besser als bei aeroben,
mit den früher beschriebenen zarten Kolonien nach 24—36 Stunden an.
Auch gegen andere Diplokokken ist kulturell die Diagnose Gonokokken
zu festigen: der Meningokokkus wächst sehr üppig auf einfachem Glyzerin-
agar, bei Verwendung von Aszitesagar mit Dextrose, Lävulose oder
Maltose-Zusatz in Lackmuslösung beeinflußt der Gonokokkus nur den
dextrosehaltigen Nährboden und färbt ihn rot (Lingelsheim).

2. Das Provokationsverfahren. Man beabsichtigt dabei, die
zu beurteilenden Schleimhäute in einen Reizzustand zu versetzen, um in
der Tiefe liegende „schlummernde" Gonokokken auf die Oberfläche zu
locken. Benutzt werden mechanische, chemische, thermische, vakzinatorische Verfahren. Als mechanische Verfahren kommen einfache Reibung
und Abkratzungen der obersten Partien mit dem Sekretlöffel und der
Platinöse in Betracht; als chemische, Spülungen mit reizenden Flüssigkeiten, insbesondere einer 1—2%igen Argentumnitricum-Lösung für die
Harnröhre oder einer Watte-Sondenbetupfung des Zervikalkanals mit
5—10%igem Argentum nitricum; als thermische, die Anwendung von
Heizsonden und Diathermie (s. Therapie), als vakzinatorische Maßnahmen
die intramuskuläre Injektion von 0,3—0,5 ccm Arthigon (s. Therapie der
aszendierenden Gonorrhöe), eventuell intravenöse Applikation von
0,05—0,1 Arthigon. Die Folge dieser Maßnahmen ist, daß eine vermehrte Sekretion eventuell vorhandene Gonokokken auf die Oberfläche
schwemmt und daß sie dann in dem Sekretpräparat nachgewiesen werden
können, eventuell auch dem Kulturverfahren zugänglich sind. Der
Zellgehalt wechselt dadurch, daß die Leukozyten zunehmen. Auch
nach erfolgter Provokation müssen weitere fünf Präparate an fünf verschiedenen Tagen negativen Befund geben.

3. Zufällige Übertragung auf andere Schleimhäute. Z. B.
kann das Sekret in den Konjunktivalsack der Augen durch die eigenen
Finger der Patientin verschmiert werden und dort eine akute Ophthalmo-
blennorrhöe erzeugen, oder es kann ein Kind oder ein Mann von ihr
angesteckt werden. Durch solch ein „Tierexperiment" wird oft eine
verborgene Gonorrhöe unliebsam bekannt. Leider sind ja solche Erfahrungen in der Hochzeitsnacht nicht gerade selten, wenn eine schon
vor vielen Jahren akquirierte Gonorrhöe, die dem Ehemann keinerlei
Beschwerden gemacht hatte und für völlig ausgeheilt gehalten wurde,
jetzt durch die vermehrten sexuellen Reize wieder mobil wird und die
junge Frau akut infiziert.

Über die Prognose ist nur sehr schwer ein zuverlässiges Bild zu
gewinnen. Die Ansichten gehen auch sehr darüber auseinander. Eine
Urethralgonorrhöe der Frau wird wohl von den allermeisten innerhalb
von einigen Wochen für heilbar gehalten. Immerhin ist bei ihr eine
gewisse Vorsicht in der Heilungsvoraussage dringend notwendig. Erst
wenn auch endoskopisch nichts Regelwidriges mehr zu finden ist, kann
man die vollendete Heilung aussprechen. Die chronische Vulvagonorrhöe
und die Bartholinitis ist nur energischen Maßnahmen, eventuell nur
der galvanokaustischen Verschorfung zugänglich, kann aber dann völlig
ausheilen, eventuell erst nach Exzision der Bartholinschen Drüse. Am
schwersten ist die Beurteilung des Zervikalkatarrhs. Es gibt manchen
Arzt, der auf Grund böser Erfahrung die Zervikalgonorrhöe für unheilbar
hält. Die meisten aber meinen, daß man durch geeignete Maßnahmen,
vor allem durch Genitalruhe, auch die Zervikalgonorrhöe zur Ausheilung

bringen kann. Die größte Gefahr besteht in der Aszension der Keime
in die oberen Geschlechtswege. In ca. 20—25% aller Gonorrhöefälle
tritt dieses schlimme Ereignis ein. Zur Vermeidung dessen ist vor allem
körperliche Ruhe zur Zeit der Menstruation und Vermeidung jeglicher
Exzesse in alkoholischen und geschlechtlichen Genüssen dringend notwendig.

Die Prophylaxe der Gonorrhöe ist zwar in allererster Linie eine
Sache speziell darauf gerichteter Bestrebungen, wie sie z. B. in der
Gesellschaft zur Bekämpfung der Geschlechtskrankheiten vertreten sind;
da es sich um eine Fülle von sozialen Fragen dabei handelt, so kann
in kurzen Worten darüber nichts gesagt werden. Es ist aber schon manches
erreicht, wenn ein jeder Arzt zu seinem Teil dazu beiträgt, daß die bei
jungen Leuten so oft gehörte Bemerkung, als ob der Tripper eine Baga-
telle, eine Art Kinderkrankheit sei, die mehr oder weniger jeder „junge
Mann, der etwas auf sich hält“, durchgemacht haben muß, mit Stumpf
und Stiel ausgerottet wird. Wir werden weiterhin noch sehen, welche
schweren Zerstörungen der Tripper am Genitale der Frau anzurichten
vermag und welche Summe von Elend und Leid er heraufbeschwört.
Zum mindesten sollte jeder Tripperkranke genügend sachgemäß behandelt werden und durch zahlreiche Untersuchungen darüber Klarheit
bekommen haben, daß die Gonorrhöe wirklich abgeheilt ist. Es erscheint hinsichtlich der hohen Frequenz der gonorrhoisch Infizierten
durchaus berechtigt, wenn die geschlechtliche Gesundheit von den Heirats-
kandidaten nicht nur stillschweigend vorausgesetzt wird, sondern auch
gegenseitig ausgesprochen wird, im Zweifelsfalle unter Beibringung eines
ärztlichen Attestes.

Weiterhin sind die mit Gonorrhöe Behafteten auf die Infektiosität
ihrer Sekrete mit aller Deutlichkeit und Klarheit hinzuweisen und zur
größten Sauberkeit anzuhalten. Die Frage der Prostitution und ihrer
Kontrolle, die gewiß ein äußerst wichtiges Kapitel in dieser Frage ist,
gehört als zu weitläufig zu jenen oben erwähnten sozialen Fragen.

Die Abortivkur und der Coitus condomatosus ist gewiß ein guter
Schutz gegen die Akquisition resp. Propagation der Gonorrhöe und hat sich
im Felde recht gut bewährt. Für die Frauen kommen solche Maßnahmen
aus begreiflichen äußeren Gründen nur selten in Frage, auch ist eine
Abortivkur bei ihnen schwieriger durchzuführen. Sie hätte vor allem in
desinfizierenden Scheidenspülungen, z. B. mit Kal. permang. und einer
Injektion von 10—15%igem Protargol in die Harnröhre, weiterhin
im Einführen mehrerer Cholevalvaginaltabletten (s. später) in die Scheide
zu bestehen.

Die Therapie. Die Behandlung der Gonorrhöe der unteren Geschlechtswege hat mancherlei Schwierigkeiten zu überwinden, was vor allem schon
durch die Unzahl der Behandlungsmethoden, die empfohlen werden, und
die fast täglich sich vermehrende Zahl der im Handel befindlichen Arznei-
mittel sich ausspricht. Sie muß vor allem der Biologie des Erregers
und seiner Lokalisation im Gewebe angepaßt sein. Eine Polypragmasie
ist auch hier, wie überall, nur schädlich.

Höchst wichtig sind vor allem einige allgemeine Gesichtspunkte.
In erster Linie ist zu bedenken, daß die natürliche Gewebsreaktion nicht
gestört, sondern möglichst unterstützt wird. Konsequent durchgeführte
Genitalruhe, am besten einfache Bettruhe, vermag für sich allein eine
akute Gonorrhöe zur Ausheilung zu bringen. Das erlebt man bei Frauen,

die wegen irgendeiner Operation längere Zeit in der Klinik liegen, gar
nicht so selten. Die Ausschaltung jeglichen Geschlechtsverkehrs ist von
dringender Wichtigkeit, außerdem sind körperliche Anstrengungen wie
Reiten, Radfahren, Bergsteigen, längere Touren dringend zu vermeiden;
auch übermäßiges Trinken von Alkohol und Genuß gewürziger Speisen
ist schädlich. Die Darmtätigkeit muß durch eine vernünftige Diät ge-
regelt sein, so daß keine Obstipation eintritt. Unterstützend für eine
raschere und sichere Ausheilung wirken Desinfizientien in der richtigen
Auswahl. Die einfachen Adstringentien wie Cuprum sulf., Tannin, Zinkum
sulf., essigsaure Tonerde, Bleiwasser sollen im akuten Stadium nicht
angewandt werden, da sie nur die Eitersekretion beschränken und die
Nesterbildung der Gonokokken begünstigen. Überhaupt sollen im akuten
Stadium die gonorrhoischen Affektionen der Urethra und Zervix nicht
mit lokalen Maßnahmen behandelt werden, die Patienten sollen vielmehr
nur Ruhe halten und für Sauberkeit der äußeren Genitalien sorgen. Dafür
können benutzt werden: einfaches Wasser mit Zusatz von 2%igem Lysol
oder rotweinfarbener Kalium permanganicum-Lösung, Sublimat 1:5000,
Hydrarg. oxycyanatum 1:5000 usw. Bei stark brennenden und schmerzen-
den Vulvitiden ist eine Betupfung mit $2—5\%$iger Höllensteinlösung sehr
zweckmäßig. Weiter kommt unterstützend der Gebrauch von innerlichen
Mitteln hinzu. Die sog. Balsamika sollen eine anämisierende, sekretions-
beschränkende, entzündungswidrige Wirkung haben, jedoch wird ihre
Bedeutung vielfach stark angezweifelt. Die Sandelholzölkapseln, die
Präparate der Kawa-Kawa-Wurzel und der Kopaivabalsam sind zweifellos
zu entbehren, Urotropin und Helmitol tun vielfach die gleiche Wirkung
der vermehrten Harnsekretion; dazu lasse man Tee, z. B. aus den
Bärentraubenblättern, wie auch z. B. Wildunger Wasser in größerer
Menge trinken. Erst wenn die akuten Erscheinungen abgeklungen sind
und die Sekretion vermindert ist, tritt die Lokalbehandlung der einzelnen
Genitalabschnitte in ihr Recht.

Für die Behandlung des chronischen Stadiums kann man
nur durch eine Gruppierung der in Unzahl zur Verfügung stehenden
Mittel bestimmte Richtwege bekommen. Die Forderungen, die wir an
ein brauchbares Mittel stellen müssen, sind je nach dem Stadium der
zu behandelnden Gonorrhöe verschieden. Immer aber werden wir eine
möglichst große Tiefenwirkung und außerdem eine Reizlosigkeit für das
Gewebe neben einer möglichst großen Desinfektionskraft verlangen
müssen (Menge u. a.). Präparate, die alle diese Forderungen vereinigen,
gibt es schlechterdings nicht. Die gewöhnlichen Desinfizientien, wie sie
früher vielfach benutzt wurden: Alsol 2%ig, Zinkum sulf. 1%ig, Chlorzink $0,5—0,75\%$ig, Cuprum sulf. $0,3\%$ig wirken alle stark adstringierend,
aber nur gering gonokokkentötend und ohne Tiefenwirkung für das
Gewebe. Die Sublimatpräparate und Hydrarg. oxycyanatum 1:5000,
$1—2\%$iges Lysol und Lysoform haben starke antiseptische, aber keine
Gewebstiefenwirkung. Die beste Vereinigung dieser Eigenschaften haben
die Silbersalze, die noch dazu für die Gonokokken eine fast spezifische,
abtötende Wirkung haben. Es gibt eine sehr große Zahl der verschiedensten Art Silberpräparate — anorganische und organische —, wobei die
organischen den anorganischen überlegen sind. Die Prozentzahl, in der
sie empfohlen werden, gibt keine Auskunft über die Wirkung. Am meisten
in Gebrauch sind das $1—2\%$ige Argentum nitricum, das Argonin, das
Protargol, Albargin 1%ig, Nargol, Argaldin, Novargan, Hegonon. Die
letztgenannten empfiehlt Notthafft, Bruck u. a. auf Grund eigener

Erfahrung am meisten. Sie haben hohe bakterizide Kraft, günstige Reaktionsverhältnisse mit Eiweiß und Chloriden, daher eine geringe Reizung der erkrankten Schleimhäute, und eine gewisse Tiefenwirkung. Weiter werden von neueren Präparaten empfohlen das Uranoblen: Argentum + Uranin, das Silber mit in die Tiefe führt durch leichte Diffusionsfähigkeit. Uranoblen wird nach dem Vorschlag seines Erfinders Brucksch in schmelzbaren Hülsen, die die Substanz in Pulverform oder hoher Konzentration enthält, appliziert = Caviblenmethode. Weiterhin ist sehr in Gebrauch das Choleval, eine Kombination von kolloidalem Silber mit gallensaurem Natron, das zell- und schleimauflösend wirken soll. Auch Verfasser kann es nur als gut empfehlen.

Es gibt nun aber zweifellos Gonokokkenstämme, die auf Silberpräparate nicht reagieren. Dann kommt Ichthyol 1—2%ig, rotweinfarbene Kalium permanganicum-Lösung oder Kusylol (zitronensaures Kupferpräparat) in Frage.

Zu beachten ist auch die Art der Applikation, die für die einzelnen Organe verschieden sein muß.

Für die Urethra wird im allgemeinen die Injektion der wässerigen Lösung obiger Mittel mit der sog. Tripperspritze vorgenommen. Natürlich ist es notwendig, die lichtempfindlichen Silberpräparate möglichst im Dunkeln aufzubewahren und empfehlenswert, sie außerdem möglichst in einer Temperatur von 40° bis 45° zu injizieren. Die Injektion soll langsam geschehen, unter möglichstem „Kneifen", d. h. absichtlich bewirktem Blasenabschluß; kommt etwas von der Flüssigkeit in die Blase, so ist das kein großes Unglück, da die Blase sich bald wieder dieser Substanz entledigt. Sehr zweckmäßig hat sich eine Mischung mit Traganth als Schleimvehikel bewährt, z. B.:

15 g Traganthpulver mit 30 ccm Alkohol anrühren, dann unter Erhitzen vorsichtig nach und nach 800 ccm Aqua dest. hinzutun. 10 g Choleval (Merck) in 200 ccm Aqua dest. auflösen und mit dem durch Gaze filtrierten Traganthschleim vermengen.

Die Substanz bleibt durch diese Schleimmasse längere Zeit auf der Schleimhaut in Wirkung. Ob man die Tripperspritze der Patientin selber in die Hand geben will, scheint keine prinzipielle Frage zu sein, sondern ist wohl je nach der Intelligenz der Patientin zu entscheiden. Wenn angängig, soll die Injektion mindestens einmal am Tage, besser noch mehrere Male durchgeführt werden, so daß die Schleimhaut dauernd unter Silberwirkung steht. Eine länger dauernde Applikation sollen auch die mit dem Mittel hergestellten schmelzbaren Stäbchen von 0,5 zu 3 cm bewirken, jedoch darf dazu keine Kakaobutter oder überhaupt Fett benutzt werden, da diese Stoffe die antiseptische Wirkung einschränken; wohl aber kann die oben erwähnte Caviblenmethode oder die Gonostyli (Taenzer), bestehend aus Wasser, Stärke, Zucker, Dextrin verwendet werden. 10%ige Hegononstäbchen, Protargolstäbchen und andere Medikamente werden verwendet und empfohlen. Kommt man mit diesen Methoden nicht zum Ziele, weil die herdweisen Infiltrate der chronischen Urethritis so nicht zu fassen sind, so kann die galvanokaustische Nadel im Endoskop an die Infiltrate herankommen und sie veröden. Wichtig ist zweifellos auch eine Entfaltung der Harnröhre bei der Medikamentapplikation; so benützt Vey ein Kellysches Spekulum bis Nr. 8 und ätzt dann die Harnröhrenschleimhaut direkt mit Methylenblausilber oder 10%iges Arg. nitr.

Die Behandlung der chronischen Zervikalgonorrhöe hat vor allem darauf zu sehen, daß nicht beim Einführen des Präparates das gonokokkenhaltige Sekret nach aufwärts in die Korpushöhle geschoben wird, eine Gefahr, die zweifellos bei den gewöhnlichen Applikationsmethoden mit Spritze oder Wattestäbchen sehr groß ist. Es erscheint aus diesem Grunde bei weitem am besten und vorsichtigsten, den Zervikalkanal selbst überhaupt nicht lokal zu behandeln, sondern das Medikament nur in die Scheide und vor die Portio zu deponieren und darauf zu vertrauen, daß kapilläre Strömung das Medikament hinaufbringt. So handelt es sich eigentlich lediglich um eine Vaginalbehandlung, die außer dem Hineintragen des Medikamentes auch möglichst noch eine Ruhigstellung der Organe erzwingen soll. In Anwendung kommen hierfür Vaginalspülungen mit den oben genannten desinfizierenden Lösungen und hinterher das Hineinbringen von medikamenthaltigen Pulvern, die am besten mit dem Nassauerschen Sikkator in die Scheide hineingestäubt werden. Als solche Pulver haben sich bewährt der Lenizet-Bolus mit $\frac{1}{2}$%igem Arg. nitr. oder 1—2%igem Protargol- oder 2—3%igem Choleval. Weiterhin kann man auch mit Fäden armierte Watte oder Gazebäusche, die mit 15%igem Protargolglyzerin getränkt werden, vor die Portio legen. Sind Erosionen vorhanden, so sind sie nach den früher beschriebenen Prinzipien anzugreifen.

Die Rektalgonorrhöe kann nach ähnlichen Gesichtspunkten wie die Urethralgonorrhöe behandelt werden; Spülungen mit Silbersalzen sind die hauptsächlichsten Mittel. Die Ekzeme am Anus bestreicht man zweckmäßig mit 1—2%igen Ag. nitr.-Salben.

Auch für die Kindergonorrhöe kommt häufig die Spülbehandlung in Frage; Instillationen mit der Tripperspritze oder Spülungen, die man durch einen dünnen Katheter in die Scheide einlaufen läßt. Dazu kommt größtmöglichste Sauberkeit.

Über das akute Stadium der Vulvitis gonorrhoica ist oben schon gesprochen. Es wurden Betupfungen mit 2—5%igem Ag. nitr. und feuchte Umschläge, aber keine Salben empfohlen; im chronischen Stadium handelt es sich um die Beseitigung der kleinen Schlupfwinkel in den Vestibulardrüsen. Lassen sich diese nicht mit Ag. nitr. in 5%iger Lösung durch Betupfen nach vorherigem Ausdrücken beseitigen, so ist die Methode der Wahl die Verödung mit dem Mikrobrenner oder der galvanokaustischen Nadel.

Auch die Gonorrhöe der Ausführungsgänge der Bartholinschen Drüse kann man so angreifen; jedoch wird es dann trotzdem oder gerade deshalb zu Sekretstauungen kommen. In diesen Fällen muß man im akuten Stadium der Pseudoabszesse durch feuchte Umschläge zunächst eine Lokalisation der Entzündung herbeiführen und schließlich am besten die ganze Drüse mitsamt dem Ausführungsgang exstirpieren, was meist ganz leicht durchführbar ist.

Von modernen Behandlungsprinzipien wäre zu erwähnen die der lokalen Hitze- und Lichtapplikation, da ja die Gonokokken sehr hitze- und auch lichtempfindlich sind; jedoch ist die Erfahrung darüber für dieses Behandlungsgebiet noch nicht abgeschlossen. Die Diathermie, die durch die Frequenz der elektrischen Oszillationen eine Erwärmung der Gewebe selbst herbeiführt und leicht bis auf 45° Gewebstemperatur geführt werden kann, hat gute Erfolge gezeigt (s. später unter Adnexerkrankungen). Gauß hat eine Leuchtsonde konstruiert — eine evakuierte und mit Elektroden versehene zylindrische Glasröhre von der Dicke eines mittleren Katheters, die mit einem Pol einer Hochfrequenzquelle (Induktionsapparat von Reiniger, Gebhardt und Schall) verbunden

wird und dann helles Licht und gleichmäßige Wärme produziert — er
hat damit beachtenswerte Resultate erzeugt. Guttmann benutzt eine
flexible, elektrische Heizsonde ebenfalls mit gutem Erfolg. E. V. Frank,
verwendete ebenfalls eine Heizsonde, mit der er Temperaturen bis 55^0
erzeugte; eine ständige Überwachung ist nötig; bis zum Erfolg sind
20—30 Sitzungen à 20—30 Minuten appliziert worden.

Intravenöse Kollargol- oder Trypaflavininjektionen haben nicht
die erhofften Erfolge gehabt.

Die Vakzinationsverfahren, wie wir sie später noch weiter kennen
lernen werden, haben bei der offenen Gonorrhöe nach der Meinung der
allermeisten Autoren und auch eigenen Erfahrungen versagt; am meisten
Wirkung hat man noch von Einspritzung der aus den Sekreten der Pat.
selbst gezüchteten Gonokokken in die Portio um den eigentlichen Er-
krankungsherd herum gesehen (Loeser, Bucura).

Alles in allem ist der Individualität des Arztes und des Falles auch
im Rahmen der angedeuteten Richtlinien großer Spielraum gelassen;
es sei aber gewarnt vor der kritiklosen, Zeit und Geld und vor allem
Gesundheit kostenden Anwendung so vieler, gerade auf diesem Gebiet
auf den Markt geworfener Mittel, die oft durch ihre marktschreierische
Reklame viel mehr scheinen, als sie halten und leisten. Um überhaupt
Anhaltspunkte für Ungeübte zu geben, so mag kurz eine Art, wie man
die Therapie der unteren Gonorrhöe ambulant durchführen kann, angedeutet: Nach Abklingen der akuten Zeichen, insbesondere der starken
Eitersekretion, die ja zum Herausschwemmen der Gonokokken außerordentlich wünschenswert ist, beginnt die lokale Behandlung. Jeden
2. Tag wird der Pat. $3^0/_0$ige Choleval-Traganthlösung (s. o.) von 45^0 C
mittels Injektionsspritze in die Harnröhre langsam eingespritzt, wobei
der größte Teil neben der Spritze wieder abläuft. Dann wird die Scheide
gut ausgewischt und vor die Portio ein mit Faden armierter Gaze-Watte-
tampon, der mit $15^0/_0$igem Protargolglyzerin getränkt ist, gelegt. Dieser
Tampon wird von der Pat. nach 24 Stunden selbst herausgezogen. Eine
endozervikale Behandlung findet nicht statt. Jeden Tag muß die Pat.
zu Hause ein Sitzbad nehmen (33^0 C-Wasser mit einer Handvoll Staß-
furter Salz dazu, und an den Tagen, wo nicht behandelt wird, morgens
und abends eine heiße (48^0 C) Kalium permanganat-Spülung (rotweinfarbene Lösung) machen. Strenges Kohabitationsverbot, solange bis
die Pat. und der Uxor gonokokkenfrei sind. Dauer im allgemeinen 10
bis 15 Wochen, auch länger.

B. Die Gonorrhöe der oberen Geschlechtswege.

Die Gonorrhöe der bisher besprochenen Genitalabschnitte scheint
eine relativ harmlose Erkrankung zu sein, die dem Träger gewöhnlich
nur verhältnismäßig wenig Beschwerden macht, oft sogar lange Zeit
unerkannt von ihm herumgetragen wird. Solange sie auf diese Abschnitte bis zum inneren Muttermund der Gebärmutter hinauf beschränkt
ist, besteht für den Kranken selbst, wenn man von seiner Infektiosität
absieht, diese Auffassung ja auch wohl zu Recht. Das ändert sich aber
mit einem Schlage, wenn die Gonokokken über den inneren Muttermund
hinauf aszendieren. In vielen Fällen treten rasch höchst bedrohliche
Erscheinungen eines schweren Krankheitsbildes hervor, das allerdings
meist schnell abklingt; in anderen Fällen ist der Verlauf weniger alar-
mierend und schleichend, nur in seltenen Fällen so, daß die Schwere

des Bildes überhaupt nicht zutage tritt, sondern die erfolgte Aszension an den allmählich auftretenden Beschwerden erkannt werden kann.

Die Ansichten über den Ablauf des Krankheitsbildes nach Überschreitung des Os int. uteri sind noch äußerst geteilt, wie schon oben einmal kurz erwähnt. Viele Autoren meinen, daß das Corp. uteri mit dem Zervikalkatarrh gleichzeitig affiziert sei; die Hartnäckigkeit und das Verschwinden der Gonokokken erst nach eingeleiteter Korpusbehandlung sind ihre Hauptgründe. Die Beschreibung der Korpusgonorrhöe wird weiter unten sogleich zeigen, daß das nicht richtig sein kann, sondern daß das Corpus uteri lediglich eine nur vorübergehende infektiöse Durchgangsstation für die Infektion der Tuben und des Bauchfells (Amann, Franz) ist. Die weitere Frage ist nur die, ob Corpus uteri und beide Tuben stets oder oft gleichzeitig bei der Aszension befallen werden, oder ob die einzelnen Abschnitte häufiger zeitlich unabhängig nacheinander erkranken. Irgendwie zuverlässige und plausible Angaben bestehen darüber in der Literatur nicht. Verf. glaubt aus verschiedenen Gründen, daß die Aszension in den meisten Fällen Corpus uteri und beide Tuben gleichzeitig befällt. Wie sich später herausstellen wird, verläuft eine akute Korpusgonorrhöe meist mit unregelmäßigen Blutungen, auch wenn die Adnexe nicht beteiligt sind; solche Fälle kommen wegen der unregelmäßigen Blutungen in die Sprechstunde und werden wegen der zunächst unklaren Blutungsgenese probe-abradiert. Abgesehen nun von den Fällen der Endometritis post abortum kommen echte schwere Endometritiden ohne Adnexerkrankung im Gegensatz zu ihrer Häufigkeit bei akut-entzündlichen Salpingitiden nur selten zur Beobachtung; immerhin kommen solche Fälle einmal vor.

Über die Häufigkeit der Aszension sind nach dem Gesagten die Ansichten auch erheblich verschieden; man wird ungefähr das Richtige treffen, wenn man das Ereignis für 20—30% aller Gonorrhöefälle annimmt. Eine zuverlässige Statistik existiert bei der Verschiedenheit der Grundanschauungen nicht; nimmt man aber an, daß nach den meisten Autoren Adnexerkrankungen in 10—12% des gesamten gynäkologischen Materials vorkommen und daß die Gonorrhöe daran wieder nach den Angaben der meisten Autoren mit 70—80% beteiligt ist, so sind ca. 7—9% des gesamten gynäkologischen Materials aszendierte Gonorrhöe und ihre Folgezustände.

Hierbei ist aber zu beachten, daß die besonderen und abnormen Verhältnisse der Nachkriegszeit den genannten Prozentsatz um das Doppelte und mehr erhöhen (cf. auch Wagner in Halban-Seitz, Biologie des Weibes).

Die Gelegenheitsursachen für die Aszension sind mannigfacher Art:

1. Puerperium; es ist erklärlich, daß auf die große Flächenwunde des Cavum uteri aus der benachbarten Zervix auch die Gonokokken hinaufkommen, da wir ja nach den exakten Untersuchungen Loesers und früherer Autoren wissen, daß überhaupt vom 4. Wochenbettstag ab der Uterus mit den Keimen der unteren Geschlechtswege besiedelt ist.

2. Menstruation. Sie ist ein Puerperium en miniature, auch hier eine Flächenwunde im Status p. desquamationem mucosae, auch hier die Sekretstraße durch den geöffneten Isthmus uteri. Die Aszensionsgelegenheit ist für ein paar Tage günstig.

3. Ärztliche Eingriffe, wie Sondierungen und Wattestäbchenbehandlungen, Spülungen, Einspritzungen, Abrasionen bei bestehender

Zervikalgonorrhöe. Außerdem gibt es noch Aszensionen ohne erkennbare Ursache oder nach Exzessen in alkoholischen oder venerischen
Genüssen, eventuell auch nach starken körperlichen Anstrengungen,
besonders in Sportsachen. Inwieweit hierbei ein vermehrter Blutafflux
eine Rolle spielt, ist nicht ausgemacht. Man könnte sich denken, daß
der magere enge Isthmuskanal, der gerade wegen dieser Eigenschaften
ein gutes Hindernis für die Gonokokken gab, bei besserer Durchblutung
besseren Nährboden für die Keime abgibt und so die Aszension bewirkt.
Ob auch ein Transport durch Spermatozoen eine Rolle spielt, wie Rotter
meint, ist nicht ausgemacht.

Die Wirkung der Gonokokken auf die einzelnen Schleimhäute muß
organweise besprochen werden.

Die Gonorrhöe des Endometrium corporis uteri beim geschlechtsreifen Weibe.

Für das Verständnis dieses Kapitels müssen wir vom normalen
mensuellen Zyklus ausgehen (cf. Kapitel 2). Nehmen wir an, die Infek-

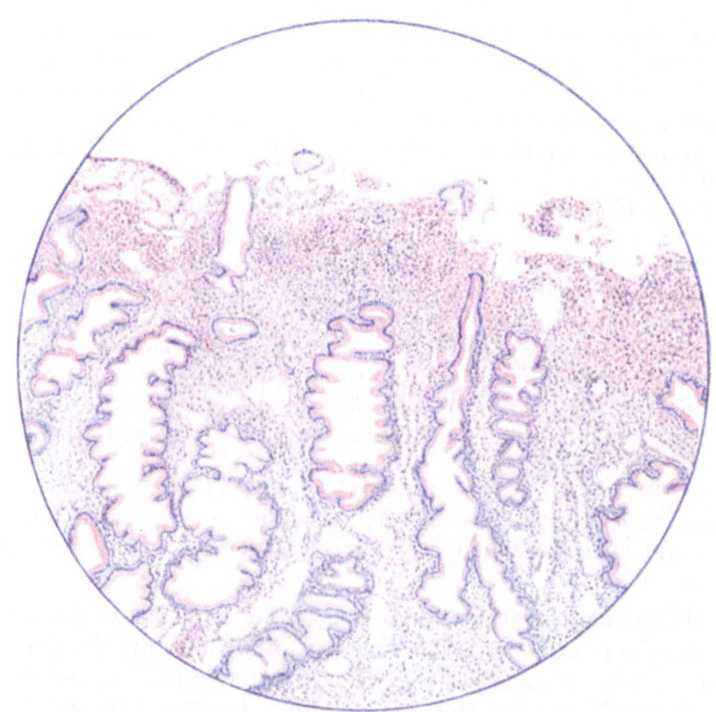

Fig. 113. Akute Oberflächenendometritis während der Sekretionsphase. Die
Funktionalis ist voll erhalten, nur oberflächlich ulzeriert.

tion träfe das Endometrium corporis während eines gerade ablaufenden
Zyklus, so veranlassen die Gonokokken hier wie überall auf einer
Schleimhaut unter dem Oberflächenepithel der Funktionalis, sei es im
Proliferations- oder Sekretionsstadium, eine starke leukozytäre An-
sammlung und vielfach kleine Ulzerationen (Fig. 113). Die Drüsen

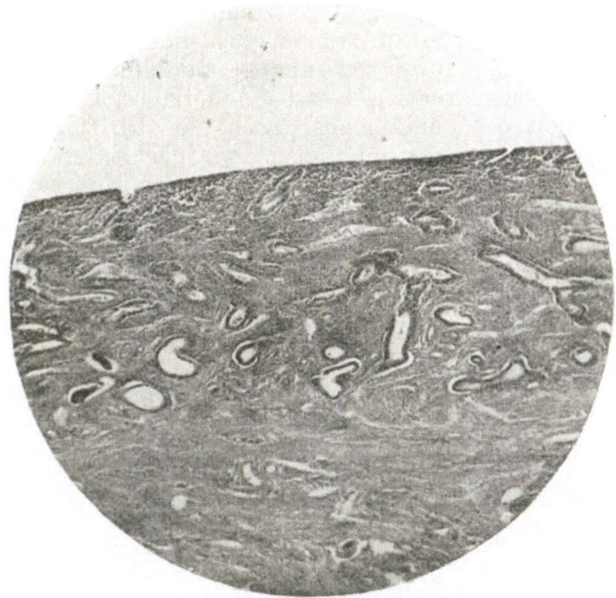

Fig. 114. Schwere Endometritis mit Zyklusschädigung. Nach der Desquamation
ist eine neue Funktionalis nicht entstanden, da starke entzündliche Schädigung der
Basalis entsteht.

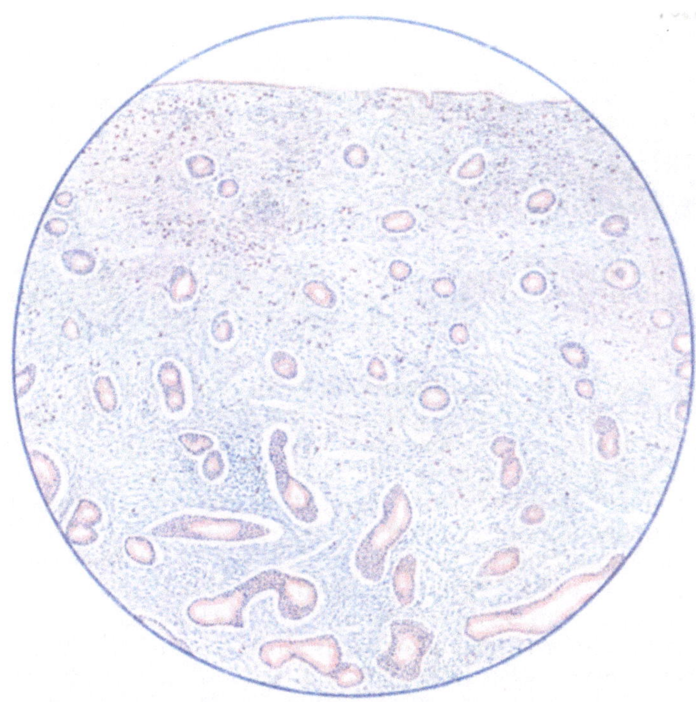

Fig. 115. Allmählich abheilende Endometritis. Eine neue Funktionalis ist
schon wieder angedeutet, jedoch noch erhebliche entzündliche Infiltrate überall.

selbst und die tieferen Partien der Schleimhaut sowohl im funktionellen
wie basalen Teil bleiben frei von Entzündungszeichen, nur in einigen
Lymphstraßen kann man in tieferen Schleimhautpartien noch Zell-
ansammlungen sehen. In diesem akuten Stadium bleibt der Prozeß
bis zur nächsten Menstruation bestehen. Jetzt erfolgt wie gewöhnlich
die Desquamation der Funktionalis, auch die oberflächlichen Entzündungsherde gehen mit zugrunde, aber, wie der weitere Verlauf zeigt,
die Gonokokken nicht. Die Zerfallsprodukte der Mukosa geben ihnen
offenbar guten Nährboden und die Basaliswunde gute Ansiedlungsmöglichkeit. In ihr sieht man in den nächsten Tagen eine starke leukozytäre Zellinfiltration und auch viele Plasmazellen sich etablieren, die

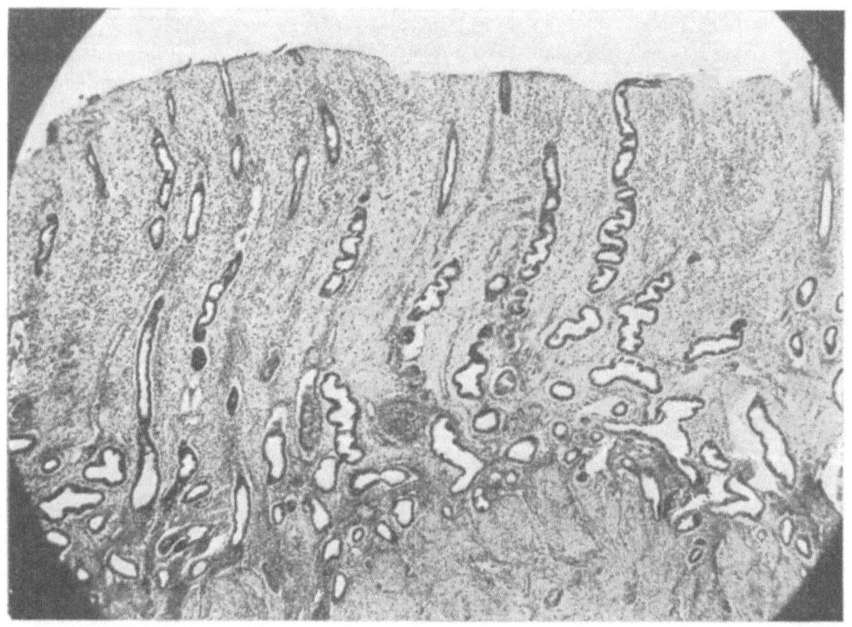

Fig. 116. Abgelaufene akute Endometritis, nur noch Basalisinfiltrate und leichte
Lymphangitis in der Funktionalis. Funktionalis zeigt gute Proliferation. Fehlen
des Oberflächenepithels ist Artefakt.

geringen Reste der Funktionalis und die oberen Basalispartien sind
aufs dichteste mit diesen Zellen angefüllt (Fig. 114). Nun braucht aber
keinesfalls immer oder regelmäßig die Ovarialzyklusfolge durch die
aszendierende Entzündung unterbrochen und gestört zu sein (s. Gonorrhöe des Ovariums); es können vielmehr die weiteren Ovarialzyklen ohne
Pause einander folgen. Eigentlich sollte die normale Proliferation einer
neuen Funktionsschicht ebenso eintreten; sie bleibt aber, offenbar infolge der schweren Schädigung der Basalis durch die Abwehrbestrebungen
gegen die Infektion, aus oder kommt nur höchst rudimentär zustande;
die niedrige, schwer entzündete Basalis antwortet auf die Ovarialhormonreize nicht mehr. Die Drüsenbildung tritt in der niedrigen Schicht
völlig in den Hintergrund, eine Wucherung des epithelialen Apparates
tritt keinesfalls ein. Erst allmählich, nach einigen Wochen, erholt sich
die entzündete Schleimhaut und antwortet, wenn auch zunächst erst

in Andeutung, auf die ovariellen Hormonreize (Fig. 115). Eine wirkliche Funktionalis aber wird erst nach 6 oder 8 Wochen wieder gebildet, ge-

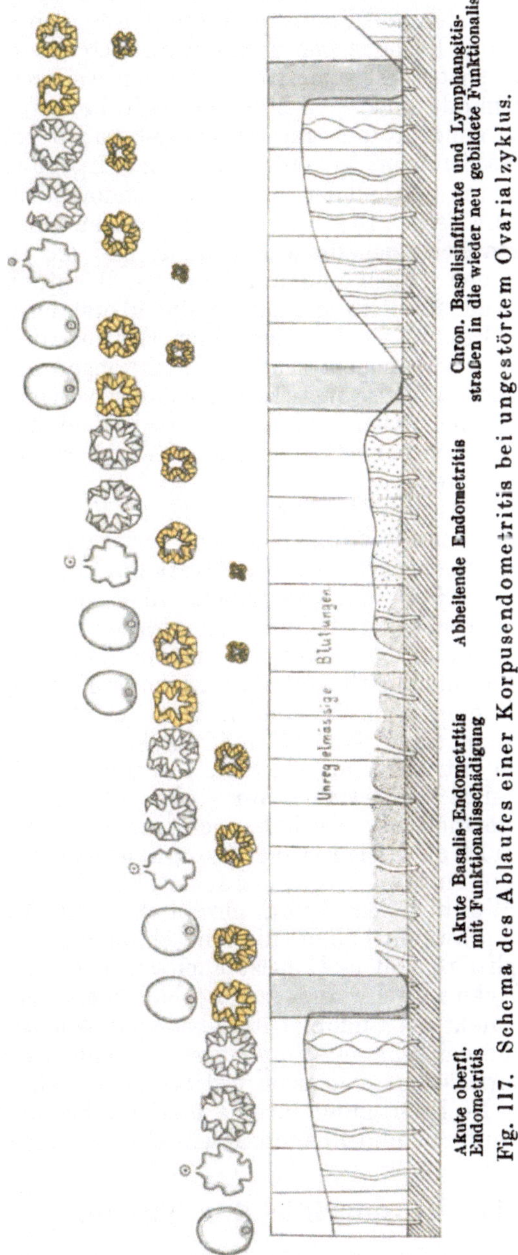

Fig. 117. Schema des Ablaufes einer Korpusendometritis bei ungestörtem Ovarialzyklus.

wöhnlich erst, wenn der dritte Ovarialzyklus nach erfolgter schwerer Basalisinfektion seine Wirkung beginnt. Dann bildet sich wieder eine gute Proliferationsschleimhaut, die Drüsen zeigen dann keine wesentliche Abweichung mehr, nur im Stroma finden sich die Rund- und Plasmazellen vermehrt, wahrscheinlich ausgeschwärmt von Nestern und Herden, die die Basalis aufweist, wo offenbar noch Reste von Infektionsstoffen — ob Gonokokken oder ihre Toxine, bleibe dahingestellt — übrig geblieben sind (Fig. 116). In den ersten vollständig proliferierten Schleimhäuten ist die Menge der Rund- und Plasmazellen gewöhnlich noch recht groß, jedoch die Oberfläche selbst ist meist schon frei. Mit den weiteren Zyklen, also nach abermals einem oder mehreren Monaten, läßt die diffuse Infiltration nach und nur noch einige Rund- und Plasmazellstraßen um die Lymphbahnen herum erzählen von früherer Infektion. Irgendwelche Wucherungserscheinungen am epithelialen Anteil des Endometrium lassen sich zu keiner Zeit nachweisen. Die Korpusgonorrhöe ist klinisch abgeheilt. Schließlich verlieren sich auch die Basalisherde und die Infiltratstraßen völlig, während in den Tuben und am Peritoneum chronische Entzündungszeichen dauernd als Reminiszenz an die überstandene Gonorrhöe bestehen bleiben. Kommt es dann zu einer Exazerbation der Adnexgonorrhöe, so können von neuem schwere Infektionsprozesse das Endometrium in der gleichen Weise in seinem Zyklus schädigen, aber ebenso auch in einigen Wochen wieder abheilen; desgleichen kann eine Neuinfektion von der Zervix her dasselbe Bild wieder hervorrufen mit dem gleichen Ausgang in Heilung.

Die Quintessenz des ganzen Vorganges (Fig. 117, cf. auch Fig. 131), der sich Schritt für Schritt durch Vergleich der Endometrien mit den jeweiligen Tubenveränderungen und den Ovarialfunktionszuständen verfolgen und an einer großen Zahl von Fällen, wie sie mir durch die Indikationsstellung der Rostocker Klinik (Direktoriat Sarwey) zur Verfügung standen, herausarbeiten läßt, ist die, daß im akuten Stadium wohl eine schwere Endometritis mit Zyklushemmung zustande kommt, daß aber diese Endometritis in einigen Wochen abheilt, der Zyklus wieder anatomisch in Gang kommt und die Schleimhaut, sobald die Oberfläche frei von entzündlichen Zeichen, also auch wohl Gonokokken wird, ihre Infektiosität verliert und nur einige Infiltratherde der Tiefe im Sinne post-gonorrhoischer Zeichen noch auf die frühere Infektion deuten. Eine wirklich infektiöse Korpusgonorrhöe existiert also nach diesen immer wieder zu machenden Erfahrungen nur für einige Wochen, ein langes chronisches, infektiöses Stadium gibt es nur in ganz schweren Fällen, die klinisch auch mit langdauernder Metrorrhagie kompliziert sind und meist auch einen gestörten oder aufgehobenen Ovarialzyklus nachweisen lassen; hier kann sich eine schwere zyklusgehemmte, infektiöse Endometritis über viele Wochen und Monate erhalten, jedoch sind das sehr seltene, genügend erkennbare Fälle. Damit ist die Korpusgonorrhöe auf eine neue festere Basis gestellt und gleichzeitig eine weitere Rechtfertigung für die hier durchgeführte Trennung in Gonorrhöe der unteren und oberen Geschlechtswege gegeben.

Die Gonorrhöe der Tuben.

In keinem Organ macht die Gonorrhöe derartige mannigfache, verschieden schwere und folgenreiche Erkrankungen, wie in der Tube. Über ihre Häufigkeit ist schon oben bei der Aszension im allgemeinen gesprochen. Die Mannigfaltigkeit wird insbesondere dadurch hervorgerufen, daß von jedem einzelnen Stadium der Erkrankung aus eine Ausheilung erfolgen kann, daß aber anderseits der Erkrankungsprozeß in schweren Fällen auch bis zur völligen Einschmelzung der gesamten Tubenschleimhaut, selbst auch noch zu einer eitrigen Erkrankung der Tubenwand führen kann. Bei der Darstellung dieser verschiedenartigsten Veränderungen kommt naturgemäß der größte Teil der entzündlichen Tubenerkrankungen überhaupt zur Sprache. Es ist das Verdienst von Schridde, in einer Monographie die besonderen Charakteristika der gonorrhoisch affizierten Tuben herausgearbeitet zu haben. In allen Teilen allerdings hat seine Darstellung nicht Anerkennung gefunden; so ist besonders in einem starken Plasmazellgehalt ein nicht genügend verläßliches Kriterium zu sehen, um daraus die gonorrhoische Natur zu erkennen. Anderseits ist die Zahl der durch andere Erreger als Gonokokken bedingten Tubenentzündungen nur eine sehr geringe, wenn es sich darum handelt, die Wirkung dieser andersartigen Erreger in chronischen Fällen zu beurteilen. Es ist auch bei den Fällen, die in der Literatur niedergelegt sind, nur außerordentlich schwierig, auszuschließen, daß in den mehr chronischen Fällen, die im Eiter Staphylokokken oder Pneumokokken enthielten, nicht vorher eine Gonorrhöe die gegebenen Veränderungen bedingt hat, die gefundenen Erreger aber als sekundär infizierende Keime hinzugekommen sind. Solange nicht hier absolut einwandfreie Studien an einem großen Material (mit vielen Übergangsfällen) und nicht nur einzelnen wenigen Beobachtungen eine fortlaufende Reihe ätiologisch andersartiger Salpingitiden den gonorrhoisch bedingten zum Vergleich gegenüberstellen lassen, steht Behauptung gegen Behauptung; aber in Wirklichkeit läßt eine Unsicherheit die Differentialdiagnose histologisch nicht genügend scharf formulieren. Aber das eine ist klar, daß bei der Gonorrhöe die Tubenerkrankungen in der überwiegenden Mehrzahl der Fälle das von Schridde gezeichnete Bild feststellen lassen. Das stimmt auch mit den zahlreichen Beobachtungen (über 350 Fälle) des Verfassers überein, allerdings sind gelegentlich kleine Abweichungen zu konstatieren.

Die ersten Prozesse, die sich auf der Schleimhaut der Tube etablieren, bestehen in einer sehr erheblichen Ansammlung von Leukozyten unter dem Epithel der zarten, schlanken Tubenfalten, und in einer reichlichen Durchwanderung derselben zwischen den auseinandergedrängten Epithelzellen; außerdem liegen sie in größerer Menge im Lumen, um die Falten herum und zwischen geronnenen Eiweißresten (Fig. 118). Gonokokken finden sich hier wie überall sonst an den Schleimhäuten auf und zwischen den Epithelien, eventuell noch in den oberflächlichen Bindegewebslagen. Die Spitzen der Falten sind in allererster Linie von diesen Prozessen befallen, in den Buchten und Räumen an der Basis der Falten ist der entzündliche Prozeß geringer. Im mehr zentral gelegenen Bindegewebe der Falten sieht man eine starke Füllung der Gefäße und eine ödematöse Durchtränkung des Stromas, etwas Kapillarleukozytose und einige Plasmazellen und Lymphozyten.

Makroskopisch erscheinen solche Tuben nur wenig verändert; sie sind wohl etwas gerötet und leicht geschwollen, das Fimbrienende ist offen, die Fimbrien hochrot, samtartig verdickt; es quillt etwas weißlich gelber Eiter aus dem Ostium abdominalis tubae.

Gewinnen gleich nach dem ersten Beginn der Infektion die Abwehrmaßnahmen Gewalt über die vielleicht nur spärlichen und wenig virulenten Gonokokken und machen sie sie unschädlich, so kann wahrscheinlich eine völlige, auch anatomische Restitutio ad integrum eintreten. Tatsächlich ist ein solcher Fall durch Schridde bei einem vierjährigen

Mädchen bekannt geworden; hier wurde wegen peritonealer Erscheinungen laparotomiert und gonokokkenhaltiger Eiter aus den Tuben gewonnen; bei der Sektion des 14 Tage post operationem interkurrent verstorbenen Mädchens fand man histologisch völlig normale Tuben. Wohl aber könnte gonokokkenhaltiger Eiter aus diesen Tuben auf das Bauchfell kommen und hier eine adhäsive Pelveoperitonitis erzeugen, wie sie ja häufig auch bei normalen Tuben beobachtet wird. Vielleicht ist dieser Vorgang der baldigen Abheilung in der Tube bei relativ geringer Virulenz der Gonorrhöe, resp. recht großer Abwehrkraft des Körpers ein gar nicht so seltenes Ereignis, das sich nur aus begreiflichen Gründen der unmittelbaren Beobachtung entzieht.

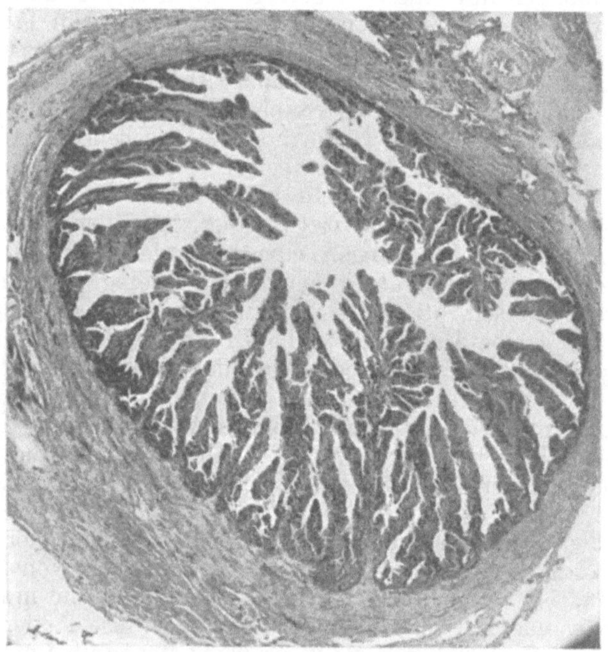

Fig. 118. Akute Endosalpingitis gonorrhoica.

In den meisten Fällen wird der gonorrhoische Prozeß aber weitere Zerstörungen anrichten und die Abwehrmaßnahmen des Körpers weiter in Anspruch nehmen. Von allem Anfang an war der faltenreiche abdominelle Teil der Tube am stärksten befallen, ohne daß die anderen Abschnitte frei davon wären; auch sind in der bei weitem größten Mehrzahl beide Tuben gleichmäßig affiziert. In den Fällen der fortschreitenden Entzündung sieht man, wie der Zellgehalt im Bindegewebe der Tubenfalten stark zunimmt, wie hauptsächlich jetzt Lymphozyten und Plasmazellen im Zentrum der Falten hervortreten, während an der Peripherie und unter und zwischen den Epithelien die Leukozyten noch stark überwiegen (Fig. 119). Durch diese Vorgänge der Zellvermehrung ist eine Tubenverdickung eingetreten, die insbesondere wieder die Spitzen der Falten und die oberen Teile betrifft, so daß diese kolbenartig verdickt auf zartem Stiel in das erweiterte, mit leukozytenhaltigem Eiter und einigen desquamierten Epithelien angefüllte Lumen der Tube hineinragen. Es soll hier noch einmal betont werden, daß der Plasmazellgehalt nicht durchgehends und in allen Fällen sehr groß ist. Ein diagnostisches Kriterium vermag Verfasser in ihm nicht zu erkennen. In diesem Stadium ist es sehr häufig zu sehen, daß an den kolbig verdickten Faltenspitzen das Epithel im Bereich von 10—20 Zellen, auch in eventuell größerer Ausdehnung fehlt; an diesen ulzerierten Stellen sind die Leukozyten ganz besonders reichlich (Fig. 120). Liegen die Tubenfalten mit ihren benachbarten Flächen zusammen, so versintern und verkleben sie im Bereich der Ulzera sehr eng miteinander. An anderen Stellen sieht man das Epithel eher in leichter Vermehrung, d. h. die Zellen stellenweise mehrfach übereinander ge-

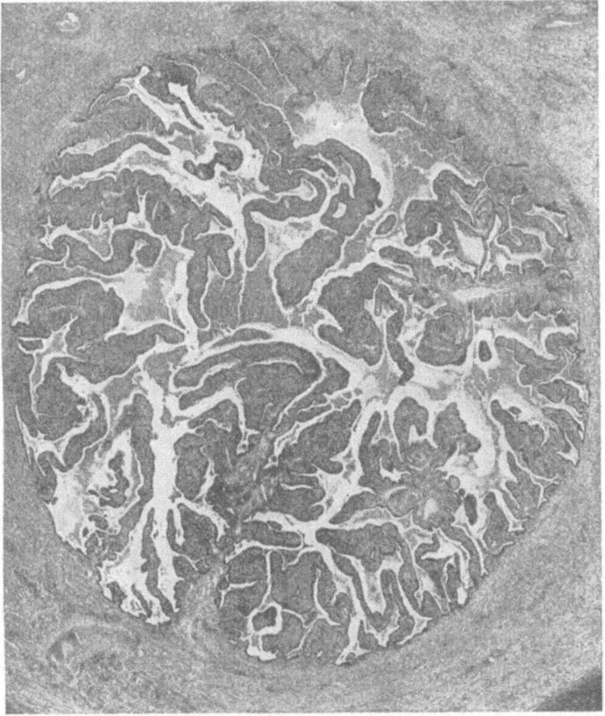

Fig. 119. Akute Endosalpingitis gonorrhoica.

schoben und auch deutliche kleine Einsenkungen in die Unterlage. Jedoch sind diese Veränderungen hier nur erst in der Andeutung vorhanden, meist überwiegen Verquellung und Vakuolenbildung als degenerative Vorgänge in den Epithelzellen. Außerdem ist gewöhnlich schon in diesem Stadium an den Fimbrien ein Prozeß im Gange, der den Verschluß der Tube bewirkt. Über die Art dieses Tubenverschlusses existieren mannigfache Ansichten. Er kann durch Verklebungen der entzündlichen Falten und durch Verwachsung mit der Ovarialoberfläche oder dem Peritoneum zustande kommen; weiter läßt es sich durch Beobachtung erhärten, daß Peritonealadhäsionen sich schleierartig um das Fimbrienende herum legen und es so membranös verschließen. Sehr plausibel und auch allgemein angenommen ist die von Opitz gegebene Erklärung, daß das Fimbrienende infolge entzündlicher Anschwellung der Schleimhaut in

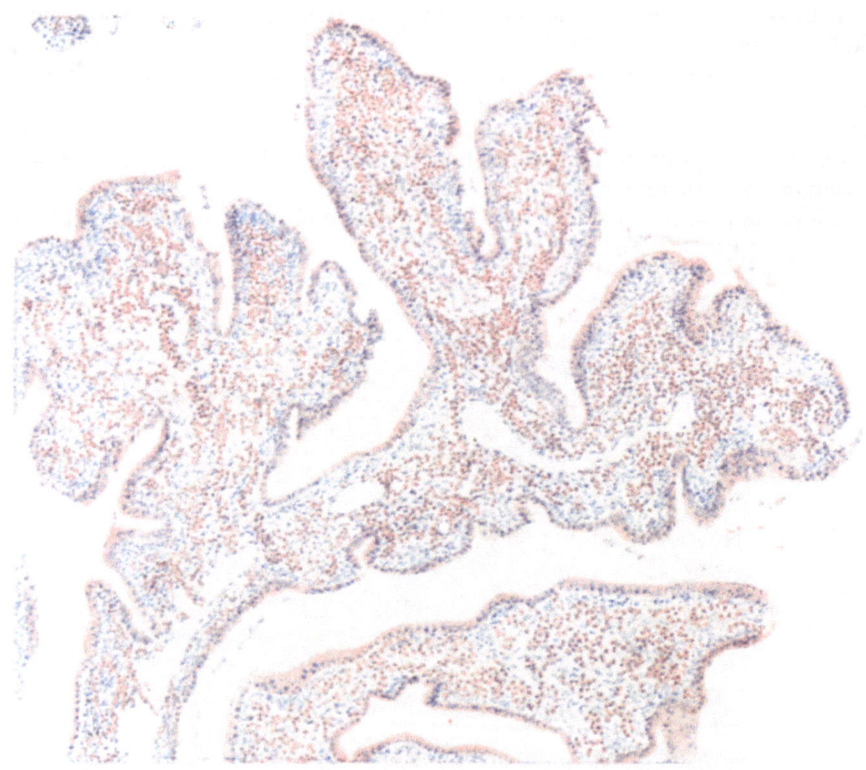

Fig. 120. Eine schwer entzündete Tubenfalte der Fig. 119. Stärker vergrößert, um die reichlichen Infiltrate und die kleinen Ulzera zu zeigen.

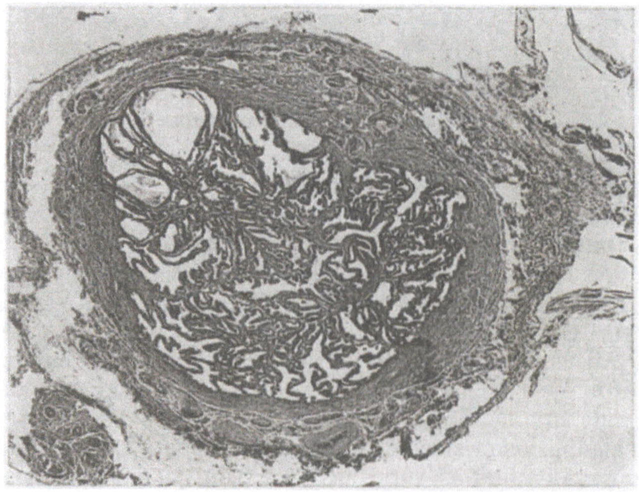

Fig. 121. Chronische Salpingitis. Ausgedehnte Verwachsung der Falten.

der Ampulle der Tube und Ausdehnung dieses Tubenabschnittes durch
den schon im anatomischen Teil erwähnten Peritonealring hindurch in die
Ampulle hinein eingezogen wird, auch infolge der Engigkeit des unnach-
giebigen Peritonealrings und der entzündlichen Anschwellung der Schleimhaut schon an sich eine Verlegung des Lumens stattfindet. Durch diesen
Mechanismus kommen die Serosaflächen der Fimbrien in dos-à-dos-
Stellung und verkleben und verwachsen dann bei der wohl stets gleichzeitig vorhandenen Peritonitis fibrinosa sehr bald fest miteinander. Die
strahlenförmige Narbe auf der Außenfläche vieler Tubensäcke (Sakto-
palpinx) und die rosettenartige Fimbrienanordnung auf der Innenseite
der früheren, jetzt verschlossenen Fimbrienöffnung lassen sich so am
besten verstehen. Neuere Arbeiten von Jägeroos und Strüver, die
sich mit dem Verschlußmechanismus der Tube beschäftigen, erkennen
die Opitzsche Erklärung ebenfalls an.

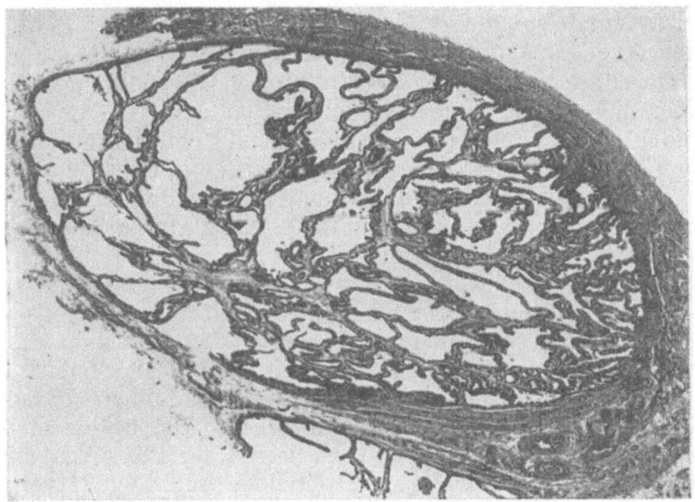

Fig. 122. Chronische Salpingitis. Die Falten sind wie zu einem Netz miteinander
verwachsen, die Räume zwischen ihnen durch Flüssigkeit dilatiert.

Auch in diesem Stadium kann und wird die Reaktionsfähigkeit des
Körpers leicht Herr über die Erreger. Die Folge ist, daß das zellenhaltige
Sekret allmählich durch Zellzerfall seinen Zellgehalt verliert, mehr wässerig
oder auch ganz resorbiert wird, daß der Zellgehalt der Tubenfalten allmählich verschwindet und die Defekte zum geringen Teil durch Repara-
tionsbindegewebe ersetzt werden, daß vor allem aber die Falten, die an den
ulzerierten Spitzenstellen miteinander verklebt waren, nach und nach
bindegewebig miteinander verwachsen. Dieser Verwachsungsprozeß der
Tubenspitzen miteinander braucht nur vereinzelte benachbarte Falten
zu betreffen, er kann aber auch in größerer Zahl die Falten miteinander
verlöten, so daß entweder die zu einer großen Längsfalte gehörigen
sämtlich bindegewebig miteinander verbunden werden oder sogar im
ganzen Umkreis der Tube herum eine Netz- oder Labyrinthbildung mit
zentralem Lumen das Resultat ist (Figg. 121 u. 122). Statt der Falten
scheinen dann Drüseneinsenkungen und unregelmäßige Hohlräume in

der Tubenwand zu bestehen, ein Bild, das den Namen „Salpingitis pseudofollicularis" (A. Martin) veranlaßt hat.

Das makroskopische Bild zeigt im akuten Stadium eine stark geschwollene, meist von eitrig-fibrinös belegtem Peritoneum überzogene, erheblich gerötete Tube, die allseitig Verklebungen zeigt. Das Fimbrienende ist gewöhnlich sehr stark und unförmlich, noch rot geschwollen und mit dem Peritoneum verklebt, oder es bahnen sich jene Einziehungsvorgänge, die zum Verschluß der Tube führen, an. In den abklingenden und mehr chronischen Stadien nimmt die Schwellung der Tube dann ab, Verwachsungen in breiten bandartigen oder spinnwebigen Adhäsionen bleiben übrig; die Tube behält eine leichte Verdickung, ist aber gewöhnlich in ihrer Wand etwas schlff, wie wenn sie mit geringer Flüssigkeitsmenge gefüllt wäre, das Fimbrienende ist irgendwie verschlossen und meist dem Peritoneum oder dem Netz oder dem Ovarium aufgelötet.

Dieses Stadium der chronischen Salpingitis kann dauernd und ohne Exazerbation bestehen bleiben, es können aber auch einige Folgezustände durch sekundäre Momente eintreten, das wäre die Entwicklung einer Hydrosalpinx und der Tuboovarialzysten.

Makroskopisch bietet die **Hydrosalpinx** (Fig. 123) gewöhnlich das Bild einer mehr oder weniger geschlängelten, vom Uterus zur Ampulle an Umfang stark zunehmenden, retortenartig gekrümmten Wurst dar, die durch klare Flüssigkeit prall gespannt ist und neben und hinter dem Uterus durch peritoneale Adhäsionen fest verlötet liegt, dabei das Ovarium mit einer Krümmung umfaßt. Ihre Größe kann von knapp Gänseei- bis zu Doppelfaustgröße schwanken.

Zwei Momente bedürfen bei der Hydrosalpinxbildung der Erklärung: erstens der Abschluß der Tube nach zwei Seiten und zweitens die Flüssigkeitsbildung. Nach dem Uterus zu genügt häufig schon die einfache Abknickung, in anderen Fällen ist durch peritoneale Verziehungen der Wand ein ventilartiger Verschluß zustande gekommen und schließlich kann auch eine völlige Obliteration bestehen. Die beiden ersten Arten des Abschlusses erlauben zeitweises Entleeren der Flüssigkeit und wieder Ansammeln derselben, also intermittierendes Auftreten (Hydrops tubae profluens). Der Verschluß am Fimbrienende kann wohl lediglich durch Perisalpingitis adhaesiva, eventuell in Kombination mit raumbeengenden Tumoren der Beckenhöhle bedingt sein, in der bei weitem größeren Mehrzahl aller Fälle aber kommt er durch die entzündlichen Vorgänge der Salpingitis zustande, wie er oben kurz angedeutet wurde; darauf deuten vor allem die anatomischen Befunde hin, wie auch die neuere Arbeit von Jägeroos betont. Auch die Wandbeschaffenheit der Hydrosalpinx weist auf die entzündliche Genese; in sehr vielen Fällen findet man die Falten durch Dehnung der Wand stark abgeflacht und sehr niedrig, aber an den vorhandenen kleinen Faltenbüscheln erkennt man sehr oft die entzündlichen Infiltrate in dem Faltenbindegewebe und, was viel wichtiger ist, gerade die oben beschriebenen Faltenverwachsungen und Labyrinth- und Netzbildungen, wie bei der chronischen Salpingitis. Aus diesem Befund ist eine Grundlage für das Verständnis des Zustandekommens der Flüssigkeit abzulesen; der katarrhalische Reizzustand ist vielfach wahrscheinlich die Hauptentstehungsquelle. Immerhin muß wohl noch etwas anderes hinzukommen; denn nicht alle katarrhalischen Salpingitiden zeigen die Hydrosalpinx, also die Retention der Flüssigkeit. Vielleicht ist dieses nur der mehr oder weniger vollkommene Abschluß des uterinen Endes, vielleicht aber spielen auch

Zirkulationsstörungen im Zu- und Abfluß des Blutstroms zur Tube eine
Rolle. Bei den lediglich durch Pelveoperitonitis verschlossenen Tuben
kann auch ohne Endosalpingitis eine Hydrosalpinxbildung eintreten;
allerdings spricht das nicht ohne weiteres gegen die entzündliche Genese
der Hydrosalpinx; denn die Endosalpingitis kann, wie oben dargetan,
in den Anfangsstadien noch völlig abheilen. Experimentelle Erfahrungen
zeigen, daß lediglich durch Unterbindung des abdominellen Endes einer
völlig normalen Tube eine Hydrosalpinx eintreten kann, was Verfasser
gelegentlich von Kastrationsexperimenten an jugendlichen Kaninchen
bestätigen kann. Der Inhalt der Hydrosalpinx ist eine klare, manchmal
gelbe Flüssigkeit mit meist 1—1,5 $^0/_0$, aber auch 3 $^0/_0$ und mehr Eiweiß,
einigen Leukozyten, abgestoßenen, degenerierten Epithelien und ab und
zu Cholesterintafeln; ob eine solche Zusammensetzung auch ein normales

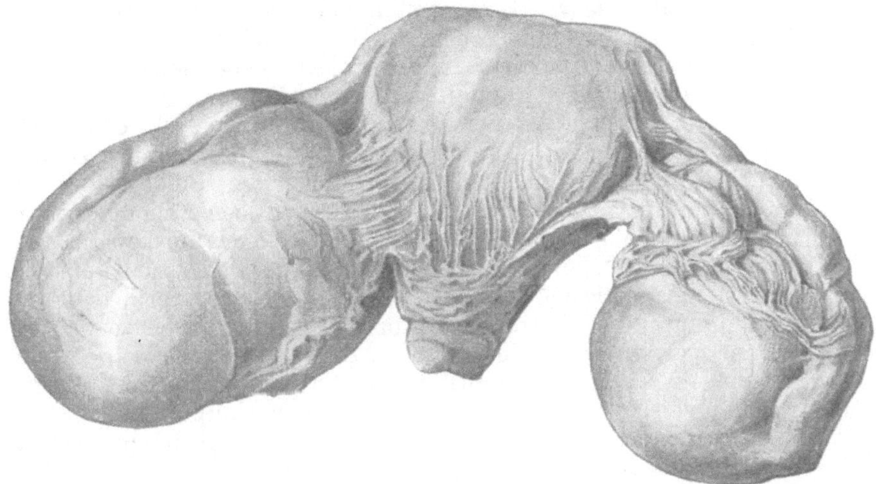

Fig. 123. Rechts (vom Beschauer der Abbildung) Hydrosalpinx, das Ovarium ist
klein und in Adhäsionen vergraben, links Tuboovarialzyste. Überall Pelveoperitonitis
chron. adhaesiva. (Uterus ist supravaginal amputiert.)

Tubensekret zeigt, ist wohl zweifelhaft. Eine weitere, oft diskutierte Frage
ist deshalb, ob auch aus einer Pyosalpinx (s. unten) eine Hydrosalpinx
allmählich durch Zerfall und Verflüssigung der Zellen und allmählicher
Resorption der wichtigsten Eiterbestandteile werden kann; sie wird von
Menge abgelehnt, von Hofmeier bejaht. v. Franqué hat zweifellos
recht, daß Übergänge durchaus in dem Sinne möglich sind, daß ein
zuerst eitriger, zur Pyosalpinx führender Prozeß abheilt (s. unten), und
dann eine hauptsächlich seröse Exsudation schafft. Die Beschaffenheit
der Tubenwand wird vielfach hier Klärung bringen; sie ist in ihrem
muskulösen Teil gewöhnlich atrophisch und dünn, desgleichen das Bindegewebe stark ausgedehnt, während sie bei der Pyosalpinx meist ausgesprochene Reste einer Wandentzündung in Gestalt von derbem Granulationsgewebe, herdweisen Abszessen und festen Muskelnarben zeigen
wird und deshalb nicht dünn, fast durchsichtig, sondern derb und
schwielig ist.
    Als besonderes Ereignis ist in vielen Fällen, wenn nur wenig Adhä-
sionen die Exkursionen hinderten, eine Stieldrehung nach Art der Stiel-

drehung eines Ovarialtumors (s. d.) mit gleichen Folgeerscheinungen und Symptomen beobachtet worden.

Die **Hämatosalpinx** ist äußerlich der Hydrosalpinx in der Form der eingeschnürten Schlängelung ähnlich, sie ist aber meist nicht so umfangreich und in der Farbe blaurot-durchscheinend. In den meisten Fällen entsteht sie wohl in Zusammenhang mit einer Extrauteringravidität, oder sie tritt als Kombination zu Hämatometra und Hämatokolpos bei Atresien des Genitalschlauches hinzu (s. d.), in einer weiteren Zahl aber kann man sie auch ohne diese beiden Momente, lediglich als Folge der chronischen Salpingitis beobachten. Das Blut ist hier im Gegensatz zu den Fällen von Tubengravidität flüssig und manchmal wässerig, so daß es scheint, als ob die Blutung in einen kleinen Hydrosalpinxsack stattgefunden hätte. Sind tatsächlich lokale Zirkulationsstörungen bei der Hydrosalpinxbildung mit im Spiel, so ist auch das Eintreten von Hämorrhagien auf gleicher Basis verständlich. Eventuell ist die Menstruationshyperämie hier von Bedeutung in ähnlicher Weise, wie man ja auch im Zentrum des schon in Organisation befindlichen Corpus luteum zur Zeit der Menstruation kapilläre Hämorrhagien entstehen sieht. Das histologische Bild der Hämatosalpinx zeigt alle Charaktere der chronischen Endosalpingitis; als charakteristisch kommt noch eine größere Zahl von eisenpigmenttragenden Zellen im Bindegewebe der einzelnen Falten hinzu. (Die Hämatosalpinx bei Tubenkarzinomen s. d.)

Ein ähnliches Bild wie die Hydrosalpinx bieten makroskopisch auch die **Tuboovarialzysten** (Fig. 123), nur dadurch unterschieden, daß außer der stark dilatierten Ampulle der Tube auch das zystische Ovarium an der Sackbildung teilnimmt und Tube und Ovarium innigst miteinander verwachsen sind. Trennt man im Sinne einer klaren Ätiologie die Tuboovarialzysten als solche, die einen Inhalt wie die Hydrosalpingen haben, von den **übrigen** Tuboovarialabszessen ab, so kommt wohl in der Hauptsache nur eine Art der Genese in Frage, nämlich die, daß ursprünglich eine Hydrosalpinx bestand und getrennt·davon eine vielleicht auf entzündlichem Boden entstandene Ovarialfollikel- oder Corpus luteum-Zyste, oder eventuell in andern Fällen auch ein echtes papillo-seröses Ovarialkystom. Die Wände der beiden zystischen Räume lagen aneinander, die Sekretion in beide Hohlräume hinein nahm zu, die Wände wurden mehr und mehr gedehnt, damit auch die Scheidewand immer atrophischer; schließlich kam durch Druckatrophie die Kommunikation der Hohlräume und durch weitere Sekretion die Ausweitung und das völlige Verstreichen der Kommunikationsöffnung zustande. Histologisch kann man die Übergangsstelle häufig sehr gut feststellen; das niedrige, fast kubische Epithel der Hydrosalpinx geht zwar in die endothelartige Auskleidung der Ovarialzyste ohne Übergang über, aber das Bindegewebe der Wand und die Muskelstruktur geben häufig Aufklärung.

Die Tuboovarialabszesse müssen in einem späteren Abschnitt behandelt werden (s. Pyoovarium und Peritoneum).

Als gemeinsame, äußerst wichtige Folgeerscheinung dieser ganzen Gruppe der leichten, relativ bald abheilenden Salpingitis gonorrhoica und ihrer verschiedenen endgültigen Erscheinungsweisen muß die dauernde Sterilität scharf betont hervorgehoben werden (s. später).

Kehren wir nun zu den frischen Stadien der gonorrhoischen Tubenaffektionen zurück und nehmen die Progression des Prozesses an, so ist das Wesentliche, daß von den Faltenspitzen aus eine zunehmend zerstörende Wirkung sich geltend macht. Durch starke Eiterung können große Partien der verdickten, klobigen Falten wie weggeschmolzen werden; die kleineren können dabei bis auf kleine Stummel reduziert werden, die größeren die Mannigfaltigkeit ihrer Verzweigungen verlieren, so daß nur noch ein spärlicher, fächerartiger Rest von den Hauptfalten übrig bleibt. (Fig. 124). Das Epithel schwindet von den Faltenspitzen hierbei völlig und bleibt nur in den Buchten und versteckten Partien; im Bindegewebe nimmt der Zellgehalt teils in diffuser Ausbreitung, teils in Herden enorm

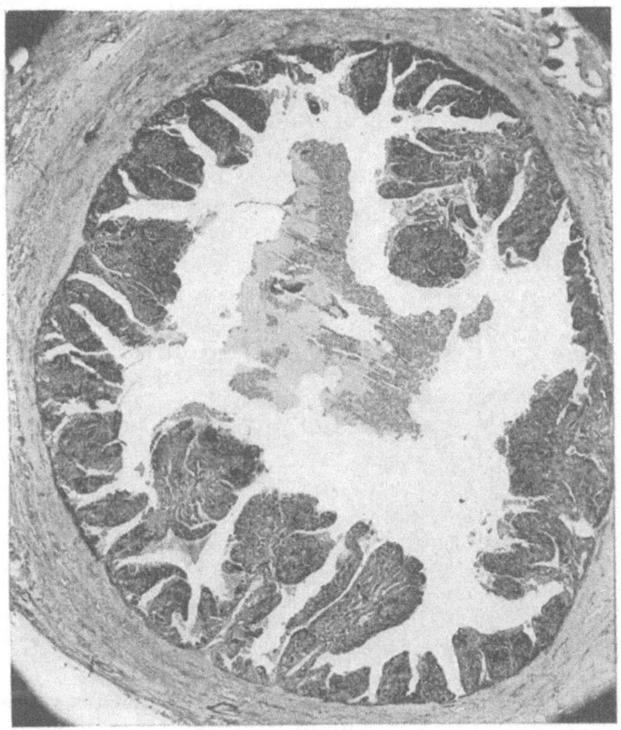

Fig. 124. Schwere ulzeröse Salpingitis (Pyosalpinx).

zu, das Lumen ist stark mit polynukleären und einigen mononukleären Zellen, darunter auch Plasmazellen angefüllt und mehr oder weniger stark dilatiert, das Fimbrienende meist ja schon verschlossen (Pyosalpinx). Die Zellen im Faltenbindegewebe sind vielfach Leuko-, aber meist Lymphozyten und Plasmazellen, daneben auch fixe Bindegewebszellen, die allmählich eine Granulationsheilung anbahnen. In einigen Fällen kann man große, mit doppeltbrechenden Substanzen angefüllte, wabige Zellen im Faltenbindegewebe konstatieren (Pick u. a., auch vom Verfasser mehrfach gesehen). Sie müssen als Pseudoxanthomzellen im Sinne Aschoffs aufgefaßt werden, die offenbar die Aufgabe haben, lipoidartige Stoffe des zerfallenden Gewebes abzutransportieren. Dieses Granulationsgewebe umschließt häufig brückenartig oder in Spangenform einen ganzen Faltenbüschel und vereinigt ihn zu einem pilzartigen Knoten, der im Innern von mehr oder weniger weiten Hohlräumen, den dilatierten oder nicht dilatierten restierenden Faltenzwischenräumen, jetzt wie Drüsenräume anmutend, gebildet wird (Fig. 125). Die kleinen Wandfalten können völlig in Granulationsgewebe aufgegangen sein, so daß in die Eiterräume nur die kolbenartigen Knoten der drei Längsfalten als Wahrzeichen der Tube hineinragen (Fig. 126). In anderen Fällen kann der Granulationsheilungsprozeß nur die Spitzen der Falten überall betroffen haben; die zusammengehaltenen Falten und ihre Zwischenräume bilden das schon früher erwähnte Netz- oder Labyrinthwerk und können jedes für sich wieder eine Dilatation und eitrige Sekretion erleben. Dadurch kann in der dann auf Besenstieldicke verdickten Tube ein äußerst kompliziertes Bild entstehen, aus dem die Tubennatur herauszukennen sehr schwer sein kann. Ob tatsächlich durch Epithelwucherung, Tiefenwachs-

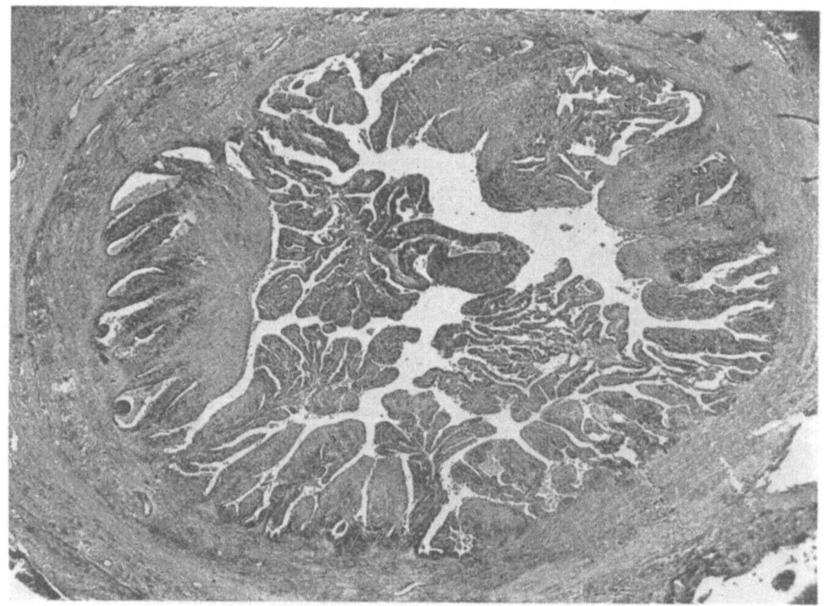

Fig. 125. **Schwere Salpingitis** mit deutlicher Granulations - Brückenbildung.

tum, Lumenbildung neue Epithelformationen und damit dann echte Drüsen entstehen können, ist noch fraglich. Wieder in anderen Fällen können auch die Längsfalten, die am längsten dem Verderben widerstehen, eingeschmolzen werden und dann jede Reminiszenz an die Tubenschleimhaut verschwinden; in diesen hochgradig verstümmelten Fällen ist die Innenwand der Eiterhöhle nur von unspezifischem Granulationsgewebe ausgekleidet.

In jedem einzelnen auch dieser Stadien kann der Prozeß haltmachen; stets kommt es zur Reparation des jeweils zerstörten durch Bindegewebsheilung, nachdem vorher der Zellgehalt des Faltengewebes stark abgenommen hatte und hauptsächlich nur Zellnester übrig geblieben waren. An vielen oberflächlichen Stellen bleiben jedoch ulzeröse Flächen, von denen aus eine Eiterung unterhalten wird. Das Epithel regeneriert sich zum geringen Teil von den tieferen Buchten, wo es dem Zerstörungsprozeß verborgen blieb, jedoch über die Granulationsflächen kommt es nur selten vollständig hinüber (Figg. 127 u. 128).

Der Entzündungsherd macht aber in diesem progressiven Stadium vor den tieferen Schichten nicht halt; schon bei leichteren Entzündungen der Endosalpinx kann man streifen- und herdförmige Infiltrate in den Muskelschichten bis zur Serosa hin finden, vielfach gerade hier an

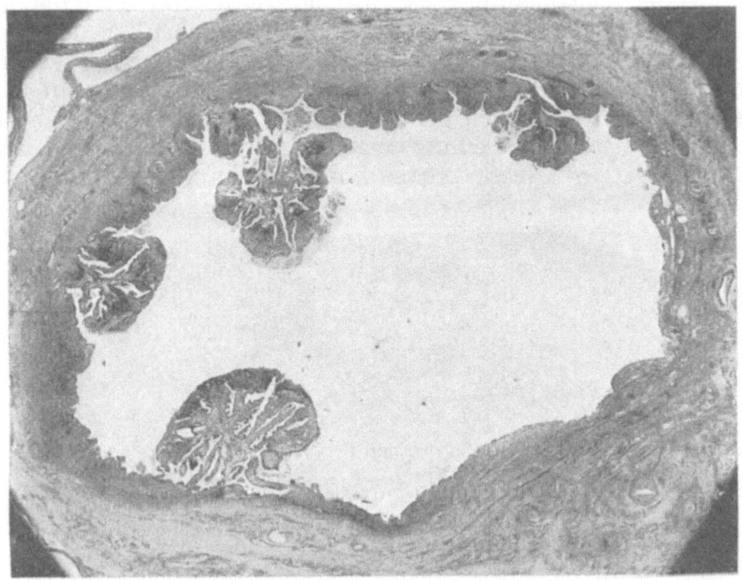

Fig. 126. Schwere Pyosalpinx. Bis auf die Hauptfalten sind die meisten Falten durch Ulzeration verschwunden.

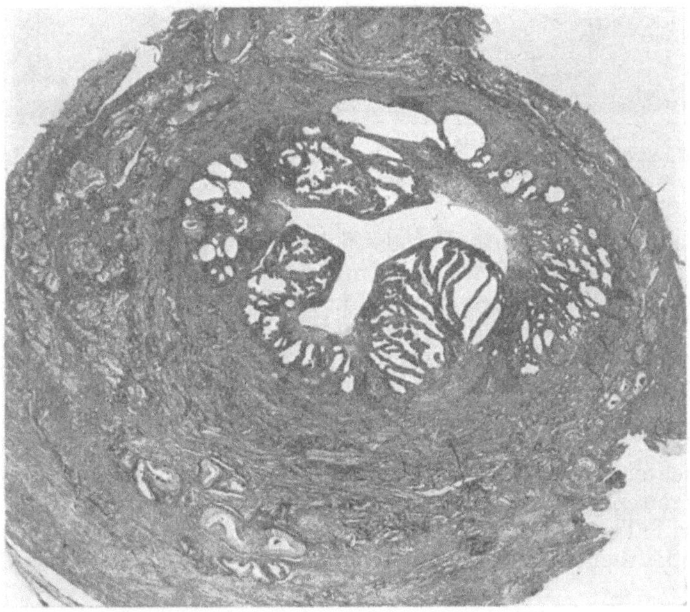

Fig. 127. Chronische Salpingitis. Durch Granulationsgewebe vernarbte Falten.

der Serosa, dem Peritoneum, recht stark. Diese einfachen Infiltrate
können bald und leicht mit dem endosalpingitischen Prozeß abheilen
und spurlos verschwinden. In den progressiven Fällen aber bleibt es
nicht bei kleinen umschriebenen Herden, sondern es entstehen größere
und kleinere Gewebseinschmelzungsbezirke mit erheblicher leuko- und
lymphozytärer Zellanhäufung = Wandabszesse. Diese Herde können
mit dem Lumen der Tube in Kommunikation stehen, sie können aber
auch in der Nähe der Serosaoberfläche liegen und in das Peritoneum
hinein durchbrechen. Oder es war schon vorher zu ausgedehnten Adhäsionen mit anderen Organen der Bauchhöhle, dem Rektum, der Flexura
sigmoidea, den unteren Ileumschlingen, dem Netz, der Blase usw. gekommen; auch gegen diese Organe hin kann die Wandeiterung allmäh-

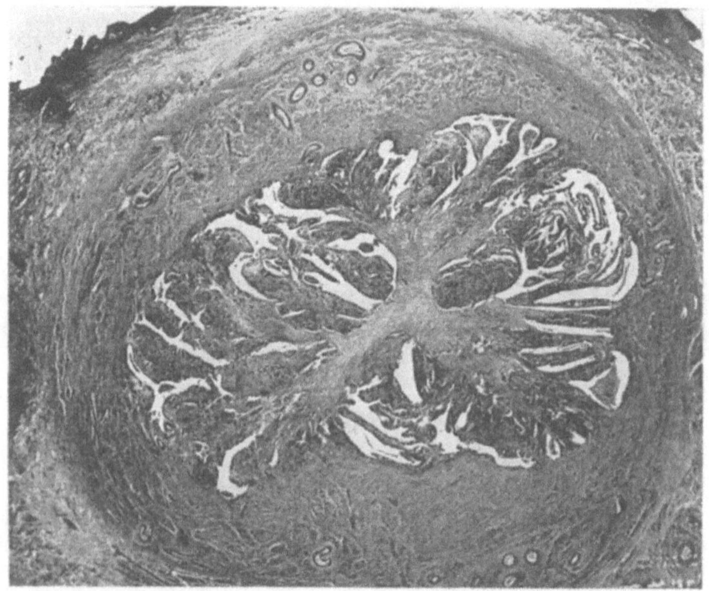

Fig. 128. Chronische Salpingitis. Durch Granulationsgewebe vernarbte, überall Falten-
reste enthaltende Endosalpinx.

lich fortschreiten, auf ihre Wandschichten übergehen und so langsam
sich dem neuen Organlumen nähern und hierhin schließlich durchbrechen.
Durch so einen Durchbruch ist eine neue Situation geschaffen, insofern
von den verschiedenen Darmabschnitten aus neue Infekte der mannigfaltigsten Art in die Tubenwand und das Lumen hineinkommen (Sekundärinfektion). Der Wandeiterungsprozeß kann entweder neu aufflammen
und die Eiterung wieder wesentlich verstärkt werden, oder überhaupt
seinen Charakter ändern, indem er viel progredienter als bisher in den
Wandschichten Zerstörungen anrichtet und im umgebenden Bindegewebe
und lockeren Zellräumen Phlegmonen erzeugt. In der weitaus größten
Zahl aller Fälle verläuft der Prozeß des Durchbruchs günstig, ja vielfach mit deutlicher Tendenz zur völligen Ausheilung auch des Tuben-
prozesses.

In den früheren Stadien ohne Durchbruch können die Wandabszesse
— und das ist das Gewöhnliche — jederzeit abheilen, der Zellgehalt nimmt

dann ab, die Bindegewebsdemarkation zu; viele Prozesse können völlig
vernarben und dadurch Verdickungen und knotenförmige Schwielen in
der Wand der Tube bedingen, ebenso wie überhaupt dieser ausgedehntere
phlegmonöse Wandprozeß zur flächenhaften Narbenheilung und damit
zu einer mehr oder weniger schwieligen Wandverdickung und zur Starr-
wandigkeit des Tubensackes führt. In wieder anderen Fällen schließt
sich der Abszeß nicht vollkommen, besonders nicht, wenn er Abfluß ins
Lumen hat; dann wächst Epithelgewebe von den Faltenresten in die
Abszeßhöhlen und -gänge hinein und bekleidet sie schließlich in ihrer
ganzen Verzweigung. Dadurch kommen einzelne, oft sehr unregelmäßig
verzweigte Gänge in den Tubenwänden zustande, die vom Tubenlumen
aus mit Injektionsflüssigkeiten sich füllen lassen (Hoehne). Um sie
herum findet man mehr oder weniger zellreiches Granulations- und
weiterhin festes Narbengewebe. Die an sich schon etwas dicke und derbe
Tubenwand bekommt dadurch noch besondere Knoten und Einschnü-

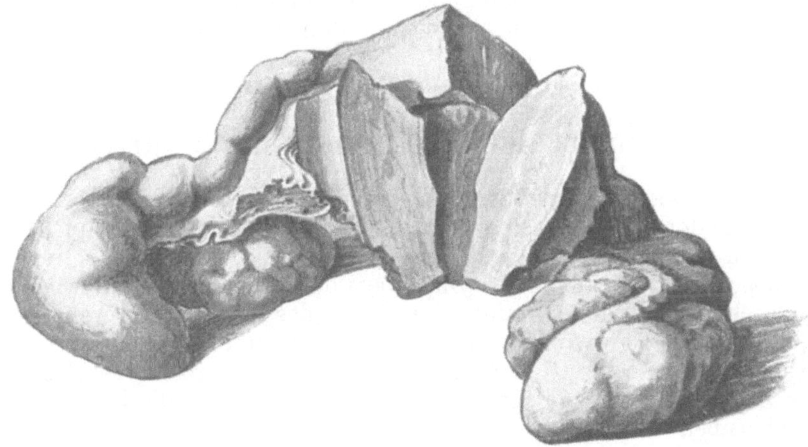

Fig. 129. Doppelseitige Pyosalpingen.

rungen, was diesen Veränderungen den Namen der Salpingitis chronica
isthmica nodosa (Chiari) eingetragen hat. Es besteht heute Übereinstimmung, daß diese hauptsächlich in den uterinwärts gelegenen Tuben-
abschnitten zur Beobachtung kommenden Veränderungen stets auf entzündlicher Basis vom Tubenlumen aus entstehen und nichts mit Adeno-
myombildungen vom Reste des Gartnerschen Ganges zu tun haben.
Die auch Adenosalpingitis genannten Prozesse sind in gewissem Sinne
Analoga zur Adenomyometritis uteri, die Rob. Meyer ja auch einwandfrei auf entzündliche Genese zurückgeführt hat (cf. Kap. IX.).

Das makroskopische Bild dieser schwereren Salpingitisstadien läßt sich
immer weniger für sich betrachten, weil es durch peritoneale Entzündung
und Eierstocksaffektionen stark verwischt und verdeckt wird. Relativ
selten sieht man die Tube daumen- oder gar besenstieldick, wie eine
Hydrosalpinx geformt, in ihrer Wand aber schwieliger und dicker und
mit nur geringfügigen Adhäsionen hinter dem Uterus im Douglas verbacken. Viel häufiger als solche fast isolierten purulenten Saktosalpingen
sieht man die daumen- oder fingerdicke Tube als schwieligen Strang
in einem Konglomerat von anderen entzündeten und miteinander verbackenen Organen, dem Konglomerat- oder Adnextumor (Fig. 129).

Zur Differenzierung dessen bedarf es aber noch der Kenntnis der Eierstocks-
und Peritonealerkrankungen. Der in solchen Pyosalpingen enthaltene
Eiter ist meist gelblich, flüssig und rahmig, in älteren Fällen mehr ein-
gedickt und salbenartig schmierig, auch flockigwässerig; mikroskopisch
besteht er aus Leukozyten, meist im degenerierten Zustande, oft sehr
reichlich amorphem Detritus und mehr oder weniger reichlichen, meist
vakuolär gequollenen Epithelzellen. Mikroorganismen sind nur im Falle
einer Sekundärinfektion zu finden.

Alle die geschilderten Prozesse können nach schon eingeleiteter oder
gar vollendeter Abheilung Rezidive erleben, d. h. die irgendwo noch
vorhandenen, aber bisher schlummernden Gonokokken werden aus irgend
einem Grunde, wie z. B. übermäßigen Anstrengungen, interkurrenten
Erkrankungen, Exzessen in alkoholischen oder sexuellen Genüssen usw.
wieder mobil und infektionstüchtig; dann etabliert sich ein frischer
Eiterprozeß mit vielen leukozytären Elementen auf dem alten, chronisch
entzündlichen Boden. Die mannigfachsten Kombinationsbilder können
so entstehen, die aber schließlich alle im Rahmen der geschilderten Veränderungen zu rubrizieren sind.

Die gonorrhoischen Affektionen der Ovarien.

Die Gonokokken kommen in der Regel mit dem aus dem noch offenen
Fimbrienende der katarrhalisch entzündeten Tube fließenden oder quellen-
den Eiter in den Bauchraum und zunächst an das Ovarium, in seltenen
Fällen mögen sie auch auf dem Lymphwege durch die Tubenwandungen,
sei es durch den Peritonealraum oder durch das Beckenzellgewebe der
Mesosalpinx resp. Mesovariums eindringen. In letzteren Fällen ist wohl
hauptsächlich eine echte Gewebseinschmelzung nach erheblicher leuko-
zytärer Zellansammlung an einer beliebigen Stromastelle die Folge, und
es ist plausibel, daß solche lymphogen entstandenen Herde fern von
dem Rande in der Nähe des Ovarialhilus liegen. Aber, wie gesagt, viel
häufiger und als den gewöhnlichen Infektionsmodus findet man den Weg
vom Bauchraum her. Eine gewöhnliche Begleiterscheinung der meisten
aszendierten Gonorrhöen ist die Perioophoritis gonorrhoica; die
Gonokokken legen sich dem Oberflächenepithel an, rufen eine starke
leukozytäre Zellanhäufung hervor und wachsen innerhalb der Zellücken
ins Stroma hinein. Vielfach machen sie in den oberflächlichsten Schichten
wie auch sonst halt, in wenigen anderen drängen sie weiter in die Tiefe
und infizieren das Stroma und spezifische Produkte des Ovarialparenchyms. Bleibt es beim oberflächlichen Prozeß, so tritt hier bald Abheilung ein, indem die dem gleichfalls mitinfizierten Peritoneum anliegende, vom Epithel stellenweise entblößte Ovarialoberfläche mit dem
Bauchfell in geringerer oder größerer Ausdehnung verwächst und an
diesen Stellen schließlich spinnwebige, netzartige, strangförmige Adhäsionen entstehen (Perioophoritis adhaesiva). Bei Progression dieses Prozesses können die Gonokokken in einen wachsenden oder auch reifenden
Follikel von außen her eindringen; hier kommt es dann zu einer Zerstörung der Granulosa und des Eies und einer Entzündung der Theca
interna-Wand, die mehr oder weniger tief greifen kann. Da es sich hierbei
um Eiteransammlung in einem präformierten Raum handelt, spricht
man von follikulären Pseudoabszessen. Makroskopisch erkennt
man sie an der Größe (ca. Haselnußgröße) und der glatten kugeligen

Wand, dazu dem eitriggelben Inhalt. Ohne Frage kann wohl aus solch einem Pseudoabszeß durch fortschreitende Gewebseinschmelzung ein echter Abszeß entstehen. Der dritte, auch nicht gerade seltene Infektionsmodus benutzt den Weg, den der Follikelsprung in den reifen Graafschen Follikel hinein öffnet. Es erscheint durchaus plausibel, daß Gonokokken, die in der Nähe der Rißstelle liegen, innerhalb der allernächsten Zeit nach erfolgtem Follikelsprung durch den provisorischen Fibrinpfropf hindurchwachsen und sich auf der nackten proliferierenden Granulosaluteinschicht oder auch auf der noch sehr zarten, im Werden begriffenen inneren Abdeckschicht ausbreiten (s. normale Anatomie); sie finden hier einen prachtvollen, eiweißreichen Epithelnährboden. Es erscheint aber wohl ebenso selbstverständlich, daß die in Bildung begriffene junge Granulosaluteinschicht nicht zur Ausbildung kommt, sondern zerstört und statt ihrer ein Strom von Leukozyten aus dem ja sehr kapillarreichen Theca interna-Gebiet angelockt wird. Die spätere Abszeßmembran wird keine Luteinzellen mehr aufweisen, sondern die häufig in ihr zu findenden großen blasigen Zellen sind Pseudoxanthomzellen bindegewebiger Abkunft, die mit den Lutein-

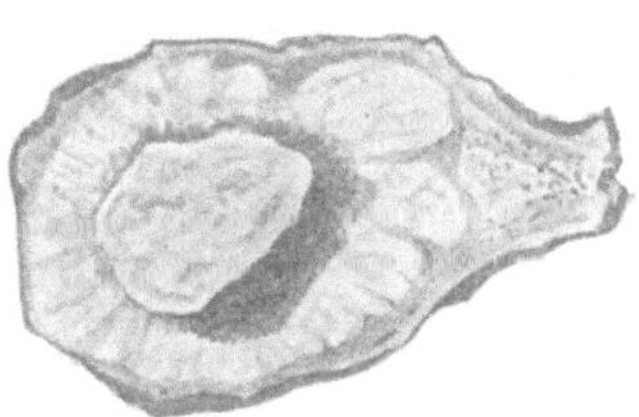

Fig. 130. Ovarialabszeß.

zellen nichts zu tun haben und ja auch in den Pyosalpinxmembranen gefunden wurden. Im übrigen setzt sich die Abszeßmembran zusammen aus Granulationsgewebe mit vielen Leuko-, Lymphozyten und oft reichlich Plasmazellen. Makroskopisch zeigen diese Abszesse häufig eine gelbe Farbe (durch die Pseudoxanthomzellen) und eine wellige Wand, nach dem Entleeren des gelben rahmigen Eiters ein feinhöckeriges, wulstiges Innere (Fig. 130). Ihre Größe schwankt, walnuß- und kleinapfelgroße Abszesse sind nicht selten; sie kommen häufig in der Einzahl vor. Gelegentlich sieht man aber auch das Ovarium stark vergrößert und durch multiple Abszesse ersetzt, deren Entstehen wohl dann lymphogen leichter als durch Corpus luteum Infektion zu erklären ist. Im einzelnen Falle sind die verschieden entstandenen Abszesse nicht auseinanderzuhalten; es gibt kein Kriterium, die verschiedene Entstehungsart zu erkennen, es sei denn ihre noch einwandfreie Beziehung zur Oberfläche resp. ihr allseitig durch intaktes Gewebe umgrenzter tiefer Sitz.

Kleinere Abszesse können sicherlich spontan ausheilen und völlig zur Resorption kommen, wahrscheinlich mit Stromanarben, die bei der großen Regenerationsfähigkeit des Ovars später völlig verschwinden können. Größere Abszesse bleiben lange Zeit bestehen und bilden den Kern eines nur schwer oder gar nicht sich verkleinernden Adnextumors; sie drängen entweder an irgendein Nachbarorgan heran und entleeren ihren Eiter hier, z. B. Rektum, Flexura sigmoidea usw., oder stören jahrelang die Gesundheit der Trägerin, unter dauernder Zunahme der Schwielenbildung um den Eiterherd herum.

In den leichten Stadien der Eierstocksentzündung erfährt die normale Eierstocksfunktion, die Eireifung und Corpus luteum-Bildung keine wesentliche Störung, der Ovarialzyklus läuft, wie oben dargetan, in normaler Folge weiter, unbekümmert um die oft schweren Entzündungsprozesse in seinem Haupterfolgsorgan, dem Endometrium corporis (cf. Fig. 117). Die Blutungen unregelmäßiger Art sind eben nicht dunkler, „ovarieller"

Herkunft, sondern entstehen in dem schwer entzündeten hyperämischen
Endometrium selbst. In anderen Fällen kann aber der Ovarialzyklus
auch unterbrochen werden, indem z. B. das gerade reifende Ei durch

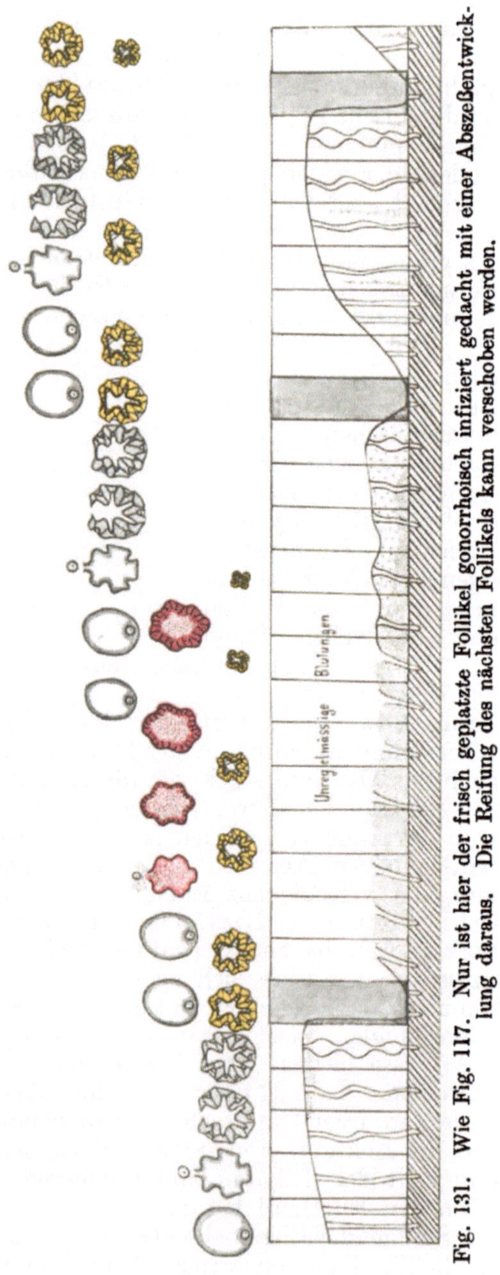

Fig. 131. Wie Fig. 117. Nur ist hier der frisch geplatzte Follikel gonorrhoisch infiziert gedacht mit einer Abszeßentwicklung daraus. Die Reifung des nächsten Follikels kann verschoben werden.

die Giftstoffe des Gonokokkus und die Einwirkung der Entzündung
überhaupt frühzeitig zugrunde geht; andere Follikel treten dann eventuell
an die Stelle dieses ausscheidenden, oder auch der Reifungsprozeß der

Follikel wird überhaupt durch die schweren Entzündungstoxine aufgehalten und setzt erst später nach Abklingen des akuten Stadiums
wieder ein; dann sind längere Pausen in der Hormonsekretion die Folge,
die eher ungünstig als günstig auf die Abheilung des endometranen Prozesses wirken. Die Infektion der Follikelhülle nach eben erfolgter spontaner Ovulation gibt natürlich auch eine Verschiebung oder Unterbrechung
des Ovarialzyklus (Fig. 131). Schließlich aber, selbst bei vielen großen
und kleinen Abszessen, stellt sich nach dem Abklingen der akuten Stadien
doch der Ovarialzyklus wieder her, da offenbar selbst bei hochgradigen
Entzündungen und Zerstörungen immer noch genügend Primordialfollikel
übrig bleiben, die auf Entwicklungsmöglichkeiten und Reifung harren.
Vielfach allerdings spricht sich eine gewisse Eischwäche darin aus, daß die
Eier zu früh wieder zugrunde gehen, weil sie nicht genügend lebensfähig
sind, und der Zyklus deshalb nicht mit vier-, sondern dreiwöchentlichen
oder unregelmäßigen Intervallen folgt. Meist aber erholt sich auch dieser
Schwächezustand und der Ovarialzyklus kommt wieder mit normaler
Folge in Gang.

In noch anderer Weise erfährt das Ovarialparenchym eine Alteration.
Durch die langdauernde entzündliche Hyperämie, vielleicht durch Reizung
geringer Toxinmengen beginnen die kleinen Follikel früher und rascher
sich zu entwickeln, so daß mittelgroße Bläschen in größerer Zahl entstehen und den Eierstock mit vielen kirschkern- bis kirschgroßen
Follikeln durchsetzen = kleinzystische Degeneration des Ovariums. (Die wichtigste Ursache dieser oft über Gebühr beachteten Affektion.)
Viele dieser Follikelbläschen sind echte Follikel mit Granulosa und Ei,
viele von ihnen sind schon der zystischen Atresie verfallen, so daß sie
keine Granulosa, aber eine in ihren Zellen vergrößerte Theca interna
mit oft hyaliner Grenzfasermembran zeigen. Klinisch verläuft dieser
Follikelreizzustand häufig ohne Symptome, in manchen Fällen wird er
mit neuralgieartigen Schmerzen in der Eierstocksgegend, auch mit Dys-
menorrhoe in kausalen Zusammenhang gebracht — wahrscheinlich mit
Unrecht. Andere Veränderungen, die man für chronische Oophoritis
charakteristisch hielt, vor allem die Angiodystrophie, haben sich im Rahmen
physiologischer Variationen erkennen lassen, die Gefäßveränderungen
als durch die Ovulationssklerose bedingt (s. normales Ovarium).

Die Gonorrhöe des Peritoneums.

Über diese Lokalisation ist dem bei der Tube und dem Ovarium
Gesagten hier nicht mehr viel hinzuzufügen. Es ist das Verdienst Wertheims, die gonorrhoische Natur der Peritonealveränderungen nachgewiesen und auch gleiche Veränderungen bei Mäusen und Ratten durch
Gonokokkenkulturen erzeugt zu haben. Der Prozeß der gonorrhoischen
Infektion spielt sich hier wie überall an den Schleimhäuten ab: starke
Lymphsekretion und leukozytäre Zellansammlung unter den auseinandergedrängten Endothelien, Gonokokken auf, zwischen und unter den Zellen;
dazu kommt hier die Bildung eines stark plastischen Exsudates
durch Fibrinausscheidung, das sehr schnell eine Verklebung der benachbarten Peritonealflächen miteinander bewirkt und die Propagation des
Prozesses auf weitere Peritonealflächen verhindert. Das steht im vollen
Gegensatz zu dem mehr flüssigen Exsudat der Streptokokkenperitoni-
tiden, wodurch dann deren schnelle Weiterverbreitung ungemein be-
fördert wird. Auf Grund dieser Feststellungen ist es erklärlich, daß diffuse

gonorrhoische Peritonitiden nur sehr selten sind, und wenn sie z. B.
durch Platzen einer gonorrhoischen Pyosalpinx doch einmal entstehen,
wohl mit zuerst sehr bedrohlichen Symptomen auftreten, aber meist
schnell abklingen und nur in seltenen Ausnahmefällen ad exitum führen.
Durch das plastische Exsudat andererseits kommt es nach Rückgang
der akuten Entzündung infolge Bindegewebsproduktion zur ausgedehnten
Adhäsionsbildung, die nun ihrerseits die verschiedenartigsten Organe
zunächst durch fibrinöse Schwarten, später durch Adhäsionen eng miteinander verbindet und konglomeriert. In der richtigen Würdigung
dieser Kittmasse liegt das Verständnis für die Bildung der sog. Adnex-

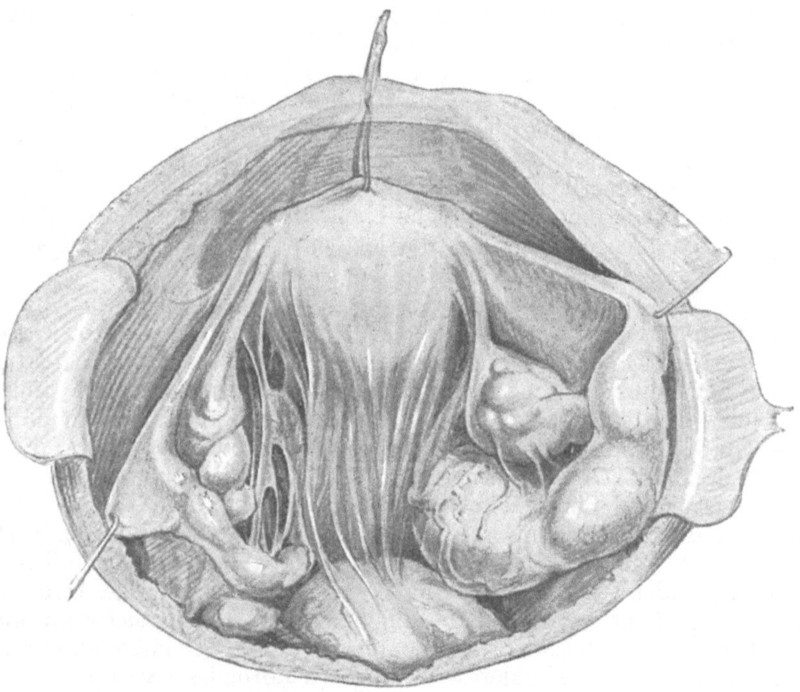

Fig. 132. Ausgedehnte entzündliche Peritonealadhäsionen, die den Uterus allseitig
festheften. Rechts (vom Beschauer der Abbildung) chronische Pyosalpinx, links
chronische Salpingitis. Der Uterus ist nach vorn gezogen, lag in fixierter Retroflexio.

tumoren, die stets aus verschiedenartigen Organen infolge Verklebungen
und Verwachsungen entstanden sind (Fig. 132). Diese Adhäsionen können
durch die physiologischen Schwankungen im Füllungszustande der beteiligten Organe, z. B. Flexura sigmoidea, Dünndarmschlingen, Rektum
und Blase, Zerrungen und Dehnungen erfahren; dadurch entstehen Hohlräume, die dann meist von Flüssigkeit angefüllt werden („Serozelen"-
Bildung); oder die gleiche Bildung kommt auch ohne Zerrungen durch einfache Flüssigkeitsabscheidung in dem entzündeten Peritoneum zustande.
    Zum Schluß seien noch die Tuboovarialabszesse erwähnt, deren
Entstehung für einen Teil der Fälle ähnlich zu denken ist, wie es oben für
die Tuboovarialzysten dargestellt ist: isolierte Pyosalpinx und isoliertes
Pyovarium, beide eng verbunden, allmählicher Durchbruch der Scheidewand durch Gewebseinschmelzung und Druckatrophie. Eine andere

Gruppe entsteht so, daß in frischen Stadien die noch nicht verschlossenen Fimbrien in die Follikelsprungöffnung hineinschlüpfen, die Höhle infizieren, an den Rändern verkleben und schließlich verwachsen; die Eiterung besorgt dann sowohl in der Tube wie in dem entstehenden Corpus luteum-Abszeß die Ausdehnung und die Bildung des Tuboovarialabszesses. Schließlich kann zwischen Tube und Pyovarium noch eine peritoneale Eiteransammlung = peritubare Pyozele eingeschaltet sein, die quasi einen Korridor zwischen beiden Organen bildet. Die äußere Form, die sich aus den erheblichen Verwachsungen herausschälen läßt, ist fast stets die schon für die Tuboovarialzysten charakteristische Retortenform, deren kolbiges, dickes, dem Pyovarium entsprechendes Ende gewöhnlich seitlich und hinter dem Uterus liegt.

Verlauf, Symptomatologie, Diagnose und Therapie der aszendierten Gonorrhöe.

Symptome, die lediglich der gonorrhoischen Entzündung der oberen Genitalabschnitte zur Last zu legen wären, gibt es nicht, alle die zu besprechenden Zeichen finden sich auch bei Entzündungen dieser Abschnitte, die durch andere Keime entstanden sind (s. nächster Abschnitt). Allerdings kommt ein akutes Stadium unter den gleichen Umständen und Erscheinungen bei den septischen Adnexerkrankungen selten zur Beobachtung. Die Besprechung aber soll hier etwas ausführlich gebracht werden, weil in Dreiviertel aller Fälle von Entzündung der oberen Geschlechtswege die Ursache in der Gonorrhöe gegeben ist.

a) **Das akute Stadium**: kann in vielen Fällen ganz fehlen; schleichend schreitet die Erkrankung vom Corpus uteri auf die Tuben und das Beckenbauchfell weiter, erst durch die weiter unten zu besprechenden Zeichen des chronischen Stadiums kommt die früher erfolgte Aszension zur Diagnose.

In vielen anderen Fällen aber wird die Aszension von schweren, oft bedrohlichen Zeichen begleitet. Gewöhnlich im Anschluß an oder während einer Menstruationsblutung tritt ziemlich plötzlich unter Fieber von 38,5 bis 39,5° ein schweres Krankheitsbild zutage. Erhebliche Leibschmerzen von stechendem, bohrendem, ziehendem Charakter über den ganzen Unterleib, Brechneigung, Übelkeit, Appetitlosigkeit, Meteorismus des Leibes, manchmal geringe, manchmal sehr deutliche reflektorische Spannung, Störung der Darmtätigkeit entweder als Verstopfung oder Diarrhöen, enorme Druckempfindlichkeit, beschleunigter, jedoch gut gefüllter, selten kleiner Puls, trockene Zunge mit weißem Belag, Verstärkung und längere Dauer, eventuell Wiederkehr der gerade ablaufenden oder abgelaufenen „Regel" sind die charakteristischen Zeichen, die nicht stets alle, aber doch in größerer Zahl miteinander auftreten. Es sind die Zeichen der akuten Bauchfellentzündung des Unterleibes, deren anatomisches Substrat jene oben beschriebenen akuten fibrinösen Charaktere der Bauchfellgonorrhöe darstellen, die ja stets in Kombination mit akuter Salpingitis und Endometritis gonorrhoica vorkommt. Im Verlauf von einigen bis mehreren Tagen tritt gewöhnlich eine erhebliche Besserung ein, die Spontanschmerzhaftigkeit geht allmählich zurück, der Puls wird langsamer und kräftiger und besser gefüllt, der Meteorismus des Leibes läßt allmählich nach und eine Lokalisation des Druckschmerzes auf beiden

Unterleibsseiten wird deutlich; das Fieber und die unregelmäßigen Blutungen können zunächst noch bestehen bleiben. Die Übelkeit und Brechneigung sowie die Appetitlosigkeit, weiterhin auch die trockene Zunge bessern sich allmählich, die Darmtätigkeit kommt wieder in Ordnung. Schließlich können auch die letzten Krankheitserscheinungen zurückgehen, das Fieber verschwinden, die monatliche Regel in normalen Gang kommen und die Erkrankung scheinbar völlig überwunden sein. Es gibt viele Fälle, in denen auch späterhin keine Symptome mehr auftreten. Meist geht das akute Stadium allmählich in das chronische über, dessen Symptome auch für lange Zeiträume äußerst geringe sein können, das aber doch von Zeit zu Zeit Exazerbationen zeigt und auf seine Existenz hinweist; in nur relativ geringer Zahl der Fälle bleibt ein langdauerndes, fieberhaftes Krankheitsbild übrig.

Die Diagnose kann vielfach nur die akute Unterleibsentzündung feststellen, ohne den Ausgangspunkt oder die Ätiologie sogleich bestimmen zu können. Wichtig ist der Zeitpunkt der Erkrankung, der Anschluß an eine Menstruation, die Flitterwochen; von großer Bedeutung ist die Kenntnis der vorher vorhandenen Gonorrhöe der unteren Geschlechtswege, eventuell der Nachweis aus der Harnröhre (aus der Zervix gelingt er meist wegen gerade bestehender Blutung nicht), die Gonorrhöe des Uxor. Der Anschluß an das Wochenbett kann natürlich ebensogut puerperalseptischen Ursprung andeuten, immerhin ist eine aszendierende Erkrankung im Spätwochenbett mit nicht allzu heftiger Progression und langdauernder Fieberreaktion sehr verdächtig auf Gonorrhöe. Der Tastbefund ist zunächst nur sehr schwer und undeutlich zu erheben, immerhin ist es schon von Bedeutung, die starke Schmerzhaftigkeit des Douglasraumes und des Gewebes beiderseits nach den Beckenschaufeln festzustellen; einen „Tumor“ wird man selten im ersten Anfang tasten; wohl aber wird schon nach einigen Tagen eine unbestimmte, ca. hühnerei-, gänseei- oder faustgroße Resistenz eventuell zu beiden Seiten deutlich und allmählich deutlicher, je mehr die Druckempfindlichkeit des gesamten Gewebes nachläßt.

Differentialdiagnostisch kommen in erster Linie in Betracht:

1. Als besonders wichtig wegen der therapeutischen Konsequenzen die akute Appendizitis. Gar häufig werden in der Praxis akut entzündliche Adnexerkrankungen für akute Appendizitis angesehen und umgekehrt. Unterscheidungsmerkmale sind:

a) Für die entzündliche Adnexerkrankung die meist vorhandene Doppelseitigkeit, die Schmerzen im ganzen Unterleib, der frühzeitige Meteorismus, geringe, auch fehlende reflektorische Spannung (vorhandene reflektorische Spannung spricht nicht gegen Gonorrhöe), die Zunahme des Druckschmerzes nach abwärts, die Schmerzempfindlichkeit des Douglasraumes, die Anamnese, die auf die Genitalfunktionszeiten und auf frühere Gonorrhöesymptome Bezug zu nehmen hat, der Nachweis der Gonorrhöe z. B. in der Harnröhre.

b) Für die akute Appendizitis: Beginn mit Schmerzen im ganzen Leib, besonders um den Nabel herum und in der Magengegend, stets reflektorische Spannung, erst später Meteorismus; Bevorzugung oder Beschränkung auf die rechte Seite, Zunahme des Druckschmerzes nach oben zu, Freisein des Unterleibes, normale Sekretabstriche aus Urethra, Vagina und Zervix; eine eventuelle tumorartige Resistenz läßt sich auf der rechten Beckenschaufel feststellen, die nach abwärts weichen kann, während die Adnextumoren beiderseits sitzen und unten im Becken am größten sind und nach oben hinaufsteigen. In operationsbedürftigen Fällen schnelle Verschlechterung, bei den entzündlichen Adnexerkrankungen nach anfangs stürmischen Zeichen schnelles Abklingen.

Es gibt aber Fälle, in denen trotz genauer Beobachtung aller Einzelheiten die Differentialdiagnose nicht klar wird; dann soll man verfahren, als läge eine Appendicitis acuta vor.

2. Stielgedrehter Ovarialtumor: Den akuten, stürmischen Beginn haben beide gemeinsam, auch den schnellen Rückgang der alarmierenden Symptome; relativ schnell wird dann durch den Tastbefund die Situation klar durch den Nachweis des relativ fixierten zystischen Tumors und dem Fehlen jeglicher Entzündungserscheinungen an den unteren Genitalwegen. In Narkose könnte man schon sofort in den meisten Fällen zum Ziel kommen, wo dann die frische gonorrhoische Erkrankung nur eine unbestimmte, kaum heraustastbare Resistenz ergibt. Es muß aber davor gewarnt werden, in Narkose fest und kräftig zufassend zu tasten, da dadurch leicht Eiter aus den Tuben verschmiert werden kann und Abkapselungsprozesse gestört werden.

3. Akute Sigmoiditis infolge Koprostase und stetig sich apponierender fester Fäkalmassen. Die chronische Obstipation mit Erbrechen und Schmerzen, Fieber bis 39°, das schwere subjektive Krankheitsgefühl sind neben niedrigem Puls und allgemein gutem Aussehen der Patienten nach Albrecht die wichtigsten Zeichen. Die genaue Berücksichtigung der Anamnese, der fehlende Nachweis eventueller Gonokokken und die Beseitigung der Erscheinung in diesen Fällen durch Einlauf lassen die Diagnose entscheiden.

4. Tubarabort mit Hämatozelenbildung. Das Fieber ist hier kein sicherer Indikator, die Unregelmäßigkeiten der Regel bestehen hier wie dort; man achte aber auf das selbst nur einige Tage über die fällige Zeit betragende Ausbleiben der Blutung. Aber die Einseitigkeit des Prozesses, die immerhin nicht so erhebliche Druckempfindlichkeit, die mehr teigige Resistenz sprechen für Extrauteringravidität. Jedoch können wegen der unbeurteilbaren Verschiedenheiten im Verlauf der akut-entzündlichen Adnexerkrankung und des ebenfalls sehr bunten Bildes des Tubarabortes Verwechslungen zwischen beiden Krankheitsbildern vorkommen und sind nicht selten. Leider läßt das Auftreten von Kolostrum in der Mamma im Stich, ebenso ist leider die Leukozytenzählung kein zuverlässiges Kriterium, wenn auch hohe Leukozytenwerte für einen eitrigen Prozeß sprechen, ebenso läßt auch die Zeit der Blutkörperchensenkung im Stich.

5. Eitrige Prozesse im Beckenzellgewebe und an den Adnexen anderer Ätiologie als gonorrhoischer. Hier ist der Anschluß an puerperale oder septische Endometritiden von Wichtigkeit, ebenso die Kenntnis irgendeiner Eingangspforte, z. B. von zerfallenden, intrauterinen Tumoren aus. Das Krankheitsbild ist hier meist viel schwerer und im akuten Stadium progressiver; die Ausbildung von Beckenzellgewebsexsudationen, die bei Gonorrhöe nie in größerem Maße vorkommen, klärt bald das Bild. Häufig kann allerdings erst der weitere Verlauf, die Ausbildung eines bestimmten Tastbildes, der Nachweis der Gonokokken in den unteren Genitalwegen die Ätiologie zeigen. Da bei beiden Erkrankungen die Therapie die gleiche ist, so spielt die frühzeitige Feststellung der Ätiologie praktisch vor allem nur für die Prognosenstellung eine Rolle.

Die **Prognose** ist in der Hauptsache aus dem über den Verlauf
Gesagten zu ersehen; in den meisten Fällen wird der Prozeß schnell abklingen und entweder ganz ausheilen oder häufiger allmählich in ein
chronisches Stadium übergeführt, in einer weiteren Gruppe bleiben
Zeichen einer schwereren Entzündung über viele Wochen, die gewöhnlich
durch Bildung von Ovarialabszessen verursacht sind; akut lebensbedrohliche Zeichen treten im akut-gonorrhoischen Stadium der Adnexerkrankungen kaum auf, allgemein-gonorrhoische Peritonitiden sind, wie schon
oben gesagt, nur äußerst selten beobachtet. Das Platzen einer Pyosalpinx
oder eines Pyovariums kommt in diesem Stadium noch nicht zur Beobachtung, es sei denn, daß keine gonorrhoische, sondern eine septische
Erkrankung vorliegt und durch die Progression der stark invasiven
Keime zur diffusen Peritonitis führt.

Die **Therapie** zieht aus diesen prognostischen Erfahrungen und
aus den pathologisch-anatomischen Kenntnissen über den Ablauf der
Tuben-, Ovarial- und Peritonealgonorrhöe ihre Schlüsse. Die **Gonorrhöe
kann in jedem Stadium abheilen und die Gonorrhöe ist niemals oder in seltensten Ausnahmefällen tödlich** — das sind
die theoretischen Grundlagen für das **absolut exspektative** Verfahren; dazu kommt, daß man in frischen Fällen nur stark zerreißliche
und zundrige, weiche Gewebe vorfindet, die sich zu Anlegen von Nähten
und Unterbindungen nur sehr schlecht eignen, man infolgedessen wesentlich mehr zerstört, als dem Prozeß nach notwendig wäre. Erst wenn
alle kollaterale Hyperämie beseitigt, der Endeffekt der angerichteten
Zerstörungen durch Bindegewebsheilung klar geworden ist — erst dann
findet man die geeigneten Vorbedingungen für ein aussichtsreiches Operieren. Deshalb im akuten Stadium lediglich exspektative Maßnahmen:

1. Vor allem strenge **Bettruhe** zwecks möglichster Ruhigstellung
der Organe bis zum Abklingen aller Erscheinungen und Verschwinden
auch der palpatorisch nachweisbaren Anomalien oder bis weit ins chronische Stadium hinein, d. h. im allgemeinen mehrere Wochen.

2. Absolutes Kohabitationsverbot.

3. Eisblase zwecks Ruhigstellung des Darmes und Linderung der
Schmerzen. Hitze wird in diesem Stadium meist schlecht vertragen.

4. Regelung der Diät: leichtverdauliche, aber kräftige Kost mit
möglichst wenig Schlacken in häufigen kleinen Portionen.

5. Zuerst Ruhigstellung des Darmes durch Opium (erst **nachdem
die Diagnose sicher ist!!**), bald aber dann salinische Abführmittel, um
möglichst alle Darminhaltsstauungen, besonders in der Flexura sigmoidea
zu vermeiden.

**b) Das subakute und subchronische Stadium = die eitrigen Adnex-
tumoren.**

In leichten Fällen kann das akute Stadium unter der angegebenen
Therapie entweder völlig und restlos ausheilen oder gleich in das später
zu besprechende chronische Endstadium übergehen. In vielen nicht
ganz leicht verlaufenden Fällen kommt es durch die Entzündung zu
stärkeren tumorartigen Anschwellungen der Eileiter und Eierstöcke und
der Adnexe (Gebärmutteranhänge). Diese sog. Adnextumoren bedürfen
einer besonderen Darstellung.

Außer den Gonokokken kommen noch Strepto- und Staphylokokken,
Bacterium coli, Typhusbazillen, Diplococcus lanceolatus, Friedländers
Kapselbazillen, Influenzabazillen, Tuberkelbazillen (s. später) und Aktino-
myzespilze (s. später) als Erreger in Frage; die Beteiligung der einzelnen

Keime stellt sich aber so, daß ca. $^2/_3$, nach manchen Autoren $^3/_4$ aller Fälle auf die gonorrhoische Ätiologie entfallen, $^1/_{10}$ auf Tuberkulose und ca. $^1/_6$ auf alle anderen Keime der puerperal-septischen und einfach eitrigen Infektion; Menge gibt das Prozentverhältnis sogar so an: Gonorrhöe 85—90%, Tuberkulose 10%, Strepto- und Staphylokokken 3,0—5,0%. Im starken Gegensatz dazu steht Pankow, der postgonorrhoische Adnexerkrankungen in 43%, postappendizitische in 22%, tuberkulöse in 22% und puerperal-septische in 13% annimmt, wobei allerdings zu beachten ist, daß die Perisalpingitiden, wie sie der postappendizitischen Genese zur Last fallen, nicht unter die Adnexerkrankungen zu rechnen sind. Sichere Angaben sind deshalb so schwer zu erhalten, weil die Keime nur in einem kleinen Prozentsatz bakteriologisch zu züchten sind; in 60—70% aller Fälle ist der Eiter steril und aus dem histologischen Bild die Genese abzulesen, ist nach obiger Auseinandersetzung unendlich schwer. Wie aber ersichtlich, ist der gonorrhoischen Infektion der bei weitem größte Beteiligungsprozentsatz zuzuschreiben, so daß die Erörterung des Krankheitsbildes unter der Voraussetzung, daß auch andere Keime Ähnliches machen können, hier durchgeführt werden muß.

Nach Abklingen des akuten Stadiums bleibt in der größeren Mehrzahl der Fälle eine verschieden große tumorartige Anschwellung neben der Gebärmutter bestehen. Es ist nach den anatomischen Auseinandersetzungen begreiflich, daß die verdickte, eventuell in eine Pyosalpinx umgewandelte Tube mit dem Ovarium und dem Beckenbauchfell sowie den benachbarten Organen, z. B. dem Netz, den Därmen, der Flexur, eventuell der Blasenkuppe, vor allem aber auch dem Uterus durch das fibröse Exsudat der Pelveoperitonitis verbacken und verkleben muß, so daß ein Konglomerat von verschiedenartigen Organen und dadurch der Eindruck eines Tumors entstehen kann. Die Mannigfaltigkeit dieser Pseudotumoren ist durch die im anatomischen Teil dargestellte Mannigfaltigkeit der einzelnen Organveränderungen erklärlich; je nach der Stärke der Tubenveränderungen, der Größe der Eiteransammlung, des Übergreifens auf die Tubenwand, je nach Größe und Zahl der Ovarialabszesse, je nachdem freier Eiter zwischen den Organen sich bildet und absackt, je nach der Menge der fibrinösen Peritonealexsudation müssen die Adnextumoren verschieden zusammengesetzt, verschieden groß, verschieden geformt sein; eine genauere Differenzierung ist klinisch kaum möglich; klinisch handelt es sich nur um den Konglomerattumor.

Der Verlauf ist ebenso verschieden wie die Zusammensetzung eines solchen Tumors. Meist erlebt man ein erstaunlich rasches Zurückgehen eines selbst faustgroßen und noch größeren Tumors, so daß er schon nach wenigen Wochen auf Hühnereigröße oder noch weniger geschwunden ist. Das erklärt sich aus der Beteiligung von Darmschlingen an dem Konglomerat; zunächst hält fibrinöses Exsudat eine Anzahl von wechselnd gefüllten Schlingen mit dem Netz an den entzündlichen Tuben und Ovarien fest, die Entzündung klingt ab, die Schlingen werden wieder frei oder nur durch zarte Adhäsionen noch gehalten, das entzündliche Ödem und das Exsudat verschwindet, die Eileiterentzündung erfährt ebenso eine Abheilung, schließlich bleibt nur noch die chronische Salpingitis mit dem Tubenverschluß und der ausgedehnten Faltenverwachsung, umgeben von reichlich Adhäsionen übrig. Damit ist dann der Adnextumor in das chronische Endstadium übergegangen. Bei stärkerer Virulenz der Keime halten aber die Entzündungserscheinungen länger an, die Tube wandelt sich in eine Pyosalpinx oft von beträchtlicher Größe um, im Eierstock können sich ein oder mehrere Abszesse entwickeln, die Exsudatbildung seitens des Peritoneums wird stärker und massiger, schwieliger, die Verklebungen und Verlötungen mit dem Darm lösen sich nicht so leicht, im Gegenteil werden stärker, die Entzündung geht auf die Darmwand über und bewirkt schließlich eine Kommunikation mit dem Darmlumen; jetzt kann der Prozeß durch den Eiterabfluß Erleichterungen erfahren und in Heilung übergehen, besonders wenn durch fistelartige schräge Einmündung der Perforationsstelle die Keime des Darms am Eindringen in die Pyosalpinx oder das Pyovarium verhindert werden; manchmal aber tritt dann eine Verschlimmerung ein, die Eiteransammlung bildet sich wieder, ändert eventuell durch Sekundärinfektion ihren Charakter und richtet durch neue Progredienz neuen, unabsehbaren Schaden durch phlegmonöse Prozesse an. Zwischen beiden Extremen gibt es mannigfache Übergänge, die meisten der Fälle und vor allem die gonorrhoischen neigen nach der günstigen Seite hin und heilen in wenigen Wochen ab. Allerdings kommt, solange noch irgendwo Eiter bleibt, leicht ein Rezidiv zustande, die akuten Erscheinungen beginnen aufs neue und klingen meist ebenso wie das erstemal ab.

Das klinische Bild läßt folgende Einzelsymptome herausschälen:

1. Fieber: In den leichten Fällen klingt es schnell ab, läßt noch einige Tage subfebrile Steigerungen der Körperwärme erkennen und hält sich dann dauernd unter 37° C. Bleibt es wochenlang bestehen und schwankt es dauernd mit mehr oder weniger steilen Zacken zwischen 39° und 37° C, so festigt sich je länger um so mehr die Diagnose eines Pyovariums oder eines abgesackten Abszesses.

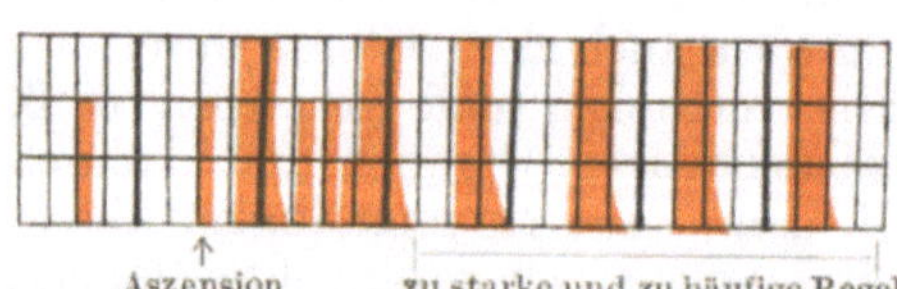

Fig. 133. Unregelmäßige Blutungen bei aszendierter Gonorrhöe.

2. Schmerzen: Nach Zurückgehen der ersten stechenden Schmerzen können sie ganz verschwinden und dem Patienten das Gefühl des Gesundseins geben. Aber vielfach bleiben doch sehr quälende Schmerzen in beiden Unterleibsseiten und vor allem auf dem Mastdarm, beim Stuhlgang und bei der Kohabitation zurück, auch kolikartige, äußerst schmerzhafte Anfälle, die als Tubenwehen angesprochen werden (Colica scortorum).

3. Anomalien des Menstruationszyklus (Fig. 133).

a) Metrorrhagien: Aus der Darstellung der Korpusgonorrhöe ist es bekannt, daß das akute Stadium der Endometritis gonorrhoica mit Zyklusstörung ca. 6—8 Wochen zu seiner Abheilung braucht. Sowohl während dieser Zeit, als auch bei akuter Oberflächenendometritis kommen unperiodische Blutungen häufig vor, ohne unmittelbar charakteristisch zu sein. Die Pausen sind kurz, oft nur wenige Tage, und sind von wechselnder Stärke. Mit zunehmender Heilung hören die Blutungen dann auf.

b) Amenorrhöe: In Fällen mit weitgehender Eierstocksentzündung, vielleicht aber auch auf dem Boden der reinfunktionellen Störungen bei weniger komplizierten Adnextumoren, kann eine mehrwöchige Amenorrhöe einsetzen. Gewöhnlich geht diese dann nach kurzer Dauer in den zyklischen Regelablauf über.

c) Dysmenorrhöe ist auf Grund der entzündlichen Peritonealveränderungen relativ häufig.

d) Abnorme Stärke und Dauer der Regel durch die entzündliche Hyperämie der Beckenorgane erklärlich und

e) die zu häufig wiederkehrende Regel auf Grund toxischer oder rein bakterieller Schädigungen der Eireifung und Eireife zu verstehen.

Die schmerzhafte zu häufige und zu starke Periodenblutung ist eine wohl selten fehlende, aber oft rasch vorübergehende Begleiterscheinung der ins chronische Stadium übergehenden Adnextumoren. In Fällen des Rezidivs kommen dann wieder Metrorrhagien ins klinische Bild.

4. Fluor als Folge des gonorrhoischen Zervixkatarrhs und seiner Folgen.

5. Störungen von seiten der Nachbarorgane.

a) Störungen der Darmentleerung durch Einengung des Darmlumens infolge Tumordrucks.

b) Kotstauungen an der Flexura sigmoidea durch Schwartenbildung und Verengerung des Darmlumens oder Knickungen infolge Adhäsionen.

c) Vorübergehender und kompletter Ileus durch Darmabknickung infolge Verwachsungen oder Verlötungen.

d) In sehr seltenen Fällen Peritonitis diffusa infolge Pyosalpinx oder Pyovariumperforation; etwas häufiger bei Streptokokkeninfektionen.

e) Blasenbeschwerden: vermehrter und häufiger Urindrang.

f) Ureterstörungen mit eventuellen Nierenbeckenstörungen.

g) Ischiasbeschwerden infolge peritonealer Schwarten an der Beckenwand.

6. Allgemeine Störungen sind vor allem bei den schweren, über viele Wochen und Monate sich hinziehenden Fällen von Eiterungen und Schwartenbildung zu beobachten: allgemeine Blässe und Körperschwäche, leichte Albuminurien, Abmagerung, Magendarmstörungen usw. = Cachexia gonorrhoica (Veit).

Diagnose der Adnextumoren:

Die Diagnose der Adnextumoren ist in der Hauptsache auf einen scharf umschriebenen Tastbefund zu fundieren; die klinischen Zeichen können nur unterstützend mitwirken, immerhin leitet das eventuelle Fieber die Aufmerksamkeit in bestimmte Richtung. Wichtig ist eine exakt erhobene Anamnese, die Feststellung eines akuten Stadiums von Unterleibsentzündung, eventuell in schon öfterer Wiederholung, wichtig auch der Beginn des Leidens, kurz die Berücksichtigung der Punkte, die schon beim akuten Stadium besprochen sind. Der Tastbefund läßt sich, wie ja schon bekannt, im frischeren Stadium wegen der Schmerzhaftigkeit nur schwer erheben, immerhin kann man deutlich eine verschieden große tumorartige, unregelmäßige, fixierte Anschwellung neben dem Uterus gewöhnlich beiderseits tasten. Je weiter die Entzündung abklingt, um so indolenter wird das Gewebe des Beckens; um so mehr geht das entzündliche Ödem und die Exsudatbildung zurück, um so deutlicher kann man Einzelheiten heraustasten. Man fühlt nun eine hühnerei- bis gänseeigroße, faustgroße und noch größere, teils gleichmäßig runde, teils wurstförmige, meist unregelmäßige Anschwellung mit festeren oder weicheren knolligen Vortreibungen, die sich eng an den Uterus anschmiegen kann und meist hinter und seitlich von ihm liegt. Dieser Pseudotumor kann breit mit seiner Umgebung verwachsen sein, harte Schwielen in seiner Nähe zeigen und dadurch unbeweglich werden; nach der Beckenwand hin wird er etwas freier und weniger breit mit Schwielen umgeben, so daß man stets die Beckenwand gegen ihn heraustasten kann; nur wenn ein parametranes Exsudat ihn umgibt, geht dieses gewöhnlich breit an die seitlichen Beckenknochen heran. Der Uterus liegt häufig nach vorn gedrängt und etwas gehoben und ist durch die hinter ihm den Douglasraum ausfüllenden Tumoren fest fixiert; nicht immer gelingt es, ihn herauszutasten, oft kann man ihn nur bis zum Fundus verfolgen, oder auch nur ein Stück Seitenkante fühlen; in selteneren Fällen wird er vorn von dem oder einem der Tumoren überlagert und nach unten oder seitlich abgedrängt, dann ist das Tastbild nicht vorher zu differenzieren. Nach oben hin ist eine Abgrenzung wegen der überlagernden Därme nicht immer möglich, nach abwärts drängt von der Seite oder von der Mitte her einer der Tumoren gegen das Scheidengewölbe vor oder liegt ihm dicht an; eine Vortreibung des Scheidengewölbes vom Douglasraum aus in die Scheidenrichtung hinein ist relativ selten. Wichtig ist weiterhin die Feststellung, daß das seitlich vom Uterus gelegene und im vorderen Beckenhalbring befindliche Zellgewebe weich, eindrückbar, verschieblich, nicht infiltriert ist.

Das einmalige Tastbild gibt manchmal noch keine Klarheit, dann kann man durch Untersuchung nach mehreren Tagen weitere Einzelheiten herausfinden und die Diagnose festigen. Überhaupt wird ja eine wiederholte Untersuchung über den weiteren Verlauf unterrichten müssen, wobei dann alles das, was weiter oben von dem Verlauf gesagt ist, festzustellen ist.

Differentialdiagnostisch kommen außer den schon beim akuten Stadium besprochenen Affektionen der Extrauteringravidität mit retro- oder peritubarer Hämatozelenbildung, dem stielgedrehten Ovarialtumor, den schweren eitrigen Tumoren mit Exsudat im Parametrium und eventuell der chronischen Sigmoiditis noch in Betracht:

1. Der Douglasabszeß; er kann sehr wohl in Kombination mit den Adnextumoren vorkommen; tritt er isoliert auf, so macht er sich gewöhnlich durch eine im wesentlichen median liegende, breite, teigige oder fluktuierende Vorwölbung des hinteren Scheidengewölbes unter gleichzeitigem Fehlen größerer seitlicher Tumorpakete bemerkbar.

2. Myome des Uterus: Die Fieberfreiheit, die mehr knotig-kugelige Form, die oft größere Härte, die Schmerzlosigkeit, die oft breite Verbindung mit dem Uterus, ihre eventuelle Beweglichkeit können die richtige Spur ergeben.

3. Ovarialtumoren mit und ohne Adhäsionen; hier kann die Abgrenzbarkeit vom Uterus, ihre oft zystische Beschaffenheit, ihre Indolenz, eventuell ihre Dislozierbarkeit ebenso wie die Fieberlosigkeit, die andersartige Anamnese die Situation klären.

Von manchen Autoren ist das Leukozytenbild in seiner Zahl oder Zusammensetzung herangezogen; es ist nach übereinstimmender Meinung nur soweit brauchbar, als hohe Leukozytenzahlen (15—20 000 pro Kubikmillimeter) auf einen entzündlichen Prozeß hindeuten. Es ist wohl zu brauchen zur Differentialdiagnose gegen Myome und Ovarialtumoren, nicht aber gegen andersartig entzündliche Tumoren und leider auch nicht bei größeren Blutverlusten, z. B. bei Extrauteringravidität. Die Zeit der Blutkörperchensenkung, wie sie von Fahraeus, Höber und anderen angegeben, von Linzenmeier für die gynäkologische Untersuchungstechnik dienstbar gemacht ist, ist stark beschleunigt, 10—25'; je chronischer der Prozeß wird, je besser der Körper über die Toxine Herr wird, um so länger beansprucht die Senkung an Zeit.

Weiterhin wird die **Probepunktion** der vielfach Eiter oder Flüssigkeit enthaltenden Tumoren empfohlen. In Rücksicht aber darauf, daß ein negatives Ergebnis bei der komplizierten Zusammensetzung eines Adnextumors nichts bedeutet, und auch beim positiven Eitergewinn dieser in über der Hälfte der Fälle steril ist, der Nutzen also klein und die Gefahren nicht zu unterschätzen sind, lehnt Verf. mit vielen Autoren die Probepunktion als diagnostisches Hilfsmittel ab, wenn nicht unmittelbar im Anschluß ein gefundener Herd inzidiert werden kann.

Größere Bedeutung beansprucht die spezifische **Vakzineeinverleibung zu diagnostischen Zwecken.**

Die wissenschaftliche Grundlage der Vakzinediagnostik ist, daß in einem geschlossenen spezifischen Krankheitsherd durch die Antikörperbildung auf das eingeführte Antigen auch das Antigen des Herdes mobilisiert und mit dem eingeführten Antigen summiert wird (Reiter); es kommt dadurch zur sog. Herdreaktion, d. h. zu erhöhter Schmerzhaftigkeit und Schwellung des Krankheitsherdes. Außerdem beobachtet man dabei auch die sog. Allgemeinreaktion = Temperaturanstieg, heftige Kopfschmerzen, Übelkeit, Erbrechen, Abgeschlagenheit und schließlich die Lokalreaktion in Gestalt einer schmerzhaften Rötung und Infiltration an der Injektionsstelle.

Eine große Reihe von Autoren hat sich mit der Brauchbarkeit der Vakzineeinverleibung zu diagnostischen Zwecken beschäftigt (Therapie s. später), die Meinungen über Einzelheiten sind sehr verschieden. Es scheint aber, daß eine positive Herd- und Allgemeinreaktion mit Temperatursteigerung von $1{,}5^0$ und mehr (bei intravenöser Applikation von 0,05—0,1 Arthigon oder 0,5—1,0 ccm bei intramuskulärer Einverleibung) mit großer Wahrscheinlichkeit, aber nicht mit Sicherheit auf die gonorrhoische Natur der Adnextumoren hindeutet; eine Doppelzacke der Temperaturkurve soll besonders diagnostische Bedeutung haben. Negatives Resultat ist zur Ablehnung der Gonorrhöe nicht brauchbar. Borell hat Vergleichsuntersuchungen mit Tuberkulin, Gonargin, Casersan, Terpentin bei tuberkulösen, gonorrhoischen und septischen Adnexerkrankungen gemacht und dabei keinerlei Spezifität nachweisen können. Auch nach eigenen Erfahrungen muß bei der Vakzinediagnostik eine besondere Kritik im Einzelfalle walten; bei intravenöser Applikation aber kann sie die Diagnose stützen helfen (cf. auch v. Weinzierl, G. Wagner).

Die **Prognose** ist im einzelnen Fall nur schwer zu stellen. Die Erfahrung lehrt, daß lebensgefährliche Komplikationen, wie diffuse Peritonitis, Ileus und auch die Kachexie nach schweren langdauernden Eiterungen, sehr selten vorkommen, daß also die Mortalität durch dieses Leiden nahezu gleich null ist, wenn nicht schwere septische progrediente Prozesse vorliegen. Nimmt man alle Adnextumoren, also auch die septischen, zusammen, so gibt Forßner die Gesamtmortalität auf $0{,}5\%$ an. Auf der anderen Seite aber ist die völlige Gesundheit im klinischen und anatomischen Sinne ebenso selten wieder herzustellen; fast immer bleiben Spuren der überstandenen Entzündung jedenfalls bei der anatomischen Untersuchung der Tuben und des Peritoneums zurück. Immerhin werden sehr viele Fälle durch geeignete Maßnahmen in völlige Beschwerdelosigkeit übergeführt. Bei anderen jedoch bleiben allerlei Beschwerden auch im chronischen Endstadium zurück, die die Arbeitsfähigkeit und die Lebensfreude beeinträchtigen und trotz aller konservativen Maßnahmen und jährlichen Badereisen nicht besser werden; sie bieten das traurige

Bild der ewig kranken Frau. In diesem nur kleinen Prozentsatz verlangt der Adnextumor an sich die operative Inangriffnahme; in diesen Fällen ist die Aussicht auf Erfolg einer guten Heilung allerdings unter Verstümmelung der Unterleibsorgane dann immer noch recht gut und groß. Die genaue Betrachtung des einzelnen Falles, der Gang des Fiebers, die allmähliche Verkleinerung oder Änderung des Tastbefundes, das subjektive Befinden und schließlich auch die etwas mühsame Feststellung der Leukozytenkurve, die Berücksichtigung der Blutkörperchensenkungszeit kann die Prognose im einzelnen schärfer fassen.

Die **Therapie der Adnextumoren:**

Wer der Darstellung aufmerksam gefolgt ist, dem drängt sich die Notwendigkeit der zunächst konservativen Therapie ohne weiteres auf. Immer wieder ist betont worden, daß die einzelnen Entzündungsprozesse in weitestgehendem Maße die Tendenz der Spontanheilung haben, nachdem der Körper Herr über die Keime und ihre Giftstoffe geworden ist. Aufgabe des Arztes ist es, den Körper in diesem Bestreben zu unterstützen und zu fördern. Welche Methoden stehen ihm hierfür zur Verfügung?

Es kann nicht Aufgabe der Darstellung sein, alle Einzelheiten der mannigfachen Methoden zu beschreiben und sie nach jeder Richtung hin zu begründen; hierfür muß auf Spezialabhandlungen verwiesen werden, die hinsichtlich der physikalischen Methoden sehr eingehend bei O. Frankl, „Die physikalischen Heilmethoden" zu finden sind. Hier mag eine Wegweisung und Hindeutung in der Hauptsache genügen.

Solange das fieberhafte Stadium und stärkere Druck- oder Spontanhaftigkeit noch besteht, sind die Methoden, die beim akuten Stadium erwähnt wurden, anzuwenden. Allgemeine Ruhe des Körpers, am besten Bettruhe, und vor allem strenge Vermeidung aller sexuellen Reize ist dringend notwendig, ebenso darf eine lokale Behandlung erst einsetzen, wenn die akuten Symptome abgeklungen sind. Wichtig ist weiterhin die Regulation der Darmtätigkeit durch einfache, schlackenlose aber kräftige Kost und leichtes Abführen durch salinische Abführmittel. Kommt es dann darauf an, die Resorption der peritonealen Exsudation und der Entzündungsprodukte zu fördern, so treten

a) die eigentlichen physikalischen Heilmethoden in ihr Recht; als solche kommen in Betracht:

1. Der Prießnitz-Leibumschlag oder der Alkoholumschlag, mehrere Stunden am Tage.

2. Applikation der Hitze auf den Bauch durch heiße Sandsäcke oder Thermophore, dann durch die verschiedenen Heißluftapparate; diese alle bestehen aus einem Bügelgestell, das über den Leib der Patientin gestellt wird und durch darüber gelegte Decken einen bestimmten kleinen Luftraum allseitig abschließt; dieser Luftraum wird durch zugeführte Rohre, deren anderes Ende durch eine Spiritus- oder Gasflamme geheizt wird, erwärmt oder durch unmittelbar angebrachte elektrische Glühbirnen auf 80—100° trockene Hitze erhitzt. Man beginnt mit Erwärmung auf 60 bis 70° 10 Minuten lang und steigt jeden zweiten Tag um 10° bis auf 100°, um diese heiße Luft dann schließlich 20 Minuten wirken zu lassen. Nachher Abreiben der Haut mit Alkohol oder Franzbranntwein und danach zwei Stunden Bettruhe.

3. Applikation von Hitze innerhalb des Beckens

a) durch heiße Scheidenduschen: 3—4 Liter 45—50° C heißen Wassers mit oder ohne Zusatz von Salz aus Staßfurt oder Kreuznach,

im Liegen appliziert, eventuell unter Anwendung eines in den Scheideneingang eingeführten Schutztrichters (Stratz).

b) durch intravaginale Wärmebirnen, wie sie z. B. von Flatau und
anderen angegeben sind;

c) durch warme Sitzbäder, ca. 40° warmes Wasser mit Salzzusatz
oder Moorzusatz; ca. 20 Minuten lange Applikationszeit, danach Reini-
gungsbad und 2 Stunden Bettruhe;

d) Diathermie, bei der infolge der verwendeten Hochfrequenz-
ströme eine direkte Gewebserwärmung zustande kommt, ohne auf die
Wärmeleitung von außen her angewiesen zu sein. Lindemann verwendet eine breite, der Bauchhaut fest anliegende inaktive Elektrode
und eine aktive im Rektum, oder schalenförmig die Portio umgreifende,
Elektrode. Die Sitzungsdauer beträgt $^1/_4$—$^3/_4$ Stunde, allmählich steigend.
Mit Strömen von 1,5—2,5 Ampere erreicht man Durchwärmungen bis
42° C im inneren Beckenraum (siehe auch Therapie der Gonorrhöe der
unteren Genitalwege).

4. Bäderbehandlung in Sool- und Moorbädern oder mit Fangopackungen. Die Kur als ganzes mit dem auf sie eingestellten Leben und
der korrekten Durchführung der Vorschriften hat oft sehr gute Wirkung.
Bad Elster, Kudowa, Franzensbad, Kreuznach, Pyrmont, Reichenhall,
Tölz usw. sind die wichtigsten Badeorte.

Unterstützend kommen mechanische Methoden hinzu; von diesen
ist im Stadium der Tumoren einzig empfehlenswert die Belastungs-
behandlung, die durch schonende Dehnung und Druck resorptions-
befördernd wirkt. Nach Freund, Pincus, Halban wird in die Scheide
ein Gummiballon mit Schrotkugeln oder besser mit 1—2 kg Quecksilber
und oben auf den Bauch ein 1—2 kg schwerer Schrotbeutel appliziert;
$^1/_2$—1 Stunde bleibt die Belastung bestehen, am besten bei etwas er-
höhtem Steiß. Wie überall ist auch hier eine genaue Temperaturbeobachtung nötig. Treten Temperatursteigerungen ein, muß die Behandlung
ausgesetzt werden.

Die Massage und auch die intravaginale Vibrationsmassage können
nur im chronischen Endstadium der Schwarten und Verwachsungen von
Nutzen und ohne Schaden sein.

Von alters her spielt als Resorptionsbehandlung die Applikation von
medikamentösen Tampons an die Portio eine große Rolle. Neuere Untersuchungen über die Resorptionsfähigkeit der Scheide lassen es aber als
äußerst zweifelhaft erscheinen, ob die applizierten Medikamente überhaupt soweit resorbiert werden, daß sie an den Krankheitsherd herankommen; höchstens soll Jod in Vaginalkugeln in geringer Menge resorbiert
werden, während das meist verwendete Glyzerin durch Sekretionsbeförde-
rung eher die Resorption hindert (Schwab). Die Tamponbehandlung
scheint demnach entbehrlich zu sein. In neuerer Zeit ist sie auch mehr
und mehr verlassen. Bei Ausflüssen und Blutungen jedoch ist von
uteruskontraktionsbefördernden Mitteln dahin eine Wirkung zu erwarten,
daß der Uterus sich seines abnormen Inhaltes (echte Endometritis) besser
entledigt, also mögen Sekalepräparate zeitweise zweckmäßig sein.

B. Die Allgemeinbehandlung. Die Bedeutung guter allgemeiner
Körperpflege, kräftiger, aber schlackenarmer Kost, die Sorge für regel-
mäßige und leichte Darmentleerung, genügender körperlicher Ruhe, d. h.
Bettruhe bis weit in das fieberfreie Stadium hinein und später sorgsamer
Vermeidung körperlicher Anstrengungen — alles dieses ist schon be-

sprochen. Eine besondere Unterstützung wird durch die Mobilisierung der Abwehrkräfte des Körpers erhofft in Form der unspezifischen und der spezifischen Immunisierung des Körpers.

a) Es werden dem Körper zur unspezifischen Immunisierung Stoffe eingespritzt, die durch parenterale Zufuhr Abwehrvorgänge im Körper hervorrufen, um so die schon durch den Krankheitsprozeß selbst bedingten Abwehr- und natürlichen Heilkräfte noch weiter zu steigern und zu stärken. Eine große Reihe von Stoffen sind dafür angegeben, so von Lindig, der sich um den Ausbau dieser Therapie besonders verdient gemacht hat, das Kasein und Kaseosan (5% Kasein $+ \frac{1}{10}$ n $NaHCO_3$), weiterhin sterile Milch, Aolan, Serum, Farbstoffe, kolloidale Stoffe, Terpentinöl, Terpsichin, wahrscheinlich auch viele Organpräparate und die bei toxischen Prozessen im Körper frei werdenden Eiweißzerfallsprodukte (vielleicht auch als Folge gering dosierter Röntgenbestrahlung). Die Dosis ist jeweils verschieden, eine kurze Orientierung über die mit den einzelnen Mitteln gemachten Erfahrungen ist bei eigenen Versuchen unerläßlich. Die Zahl der Wiederholungen der Injektionen, die Zwischenpause und die Größe der wiederholten Dosis hängen von der Reaktion der Pat. ab; erst nach vollem Abklingen der vorhergehenden Wirkung darf die neue Dosis folgen. Die Ansichten über die Brauchbarkeit der unspezifischen Immunisierung, kurz häufig Proteinkörpertherapie genannt, sind sehr auseinandergehend; zur Unterstützung kann sie sicher herangezogen werden. Nevermann sah an großen Zahlenserien mit und ohne Proteinkörperbehandlung keinerlei wesentliche Untersuchung, Kaboth konnte sich von der Wirksamkeit des Gono-Yatrens nicht überzeugen. Andere sprechen sich günstiger aus.

b) Dem Geiste der modernen Antikörpertherapie entspringt die seit Brucks und Reiters Anregung im Schwunge befindliche Vakzination = spezifische Immunisierung (siehe auch Diagnose). Die Einführung des Vakzins in den Körper will die spezifisch-antibakterielle Stoffe auch im übrigen Körper außer an der Infektionsstelle, wo Bakterien und Abwehrkräfte schon im Kampfe liegen, mobilisieren und diese den lokalen Abwehrmitteln zu Hilfe schicken. Zur Verwendung kommen hauptsächlich die 5 Millionen Keime pro 1 ccm enthaltende Reitersche Vakzine und die 20 Millionen Keime enthaltende Brucksche = Arthigon, entweder in intramuskulärer oder intravenöser Applikation und steigenden Dosen mit 3—4 Tage Pause. Reiter legt Wert darauf, daß kein Fieber auftritt, und gibt deshalb kleinere Dosen als Bruck, der gerade meint, daß die Wirkung um so besser ist, wenn Fieberreaktion folgt. v. Weinzierl beginnt mit 0,2 Arthigen intravenös und steigert nach Ablauf der Reaktion und 2—5 beschwerdefreien Tagen auf 0,5, 1,0, 1,5 und 2,0. Bucura gibt intramuskulär bzw. subkutan je nach Allgemeinzustand der Pat. 100—250 Millionen Keime, am besten Autovakzine (d. h. von den Eigenkeimen der Pat. hergestellte Vakzine), wartet Reaktion ab und gibt 5—6 Tage später die gleiche Dosis. Die Dosis von 1000 Millionen wird mehrere Male gegeben, so lange, bis keine Reaktion mehr auftritt. Kachexie und andere entzündliche Erkrankungen, zum Teil auch Lungenprozesse, sind Kontraindikationen. Frischvakzine, d. h. Keime aus akuten Herden (nicht über 4—6 Wochen), soll nach Loeser und Naujoks besonders kräftige Wirkung und Erfolge haben. Nach ziemlich übereinstimmenden Erfahrungen auch an eigenem Material ist in der Vakzination eine gute und brauchbare Bereicherung der konservativen Adnextumorentherapie zu erblicken und sie als solche zu empfehlen; ob eine spezifische oder unspezifische Immunisierung in dieser Methode vorliegt, bleibt vorerst dahingestellt.

In neuerer Zeit ist auch die Röntgenbestrahlung zur Behandlung der Adnextumoren herangezogen worden. Von Flaskamp (Erlangen) wird die günstige Wirkung der temporären Kastration mit 30% HED. für die Abheilung der entzündlichen Prozesse hervorgehoben; eigene Erfahrungen fehlen mir hier. Daß aber der Zyklusprozeß den Heilungsverlauf ungünstig beeinflußt und deshalb günstigerweise ausgeschaltet wird, ist nicht bewiesen; eigene Erfahrungen sagen das Gegenteil. Die temporäre Kastration scheint mir zur allgemeinen Empfehlung in der Dosierungsfrage, solange eine Standarddosimetrie noch nicht Allgemeingut ist, ungeklärt und deshalb nicht empfehlenswert. G. Wagner erzielt günstige Wirkung, besonders Schmerzstillung, auch mit kleinerer, als temporär kastrierender Dosis.

Zur konservativen Behandlungsmethode gehört schließlich auch noch ein kleiner chirurgischer Eingriff, der eine selbständige Operation kaum darstellt = die vaginale Inzision von Eiterherden, die gegen die Scheide vordrängen oder mit einem Segment von 2—3 cm in die Nähe der Scheidenwand zu bringen sind. L. Fränkel hat diese Methode besonders kultiviert und einen weitgehenden Gebrauch mit gutem Erfolg von ihr gemacht, indem er ihr Anwendungsgebiet auf jede Ausschwitzung, ob groß oder klein, hoch oder tief im Becken, gleichgültig welcher Konsistenz und welchem Organe gehörig, soweit sie nur die erwähnte Lagevorbedingung erfüllt, ausgedehnt hat. Die meisten Autoren wenden sie nur an, wenn es gilt, Eiterherde, besonders einkammerige, wie Pyovarien, zur Entleerung zu bringen; in diesen Fällen kann der kleine Eingriff unmittelbar die Heilung herbeiführen. Die Methodik ist sehr einfach: Eine Punktionsnadel oder ein Troikart sucht den Herd und eine Kornoder besser Spreitzzange, wie sie Fränkel angab, wird nachgeschoben, die Öffnung dilatiert und ein Gummi- oder Glasdrain gelegt. Bei den vielbuchtigen Höhlen der gonorrhoischen Pyosalpinx und der multiplen Ovarialabszesse kann man mit der vaginalen Inzision jedoch wenig ausrichten.

Die Erfolge dieser besprochenen verschiedenartigen konservativen Behandlungsmethoden werden je nach dem Standpunkt der einzelnen Autoren verschieden bewertet. Führt man die Behandlung 4—6 Wochen durch und kann man den Patientinnen dann noch 1—2 Monate Schonung verschaffen, so kann man darauf rechnen, daß in ca. $55—60\%$ aller Fälle schon nach der einen Kur volle Beschwerdelosigkeit und dauernde Unterleibsgesundheit, wenn man von der Sterilität absieht, eintritt. Prochownik konnte an einem einheitlich beobachteten Material feststellen, daß Rezidive in der bei weitem größeren Mehrzahl der Fälle innerhalb der ersten drei Jahre auftreten, späterhin bleibt der Erfolg ziemlich konstant, abgesehen von eventuellen Adhäsionsbeschwerden. In 15% solcher Rezidive gelang es, durch eine zweite Kur die endgültige Beschwerdelosigkeit herbeizuführen, so daß insgesamt die Dauerheilung 70% bei konservativer Behandlung beträgt. Krönig gibt 40%, Jenckel $80—90\%$, Henkel $80—90\%$, Hörmann 91%, andere geringere Prozentsätze für die völlige Beschwerdelosigkeit an. Nach Forßner sind $63,6\%$ arbeitsfähig ohne oder fast ohne Beschwerden, $25,8\%$ arbeitsfähig mit lästigen Beschwerden und $10,6\%$ arbeitsunfähig. Nach Zinsser konnten in der Franzschen Klinik 65% nach durchschnittlich 3—4wöchentlicher Behandlung geheilt entlassen und 15% gebessert werden, in 20% blieb der Erfolg aus. Aus diesen

Zahlen geht zur Evidenz hervor, welche bedeutende Rolle die konservative Therapie für die Adnextumoren spielt. **Es sollen alle entzündlichen Adnextumoren,** wenn nicht gerade, wie in äußerst seltenen Fällen, Ileus oder Zeichen der Perforationsperitonitis vorliegen, **zunächst für mehrere Wochen konservativ** behandelt werden. Erst dadurch wird die Frage des operativen Eingriffes spruchreif.

Die operative Therapie:

Die Prozentzahl der Fälle, in denen es notwendig wird, einen operativen Eingriff zu unternehmen, schwankt in der Literatur von 0,5—20% und darüber; dem subjektiven Ermessen des Operateurs ist in der Art der Berechnung weitester Spielraum gegeben. Die meisten Angaben halten sich hinsichtlich der Operabilitätsziffer um 7—10% und dürften damit für die Adnextumoren, abgesehen von den reinen Adhäsionen, die richtige Zahl treffen.

Als Indikation für operative Maßnahmen ist zu nennen:

1. das Versagen aller konservativen Maßnahmen nach mehrwöchentlicher Durchführung und individueller Anpassung, indem die Beschwerden nicht besser werden und dadurch Arbeitsunfähigkeit bedingt ist;

2. die Tumoren werden nicht kleiner, sondern eher größer;

3. Fieber bleibt dauernd bestehen und der oder die Eiterherde sind von der Vagina aus nicht ausreichend zu entleeren;

4. bedrohliche Komplikationen von seiten der Nachbarschaft, z. B. Ileus.

Die günstigsten Voraussetzungen sind für die Operation gegeben, wenn man warten kann, bis lange Zeit hindurch kein Fieber mehr aufgetreten war, die Leukozytenzahl nicht mehr über 10 000 beträgt und die Blutkörperchensenkungszeit ca. 1—2 Stunden dauert, alle Schwarten verschwunden sind und alle Kontureinzelheiten der Tumoren sich dem tastenden Finger eventuell in Narkose darstellen.

Als Operationsweg wird heute immer mehr der abdominelle wegen der bei weitem besseren Übersicht vor dem vaginalen bevorzugt, jedoch bei fieberhaften Prozessen auch vielfach noch der vaginale beschritten.

Das Operationsverfahren kann in konservierender oder radikaler Weise durchgeführt werden; die Methoden stehen sich nicht als Konkurrenzmethoden gegenüber, wie es vielfach in der Literatur den Anschein hat, sondern ergänzen sich je nach der Art des Falles. Handelt es sich um junge Frauen, wie so häufig, und gelingt es, durch konservative Behandlung die Entzündungsprozesse soweit zur Abheilung zu bringen, daß eine Isolierung der kranken Organe, zum Beispiel der Tuben und eines der Ovarien, möglich ist und ihre Exstirpation sich ohne Nebenverletzung durchführen läßt, kann dann nach Lösung der Verwachsungen der Uterus gegebenenfalls antefixiert werden, so ist zweifellos dieses Vorgehen das richtige. Diese konservative Operationsmethode hat bei richtiger Auswahl der Fälle mit einem guten Dauererfolg von 60—75% zu rechnen und einer Mortalität von ca. 4%. Die hierin ausgesprochene, zweifellos nicht allzu große Sicherheit in der Beseitigung der Beschwerden durch die Operation hat das Bestreben nach radikaleren Verfahren unterhalten, das in der Radikaloperation zum Ausdruck kommt. Es ist für alle die Fälle die richtige Maßnahme, in denen schwere Verwachsungen eine gute Isolierung der Organe nicht zulassen, wo multiple Abszesse in den Ovarien sich finden und schließlich bei allen älteren Frauen. Durch dieses

Verfahren kann in 90—93% der Fälle dauernde Gesundheit und Aufblühen der Patientin erzielt werden, allerdings unter Inkaufnahme der völligen Verstümmelung der Unterleibsorgane und der im allgemeinen ja allerdings nur gering zu bewertenden Ausfallserscheinungen. Wenn die Mortalität bei diesem Vorgehen ca. 6—6,5% beträgt, so ist das hauptsächlich durch die größere Belastung mit schweren und schwersten Fällen zu erklären. Das Nähere über die technische Durchführung der Operation kann hier nicht ausgeführt werden, sondern muß in Lehrbüchern der Operationslehre eingesehen und in praxi erlernt werden.

c) Das chronische Endstadium des Adnextumors und die Pelveoperitonitis chronica adhaesiva.

Etwa 10% der Adnextumoren kommen zur Operation, etwa 70 bis 80% werden dauernd beschwerdefrei, 10—20% behalten ihre mehr oder weniger starken Beschwerden und sind zwar zeitweise völlig beschwerdefrei, aber zeitweise auch wieder stark in ihrer Lebensfreude beeinträchtigt. Diese Fälle, sowohl die mit Beschwerden als auch die 70—80% dauernd beschwerdefreien, finden sich im lokalen Befund der Unterleibsorgane zusammen mit denen, die überhaupt kein oder nur sehr vorübergehend ein Adnextumorstadium durchgemacht haben und gleich in das chronischadhäsive Stadium übergegangen sind, und weiterhin mit Adhäsionsfällen, die durch andersartige Affektionen, als gonorrhoische Prozesse, zustande gekommen sind, wie postappendizitische Adhäsionen (meist rechtsseitig), Adhäsionsbildungen nach einfach katarrhalischen Salpingitiden z. B. durch chemische Reize oder leicht eitrige Keime, entzündliche Affektionen der verschiedenen anderen nachbarlichen Organe, Reste von resorbierten intraperitonealen Blutergüssen. Sie alle müssen hier noch einmal kurz zusammengefaßt werden.

Die Adnextumoren sind soweit in ihren Entzündungsprodukten zurückgegangen, daß nur noch der wirklich zerstörte und durch Granulationsnarben verheilte Organteil und die Abheilungsprodukte der Peritonitis exsudativa übrig bleiben.

Die Lokalisation und Ausdehnung der Adhäsionen ist äußerst verschieden. Meist sind sie um die Adnexe herum ausgebreitet, verbinden die entweder schlanken und sogar offenen oder leicht verdickten, gewöhnlich schlaff mit Flüssigkeit gefüllten, also geschlossenen Tuben mit den etwa normal großen Ovarien und heften beide verbackenen Organe breit an das seitliche Beckenperitoneum oder tiefer unten im Douglasraum fest. Weiterhin ist häufig auch das Netz mit spinnwebigen Adhäsionen an den Adnexen und dem Beckenperitoneum adhärent und mit dem Uterus breit verbunden. Der Uterus ist durch diese fixierten Adnexe gewöhnlich, aber nicht immer aus seiner Normallage herausgezerrt und durch Adhäsionen mit dem Rektum in Retrofixation oder durch seitliche Zerrungen in Dextro- oder Sinistroflexion gebracht. Nach Öffnung der Bauchhöhle lassen sich durch Anheben des Uterus die Adhäsionen meist sehr schön darstellen, man erkennt ihren spinnwebigen Charakter. Eiterherde oder irgendwie frische Entzündungsprozesse gehören in diese Krankheitsgruppe nicht hinein. Manchmal sieht man die Appendix vermiformis seitlich an der Beckenwand rechts adhärent, darüber und daneben die oft schlanke Tube und das Ovarium fixiert; hier kann die primäre Entzündung in der Appendix oder der Tube liegen. In vielen Fällen ist die Appendix vermiformis in die pelvioperitonitischen Adhäsionen einbezogen, ohne selbst den primären Infekt zu haben. In anderen Fällen braucht nur die Tube mit dem Ovarium adhärent oder auch das Ovarium allein am Beckenperitoneum fixiert zu sein, auch der Uterus allein kann die Adhäsionen bei Retroflexio zeigen und schließlich gehören auch die exquisit chronischen Hydrosalpingen oder Tuboovarialzysten hierher — die Mannigfaltigkeiten der anatomischen Befunde sind sehr groß. Nur in den Fällen, wo dieses leichtere Bild durch Abheilung und Resorption der oft schwartigen Adnextumoren entstanden ist, sind die Adhäsionen fest und schwielig und knirschen beim Durchtrennen; sonst sind sie dünn und zart wie Spinngewebe.

Das klinische Bild dieser exquisit chronischen Erkrankung wechselt sehr erheblich. Es gibt sehr viele Fälle, wie aus den oben angegebenen Prozentzahlen ersichtlich, die viele Jahre hindurch nie von Beschwerden geplagt, während andere dauernd an ihr Leiden erinnert werden. Es besteht keinerlei Übereinstimmung zwischen der Stärke und Ausdehnung der Adhäsionen einerseits und den Beschwerden andererseits, wie überhaupt gerade bei den chronisch entzündlichen Affektionen, ebenso wie ja auch bei den Adnextumoren, die Erklärung des klinischen Bildes vielerlei Rätsel aufgibt. Die Lokalisation der Adhäsionen (ob empfindliches parietales oder unempfindliches viszerales Peritonaealblatt bevorzugt) und die Reaktionsweise des Nervensystems spielen hierbei eine besondere Rolle. Bestimmte Symptome jedoch lassen sich als oft bei diesem Krankheitsbild beobachtet herausschälen, die zum Teil die gleichen wie bei den Adnextumoren sind, aber doch noch einmal vom anderen Gesichtspunkt aus der Besprechung bedürfen.

1. Sterilität: Nur wenige dieser Fälle bleiben fertil, das sind jene, in denen es nicht zur Verklebung und Verwachsung der Tubenfalten und der Fimbrienenden kommt. Ist aber ein Verschluß des Fimbrienendes ausgebildet, so ist schlechterdings die Imprägnation des Eies unmöglich. Jedoch ist relativ oft der Verschluß nicht perfekt, die Tube und das Fimbrienende für die selbst beweglichen Spermatozoen noch durchgängig und die Imprägnation des Eies tritt ein; aber die Endosalpingitis hat durch Faltenverwachsung und Netzbildung manchen Widerstand für den Eitransport erzeugt, so daß die vielleicht auch durch die perisalpingitischen Adhäsionen behinderte und beeinflußte Peristaltik der Tubenwand das befruchtete Ei nicht in den Uterus zu bringen vermag. Infolgedessen findet eine Einidation in der Tube statt und die Tubargravidität wird perfekt. Auch in die Gänge und Buchten der Salpingitis isthmica nodosa hinein kann sich das befruchtete Ei verirren und stecken bleiben. Schließlich gibt es Beobachtungen, wo trotz ausgeprägt gewesener Adnexerkrankungen intrauterine normale Graviditäten beobachtet wurden. Recht charakteristisch für die Gonorrhöe ist die sog. Einkindsterilität, Fälle, in denen die Gonorrhöe erst im ersten Wochenbett aszendierte.

2. Schmerzen. Ihr Charakter und ihr Auftreten ist äußerst verschieden. Wie gesagt, fehlen sie sehr oft, dann wieder sind sie quälend und beeinträchtigen Arbeitslust und Lebensfreude. Sie sind beiderseits im Unterleib lokalisiert, Ziehen und Drängen nach abwärts, Stechen, Druck auf den Mastdarm, Schmerzen bei der Stuhlentleerung, bei der Kohabitation, Ausstrahlen in die Beine, in den Rücken. Wie weit diese Sensationen lediglich auf die Adhäsionen oder auch Störungen der Bauchraummechanik infolge gleichzeitiger Insuffizienzen der Bauchwandmuskulatur oder auf vergrößernde psychasthenische Reaktionsweise zurückzuführen sind, bleibt der Einzeldifferenzierung des Krankheitsbildes

überlassen. In manchen Fällen ist eine Insuffizienz der Schwebehaltung des Uterus zweifellos vorhanden; die Zerrungen an den Adhäsionen der nach abwärts gedrängten retroflektierten Gebärmutter verursachen die Schmerzen. Es ist aber zu beachten, daß schmerzreiche Perioden mit langen schmerzfreien Intervallen abwechseln.

2. Störungen des Menstruationszyklus-Ablaufes.

a) Schmerzen bei der Regel als Dysmenorrhöe. Wie im Kapitel Dysmenorrhöe näher auseinandergesetzt, sind sie durch Zerrungen des sich kontrahierenden und wahrscheinlich wie bei der Wehe auch während der Regel sich etwas aufbäumenden Uterus verständlich; sie sind gerade bei diesem Krankheitsbild relativ häufig.

b) Zu starke und zu lange Regelblutung bei normaler oder veränderter Zeitfolge können sehr wohl der durch die Adhäsionen beschränkten Kontraktionsfähigkeit zur Last gelegt werden. Außerdem ist im Kapitel IV gesagt, daß retroflektierte Uteri schon durch die veränderte Lage leichter zu starke Regel zeigen und diese durch die Aufrichtung verlieren. Eventuell spielen auch Zirkulationsbehinderungen, die durch Adhäsionswirkungen und eventuelle Einschnürungen an den abführenden Gefäßen bewirkt sein könnten, eine Rolle.

c) Zu häufige Regel als Störungen der Eireifung und Eireife sind verständlich durch Schädigungen des Eierstockparenchyms, teils infolge der früheren entzündlichen Prozesse, teils infolge Zirkulationsstörungen. Die Kombination von schmerzhaften zu starken und zu häufigen Regelblutungen ist in manchen Fällen das Symptom, das die Patientinnen zum Arzt führt; jedoch sind auch diese Erscheinungen vorübergehend und können mit langen Perioden völlig normaler Regel abwechseln.

4. Fluor vom Charakter des Fluor albus oder auch der gelben Ausflüsse. Sehr häufig steckt natürlich hier eine chronische Gonorrhöe der Zervix mit ihren Folgezuständen der Erosion dahinter, in anderen Fällen sind es postgonorrhoische Reizzustände oder auch einfache Hypersekretion, wie sie bei Retroflexionen oder Ovarialsuffizienzen beobachtet werden (s. Zervixkatarrh).

5. Beschwerden der Nachbarorgane:

a) Obstipation oder auch spastische Reizdurchfälle, wie sie bei Darmadhäsionen beobachtet werden, aber vielfach auf Sigmoiditis chronica zurückzuführen sind.

b) Störungen der Blasenentleerung infolge direkter Belastung des Blasenfundus bei Retroflexio uteri fix. oder Zerrungen am Blasenhals oder Wirkung perivesikaler Adhärenzen.

c) Akuter oder chronischer intermittierender Ileus infolge der Darmadhärenzen oder Netzstrangadhäsionen.

d) Ureterknickungen oder -beengungen mit nachfolgender Hydronephrose.

6. Allgemeine Beschwerden: Steigerung der Nervenempfindlichkeit und Ausbildung einer ausgesprochenen Psychasthenie mit ihrem äußerst bunten Bild der verschiedensten vermeintlichen Organstörungen, die sich jedoch bei genauer Untersuchung als rein funktionell erweisen.

Die Diagnose dieser chronisch adhäsiven Prozesse stützt sich in erster Linie auf ein genaues Tastbild, ohne allerdings die Anamnese, die vor allem die voraufgehende Entzündung und eine eventuelle gonorrhoische Infektion festzustellen hätte, und die Symptomatologie vernachlässigen zu dürfen. Die Aufrichtungsmanöver des Uterus (s. Kapitel IV) stellen die federnde Fixation des Uterus fest und sind von lebhaften Schmerzen begleitet; die Adnexe sind entweder normal groß oder auch in zystische indolente Tumoren von Wurst- oder Walzenform verwandelt, aber in ihrer Beweglichkeit stark beschränkt, dazu oft an ungewöhnlicher Stelle an der Beckenwand hinten oben oder unten seitlich oder am Uterus fixiert. Am Übergang der Tuben in den Uterus kann man oft eine deutliche walzenförmige, auch knotige Verdickung, durch die chronisch indurierte Tube verursacht, tasten. Von den Adhäsionen, insbesondere von ihrer Ausbreitung in den Bauchraum hinein kann man sich durch das Pneumoperitoneum, d. h. Einblasung von Luft, CO_2 oder O_2 in den Bauchraum und Betrachtung des Bauches vor dem Röntgenschirm oder durch geeignete Röntgenaufnahmen überzeugen. Goetze, Partsch und für die Gynäkologie besonders Dyroff (Erlangen) haben die Leistungsfähigkeit dieser Methode gezeigt.

In vielen dieser Fälle spielt die Frage der Sterilität eine besondere Rolle, ja steht völlig im Vordergrund. Hier kommt es dann darauf an, die Durchgängigkeit der Tube festzustellen. Von amerikanischer Seite (Rubin) wurde zuerst Sauerstoff oder Luft durch die Tuben vom Uterus aus durchgeblasen und die im Bauchraum sich sammelnde Luft vor dem Röntgenschirm nachgewiesen. In Deutschland haben sich Guttmann und vor allem Sellheim ein Verdienst um die Vereinfachung der Methode erworben, indem er lediglich an dem Widerstand der ein geblasenen Luft die Durchgängigkeit der Tuben konstatiert. Es ist zweifellos, daß diese Methode und manche ihrer Modifikationen in der Hand geübter und vorsichtiger Ärzte sehr gute Auskunft über die Durchgängigkeit der Tuben in ausgesuchten Fällen geben kann; es bestehen aber mancherlei Gefahren, insbesondere bei irgendwelchen Verletzungen des Endometrium die der Luftembolie ins Parametrium und auch in größeren Quanten (Schallehn), so daß gefahrvolle Zustände nicht sicher vermieden werden können. Die Akten über diese Tuben„perflation" sind heute noch nicht ganz geschlossen.

Differentialdiagnostisch ist vor allem hinsichtlich der Konsequenzen von Wichtigkeit, den retroflektierten Uterus als solchen zu erkennen und ihn nicht mit einer hinter dem anteflektiert liegenden Uterus adhärenten Pyosalpinx zu verwechseln. Im Zweifelsfalle soll die Narkosenuntersuchung und genaue Temperaturbeobachtung sowie Bestimmung der Leukozytenzahl und der Blutkörperchensenkungszeit die Situation klären, in keinem Fall dürfen dann forcierte Aufrichtungsversuche unternommen werden.

Die Hydrosalpinx resp. Tuboovarialzyste kann mit einer Pyosalpinx oder einem fixierten Ovarialtumor oder auch einem Myom usw. in Differentialdiagnose kommen und die Entscheidung wird oft erst auf dem Operationstische möglich sein.

Hinsichtlich der Prognose muß festgestellt werden, daß es sich um exquisit chronische Endstadien handelt, daß also auf eine anatomische Änderung des Bildes kaum zu hoffen sein wird. Hinsichtlich der Beschwerden und ihrer Besserung muß auf früher Gesagtes verwiesen werden; schmerzlose Perioden wechseln häufig mit schmerzreichen ab, die Arbeitsfähigkeit kann gerade bei Retroflexio uteri fix. jedenfalls zeitweise erheblich beeinträchtigt sein. Direkte Lebensgefahren sind nur in den unter dem klinischen Bilde genannten Erscheinungen von seiten der Nachbarorgane gegeben.

Die **Therapie** hat natürlich hier andere Gesichtspunkte zu verfolgen als wie bei entzündlichen Adnextumoren; es handelt sich eben um exquisit chronische Fälle, die öfter schon längere Zeit und viele Male konservativ behandelt sind. Immerhin soll man auch hier versuchen, durch konservative, hauptsächlich hydriatische Kuren das beschwerdefreie Stadium herbeizuführen. Können die Patientinnen sich dauernd schonen und vor schwererem Heben und Tragen hüten, so wird auch das Beschwerdestadium um so seltener eintreten. Außer den unter den Adnextumoren genannten konservativen Methoden, unter denen vor allem die Belastungstherapie empfohlen sei, kommen speziell für die Retroflexio uteri fix. als nutzbringend in Betracht:

1. die Schultzesche Dehnung der Adhäsionen in Narkose und eventuell Einlegen eines den Uterus nur unterstützenden und hebenden, nicht zu großen Pessars zwecks Vermeidung einer Zerrung an den Adhäsionen;

2. die Massage nach Thure Brandt, die in langsamer schonender Weise die Adhäsionen dehnen und möglichst beseitigen will;

3. die Vibrationsmassage mit 15 cm langer Stange und walnußgroßer Kugel daran, jeden zweiten Tag 2—3 Minuten vom hinteren Scheidengewölbe aus appliziert (Runge).

Alle drei Verfahren sind bei dem geringsten Verdacht auf eiterhaltige Höhlen als zu gefährlich zu unterlassen; selbst auch ohne Eiter kann es durch Zerreißung der Adhäsionen zu Blutungen kommen. Sind aber die konsequent durchgeführten Maßnahmen ohne Erfolg, so tritt die operative Therapie in ihr Recht. Es wird sich in erster Linie um die scharfe oder stumpfe Lösung der Adhäsionen nach eröffneter Bauchhöhle handeln, eventuell unter Zuhilfenahme des Paquelinbrenners, eine Exstirpation der verschlossenen chronisch entzündlichen Tuben, eventuell eines zystisch degenerierten Ovariums und Antefixation des Uterus; nur in Fällen, wo es sich um ältere Frauen oder um starke Schwielen und Narben handelt, erscheint die Radikaloperation angezeigt. Besteht jedoch der dringende Wunsch nach einer Gravidität und ist der Uxor gesund, so kann unter der Voraussetzung, daß keine ausgedehnteren chronisch endosalpingitischen Prozesse vorliegen, sondern hauptsächlich peritoneale Adhäsionen durch Fimbrienverschluß die Imprägnation des Eies verhindern, der Versuch der von A. Martin angegebenen Salpingostomatoplastik, d. h. der Wiederöffnung der verschlossenen Tube mit oder ohne Umsäumung der neuen Öffnung gemacht werden; einige wenige Fälle von danach eingetretener Gravidität sind beobachtet und berichtet.

III. Die septischen Erkrankungen.

Die Besprechung der gonorrhoischen Infektion hat ein mehr oder weniger scharf charakterisiertes Krankheitsbild gezeigt, das besonders an die Eigentümlichkeit seines Erregers gebunden und durch sie bedingt war. Der Gonokokkus ist ein fast ausschließlicher Schleimhautparasit, der intakte Schleimhaut angreifen kann, wohl auf offenen Schleimhäuten lange am Leben und in Wirkung bleibt, in geschlossenen Höhlen aber bald zugrunde geht und deshalb die Vorbedingungen für einen quoad klinischer Heilung relativ günstigen Verlauf der durch ihn bedingten Erkrankung gibt, ohne allzu große Gefahren für die weitere Umgebung des Krankheitsherdes zu bringen. Ganz anders die septischen Keime, als die alle anderen Wundeiterkeime zusammengefaßt werden können; sie alle können unverletztes Gewebe nicht oder nur ganz ausnahmsweise befallen, bedürfen meist der Eingangspforte und können sich von ihr aus auf mannigfachen Wegen in das tiefer gelegene Gewebe ausbreiten. Dadurch charakterisieren sich diese Keime als eigentliche Wundeiterkeime; sie sind die gleichen, wie sie auch sonst in allen Geweben und allen Organen des Körpers vorkommen und überall gleichgeartete Prozesse hervorrufen können. Nicht so sehr die einzelne Keimart als vielmehr der gesamte Komplex des Infektionsprozesses steht hier im Vordergrunde des Bildes, auf dessen einer Seite wohl die Keime als die Eindringlinge stehen, dessen andere Seite aber in Gestalt der mannigfachen Abwehrmaßnahmen des Körpers als ebenso wichtig erscheint. Die zahlreichen bakteriologischen Erfahrungen der letzten Jahre haben erwiesen, daß es wohl besonders giftige und invasionskräftige Keime gibt, die öfter als alle anderen schwere Störungen im Haushalt des Körpers machen, aber man hat gelernt, daß auch im allgemeinen als harmlos angesehene Keime einmal tiefer dringen können und in die Blutbahn kommen. Die sehr mühevollen und exakten Studien über das Herausfinden der besonders gefährlichen Keime, ihre besondere Unterscheidungsmöglichkeit und ihre besondere Bekämpfung hat nicht den Erfolg ergeben, den man von ihr erhofft, da offenbar das Problem der Virulenz von diesem Standpunkte aus zu einseitig angefaßt wurde; immer wieder hat man erlebt, daß selbst als höchst giftig und gefährlich bekannte Keime ohne erkennbaren Schaden beherbergt werden können, während andererseits auch bei Anwesenheit meist als ungefährlich angesehener Keime Wundkomplikationen beobachtet wurden. Das Problem der Wundinfektion ist ein rein individuelles, an die jeweilig befallene Person eng gebundenes, das eine Schematisierung nur schwer zuläßt. Man kann nur die einzelnen Faktoren ganz im allgemeinen nennen und beschreiben und ihre gegenseitige Beeinflussung und deren Resultat im jeweils gegebenen Fall beobachten und registrieren. Bei dieser so unsicheren Sachlage der septischen Infektion, andererseits aber auch bei der Kompliziertheit der Einzelfaktoren und schließlich weil keiner dieser Prozesse für die Unterleibsorgane besonders charakteristisch ist, wie z. B. die Gonorrhöe, und deshalb auch in anderen Spezialdisziplinen abgehandelt werden muß, genügt es hier, die in Betracht kommenden Keime in der Hauptsache nur aufzuzählen und ihnen die Abwehrmaßnahmen des Körpers, ebenfalls kurz registrierend, gegenüber zu stellen, ohne in Einzelheiten bakteriologische Charakteristika oder Feinheiten der serologischen Prozesse und der Gewebsabwehrreaktionen zu beschreiben; es mag in dieser Hinsicht auf die bakteriologischen, serologischen und pathologischen Lehrbücher verwiesen werden. Schließlich kann überhaupt das ganze Wundinfektionsgebiet hier nur in beschränktem Maße Darstellung finden, da ja nur von der nichtschwangeren Frau die Rede sein soll, der bei weitem größere Teil der Wundinfektionsprozesse sich aber gerade an die physiologische Verletzung der Frau, das Wochenbett, begreiflicherweise anschließt. Immerhin wird die Mannigfaltigkeit der Eingangspforten und die Wichtigkeit der von ihnen ausgehenden Krankheitsprozesse auch am nichtpuerperalen Genitale eine gedrängte Besprechung des Gebietes als notwendig erscheinen lassen, da ja auch schließlich die Folgen der puerperalen Infektion z. B. post abortum unmerklich in das gynäkologische Gebiet im engeren Sinne übergehen; ganz vermeiden wird sich bei solch engen Beziehungen zwischen geburtshilflichem und gynäkologischem Gebiet die Heranziehung puerperaler Prozesse nicht lassen.

A. Die **Keime der septischen Genitalerkrankungen** sind mannigfacher Art. Zu einem Teil leiten sie ihre Herkunft aus der Scheidenflora ab, unter deren Vertretern zwar die größere Zahl, z. B. die Vaginalbazillen, Pseudodiphtheriebazillen, Sarzine und Saccharomyzeten und wenige andere keine invasiven Eigenschaften entfalten können; nach früher Gesagtem aber können in der Scheide bei schlechteren Reinheitsgraden auch eine Reihe von Krankheitskeimen, wie Staphylo- und Streptokokken, Pneumokokken u. a. enthalten sein, die unter gegebenen günstigen Bedingungen ins Gewebe vordringen können, während sie allerdings häufig auch durch die Gewöhnung an den Nährboden der Scheide nur harmlose Mitbewohner sind (latente Infektion); zum anderen größten Teil werden sie von der Außenwelt unmittelbar auf oder in die Wunden hineingebracht und sind dann um so giftiger und invasionskräftiger, wenn sie von anderen Wunden, d. h. also aus der Menschenpassage kommen. Man unterschied und unterscheidet vielfach auch heute noch saprämische Keime, d. h. solche, die nur auf totem Gewebe zu leben vermögen und ihre Giftstoffe unter bestimmten Voraussetzungen (Sekretverhaltung, Stauung) in die Bahnen des Körpers hineinbringen, von septischen, die eine selbständige Invasionskraft auch in lebende Gewebe hinein entfalten. Es gibt aber eine Reihe von Tatsachen, die gegen eine solche Unterscheidung sprechen; so antwortet auch auf scheinbar harmlose Keime der Körper an der Infektionsstelle mit Abwehrbestrebungen. Tatsächlich können auch größere Keimmengen ins Blut durch häufig rein mechanische Verschleppung kommen, wenn Plazentarreste noch an der Uteruswand haften und Teile ihres intervillösen Raumes mit der Zirkulation des Blutes in Verbindung stehen; allerdings kann man daraus noch keinen Rückschluß auf eine starke Penetrationskraft oder erhebliche Virulenz der gefundenen Keime ziehen. Es sind schon eine sehr große Reihe aller Arten Keime im Blut nachgewiesen worden, während andererseits als rein septisch bekannte, also vermutlich invasionsfähige Keime lediglich auf die Eingangspforte beschränkt bleiben können. Es erscheint nicht mehr angängig, die Unterscheidung von saprämischen und septischen Keimen aufrecht zu erhalten, sondern es ist besser zu sagen, daß es solche Keime gibt, die in erster Linie und besonders häufig ins Gewebe aktiv vordringen, die Abwehrmaßnahmen des Körpers überwinden und andere, die weniger aktiv sind und von den Schutzvorrichtungen gewöhnlich in Schach gehalten werden, also zwischen besonders giftigen und gewöhnlich harmlosen Keimen zu unterscheiden. Nach diesen Gesichtspunkten stehen an Giftigkeit in der Reihe obenan:

1. Die Streptokokken: Der Artenreichtum dieser Keime ist groß; man hat verschiedene Kriterien herangezogen, um unter ihnen wieder verschiedene Gruppen zu bilden, jedoch scheint keines der Merkmale konstant zu sein, um wirklich selbstständige wohlcharakterisierte Stämme zu unterscheiden. Besonders das Wachstum auf der Schottmüllerschen Blutplatte, das Auftreten der Hämolyse um die einzelnen Kolonien oder ihr Ausbleiben, bestimmte Farbstoffbildungen und eigenartige schleimige Kapselbildungen, schließlich die Zahl ihrer Glieder, die Schnelligkeit des Wachstums, ihr Verhalten in der Bouillon, ihre Tierpathogenität und ihr Verhalten gegenüber einzelnen besonderen, zum Teil verlassenen, zum Teil noch nicht genügend ausprobierten Verfahren, haben Anlaß zu Unterschiedsmerkmalen gegeben:

a) Streptococcus haemolyticus, eine schnell wachsende und eine nur langsamer angehende Form;

b) Streptococcus anhaemolyticus,

c) Streptococcus viridans,

d) Streptococcus mucosus.

Jedoch scheint es festzustehen, daß hier keine Artvielheit, sondern vielmehr nur eine verschiedene Wuchsform ein und derselben Art vorliegt, deren einzelne Formen unter bestimmten Nährbodenbedingungen ineinander übergehen können. Virulenzmerkmale lassen sich aus jenen Merkmalen nicht ablesen, wie überhaupt alle Methoden zur Virulenzbestimmung am Bakterienstamm selbst fehlgeschlagen sind und fehlschlagen mußten. Immerhin stimmen darin alle Autoren und alle täglichen Erfahrungen überein, daß der hämolytische Streptokokkus der gefährlichste und giftigte aller Wundeiterkeime überhaupt ist, insofern als auf sein Konto die schwersten aller Infektionen in der Mehrzahl zurückzuführen sind. Im allgemeinen sind die Streptokokken Keime, die sowohl bei aerober als auch bei anaerober Züchtigung gedeihen; es gibt aber auch eine rein anaerobe Form der Streptokokken = Streptococcus putridus anaerobius, auf die besonders Schottmüller, aber auch Bondy, Burkhardt, Hamm, Natvig u. a. aufmerksam gemacht haben, die ebenfalls schwere Infektionsprozesse des Genitale zu erregen imstande sind und nicht nur als rein „putride" Keime angesehen werden dürfen; eigene bakteriologische Beobachtungen sprechen im gleichen Sinne.

2. Staphylokokken: Sie sind zweifellos der Zahl der schweren Infektionsprozesse nach harmloser als die Streptokokken; immerhin hat man auch durch sie tödliche Infektionsprozesse beobachtet. Ihrer Farbstoffbildung gemäß unterscheidet man: Staphylococcus aureus, citreus und albus, auch findet man eine giftige hämolysierende und eine ungiftige, nicht hämolysierende Form; besondere Arten sind die anaeroben Vertreter dieser Gruppe: der Staphylococcus parvulus und anaerobius, der erste rein gramnegativ, der andere grampositiv; auch diese vermögen schwere Infektionen zu erzeugen.

3. Bacterium coli commune: Geht zwar seltener vom Genitale selbst aus, sondern kommt häufiger vom Darm aus als Mischinfektion oder auf metastatischem Wege in genitale Infektionsherde hinein, führt aber dann häufig zum Bilde der schweren progredienten Infektion.

4. Seltenere Keime sind der Pneumokokkus und der Pneumobazillus (Friedländer), die Gruppe der Diphtherie- und Pseudodiphtheriebazillen, der Micrococcus tetragenus, Bacillus aerogenes capsulatus, Bacterium proteus, Bacillus tetani und einige andere Formen.

Darüber, welcher von diesen mannigfachen Keimen als jeweiliger Infektionserreger in Betracht kommt, belehrt uns in mehr oder weniger zuverlässiger Weise die Untersuchung des Uterus- resp. Scheidensekretes oder eventuell des irgendwie, z. B. durch Punktion, gewonnenen Eiters im Ausstrichpräparat und in der Kultur.

Findet sich nur eine Keimart in Reinkultur, z. B. Streptokokken, so kann man mit guter Sicherheit diese als die Krankheitserreger ansprechen, da die Beobachtung gelehrt hat, daß die virulenten Keime die Mitbewohner überwuchern und verdrängen; so kann man auch sehr wohl auf Abimpfungen aus dem Uterus selbst in vielen Fällen verzichten, da die virulenten Keime auch die Scheidenflora völlig beherrschen. Es genügt meist, mittels eines mit Watte armierten Stäbchens aus der Scheide

Sekret zu entnehmen und zur weiteren Untersuchung zu verwenden; nur in seltenen Zweifelsfällen würde man nach Einstellung der Portio und guter Säuberung aus der Zervix oder gar dem Corpus uteri Sekret mittels eines Doederleinschen Sekretrohres entnehmen müssen. Aus einer gemischten Flora der Scheide allein würden allerdings noch keine, insbesondere prognostischen Schlüsse zu ziehen sein; erst wenn auch aus dem Uterus ein buntes Gemisch verschiedener Keime darzustellen ist, dann handelt es sich meist um harmlosere Infektionen mit gewöhnlich putridem Charakter, ohne daß damit ein schwererer propagationsfähiger Prozeß ausgeschlossen wäre.

Die Durchsicht lediglich gefärbter, selbst nach Gram behandelter Ausstrichpräparate würde hier, wo es sich um die Erkennung der Infektionserreger handelt, sehr leicht falsche Schlüsse ergeben; man kann wohl über das Mengenverhältnis einige Auskunft erhalten, aber über die Art kann man starken Täuschungen unterliegen. Deshalb müssen stets auch die kulturellen Eigenschaften der Keime eruiert werden durch Verimpfen des Sekretes auf die verschiedenen gebräuchlichen Nährböden, am besten auf Blutagar, 2%igem Traubenzuckeragar und Nährbouillon und daneben durch Anlegen anaerober Kulturen, z. B. im hochgeschichteten Agar der Schottmüllerschen Zylinderröhre, den Buchnerschen Gläsern, den H-durchgeleiteten Apparaten und sehr zweckmäßig auf Lenzschen, mit Plastilin abgedichteten Platten, deren Sauerstoff durch Pyrogallol und Kalilauge verbraucht wird.

So wichtig nun einerseits diese Scheiden- oder Uterussekretuntersuchungen für das Verständnis und die Prognose der jeweiligen Erkrankung sind, so darf man doch kein allzu großes Gewicht dieser Kenntnis beimessen; wie eben angedeutet, findet man auch in normalen Fällen im Scheidensekret hämolysierende Streptokokken ($^{1}/_{4}$—$^{1}/_{2}$ aller Fälle). Immerhin gewinnt man aber gute Anhaltspunkte auf Grund der mit den einzelnen Keimen im allgemeinen gemachten Erfahrungen.

Über die Bedeutung der Keimbefunde im Blut siehe später. Die Keime sind eben immer nur eine Komponente der Infektion, die andere liegt in den Abwehrkräften des Körpers.

B. Als solche **Schutzvorrichtungen des menschlichen Organismus** sind als wichtigste zu nennen:

1. Die Intaktheit der Epitheldecke, die, wie überall im Körper, so auch im Genitale, eine höchst bedeutende Stellung einnimmt; gerade für die septischen Keime ist es nur bei stärkster Virulenz möglich, ein normal funktionierendes Epithel zu durchbrechen und in die Lymphspalten usw. einzudringen. Fast immer bedarf es einer sog. Eintrittspforte, die allerdings wohl selbst in minimaler Läsion gegeben sein kann.

2. Der Schutz, den das sog. Selbstreinigungsvermögen der Scheide (Säuerungsvermögen der Scheidenkeime, wobei das der Vaginalbazillen dasjenige der anderen stark überwiegt, und wahrscheinlich auch direkter Mikrobenantagonismus) der Wirkung pathogener Mikroorganismen, die eventuell von außen hereingebracht werden, im Genitalschlauch entgegensetzt, ist schon früher im ersten Abschnitt dieses Kapitels besprochen und diskutiert. Es soll hier nur erwähnt werden, daß dieser Selbstreinigungsmechanismus nicht unmittelbar nach Einbringen von Fremdkeimen schon ganze Arbeit getan haben kann, sondern einer gewissen Zeit, zum mindesten einiger Stunden dazu bedarf und bei Import großer Mengen oder stark virulenter Keime versagt.

3. Ist die Kontinuität der Epitheldecke gestört und der Schutz der Scheide und Zervix gebrochen, so treten die lokalen und weiterhin auch die allgemeinen Abwehrmaßnahmen des Körpers im Genitale wie überall im Körper in Kraft.

a) Die lokale Abwehr ist durch den Vorgang der Entzündung morphologisch und physiologisch gekennzeichnet. Nach den ersten Zellzerstörungen durch die feindlichen Mikroorganismen und dem Wirksamwerden ihrer Gifte beginnt sofort ein großer Lymphstrom sich in das Wundgebiet zu ergießen, die Blutgefäße führen durch aktive Erweiterung nicht nur in vermehrter Menge Sauerstoff und Nährstoffe für den erhöht arbeitenden Gewebsbezirk heran, sondern es kommen auch Hilfskräfte aus allen Körperprovinzen mit dazu. An Ort und Stelle werden sofort Wanderzellen und Leukozyten mobil gemacht und aus der Blutbahn heraus hier abgesetzt; schnell türmen sie sich als Wall zur Demarkation gegen die Eindringlinge auf und leisten große Hilfe in der Unschädlichmachung des Feindes. Überall, wo die Bakterien vordringen, werfen Leukozyten sich ihnen entgegen und umstellen sie in weitem Umkreis. Diese Wanderzellen spielen zweifellos eine höchst bedeutende Rolle in der Abwehr, wenn auch noch über die Einzelheiten der Wirkung Differenzen bestehen. Den durch sie gebildeten Schutzvorrichtungen kommt eine chemische Abwehr der Gewebssäfte in unmittelbarer Nähe des Krankheitsherdes zu Hilfe, für die die Leukozyten häufig aktivierende Stoffe hergeben.

Eine sehr wichtige Rolle in diesem lokalen Abwehrkampf spielt die Gewebsdisposition selbst. Handelt es sich um eine gesunde, kräftige, feste Uterusmuskulatur ohne besonders erweiterte Gefäßbahnen, die mit einer gut erhaltenen und bisher gesunden Basalisschleimhautschicht nach dem Kavum zu bedeckt ist und wird ein solcher Uterus im Status desquamationis menstruationis mit giftigen Keimen infiziert, so ist die lokale Gewebsdisposition gesund und normal und für erfolgreiche Abwehr geeignet; es wird meist nur zu einer lokalen Entzündung kommen. In einem stark saftreichen, aufgelockerten, mit dilatierten, zum Teil mit Blutpfröpfen erfüllten Venen durchsetzten, frischpuerperalen Uterus sind allein schon durch diese Wandbeschaffenheit und weiterhin auch noch durch die größere Menge nekrotisierender Schleimhautfetzen die lokalen Vorbedingungen für das Angehen und die Weiterverbreitung einer Infektion wesentlich günstiger. Besonders geeigneten Boden aber schaffen alle nichtphysiologischen Substanzverluste, um so besser, je zerfetzter und buchtiger die Wunden sind, alle durch Druck oder Quetschung geschädigten Gewebspartien, alle nekrotisierenden Tumoren und bösartigen, oberflächlich gelegenen und deshalb oberflächlich meist zerfallenden Geschwülste. Für die Weiterverbreitung des Prozesses bietet im Uterus das gut kontrahierte und relativ saft- und gefäßlose Myometrium eine gute Barriere, im nichtgraviden Zustande eine wesentlich bessere als im graviden und im graviden mit Zunahme des Alters der Schwangerschaft einen progressiv schlechteren Schutz. So kommt es, daß die größere Zahl an schwer septischen Prozessen nicht die Gynäkologie, sondern die Geburtshilfe aufweist; aber hinsichtlich der allgemeinen Verhältnisse gelten in beiden Schwestergebieten die gleichen Erfahrungen.

b) Nicht nur am Ort der Infektion, sondern auch im allgemeinen Säftestrom werden schon sehr frühzeitig, wahrscheinlich weil vor völlig ausreichender Funktion der lokalen Abwehr Keime ins Blut und in die Körpersäfte gelangen, die mannigfachen allgemeinen Abwehrmaßregeln mobil gemacht oder neu ins Leben gerufen:

α) Die erhöhte Wärmebildung durch Steigerung des chemischen Stoffumsatzes und der Verbrennungsvorgänge, die durch blutfremde Stoffe (artfremdes und arteigenes Eiweiß, z. B. Bakteriengifte und Gewebszerfallsprodukte) bedingt wird. Da gleichzeitig die Wärmeabgabe mit der Wärmebildung im funktionsgestörten Organismus nicht Schritt hält, so entsteht eine für die einzelnen Infekte charakteristische und meist heilsame Temperaturerhöhung, die als Fieber bezeichnet wird.

β) Vermehrung der Leukozyten in der freien Blutbahn als der wichtigen Zellen, die in erster Linie bakterienfeindliche Stoffe bilden können. Ihre Zahl steigt weit über 10000 pro ccm bis zu 30000 und 50000 und gleichzeitig verändert sich das Prozentverhältnis der einzelnen Leukozytenformen, indem die polynukleären neutrophilen am stärksten vermehrt sind; jedoch ist die Hyperleukozytose resp. ihr Absinken nicht so konstant, daß man daraus Schlüsse auf die Prognose ziehen könnte; erst eine durch fortlaufende Untersuchungen entstehende Kurve könnte prognostische Bedeutung haben.

γ) Bildung der spezifischen Abwehrkörper in Gestalt der wahrscheinlich komplizierten Ambozeptoren, wie Bakteriolysine, Hämolysine,. Zytolysine (nach Ehrlichs Vorstellung) und des nicht spezifischen, thermolabilen sog. Komplementes (wahrscheinlich gleichbedeutend mit, dem Alexin Buchners), wodurch dann die aktive Immunisierung des Körpers gegen das allfällig wirksame Gift eintritt. In ähnlicher Weise,. wenn auch einfacher, kommt es zur Antitoxinbildung auf die rein toxischen Substanzen (z. B. Tetanus, Diphtherie). So werden sowohl die Bakteriengifte (Toxine und Endotoxine), aber auch die bei der Abwehr zum Zerfall und zur Resorption kommenden Eiweißstoffe durch spezifische Gegengifte in großem Stil unschädlich gemacht, und zwar über das unmittelbar notwendige Maß hinaus. Durch dieses Übermaß der Abwehr entsteht dann eine bei den einzelnen Prozessen verschieden dauerhafte Immunität gegen neue gleichartige Infektionen; gerade bei den hier in Rede stehenden Wundinfektionen ist diese Immunität meist wenig anhaltend.

δ) In letzter Linie und nicht zum geringsten ist schließlich auch die Konstitution des einzelnen Menschen, besonders der Phänotypus, im ganzen ein ausschlaggebender Faktor im Abwehrkampf. Der kräftige gesunde Körper wird durch die Reaktionsfähigkeit seiner einzelnen Organe als auch durch das Gleichmaß ihrer Harmonie und schließlich durch die jedem gesunden Organ eigene Reservekraft viel leichter auch schwere Infekte überstehen, ja hochvirulente Keime kaum zum Eindringen kommen lassen, während durch Trauma, Blutverlust, chronische Infektionsherde, bösartige Tumoren, mangelhafte Organfunktionen und Konstitutionsanomalien minderwertige oder geschwächte Organismen viel früher unterliegen. Der äußere Aspekt der Kranken ist in der Beurteilung dieser Fragen allerdings nicht immer maßgebend.

So sehen wir denn die außerordentliche Kompliziertheit des Vorganges, den wir Infektion nennen; in jedem einzelnen Fall sind wir Zeugen eines imposanten Kampfes zwischen den feindlichen giftigen Kleinlebewesen, die ihre stärkste Waffe in ihrer außerordentlich großen und schnellen Vermehrungsfähigkeit besitzen, und dem im Vergleich zu ihnen gigantischen Organismus des menschlichen Körpers mit seinen so verschiedenartigen Abwehrmethoden. Wir können nicht viel anderes tun,. als den Kampf Phase um Phase genau zu verfolgen und im einzelnen zu erkennen suchen und nur dem Körper hie und da Hilfen in der Abwehr,.

insbesondere durch völlige Schonung zu geben, damit er sich mit seiner vollen Kraft dem Kampfe widmen kann, ohne von ihm abgezogen zu sein.

Es sind eine Reihe von Methoden ausgearbeitet, um etwas mehr Sicherheit in der prognostischen Beurteilung dieser septischen Infektion zu bekommen; die verschiedenen Verfahren, um giftige von ungiftigen Streptokokken zu trennen, haben keine Klarheit gebracht, weil sie die Abwehrkraft des Körpers vernachlässigten. Die Bestimmungen eines Teiles der Abwehrkräfte durch Feststellung des opsonischen Index (siehe serologische und bakteriologische Lehrbücher) sind praktisch bisher ebensowenig verwendbar, wie die Feststellung des antitryptischen Titers (Müller und Jochmann, Thaler u. a.) oder die Erzeugungsmöglichkeit einer alimentären Glykosurie (Birnbaum); auch über Hüssys Pathogenitätsverfahren, das beide Komponenten der Infektion zu prüfen bestrebt ist, bestehen noch keine größeren praktischen Erfahrungen. Wohl aber hat das von Carl Ruge II angegebene, von Philipp modifizierte Verfahren der Virulenzprüfung zwar keine absolute Sicherheit gegeben, da ja zweifellos der Sitz der sich entwickelnden oder schon vorhandenen Infektion eine bedeutende Rolle spielt, aber doch insofern guten Wert gezeigt, als es in ca. 80 % der untersuchten Fälle den endlichen Verlauf richtig voraussagt. Das Prinzip ist das, daß das Eigenblut der Pat. mit den Keimen des Infektionsherdes oder der Eingangspforte beimpft wird und in bestimmten Abständen Stichproben aus dem beimpften Blut entnommen und kulturell verarbeitet oder unter dem Mikroskop im Ausstrich geprüft werden; hat die Zahl der Keime gegenüber der vorhergehenden Probe abgenommen, so deutet das auf eine gute Abwehr des Eigenblutes, die Zunahme deutet demnach auf ungünstigen Verlauf. Die Probe ist vielfach nachgeprüft, die Beurteilung ist noch verschieden, eigene zahlreiche Erfahrungen (über 150 Fälle) haben obigen Prozentsatz ergeben. Zweifellos aber gibt uns wie bei den puerperal septischen Infektionen das exakt beobachtete klinische Bild und die persönliche Erfahrung das beste Prognostikum.

Die Einbruchspforten für die septischen Keime.

1. Das unverletzte Epithel wird, wie schon gesagt, von den hier in Rede stehenden Keimen nur äußerst selten durchwandert, irgendwelche Schädigungen sind fast stets im Spiel. Solche Verletzungen kommen physiologischerweise in ausgedehnter Form sowohl zur Zeit der mensuellen Blutung als auch nach Ausstoßung der Eihäute und Plazenta in irgendeinem Stadium der Schwangerschaft vor. Zieht man die Erfahrungen am frischpuerperalen Uterus heran, der nach den Untersuchungen von Franz, Burckhardt, Wormser und neuerdings besonders Loeser vom dritten und spätestens vom vierten Tag post partum ab physiologischerweise von den in der Scheide vorhandenen Keimen auf seiner großen Wundfläche besiedelt wird, nimmt man hinzu, daß ähnliches auch nach Aborten festgestellt ist, so ist es nicht so unwahrscheinlich, daß auch bald nach der Desquamation der funktionellen Schicht intra menstruationem unter günstigen Vorbedingungen Keime von der Scheide her in das Cavum corporis uteri aufsteigen können und hier eine echte Endometritis erzeugen. Einige klinische Erfahrungen sprechen durchaus dafür (Riebold), auch Fälle

von Peritonitis und Sepsis im Anschluß an den Status menstrualis wurden
von Nothnagel, Lenhartz, Jaffé, Dickson, Holmes u. a. so gedeutet, daß während der Menstruation Keime durch den Uterus und
die Tuben aufwärtsgewandert seien; es wurden Streptokokken im Cavum
corporis uteri gefunden.

Viel häufiger jedoch gibt das Endometrium die erste Lokalisation
einer Infektion und Eingangspforte für weitere Propagation im Puerperium nach Abort oder rechtzeitiger Geburt; wie gesagt, steigen
die Keime von der Scheide her aufwärts und besiedeln die Innenfläche.
Sind die Keime lange schon in der Scheide gewesen, handelt es sich überhaupt um solche, die erfahrungsgemäß keine oder nur geringe Giftigkeit
entfalten können, so genügt die Abwehrfähigkeit des Körpers völlig;
sind es Keime, die vielleicht noch nicht angepaßt sind an den Nährboden, und sind gleichzeitig größere nekrotische oder nekrotisierende
Massen in Gestalt von Eihaut- und Chorionzotten resp. Plazentarresten
oder absterbenden Tumoren vorhanden, so finden die Keime leicht einen
passenden Nährboden, vermehren sich reichlich und bieten eine erhebliche Infektionsgefahr; ein kräftiger Körper wird auch dann meist ihrer
Herr werden und mit Erkrankungszeichen nur antworten, wenn gewaltsam, z. B. durch Stauung Keime oder deren körperfremde Eiweißstoffe
in die Körpersäfte gedrückt werden (gewöhnlich putride Intoxikation
genannt); handelt es sich aber um stark giftige Mikroorganismen, so genügt
oft auch die beste Abwehr des Körpers nicht, um schwerere Progression
des bakteriellen Infektionsstoffes zu verhüten.

Diesen physiologischen Verletzungen des Genitales stehen solche
durch Trauma und Gewalt gegenüber.

a) Durch rohe Gewalt, z. B. infolge ungeschickter Kohabitation oder
allzu erheblichen Mißverhältnisses zwischen Penis und Scheide, infolge
Fall und Eindringen von spitzen Instrumenten, Pfählungsverletzungen;
an Häufigkeit aber allen voran stehen die vielfachen Abtreibungsinstrumente und durch sie bedingte Verletzungen im hinteren Scheidengewölbe, an der Zervix und in der Uteruswand; hierin sind auch die aus
gleicher Absicht in den Uterus eingespritzten, gewöhnlich nicht sterilen
Flüssigkeiten zu nennen. Solche Instrumente werden erfahrungsgemäß
nicht nur bei schon bestehender, sondern auch schon bei nur vermuteter
oder befürchteter Schwangerschaft angewandt.

b) Ärztliche operative Maßnahmen, wie Sondierungen des Uterus,
Abrasionen, Ätzungen, Anhaken der Portio, Portioamputationen, Po-
lypenentfernungen und andere Operationen am Genitale. Die größte
Gefahr besteht hier natürlich in nicht tadellos sauberen Instrumenten
oder nicht einwandfrei sterilisierten Händen und Wäsche, Tampons,
Gazestreifen, Spülinstrumenten und -flüssigkeiten; unter den heute
üblichen Kautelen der Asepsis ist dieser Infektionsmodus seltener als
früher geworden. Aber auch ohne unmittelbare exogene Infektionen
können einmal die in der scheinbar gesunden Scheide lebenden Keime
auf dem für sie günstig gewordenen Nährboden ihre Giftigkeit entfalten.
Solche Spontaninfektionen hat zweifellos schon jeder einmal erlebt; in
der Puerperalfieberätiologie hat die Diskussion über die Bedeutung der
Spontaninfektion (Selbstinfektion, endogene Infektion) eine große Rolle
gespielt. Winter hat für gynäkologische Fälle besonders auf Grund
einer Streptokokkenperitonitis nach plastischer Operation auf sie aufmerksam gemacht. Es scheint allerdings, als ob die Dammgegend und
auch die Scheide eine besondere Gewebsimmunität gegen Infektion

besäße; das lehren die so häufig völlig primär heilenden Dammrisse trotz der unmittelbaren Nachbarschaft des Afters und die Seltenheit schwererer Phlegmonen im Bereich der Vulva und der Vagina.

c) Hierher gehören auch die verschiedenartigen Instrumente, wie sie zu verschiedenen Zwecken für längere oder kürzere Zeit in die Genitalorgane eingebracht werden; so die Pessare verschiedenster Form und Art, die solange, als sie sachgemäß liegen und aus geeignetem Material bestehen, keine Störungen machen, die aber unter bestimmten, früher besprochenen Umständen Drucknekrose machen können und dadurch eine Einbruchspforte für Keime schaffen. Des weiteren sind zu erwähnen die häufig als Antikonzipiens Verwendung findenden, mit einem großen Schuldkonto als Infektionsquelle belasteten Intrauterinpessare, andere konzeptionsverhütende Instrumente und solche Gegenstände, die zu masturbatorischen Zwecken eingebracht werden; die Kasuistik in dieser Richtung ist außerordentlich groß und in ihrem Formenreichtum eigenartig (cf. Kap. VI).

2. Alle Tumoren, die Ernährungsstörungen erleiden, sind stets gute Nährböden für Keime, die teils von außen, teils aus der Blutbahn sich in ihnen ansiedeln können. Alle gegen das Cavum uteri stark vordrängenden Neubildungen durchbrechen leicht die schützende Epitheldecke und werden so dem Keimimport geöffnet; je nachdem die Tumoren in ihrer Ernährung noch erhalten oder gestört sind, können sie dann „vereitern", d. h. auf dem Lymphwege vorschreitende Keimstraßen mit einzelnen Einschmelzungsherden (Abszessen) zeigen oder „verjauchen", d. h. eine Durchsetzung ihres abgestorbenen Gewebes mit Fäulnis erregenden Keimen erfahren. In Betracht kommen Myome, Sarkome und Polypen; diese letzteren können vor allem dann, wenn sie in die Scheide hineinragen, oberflächliche Läsionen erfahren, infiziert werden und nun eine Straße und Vermittlung für das Aufwärtsdringen der Keime ins Cavum uteri werden. Eine eigene Beobachtung in dieser Richtung ergab eine so entstandene Pyosalpinx nach septischer Endometritis. Zu erwähnen sind auch die Erosionsbildungen an der Portio, die gewiß gar nicht allzu selten die Entzündung auch über ihren Bereich hinaus dringen lassen. Eine andere Gruppe sind alle bösartigen Wucherungen mit oberflächlichem Gewebszerfall; es ist oft nachgewiesen und wird auch durch die Erfahrung immer und immer wieder bestätigt, daß Karzinome und Sarkome des Uterus, der Scheide und Vulva stets als keimbeladen und auch infiziert anzusehen sind. Schließlich sind alle stenose-bedingenden Faktoren in dem Sinne hier zu nennen als das oberhalb von ihnen gestaute Sekret leicht eine Keimvermehrung begünstigt; es handelt sich um Stenosen der Scheide und der Zervix, wie sie als narbige Ausheilungszustände nach forcierten Dilatationen und Verletzungen, Atmokausis, arzneilichen Verschorfungen und bei Karzinomen der Zervix und Vagina vorkommen; die Folge ist häufig dann eine Pyometra (siehe später).

3. Wenig erwähnt, aber doch in nicht so seltenen Fällen zu beobachten ist die hämatogen erfolgte Keimverschleppung. Bekannt ist die Endometritis bei Infektionskrankheiten, Ovarialeiterungen im Anschluß an Typhus, Angina und Pneumonien, Parotitis, akute Exantheme, Influenza; weiterhin sind metastatisch entstandene Pyosalpingen beschrieben, so durch Streptokokken, Pneumokokken und Pneumobazillen (bei der Tuberkulose ist der Blutweg ja der bei weitem überwiegende, siehe später). Schließlich sind auch parametrane Abszesse durch Metastasierung entstanden nachgewiesen. Bekannter sind hämatogene Infektionen

ernährungsgestörter Tumoren, z. B. stielgedrehter Ovarialtumoren oder absterbender Myome des Uterus (v. Franqué, Sitzenfrey, Corscaden, A. Mayer).

4. Eine wenig wichtige Rolle ist wohl der Fortleitung von entzündlichen Prozessen aus der Nachbarschaft beizumessen; immerhin können schwere Hüftgelenkseiterungen nach Durchbruch des Pfannenbodens, Osteomyelitiden des Darmbeines, des Kreuzbeines, Eiterungen der Kreuzdarmbeinfuge, ihre Entzündungsprodukte in die subserösen Räume des Parametriums weiterleiten, ebenso periproktitische Abszesse, Eiterungen um das Rektum und Colon sigmoideum, perizystitische Prozesse auf das Bindegewebe der Genitalien übergreifen; die bedeutsamste Rolle spielen in diesem Belang wohl intraperitoneale Eiterungen von einer perforierten Appendix aus, eine infizierte, eventuell verjauchte Hämatozele und durch Punktion infizierte Ovarialtumoren, die wohl auch unter dieser Gruppe der Kontinuitätsübertragung zu nennen sind, da ein unmittelbares Fortschreiten der Entzündung auf dem Wege des Tumorstieles an Bedeutung hinter der unmittelbaren Berührungsinfektion zurücktritt.

Die Erscheinungsformen der septischen Infektion.

Schon die Aufzählung der Einbruchspforten läßt vermuten, wie bunt und kompliziert das Bild der Erscheinungsformen sein muß; denn schließlich ist auch noch die Art und Ausdehnung der Prozesse, die sich um jede der Einbruchsstellen gruppieren und an sie anschließen kann, eine außerordentlich variable. Will man überhaupt zu einer Übersicht kommen, so muß stark schematisiert und systematisiert werden; man teilt deshalb das große Gebiet am besten in einige wenige Gruppen. Die erste hat die lokalen Prozesse an den wichtigsten Einbruchspforten zu umfassen, die andere die verschiedenen Ausbreitungswege, also:

a) die unmittelbare intrakanalikuläre Propagation in die Tuben;
b) die Lymphbahnen ins Beckenzellgewebe mit folgender Parametritis;
c) die Lymphbahnen aufs Peritoneum mit folgender Peritonitis;
d) die Blutbahn mit folgender Pyämie oder Septikämie.

Ein isoliertes Vorkommen des einen oder des anderen Ausbreitungsweges wird selten beobachtet, meist sind Kombinationen vorhanden, aber die Fülle der Bilder läßt doch das Vorwiegen des einen oder anderen Prozesses mit aller Deutlichkeit erkennen, so daß sich die gegebene, bisher stets übliche Einteilung von selber rechtfertigt.

A. Die wichtigsten lokalen Entzündungen.

1. Die durch stumpfe oder rohe Gewalt, durch Instrumente usw. entstandenen Kontinuitätstrennungen an Vulva, Vagina, Zervix erweisen ihren septischen Charakter durch eitrig oder schmierig belegte Wundränder und -flächen; die Umgebung ist gewöhnlich mehr oder weniger hart geschwollen und bei Berührung, soweit es das äußere Genitale anbetrifft, schmerzhaft. Die Wundsekretion ist reichlich, oft übelriechend, oft fade; septische Keime können leicht aus der Wunde bakterioskopisch oder kulturell nachgewiesen werden.

Therapeutisch kommt in der Hauptsache Ruhigstellung durch Bettruhe in Betracht, weiterhin die Applikation von feuchten Verbänden und eventuell chirurgische Maßnahmen, die einen guten Sekretabfluß garantieren und jegliche Sekretverhaltung verhüten.

2. Dekubitalgeschwüre nach Pessar oder intrazervikal gelegten Instrumenten, bei Fremdkörpern usw. heilen gewöhnlich, selbst wenn ihr Aussehen schmierig und eitrig ist, nach Entfernung des Fremdkörpers, Bettruhe und desinfizierenden Spülungen spontan; allerdings können sich gerade an Dekubitalgeschwüre des Zervikalkanales sehr erhebliche parametrane Phlegmonen anschließen.

3. Die **Endometritis** als der wichtigste Ausgangspunkt aller weiteren Prozesse.

a) Ihre bedeutsamste und häufigste Form ist die Endometritis post partum oder post abortum, also die eigentliche **Endometritis puerperalis.** Hier nur ein paar Grundzüge ihrer Erscheinungsweise, soweit sie für gynäkologische Krankheitsbilder wichtig sind. Näher auf sie einzugehen, muß den geburtshilflichen Lehrbüchern überlassen bleiben; das hieße sonst die ganze Kindbettfieberfrage aufrollen wollen. Es kommt also nur als besondere und wichtige Form der septischen Endometritis die postabortale und die im allgemeinen ihr gleichende postpartale Endometritis der späteren Wochen post partum hier zur Sprache, während auf die frischpuerperale Form, wie gesagt, nicht eingegangen werden kann.

Vom Normalen zum Pathologischen sind fließende Übergänge; besiedelt ist die Uterusinnenfläche stets vom dritten oder vierten Tag post partum ab, meist reichen die Abwehrmaßnahmen des Körpers gegen die harmlosen und auch weniger harmlosen Keime aus. Nimmt die Giftigkeit der Keimart zu, wandern Streptokokken oder andere, gar aus menschlichen Wunden stammende Keime auf oder ist andererseits der Nährboden durch retinierte Eireste, Eihautfetzen, Blutkoagula usw. einer Keimvermehrung besonders günstig, so kann leicht die Abwehr des Körpers insuffizient werden oder eine schwere lokale Abwehr nötig sein, mit anderen Worten, eine echte Endometritis nicht nur im anatomischen, sondern auch im klinischen Sinne entstehen. Anatomisch sieht man eine erhebliche Leuko- und Lymphozytenanhäufung die erhalten gebliebene Mukosaschicht durchsetzen, der makroskopisch oft schmierige oder auch membranöse Belag besteht zum größten Teil aus nekrotischem Gewebe, Fibrin und massenhaft Leukozyten und Bakterien. In die tiefen Schichten der Demarkation dringen die Keime nur bei besonderer Virulenz ein, wenn eine Propagation über den Herd hinaus zu erwarten oder zu befürchten steht. Je nachdem die Keime in buntem Gemisch und beschränkt auf die nekrotischen Massen sich finden oder in nur einer Art und überall zwischen den Leukozyten des Demarkationswalles resp. in tieferen Schichten histologisch nachzuweisen sind, zudem auch nach dem klinischen Verlauf unterscheiden Bumm, Doederlein u. a. eine putride und septische Form der Endometritis. Einwandfreie und stets verläßliche klinische Unterscheidungsmerkmale gibt es jedoch wohl nicht, denn auch unter den putriden Formen können sich septische Prozesse verbergen, wenn auch im allgemeinen die putriden Formen als die prognostisch günstigeren sich zeigen (siehe Therapie).

Nach Aborten erkennt man sehr deutlich den Charakter der Basalis mucosae im Grundgewebe und oft darüber eine dünne, lockere, jedoch von Exsudatzellen vollgepropfte neue Funktionalis. An einer Stelle von

geringerem oder größerem Umfang erhebt sich aus dem Niveau heraus
gewöhnlich eine Partie dezidualen Gewebes mit den charakteristischen
großen Stromazellen und den muskelstarken Gefäßchen und in sie hinein-
gesenkt eine Gruppe von Chorionzotten, die durch Fibrin miteinander
versintert und in Degeneration begriffen sind (Fig. 134). In diesen Partien
sieht man häufig viel nekrotische Masse mit einzelnen Bakteriendepots und
freien Wanderzellen. Manchmal sind sämtliche intervillösen Räume durch
Fibrin verschlossen, in anderen Fällen aber sind Teile davon noch von Blut
durchströmt, das aus den Gefäßen der Septa plac. herkommt und in
die basalen Venen wieder abfließt. Warnekros vor allem hat darauf
aufmerksam gemacht, wie Bakteriendepots der nekrotischen Partien

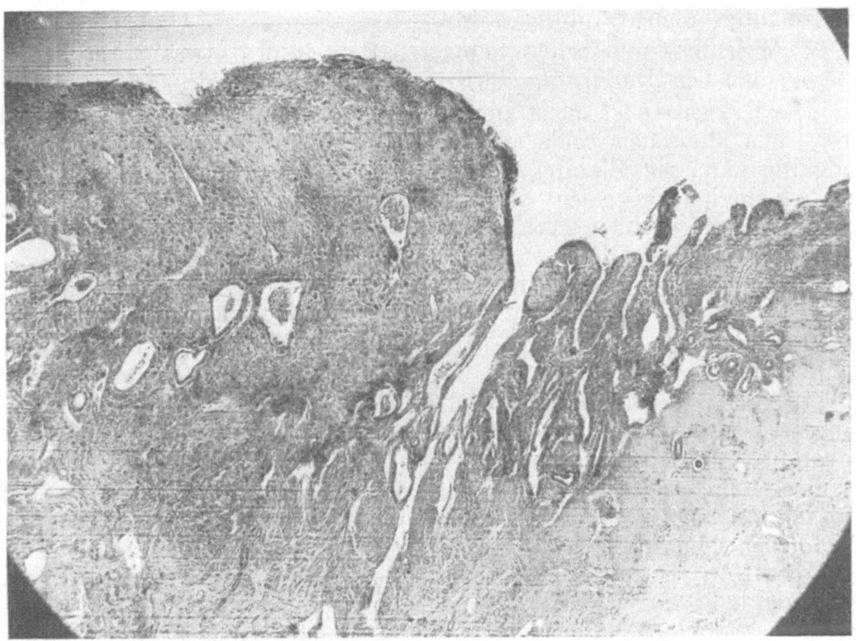

Abortrest mit großen chorionalen Zellen   Entzündete Mukosa
Fig. 134. Endometritis post abortum.

durch Uteruskontraktionen in die freie Blutbahn der restierenden intervillösen Räume entleert werden können und so die Keime stoßweise in
die Blutbahn gelangen, wo sie allerdings wohl meist sofort abgetötet
werden. Im gleichen Bezirk kann man auch thrombosierte Venenlumina,
deren Pfröpfe als schwarze kleine Köpfe ins Lumen hineinragen, als
Zeichen der Plazentarstelle erkennen; im Myometrium finden sich dilatierte
eventuell thrombosierte Venen nur in einzelnen Fällen, meist sind sie
nur auf das innere Drittel der Muskulatur beschränkt. In vielen anderen
Fällen fehlen so augenfällige Reste und die postabortale Natur der Endometritis läßt sich nur noch aus einigen großleibigen vielkernigen Synzytial-
riesenzellen ablesen, die sich gewöhnlich als synzytiale Wanderzellen in
den perivaskulären Lymphbahnen, aber auch frei im Gewebe nachweisen lassen. Manchmal wird auch dieser Nachweis nicht gelingen.

  In das Myometrium hinein erstrecken sich fast in allen Fällen zum
mindesten innerhalb der innersten Schichten perivaskuläre Rundzellen-

herde; in schwereren Fällen kann man die Lymphangitisstraßen auch in
den äußeren Muskelpartien finden.

Klinisch stehen folgende Zeichen im Vordergrunde:

1. eine unregelmäßig starke Metrorrhagie, die sich oft nur in bräun-
lich-schmierigem Ausfluß zeigt, in anderen Fällen aber lästig stark sein
kann und sich oft über mehrere Wochen hinzieht; charakteristisch ist
natürlich die Angabe des erfolgten Abortes, kann aber als nicht erkannt
fehlen;

2. in den Pausen der Blutung gelblicher, oft etwas schleimig-schmieriger
Ausfluß von manchmal üblem Geruch;

3. Fieber unregelmäßiger Art, oft nur mäßig hoch, mit unregelmäßigen Remissionen, gelegentlich auch von höheren Zacken und Schüttelfrösten unterbrochen;

4. Weichheit und selbst Schmerzhaftigkeit des etwas vergrößerten
Uterus; daneben Durchgängigbleiben des Zervikalkanales.

Die Diagnose ist meist aus der Anamnese und dem lokalen Befund
sowie dem klinischen Bilde auf Grund der obigen Angaben zu stellen;
endgültig kann sie allerdings erst aus der histologischen Untersuchung
der Schleimhaut festgelegt werden. Palpatorisch ist, wie oben gesagt,
der Uterus oft etwas größer und weicher als normal, auch oft etwas
druckempfindlich, das Os. ext. und der Zervikalkanal etwas geöffnet; sonst
aber läßt sich Abnormes weder am Parametrium, noch an den Adnexen
oder der Scheide oder Vulva feststellen. Eine Druckschmerzhaftigkeit
neben dem Uterus würde schon auf ein Weiterschreiten der Entzündung
schließen lassen. Auch die genaue Untersuchung des übrigen Körpers
fördert keinen Anhaltspunkt für die Erklärung der klinischen Zeichen.
Alles in allem ist die Diagnose Endometritis eine Diagnose per exclusionem.

Über die Prognose gibt uns hauptsächlich der weitere Verlauf
Aufschluß. Auf die Prognostik gegenüber diesen septischen Prozessen
wurde oben schon hingewiesen. Sie hängt ganz und gar von der Abwehrkraft des Körpers und der Giftigkeit und Invasionskraft der Keime ab.
Die durch bakteriologische Untersuchung gewonnene Kenntnis der Keimart läßt uns die im allgemeinen ungiftigen oder giftigen Arten unterscheiden, die genaue klinische Untersuchung die lokale und allgemeine
Disposition und Abwehrkraft des Körpers in großen Umrissen vermuten,
die Ruge-Philippsche Probe eine gute Ergänzung gewinnen. Die bei
schwererem Krankheitsbild nötige, in Abständen von wenigen Tagen
häufig wiederholte Blutuntersuchung (Technik siehe Sepsis) läßt uns
durch die zunehmende oder abnehmende Keimzahl und die Keimart
die Prognose noch ein wenig schärfer umgrenzen.

Die Verlaufsarten sind mannigfach. In den selteneren ungünstigen
Fällen ist die Endometritis der Ausgangspunkt für die weiteren Ausbreitungswege, wie sie unten ausführlicher besprochen werden und früher
schon genannt worden sind. In vielen der für unsere Besprechung in
Frage kommenden Fällen genügt der Abwehrwall, die noch freien Räume
in den Zwischenzottenräumen verschließen sich durch weitere Blut-
gerinnung, die Keime werden demarkiert und abgestoßen; inzwischen
ist der ovarielle Zyklus wieder in Gang gekommen; das Endometrium
reinigt sich allmählich und gewinnt wieder Kraft, darauf mit einer
Funktionalis zu antworten und die Spontanheilung wird perfekt. Zwischen
diesen beiden extremen Möglichkeiten liegt der häufig protrahierte

Verlauf, die Abheilung erfolgt nur langsam und unterdessen gehen eigenartige proliferative Vorgänge von der entzündlich gereizten Basalis aus, entlang den Lymphstraßen in die Muskularis hinein vor sich. Die Lymphangitis hier kommt zwar auch zum Stillstand, ihren Wegen aber folgen von den Basalisdrüsen ausgehende Epithelsprossen, die tiefer in die Muskularis hineindringen. Man findet später fertige Basalisdrüsen in einem spindelzelligen Stroma oft tief in den Myometriumschichten als Zeichen einer von R. Meyer als Adenomyometritis (siehe Kapitel IX) bezeichneten chronischen Entzündung, gleichzeitig mit einem Dicker- und Derberbleiben des gesamten Myometriums. Solche Uteri bleiben schwerer und größer und können noch lange Zeit eine gewisse Muskelschwäche aufweisen, die sie zu Hypermenorrhöen prädisponiert erscheinen läßt, ohne daß an der mensuellen Reaktion der Funktionalis selbst noch Zeichen der früheren Endometritis nachzuweisen sind.

Die Therapie war bis vor kurzem nur die rein aktive; überall fast wurde bei Verdacht auf irgendwelche Abort- oder Plazentarreste die digitale oder instrumentelle Entfernung der Fremdkörper und Bakteriennährböden verlangt. Erst neuerdings ist durch die Arbeiten Winters, Walthards, Benthins, Traugotts sowie auch anderer Autoren der Standpunkt vertreten, daß man beim febrilen Abort dieses aktive Verfahren nur dann durchführen sollte und dürfe, wenn keine erfahrungsgemäß invasionskräftigen Keime im Spiele wären. Sie verlangen prinzipiell eine vorausgehende bakteriologische Kontrolle der Sekrete und warten die Entfieberung ab, wenn hämolytische Streptokokken gefunden werden, um nicht die Abwehrmaßnahmen des Körpers durch den Eingriff zu schädigen und eventuell einen Einbruch der Keime ins tiefere Gewebe zu begünstigen. Nun handelt es sich hier nicht eigentlich um die Frage des febrilen Abortes mit seinen einer Propagation viel günstigeren Gewebsverhältnissen, sondern meist um ältere Prozesse; immerhin aber gibt es doch viele Analogien. Gewöhnlich werden in diesen Fällen größere Plazentarreste schon spontan oder auch durch Ausräumung entfernt und nur noch kleine Reste vorhanden sein; es handelt sich also vielfach um Nachkrankheiten eines Abortes. Das Bestehenbleiben der Endometritiszeichen deutet häufig auf einen schweren Kampf des Körpers mit giftigen Keimen hin. In diesen Fällen ist ein Abwarten des weiteren Verlaufes bei Unterstützung der Abwehrmaßnahmen des Körpers durch Bettruhe, heiße Packungen, heiße Scheidenspülungen und kontraktionsanregende Mittel sowie auch bei der Sepsis abzuhandelnde Allgemeinmaßnahmen das ungefährlichere und schonendere Verfahren, das vor allem dann durchgeführt werden muß, wenn schon eine auch nur leichte Druckempfindlichkeit neben der Gebärmutter besteht. Läßt sich andererseits aus der Weite des Muttermundes, dauerndem Abgang von Blut und übelriechendem Fluor eine Putreszenz des Uterusinhaltes erkennen, so ist 3—4 Tage nach der Entfieberung eine vorsichtige instrumentelle Ausräumung des Uterus mit nachfolgender desinfizierender Spülung die geeignete Methode, um die endgültige Ausheilung zu beschleunigen. Das so empfohlene, durch mehrere Vergleichsserien mit hohen Zahlen selbst erprobte Verfahren (Abwarten der Entfieberung und 3—4 Tage später Ausräumung ohne ausschlaggebende Rücksichtnahme auf die Keime) wird im Gegensatz zum rein aktiven und rein konservativen Verfahren als exspektatives Vorgehen beim febrilen Abort bezeichnet und ist die wohl zur Zeit am meisten angewandte Behandlungsmethode.

b) Die **rein septische oder pyogene Endometritis** kann durch spontane Aszension septischer Keime intra menstruationem, durch Abrasionen, Zervixdilatationen, Tamponaden, intrauterine Spülungen, Diszisionen, mortifizierende intramurale Tumoren, insbesondere submuköse Myome und Polypen, die teils durch den Zervixkanal hinaus geboren, zeitweise aber spontan wieder retrahiert werden, Sarkome, Karzinome und schließlich intrauterine Prozesse erzeugt werden. Das histologische Bild ist dadurch einfacher als das der postabortalen oder postpartalen Endometritis, daß Reste der reifen oder unreifen Plazenta, fetale Eihäute und Dezidua fehlen; im übrigen aber hat es mit ihm die starke entzündliche Infiltration der Basalschicht und der rudimentären niedrigen Funktionalis gemeinsam. Ein Zykluswechsel findet trotz weitergehendem Ovarialzyklus nicht statt, da das schwer geschädigte Endometrium nicht mit der Funktionalisbildung antworten kann. Das klinische Bild ist ebenfalls von Fieber und Metrorrhagie wie auch Ausfluß beherrscht, nur entsprechend der Ätiologie häufig von den veranlassenden Faktoren, besonders den Tumoren verdeckt. In den einfachen Fällen klingt die Entzündung nach Entfernung der Ursache häufig bald ab, das Endometrium reinigt sich und antwortet nach einigen Wochen wieder spontan auf den Ovarialzyklus mit normaler Funktionalis; höchstens kann man nach längerer Zeit, wie es bei der gonorrhoischen Endometritis beschrieben wurde, entzündliche perivaskuläre Infiltrate von Basalisherden aus in die Funktionalis hinein verfolgen; akute Lymphangitisstraßen in die Muskularis hinein können Wegbahner für adenogene Proliferation im Sinne der Adenomyometritis sein. In anderen Fällen unterhält das submuköse Myom, das Sarkom oder Karzinom, z. B. des Collum uteri, die Endometritis, steigert sie und läßt eine Eiterhöhle im Cavum uteri entstehen im Sinne einer Pyometra; in schwereren Fällen mit invasionskräftigen Keimen schließen sich die Komplikationen der Lymphangitis, Parametritis usw. an und beherrschen dann das klinische Bild.

Die Prognose ist aus dem eben Gesagten und aus den bei der postabortalen Endometritis aufgestellten allgemeinen Gesichtspunkten zu stellen.

Die Diagnose wird vermutet und gesichert durch die Diagnose der Tumoren und ihrer eventuellen Degeneration oder aus der Anamnese, d. h. den Antezedentien, durch Ausschluß irgendwelcher anderer entzündlicher Herde im Körper eruiert. In Fällen der Spontanaszension deutet die Metrorrhagie, das mehr oder weniger hohe Fieber, die Druckempfindlichkeit und Weichheit des Uterus bei im übrigen normalem Tastbefund ebenfalls per exclusionem auf das Krankheitsbild.

Die Therapie hat vor allem die causa peccans zu beseitigen, d. h. die Tumoren nach den dort zu besprechenden Gesichtspunkten anzugreifen, sonst für guten Abfluß des Uterussekretes zu sorgen und in den spontan aszendierten Fällen durch Bettruhe, kontraktionsanregende Mittel, hydrotherapeutische Maßnahmen und roborierende Allgemeinbehandlung die Spontanheilung zu begünstigen. Eine Uterusspülung kann in den einzelnen Fällen zum Zwecke besseren Sekretabflusses erwogen werden, eine Abrasio mucosae mit nachfolgender Jod- und Formalindesinfektion soll aber nur in langdauernden Fällen und auch nur unter sorgfältigster Auswahl des Einzelfalles im fieberfreien Stadium ausgeführt werden; es besteht in ihr stets das Risiko einer Verschlimmerung und weiterer Propagation der Entzündung.

c) Eine besondere Form der Endometritis ist die **Pyometra**; sie ist charakterisiert durch eine infolge Stauung des Abflusses größer gewordene Sekretmenge, die das Uteruskavum gewöhnlich dilatiert und die Muskelwand verdünnt. Die Ursache der Stauung ist in Verengerungen des Zervikalkanales infolge narbiger Prozesse oder strikturierender Neubildungen gegeben. Die Art der Keime zeigt große Mannigfaltigkeit, vielfach sind Staphylo- und Streptokokken im Spiel, aber auch andere Keime. Relativ häufig kommt diese besondere Endometritisform in höherem Alter vor, z. B. auch im Anschluß an starke Zervixelongationen, Portioulzerationen bei großen Prolapsen; immer aber lenkt sich der Verdacht auf ein Kollumkarzinom, jedoch genügt mehrfach auch wohl die einfache Altersobliteration oder -Strikturierung der Zervikalhöhle. Die Uterusschleimhaut ist aufs stärkste mit Rund- und Plasmazellen durchsetzt; diese Infiltrate können tief in die Muskularis eindringen. Das Uterusinnere macht durchaus den Eindruck einer pyogenen Membran und einer Abszeßhöhle. Übergänge hierzu kann man bei systematischer Endometriumuntersuchung beobachten, insofern als man häufig, z. B. bei Carcinoma colli, entzündliche Infiltrate auch im altersgeschrumpften Endometrium nachweisen kann.

Die Symptome sind oft nur sehr gering; in anderen Fällen deutet zeitweise erfolgender größerer Eiterabgang aus der Gebärmutter auf Pyometra hin, in wieder anderen Fällen sind Druck- und Spannungsschmerzen, Senkungsgefühl und auch unregelmäßiges Fieber die Hauptzeichen des klinischen Bildes. Die Palpation ergibt einen vergrößerten, weichen, manchmal fluktuierenden Uterus; auffällig sind gelegentlich entzündliche Schrumpfungen des Gewebes und eine ungewöhnliche Brüchigkeit, z. B. der Portio.

Therapeutisch ist die Hauptaufgabe in der Beseitigung der Stenose zu sehen, damit dauernd guter Abfluß des Sekretes erfolgen kann. Es hat also eine Dilatation des Zervikalkanales so weit zu erfolgen, daß das Sekret Abfluß bekommt; eine desinfizierende Uterusspülung kann zweifellos hier gute Wirkung tun. Bei Kollumkarzinomen soll man möglichst erst einige Zeit für Abfluß des Eiters und Reinigung der Höhle sorgen, bevor man an große Radikaloperationen herangeht. Eine Totalexstirpation des Organes ist immer mit großen Gefahren verknüpft, jedoch hängt auch hier wieder alles von der Art der Keime und den Abwehrmaßnahmen des Körpers ab. Solange noch Fieber besteht, muß jede aktivere Therapie vermieden werden, wegen der zweifellos hohen Peritonitisgefahr; im fieberfreien Stadium kann man nach vorheriger Desinfektion der Uterushöhle und festem Verschluß derselben durch starke Nähte die Totalexstirpation wagen in den Fällen, wo man mit den einfachen Maßnahmen nicht auskommt und die Stenose sich immer wieder infolge Narbenschrumpfung ausbildet.

d) Einen besonders merkwürdigen Ausgang einer schweren Endometritis stellt die sog. Metritis dissecans dar, die bisher nur bei Wöchnerinnen meist nach rechtzeitiger Geburt in seltenen Fällen (in 58 Fällen nach Risch, der an v. Franqués grundlegender Publikation anknüpft, bekannt) beobachtet wurde. Es handelte sich stets um eine schwere Streptokokkeninfektion, die tiefergreifende Entzündung des Uterusinneren veranlaßt hatte, so daß es zu lokalen Gewebsnekrosen in mehr oder weniger großer flächenhafter Ausbreitung kam. Durchschnittlich in der vierten Woche kam es zur Ausstoßung eines sequestrierten

Gewebsstückes; in v. Franqués einem Fall, in dessen Publikation sich eine vollständige Übersicht über das Gebiet findet, kam der Sequester erst nach vier Monaten zutage. Meist ist die Folge eine hochgradige Vernarbung und Schrumpfung des Uterus, nur in drei Fällen weiß von Franqué von einer völligen Wiederherstellung der Uterusfunktion zu berichten. In zirka einem Viertel der Fälle führt die Affektion durch Uterusperforation, Peritonitis, Sepsis zum Tode. E. Lehmann publiziert einen Fall von Uterusgangrän nach Abort und meint, daß sich alle Übergänge zwischen dem dissezierenden Ausguß des Uterus und der völligen Wandgangrän fänden. Mir scheint diese Meinung zum mindesten verfrüht zu sein, da lokale oder totale Uterusgangrän nach Abort als offenbar auch chemisch-toxisch bedingtes Bild keinesfalls ein Verständnis für die so merkwürdige Sequestration des inneren Uteruswanddrittels zu geben vermag.

e) In einem gewissen Zusammenhang mit der Endometritis steht auch der nur äußerst seltene Uterusabszeß. v. Franqué hat die weitausgestreute Literatur eingehend gesichtet und kritisch zusammengestellt. Die Affektion schließt sich an Lymphangitisherde an und hat ihren Sitz häufig in der Tubenecke; zu unterscheiden sind von ihnen natürlich Entzündungen, die sich vom interstitiellen Tubenlumen aus in die Muskulatur hineinerstrecken, wie sie bei Gonorrhöe und Tuberkulose gar nicht so selten beobachtet werden. Die Größe eines solchen Abszesses schwankt zwischen Erbsen- und Zitronengröße. Sie sind gefährlich vor allem durch einen Durchbruch in die freie Bauchhöhle, weiter kommt ein solcher ins Rektum und in das Uteruskavum selbst vor. Die Diagnose ist äußerst schwierig. Seine Ätiologie ist in gonorrhoischer und puerperaler sowie nichtpuerperaler pyogener Infektion zu sehen, wobei auch auf metastatischem Wege von einer Angina aus die Keime in die Uteruswand gelangen können (Fall Risch). Die Mortalität wird auf etwa 33% angegeben.

4. Ein weiterer lokaler Krankheitsherd wären die metastatisch entstandenen Fälle von eitriger Salpingitis und Ovarialabszessen. Ihr Bild deckt sich aber fast vollständig mit dem sogleich zu beschreibenden von fortgeleiteter Salpingitis, überhaupt Adnexerkrankung, so daß über die Einzelheiten hier nichts gesagt zu werden braucht. Nur hinsichtlich der Diagnose einer auf metastatischem Wege bedingten Eileiter- und vor allem Ovarialinfektion soll gesagt werden, daß die Affektion hauptsächlich einseitig auftritt, plötzlich mit Fieber und zunächst noch unbestimmten Symptomen beginnt, dann in das Bild der akuten Adnexerkrankung übergeht, vor allem aber jegliches regelwidrige Zeichen von Vulva, Scheide, Portio, Zervix und Uterushöhle vermissen läßt, was natürlich nur durch exakte bakteriologische und kulturelle Sekretuntersuchungen erfaßt werden kann.

5. Eine besondere Gruppe stellen die metastatisch infizierten, zum Teil ernährungsgestörten abgeschlossenen Tumoren, z. B. Myome, Ovarialtumoren usw. dar. Das Fieber bei nachweisbarem Tumor führt auf die Diagnose; jedoch ist zu bedenken, daß auch einfach nekrotisierende Tumoren pyrogene Substanzen liefern, wie v. Franqué und Sitzenfrey nachwiesen. Bei den einzelnen Tumoren wird auf die Behandlungsprinzipien noch kurz eingegangen werden müssen.

B. Die Ausbreitung der septischen Infektion.

a) Der intrakanalikuläre Weg — Aszension in die Tuben — septische Adnexerkrankung.

Dieser Weg wird vor allem von den Gonokokken beschritten; in dem Kapitel über Gonorrhöe ist hierüber ausführlich gesprochen. Nur ein kleiner Teil der Adnexerkrankungen wird als puerperal-septischen Ursprunges angesehen. Diese septische Form der Adnexerkrankung unterscheidet sich in einigen Punkten von der gonorrhoischen, die besonders hier hervorgehoben werden sollen; im übrigen aber besteht vor allem in den chronischen Stadien eine weitgehende Übereinstimmung, so daß hinsichtlich Symptomatologie, Diagnose und Therapie auf das Kapitel der gonorrhoischen Adnexerkrankungen verwiesen werden kann.

Die Kenntnis der septischen Adnextumoren ist nicht im entferntesten so gut wie die der gonorrhoischen gefördert; man kennt nicht die Bedingungen, unter denen septische Keime gerade die Tuben infizieren und nicht etwa den lymphogenen oder hämatogenen Weg wählen. Aus den Untersuchungen frischer Fälle, wie sie dem obduzierenden Pathologen zur Ansicht kommen, geht hervor, daß nicht allein die intrakanalikuläre Propagation die Tubeninfektion herbeiführt, sondern daß auch auf dem Lymphwege vom Uterus her sowohl die Tuben als auch das Ovarium, also lokal metastasierend erkranken können. Im histologischen Bilde drückt sich das, wie zuerst von Schridde beschrieben wurde, in einer mehr oder weniger starken lymphangitischen Infiltration der schlanken Tubenfalten aus, die Keime werden innerhalb der Lymphbahnen und des Gewebes gefunden, das Tubenlumen aber ist in der Hauptsache frei; erst durch Abszeßbildung in den Falten erfolgt ein Einbruch der Keime ins Lumen und nun erst die eigentliche Endosalpingitis mit ihren weiteren Folgeerscheinungen. Ebenso kommen auch auf dem Lymphwege die Keime ins Ovarium, bedingen eine diffuse Oophoritis, aus der sich dann multiple Abszesse entwickeln können; ob hier besondere Formationen, etwa Follikel oder atretische Follikelzystchen oder Corp. albicantia usw. bevorzugt werden, ist hinterher nach erfolgter Einschmelzung nur äußerst schwer zu entscheiden. Andere Bilder ergeben, daß das Lumen der Tube mit leukozytenhaltigem Eiter angefüllt ist und in ihm reichlich Streptokokkenherde erkennbar sind; das Faltenepithel ist in der Hauptsache intakt, nur findet sich in den schlanken Falten eine erhebliche leukozytäre Infiltration und Emigration ins Lumen (Schridde). Das sind die Bilder des Sektionstisches; wie es aber weiter geht, wenn die Patientin die schwere Entzündungspropagation übersteht, ist wenig oder gar nicht bekannt. Das liegt in erster Linie daran, daß solche Fälle fast stets konservativ behandelt werden, also nie oder nur zufällig zur anatomischen Untersuchung kommen; weiter daran, daß nach längerer Zeit die Keime wahrscheinlich zugrunde gehen und man die Ätiologie dann nicht mehr feststellen kann. Nur in selteneren Fällen hat man später noch Streptokokken, Pneumokokken, Pneumobazillen, Bacterium coli commune und Typhusbazillen nachweisen können. Wahrscheinlich ist aus diesen Befunden, daß die septischen Keime auch bei intrakanalikulärer Aufwanderung Eingangspforten in das Gewebe der Falten finden, indem ihre in dem relativ geschlossenen Raum produzierten Giftstoffe eine erhebliche Leukozytendurchwanderung anregen. Im Bindegewebe bringen sie dann durch Abszeßbildung eine fortschreitende Einschmelzung des Faltengewebes hervor, die schließlich zu mehr oder

weniger hochgradigen Zerstörungen führt. Sicherlich kann dadurch eine
Ähnlichkeit mit den gonorrhoischen Spätfolgen entstehen, so daß Unter-
scheidungen nicht mehr möglich sind. Eine weitere Frage ist die, wie oder
wodurch ein Tubenverschluß erfolgt. Die Erfahrung, daß gerade durch
die Tuben hindurch infektiöses Material eine progrediente Peritonitis
erzeugt oder wenn eine septische Adnexerkrankung sich ausbildet, vielfach perisalpingitische Eiterherde angetroffen werden, läßt die Vermutung
zu, daß der keimhaltige Eiter sehr häufig aufs Peritoneum austritt, ja
in manchen Fällen wird überhaupt die eitrige, durch Lymphangitis ex
utero oder parametrio entstandene Perimetritis oder Perisalpingitis, also
eine lokale Peritonitis, das Primäre sein und die Tubeninfektion von hier
aus auch wieder intrakanalikulär, dann deszendierend oder lymphogen
von der Serosa aus geschehen. Da bei den septischen Endosalpingitiden
die Epithelzerstörung an den Spitzen der Falten zu fehlen scheint, die
für die Gonorrhöe so charakteristisch ist und die frühzeitige fibrinöse
Verklebung der Fimbrienfalten zustande bringt, da andererseits die Fibrin-
exsudation auf dem Peritoneum durch die Streptokokken bei weitem
nicht so stark als durch die Gonokokken angeregt wird, so ist zu verstehen, weshalb häufig ein Verschluß ausbleibt, vielmehr eine Eiterstauung
erst durch Verklebung weiterer Darmflächen bedingt wird. Dadurch ist
andererseits erkenntlich, weshalb septische Tumoren häufiger in viel
stärkere Schwielen und intraperitoneale Schwarten eingebacken sind
als gonorrhoische. Die Tendenz der in Betracht kommenden Keime, ins
Gewebe einzudringen und hier infolge der lebhaften Abwehrprozesse
Gewebseinschmelzungen zu bedingen, läßt verstehen, daß septische
Pyosalpingen häufiger als gonorrhoische eine Spontanperforation hervorrufen, überhaupt auch schwerere Wandzerstörungen machen. Schließlich
ist noch die häufigere Beteiligung der Ovarien zu erwähnen, die sich in
multiplen, mehr oder weniger großen Abszessen ausdrückt, deren Pathogenese wohl in der allergrößten Hauptsache durch die Lymphbahn ihre
Erklärung findet, es sei denn, daß bei den nichtpuerperalen auch der
Weg ins Follikelloch und die frische Follikelhöhle, aus der ein Corpus
luteum entstehen sollte, nach dem Peritoneum zu kurze Zeit offen ist.
Ganz zuletzt kommt hinzu, daß auch das Parametrium jedenfalls in
frischeren Fällen selten unbeteiligt bleibt. Aus allem Gesagten geht
hervor, daß das Bild der septischen Adnextumoren gewöhnlich ein
schwereres ist als das der gonorrhoischen; aber wie bei den gonorrhoischen
kann auch bei den septischen nach Besiegung der Keime der Prozeß
zur Abheilung kommen; wir sind dann Zeugen der Aufräumungsarbeiten,
die der Körper in Form der Resorption der Infiltrate zu leisten hat und
schließlich mit der Vernarbung nicht mehr zu restituierender Organe und
Gewebe beendet. Die Möglichkeiten des Verlaufes decken sich im übrigen
mit den bei der Gonorrhöe besprochenen, nur daß hier mehr die schwereren
Formen hervorstechen. So kommt es infolge der Pyovarialabszesse zu
langdauernden septischen Fiebersteigerungen, die eine schwere Konsumption der Kranken hervorrufen können, wenn nicht eine operative
Entleerung des Eiters stattfindet. Das hat die Therapie zu berücksichtigen; man wird deshalb hier mehr wie dort von den vaginalen Inzisionen und Drainagen der Herde Gebrauch machen, sobald sie einigermaßen gegen das Scheidengewölbe vordrängen.

Natürlich ist hier die Prognose auf Grund des Gesagten nicht so
günstig und die Mortalität vor allem durch progressive Peritonitis sicher
höher; deshalb wird eine noch genauere klinische Beobachtung, eine

möglichst günstige Beeinflussung des Allgemeinbefindens durch kräftige, reichliche, leicht verdauliche und schlackenarme Kost am Platze sein. Es kann aber in dieser Hinsicht wie auch betreffs des klinischen Bildes und der Diagnose sowohl auf das bei der Gonorrhöe Gesagte als auch noch später, besonders bei der Peritonitis zu Erörternde verwiesen werden; selbstverständlich ist zunächst das therapeutisch einzig Mögliche die Behandlung, wie sie für die akute Adnexerkrankung im vorigen Abschnitt beschrieben wurde, also vor allem Bettruhe, Opiate zur Ruhigstellung des Darmes und Begünstigung der Lokalisation, Eisblase oder nach Bumm Empfehlung der Hitzeapplikation auf den Bauch, von Narkotika zur Linderung der Schmerzen. Septische Pyovarien verlangen oft später noch die Operation, da sie nur eine geringe Heilungstendenz haben.

b) **Der lymphogene Ausbreitungsweg.** Wie von irgendeiner infizierten Wunde, z. B. der Oberhaut aus, nach täglichen chirurgischen Erfahrungen eine Propagation der bakteriellen Noxe auf dem Wege der Lymphbahnen im Sinne einer Lymphangitis eintreten und ein exsudativer Prozeß im Unterhautzellgewebe im Sinne einer Phlegmone entstehen kann, so finden wir auch bei infektiösen Prozessen des Genitales ein ähnliches Fortschreiten mit ähnlichen morphologischen und klinischen Effekten. Ein absolut ausschließliches Befallensein der Lymphwege als Propagationsstraßen ist dabei hier wie dort das seltenere Ereignis, meist sind auch einige Blutgefäßbezirke oder zum mindesten deren Umgebung mit befallen, jedoch tritt der Lymphweg in vielen Fällen stark hervor, so daß es durchaus gerechtfertigt erscheint, diesen Weg mit dem sich entwickelnden Krankheitsbild von einem anderen Komplex, in dem der Blutweg im Sinne der Thrombophlebitis im Vordergrund steht, zu trennen und jede Gruppe für sich zu beschreiben.

Bevor wir aber die Lymphangitis und Beckenphlegmone mit ihren Folgeerscheinungen näher kennen lernen, ist es notwendig, auf das Beckenzellgewebe, das Ausbreitungsgebiet der Phlegmone, näher beschreibend einzugehen und hier zu ergänzen, was früher im anatomischen Kapitel und dem über die normale Lage absichtlich für diesen geeigneten Platz zurückgestellt wurde.

Das **Beckenzellgewebe im ganzen,** sowohl in seiner Begrenzung als auch in seiner Zusammensetzung, ist ein äußerst mannigfaches Gebilde, es füllt den ganzen Raum zwischen dem eigentlichen Genitalschlauch und den Seitenwänden des kleinen Beckens, die hinten vom Kreuzbein, seitlich von den trichterförmig konvergierenden Platten der Faszie des Musculus levator ani und vorn teils vom Os pubis, teils der Faszie des Diaphragma urogenitalis gebildet werden, aus (siehe Kapitel IV). Mit der weiteren Umgebung außerhalb dieser Begrenzung steht es nur in der Gegend des Foramen ischiadicum majus entlang den Genitalgefäßen und vorn an der Lacuna vasorum des Schenkelkanales in Verbindung; unbedeutende Kommunikationen finden sich noch mit der Fossa ischiorectalis und mit dem Bindegewebe des äußeren Genitales. Es handelt sich also um einen relativ abgegrenzten Raum, der nur nach oben seitlich hin weniger scharfe Trennung zeigt. Überkleidet wird er ja vom Peritoneum, dessen Verlauf früher eingehend geschildert ist; es sei hier nur daran erinnert, daß durch die mittlere Erhebung der Genitalplatte und die dadurch veranlaßte seitliche Ausspannung der Peritonealblätter eine flachere Excavatio vesico-uterina und eine tiefere Excavatio rectouterina ausgebildet werden und schließlich mit Waldeyer noch eine Fossa parauterina unterschieden werden kann, die vorn vom Lig. rotund.

und hinten vom Lig. ovarii proprium, Ovarium und Lig. infundibulo-
pelvicum, seitlich von der Beckenwand, medial vom Uterus begrenzt ist.
In der Excavatio recto-uterina bildet sich durch die beiderseitigen Ligg.
sacrouterina je eine seitliche Fossa pararectalis und das mediale eigentliche Cavum Douglasii. Zwischen diesem Peritonealdach, den oben beschriebenen Seitenwänden und dem Genitalschlauch bleibt nun ein
normalerweise relativ geringer Raum übrig, der Träger der arteriellen
Gefäßbahnen ist (Fig. 135). Die Arteria uterina in ihm strebt von außen
seitlich unten aus der Arteria hypogastrica schräg nach innen oben zum

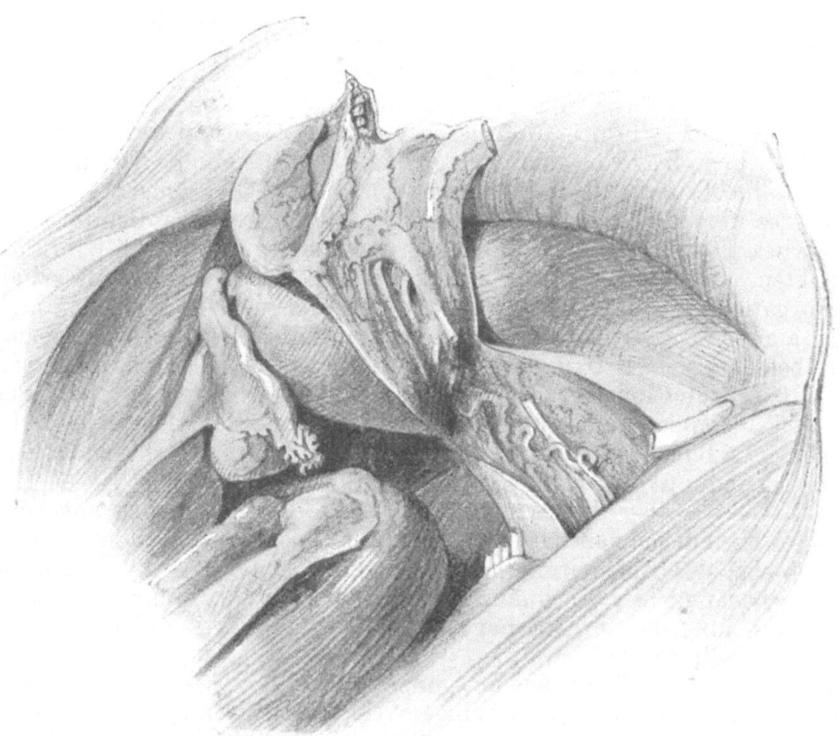

Fig. 135. Man sieht von oben rechts her in das Becken hinein. Der Uteruskörper
ist zur linken Seite hingezogen, vorn wird die Blasenvorderfläche sichtbar, hinten das
straff nach oben gezogene Rektum und dadurch die Excavatio recto-uterina frei. Das
seitliche Beckenzellgewebe ist durch korrespondierende vordere und hintere Schnitte
der Lig. lat.-Blätter aufgeklappt. Dadurch wird die geschlängelte A. uterina und
die gestreckte (durchschnittene) V. uterina sichtbar; beide liegen in lockerem Bindegewebe wie in einem Polster eingebettet. Rechts vorn der Stumpf des Lig. rot., rechts
hinten der Stumpf der durchtrennten Spermatikalgefäße.

Uterus in der Höhe des Os int. hin, sie gibt auf dem Wege die Arteria
vesicalis inf. an die Blase ab und teilt sich am Uterus in einen abwärts
ziehenden Ast als Arteria cervicalis et vaginalis, zieht im Hauptstamm
aber nach oben an der Uteruskante entlang und schickt Radiäräste an
das Uteruskorpus; an der Tubenecke geht sie dann breite Anastomosen
mit der Arteria spermatica ein, die von der Aorta resp. Arteria renalis
her seitlich an die Beckenwand durch das Lig. infundibulo-pelvicum in
die Genitalplatte hineinzieht und Ovarium und Tube versorgt. Mit den

Arterien verlaufen meist die Venen, die sich aus dem Uterus und der
Scheide zu großen Plexus neben den Organen sammeln und Abführungs-
bahnen hauptsächlich im Plexus spermaticus seitlich am Lig. infundibulo-
pelvicum nach oben in die Vena cava resp. Vena renalis hineinschicken
oder in dem noch größeren Plexus uterinus resp. utero-vaginalis, der im
allgemeinen der Arteria uterina folgend seitlich an die Beckenwand zieht
und sich hier teils als Vena hypogastrica resp. in größerem Stamm als
Vena iliaca medialis sammelt und mit der Vena iliaca ext. vom Schenkel

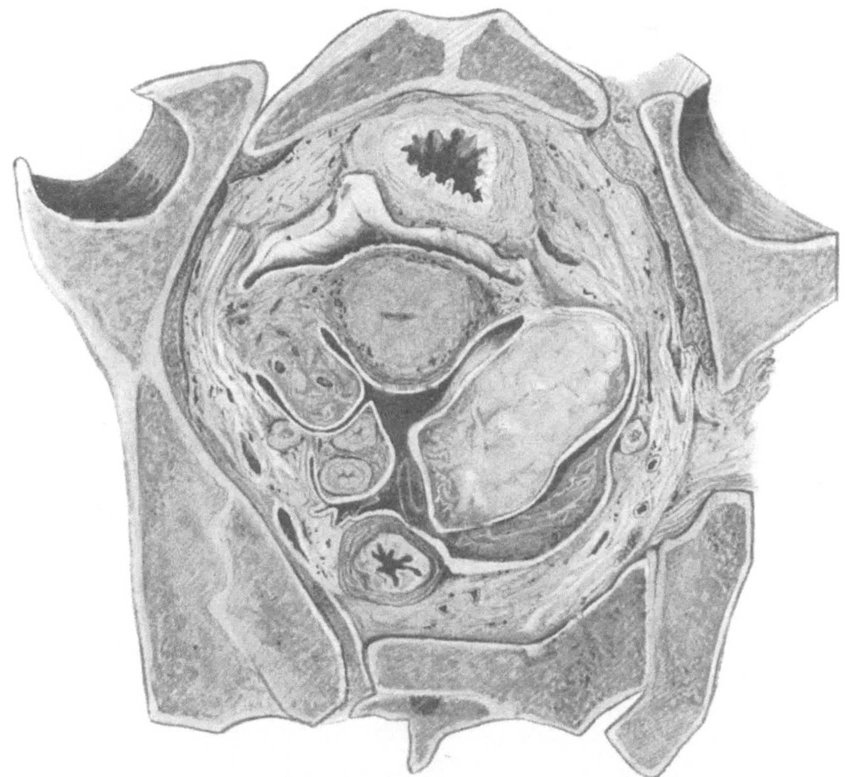

Fig. 136. Gefrierschnitt durch das Becken. Der Schnitt läuft parallel der Beckeneingangsebene ungefähr in Höhe des inneren Muttermundes. Die Excavatio recto-uterina
zeigt rechts vom Uterus den Durchschnitt durch einen alten, eingedickten Pyosalpinxsack und Adhäsionen, links vom Uterus Eierstocksflachschnitt und Tubenquerschnitte.
Die Excavatio vesico-uterina ist leer. Vorn Blasenschrägschnitt, man sieht in den
Blasenhals hinein, hinten Querschnitt des leeren, kontrahierten Rektums. Alles
wird „umflossen" von dem lockeren Zellgewebe, das reichlich Gefäße und beiderseits
kurz hinter der Mittellinie Schrägschnitte der Ureteren zeigt. Vorn seitlich an der
Beckenwand ist der obere Rand des M. obturator int. gerade eben noch getroffen.

her, sowie der Vena iliaca int., hauptsächlich vom Rektum her, zur Vena
iliaca communis verbindet (vergl. Fig. 136).

Auch die Lymphbahnen folgen im allgemeinen den arteriellen
Bahnen; auch sie sammeln sich aus dem Uterus (siehe Anatomie) seitlich an der Kante und haben als Abführungswege einen kleinen von
den Funduspartien des Uterus her durch das Lig. rotundum zu den
Inguinaldrüsen, einen wichtigeren aus den oberen Korpuspartien, der

Tube und dem Ovarium zu den Lymphogland. lumbales sup., die bedeutendsten entlang der Uterina zu den Lymphogland. hypogastricae, iliacae
sup. und lumbales inf. und schließlich ebenfalls einen weniger wichtigen
durch die Sakrouterinligg. zu den Lymphogland. sacrales lat.

Vervollständigt wird dieses Geflecht von verschiedenartigen Bahnen
durch die Nerven mit ihren neben dem Zervixkanal liegenden Ganglien
(cf. Anatomie) und dem von der Beckenkante her vom hinteren Peritoneal-
blatt abwärts, dann schräg die Arteria uterina kreuzend, aufwärts vorn
an Zervix und Vagina vorbei an die Blase heranziehenden Ureter.

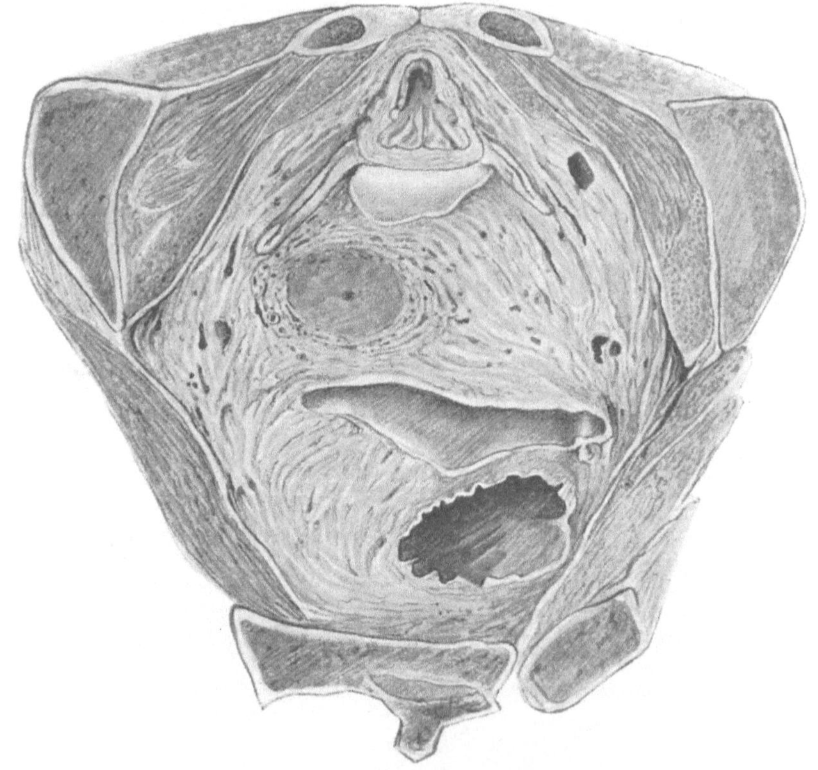

Fig. 137. Dasselbe Becken wie in Fig. 136. Der Schnitt läuft ebenfalls parallel zur
Beckeneingangsebene in Höhe kurz oberhalb des äußeren Muttermundes. Er zeigt
die große Ausdehnung der Bindegewebsmaschen. Die Blase ist kurz oberhalb des
Orif. int. urethrae getroffen, die Ureteren sind schräg angeschnitten; hinter der Blase
noch ein flaches Peritonealstück. Der Uterus steht mehr links, das hier gefüllte
Rektum mehr rechts. Vorn rechts und links an der Beckenwand M. obturator int.
und M. levator ani.

Ein zweiter Bestandteil des Beckenzellgewebsraumes sind ligament-
ähnliche Muskelversteifungen, die in ihrer Lage und Bedeutung in dem
IV. Kapitel genauer gewürdigt sind: Vorn das Lig. rotundum, nach
hinten seitlich die sich im Lig. sacrouterinum verdichtende Retraktorenfaserung, das Lig. ovarii proprium und die Gefäßduplikatur des Peritoneums seitlich vom Ovarium zur Beckenwand als Lig. infundibulo-
pelvicum.

Ebenfalls im Kapitel IV ist eingehend insofern vom Beckenbindegewebe schon die Rede gewesen, als straffere Faserzüge seines Verlaufes

(sog. Verdichtungszonen) unter der Bezeichnung Retinaculum uteri mit
einer Pars ant., den sog. Ligg. vesicouterina und pubovesicalia, einer
Pars medialis, dem sog. Lig. cardinale, und einer Pars post., der bindegewebigen Grundlage des Lig. sacrouterinum, sich herausheben. Die bedeutendste Partie ist die mittlere; auf ihrer oberen Kante und teils
zwischen ihren derben Bündeln verlaufen die oben genannten Haupt-
gefäße, sie breitet sich fächerförmig fast im Halbkreis nach der seitlichen
Beckenwand zu aus, wo sie sich mit der Faszie des Levatormuskels
verbindet; ihre Bedeutung als Haftapparat siehe Kapitel IV.

Als letzte mehr oder weniger gut umschriebene Bezirke des Beckenbindegewebes sind die adventitiellen Scheiden der einzelnen Organe sowie
der Gefäße zu nennen; sie bilden teils sehr spärliches strafferes Bindegewebe, wie z. B. auf dem größten Teil der Blasenmuskulatur, dem Corpus
uteri und der Vorderfläche des Rektums, so daß das Peritoneum hier unverschieblich den Organen aufliegt; zwischen Zervix und Blase, Scheide
und Blase und Urethra, um die Scheide, um den pelvinen Abschnitt des
Rektums; überall liegt eine lockere zarte Bindegewebsausbreitung, die in
der Nähe der einzelnen Organe deren Oberfläche im Sinne einer Bindegewebsscheide folgt, in weiterer Umgebung aber dann keine direkten Beziehungen mehr zeigt, vielmehr gerade deshalb die gute Verschieblichkeit
der dauerndem Formwechsel unterworfenen Organe ermöglicht (= Sept.
urethro- resp. vesicovaginale und rectovaginale). W. A. Freund, der
sich mit Rosthorn, Jung, Sellheim, Schlesinger, R. Freund u. a.
um die Erforschung des Beckenbindegewebes das größte Verdienst erworben hat, unterscheidet je nach den Organen, um die dieses Bindegewebe herumliegt, ein Parametrium, Parazystium, Paraproktium und
Parakolpium (wobei das Epitheton „Para" für die bindegewebige Um-
lagerung, „Peri" für die peritoneale Umkleidung reserviert ist).

Zwischen all diesen genannten und beschriebenen Formationen liegen
nun die „Räume", besser Maschen, die für die Ausbreitung einer Entzündung
von Wichtigkeit werden (Figg. 136 u. 137). In normalem Zustand findet sich
zwischen den Gefäßen, ihren Scheiden und den oben genannten Verdichtungszonen nur lockeres Bindegewebe mit Fetteinlagerung in geringem
Maße als Füllmaterial, irgendein Raum besteht natürlich nicht; es erfüllt
seinen Zweck in dem Ausgleich der Organverschiebungen. Durch
besondere Methoden, wie künstliche Ödematisierung, Injektion von
Wasser, Luft, vor allem aber leim- und farbstoffhaltigen Flüssigkeiten
und verschieden orientierte Durchschnitte gehärteter und gefrorener
Beckensitus lassen sich in diesem Maschengeflecht Unterschiede in der
Gewebsfestigkeit und den dadurch bedingten Widerständen finden und
verschiedene Bezirke geringeren von solchen mit größerem Gewebswiderstand unterscheiden. Diese Injektionsversuche, die im allgemeinen
gute Übereinstimmung zeigten, aber, wie es bei dieser Materie ja selbstverständlich ist, auch mancherlei Abweichungen ergaben, stimmen andererseits gut mit den Erfahrungen der pathologisch-anatomischen und der
klinischen Erscheinungsweise der Exsudate überein, wenngleich ja allerdings, wie O. Busse besonders betont, das Entstehen eines Exsudates
keinesfalls einer Flüssigkeitsinjektion gleichkommt, sondern unter Beteiligung des ortständigen Gewebes vor sich geht. Immerhin aber findet
die Absonderung resp. Entstehung der durch bakterielle Noxen hervor-
gelockten Gewebsflüssigkeit vor allem in die ausweitungsfähigen Maschen
hinein statt, Nachbaransammlungen verbinden sich miteinander und so
wird doch der Gewebswiderstand schließlich das für die endgültige Form

oder das Weiterkriechen einer Exsudation ausschlaggebende Moment sein. Solche Räume geringeren Gewebswiderstandes kann man mit A. von Rosthorn folgende unterscheiden:

a) **Spatium paravesicale:** Der Raum liegt vor und seitlich der Blase und hinter der Symphyse, reicht aber in dreieckiger Begrenzung bis zum Nabel unter der vorderen Bauchwand hinauf und schließt somit das sog. Cavum Retzii mit ein. Medial sind die Räume beiderseits nur durch festere Züge, die als Lig. pubovesicale im Kapitel IV genannt sind, getrennt, seitlich grenzt es sich durch eine besonders von Rosthorn angegebene, aber nicht ganz konstante zarte Bindegewebsverdichtungsfläche ab, die sich vom Retinac. uteri, pars medialis zum Lig. rotundum hinauf erhebt und wahrscheinlich bei der Heraushebung des kaudalen Abschnittes des Urnierenleistenbandes aus dem Niveau des Peritoneums (das ganze Urnierenleistenband = Gubernac. Hunteri resp. Lig. ovarii proprium und Lig. rotundum) entstanden ist.

b) **Spatium parauterinum:** Vorn vom Lig. rotundum und dem darunter liegenden Bindegewebsblatt, nach hinten durch ein analoges, vom Lig. ovarii, dem Hilus ovarii und Lig. infundibulo-pelvicum in die Tiefe ziehendes und Widerstand bietendes Blatt abgegrenzt, liegt es unter dem als Fossa parauterina gelegenen Peritonealbezirk; seitlich hinten geht es über die Beckenkante hinauf auf die Beckenschaufel und hinter Coecum und Flexura sigmoidea retroperitoneal aufwärts bis in die Nierengegend; seitlich vorn lassen sich die Injektionsmassen am Lig. rotundum entlang bis zum Lig. Pouparti bringen und wölben dort die Bauchwand vor. Ergibt sich schon aus der Trennung von seitlich vorn und seitlich hinten, daß kein einheitlicher „Raum" hier vorliegt, so wird das noch deutlicher durch die notwendige Trennung in einen oberen Abschnitt, der gebildet wird von den eng aneinander liegenden Peritonealblättern = Ala vespertilionis, und einen tieferen, der an der Korpus-Zervixgrenze beginnt und nun mit den fächer- oder sternförmigen Ausstrahlungen des Retinaculum uteri und den darin verlaufenden Gefäßen sockelartig sich ausbreitet.

Die **Ala vespertilionis,** das eigentliche Lig. latum, mit ihren dreiteiligen Ausstrahlungen zum Lig. ovarii proprium, Tube (Mesosalpinx) und Lig. rotundum, ist in der Hauptsache nur eine Bauchfellduplikatur ohne viel Gefäße und Nerven zwischen den Blättern; nur etwas lockeres Bindegewebe, das die Blätter leicht voneinander trennen läßt, findet sich; gegen das Licht gehalten, scheint sie hell durch.

Der **tiefere sockelartige Teil** schließt sich eng an Zervix und obere Scheide an, es scheint gegen den oberen Teil eine gut abschließende Trennung zu bestehen. Die Exsudationen der beiden Räume sind auch klinisch wie experimentell völlig voneinander isoliert; sein weiter buchtenartiger Charakter wurde durch die Richtung der Ausweichungstendenz injizierter Massen schon angedeutet. Hier finden sich die Hauptexsudationen.

c) **Spatium pararectale:** Nach hinten von der Bindegewebsverdichtung der Linie unterhalb des Lig. infundibulo-pelvicum — Ovarium — Lig. ovarii proprium reicht es bis zum Mastdarm, wird dort vorn vom Lig. sacrouterinum begrenzt, geht aber hinter dem Rektum ohne Grenze herum in das gleiche Lager der Gegenseite. Nach oben zieht es bis kurz über das Promontorium hinauf, wo die Anheftung des Peritoneums und der Gefäßscheiden größeren Widerstand und Abschluß geben; nach abwärts reicht es bis zur Kreuzbeinspitze.

d) **Spatium praecervicale:** Vielfach geht es in das Spatium paravesicale über, häufig aber ist es seitlich gegen dieses auch durch die als Ligg. vesicouterina bezeichneten Teile der Pars ant. retinaculi uteri abgegrenzt; es reicht oben bis zur festen Anheftung des Peritoneums am Corpus uteri, nach abwärts bis zum festen sog. Septum vesicovaginale.

e) **Spatium retrocervicale:** Median beginnt es unterhalb der festeren Anheftung des Peritoneums an der Hinterwand des Uterus, nach hinten reicht es bis zur festen peritonealen Anheftung an der Vorderfläche des Rektums, seitlich wird es durch die Sakrouterin-Ligg. begrenzt und nach abwärts geht es in das lockere Bindegewebslager zwischen Parakolpium und Paraproktium, das sog. Sept. rectovaginale, über.

Auf Grund dieser anatomischen Kenntnisse ist es nun möglich, die lymphogene Ausbreitung von den septischen Eintrittspforten aus zu verfolgen. Ihr Weg wird in der Hauptsache von ihrer Lokalisation abhängen. So ist es aus den anatomischen Verhältnissen erklärlich, daß vom Uteruskörper aus, der im größten Teil seines Umfanges frei in den Peritonealraum hineinragt, die lymphogene Propagation bei genügender Stoßkraft durch die dichten Massen des Myometriums hindurch ungleich größere Chancen hat, das Peritoneum zu erreichen als in den schmalen Raum des oberen Abschnittes des Spat. parauterinum, zwischen die Blätter des Lig. latum einzudringen; lediglich die Scheiden der an der Uteruskante austretenden Gefäße könnten die Propagation hierin erleichtern.

Tatsächlich ist auch ein Exsudat dieses oberen Abschnittes wesentlich seltener als das des tieferen Abschnittes, das sich an Verletzungen der Zervix und der oberen Scheide anschließt, von wo aus andererseits Peritonitiden wieder nur nach penetrierenden Verletzungen unmittelbar ausgehen.

Hier soll lediglich zuerst die Entzündung des eben beschriebenen Beckenzellgewebes = Parametritis einer näheren Betrachtung unterworfen werden und die Peritonitis für den nächsten Abschnitt reserviert bleiben.

A₁. Die Parametritis.

Die Eingangspforten liegen in der Hauptsache am Zervikalkanal und dem oberen Scheidendrittel, aber auch von den anderen Beckenorganen, der Blase und dem Mastdarm wie von den Knochen des Beckens selbst aus, ja nach chirurgischen Beobachtungen auch von einer Appendizitis (?) aus kann die Entzündung ihren Ausgangspunkt nehmen; schließlich ist noch einer hämatogen metastatischen Ansiedlung an einem Locus minoris resistentiae und der Vereiterung von im Parametrium zur Entwicklung gekommenen Geschwülsten, Zysten, Blutergüssen zu gedenken. Eine Verletzung an der Eintrittspforte braucht keinesfalls stets nachweisbar zu sein; gewöhnlich allerdings ist ein puerperales Trauma, ein Dekubitalulkus im Zervixkanal nach Intrauterinpessar oder in der Scheide bei nicht passendem Scheidenpessar vorhanden oder ein operativer Eingriff selbst klinischer Art vorhergegangen. In Rücksicht auf das oben bei den Eintrittspforten Gesagte braucht auf Einzelheiten hier nicht näher eingegangen werden. Nur das sei gesagt, daß etwa zwei Drittel aller Parametritiden sich an einen Partus maturus oder immaturus anschließen; gerade im Anschluß an Abtreibungsmanipulationen bei septischem Abort entwickelt sich relativ oft eine Beckenphlegmone, da gerade dabei der Zervixkanal und die Scheide gefährdet ist.

Unter den Erregern finden sich hauptsächlich Streptokokken, dann Pneumo- und Staphylokokken; Cohn konnte auch das Bact. aerogenes lactis, Pseudodiphtheriestäbchen und einmal als Rarität den Influenzabazillus nachweisen. Wieweit der Gonokokkus an parametraner Entzündung beteiligt ist, wurde im zweiten Abschnitt dieses Kapitels ausgeführt; für die hier zur Beschreibung kommende Parametritis spielt er jedenfalls eine minimale Rolle.

Die bei den einzelnen Fällen sich entwickelnden Bilder sind äußerst mannigfach; nirgends offenbart sich so deutlich die Kompliziertheit des eigentlichen Infektionsvorganges und seiner Effekte, kaum ein Fall ist wie der andere. In jedem Stadium der Entwicklung kann der Kampf des Körpers mit den Mikroorganismen überwunden sein und die Reparation einsetzen. Um eine gewisse Einteilung der Bilder zu schaffen, ist es am natürlichsten und ungezwungensten, sie nach der Schwere ihrer Progression in akute schwere, in mittelschwere und leichte Fälle einzuteilen; alle ätiologischen Einteilungsprinzipien versagen.

1. Die akute, stark progrediente septische Phlegmone:
Wenige Tage schon nach der Geburt, dem Abort oder einer nichtpuerperalen Verletzung entwickelt sich ein äußerst schweres Krankheitsbild, das seine Hauptzeichen in einem rasch frequent und klein werdenden Puls bei mäßig erhöhter, uncharakteristischer Temperatur, eingefallenen Gesichtszügen, spitzer Nase, tiefliegenden Augen, kalten Extremitäten, Schlaflosigkeit, motorischer Unruhe, belegter, borkiger und trockener Zunge, quälendem Durst hat und unter rasch zunehmender Peritonitis fast stets zum Exitus führt. Die stark giftigen Keime sind fast ohne Widerstand von der Verletzungsstelle aus, teils innerhalb des Gefäßlumens auf der Intima, teils innerhalb der Lymphbahnen in den Körper gelangt, sind dann durch den Blutstrom in den allgemeinen Kreislauf hineingespült und durch die Lymphbahnen schnell an die Serosa herangebracht, wo sie zur rasch fortschreitenden Peritonitis führten und den Tod der Kranken herbeiführten. Es handelt sich hier lediglich um eine stark progrediente Sepsis, die jeglicher Therapie trotzt.

2. Die mittelschwere septische Phlegmone mit Lokalisationstendenz:
Dringen weniger giftige Keime in die Wunden ein oder ist das Gewebe in loco befähigt, ihnen wirksamen Widerstand entgegenzusetzen, so entwickeln sich zunächst in der Umgebung des Infektionsherdes und um die Propagationsstraßen der Keime herum eine sehr erhebliche Hyperämie, eine starke wässerige Gewebsdurchtränkung und eine fibrinöse Ausschwitzung. Die venösen Gefäße können durch infektiöse Thromben und entzündliche Exsudation der Gefäßwände im Sinne einer Thrombophlebitis und Periphlebitis mitbeteiligt sein, können aber auch im anatomischen Bilde völlig zurücktreten. Der weitere Vorgang spielt sich in der Hauptsache um die mit Keimen angefüllten Lymphbahnen ab, indem hier sich eine erhebliche Ansammlung von Leukozyten einstellt, die nun teils diffus, teils in mehr oder weniger großen Herden das Beckenzellgewebe, soweit es von Keimen durchsetzt ist, erfüllt. Solange die Keime lebend und vermehrungs- und ausbreitungsfähig bleiben, nimmt die Exsudation von Flüssigkeit, Fibrin und Abwehrzellen zu. Wohin sich dieses Exsudat ausbreitet, hängt von dem Sitz des primären Einbruches ab. Lag dieser in den vorderen Partien der Zervix oder eventuell in der Blasenwand selbst, so ist das Spat. paravesicale der Ausbreitungsraum; um die Blase seitlich herum zieht es an die Hinterfläche der vorderen Bauchwand und

erzeugt hier ein merkwürdig flaches kuchenartiges Exsudat. Ist die
vordere seitliche Zervikalwand die Einbruchspforte, dann strebt die
Exsudation in breiter Masse seitlich nach vorn oben zum Lig. rotundum,
geht bis an die Beckenwand vorn seitlich heran und drängt in der Gegend
oberhalb des Poupartschen Bandes gegen die Bauchwand vor. Von
den seitlichen hinteren Zervixpartien und vom seitlichen Scheidengewölbe
aus findet es die größte Ausbreitungsmöglichkeit im hinteren parauterinen
Raum bis an die Beckenwand heran, dann auf die Darmbeinschaufel, wo
es sich zu einer großen Masse ausbreiten und weiter nach oben hinter
dem Zökum oder der Flexura sigm. bis in die Nierengegend hinaufwandern
und die Organe verdrängen kann, schließlich erst hinter der Milz und

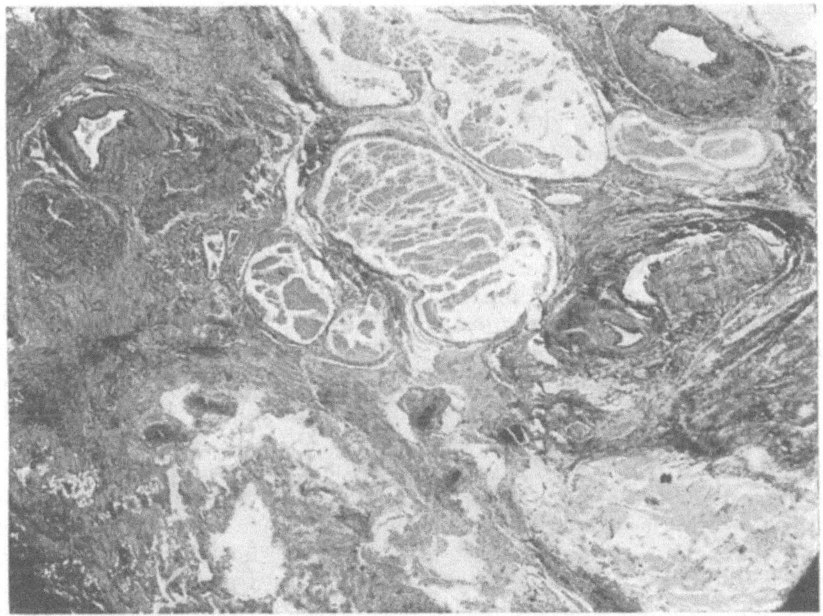

Fig. 138. Parametritis exsudativa. Das Beckenzellgewebe ist überall mit Leuko-
und Lymphozyten angefüllt, herdweise in starker Anhäufung, die Lymphbahnen sind
mit Leukozyten und Detritus gefüllt und dilatiert. Überall viel Ödem, auch Gewebseinschmelzung.

unter dem Zwerchfell größere Widerstände findet. Die Exsudate endlich
des hinteren Zervixabschnittes und des Rektums breiten sich im
Paraproktium seitlich bis an die hintere Beckenwand um den Mastdarm
herum aus, scheiden diesen wie mit dicken massigen Säulen ein und
bringen die Sakrouterinligamenta. völlig zum Verstreichen. Ist die Scheide
der primäre Infektionsort, so breitet sich um das Scheidenrohr herum
ein breites, röhrenförmiges, starres Exsudat aus, das bis an die seitlichen
Beckenwandungen reicht und schließlich nach oben in das parauterine
Zellgewebe übergehen kann.

Das sind nur die groben Umrisse und Möglichkeiten der Ausbreitung;
zwischen diesen Einzellokalisationen gibt es mannigfache Übergänge und
Kombinationen und in der Ausdehnung der Exsudation starke Größen-
unterschiede, die von umschriebenen Knoten bis zu den das ganze Becken
ausfüllenden und weit darüber hinaus reichenden unförmlichen Massen und

Ausgüssen schwanken. Die Konsistenz dieser Massen ist verschieden vom teigig-weichen, eindrückbaren bis zum knorpelharten; zum Teil hängt sie ab vom inneren Aufbau der Exsudate, zum Teil auch von der Zeit ihres Bestehens. Vielfach ist das Maschenwerk des Beckenzellgewebes lediglich von Ödemflüssigkeit, Fibrin und Leukozyten zum Platzen vollgepropft, in anderen Fällen bilden sich an umschriebenen Stellen, offenbar einzelnen Keimansammlungen, Gewebseinschmelzungen, deren Höhlen sich mit flüssigem Eiter füllen. Wieder in anderen Fällen nimmt die Gewebsverflüssigung und -einschmelzung größeren Umfang an, es bilden sich unregelmäßige große Eiterhöhlen und -buchten, manchmal in größerer Zahl (Fig. 138).

Abgesehen von diesen tiefsitzenden oder von unten her aufsteigenden Exsudaten findet man in seltenen Fällen vom Corpus uteri ausgehend das hochsitzende, intraligamentär sich entwickelnde, zur Darmbeinschaufel ähnlich wie das hintere parauterine sich ausbreitende Exsudat entwickelt. Diese Exsudate sind meist nur wenig umfangreich und im Gegensatz zu den tieferen beweglich; sie geben deshalb zu diagnostischen Irrtümern, z. B. mit Ovarialtumoren, reichlich Gelegenheit.

Der weitere Verlauf dieser parametranen Exsudate und der schließliche Ausgang ist sehr verschieden. Viele bleiben lange Zeit hart und fest und derb, verkleinern sich aber dann allmählich spontan und verschwinden langsam ohne jede Spur. Andere werden zwar auch innerhalb von Monaten resorbiert, hinterlassen aber doch an den Einschmelzungsstellen knollige oder strangförmige Infiltrate, die durch allmähliche Narbenschrumpfung zu Verziehungen und Formveränderung der Nachbarorgane führen können. Ein kleiner Teil führt unter fortdauerndem Fieber, Schmerzen und Spannung zu weiterer Einschmelzung des Gewebes; diese Eiterhöhlen drängen dann nach Orten geringster Gewebsspannung zum Durchbruch vor und können sich in die Scheide, den Mastdarm, die Blase, nach oben hin zum Leistenband durch die Bauchdecke oder oberhalb der Darmbeinschaufel, nach unten hin zum Damm und schließlich in selteneren Fällen in die Regio glutaea durch das Foramen ischiadicum majus vorwölben. Die Gegend des Durchbruches ist dann vorgewölbt, gerötet und infiltriert, sie fluktuiert und bricht schließlich auf. Oft werden diese Durchbrüche des Eiters nur durch den Abfall des Fiebers und das Einsetzen der Reparationsvorgänge erkannt, ohne daß die eigentliche Durchbruchstelle deutlich wird. In anderen Fällen führt die einmalige Eiterentleerung nicht zur Ausheilung, die buchtigen, oft multiplen Eiterhöhlen retinieren weiterhin noch Keime und Eiter; so kann ein äußerst protrahierter Verlauf entstehen, der die Kranken stark herunterbringt und schließlich durch allgemeine Prostration, Amyloiddegeneration der Parenchymorgane (Niere, Leber, Milz) nach langem Krankenlager doch zugrunde richtet. Schließlich kann auch ein pyämischer Prozeß zu jeder Zeit einsetzen. Verjauchung der Abszesse ist selten trotz eventuellen Durchbruches in das Rektum.

Es ist selbstverständlich, daß auch die Serosa des Peritoneums in manchen Fällen nicht unbeteiligt bleibt; ähnlich wie bei jener ersten schweren progredienten Form können auch hier Keime die Serosa erreichen und eine Entzündung erzeugen. Die tiefe Lage dieses Peritonealabschnittes, die Buchten und Spalten lassen aber einen Abschluß der peritonealen Entzündung und eine Lokalisation rasch zu, so daß schließlich nur perimetritische resp. pelveoperitonitische Adhäsionen das Endresultat darstellen. Anders kann das natürlich sein, wenn gleichzeitig mit der Bindegewebsphlegmone auch eine Pyosalpinx oder pyovariale Prozesse sich entwickelt haben; dann können starke intraperitoneale Schwielen und Schwarten sich den extraperitonealen Exsudationen anschließen und den ganzen Beckeninhalt in einen festen Ausguß der Höhle verwandeln; aber das ist dann ein kombiniertes und kein reines Krankheitsbild mehr.

Wie das pathologisch-anatomische, so stellt sich auch das klinische Bild nicht einheitlich dar; die Propagation des Prozesses, die Beteiligung der Nachbarorgane und der peritonealen Serosa sind im einzelnen die Ursachen dieser oder jener Beschwerden. In der Übersicht lassen sich folgende Symptome aufzählen:

1. Die Körpertemperatur steigt gewöhnlich mit Beginn der Propagation an; Anfang der zweiten, frühestens Ende der ersten Woche nach einem Partus oder Abort oder überhaupt nach Schaffung und Infektion der Eintrittspforte beginnt das Fieber höhere Grade zu zeigen. Ein Typus läßt sich nicht aufstellen; häufig treten im Anfange Schüttelfröste auf, es kommen auch erhebliche Remissionen vor, aber meist bleibt die Temperatur zwischen 38 und 40°. Der Abfall der Temperatur kann sich sehr bald einstellen, in anderen Fällen über viele Wochen hinziehen; bis dahin besteht dann gewöhnlich ein eigentliches Eiterfieber mit abendlicher Steigerung und morgendlichen Remissionen. Der endgültige Abfall zeigt entweder das spontane Überwundensein der Keime oder den Durchbruch eitriger Herde an, jedenfalls beginnt dann die Resorption.

2. Der Puls geht in unkomplizierten Fällen konform der Temperatur; steigt er höher, wird er kleiner, so besteht der Verdacht einer Beteiligung der Serosa, der dann gewöhnlich durch das Auftreten peritonitischer Zeichen bald bestätigt wird.

3. Das Allgemeinbefinden ist durch das Fieber gewöhnlich beeinträchtigt: Kopfschmerz, Appetitlosigkeit, Durst, allgemeines Krankheitsgefühl, Abgeschlagenheit; jedoch kann selbst bei großen Exsudaten, sobald die ersten stürmischen Zeichen überwunden sind, das Allgemeinbefinden nur sehr wenig beeinträchtigt sein, so daß es schwer fällt, die Patientin von der Notwendigkeit der Schonung und der Bettruhe zu überzeugen. Erbrechen ist im Anfang oft vorhanden, später deutet es auf peritonitische Reizung.

4. Schmerzen, sowohl spontan als auch auf Druck, bestehen fast regelmäßig im Krankheitsbeginn an der befallenen Seite; sie können lange Zeit von Bestand bleiben, bohrenden, stechenden, schneidenden Charakter haben und in die Nierengegend und zum Kreuzbein ausstrahlen; besonders stark werden die Schmerzen bei Mitbeteiligung der Serosa.

5. Am stärksten können die Beschwerden von seiten der Nachbarorgane werden. Bei Lokalisation der Exsudation in der vorderen Beckenhälfte kann durch das Eingebackensein der Blase deren Entleerung und Füllung gestört werden, auch kann sekundär zystitische Reizung entstehen; so kommt es zu Störungen der Blasentätigkeit, besonders aber zu oft quälenden Schmerzen. Auch später noch können sich durch Wandverzerrungen Rezessus ausbilden, in denen leicht Resturin zurückbleibt, wodurch dann eine schwer zu beseitigende Quelle einer chronischen Zystitis entsteht. Auch vollständige Retentio urinae kann sich einstellen. Oft unerträgliche Tenesmen können sich bei Vorwölbungen von Eiterherden vom Parametrium her in die Blase entwickeln, bis endlich der Durchbruch in die Blase hinein erfolgt und weiter eine erhebliche

Zystitis unterhält. Andererseits findet man gelegentlich die Ureteren so umbacken und eingeengt und in ihrer Funktion gestört, daß Dilatationen des Nierenbeckens und eventuell sekundäre Pyelitiden die Folge sind; ja sogar vollständige Anurien und Exitus let. an Urämie sind beobachtet worden.

Ebenso schwere Folgen und Beschwerden können sich bei der Lokalisation des Exsudates im hinteren Beckenraum um den Mastdarm herum zeigen. Die oft sehr derben Massen sowohl des parauterinen wie auch des paraproktalen Exsudates umgeben den Mastdarm spangenartig, wie ein enges massives Gewölbe. Das Lumen des Mastdarmes kann auf weite Strecken hin so eingeengt werden, daß kaum ein kleiner Finger hindurch kann. Störungen der Darmpassage, schwere Obstipation mit Meteorismus und Erbrechen, schließlich auch Ileuserscheinungen sind daraus völlig verständlich. Andererseits stehen katarrhalische Reizerscheinungen des Mastdarmes durch kollaterales Ödem der Mastdarmschleimhaut oder entzündliche Reizung: Diarrhöen, Schleimabgänge, Stuhlzwang im Vordergrunde.

Drängt das Exsudat an den M. psoas heran, so können Kontraktionsstellungen im Hüftgelenk resultieren, bei Eingeengtwerden der Sakralplexus Neuralgien, insbesondere des N. ischiadicus.

6. Am Genitale selber findet man häufig Fluor, wohl ohne engeren Zusammenhang mit der Parametritis, vielmehr von den Affektionen der Eingangspforte abhängig; in diesem Zusammenhang kann es sehr wohl sein, daß man in diesem Fluor die Keime der Parametritis findet, immerhin sind sie häufig mit anderen vergesellschaftet; genauere Studien darüber fehlen, wie überhaupt das ganze Bild der Parametritis relativ stark vernachlässigt ist, wohl deshalb, weil man füher viel nur von Beckenvereiterung sprach und hierunter auch die intraperitonealen wie auch die Pyosalpinx- und Pyovariumprozesse verstand, andererseits weil es klinisch relativ schwer ist, eine scharfe Umgrenzung der Parametritis im jeweiligen Fall durchzuführen und kombinierte Prozesse auszuschließen (siehe unten).

Die Menstruation bleibt häufig mehrere Wochen und Monate während des Ablaufes des Prozesses aus, was ja in den puerperalen und postpuerperalen Fällen nicht auffällig ist; bei den nichtpuerperalen Parametritiden finden wir ebenfalls oft Amenorrhöe, ohne etwas Zahlenmäßiges darüber zunächst sagen zu können.

Die Diagnose gründet sich nur zum Teil auf die Anamnese, in der Hauptsache auf den Tastbefund. Die Angaben der Kranken ergeben häufig den vorangegangenen Partus, den Abort oder eine Operation, aber manchmal erfährt man auch keine Gelegenheitsursache; man fahndet nach irgendwelchen intravaginalen Manipulationen, Fremdkörpern, wie Pessaren usw., aber auch hier hat man gelegentlich negative Ausbeute. Einzig verläßlich ist der Tastbefund.

In den ersten Tagen der Erkrankung findet sich häufig nichts recht Charakteristisches, nur kann eine Druckempfindlichkeit neben dem Uterus den Verdacht auf die kommende Exsudation erwecken. Ist dann aber das Exsudat deutlich, so kann der Tastbefund aus folgenden Zeichen heraus eine relativ scharfe Umgrenzung der Diagnose ermöglichen:

1. Das Exsudat ist in zirka $^3/_4$—$^2/_3$ aller Fälle einseitig, und zwar im allgemeinen häufiger links als rechts lokalisiert.

2. Das Exsudat schließt sich an die unteren Abschnitte des Uterus und oberen Teile der Scheide an, liegt hier dem Genitalschlauch so dicht

auf, daß es schwer sein kann, den Uterus vor ihm abzutasten; oft „umfließt" das Exsudat den Halskanal so vollkommen, daß keine Stufe mehr eine Abgrenzung zuläßt. Der Uterus wird dabei meist nach der gesunden Seite hin verdrängt und auch nach oben gehoben oder je nach dem Sitz der Ausschwitzung, schräg nach hinten oder vorn.

3. Das Exsudat reicht in vielen Fällen bis breit und eng an die Beckenwand heran, entweder bei vorderem Sitz nach oben vorn oder bei hinterem Sitz bis seitlich hinten an und auf die Darmbeinschaufel, und fließt hier ebenfalls mit breiter Fläche überall hin aus; eine Abgrenzung der Beckenwand ist meist unmöglich. Nach vorn hin kann es die Blase stark verdrängen und verziehen, nach hinten hin den Mastdarm breit umfließen und unbeweglich einbacken sowie eine erhebliche Einengung bewirken. Die Ligg. sacrouterina sind bei hinterem Exsudat nicht zu isolieren, sondern sind ausgedehnt und ausgebreitet, daher nicht mehr als Stränge zu tasten.

Durch diese Art des „Ausgegossenseins" der Beckenhöhle ist der „Tumor" meist unbeweglich und eine starre, manchmal teigige, manchmal knorpelharte Masse. Die anliegende Schleimhaut der Scheide ist unverschieblich fixiert.

4. Das Exsudat ist in späteren Stadien meist nicht druckempfindlich.

Differentialdiagnostisch kommen mannigfache Affektionen in Betracht, auf die hier in der Hauptsache nur aufmerksam gemacht werden soll unter Hinweis auf die bei deren Besprechung in den Vordergrund gestellten Charakteristika:

1. Adnextumoren: Der oft unter viel stürmischeren Erscheinungen vor sich gehende Beginn, die im Vordergrund stehenden peritonitischen Erscheinungen, die häufige Doppelseitigkeit, der wesentlich höhere Sitz solcher Tumoren, die länger anhaltende Druckempfindlichkeit, die Abgrenzbarkeit gegen das Becken, Verschieblichkeit der Scheidenwand, die Isolierungsfähigkeit der Sakrouterinligamenta sind die Hauptunterschiede.

2. Douglasexsudat: Da hier intraperitoneale Eiterung vorliegt, treten viel stärkere peritonitische Erscheinungen auf; es hat medianen Sitz, breitkegelige Form, verursacht Verdrängung des Uterus nach oben und vorn, Vorwölbung des Scheidengewölbes in die Scheide. Freisein der seitlichen Partien, Abdrängen des Mastdarmes nach hinten, ohne ihn allseitig zu umgreifen, sind weitere Zeichen.

3. Hämatom des Lig. latum; es kann den gleichen Sitz wie die Parametritis haben. Anfangs bietet es akute Erscheinungen ohne Fieber, mit Anämie und hohem Puls, dann schnelle Erholung vom Kollaps; Anschluß an Trauma oder Menstruation, zuerst weichere, später härtere Konsistenz lassen Differenzierung zu.

4. Ovarialtumoren, Myome, Hämatozelen usw. sind durch ihren Sitz, Konsistenz, Verlauf und Beginn meist gut unterscheidbar.

5. Extraperitoneale Tumoren: Myome, Zysten verschiedener Art, Echinokokken, Knochentumoren des Beckens machen besonders durch ihre Abgrenzbarkeit gegen die Umgebung infolge Fehlens des innigen Zusammenhanges entweder mit dem Becken oder dem Uterus, durch ihre Konsistenz, Indolenz, den weiteren Verlauf greifbare Unterschiede.

Besondere Beachtung bei der Diagnose beansprucht die Erkenntnis der Verlaufsart. Fällt die Temperatur ab und tritt relatives Wohlbefinden, abgesehen von eventuellen Lokalbeschwerden ein, so schreitet die Resorption mehr oder weniger rasch fort; fortlaufende Tastuntersuchungen, z. B. in Abständen von 5—8 Tagen, können dann diesen

Verlauf unmittelbar verfolgen. Bleibt remittierendes Fieber aber bestehen, treten Schmerzen und. Spannungen hinzu, leidet auch das Allgemeinbefinden, so bereitet sich ein Durchbruch vor; es kommt dann darauf an, durch regelmäßige Untersuchung der Nachbarorgane und Beobachtung der Formveränderungen des Exsudates selber, die Durchbruchstelle vorher zu erkennen. Besonders leistet hinsichtlich des Blasendurchbruches die Kystoskopie gute Dienste. Läßt sich eine Durchbruchstendenz nirgends erkennen, so ist trotzdem bei stark remittierendem Fieber die Diagnose auf lokale Einschmelzungsherde, also Abszeßbildungen, zu stellen; die Konsistenzänderung im Sinne allmählich eintretender Fluktuation kann die Gewißheit dieser Vermutung geben.

Für die Behandlung dieser Exsudate kommen sehr ähnliche Prinzipien und Methoden in Betracht wie für die Therapie der akut entzündlichen Adnextumoren. Hier braucht unter Hinweis auf die dortige Ausführung das einzelne nur erwähnt zu werden.

Im akuten Stadium:

1. Strenge Bettruhe mit Eisblase oder Hitzeapplikation, solange Fieber besteht und das Allgemeinbefinden alteriert ist. Es kommt alles darauf an, eine möglichst baldige Lokalisation der vordringenden Keime zu bewirken.

2. Vorsichtige, möglichst schlackenfreie Kost, jedoch mit hohem Kalorienwert. Mäßige Mengen von Alkohol können sehr wirksam sein. Vor allem ist für breiigen Stuhl zu sorgen, der ohne Schwierigkeiten entleert wird, ohne die Nachbarschaft des Rektums zu alterieren. Bei Darmreizzuständen tun eventuell Tannineinläufe (2—3 g Tannigen oder Tannalbin auf 200—300 Wasser) oder Opiumzäpfchen gute Dienste.

3. Bei Zeichen peritonitischer Reizung (Meteorismus, Bauchdeckenspannung, Singultus, Erbrechen, kleiner frequenter Puls), Ruhigstellung des Darmes und sehr knappe, nur flüssige Kost.

Im chronischen Stadium; nach Abfall des Fiebers und Rückgang der Allgemeinerscheinungen:

1. Dauernde Schonung bis zum Verschwinden der letzten Exsudatreste, da bei Anstrengungen, vor allem Heben und Tragen, leicht erneutes Aufflackern der akuten Zeichen eintreten kann. Jedoch ist strenge Bettruhe nicht mehr nötig, sondern besser durch vorsichtige Bewegungen des Körpers, frische Luft in gesunder Gegend zwecks Besserung des Allgemeinzustandes zu ersetzen.

2. Kräftige Kost unter möglichster Vermeidung von Obstipation (leichte salinische Abführmittel, vorsichtige Einläufe, vor allem aber Regelmäßigkeit der Stuhlentleerung).

3. Lokaltherapie:

a) Hydrotherapie in Form von heißen Scheidenduschen, warmen Umschlägen, Rumpfpackungen, Moor- und Solbädern.

b) Thermotherapie durch Schwitzkasten, elektrisches Lichtbad, Pelvithermn nach Flatau oder Wärmebirnen usw., insbesondere aber durch Diathermie.

c) Medikamentöse Resorptionstherapie: Einlegen von Tampons, die getränkt sind mit Ichthyol, Thigenol, Jod usw. Weiter durch Einführen von Kugeln aus Kakaobutter oder Spumantabletten, denen ebenfalls besondere Medikamente beigegeben sind, in der Absicht, die Resorption zu fördern. Ihre Wertigkeit ist nach früher Gesagtem sehr gering infolge der geringen Resorptionsfähigkeit der Scheide.

d) **Mechanische Therapie:**

α) **Belastungstherapie**, die gerade bei chronischen teigigen Exsudaten ganz besonders in Kombination mit Thermotherapie zu empfehlen ist (cf. **Halban**).

β) **Massage** wird mancherorts sehr empfohlen, immerhin erscheint es angebracht, ihre Einschränkung auf ein Mindestmaß von exquisit chronischen, viele Monate hindurch schon fieberfreien Fällen zu betonen, da sie bei Anwesenheit von Keimen, die z. B. in versteckten Abszessen noch ein latentes Dasein führen können, leicht Rezidive heraufbeschwören kann.

γ) Etwas Ähnliches gilt von der Vibrationsmassage in diesem Zusammenhang.

Operative Therapie:

Im Falle der Einschmelzung und der Abszeßbildung kommt alles darauf an, durch die für das akute Stadium geltenden Vorschriften eine möglichst vollkommene und baldige Lokalisation zu bewirken, dann den Herd aufzufinden und zu entleeren; die akute Vorwölbung z. B. der Haut (deren Rötung und ödematöse Schwellung ist charakteristisch) oder der Scheide (deren Unverschieblichkeit auf der Unterlage, eventuell Fluktuation, teigige Schwellung der Umgebung) ist das Leitzeichen. Sobald die Abszeßbildung dadurch, daß unter Eiterfieber sich in der Scheide oder an der Haut, z. B. oberhalb des **Poupart**schen Bandes oder auf der Darmbeinschaufel, die eben genannten charakteristischen Zeichen ausbilden, klar wird, dann soll nach Probepunktion des darunterliegenden Herdes eine breite Inzision gemacht werden, von der Scheide aus unter Verziehen des Uterus nach der gesunden Seite, von der Haut aus unter präparatorischem Vordringen durch die Bauchwandschichten bis in die submuskulären Schichten hinein; ein Gummidrain sorgt für Offenbleiben der Wunde so lange, bis die Sekretion aus der Tiefe aufhört, das Fieber zurückgeht und der Herd sich durch Granulation und Zusammenlegen seiner Wandungen allmählich schließt. Viel gefährlicher und unsicherer ist es in Fällen, wo wohl der Verdacht auf tiefliegende Abszesse aus dem Fieberbild entsteht und unterhalten wird, aber ein Durchbruch sich nirgends vorbereitet, ohne unmittelbare Leitstraße sich von der Bauchhaut aus, vom Damm her oder vom hinteren Scheidengewölbe ins Gewebe einzugraben und den Abszeß zu suchen; empfehlenswerter ist es in solchen protrahierten Fieberfällen, eventuell mit der Punktionsnadel von der Scheide aus dem Eiterherd nachzuspüren und dann mit einer Kornzange oder der **Fränkel**schen Troikartkanüle der Nadel entlang einzudringen, durch Spreizen den Herd zu eröffnen und zu drainieren.

Fällt nach der Eiterentleerung das Fieber nicht ab, so wartet man zunächst, ob nicht die zu vermutenden, noch uneröffneten weiteren Herde sich in den drainierten Abszeß öffnen, sonst müßte bei langer Dauer des Fiebers eventuell weiter die Punktionsnadel nach weiteren Eiterquellen suchen. Eine Polypragmasie ist in diesen Fällen vielfach von Schaden, längeres Abwarten unter genauer Beobachtung des Allgemeinzustandes sehr empfehlenswert.

3. **Die chronische Form der Parametritis:** Sie ist in vielen Fällen ein letztes Verlaufsstadium der eben beschriebenen parametranen Exsudate, die Resorption kann sich sehr lange hinziehen und schließlich doch noch einzelne Infiltrate übrig lassen. Es findet sich dann dasselbe Tast- und Symptomenbild, als wenn die chronische Parametritis von

vorneherein sich schleichend und ohne alarmierende Zeichen eines akuten
Stadiums entwickelt. Pathogenetisch handelt es sich in letzterem Falle
wohl nicht um prinzipielle Unterschiede zwischen den einzelnen Formen,
sondern um leichtere Infekte oder bessere Abwehrkraft des Körpers in loco.
Das Wesentliche des Tastbefundes sind verschieden ausgedehnte und viel-
gestaltige, meist sehr derbe Infiltrate um den Halsteil des Uterus in
der Nähe der Blase, dicht am Mastdarm und dicht an der Beckenwand,
wo sie wahrscheinlich entzündlich geschwollene und eventuell in Schwielen
eingebackene Lymphdrüsen darstellen. Diese meist knoten- oder flach-
kuchenförmigen Exsudate werden allmählich wieder resorbiert und verschwinden und mit ihnen auch die unangenehm stechenden oder bohrenden
Schmerzen, über die gelegentlich bei diesem Befund geklagt wird. Viel
länger halten sich die strangförmigen oder mehr diffus schrumpfenden
Infiltrate, die, im Sinne von Narbenzügen, Verziehungen und Funk-
tionsbeschränkungen der betroffenen Organe bewirken; so können solche
narbigen Stränge den Uterus seitlich oder nach vorn oder hinten verziehen, ihn hier fixieren und pathologische Lagen mit ihren Folgezuständen
herbeiführen (siehe Lageanomalien). In solchen exquisit chronischen
Fällen ist die Massage, auch die Vibrationsmassage, eventuell in Kombination mit Diathermie oder auch Hydrotherapie gut zu verwenden
(siehe oben).

Eine besondere Form der chronischen Parametritis ist die sog. Parametritis post. (Schultze). In den reinen Fällen — häufig ist sie mit
chronischer intraperitonealer Entzündung der Excavatio rectouterina
kombiniert — handelt es sich um eine ausgesprochene Verkürzung der
Sakrouterinligamente, wodurch der Uterus in Retroposition gebracht ist,
jedenfalls mit seiner Zervix dem Kreuzbein stark nahe liegt; das Corpus
uteri ist oft nach vorn in betonter Anteversions- oder auch Anteflexions-
stellung durch die anliegenden Därme gebracht oder es liegt in mobiler
Retroversio-flexio. Die Beschwerden bestehen meist in sehr quälenden
Kreuz- und Unterleibsschmerzen und starken Kohabitationsbeschwerden,
auch die Regel und die Defäkation kann äußerst schmerzhaft werden.
Pathogenetisch handelt es sich in der Mehrzahl der Fälle um eine chronische Lymphangitis der Pars post. des Retinaculum uteri und um eine
entzündliche Kontraktur der ihr unmittelbar aufgelagerten Retraktorenfaserung. Die Eintrittspforte dieser Lymphangitis liegt meist in eitrigen
Erosionsflächen, infizierten Nabothseiern, Zervixkatarrh, kleinen Verletzungen des hinteren oder seitlichen Scheidengewölbes usw. Opitz
glaubt, daß spastische Muskelkontraktionszustände ein ähnliches Bild
vortäuschen können. Die Diagnose ergibt sich aus dem Tastbefund dadurch, daß man die beiden Sakrouterinligamenta stark verkürzt, diffus oder
knotenförmig verdickt, oft als harte Stränge sich herausheben fühlt;
sie sind bei Berührung, insbesondere aber bei Zug an der Portio nach
vorn schmerzempfindlich. Die Gewebspartie zwischen und neben diesen
Spangen ist gewöhnlich frei, nur wenn gleichzeitig intraperitoneale Ent-
zündungsresiduen sich finden, ist auch diese Partie fester und derber,
auch schmerz- und druckempfindlich; jedoch handelt es sich hierbei um
eine andere Pathogenese und deshalb um ein anderes Krankheitsbild (siehe
Pelveoperitonitis, Residuen der Douglasabszesse usw.).

In Kombination oder in späteren Stadien einer Parametritis post.,
in anderen Fällen scheinbar isoliert, sind von R. Meyer und vielen
anderen Autoren später, ausführlich auch von A. Mayer (1915) Knoten
von Bohnen-, Kirsch- und Walnußgröße, selten größere, im Bindegewebe

zwischen Zervix und Scheide (oberes Drittel) einerseits und Rektum andererseits beschrieben, die unbestimmt gegen die Umgebung abgegrenzt sind und zahlreiche Einschlüsse von Schläuchen mit kubischem und zylindrischem Epithel, das umgeben ist von lockerem zytogenem Stroma, enthalten. Die Epithelwucherungen können in die Vaginal- und Rektumwand eindringen. Die Beschwerden hierdurch sind dieselben wie bei der Parametritis post. Ihre Pathogenese ist nach Ansicht der meisten Autoren in einer primären entzündlichen Bindegewebswucherung und sekundär auf diesem Boden entstandenen Wucherung der Serosaepithelien zu sehen = Adenoserositis. Es handelt sich hier also um ein Analogon zur Adenomyometritis, wie sie schon früher erwähnt. Mit karzinomatöser Wucherung haben diese merkwürdigen Gebilde nichts zu tun, ebensowenig mit Adenomyomen (cf. Adenomyome, Kapitel IX).

Therapeutisch kommt es in den Fällen der Parametritis post. darauf an, die Eingangspforte der Keime und damit die Quelle für dauernden Nachschub zu beseitigen durch Behandlung der Erosion, des Zervixkatarrhes usw. Weiter ist es von Wichtigkeit, die Organe ruhigzustellen, für mehrere Wochen alle schwere Arbeit, vor allem das Heben und Tragen, zu vermeiden; für leichtere Stuhlentleerung zu sorgen und die Resorption der Entzündung durch heiße Scheidenspülungen, Diathermie, Pelvitherm und Balneotherapie zu begünstigen und zu beschleunigen. Allmählich wird die entzündliche Kontraktur der Retraktoren sich spontan lösen und das Krankheitsbild gebessert sein. Sind Narbenbildungen und derbe Infiltrate vorhanden, so ist eine schonend beginnende Massage mit Dehnung der Ligamente, Vibrationsmassage und schonende, allmählich zunehmende Belastung sehr empfehlenswert. Für sehr hartnäckige und unbeeinflußbare Fälle käme die operative Durchtrennung des Ligg. sacrouterina und ihrer Schwarten, wie sie von Fraenkel angegeben wird, eventuell mit Fett- oder Netzimplantation in Betracht.

Besonders in der älteren Literatur spielt noch ein letztes Bild der chronischen Parametritis eine besondere Rolle, das von W. A. Freund beschriebene und herausgearbeitete Bild der Parametritis chronica atrophicans, vor allem in seiner diffusen Form. Es wird in erster Linie bei chlorotischen jungen Mädchen, bei Frauen mit chronischen zehrenden Erkrankungen, wie der Tuberkulose, chronischen Stoffwechselanomalien, im protrahierten Wochenbett beim langen Stillen und allgemeinen Kachexien beobachtet. Das Wesentliche ist ein mehr oder weniger hochgradiger Schrumpfungszustand, eine ausgesprochene Kürze der Ligamente mit Abflachung der Scheidengewölbe, Verengerung der Scheide, Schrumpfung des Uterus und Entwicklung einer spitzwinkeligen Anteflexio, eine Einschränkung in der Beweglichkeit des Uterus und progressive Retrofixation des Kollums. Klinisch treten Spannungszustände, Schmerzen im Kreuz, Unbehagen und Beschwerden bei der Kohabitation, schmerzhafte, zu starke und zu häufige Regelblutungen, später zu seltene Menstruationen und Amenorrhöen hervor. Als Begleitsymptome werden beobachtet: Schmerzen in der Magengegend, Hypersekretionen des Magens, Ulkussymptome, spastische Durchfälle, Herzirregularitäten und Herzneuralgien, Asthma, verschiedenartige Neuralgien usw. Außerdem sollten enge Beziehungen zur Hysterie bestehen. W. A. Freund faßte das Krankheitsbild hauptsächlich als genitale Reflexneurose auf und suchte seine Anschauung mit seinen Schülern durch wertvolle Untersuchungen über Veränderung der Genitalnerven und -ganglien zu stützen. Nach neueren Erfahrungen liegt es jedoch näher, hier andere pathogenetische Zusammenhänge anzunehmen, insbesondere die entzündliche Genese dieser Erscheinungen, an deren Bestehen an sich in einigen Fällen keinesfalls zu zweifeln ist, für die Mehrzhal der Beobachtungen mehr oder weniger vollständig abzulehnen und vor allem Störungen der Ovarialtätigkeit in den Vordergrund der Pathogenese zu schieben. Bei den Funktionsanomalien im II. und III. Kapitel ist schon verschiedentlich darauf hingewiesen, daß der Tonus und Durchfeuchtungszustand des Genitales weitgehend von guter Ovarialfunktion abhängig ist, und daß Insuffizienzen in dieser Richtung zu Schrumpfungen des Genitalschlauches führen. In vielen Fällen sind es primäre Insuffizienzen der Ovarialsekretion, in anderen solche auf dem Boden zehrender interner Krankheitsbilder, die diese Folgen am Genitalschlauch zeitigen. Die Begleitsymptome sind meist als vagotonische Zeichen aufzufassen, wie sie auch dem unterfunktionierenden Ovarium zur Last gelegt werden müssen. Andererseits spielen auch Psychasthenien, die sich auf diesem günstigen Boden entwickelt haben, eine Rolle, so daß schließlich eine Kombination von verschiedenen pathogenetischen Momenten am Zustandekommen dieses beschriebenen Symptomenkomplexes mitwirkt. Im Vordergrund aber, insbesondere auch für die Therapie, steht die primär und sekundär bedingte ovarielle Insuffizienz; hier muß die Behandlung einsetzen. Sie hat in erster Linie die ovarialschädigenden Momente auszuschalten, die übergeordneten internen Krankheitsbilder zu beeinflussen und zu bessern, dann wird vielfach schon spontan auch die genitale Funktionsanomalie weichen. In Fällen der primären Ovarialinsuffizienz haben ähnliche Behandlungsmethoden, wie bei der Amenorrhöe beschrieben, Platz zu greifen; im Vordergrund steht die Allgemeinkräftigung des Körpers und eine Besserung der Durchblutungsverhältnisse des Genitales, also gute Ernährung, Roborantien, vernünftige Körperkultur, Sport, Gymnastik, daneben, aber erst in zweiter Linie lokale Hydrotherapie in Gestalt von heißen Bädern, Moor- und Fangopackungen und Thermopenetration des Beckens. Von organotherapeutischer Medikation ist vorerst noch nicht viel zu erwarten; erst wenn es gelingt, gute Wachstumsstimulantien praktisch verwertbar zu machen, kann man auch diesen Weg der Behandlung beschreiten.

B₁. Die Peritonitis.

Vom Corpus uteri aus trifft eine lymphogene Propagation in Fällen stark virulenter Keime mit viel größerer Wahrscheinlichkeit das Peritoneum als das zarte hochgelegene Stück des Parametriums; weiter ist auch auf dem Umwege durch das Parametrium der Peritonealsack häufig einer Infektion ausgesetzt, wenn die eigentliche Zellgewebsentzündung auf das Bauchfell übergreift. Schon allein diese ätiologischen Momente rechtfertigen es, die Peritonitis hier kurz zu beschreiben. Wir müssen aber ein wenig weiter ausgreifen und früher abgebrochene Fäden wieder aufnehmen. So haben wir schon die Peritonitisgefahr bei den septischen Adnexerkrankungen betont, die teils durch Ausfließen von keimhaltigen Sekreten aufs Peritoneum, teils auch durch Spontanruptur einer Pyosalpinx oder eines Pyovarialabszesses bedingt sein konnte. Wir haben die Durchbruchsmöglichkeit eines parametranen Abszesses in die Bauchhöhle erwähnt, ferner das Aszendieren septischer Keime durch den Genitalschlauch im Stat. menstrualis, die direkte Infektion des Peritonealraumes durch penetrierende Verletzungen vom Scheidengewölbe aus durch

die Zervix, durch das Corpus uteri bei Abtreibungen, Abrasionen, Dilatationen, Abortausräumungen, das Eindringen und Durchlaufen von Flüssigkeiten, die ins Cavum corp. eingespritzt werden, durch die Tuben. Später
sind zu besprechen die Stieldrehungen von Tumoren, Platzen von Ovarialzysten und Entleerung von Pseudomuzin oder Dermoidbrei; aus der
Geburtshilfe sind die Blutergüsse nach Tubarruptur oder Tubarabort bei
Extrauteringravidität, die Uterusruptur mit Austritt von Fruchtwasser,
Frucht und Plazenta in den Bauch hinein bekannt. Hinzu kommen die
häufigen, auch für den Gynäkologen in differentialdiagnostischer Beziehung wichtigen Peritonitiden per appendicitidem, bei abgeknicktem
oder stranguliertem Darm, die teils hämatogen, teils vom Intestinal-
kanal aus kommenden Pneumokokkenperitonitiden und manche andere
chirurgischen Peritonitisursachen. Schließlich sei auch die postoperative
Peritonitis in diesem Rahmen genannt. Alle diese Ausgangspunkte einer
Bauchfellentzündung rechtfertigen es, dieses Krankheitsbild hier so weit
kurz zu beleuchten, wie es den Gynäkologen interessiert und damit eine
Ergänzung der in chirurgischen Lehrbüchern notwendigen Darstellung,
aber keinen Ersatz dafür zu geben. Insbesondere kann in Fragen der
Behandlung nur der gynäkologische Standpunkt, der durch die Lage
der dem Frauenarzt zur Behandlung kommenden Organe diktiert wird,
maßgebend sein.

Einige kurze und zusammenhängende Vorbemerkungen sollen
zunächst über einige Grundlagen Verständnis bringen.

Ein eigentlicher Peritonealraum besteht in viva nicht, resp. nur in
einer kapillaren Fläche, in der die einzelnen Organe eng zusammenliegen;
in diesen Spalträumen findet sich nur eine geringe Menge klarer seröser
Flüssigkeit, die den sich bewegenden Organen Gleitmasse gibt. Der
ganze Raum läßt sich in eine rechte und linke Hälfte, flankiert durch die
großen dicken Säulen des Colon ascendens und descendens, und einen
oberen und unteren Abschnitt teilen. Die Grenze zwischen oben und
unten gibt das Colon transversum mit dem Netz. Der obere Raum trägt
die großen glatten Serosaflächen des Zwerchfelles, der Leber, des Magens,
mit dem großen tiefen Rezessus zwischen sich; er ist gut gegen den unteren
Raum abgegrenzt. Dieser untere Abschnitt wird vom Kolon in drei Viertel
seines Umfanges umrahmt, gegen die vordere Bauchwand vom Netz gewöhnlich isoliert und ausgefüllt von dem Gewirr der relativ engen Dünndarmschlingen und dem Mesenterium, nach unten hin durch die in ihrer
Lage uns schon im einzelnen bekannten Genitalorgane abgeschlossen; sein
tiefster Punkt liegt im Douglasraum hinter dem Uterus. Lediglich dieser
untere Abschnitt kann uns hier näher interessieren, die Verhältnisse im
oberen sind in vielen Punkten stark von ihm different.

Die Flächenausdehnung dieser gesamten Höhle, die sich bei eröffneter
Bauchhöhle tatsächlich als deutlicher Raum darstellt, ist ungefähr so
groß als die gesamte Körperoberfläche = etwa 17 000 qcm (Wegner).
Das Bauchfell selber ist eine mit plattenförmigen Endothelien, die überall
eng aneinandergrenzen, bekleidete, mit zahlreichen elastischen Fasern
durchzogene Bindegewebsmembran von geringer Dicke; in und unter ihr
liegen zahlreiche Blut- und Lymphgefäßbahnen. Wichtig ist der sehr
bedeutende Gefäßreichtum des Mesenteriums, das einen sehr großen Teil
des gesamten Körperblutes in sich aufnehmen kann. Der Nerv des viszeralen Peritoneums ist der Splanchnikus, hauptsächlich ein vegetativer
Nerv und zum mindesten nur wenig schmerzempfindlich [nur das Mesenterium wird als schmerzempfindlich angesehen (Rost)]. Der parietale

Abschnitt wird von spinalen Nerven aus dem Lumbal- und Sakralteil, in kleinerem Umfang der oberen Partien vom N. phrenicus versorgt und ist sehr empfindlich auf Schmerz.

Die große Flächenausdehnung des Bauchfelles und die Ausbreitungsmöglichkeit von giftigen Stoffen in diesen ungeheuren kapillären Räumen würden gerade beim Eindringen von Keimen für den Körper eine unabsehbare Gefahr bedeuten, wenn nicht andererseits auch verschiedenartige Schutzmittel dem Bauchfell zur Verfügung ständen.

1. Außerhalb des Bauchraumes liegende Eiterherde dringen nur dann in den Raum ein, wenn das Bauchfell relativ unverschieblich der Unterlage aufsitzt, z. B. bei einer Pyosalpinx, sonst weicht das Bauchfell aus resp. wird von der vordringenden Gewebseinschmelzung vor sich hergeschoben, wie auch z. B. bei stumpfen Bauchverletzungen.

2. Bei Schädigungen des Bauchfelles verklebt es nach rasch eingetretenem Epithelverlust schnell mit der Nachbarschaft, bei stärkeren Schädigungen durch Ausscheiden größerer Mengen von Fibrin; nur wenn durch die Schwere der Schädigung, z. B. eine hochvirulente Streptokokkeninfektion, sofort eine große Zellmenge und viel Flüssigkeit ausgeschwitzt wird, bleibt die Verklebung aus. Bei der engen Lage der relativ kleinen Organflächen im unteren Peritonealabschnitt kann durch diese Verbackungen und Verlötungen der benachbarten Organe schnell ein Abschluß des Infektionsherdes erreicht werden. Nach Abschluß der akuten Stadien wird meist das Fibrin der Verklebungsstellen durch zartes gefäßhaltiges Bindegewebe ersetzt und so in membranöse, flächenhafte oder strangförmige Adhäsionen umgewandelt.

3. Die Peritonealflüssigkeit enthält, so gering sie auch unter normalen Verhältnissen ist, als Produkt angelockter und zugrunde gegangener Leukozyten und auch der normalen Endothelien Agglutinine, Präzipitine und Bakteriolysine. Auch die Phagozytose der rasch zum Austritt kommenden Leukozyten spielt eine große Rolle. Das entstandene Exsudat enthält dann aber keine oder nur geringe bakterizide Kräfte.

4. Eine sehr bedeutende Rolle für die Abkapselung und den Abschluß von Infektionsherden spielt das lymph- und blutgefäßreiche Netz; jede chirurgische Erfahrung lehrt, wie es sich oft um den Entzündungsbereich herumlegt und ihn einzuwickeln bestrebt ist.

5. Von besonderer Wichtigkeit ist die Transsudationsfähigkeit und resorptive Kraft dieser so ausgedehnten serösen Fläche. Wie zahlreiche Versuche erwiesen haben, kann das Peritoneum größere Mengen von verschiedenartiger Flüssigkeit rasch resorbieren, und zwar werden wasserlösliche Stoffe sofort von der Blutbahn aufgenommen, kolloide und korpuskuläre Stoffe durch die Lymphbahnen; sie gelangen dann erst durch den Ductus thoracicus in die Blutbahn. Also auch tote Bakterien und ihre Stoffe gelangen durch die Lymphbahn in den Körper hinein. Virulente lebende Bakterien gehen aber beim Eindringen in den Körper ihre eigenen Wege; Invasion hat mit Resorption nichts zu tun. Die Resorption ist im akuten Reizstadium des Peritoneums, bei chemischen Reizen mehr als bei bakteriellen, infolge der aktiven Hyperämie beschleunigt, infolge venöser Hyperämie oder gar venöser Stase durch Gefäßlähmung verlangsamt. Das chronisch entzündete Peritoneum resorbiert weniger als das normale. Peristaltikhemmende Mittel, wie Opium usw., ebenso der Eisbeutel, dessen Kältewirkung in der Tiefe sich durch Tiefenthermometrie nachweisen läßt (Zondek), auch Austrocknung der Serosa hemmen die resorptive Kraft (Klapp). In der Fernhaltung

der Bakterientoxine und -endotoxine aus der Lymph- und Blutbahn liegt die Schutzwirkung der Resorptionsverminderung.

In der Verdünnung der gleichen Gifte liegt die Bedeutung der Transsudation. Ansammeln kann sich eine Flüssigkeit im Bauchraum erst, wenn die Resorption langsamer vor sich geht als die Transsudation: Entstehung von Aszites. Gewöhnlich halten sich beide Flüssigkeiten die Wage; bei Fremdkörpern, chemischen oder bakteriellen Giften steigt die Menge der trans- oder exsudierten Flüssigkeit. Nach Wegners Versuchen konnte bei Tieren in etwa 24 Stunden eine dem Körpergewicht gleichkommende Flüssigkeitsmenge transsudiert und resorbiert werden.

Die tägliche klinische und chirurgische Erfahrung lehrt nun, daß die Schutzvorrichtungen des Körpers ausreichen, um viele von der Norm abweichende Vorkommnisse im Bauch relativ und ganz ungefährlich zu machen. Tatsächlich verträgt das Peritoneum mancherlei (Bumm), nicht nur seröse körpereigene Flüssigkeit, wie beim Platzen seröser Ovarialzysten, sondern auch mancherlei aseptische Fremdkörper, mechanische Läsionen, Luft, freies Blut, aseptische nekrotisierende Massen; es saugt sie auf, repariert durch Epithelialisieren oder kaspelt sie ab. Nicht so gleichgültig sind Pseudomuzinmassen, Galle, am reizvollsten Dermoidinhalt (toxische Peritonitis). Eine ziemlich bedeutende Resistenz hat normales ungeschädigtes Peritoneum auch gegen mancherlei Bakterien; das Experiment sowohl wie auch die chirurgische Erfahrung lehrt, daß viel eher eine Bindegewebseiterung als eine Peritonitis nach unreinen Operationen eintritt. Voraussetzung jedoch ist, daß im Bauchraum kein Nährboden für die Vermehrung der Bakterien zurückbleibt in Gestalt von totem Material oder nekrotisierenden Stümpfen, auch darf das Peritoneum keine allzu großen Insulte erlitten haben. Jedoch ist der Resistenz eine Grenze gesetzt in der Menge der eingebrachten Bakterien wie auch durch ihre Virulenz. Selbstverständlich spielen hier die Momente der individuellen Widerstandskraft die gleiche Rolle wie sonst bei den septischen Infektionen; sie wird schnell gebrochen, wenn die Keime so virulent sind, daß sie durch die dicke muskulöse Uteruswand aufs Peritoneum durchwandern können oder die lebenden Keime durch die Spontanperforation einer Pyosalpinx oder eines Abszesses des nicht von Serosa überkleideten Ovariums in großer Menge aufs Peritoneum ausgebreitet werden.

Am Anfang dieses Abschnittes sind in der Hauptsache schon die ätiologischen Momente aufgezählt, die für die Entwicklung einer Peritonitis, soweit sie dem Gynäkologen zu Gesicht kommt, bedeutsam sind. Eine Gruppierung dieses bunten Bildes könnte unter verschiedenen Gesichtspunkten vorgenommen werden. Eine Trennung der Peritonitisformen nach Unterschieden ihrer Erreger ist nicht durchführbar, weder für die Theorie, da zu wenig einheitlich durchgeführte Untersuchungen darüber bestehen, noch für die Praxis, da keine scharfen klinischen Unterschiede sich erkennen lassen. Es kommen auch für die Peritonitis die gleichen Gesichtspunkte hinsichtlich der Keime als auch der Abwehrkraft des Körpers in Betracht, wie sie am Anfang dieses Teiles der Genitalentzündung besprochen wurden. Man kann zwar insofern einen Unterschied in der Reaktionsweise des Peritoneums auf die verschiedenen Keime erkennen, als Streptokokken ein mehr flüssiges, mit Fibrinflocken durchsetztes Exsudat, Pneumokokken dagegen viel stärkere gelbe oder gelblichgrüne Eiter-Fibrinmembranen bei dickem rahmartigem geruchlosem Eiter, Bact. coli und anaerobe Keime oft einen widerlich süßlichstinkenden Geruch bedingen, Gonokokken die fibrinöse Exsudation bevorzugen; da aber häufig Mischinfektionen bestehen, so können alle diese im allgemeinen zu beobachtenden Unterschiede wieder verwischt werden. Übersichtlicher und für die klinische Orientierung brauchbarer erscheint es, folgende Gruppen zu unterscheiden:

1. Die peritoneale Sepsis. In diesen Fällen wachsen die äußerst virulenten Keime [wohl ausschließlich hämolytische Streptokokken, (Bumm)] in den Lymphstraßen und Muskelspalten durch die Uteruswand durch und gelangen in kurzer Zeit aufs Peritoneum; hier breiten sie sich schnell über den ganzen Raum aus und richten den Körper schon durch ihre Giftstoffe früher zugrunde, bevor er wesentliche Abwehr treffen konnte. Gleichzeitig finden sich in diesen akutesten Fällen stets die Keime auch im Parametrium (akute septische Parametritis) und in der Blutbahn zum Zeichen des schwer septischen Prozesses. Da fast alle Zeichen der Peritonitis selber fehlen — der Leib ist meist weich, nicht gespannt, es besteht kein Meteorismus, keine Stuhl- oder Windverhaltung, sondern eher Durchfälle, nur eine unbestimmte Druckempfindlichkeit läßt sich als Lokalsymptom nachweisen — so wird auch klinisch aus der Somnolenz, dem uncharakteristischen Fieber, dem hohen, kleinen Puls, der Facies septica die Diagnose auf Sepsis gestellt, was durchaus den Tatsachen entspricht. Bei der Sektion findet sich nur wenig Exsudat mit massenhaft Streptokokken, die Serosa braucht nur etwas trüb zu sein. Diese Fälle sind hoffnungslos, schon in wenigen Tagen geht die Patientin zugrunde:

2. Die Perforationsperitonitis, charakteristisch durch ihren schockartigen Beginn mit starken Leibschmerzen und Kollaps, die bedingt sind durch die plötzliche Überschwemmung des Bauchraumes mit größeren Mengen Eiters. Der Bakteriengehalt dieses Eiters ist zunächst für die ersten Symptome von untergeordneter Bedeutung, allein die Giftwirkung des Toxine und Endotoxine enthaltenden Eiters bewirkt den Kollaps und in schweren Fällen durch Vergiftung und Gefäßlähmung (Splanchnikuslähmung) den schnellen Tod. Ähnlich liegen auch die Fälle, in denen in Abtreibungsabsichten eine septische oder toxische Flüssigkeit in den Uterus in größerer Menge und unter hohem Druck eingespritzt wird und durch die Tuben in die Bauchhöhle eindringt. In anderen Fällen erholen sich die Patientinnen von dem ersten Schock und jetzt erst spielt Art und Menge der lebenden Bakterien eine ausschlaggebende Rolle für die Entwicklung einer echten Peritonitis. Solche akuten Giftüberschwemmungen kommen in der Hauptsache durch Ruptur einer Pyosalpinx oder eines Pyovarialabszesses, Durchbruch eines parametranen Einschmelzungsherdes, Platzen eines hämatogen infizierten Ovarialtumors usw. vor. Handelt es sich um eine aktive Progression des Entzündungsvorganges in der Wand der Pyosalpinx usw., so macht sich der Durchbruch oft durch Zunahme der Spannung, also durch Schmerzen, sowohl spontan als auf Druck, wie auch durch Ansteigen der Pulsfrequenz bemerkbar. In anderen Fällen kann ein Trauma durch Stoß oder Fall, eine ungeschickte Exploration, eine Kohabitation usw. die oft dünne Wand des Eiterherdes zum Platzen bringen und die Kranken aus relativem Wohlbefinden heraus plötzlich schwer kollabieren machen.

3. Die aufsteigende Peritonitis; gemeint ist die mehr oder weniger langsam aus dem Becken heraus in die Bauchhöhle aufwärts wandernde Bauchfellentzündung, wie sie sich anschließt an den Keimübergang vom Endometrium aus durch die Tuben aufs Bauchfell (siehe

septische Adnexerkrankung) oder beim Übergreifen einer Parametritis exsudativa auf die Serosa, an Verletzungen des Genitalschlauches bei Abtreibungsversuchen oder andersartigem Trauma, unsaubere Operationen, an Aszension der Keime während des Status menstrualis usw. Im Gegensatz zu 2 fehlt hier der schockartige Beginn, die charakteristischen Peritonitissymptome entwickeln sich langsamer, jedenfalls im Verlauf mehrerer Tage. Während dieser Zeit hat der Körper Gelegenheit, seine Schutzvorrichtungen in Wirkung zu setzen und wird in vielen Fällen der Aszension der Entzündung in die oberen Bauchräume erfolgreich durch Abkapselung des Herdes infolge Verklebung der Därme und des Netzes mit den Genitalorganen Halt bieten. Von der Virulenz der Keime und der Abwehrkraft des Körpers hängt es im einzelnen ab, wie schnell aus dem lokalen Prozeß eine diffuse Peritonitis entsteht, ob unter Mitwirkung großer Peritonealflächen der Bauchraum die Keime schneller und überhaupt überwindet und so aus der zunächst diffusen Form langsam eine lokalisierte, chronische Peritonitis wird. In einer großen Zahl leichterer Fälle kommt es überhaupt nicht zu einer diffusen Ausbreitung, sondern schon mehr oder weniger frühzeitig ist nach nur kurze Zeit anhaltenden akuten Symptomen die Begrenzung erreicht und der Prozeß in das chronische lokalisierte Stadium übergeführt; das ist z. B. bei der Gonorrhöe das Gewöhnliche. Prinzipielle Unterschiede lassen sich demnach zwischen einer diffusen und lokalisierten Peritonitis nicht finden, sie sind meist zeitlich verschiedene Folgen ein und desselben Vorganges. Da aber teils die diffuse Form, teils die lokalisierte im einzelnen Fall mehr hervortritt und das klinische Bild und seine Wertigkeit für die Therapie erhebliche Differenzen aufweist, so muß eine Trennung in eine diffuse und lokalisierte chronische Peritonitis im Laufe der weiteren Besprechung durchgeführt werden.

4. Die postoperative Peritonitis. Sie findet im Rahmen dieses Buches keinen besonderen Platz, hat aber mit der Gruppe 3 mancherlei Ähnlichkeit; hinzu kommen als Peritonitis begünstigende, weil die Körperabwehr schwächende Faktoren die Schädigungen des Gewebes durch die operativen Maßnahmen.

5. Die tuberkulöse Peritonitis findet kurz ihre Darstellung im Kapitel Tuberkulose des Genitales.

Die **diffuse Form** der Peritonitis ist durch ein **buntes Bild klinischer Zeichen** charakterisiert. Für sich allein ist keines der Symptome zur Erkennung der Affektion brauchbar, in Kombination können sie meist die Diagnose scharf umschreiben, ohne allerdings den Ausgangspunkt immer erkennen zu lassen. Die Peritonitissymptome sind zum Teil auf das entzündliche Peritoneum selbst, teils auf die von ihm überzogenen, also unmittelbar beteiligten Organe, vor allem den Darm, teils auf Störungen der allgemeinen Körperfunktionen zurückzuführen.

1. Der Schmerz kann das Bild zunächst völlig beherrschen, er ist ein Frühsymptom, da er durch die entzündliche Reizung des Peritoneums schon im ersten Beginn entsteht und nicht nur vom parietalen, sondern wahrscheinlich auch vom nur normalerweise unempfindlichen viszeralen Peritoneum ausgelöst wird. Er wird als stechend, schneidend und später kolikartig empfunden, besteht auch bei äußerer Ruhigstellung des Bauches, bei jeder Atmung; jede Bewegung wird ängstlich vermieden, daher oberflächlich und vorsichtig, aber rasch geatmet, der Leib ist stark eingezogen,

die Beine in Beugestellung erhoben, jede Berührung wird mit schmerzlichster Abwehr beantwortet. Die Bauchdecke ist reflektorisch straff gespannt, was bei jedem Palpationsversuch als besonders deutlich (défense musculaire) hervortritt. Der Gesichtsausdruck verrät dem Kundigen schon durch seine schmerzhaft verzerrten Züge die Angst vor weiterer Steigerung der schon fast unerträglichen Qualen. Nicht immer tritt dieser Schmerz so stark hervor, gerade bei den schwersten, progredienten Formen wird er vermißt. Mit Nachlassen der diffusen Entzündung bleibt der Spontan- und später der Druckschmerz an den Orten der Lokalisation zurück; die reflektorische lokale Muskelspannung verschwindet mit fortschreitender Abkapselung.

2. Das Exsudat kann sehr verschieden reichlich sein, kann flüssig und mehr trocken in mehr umschriebenen Bezirken oder diffuser Ausbreitung auftreten. Der klinische Nachweis kann hauptsächlich nur durch die Perkussion des Wanderns der Dämpfung bei Lagewechsel geführt werden, die Fluktuation ist infolge der Bauchdeckenspannung nicht erkennbar. Im allgemeinen wird man auf dieses Symptom verzichten müssen wegen der starken Schmerzhaftigkeit der Bauchwand; auch ist eine Differentialdiagnose schwierig, ob die Flüssigkeit innerhalb oder außerhalb der Därme sich findet.

2. Das Erbrechen, Übelkeit und Singultus. Rost unterscheidet mit Recht zwischen dem initialen reflektorischen, durch die Bauchfellreizung bedingten Erbrechen und dem späteren, infolge Darmlähmung zustande kommenden. Das reflektorische Erbrechen ist zusammen mit den beiden anderen genannten ein Frühsymptom, es beweist nicht, daß schon der Magen und das Zwerchfell mitbefallen sind, sondern kann von jeder Stelle des Peritoneums ausgelöst werden. Tritt Lokalisation der Entzündung ein, so hört das Erbrechen auf.

3. Als Reizsymptom des Peritoneums ist auch der Schmerz beim Wasserlassen aufzufassen, indem Zerrungen am Peritoneum bei der Blasenentleerung eintreten und den Schmerz verursachen (Achtung auf Blasenentleerung!).

4. Die Darmblähung und Darmlähmung. Nach Enderlen und Hotz ist infolge der Serosaentzündung die Resorption aus dem Darm verringert, ja es kommt später noch zu einer Flüssigkeitsausscheidung in den Darm; hierdurch sowohl wie auch durch die veränderte Zirkulation, weiterhin durch die unmittelbare Giftwirkung kommt es zu einer Darmblähung, dann zu einer Darmlähmung, die eine oft sehr erhebliche Auftreibung des Leibes im Sinne des Meteorismus bedingt. Naturgemäß kann das erst in späteren Stadien der Peritonitis eintreten. Eine Folge ist das Stagnieren des Darminhaltes, der durch Bakterieneinwirkung auch schon in den oberen Darmabschnitten fäkulent werden kann (Nothnagel); er wird in den weiten Magen durch die Bauchpresse zurückgedrückt und wird als kotige und infolge Zersetzung beigemengten Blutes kaffeesatzähnliche Masse terminal in oft sehr großen Mengen erbrochen = peritonitisches Erbrechen.

4. Die Temperatur ist in ihrem Verhalten uncharakteristisch; es gibt schwere Fälle, die kein Fieber zeigen, in anderen ist sie relativ niedrig, in wieder anderen kontinuierlich hoch. Von diagnostischer Bedeutung kann der Unterschied der in der Axilla und der im Rektum gemessenen Temperatur sein, er kann bei Peritonitis 1,5—3,0° betragen.

5. Von wesentlich größerer Bedeutung ist das Verhalten des Pulses. Im Beginn steigt die Frequenz allmählich oder plötzlich, je nach der

Ätiologie der Peritonitis, und zwar unabhängig von der Temperatur, offenbar in Anhängigkeit von den im Bauch vor sich gehenden Zirkulationsänderungen durch Reizung und Erweiterung der splanchnikusinnervierten Gefäße. Die Füllung und Spannung des Pulses ist anfangs gut, bei fortschreitender Entzündung und vermehrter Toxinresorption wird er zunehmend kleiner, fadenförmig und flackerig. Dazu kommt dann eine schlechte Hautdurchblutung, die sich in der Hautblässe, in späteren Stadien mit leicht zyanotischem Charakter, ausspricht, vor allem aber in dem kalten Schweiß und den kalten Extremitäten. Kurz ante exitum kommt dann durch dauernd steigende Frequenz des kaum fühlbaren Pulses und starkes Absinken der Temperatur in der Axilla infolge Kollapses das ominöse „Todeskreuz" der Kurve zustande.

6. Infolge der starken Entwässerung des Körpers durch Abscheidung der Flüssigkeit in den Darm- und Bauchraum ist der Harn gering an Menge, die Zunge trocken und bald rissig und borkig, die Gesichtszüge eingefallen und spitz mit tiefliegenden Augen; es besteht quälender Durst.

7. Das Sensorium braucht selbst in schweren Fällen nicht befallen zu sein, häufig aber treten Phantasien und Delirien, zuletzt jedoch eine auffallende Euphorie wieder hervor.

Die **Diagnose** der diffusen Peritonitis ist, wenn alle die genannten Symptome nachweisbar sind, leicht; jedoch gibt es viele Fälle, in denen die Diagnose große Schwierigkeiten bereiten kann. Geht ein Partus, ein Abort, eine Operation voraus, so ist man bereits auf die Möglichkeit einer Bauchfellentzündung eingestellt — aber auch dann kann es schwer sein, zwischen den Anfangsstadien einer mittelschweren exsudativen Parametritis und einer Peritonitis zu entscheiden; die große Schmerzhaftigkeit, Erbrechen und vor allem die Bauchdeckenspannung wird mit Wahrscheinlichkeit auf die Peritonitis hindeuten. Schwierig wird die Diagnose dann, wenn die schweren Symptome einer Perforationsperitonitis ohne allzu klare Prodromalzeichen plötzlich hereinbrechen. Eine genaue Anamnese der Antezedentien und insbesondere der Menstruationsverhältnisse wird uns häufig gute Fingerzeige geben. Von Bedeutung kann es dann sein, die Abgrenzung gegen eine Tubarruptur bei Tubenschwangerschaft zu geben, die nahezu die gleichen Schockerscheinungen wie die Perforation einer Pyosalpinx usw. machen können: Kollaps, Schmerz, Erbrechen, kleiner Puls, Bauchdeckenspannung; gerade hier kann eine genaue Regelanamnese zusammen mit den Zeichen akuter Anämie die Entscheidung treffen. In späteren Stadien kann die Differentialdiagnose gegen Darmverschluß schwierig sein; solange der Darmverschluß unkompliziert, gibt es genügend Unterscheidungsmerkmale, darunter den fehlenden Druckschmerz der Bauchdecke, die fehlende reflektorische Spannung, die infolgedessen deutlich sichtbare Darmsteifung. Nach längerem Bestehen gehen beide Bilder ineinander über. Statt eines Eiterherdes des Genitales kann die Appendix entzündlich perforiert sein; diese Erscheinungen gehen gewöhnlich nicht so schlagartig vor sich. Oder ein Typhusdarmgeschwür kann durchgebrochen sein: der Nachweis des Typhus, der dann meist schon in der dritten Woche besteht, kann Klarheit bringen. Erinnert sei an die Perforation eines Magenulkus, das nur selten mit gynäkologischen Peritonitiden in Differentialdiagnose kommt. Urämie und Pneumonie können Peritonitis vortäuschen, ebenso schwere Enteritiden; die entsprechende genaue klinische Untersuchung, einschließlich der Lunge und des Urins, bringt manche falsche Annahme zur Aufklärung. Für die meisten, jedenfalls die abdominellen Krankheitsbilder, die Verwechslung geben könnten, ist eine Fehldiagnose nicht von so großem Belang, da doch in allen Fällen die Laparotomie gemacht werden muß. Viel wichtiger ist jedoch die möglichst frühzeitige Erkennung, damit der günstigste Zeitpunkt für die operative Behandlung getroffen werden kann.

Für die Frühdiagnose der gynäkologischen Peritonitiden sind der Schmerz, die reflektorische Bauchdeckenspannung, das initiale Erbrechen und vor allem der gegenüber der Temperatur unverhältnismäßig stark beschleunigte Puls wichtig. In den Fällen der Perforationsperitonitis ist dieser Symptomenkomplex völlig ausreichend, den operativen Eingriff so bald als möglich zu unternehmen. Bei den vielen, mehr oder weniger langsam aufwärts wandernden Bauchfellentzündungen kann es äußerst schwierig, ja für die ersten Stunden unmöglich sein, zu sagen, ob eine Tendenz zur diffusen Ausbreitung oder zur Abkapselung besteht. In den vielen Fällen der aszendierten Gonorrhöe kann das klinische Bild ein äußerst schweres sein, klingt aber bald und schnell ab, so daß fast stets die Neigung zum Abgekapseltwerden besteht. Läßt sich durch die Sekretuntersuchung aus Urethra und Zervix der Nachweis der Gonorrhöe erbringen, ist er außerdem durch den unmittelbaren Anschluß dieser Erkrankung an die Regel noch wahrscheinlich, so tritt lediglich die exspektative Behandlung in ihr Recht. Ist dieser Nachweis nicht zu führen, ist aber auch der Nachweis der Progredienz unsicher, so wartet man unter genauer Kontrolle des gesamten klinischen Bildes, besonders des Pulses, einige Stunden und der progrediente resp. nichtprogrediente Charakter wird sich bald zur Entscheidung der Behandlungsfrage klarstellen. Gewöhnlich kommt man zur Klarstellung des Sachverhaltes mit der klinischen Beobachtung aus; für die unklaren Fälle schlägt Bumm die Probepunktion mittels Pravazspritze von der Bauchdecke aus resp. vom Scheidengewölbe aus vor; führt auch das nicht zum Ziel, so ist mit Bumm ein kleiner diagnostischer Leibschnitt zu empfehlen, wobei dann der Zustand des Peritoneums sofort beurteilt werden kann. Sehr wichtig aber für die Diagnose der Peritonitis überhaupt wie auch ihres Stadiums ist es, daß — so verlockend es bei dem Schmerzensjammer der Patienten auch sein kann — **in der Zeit, wo die Diagnose und der Behandlungsplan einer Peritonitis noch nicht feststeht, keinerlei Opiumpräparate, überhaupt Narkotika, gegeben werden,** da dadurch jede Übersicht über den Fortgang der Peritonitis verloren geht infolge Ausschaltung oder Verringerung der Bauchdeckenspannung und die Indikation zur Operation völlig verwischt wird, der Patientin also direkte Lebensgefahr entstehen kann, die eine rechtzeitige Operation abzuwenden imstande sein könnte. Die Schmerzen müssen z. B. für den Transport durch Eisblase oder Hitzeapplikation gemildert werden.

Die Behandlung der Peritonitis hat die pathologisch-physiologischen Grunderscheinungen in ihrer für den Organismus günstigen Tätigkeit zu unterstützen und die schädliche Wirkung nach Möglichkeit auszuschalten. Es kommt alles darauf an, durch möglichst günstige Lagerung der Patientin jegliche unnötige Bewegung zu vermeiden, um schädliche Druckwirkungen im Bauchraum, die eventuell die keimbeladene seröse Flüssigkeit weiter pressen könnten, nicht entstehen zu lassen; gleichzeitig wird dadurch auch der Abwehrreflex des Bauchschmerzes und der reflektorischen Spannung (Matthes) auf ein Minimum reduziert. Am besten hat sich für die gynäkologischen Peritonitiden die leichte Erhebung des Oberkörpers und ein leichtes Anziehen der Beine mit Beugung im Knie bewährt. Dazu gehört auch, daß jede Nahrungsaufnahme per os ausgeschaltet und der Magen durch eine Magenspülung von überflüssigem und schädlichem Inhalt befreit wird; jedoch muß Flüssigkeit in Form von Tee, Kaffee oder Wasser, am besten eisgekühlt, in größerer Menge, aber nur schluckweise per os, in größerem Flüssigkeitsklistier per rectum zugeführt werden, damit von vornherein einer Entwässerung des Körpers und einer Insuffizienz des Kreislaufes vorgebeugt wird. Sehr gut bewährt hat sich für diese Aufgabe auch die intravenöse Normosalinfusion oder Infusion von physiologischer Kochsalzlösung mit Zusatz von Adrenalin und Kampfer, z. B. in Form der von Hosemann angegebenen Lösung (Spir. camphoratus 3,0, Spir. vini 2,5, Aqu. dest. steril. 4,0 auf 1000,0 Lösung); sehr Gutes wird auch von einer intravenösen Dauerinfusion von $5\,^0/_0$ Calorose nach Einbindung einer kleinen Glaskanüle in die Armvene berichtet (eigene Erfahrungen stehen uns darüber noch nicht zur Verfügung). Die initialen Schmerzen können, wie schon erwähnt, sehr gut durch eine Eisblase oder für manche Kranke auch durch Hitzeapplikation mittels Heißluftkasten oder Lichtbad (Bumm) gemildert werden. Ergibt sich durch die genaue Untersuchung auf Grund der Anamnese, daß eine aszendierende Gonorrhöe vorliegt, oder zeigt sich, daß, auch bei Fehlen solcher Anhaltspunkte, der Prozeß die Tendenz zur Abkapselung hat, indem die reflektorische Bauchdeckenspannung auf die weiteren Partien des Bauches begrenzt bleibt, der Allgemeinzustand sich nicht verschlechtert, insbesondere der Puls gute Füllung behält, das initiale Erbrechen abklingt, dann kann man und soll man auf eine Operation verzichten und durch große Opium- oder Morphiumgaben die erregte Peristaltik des Darmes ruhigstellen. Schreiten aber die bedrohlichen Zeichen fort, bleibt insbesondere das Erbrechen und der Singultus bestehen, verschlechtert sich das Allgemeinbefinden und nimmt gar die Füllung des Pulses ab und seine Frequenz zu, so soll man nicht zögern, sondern ebenso wie bei allen Fällen, in denen eine Perforation eines Pyosalpinx- oder Pyovarialherdes oder anderen Abszesses von vornherein klar oder wahrscheinlich ist, möglichst frühzeitig operativ eingreifen; denn jede Stunde der Verzögerung verschlechtert die Prognose des Eingriffes. 36 Stunden nach Beginn der peritonitischen Zeichen fangen nach Bumms Feststellungen, die jederzeit bestätigt werden können, die Fehlschläge der Operation an, bis dahin aber sind die Resultate günstig. Perforationsperitonitiden soll man möglichst innerhalb der ersten 8 Stunden angreifen.

Die Operation will in erster Linie eine Druckentlastung schaffen und damit der Propagation des Prozesses durch Weitergepreßtwerden infektiösen Bauchinhaltes auf bisher freie Bauchfellpartien vorbeugen und die Abgrenzung und Abkapselung begünstigen. In zweiter Linie will sie das infektiöse Exsudat verringern und damit die Keimmenge reduzieren. Schließlich will sie in den Fällen perforierter Eiterhöhlen die Quelle entfernen. Diese Aufgaben leistet ein operativer Eingriff am besten durch eine genügende Eröffnung der Bauchhöhle, am besten in der Mittellinie, Ablassen der Flüssigkeit und Sorge für weiteren Abfluß durch Einführen großer Gummi- und Glasdrains nach den abhängigen Partien hin, wie von dem Douglasraum aus durch die Scheide und eventuell Öffnungen in den Flanken. Es ist viel über die Brauchbarkeit der Drains gesprochen worden. Handelt es sich um stark fibrinöses Exsudat, so wird allerdings eine ableitende Wirkung durch die schnelle Verklebung von Darmschlingen um die Drains illusorisch; besteht aber ein vor allem flüssiges Exsudat in größerer Menge, so wird, wie die Beobachtung lehrt, ein schnell wieder eintretender Überdruck häufig die Verlegung der Drains überwinden und die Flüssigkeit abführen, vor allem aber den Druck ausgleichen. Von vielen Autoren wird zur Unschädlichmachung des giftigen Exsudates eine reichliche Ausspülung der Bauchhöhle mit physiologischer Kochsalzlösung empfohlen, die neben der Entgiftung auch eine gute Gefäßanregung bewirken soll. Für viele chirurgische Peritonitiden z. B. perforierte Magenulzera, mag das sehr günstig sein, für die gynäkologischen Peritonitiden lehnen wir mit vielen anderen Autoren wegen der Verschleppungsgefahr der Keime in die bisher freien Räume, insbesondere, des großflächigen oberen Bauchraumes, die Spülung mit großen Mengen Kochsalzlösung ab. Außer der Kochsalzlösung werden aus verschiedenen Gründen andere Flüssigkeitseingießungen in die Bauchhöhle empfohlen, so von Kuhn eine isotonische Traubenzuckerlösung (NaCl 0,9, Traubenzucker 4,1, Aqu. dest. 100,0); sie soll neben anderen Wirkungen die Bakterien in ihren vitalen Eigenschaften verändern (Gärungserregung) und eine starke Exsudation in die Bauchhöhle hinein erzeugen. Praktische Erfolge darüber stehen am Menschen noch aus. Andere empfehlen Kampheröl (Glimm, Hirschel und Krecke); Höhne hat dieses für die Prophylaxe der Peritonitis post. op. empfohlen, aber für die ausgebildete Peritonitis abgelehnt, ebenso wie viele andere Autoren. Sigwart und Benthin haben mit anderen sich lebhaft für die Eingießung von 50—200 g Narkosenäther in die peritonitische Bauchhöhle ausgesprochen und besonders gute Wirkung für die Darmperistaltik wie auch den Gefäßtonus gesehen. Die Akten sind darüber noch nicht geschlossen. Das wichtigste für die Operation ist es, schnell und schonend vorzugehen, den Eiterherd zu entfernen; wenn unperitonisierbare Flächen bleiben müssen, soll ein Gazetampon für die Herstellung einer umgrenzten und ableitbaren Granulationsfläche an dieser Stelle sorgen; er muß dann in einigen Tagen unter langsamem Vorziehen entfernt werden.

Für die Nachbehandlung der abklingenden und der operierten Peritonitis kommt alles darauf an, den Kreislauf zu erhalten. Das leistet am besten einerseits die genügende Wasserzufuhr durch Kochsalz- oder 5%ige Traubenzuckereinläufe per rectum oder intravenös resp. subkutan, und andererseits die Erhaltung der Herzkraft durch Kampher und Koffein, besser aber noch durch stündlich oder halbstündlich verabreichte Adrenalingaben, das bei kreislaufgestörten Patienten in zirka der 100fachen Maximaldosis vertragen wird und die Splanchnikusgefäße in guter Kontraktion erhält. Nötig ist es weiterhin bei der diffusen Peritonitis, der Darmlähmung vorzubeugen; Narkotika müssen so gewählt werden, daß sie die Peristaltik möglichst wenig herabsetzen, diese muß vielmehr durch Physostigmin und Atropin in Gaben von 1—2 mg mehrmals pro die in Gang gebracht werden. Zur Darmentlastung bei Meteorismus ist von Heidenhain die Ileostomie vorgeschlagen und von manchen Autoren (Menge) gerühmt, andere bezweifeln ihre Wirkung, da das Darmloch durch die hintere Wand schnell verlegt wird; wir haben keine günstige Wirkung davon gesehen. Dagegen kann eine eventuell wiederholte Magenspülung gute Entlastung von regurgitierenden Darminhalt geben und das widerliche fäkulente Erbrechen beschränken. Wird schließlich noch die Sorge für Verhinderung der Abkühlung und für Anregung der Hauttätigkeit sowie auch die Aufmerksamkeit für die regelmäßige Entleerung der Harnblase und auch die Vermeidung jeglicher Nahrungszufuhr per os während des Bestehens allgemeiner peritonitischer Symptome erwähnt, so sind alle wichtigen Maßnahmen kurz berührt, die geeignet sind, das schwere Krankheitsbild der diffusen Peritonitis zu bekämpfen und über das chronische Stadium hinüber den Organismus allmählicher Gesundung zuzuführen.

Hinsichtlich der Leistungsfähigkeit dieser Behandlung sei Bumms Sammelzahl angeführt, der unter 177 operierten Fällen allgemeiner Peritonitis (septische, jauchige und ätiologisch unbekannte Formen) 38,7% Mortalität konstatierte, und Benthins Zahl von etwa 50% Heilung bei 71 eigenen Fällen (Königsberger Klinik) — immerhin ein recht günstiger Erfolg bei dieser schweren Erkrankung.

Außer dieser schweren diffusen Form findet man in einer viel größeren Anzahl von Fällen die weniger bedrohlich verlaufende **chronische** Form. Sie kann von vornherein schleichend und fast unbemerkt auftreten oder ein Resultat abgeheilter diffuser Bauchfellentzündung sein. In den Fällen ohne akutes Stadium haben die Keime nur eine sehr geringe Stoßkraft, die Schutzvorrichtungen des Körpers genügen vollauf, um eine Propagation zu verhüten, häufig kommt es nur zu einer geringen Exsudation; im Vordergrund steht vielmehr die Adhäsionsbildung. Von dieser naturgemäß meist auf das Becken beschränkten

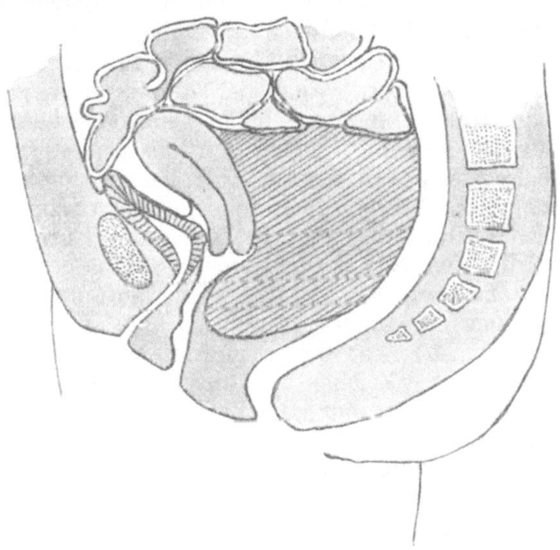

Fig. 139. Schema eines Douglasabszesses.

leichten Peritonitis, der Pelveoperitonitis chronica adhaesiva, ist früher im Schlußabschnitt der Gonorrhöe ausführlich hinsichtlich Ätiologie, Symptomatologie, Diagnose und Therapie gesprochen.

Zwischen den beiden Extremen der diffusen und der chronischadhäsiven Form steht ein drittes, gut umschriebenes Krankheitsbild = der intraperitoneale Abszeß des Beckens = der Douglasabszeß. Selbstverständlich gibt es zwischen allen drei Krankheitsbildern fließende Übergänge; als solcher soll die zwar adhäsive trockene, aber doch langsam fortschreitend sich ausbreitende Peritonitis migrans, die infolge der reichlichen allseitigen Verklebungen und Verwachsungen unter dem Bilde der protrahierten Adnexentzündung erscheint und therapeutisch nur schwer angreifbar ist, erwähnt werden, ihr Ausgangspunkt kann sowohl eine Appendizitis als auch eine Adnexentzündung sein. Der Douglasabszeß bedarf einer eingehenderen Besprechung.

Der **Douglasabszeß** (Fig. 139) — Pyocele retrouterina — perimetritisches Exsudat — entsteht nicht selten im Gefolge einer akuten Salpingitis; infektiöses Material tritt, bevor ein Verschluß des Fimbrienendes zustande

gekommen ist, aufs Peritoneum aus oder es können auch Keime die Tubenwand so stark durchsetzen und überall Reaktionsstraßen und -herde hinterlassen, daß sie bis dicht unter die Serosa gelangen und leicht dann aufs
Bauchfell übertreten. Sehr oft beobachtet man bei Pyosalpingen, daß
sie in dicken Schwarten unten im Douglas verlötet sind; im frischen
Stadium war hier Eiter und Fibrin. In anderen Fällen münden die relativ
wenig verunstalteten Fimbrienenden direkt in einen abgesackten intraperitonealen Eiterherd = Pyozele. Ist die Virulenz der Keime größer und
die Abwehr des Körpers infolgedessen verstärkt, so kann die Menge des
Exsudates reichlicher sein und eine Ansammlung besonders im Douglasraum eintreten. Andere Entstehungsmöglichkeiten sind gegeben durch
das Platzen einer Pyosalpinx, eines Pyovariums, eines parametranen
Abszesses in einen durch frühere entzündliche Reizung schon mehr oder
weniger umgrenzten Raum hinein. Verletzungen des Douglasraumes mit
unreinen Instrumenten in abtreiberischer Absicht, Einspülen infektiöser
und chemisch reizender Flüssigkeit führen, wenn nicht stark progrediente
Keime vorliegen, wegen der günstigen Lage des Beckenbauchraumes
leichter als an anderen Stellen des Bauches zur Begrenzung des Prozesses.
Aus den höher gelegenen Partien senken sich Eiterungen gern in die
abhängigen des Beckens, so z. B. bei perityphlitischen Eiteransammlungen.
Schließlich können auch andersartige Ansammlungen, wie ein Bluterguß
nach Extrauteringravidität, sekundär durch Keimeinwanderung infiziert
werden und bei Fäulniskeimen eventuell verjauchen.

  .Die erste Entstehungszeit verläuft unter dem Bilde der Ursprungs-
krankheit, z. B. der Salpingitis, häufig also unter akut peritonitischen
Symptomen; aber der Beginn kann auch protrahiert und schleichend
und in seinen Zeichen uncharakteristisch sein, so daß man erst das vollendete Exsudat zur Diagnose bekommt. Von einem Douglasexsudat
kann man schließlich überhaupt stets wohl erst dann sprechen, wenn
der Entzündungsprozeß einen gewissen Abschluß erfahren hat, der besonders in einer Abkapselung der Entzündung seinen Ausdruck findet.

  Pathologisch-anatomisch findet man als Inhalt der Exsudathöhle
rahmigen oder flockigen oder schmierigen Eiter, der bei Fäulniskeimen
sehr üblen Geruch haben kann, auch dann Gasentwicklung zeigt, oft
aber nur fade, leicht süßlich riecht; in anderen Fällen ist die flüssige
Exsudatmenge nur gering, es handelt sich hauptsächlich um Fibrin-
massen, die derb und schwartig werden können. Die Wand wird hinten
vom Rektum, vorn vom Uterus, seitlich von den Beckenwänden, nach
oben zu von verklebten und verbackenen Darmschlingen und vom Netz
gebildet; an der oberen Begrenzung ist in stärkerem Maße meist die
Flexura sigm. beteiligt, daneben auch Dünndarmschlingen und Netz und
in den Zwischenräumen und Spalten die Appendices epiploicae. Das
den Ursprung des Eiters bildende Organ, die Tube oder die Appendix,
ragt meist in diesen Raum hinein und ist seitlich verlötet.

  Der Tastbefund, der sowohl vaginal als vor allem auch rektal zu erheben ist, ist demnach charakteristisch durch einen kugeligen oder halb-
kugeligen Tumor, dessen Spitze nach abwärts sieht; er liegt meist median
hinter dem nach vorn und oben gedrängten Uterus. Seine Begrenzung an den Seiten ist gewöhnlich durch die Beckenwandungen
verdeckt, die oben liegende Basis ist meist infolge der verlöteten Därme
mit ihrem wechselnden Füllungszustand nicht abzutasten. Die Oberfläche des Tumors, der in der Hauptsache also nur an der nach abwärts
schauenden Spitze zur Palpation kommt, kann gleichmäßig glatt und die

Konsistenz dann weich, teigig oder vielfach fluktuierend sein, in anderen Fällen ist sie unregelmäßig, manchmal knotig und dann derb, ja selbst knorpelhart. Das Scheidengewölbe ist nach abwärts vorgedrängt, die Scheide ebenso wie der Uterus stark gegen die Symphyse verlagert. Das Rektum ist platt an die Wand des Kreuzbeines gedrückt und von vorn überlagert, nur selten rings herum von Schwarte oder Exsudat umgeben und ummauert.

Die Symptome sind nach Abklingen der ersten Peritonitiszeichen und Eintritt der Lokalisation gewöhnlich nicht sehr charakteristisch:

1. Unterleibsschmerzen, die hauptsächlich der entzündlichen Reaktion des Peritoneums, den Adhäsionsbildungen und den Zerrungen bei wechselnden Füllungszuständen der Nachbarorgane zur Last zu legen sind.

2. Störungen der Darmentleerung, Meteorismus, kolikartige Leibschmerzen.

3. Störungen der Blasenentleerung und Schmerzen beim Wasserlassen.

4. Mäßiges uncharakteristisches Fieber.

Kommt es zur erneuten Verschlimmerung der lokalisierten Peritonitis, so zeigen erhöhte Pulsfrequenz, Verschlechterung des Allgemeinbefindens, Erbrechen, Singultus und Fiebersteigerung das Fortschreiten des Prozesses an. Geht aber die Rückbildung und Aufsaugung des Exsudates, die Organisation der Schwarten gut vorwärts, so lassen Schmerzen und Fieber allmählich nach und das Allgemeinbefinden bessert sich.

Der Verlauf ist gewöhnlich ein chronischer und hängt völlig von der Überwindung der Keime ab. Gehen diese zugrunde, so wird das Exsudat aufgesaugt und die Fibrinschwartenumgebung allmählich durch einfache Adhäsionsbildung infolge Bindegewebsorganisation ersetzt. Bleiben aber die Keime virulent, so drängt im günstigen Falle der Eiter zur Entleerung, indem er einen Durchbruch in das Rektum oder in das hintere Scheidengewölbe oder seltener den Dünndarm sucht durch Übergang der Keime auf die entsprechende Organwand und Bildung von Abszeßstraßen. In anderen Fällen findet, was schon oben angedeutet, die Verbreitung auf weitere Bauchfellpartien statt und der Ausgang ist unsicher; Stillstand und Wieder-Abkapselung können eintreten, aber auch wiederum von weiterer Propagation gefolgt werden, so daß ein dauerndes Siechtum und ein zunehmender Verfall die Patientin schließlich doch zu Tode bringen kann.

Ungünstiger in jeglicher Hinsicht, auch für die Diagnose, liegen solche abgesackten Eiterherde, die nicht bis tief in den Douglas ragen, sondern noch von Darmschlingen unterlagert werden; diese sind dann allseitig von Darm umgeben, können aber auch in der Excavatio vesicouterina der Blasenwand anliegen.

Die Diagnose ergibt sich teils aus den Symptomen des akuten Stadiums, vor allem aber aus dem beschriebenen vaginalen und rektalen Tastbild. Differentialdiagnostisch schwierig kann vor allem die Unterscheidung sein gegen folgende Krankheitsbilder:

1. Die Haematocele retrouterina: Der Tastbefund ist nahezu der gleiche. Schmerzhaftigkeit spontan und auf Druck kann beiden ebenso zukommen wie eine uncharakteristische Temperatursteigerung; die Feststellung einer Leukozytose oder beschleunigte Blutkörperchensenkungszeit beweist in diesem Falle nichts. Wichtig kann die Anämie und eventuell auch die Anamnese sein. In Zweifelsfällen führt eine Probepunktion des Douglasraumes vom hinteren Scheidengewölbe aus zum Ziel.

2. Die Pyosalpinx und das Pyovarium. Ist nur wenig intraperitoneales Exsudat um die geschlossenen Eitersäcke, so ist gewöhnlich deren Form, besonders durch ihre Buchten und Spalten zwischen den wurstförmigen Walzen, geeignet, die Diagnose in die richtigen Bahnen zu lenken. Ist Exsudat in größerer Menge vorhanden, so verwischen sich die Unterschiede in der Sache und damit auch in der Diagnose.

3. Die Parametritis exsudativa; auf die Besonderheiten dieses Tastbildes ist schon unter Parametritis hingewiesen (siehe oben).

4. Eingeklemmte Ovarialtumoren oder Myome mit Ernährungsstörungen des Tumors. Die Tumoren haben eine festere und gleichmäßigere Konsistenz, sind gegen die Beckenwandungen und nach oben meist gut umgrenzbar; außerdem sind die Sakrouterinaligamenta gut tastbar.

Die Behandlung des Douglasabszesses verfolgt die gleichen Prinzipien, wie sie auch bei den extraperitonealen, den parametranen Exsudaten angegeben waren. Solange es sich um ein mehr akutes Stadium handelt, hat die Therapie durch Ruhigstellung des Körpers (am besten mit leicht erhobenem Oberkörper), Eisblase, Einschränkung der Nahrungsaufnahme per os auf nur flüssige Kost und Ruhigstellung der Darmperistaltik durch Opiate, für die Begrenzung des Prozesses Sorge zu tragen. Ist dann die Lokalisation aus dem Allgemeinbefinden, vor allem dem Abklingen diffus peritonitischer Symptome zu erkennen, so tritt die früher schon mehrfach besprochene Resorptionstherapie in ihre Rechte (Hydro-, Balneo-, Thermo-, Mechanotherapie). Läßt sich aus dem dauernden Fieber, bleibenden Schmerzen und aus stärkerer Vorwölbung des Scheidengewölbes erkennen, daß flüssiger Eiter nach außen drängt, dann muß unter allen Umständen möglichst bald durch Kolpotomie der intraperitoneale Abszeß inzidiert, der Eiter entleert und ein Gummidrain gelegt werden. Schon früher zu inzidieren oder probeweise zu punktieren, kann bei vorliegenden Darmschlingen große Gefahr bringen und ist deshalb zu widerraten. Eine Laparotomie bei echtem Douglasabszeß zu machen, würde dem Ausheilungs- und Abkapselungsbestreben der Natur gerade zuwiderlaufen und wegen der Eiterverschleppungsgefahr kontraindiziert sein.

C. Der hämatogene Ausbreitungsweg der septischen Infektion.

Der Reichtum der Organe der weiblichen Beckenhöhle an venösen Gefäßbahnen läßt es verständlich erscheinen, daß das weibliche Genitale mit zu den bedeutsamsten Ausgangsquellen der septischen Allgemeininfektion gehört. In der überwiegenden Mehrzahl aller dieser genitalseptischen Fälle handelt es sich allerdings um puerperale Organe und es ist verständlich, daß gerade der Puerperalzustand besonders günstige Vorbedingungen für die hämatogene Verbreitung der bakteriellen Noxe bietet. Die Voraussetzung der Eingangspforte ist in der Endometritis septica in ausgedehntem Maße gegeben; die Venen sind während der Schwangerschaftsmonate zunehmend mehr erweitert und durch die Funktion beansprucht, aber nach Aufhören der Plazentarzirkulation relativ zu weit und schlaffwandig geworden, so daß eine Verlangsamung der Strömung des Blutes notwendige Folge wurde. Die zerrissenen Venen der Plazentarstelle sind infolge völliger Stagnation des Blutes im inneren Drittel der

Uteruswand durch Koagulationsthromben verschlossen, die Pfröpfe ihres nach dem Cavum uteri offenen Lumens ragen in die Plazentarstelle hinein. Die venösen Bahnen des mittleren und äußeren Drittels sind infolge der postpartalen Muskelkontraktion des Uterus fest verschlossen und zeigen keine Thrombosezeichen; wohl aber können in den abführenden Venen des Beckenzellgewebes durch Stromverlangsamung Agglutinationsthromben auftreten, die in einer kleineren Zahl auf das Schenkelvenengebiet übergreifen und dort zu einer Femoralisthrombose (siehe unten) Anlaß geben können. Nur in Fällen stärkerer Muskelschwäche des postpartalen Uterus, wie sie die Plazentarstelle zeigen kann, können auch die Venen des mittleren und äußeren Uteruswanddrittels thrombosieren und zwischen den physiologischen Thromben der inneren Wand und den pathologischen Agglutinationsthromben des Beckenzellgewebes eine unmittelbare Verbindung herstellen. Durch diese besondere lokale Disposition des puerperalen Genitales ist die Erklärung für das starke Hervortreten der postpartalen Fälle unter den Einbruchspforten der septischen Infektion gegeben, gleichzeitig aber auch das Verständnis dafür, daß nichtgravide Frauen seltener diesen schwersten Propagationsweg zeigen, angebahnt. Immerhin wird die hämatogene Ausbreitung im Anschluß an die verschiedenartigsten Operationen, z. B. Portio-Amputationen, Scheiden- und Dammplastiken, Myom- und Karzinomoperationen, andererseits nach Abort-, Abtreibungsverletzungen, Koitusverletzungen, Sondierungen, oft nur ganz geringfügigen Eingriffen und selbst auch ohne erkennbare Eingangspforte beobachtet. Der Einbruch septischer Keime kann an jeder Stelle des Genitales erfolgen, nicht nur von der Oberfläche der Schleimhaut aus, sondern auch von schon bestehenden Eiterungen aus, z. B. parametranen Infiltraten, Pyovarien, progredienten Pyosalpingen, infizierten Tumoren des Uterus, z. B. Myomen und Karzinomen, Geschwülsten des Ovariums.

Die einzelnen Wege der venösen Abzugsbahnen (Fig. 140) in den Körperkreislauf hinein sind:

1. von Tuben, Ovarien, Fundus uteri und oberstem Teil des Corpus uteri her der Plexus spermaticus, der sich durch das Lig. infundibulopelvicum hindurch in der Vena spermatica sammelt und durch sie dann links hinauf in die Vena renalis und rechts unmittelbar in die Vena cava inf. abgeführt wird;

2. vom mittleren und unteren Uterus- und oberen Scheidenabschnitt her der Plexus uterinus;

3. von der Scheide und Blase her der Plexus vesicovaginalis;

4. vom Mastdarm her der Plexus haemorrhoidalis. Sammelgefäße sind für die Plexusvenen von Blase und Uterus her nach Bumm und Kownatzky die Vena iliaca medialis als kurzer Zwischenstamm, für die hämorrhoidalen Plexus die Vena iliaca int.

Die Frage, wie die Keime in die Venenbahnen hineingelangen und was hier weiter geschieht, ist verschieden zu beantworten. Zunächst können kleinere und größere Venen unmittelbar mit einem offenen Lumen in das primäre Infektionsgebiet hineinragen, ein nur schwacher Blutpropf kann bis zur nächsten Anastomose einen Blutaustritt verhindern. In diesem Blutpropf ist den Keimen, sowohl stärkeren als auch schwächeren, Wachstumsmöglichkeit gegeben; es sind das dann ähnliche Verhältnisse wie an der Plazentarstelle, wo auch die Keime, die die Oberfläche des Kavum besiedeln, in den toten Blutpfropf eindringen. Von hier aus gibt es dann drei Möglichkeiten der Progression. Erstens, sind die Keime zu

schwach, um selbständig über das tote Gewebe des Pfropfes hinaus-
zuwuchern, so kommt keine Propagation zustande. Zweitens kann die

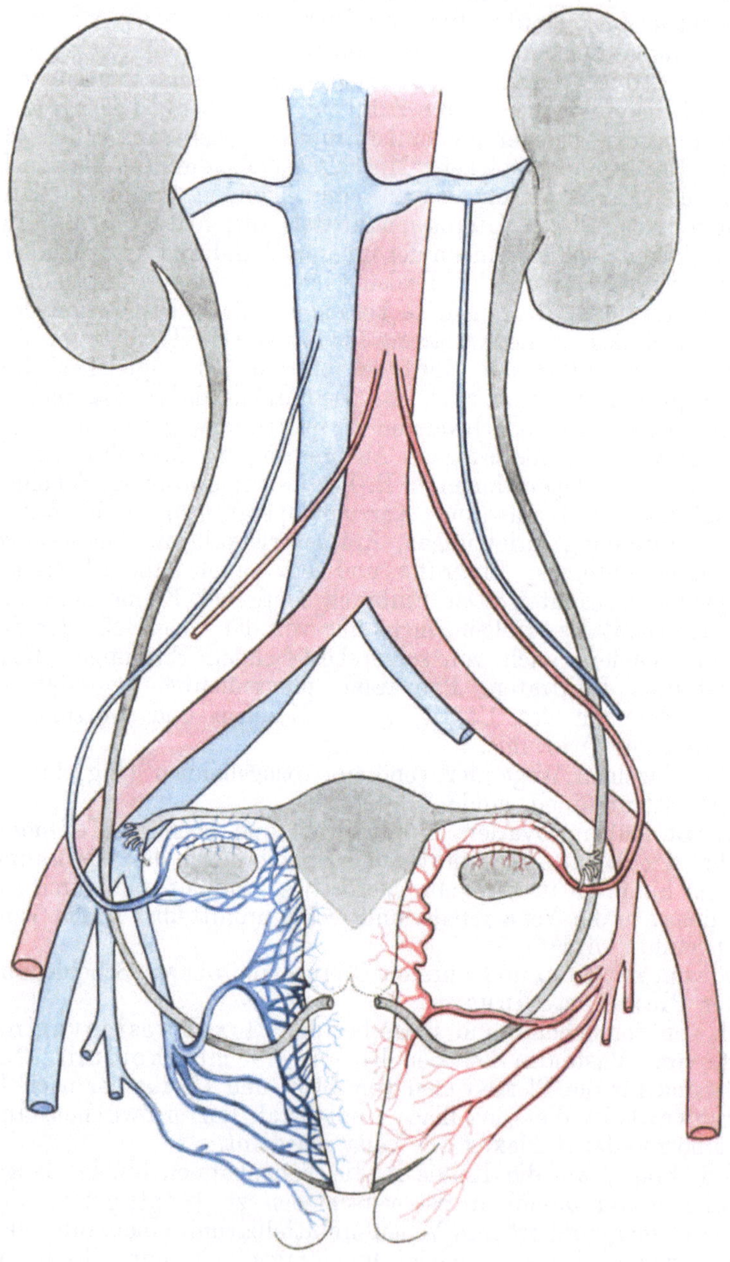

Fig. 140. Schema der Gefäßversorgung der Genitalien. Rot = Arterien, blau = Venen.

Thrombosierung aus Gründen der Stagnation oder Stromverlangsamung
schon vorher in weitere Gefäßabführgebiete fortgeschritten sein; die
Keime können diesen Thromben folgen und eine zentrale eiterähnliche

Erweichung verursachen. Ragen diese an sich harmlosen Thromben in eine fließende Strombahn hinein, so können sie am Kopfende abreißen und mit dem Blutstrom verschleppt werden. Andererseits können giftigere Keime aber auch aus den zentralen Thrombuspartien an die Wandschichten heranwuchern und hier eine Intimaentzündung und weiter propagierende Venenwandentzündung bedingen = Thrombophlebitis. Die Pfröpfe können dann stärkeren eiterigen Zerfall zeigen. Es ist nun sehr wohl möglich, und nicht selten, daß solche thrombophlebitischen Erkrankungen lokal bleiben, weil sie durch die Abwehrvorgänge des Körpers und bindegewebige Organisation der zentralwärts liegenden Thromben an der Propagation verhindert werden; solche thrombophlebitischen Knoten und Stränge sind ja aus dem Saphenagebiet zur Genüge bekannt. Immerhin machen sie als lokaler Eiterherd die Erscheinungen eines umgrenzten kleinen Abszesses. In anderen Fällen vermögen die Keime weiter um sich zu greifen, größere Gefäßgebiete zu bewuchern und ihre Wände zu entzünden und an der Grenze der thrombosierten und nicht thrombosierten Partien Eiterherdchen zum Aufbruch zu bringen oder mit kleinen eiterhaltigen Köpfen abzureißen und dem Blutstrom zu folgen. Dieser Vorgang kann sich naturgemäß öfter wiederholen. Da die Keime schon am Infektionsherd stärkere Virulenz gezeigt haben, so ist es verständlich, daß sie auch dort, wohin sie von dem Blutstrom verschleppt werden, weiterwachsen und eine metastatische Eiterung bedingen = Allgemeininfektion auf thrombophlebitischer Basis mit Metastasen.

Eine dritte Möglichkeit ergibt sich daraus, daß stark virulente Keime über den Einbruchsherd hinaus in die fließende Blutbahn entlang den Venenwandungen wuchern können. Dank ihrer großen Virulenz brechen sie auch überall in die Venenwand ein, setzen hier kleine Abszesse und können von hier wieder in die fließende Blutbahn geschwemmt werden; Thrombenbildung kommt dann nur spärlich zustande, so daß die Blutbahn offen erhalten wird. In diesen Fällen werden dann nicht größere Eiter- oder Keimmengen mit einem Male und weiterhin für längere oder kürzere Zeit nicht mehr wieder eingeschwemmt, sondern dauernd reißt das fließende Blut von den flächenhaften Keimrasen der Intima Mikroorganismen in den Kreislauf hinein. Zwar macht auch hier noch der Körper Anstrengungen der lokalen Begrenzung, aber die Virulenz der Keime bedingt ein dauerndes Fortschreiten ihrer Ausbreitung.

Ein anderer Weg für die Keime, ins Blut zu gelangen, ist in der Durchwanderung durch die Venenwand gegeben, wie es ja z. B. bei Allgemeininfektionen, die sich an ursprünglich lokalisierte, tiefer liegende Eiterherde, z. B. parametrane Herde, Pyovarialabszesse, vereiterte Myome usw. anschließen, der Fall sein muß. Während für die erstgenannten Wege kein prinzipieller Unterschied unter den Keimen gegeben war, sondern nur die giftigeren, invasionsfähigen auch die stärkere Propagation zeigten, im allgemeinen also die als giftigsten bekannten hämolytischen Streptokokken das Übergewicht hatten, bestehen in der Fähigkeit, die Barriere der Venenwand zu überwinden, nach den Experimentalerfahrungen, z. B. v. Bardelebens, Rubeschs, Talkes, Hellers u. a. unter den einzelnen Keimarten bestimmte Unterschiede. Für die Staphylokokken konnte nachgewiesen werden, daß ihre Toxine die Venenwand leicht passieren, Intimaschädigungen machen und dadurch Blutplättchenabscheidungen, also Konglutinations- resp. Abscheidungsthromben im Gefäß bedingen und erst später selbst nachwachsen und die

Thromben infizieren. Damit stimmt Lenhartzs Angabe gut überein, daß bei Staphylokokken-Allgemeininfektionen in stark überwiegender Zahl (95%) die Allgemeininfektion mit Metastasenbildung angetroffen wird. Streptokokken dagegen finden an der Venenwand ein häufig unübersteigbares Hindernis, sie wählen stets die leichter zugänglichen Gewebsspalten; nur solche höchster Virulenz können die intakte Venenwand durchwuchern und brauchen dann keine Thrombose zu erzeugen. Bei Bact. coli liegen kompliziertere Verhältnisse vor. Sind aber in der Nachbarschaft der Venen schwer entzündliche Zirkulationsschädigungen und Übergriffe dieser auf die Venenwand vorhanden, so kann hierdurch ein Abscheidungsthrombus geringerer oder größerer Ausdehnung erzeugt werden und die obturierende oder nicht obturierende Thrombophlebitis mit periodischem oder dauerndem Einbruch in die strömende Blutbahn die Folge sein.

Das pathologisch-anatomische Bild ist also ein höchstkompliziertes und wird durch kollaterales Ödem und periphlebitische Exsudate noch mannigfaltiger.

Als Begleitsymptom einer solchen lokalisierten Beckenvenenthrombose und Thrombophlebitis, entstanden durch retrograde Lymphstauung um und rückwärts von den entzündeten Becken- und mitaffizierten Beinvenen, ist die „Phlegmasia alba dolens" nach Kroemer aufzufassen. Die Beinvenenthrombose ist stets dabei ein nicht unmittelbarer infektiöser Prozeß, dessen Zustandekommen vor allem durch Strömungsveränderungen, die die Beckenvenenthrombose bedingt, andererseits auch durch die physiologischerweise vorhandenen Steigungen und Gefälle, Ausweitungen und Verengungen der großen Oberschenkel- und Beckenvenen begünstigt wird (Küster). Wo unmittelbar ein infektiöser Prozeß im Spiele ist, gehen die Kranken früher an Becken- und Schenkelzellgewebsentzündung zugrunde, bevor das Bein erheblich anschwillt. Nach Neu kommt dieses Krankheitsbild in zirka 1—2% der gynäkologisch laparotomierten Frauen zur Beobachtung. Seine Hauptgefahr und damit seine klinische Bedeutung ist vor allem in der Embolie der großen Lungengefäße zu suchen. In klinisch vollentwickelten Fällen steht die mehr oder weniger hochgradige ödematöse Anschwellung des Beines im Vordergrund; die Gegend des Schenkelkanales zeigt Druckempfindlichkeit. Die Thrombosen können aber auch längere Zeit symptomlos verlaufen. Da die tödliche Embolie besonders in den Frühstadien der Thrombose am größten ist, hat man nach warnenden Symptomen gesucht. Am bekanntesten ist das Mahlersche Zeichen des Kletterpulses bei normaler Temperatur oder Hochbleiben des Pulses nach Rückgang des Fiebers; Michaelis hat auf die diagnostische Bedeutung sonst klinisch nicht erklärbarer subfebriler Temperaturen aufmerksam gemacht. Beide Symptome sowohl wie auch unbestimmte subjektive Symptome, wie ziehende Schmerzen unter dem Poupartschen Band, heftige Kopfschmerzen u. a. sind nach Küsters Erfahrungen und anderen Meinungen unsicher und unzuverlässig.

Die Therapie kann hauptsächlich nur in der Ruhigstellung und Schienung des Beines, Applikation von Alkohol-, essigsaure Tonerdeoder Borwasserumschlägen auf die gespannte Haut bestehen, solange bis eine Organisation der Thromben die Gefahr der Losreißung überwunden hat. Frühestens 14 Tage nach Abfall der akuteren Zeichen, besonders des Fiebers, darf die Patientin das Bein wieder bewegen und bei glattem weiterem Verlauf nach wieder 8 Tagen vorsichtig aufstehen.

Im übrigen verläuft die lokale Thrombophlebitis mit einzelnen Einschmelzungsbezirken unter dem Bilde der Parametritis exsudativa und ist wie diese zu behandeln. Nur das Tastbild weicht von der Parametritis ab, indem die großen massigen Exsudationen sehr zurücktreten können und nur druckempfindliche knotige Stränge von Bleistift-, Kleinfinger- und Zeigefingerdicke im Verlauf des Parakolpiums oder Parametriums sich nachweisen lassen.

Aus dem oben Gesagten geht aber die große Gefahr der Allgemeininfektion hervor und aus der gegebenen pathogenetischen Darstellung läßt sich ablesen, daß zwar prinzipielle Unterschiede in dem Entstehen der Allgemeininfektion kaum zu finden sind, daß man klinisch aber doch deutlich zwei verschiedenwertige Krankheitsbilder trennen muß: die Allgemeininfektion mit Metastasierung, gewöhnlich als Pyämie bezeichnet, und die ohne Metastasierung meist als Sepsis benannt. Auf das Unzulängliche der Namengebung ist oft aufmerksam gemacht, sie haben sich aber in diesem Sinne eingebürgert und sind deshalb zweckmäßigerweise auch weiter zu verwenden.

1. Die Allgemeininfektion mit Metastasierung = Pyämie. Das Wesentliche des lokalen Prozesses ist schon im Umriß oben gesagt worden.

α) Der nur zentral bakterienbeladene, eitrig erweichte Thrombus wächst in die fließende Blutbahn hinein, reißt ab und wird verschleppt. Das abgerissene Thrombusstück kommt in die Lunge oder, bei offenem Foramen ovale der Vorhofscheidewand des Herzens, auch in den großen Kreislauf; er bleibt in irgendeinem seiner Größe adäquaten arteriellen Gefäß haften und schaltet dessen Versorgungsbezirk von der Zirkulation aus. Die Folge ist abhängig vom Kollateralkreislauf am Ort der Gefäßembolie. In der Lunge wird sich häufig ein Infarkt herausbilden. Ob dieser Infarkt nur eine einfache Zirkulationsstörung gibt oder sekundär durch die Keime des eitrig erweichten Thrombus infiziert wird, hängt von der Art der Keime und der Abwehr des Körpers ab. Bei harmlosen sog. saprischen Keimen können die Keime schnell zugrunde gehen, in anderen Fällen ein verschiedenartiger Infektionsherd, teils von putridem, teils von eitrigem Charakter entstehen. Von der weiteren Gewebsreaktion an Ort und Stelle der Metastasen, dem Mitbefallenwerden der Nachbarbezirke, von der Größe der Einschmelzungszone ist dann der weitere Verlauf abhängig. Wird der Ursprungsthrombus nicht bald durch Organisation lokalisiert und seine weitere eitrige Erweichung unterbunden, kann mehrmals dasselbe Ereignis wiedereintreten. Klinisch steht nicht so sehr die Infektion als die embolische Zirkulationsstörung im Vordergrund. Seine Behandlung entspricht den Grundsätzen der inneren Medizin.

β) Der infektiöse Thrombus hat eine Phlebitis erzeugt, seine Keime breiten sich in den zentralwärts noch weiter thrombosierten Gefäßabschnitten aus, bilden in ihnen kleinere oder größere, durch Erweichung gekennzeichnete Keimzentren und können durch teils aktive, teils passive Entleerung dieser keimbeladenen Herde entweder in größerer Menge allein oder zusammen mit Thrombusmaterial in die Blutbahn kommen. Auch sie kommen meist in die Lunge, haften in kleineren oder größeren Gefäßbezirken fest und entfalten hier ihre invasiven Eigenschaften von neuem. In vielen Fällen ist es wohl auch hier noch möglich, daß der Körper an frischer, nicht alterierter Stelle die nicht stark virulenten Keime überwindet und den erfolgten Einbruch schnell unschädlich macht, in anderen Fällen geht die Keimaussaat an Ort und Stelle an und erzeugt einen neuen Infekt. Dieser neue Herd kann dann ebenfalls wieder um sich greifen, die abführenden Venen befallen und in den großen Kreislauf durch Vermittlung des linken Herzens einbrechen. Wieder sind in der Folge verschieden lokalisierte Metastasen zu beobachten, so in den Nieren, Milz, Haut, Auge, Gehirn, Knochen, Gelenke usw. Jeder einzelne Herd gewinnt dann seine eigene Bedeutung, kann sich ausbreiten und neue Metastasen bedingen. Das Wesentliche ist hier das Periodische der Keimausschwemmung; darauf gründet sich das klinische Bild und die Diagnose.

Im Vordergrund der Symptome steht das Fieber. In der ersten Zeit, entsprechend den lokalentzündlichen Vorgängen, ist es uncharakteristisch, oft nur gering. Am Ende der ersten oder im Anfang der zweiten Woche setzen dann die charakteristischen Schüttelfröste ein, die täglich oder in größeren unregelmäßigen, auch unbeurteilbaren Abständen immer wieder folgen und mit Perioden normaler Temperatur und relativem Wohlbefinden abwechseln. „Jeder Frost kann der letzte sein" (v. Herff). Die Zahl der Fröste kann klein, aber auch sehr groß sein, 50 und 60 und noch mehr sind beobachtet. Die Aussicht auf Ausheilung ist nicht sehr groß. In späteren Stadien werden die Remissionen flacher, mehr und mehr tritt auch interkurrentes Fieber auf bis dann schließlich unter den Zeichen der allgemeinen Sepsis (siehe nächsten Abschnitt) die Patientin zugrunde geht, oft erst nach vielen Wochen. Mit längerer Dauer tritt die Wirkung der Metastasenherde mehr und mehr hervor, beeinträchtigt das Allgemeinbefinden in zunehmendem Maße, tritt zeitweise völlig in den Vordergrund (z. B. Empyem nach Lungenabszeß, paranephritische Abszesse, Gelenkeiterungen, Panophthalmien), bis schließlich eine zunehmende Herzinsuffizienz bei progressiver Anämie oder eine Hirnembolie diese entsetzlichen Qualen beendet (näheres siehe Lehrbücher der inneren Medizin).

Die Diagnose ist aus den charakteristischen Schüttelfrösten, der Temperaturkurve und dem relativ unbedeutenden Lokalbefund bei vorausgehender Infektionsmöglichkeit leicht zu stellen. Lokal findet man eventuell die schmierig belegte Eintrittspforte, später aber kann sie ausgeheilt sein und nichts mehr auf einen oberflächlichen Infekt hindeuten. Im Parametrium lassen sich oft schmerzhafte strangförmige Resistenzen palpieren, die bis zu Kleinfingerdicke an Umfang haben und durch periphlebitische Exsudate noch dicker werden können, im übrigen aber ist nicht viel mehr zu tasten. In den Fällen der Spermatikalthrombose, die ein wenig seltener als die Uterinplexusthrombose vorkommt, kann man gelegentlich in der Gegend der Adnexe und tief auf der Beckenschaufel entzündliche Resistenzen bei tiefer Palpation tasten. Wichtig ist aber weiterhin die kulturelle Blutuntersuchung, für die 20 ccm Blut aus der Kubitalvene mit einer Luerschen Spritze entnommen und in Agar und Bouillon verimpft werden mit nachfolgendem Ausgießen des Agars auf große Platten zur aeroben Züchtung und Herstellen einer Agarhochschicht in der Zylinderröhre (Schottmüller) zwecks anaerober Bedingungen. Im Temperaturaufstieg findet man dann meist die in Wirkung stehenden Keime teils in Rein-, teils auch in Mischkultur; im Fieberabfall und der fieberfreien Zeit aber ist das Blut, solange eine unkomplizierte Pyämie besteht, frei von Keimen. Erst wenn in den Schlußstadien häufige Keimeinbrüche, teils vom ersten, teils von den späteren Herden aus erfolgen, können dauernd Keime im Blut, und zwar in progressiver Menge, nachweisbar sein; dann ist die Prognose absolut infaust.

Die Therapie hat, abgesehen von der im nächsten Abschnitt kurz anzuführenden Allgemeinbehandlung in Erwägung zu ziehen, ob nicht die periodische Keimverschleppung eventuell auf operativem Wege unterbunden werden kann. W. A. Freund, Bumm, Trendelenburg u. a. haben sich um diese Frage großes Verdienst erworben; Bumm konnte 1909 51 Fälle von Venenunterbindung wegen Pyämie zusammenstellen mit 37,3% Heilung. Das post hoc oder propter hoc ist gewiß schwer hier zu trennen; immerhin geht aus den einzelnen Erfahrungen hervor, daß man bei richtiger Auswahl manches Leben retten kann. Solange keine Metastasen bestehen, die Thrombophlebitis andererseits aber aus dem klinischen Bilde und dem Palpationsbefund sicher ist, kann man bei fortdauernden Schüttelfrösten und voller Remission auf die Norm den Versuch der Venenunterbindung am Krankheitsherd machen; bestehen periphlebitische Prozesse, so ist die Gefahr des Weiterkriechens auch über die Unterbindungs- oder Resektionsstelle hinaus groß, auch tritt häufig dann Peritonitis hinzu, sonst aber sind gute Erfolge zu erwarten. Man kann beide Spermaticae und beide Hypogastricae oder die eine Vena iliaca communis ohne Schaden unterbinden.

2. Die Allgemeininfektion ohne Metastasierung = Sepsis oder Septikämie. Im pathogenetischen Teil ist ausgeführt, daß es sich hier meist um stark virulente Keime handelt, die die Fähigkeit haben, sich in der lebenden Blutbahn auf der Intima der Gefäße anzusiedeln und von hier durch den Blutstrom abgestreift werden, oder die aktiv die Gefäßwände trotz großer Widerstände dort durchwuchern können, oder schließlich auch von Gefäßwandabszessen immer wieder in das Blut ausgeschwemmt werden. Was geschieht mit den Keimen, die zwar nicht dauernd, aber doch häufig in kleinerer oder größerer Menge in die freie Blutbahn kommen? Diese Bakteriämie, die man früher für absolut tödlich hielt, hat durch die zahlreichen Blutuntersuchungen bei febrilem Abort von seiten vieler Untersucher (z. B. Schottmüller, Burckhardt, Warnekros, Benthin, Traugott, Bondy, Hamm und viele andere) ein anderes Gesicht bekommen. Man weiß, daß das Blut eine sehr erheblich bakterizide Kraft hat und mit vielen mehr oder weniger giftigen Keimen schnell fertig wird, daß also ein einmaliger positiver Blutbefund überhaupt nichts besagen will, es sei denn über die Art der gerade im Moment der Blutentnahme im Blut vorhandenen Keime. Erst wenn durch wiederholte Untersuchungen immer wieder der gleiche Keim gefunden wird, läßt sich dieser als der Erreger der jeweiligen Erkrankung ansprechen und erst wenn in mehreren, am besten in Abständen von 3—4 Tagen fortlaufend entnommenen Blutproben von 20 ccm die Zahl der aufgegangenen Keime dauernd steigt, läßt sich aus diesem Befund die Prognose als hoffnungslos formulieren.

Es handelt sich also bei der Sepsis um eine Vergiftung des Körpers mit den durch Zerfall der Bakterien in den Körpersäften oder einzelnen Organen frei gewordenen Giftstoffen, die wohl in der ersten Zeit des Auftretens oder, wenn sie länger wirkt, nur bei geringer Giftwirkung oder guter Abwehrkraft des Körpers paralysiert werden kann, die aber dadurch, daß der immer wieder erfolgende Keimeinbruch schließlich die Bakterienabtötungskräfte und die Entgiftungsstoffe des Organismus insuffizient macht und aufhebt, den Körper überwindet. Gelingt es, die Einbruchstelle der Keime zu entfernen, was unter den chirurgischen Sepsisbildern häufiger möglich ist, dann ist oft mit einem Schlage der Körper befreit und gerettet. Aber in den meisten Fällen, wie sie eingangs geschildert sind, ist an den Herd und sein Ausbreitungsgebiet operativ nicht heranzukommen, auch sind die Keime zu virulent und deshalb ist therapeutisch hier nichts zu erreichen.

Die Symptome sind die der schweren Vergiftung mit stärkster Bakterienabwehr: Hohes Fieber, meist Kontinua mit initialem, auch sich wiederholendem Schüttelfrost, dazwischen unregelmäßige Remissionen, selbst Kollapstemperaturen, Appetitlosigkeit, oft Benommenheit und Delirien, aber auch auffällige Euphorie, hoher Puls, der mit fortschreitender Erkrankung kleiner und flacher wird; Auftreten von systolischen Geräuschen am Herzen, das als Zeichen septischer Endokarditis zu deuten sein kann; hochgestellter spärlicher Urin mit Eiweiß und manchmal gelöstem Blutfarbstoff (Hämolyse); Auftreten von Hautblutungen oder septischen hämorrhagischen Exanthemen; septische Diarrhöen, zunehmende Anämie und viele andere Zeichen. Das Nähere darüber, ebenso über das pathologisch-anatomische Bild siehe Lehrbücher der inneren Medizin.

Die Differentialdiagnose hat besonders noch an Typhus und Miliartuberkulose zu denken. Der positive Blutbefund einer bestimmten Keimart bei negativem Lokalbefund an den Genitalien oder bei Auffinden einer primären belegten Infektionsquelle, andererseits die serologische Untersuchung auf Typhus sichert die Diagnose.

Die Therapie ist fast machtlos gegenüber dem eigentlichen Feind, sie kann nur den Körper unterstützen. Die sorgsamste Pflege der Haut, des Mundes kann unangenehme und quälende Begleiterscheinungen vermeiden. Die Ernährung muß leicht verdaulich, in der Hauptsache flüssig, dabei aber möglichst kräftig sein; der Alkohol in verschiedenster Form hat sich gut bewährt als hochkalorisches leicht assimilierbares Mittel. Die Wasserzufuhr durch Kochsalzeinläufe oder 5%ige Traubenzuckertropfklysmen ist wichtig zur Erhaltung des Körpers und des Kreislaufes. Das Fieber selber bekämpfen zu wollen, heißt eine Verkennung der Fieberreaktion; die unangenehmen Begleiterscheinungen der Somnolenz und Herzschwäche kann man durch kühle Bäder oder kalte Übergießungen und Einwicklungen, wie beim Typhus, bessern und die Körperfunktionen wieder anregen. Das Herz kann von Anfang an schon gewisser Exzitantia bedürfen. Die stärkeren Durchfälle soll man durch Tannineinläufe eindämmen suchen.

Außer diesen allgemeinen Maßnahmen sind eine Reihe von Präparaten empfohlen worden, die in die Blutbahn eingespritzt, die dort vorhandenen Keime vernichten sollen. Abgesehen davon, daß der Körper mit den Bakterien meist selbst schnell fertig und durch fremde Stoffe nur gezwungen wird, auch gegen diese noch Abwehrmaßnahmen zu treffen, es andererseits auch sehr schwer ist, die Bakterien gerade in der kurzen Zeit, in der sie im Körper lebend kreisen, abzufangen, sind die zur Anwendung kommenden Präparate in der Verdünnung, die sie durch die 5 Liter Blut erfahren, in vitro überhaupt nicht als wirksam zu erweisen. Wohl aber kann es sein, daß sie durch noch weitere Anregung, als ohnehin schon der Infektionsprozeß leistet, die Leukozytose des Körpers und damit wahrscheinlich wichtige Immunstoffträger (Komplement) steigern. Verwendet werden als solche Stoffe: Elektrargol (Klin), Elektrokollargol, Kollargol (Heyden) in stärkerer und schwächerer Form, Lysargin (Kalle u. Co., Biebrich), Dispargen (Reisholz bei Düsseldorf), Rivanol, Trypaflavin und andere Präparate. Sie alle werden meist in 5—10 ccm Dosis in die Blutbahn eingespritzt, in Abständen von wenigen Tagen; die Mitteilungen über die Erfolge sind verschieden, die Beurteilung äußerst schwierig. Mit anderen Autoren haben auch wir neuerdings das Methylenblau oder das Argochrom = Methylenblau und kolloidales Silber (Merck) verwendet. Sowohl mit Kollargol als auch Argochrom mit Rivanol und Trypaflavin haben wir günstige Ausgänge und keinen ersichtlichen Schaden gesehen; aber das post hoc oder propter hoc ist nicht zu entscheiden.

Die früher geübte Sublimattherapie ist mehr organschädigend als bakterienfeindlich; nach Walthard müßten 0,36 g pro die intravenös gegeben werden, wenn eine Entwicklungshemmung eintreten sollte. Die Maximaldosis beträgt 0,02 per os.

Selbstverständlich hat man schon frühzeitig auch die Serotherapie herangezogen. A. Mayer und Walthard haben sich in den letzten Jahren theoretisch am weitgehendsten unter den gynäkologischen Autoren dazu geäußert. Nach ihrer und vieler anderer Autoren Meinung ist ein Erfolg nicht mit einiger Aussicht zu erwarten. Das hat mancherlei Gründe. Die Streptokokken, die häufigsten und schwersten Sepsiserreger, sind äußerst artenreich, jeder Stamm erzeugt andersartige oder anderswirkende Antistoffe; es besteht also selbst bei stark polyvalenten, d. h. aus vielen Arten von Streptokokken hergestellten Sera nur geringe Aussicht, gerade den Stamm, der die in Behandlung stehende Sepsis verursacht, unter den zur Serumherstellung verwendeten Stämmen zu haben. Verwendbar sind überhaupt nur menschen- und nicht tierpathogene Streptokokken. Am besten wäre es, den Stamm zur Herstellung eines Serums zu benutzen, der die behandlungsbedürftige Sepsis erregt, das dauert aber zu lange. Außerdem nutzt es nicht nur, Ambozeptoren dem Körper zuzuführen; es bedarf zu dessen Ausnutzung auch des Komplements. Eventuell könnte das durch vermehrte Leukozytoseanregung beschafft werden, z. B. jene oben genannten Präparate. Vielleicht sind die guten Erfolge, die kürzlich von Schaeffer über die kombinierte Therapie von hohen Gaben (50—60 ccm) Antistreptokokkenserum und Methylenblausilber (beides subkutan) berichtet wurden, in diesem Sinne, der sich dem Prinzip nach mit Bumms und Schäffers Auffassung deckt, zu verstehen.

Die aktive Immunisierung während der Sepsis selber hat natürlich keinen Sinn; man würde ja nur den Körper, der gegenüber den vorhandenen infizierenden Keimen fast insuffizient ist, durch Zuführen weiterer gleichartiger Keime noch insuffizienter machen. Die prophylaktische aktive Immunisierung z. B. vor der Geburt hat nach Jötten gute Erfolge. Einige andersartige Vorschläge gingen dahin, einen Eiterherd auf chemischem Wege, z. B. Terpentininjektionen an irgendeiner bequemen und ungefährlichen Stelle zu erzeugen, in der Absicht, die Keime auf diesen Herd hinzuziehen und zu „fixieren"; die Erfolge sind bisher unsicher.

Um das Protoplasma des Körpers zu vermehrter Tätigkeit anzuregen, also protoplasmaanregend, unspezifisch immunisierend zu wirken, hat man indifferente Eiweißstoffe, Milch, Kasein, Pferdeserum usw. intravenös gegeben; ob in Sepsisfällen Erfolge zu verzeichnen sind, ist bisher schwer zu sagen.

Unsere therapeutischen Fähigkeiten stehen diesem schwersten Infektionsbild recht machtlos gegenüber; Polypragmasie ist zweifellos auch hier schädlich, gute Beobachtung und symptomatische sorgsamste Pflege mit zielbewußter Unterstützung des Körpers durch Abwehr von Schädlichkeiten sind das wesentliche, was zu tun ist.

Am Schluß dieses Abschnittes soll noch einmal betont werden, daß nur eine schematisierende Übersicht gegeben werden konnte und die Krankheitsbilder häufiger kombiniert als in der beschriebenen Reinheit und Isoliertheit beobachtet werden; immerhin tritt eine oder die andere Propagation in den Vordergrund und gibt dem ganzen Fall den klinischen Stempel. Wie kompliziert sich schließlich das anatomische Bild auf dem Sektionstisch, also in den jedesmaligen Endresultaten des schwersten Kampfes, den der Körper gegen die Infektion zu bestehen hatte, darstellt, zeigt die Publikation Halbans und Köhlers über die pathologische Anatomie des Puerperalprozesses, in der besonders übersichtlich durch Schemata der Weg der Keimpropagation und ihrer Gewebswirkung gezeigt ist.

IV. Die Tuberkulose der Genitalorgane.

Die Genitaltuberkulose ist keine selbständige Erkrankung, sondern stets nur im Rahmen der tuberkulösen Erkrankung des ganzen Körpers zu betrachten und zu verstehen. Die allgemeine Pathologie und die innere Medizin lehren, daß nur wenige Kulturmenschen in ihrem Leben von dieser Volksseuche verschont bleiben, daß aber in der übergroßen Mehrzahl der Fälle die Abwehrreaktionen genügen, um den lokalen Infekt abzugrenzen und abzukapseln. Als Eintrittspforten für den Tuberkelbazillus lassen sich aus den Reaktionsbezirken des Körpers in erster Linie und größter Häufigkeit die Lungen und zweitens der Darmkanal je mit ihren regionären Lymphdrüsen erkennen, andere Organe bieten verhältnismäßig viel seltener den ersten Infekt dar. Charakteristisch ist für den Tuberkelbazillus, daß an der Eintrittspforte selber lange nicht immer sich eine makroskopisch deutliche und auffällige Reaktion in Gestalt spezifischer Entzündungsprodukte oder Narben findet, sondern häufig erst die nächste Lymphdrüsenetappe erkennen läßt, z. B. die Bronchialdrüsen am Lungenhilus oder Mesenterialdrüsen vom Darm aus. Aber auch diese Lymphdrüsenetappe kann makroskopisch zunächst nichts zeigen und das Virus sich scheinbar dann in irgendeinem, von der Einbruchsstelle oft weit entfernten Organ des Körpers angesiedelt haben. Neuere Untersuchungen Aschoffs und seiner Schüler (Puhl), außerdem Ghons lassen erweisen, daß bei genauester Untersuchung doch ein wenn auch minimaler Primärherd in der Lunge oder Darm gefunden wird. Dieser Primärinfekt bedingt einen lokalen Zerstörungsherd, wird aber bei genügender Abwehrkraft des Körpers und nicht allzu reichlicher Bazillenmenge abgegrenzt und erzeugt sowohl aktiv immunisatorische Kraft im Körper, wie auch eine Umstimmung der Gewebe in der Reaktionsweise auf Tuberkelbazillen (Allergie v. Pirquets); eine Schwächung des biologischen Reaktionsvermögens der Gewebe durch allgemeine Schädigungen, zehrende Krankheiten, akute Infektionen (cf. Masern, Pneumonie, Grippe usw.), schlechte Ernährungszeiten, kann aber jederzeit die allergische Reaktion des Körpers schwächen und die Tuberkelbazillen die Oberhand gewinnen lassen und dann zu einer Ausbreitung des lokalen Herdes auf die

Umgebung führen, in deren Gefolge sich eine unkontrollierbare Propagation im ganzen Körper anschließen kann. Die gleiche Progredienz des Prozesses tritt natürlich auch ein, wenn schon von vornherein die Tuberkelbazillen sehr giftig und invasionsfähig sind und andererseits auch die Abwehr des Körpers, sei es aus angeborenen oder vererbten dispositionellen Ursachen oder aus extrauterin erworbenen Gründen, insuffizient ist. Die Ausbreitung des Prozesses erfolgt dann zunächst per continuitatem, indem das tuberkulöse Virus den lokalen Schutzwall durchbricht und auf dem Lymphwege in die Nachbarschaft eindringt und hier wie an der Eingangspforte überall die spezifische Abwehr der lokalen Zellproliferation in Gestalt der Tuberkel erzeugt; durch Verschmelzen der einzelnen Tuberkel entstehen die Konglomerattuberkel, die kleinere und größere Gewebsbezirke zur Zerstörung und Einschmelzung bringen. Der Lymphweg kann die Tuberkelbazillen auch in entferntere Bezirke des gleichen Organes und in benachbarte, mit dem primär infizierten in Lymphkommunikation stehende Organe führen. Ein zweiter Ausbreitungsweg ist der der Kontaktinfektion, indem einander gegenüberliegende Organe ihre Infekte mitteilen, eine wesentlich größere Bedeutung aber hat der der hämatogenen Verschleppung. Die Voraussetzung für den hämatogenen Weg ist der Einbruch in ein Blutgefäß, wie der pathologische Anatom bei guter Aufmerksamkeit ihn z. B. an den Bronchialdrüsen nachweisen kann. Ist der Einbruch groß, so entsteht die tuberkulöse Allgemeininfektion unter dem Bilde der akuten Miliartuberkulose; in den Fällen geringeren Einbruches bleiben die Keime nur in einigen wenigen oder nur einem Organ haften und erzeugen hier den sekundär hämatogenen Tuberkuloseherd. Es handelt sich also bei der Tuberkulose vielfach um eine Allgemeininfektion im ähnlichen Sinne als die septische Allgemeininfektion, von dieser jedoch durch die Natur der Erreger grundverschieden, insofern als die Tuberkelbazillen sich viel langsamer entwickeln als die schnell auskeimenden Strepto- oder Staphylokokken und dadurch auch der ganzen Affektion den ausgesprochen chronischen Charakter geben.

Der Primärinfekt bleibt oft unentdeckt, weil er nur geringe oder keine deutlichen klinischen Erscheinungen macht; selbst auch die metastatischen Herde können sich langsam und schleichend ohne nennenswerte Lokalsymptome entwickeln. Der Einbruch in die Blutbahn, bei den septischen Erkrankungen ein oft stark alarmierendes Zeichen, kann bei der Tuberkulose ganz unbemerkt verlaufen und erst durch das Resultat der lokalen Abwehr am Ort der Metastase erkannt werden. Zudem ist von internen Klinikern, z. B. Liebermeister, nachgewiesen, daß Tuberkelbazillen in geringer Zahl vielfach kreisend im Blut tuberkulöser Individuen gefunden werden.

Berücksichtigt man alle zur Sektion kommenden weiblichen Leichen größerer pathologisch-anatomischer Institute, so kann man eine gute Übersicht über die Beteiligung der einzelnen Organe am tuberkulösen Prozeß sowie über die Häufigkeit der Tuberkulose überhaupt bekommen (cf. die Arbeiten aus dem Dresdener, Freiburger, Hamburger Institut). Schlimpert fand am Dresdener Material (Schmorl) unter 3514 Sektionen weiblicher Leichen in 61,8% der Fälle makroskopisch deutliche Tuberkulose irgendeines Organes; wenn alle tuberkulösen Ausheilungszustände, wie verkreidete Drüsen, Lungenspitzennarben usw. ebenfalls mitgezählt werden, so kommen Zahlen bis zu 90% des gesamten Sektionsmateriales heraus. Für diesen Zusammenhang hier ist es interessant,

die Beteiligung der einzelnen Organe am tuberkulösen Prozeß zu sehen;
nach Schlimperts Feststellungen ergibt sich folgendes Bild:

Beteiligt waren:

die Lunge . . . . in 84,3 %
der Darm . . . . „ 32,3 „
das Peritoneum . . . . „ 4,9 „
das Genitale . . . . „ 3,4 „
die Meningen . . . . „ 3,3 „
die Knochen . . . . „ 2,5 „
das Perikard . . . . „ 2,2 „
das uropoetische System . . . . . „ 1,4 „

Nichts scheint mir die klinische Dignität der Genitaltuberkulose als
Teilerscheinung der tuberkulösen Allgemeininfektion so eklatant auszudrücken als diese Zahlen. Diese 3,4 % der Frauen, die eine Genitaltuberkulose aufweisen, sind es, die uns in diesem Kapitel beschäftigen sollen;
nur müssen wir zunächst berücksichtigen, daß die 3,4 % auf dem Sektionstisch als das Endergebnis des tuberkulösen Zerstörungsprozesses gefunden sind, und fragen, wie groß die Beteiligung des Genitalapparates
der lebenden Frauen an der Tuberkulose ist. Hier kommen große Unsicherheiten in die Zahlen hinein, da die klinischen Zeichen nicht so eindeutig sind, daß jeder Fall sich als tuberkulös kundgibt, und weil nach
klinischen Erfahrungen auch viele Fälle ausheilen, allerdings kaum ohne
erkennbare Spuren zu hinterlassen. Gehen wir von den Adnextumoren
überhaupt aus, so sind diese nach früheren Angaben in ca. 10—12 % des
gesamten gynäkologischen Materiales zu konstatieren. An diesen Adnextumoren ist nach den Erfahrungen der verschiedensten Autoren die Tuberkulose mit ca. 10—12 % beteiligt (in Großstädten sind wegen des Überwiegens der Gonorrhöe die Prozentzahlen etwas andere); auch nach dem
Material der Rostocker Frauenklinik der Jahre 1911—1921 fand ich unter
486 Fällen von mikroskopisch genau untersuchten Adnextumoren 48 Fälle
von Tubentuberkulose, darunter 16mal in Kombination mit tuberkulösen
Ovarialabszessen, also ebenfalls unter den Adnexerkrankungen 10 %
Genitaltuberkulosen mit einem Drittel Ovarialaffektionen; rechnet man,
wie es ja selbstverständlich ist, auch die Uterustuberkulose hinzu, so
steigt die Zahl der von uns beobachteten Genitaltuberkulosen auf 55,
da wir 7 Fälle von isolierter Endometriumtuberkulose im gleichen Zeitraum beobachteten. Unter diesen 55 Genitaltuberkulosen (isolierte Vulva-
oder Vaginaltuberkulose wurde nicht beobachtet), war der Uterus 32mal
miterkrankt, also in zirka 58 %, eine Zahl, die sich etwas höher als
Krönigs 50 % Endometriumtuberkulose stellt. Legen wir also 10—12 %
Genitaltuberkulose unter den 10—12 % Adnexerkrankungen des Gesamtmaterials einer gynäkologischen Klinik der Berechnung zugrunde, so
kommen wir auf 1,0—1,5 % Genitaltuberkulose unter den Patientinnen,
die eine gynäkologische Sprechstunde und Klinik aufsuchen. Bedenkt
man, daß manche Fälle wegen geringer Erscheinungen den Arzt nicht
aufsuchen, so mag sich vielleicht die Gesamtzahl der Genitaltuberkulosen
ein wenig höher stellen, im allgemeinen aber in Rücksicht auf die nicht
in gynäkologische Behandlung kommenden Menschen sich um zirka 1 %
aller Frauen halten.

Wichtig für die Durchforschung der Pathogenese ist fernerhin auch
die Beteiligung der einzelnen Altersstufen; Schlimperts Tabelle besagt
folgendes:

	Prozentzahlen aller Genital- tuberkulosen	Genitaltuberkulose aller im gleichen Alter sezierten Leichen	Pankows Zahlen an 262 Sektionsfällen
1.—10. Jahr . . .	1,4%	0,3	5,5%
11.—20. „ . . .	2,7 „	2,5	15 „
21.—30. „ . . .	32,9 „	3,7	29 „
31.—40. „ . . .	17,8 „	2,4	19 „
41.—50. „ . . .	17,8 „	3,0	12 „
51.—60. „ . . .	8,2 „	1,4	8 „
61.—70. „ . . .	6,8 „	1,0	6 „
71.—80. „ . . .	5,5 „	1,4	5,5 „
81.—90. „ . . .	4,4 „	—	

Nach **Simmonds** Beobachtungen ist die größte Zahl nicht zwischen dem 21. und 30. Jahr, wie bei **Schlimpert** und **Pankow**, sondern zwischen dem 11. und 20. Jahr. Nach **Graefes** Feststellungen am Simmondschen Material betrafen 20% der weiblichen Genitaltuberkulose Kinder bis zum 15. Jahre.

Die einzelnen Genitalabschnitte unter sich zeigen eine sehr verschiedene Empfänglichkeit für das tuberkulöse Virus; so zeigt sich die Tube, meist doppelseitig, in zirka 85—90% aller Genitaltuberkulosen betroffen, der Uterus in zirka $^1/_2$—$^2/_3$ aller Fälle, das Ovarium in $^1/_3$ der Fälle; die tuberkulösen Affektionen der Scheide und Vulva sind Seltenheiten und treten im Bilde der Genitaltuberkulose völlig zurück.

Schließlich ist für die Pathogenese die Feststellung, wie häufig die Genitaltuberkulose mit anderen Organtuberkulosen kombiniert ist, von grundlegender Bedeutung. So fand **Schlimpert** die Genitaltuberkulose kombiniert

mit Lungentuberkulose inkl. zugehörigen Drüsen in 90,4%
mit Darmtuberkulose . . . . „ 65,8 „

Andere Statistiken sind ähnlich; allerdings bedeuten die Zahlen Sektionsergebnisse, aber klinische Feststellungen sind kaum für diese Zwecke zu brauchen, da mancherlei Tuberkuloseherde klinisch nicht nachweisbar sind. Es geht daraus hervor, daß in der erdrückenden Mehrzahl der Fälle die Genitaltuberkulose mit anderen Organtuberkulosen kombiniert ist, und zwar besonders mit solchen, die als primäre Infektionsstätten der Tuberkulose überhaupt allgemein anerkannt sind. Nach diesen Überlegungen wäre zuerst die Frage zu erledigen. Auf welchem Wege kommt das Virus der Tuberkulose vom Primärinfekt aus ins Genitale? In der Beantwortung besteht unter den Autoren relativ gute Übereinstimmung, indem allgemein als der Hauptinfektionsmodus der der hämatogenen Verschleppung angesehen wird; dieser ist vor allem deshalb der wahrscheinlichste, als in der größten Mehrzahl der Fälle ja ein Lungenprozeß mit regionären Drüsen als der erste und lange Zeit einzige Infektionsherd besteht und von hier keine andere Verbindung mit dem Genitale als der hämatogene Weg sich findet. Andere Wege könnten sein der der lymphogenen Propagation vom Darm, z. B. dem Zökum aus (Ileozökaltuberkulose) oder vom Rektum aus; er ist aber nur in wenigen Fällen beobachtet und wird von vielen Autoren bezweifelt. Reichlich diskutiert sind die Beziehungen zwischen der Genital- und der Peritonealtuberkulose, vor allem deshalb, um zu sagen, ob

Genital- aus einer Peritonealtuberkulose durch Fortleitung sich entwickeln oder umgekehrt Peritonealtuberkulose vom Genitale aus entstehen kann, oder schließlich, ob beide koordiniert als selbständige Metastasen von einem primären Herd aus anzusehen sind. In zirka einem Drittel der Fälle von Genitaltuberkulose findet sich eine generalisierte Peritonealtuberkulose; denn nur auf diese kann es in dieser Frage ankommen, eine unmittelbar um den Tubenherd lokalisierte tuberkulöse Pelveoperitonitis ist selbstverständlich eine häufige Begleiterscheinung der Genitaltuberkulose, aber eben von dieser unmittelbar abhängig. Obwohl Simmonds und Albrecht auf Grund ihres Materiales meinen, daß vom Genitale aus eine generalisierte Tuberkulosis peritonei entstehen kann, halten andere diese Möglichkeit für sehr gering, vor allem weil die Zahl der größten Häufigkeit der Peritonealtuberkulose um einige Jahre früher liegen soll als die der Genitaltuberkulose (cf. Schlimpert), und weil erst im ulzerösen Stadium der Tuberkulose genügend Tuberkelbazillen frei werden können, um eine generalisierte Tuberculosis peritonei zu erzeugen, dann aber die Tuben meist verschlossen sind. Das umgekehrte Abhängigkeitsverhältnis, d. h. also das Entstehen einer Genitaltuberkulose aus einer Peritonealtuberkulose ist in dem Sinne möglich, wie es in der Literatur vielfach angegeben wird und auch von uns mehrfach beobachtet wurde, daß tuberkulöses Virus vom Fimbrienstrom aufgenommen wird und vereinzelte Tuberkel am Grund der Falten oder auch irgendwo auf der Schleimhaut sonst aufgehen; ob aber eine generalisierte, ausgebreitete Tubentuberkulose, bei der man, soweit man überhaupt aus histologischen Bildern zeitliche Verhältnisse ablesen kann, meist sehr reichlich überall verstreute Solitärtuberkel in den Tubenfalten gleichzeitig findet, aus diesen kleinen lokalen Schleimhautinfektionen, die wahrscheinlich bei gesteigerter Allergie bald abgegrenzt werden, entstehen kann, erscheint mehr als fraglich. Aus den Beobachtungen heraus, daß bei der Bauchfelltuberkulose sich vielfach ebenso wie bei der Genitaltuberkulose Lungen- und Lymphdrüsentuberkulose finden, abgesehen von den schweren Fällen, in denen die Peritonealtuberkulose nur ein Nebenbefund anderer schwerer Organtuberkulosen ist, vertreten viele Autoren, und zwar mit Recht, die Ansicht, daß generalisierte Peritonealtuberkulose und ausgebreitete Genitaltuberkulose unabhängig nebeneinander von einem übergeordneten Primärherd entstanden zu denken sind; ob zeitlich zu gleicher Zeit oder auch zeitlich getrennt voneinander, ist irrelevant; denn zweifellos kann sich ein einmaliger Einbruch von Tuberkelbazillen in die Blutbahn wiederholen.

Von Interesse ist weiterhin, Aufklärung darüber zu bekommen, weshalb gerade die Tuben in der Ansiedlungsmöglichkeit der Tuberkelbazillen so bevorzugt sind. Man hat vielfach infantilistische Verhältnisse und gonorrhoische chronische Tubenentzündung als prädisponierendes Moment angesprochen. Die erste Annahme braucht nicht einen primär infantilistischen Zustand zu bedeuten, es könnten auch sekundäre Schrumpfungszustände und funktionelle Minderwertigkeiten ursächlich in Betracht kommen; denn gerade bei Lungentuberkulose oder anderen Organtuberkulosen kommt ja ein schädigender Einfluß auf die Ovarialfunktion zustande, was sich häufig auch in den Regelanomalien ausdrückt (siehe später). Die chronisch gonorrhoische Tubenentzündung spielt zweifellos eine gewisse Rolle; jedenfalls können ihre Zeichen in frischen Tubentuberkulosefällen leicht nachgewiesen werden (siehe pathologische Anatomie). Es scheint, als ob durch diese Momente das Über-

in den Fällen vermeintlicher Aszension die lymphogene Propagation den Aufwärtstransport der Keime von den oft nur geringen Lokalinfekten der Scheide aus besorgt, daß aber ein intrakanalikuläres Aufwärtsgetragen- oder -gesogenwerden sich nicht erweisen läßt. Praktische Bedeutung bekommt die Frage für die menschliche Genitaltuberkulose insofern, als durch sie erstens die Frage der exogenen genitalen Infektionsmöglichkeit, z. B. durch Untersuchung mit Tuberkelbazillen tragenden Fingern oder Instrumenten, durch Kohabitation mit phthisischen Männern usw. angeschnitten und entschieden werden muß und schließlich damit auch die sog. primäre Genitaltuberkulose zur Diskussion kommt.

Im Sperma tuberkulöser Männer sind in geringer Menge auch, ohne daß eine Nebenhodentuberkulose oder spezifische Samenblasen- oder Prostataentzündung bestand, Tuberkelbazillen nachgewiesen; eine Penis- oder Urethraltuberkulose ist jedoch selten; immerhin bestände die Möglichkeit, daß tuberkelbazillenhaltiges Sputum ante cohabitationem an den Penis gebracht würde (Fall Hammer) und so die Tuberkelbazillen in die Vagina kämen. Der Import von Tuberkelbazillen von außen herein ist also wohl gegeben; es könnte dann immerhin möglich sein, daß vielleicht antiperistaltische Bewegungen die Bazillen ansaugen oder gar die aufwärts wandernden Spermatozoen die Keime mitnehmen, obgleich wohl kaum einige wenige Keime geeignet sind, eine Infektion zu bewirken, diese vielmehr durch die Abwehrkraft der Gewebe wahrscheinlich schnell vernichtet werden. Bei den wesentlich empfindlicheren Meerschweinchen ist es Menge und Bauereisen im ganzen dreimal gelungen, eine nach ihrer Meinung intrakanalikuläre Aszension zu erzeugen; da jedoch bei allen drei Tieren sich auch reichlich andere Herde im Körper fanden, so ist der hämatogene Weg auch hier keineswegs ausgeschlossen.

Daß eine Inokulation auf diesem Wege praktische Bedeutung durch eine nennenswerte Häufigkeit des Vorkommens gewinnt, läßt sich nicht erweisen. Die tuberkulösen Affektionen der Portio, Scheide und Vulva sind exquisit selten; sie wurden im ersten Abschnitt dieses ganzen Kapitels schon erwähnt und kurz beschrieben. Zumeist sind sie Teilerscheinungen einer hochgradigen, oft ulzerösen Tuberkulose der oberen Teile des Genitalapparates; als wirklich primäre Tuberkulose der Scheide, Vulva und Portio sind nur solche Fälle anzusprechen, bei denen durch genaue Obduktion kein weiterer Tuberkuloseherd im Körper gefunden wird. Schneider, der unter der Leitung von Aschoff das Material der Literatur durchforscht hat, findet nur drei oder vier Fälle, in denen mit einiger Wahrscheinlichkeit der Primärinfekt tatsächlich in der Scheide oder an der Portio festgestellt werden kann. Die Scheide ist durch ihr Plattenepithel sowohl als auch durch ihre Flora und ihre Säure offenbar gut geschützt; zweifellos müßte sonst eine Kohabitationstuberkulose sehr viel häufiger beobachtet werden. Die besondere Gefährdung der gesunden Frau in der Ehe mit einem phthisischen Mann ist zweifellos nicht durch die Kohabitationsinfektion, sondern durch die große Häufung aller sonst auch bekannten und unerkannten Infektionsquellen (besonders bazillenhaltiges Sputum usw.) bedingt.

Der Infektionsweg der primären Genitaltuberkulose scheint vielmehr ein anderer zu sein, nämlich der, daß der Tuberkelbazillus an einer der ihm leicht zugänglichen Eintrittspforten eindringt, keine lokale Reaktion verursacht, auch die regionären Lymphdrüsen überspringt und dann in irgendeinem Organ sich einnistet und anwächst. Für die Knochentuberkulose ist das bewiesen und für die bisher als echte primäre Genitaltuber-

in den Fällen vermeintlicher Aszension die lymphogene Propagation den Aufwärtstransport der Keime von den oft nur geringen Lokalinfekten der Scheide aus besorgt, daß aber ein intrakanalikuläres Aufwärtsgetragen- oder -gesogenwerden sich nicht erweisen läßt. Praktische Bedeutung bekommt die Frage für die menschliche Genitaltuberkulose insofern, als durch sie erstens die Frage der exogenen genitalen Infektionsmöglichkeit, z. B. durch Untersuchung mit Tuberkelbazillen tragenden Fingern oder Instrumenten, durch Kohabitation mit phthisischen Männern usw. angeschnitten und entschieden werden muß und schließlich damit auch die sog. primäre Genitaltuberkulose zur Diskussion kommt.

Im Sperma tuberkulöser Männer sind in geringer Menge auch, ohne daß eine Nebenhodentuberkulose oder spezifische Samenblasen- oder Prostataentzündung bestand, Tuberkelbazillen nachgewiesen; eine Penis- oder Urethraltuberkulose ist jedoch selten; immerhin bestände die Möglichkeit, daß tuberkelbazillenhaltiges Sputum ante cohabitationem an den Penis gebracht würde (Fall Hammer) und so die Tuberkelbazillen in die Vagina kämen. Der Import von Tuberkelbazillen von außen herein ist also wohl gegeben; es könnte dann immerhin möglich sein, daß vielleicht antiperistaltische Bewegungen die Bazillen ansaugen oder gar die aufwärts wandernden Spermatozoen die Keime mitnehmen, obgleich wohl kaum einige wenige Keime geeignet sind, eine Infektion zu bewirken, diese vielmehr durch die Abwehrkraft der Gewebe wahrscheinlich schnell vernichtet werden. Bei den wesentlich empfindlicheren Meerschweinchen ist es Menge und Bauereisen im ganzen dreimal gelungen, eine nach ihrer Meinung intrakanalikuläre Aszension zu erzeugen; da jedoch bei allen drei Tieren sich auch reichlich andere Herde im Körper fanden, so ist der hämatogene Weg auch hier keineswegs ausgeschlossen.

Daß eine Inokulation auf diesem Wege praktische Bedeutung durch eine nennenswerte Häufigkeit des Vorkommens gewinnt, läßt sich nicht erweisen. Die tuberkulösen Affektionen der Portio, Scheide und Vulva sind exquisit selten; sie wurden im ersten Abschnitt dieses ganzen Kapitels schon erwähnt und kurz beschrieben. Zumeist sind sie Teilerscheinungen einer hochgradigen, oft ulzerösen Tuberkulose der oberen Teile des Genitalapparates; als wirklich primäre Tuberkulose der Scheide, Vulva und Portio sind nur solche Fälle anzusprechen, bei denen durch genaue Obduktion kein weiterer Tuberkuloseherd im Körper gefunden wird. Schneider, der unter der Leitung von Aschoff das Material der Literatur durchforscht hat, findet nur drei oder vier Fälle, in denen mit einiger Wahrscheinlichkeit der Primärinfekt tatsächlich in der Scheide oder an der Portio festgestellt werden kann. Die Scheide ist durch ihr Plattenepithel sowohl als auch durch ihre Flora und ihre Säure offenbar gut geschützt; zweifellos müßte sonst eine Kohabitationstuberkulose sehr viel häufiger beobachtet werden. Die besondere Gefährdung der gesunden Frau in der Ehe mit einem phthisischen Mann ist zweifellos nicht durch die Kohabitationsinfektion, sondern durch die große Häufung aller sonst auch bekannten und unerkannten Infektionsquellen (besonders bazillenhaltiges Sputum usw.) bedingt.

Der Infektionsweg der primären Genitaltuberkulose scheint vielmehr ein anderer zu sein, nämlich der, daß der Tuberkelbazillus an einer der ihm leicht zugänglichen Eintrittspforten eindringt, keine lokale Reaktion verursacht, auch die regionären Lymphdrüsen überspringt und dann in irgendeinem Organ sich einnistet und anwächst. Für die Knochentuberkulose ist das bewiesen und für die bisher als echte primäre Genitaltuberkulose (besser isolierte Genitaltuberkulose, da kein weiterer Herd im Körper auffindbar) angesprochenen Fällen von Schneider (Aschoff), wahrscheinlich gemacht. Solche isolierte Genitaltuberkulose hat Schneider in 17 Fällen aus der Literatur herausgefunden (Fälle von Simmonds, Predöhl, Hühnermann, Kaufmann, v. Hansemann, Everke u. a.). Aber in diesen Fällen ist immer noch die Möglichkeit offen zu lassen, daß auch hier der Primärherd in Lunge oder Darm nicht gefunden wurde. Alle anderen konnten der Kritik nicht standhalten, da meist klinische Befunde allein zugrunde gelegt wurden und etwa verkäste Lymphdrüsen, z. B. am Lungenhilus, rein klinisch nur sehr unsicher nachzuweisen sind; lediglich genaue Obduktionsergebnisse können diese wissenschaftliche Frage klären. Für die Praxis aber, insbesondere für die Bewertung der Genitaltuberkulose im Rahmen des ganzen klinischen Bildes, können wir das Vorkommen einer isolierten Genitaltuberkulose als völlig bedeutungslos gegenüber der sekundär hämatogenen, also mit anderen Organtuberkulosen kombinierten Genitaltuberkulose ansehen und vernachlässigen. Im gleichen Sinne, also fast negativ, ist auch die Bedeutung der exogenen Infektion und Inokulation von Tuberkelbazillen von der Vulva, Scheide und Portio aus zu bewerten; in jedem der seltenen Fälle von Ulzerationen an diesen Stellen muß der hämatogene Weg ausgeschlossen werden, wenn die exogene Infektion anerkannt werden soll. Eine intrakanalikuläre Aszension braucht beim Menschen in Hinsicht auf die Seltenheit der hierfür geeigneten lokalisierten Tuberkuloseinfektion nicht diskutiert zu werden; statt ihrer spielt gewiß ebenso wie bei der vermutlichen Deszension des Prozesses die lymphogene resp. lokal-hämatogene Ausbreitung die bei weitem größere Rolle.

Die aus den bisherigen Ausführungen sich ergebende klinische Bewertung der Genitaltuberkulose als Teilerscheinung der chronischen Infektionskrankheit „Tuberkulose" rechtfertigen es, hier auf die biologischen und kulturellen Eigenschaften des Tuberkelbazillus, auf die Unterscheidung der verschiedenen Typen, wie Typus humanus, bovinus, gallinaceus und ihre Bedeutung für die menschliche Tuberkulose, auf die Färbbarkeit nach Ziehl-Neelsen resp. anderer ähnlicher Färbungen und nach Gram in Muchs Modifikation zur Darstellung der Muchschen Granula nicht näher einzugehen und ebenso auch betreffs der Natur des Giftes und seiner Wirkung, wie auch insbesondere hinsichtlich der immunisatorischen Vorgänge, deren Kenntnis gerade in neuerer Zeit besondere Förderung erfahren hat, auf die Lehr- und Handbücher der inneren Medizin und Bakteriologie resp. Serologie zu verweisen. Die weitere Darstellung soll sich lediglich auf das eine im Rahmen der Allgemeinerkrankung relativ kleine Teilgebiet der Tuberkulose, eben auf die Genitaltuberkulose beschränken; anhangsweise soll dann auch als Grenzgebiet die Bauchfelltuberkulose eine kurze Besprechung erfahren.

Die **pathologische Anatomie** soll die Wirkung des Infektionsvorganges, seine gewebszerstörende Kraft und deren Reparation in der Beschreibung der makro- und mikroskopischen Bilder an den einzelnen befallenen Organen zur Darstellung bringen.

An der Stelle irgendeines Gewebes, wo Tuberkelbazillen sich niederlassen, entwickelt sich schon sehr bald nach der zunächst eintretenden, oft nur geringen Zellschädigung eine Proliferation der fixen Gewebselemente zu sog. Epitheloidzellen, und zwar an der Peripherie um die Ansiedlungsstelle herum; so entsteht ein Knötchen von zirka Hirse-

und es kann sehr wohl sein, daß er bis an die Serosa herankommt und selbst auf benachbarte, wohl stets mit der Tubenserosa verklebte Organe, z. B. Flexura sigmoidea oder Dünndarm übergreift und in deren Lumen langsam propagierend durchbricht. So entstehen die Tuben-Darmfisteln, die wegen ihrer Sekundärinfektion so sehr mit Recht gefürchtet sind; das histologische Bild ist dann durch Aufpfropfung eitriger Prozesse weiterhin kompliziert. Auch auf anderem Wege können Keime vom Darm her in die Pyosalpinx hineingelangen, indem sie angeblich durch die schwartigen Wandungen auch ohne Perforation durchwandern können oder eventuell auch auf dem Blutwege in diesem Locus minoris resistentiae sich ansiedeln. Die Propagationsfähigkeit des Entzündungsherdes be-

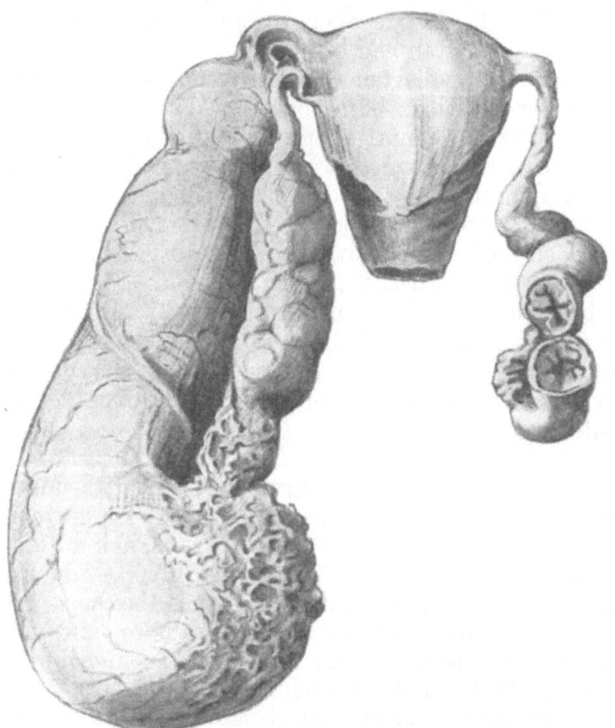

Fig. 147. Große tuberkulöse Pyosalpinx und einfache tuberkulöse Endosalpingitis.

kommt durch solch eine Mischinfektion natürlich einen klinisch und prognostisch anderen Charakter, vergleichbar dem septischen Charakter der Lungenkavernenbildung.

Aber in jedem Entwicklungstadium kann der Prozeß der Zerstörung beschränkt werden; die Einschmelzung, die Propagation durch neue Tuberkelbildung hört dann auf, die Reparation durch Bindegewebsheilung und Fibrillenvermehrung tritt in Wirksamkeit und bewirkt die weitere Abgrenzung. In den ersten Stadien der Ausheilung nach schon tüchtig fortgeschrittener Tuberkeldurchsetzung mit ihren Folgeerscheinungen können durch das Zurücktreten der epitheloiden Zellbezirke, das Überwiegen des fibrösen Anteiles, vor allem aber durch eine starke reaktive Epithelwucherung, deren Bezirke entsprechend den verklebten und

	Prozentzahlen aller Genitaltuberkulosen	Genitaltuberkulose aller im gleichen Alter sezierten Leichen	Pankows Zahlen an 262 Sektionsfällen
1.—10. Jahr . . .	1,4%	0,3	5,5%
11.—20. ,, . . .	2,7 ,,	2,5	15 ,,
21.—30. ,, . . .	32,9 ,,	3,7	29 ,.
31.—40. ,, . . .	17,8 ,,	2,4	19 ,,
41.—50. ,, . . .	17,8 ,,	3,0	12 ,,
51.—60. ,, . . .	8,2 ,,	1,4	8 ,,
61.—70. ,, . . .	6,8 ,,	1,0	6 ,,
71.—80. ,, . . .	5,5 ,,	1,4	} 5,5 ,.
81.—90. ,, . . .	4,4 ,,	—	

Nach Simmonds Beobachtungen ist die größte Zahl nicht zwischen dem 21. und 30. Jahr, wie bei Schlimpert und Pankow, sondern zwischen dem 11. und 20. Jahr. Nach Graefes Feststellungen am Simmondschen Material betrafen 20% der weiblichen Genitaltuberkulose Kinder bis zum 15. Jahre.

Die einzelnen Genitalabschnitte unter sich zeigen eine sehr verschiedene Empfänglichkeit für das tuberkulöse Virus; so zeigt sich die Tube, meist doppelseitig, in zirka 85—90% aller Genitaltuberkulosen betroffen, der Uterus in zirka $^1/_2$—$^2/_3$ aller Fälle, das Ovarium in $^1/_3$ der Fälle; die tuberkulösen Affektionen der Scheide und Vulva sind Seltenheiten und treten im Bilde der Genitaltuberkulose völlig zurück.

Schließlich ist für die Pathogenese die Feststellung, wie häufig die Genitaltuberkulose mit anderen Organtuberkulosen kombiniert ist, von grundlegender Bedeutung. So fand Schlimpert die Genitaltuberkulose kombiniert

mit Lungentuberkulose inkl. zugehörigen Drüsen in 90,4%
mit Darmtuberkulose . . . . ,, 65,8 ,,

Andere Statistiken sind ähnlich; allerdings bedeuten die Zahlen Sektionsergebnisse, aber klinische Feststellungen sind kaum für diese Zwecke zu brauchen, da mancherlei Tuberkuloseherde klinisch nicht nachweisbar sind. Es geht daraus hervor, daß in der erdrückenden Mehrzahl der Fälle die Genitaltuberkulose mit anderen Organtuberkulosen kombiniert ist, und zwar besonders mit solchen, die als primäre Infektionsstätten der Tuberkulose überhaupt allgemein anerkannt sind. Nach diesen Überlegungen wäre zuerst die Frage zu erledigen. Auf welchem Wege kommt das Virus der Tuberkulose vom Primärinfekt aus ins Genitale? In der Beantwortung besteht unter den Autoren relativ gute Übereinstimmung, indem allgemein als der Hauptinfektionsmodus der der hämatogenen Verschleppung angesehen wird; dieser ist vor allem deshalb der wahrscheinlichste, als in der größten Mehrzahl der Fälle ja ein Lungenprozeß mit regionären Drüsen als der erste und lange Zeit einzige Infektionsherd besteht und von hier keine andere Verbindung mit dem Genitale als der hämatogene Weg sich findet. Andere Wege könnten sein der der lymphogenen Propagation vom Darm, z. B. dem Zökum aus (Ileozökaltuberkulose) oder vom Rektum aus; er ist aber nur in wenigen Fällen beobachtet und wird von vielen Autoren bezweifelt. Reichlich diskutiert sind die Beziehungen zwischen der Genital und der Peritonealtuberkulose, vor allem deshalb, um zu sagen, ob

Falten liegen dichter als sonst aneinander und verkleben und versintern
leicht, weil stets auch eine reichliche Zell- und Flüssigkeitsexsudation ins
Innere hinein eintritt. Die Epithelien selbst zeigen eine deutliche Alteration,
zum Teil durch Degeneration und Desquamation, zum Teil auch in geringer
Entfernung vom Tuberkel eine oft sehr deutliche Proliferation (Fig. 143 und
144). So kann man gelegentlich beobachten, daß alle Falten von unregelmäßig geschichtetem mehrreihigem Epithel bekleidet sind und dadurch einen
ganz fremden Charakter bekommen. Die Epithelien in der Nachbarschaft
von Tuberkel zeigen insofern noch besondere Veränderungen, als ihr
Leib eine unregelmäßige Vergrößerung und veränderte Färbbarkeit erfährt und in ihm sich eigentümliche Vakuolenbildungen nachweisen lassen,

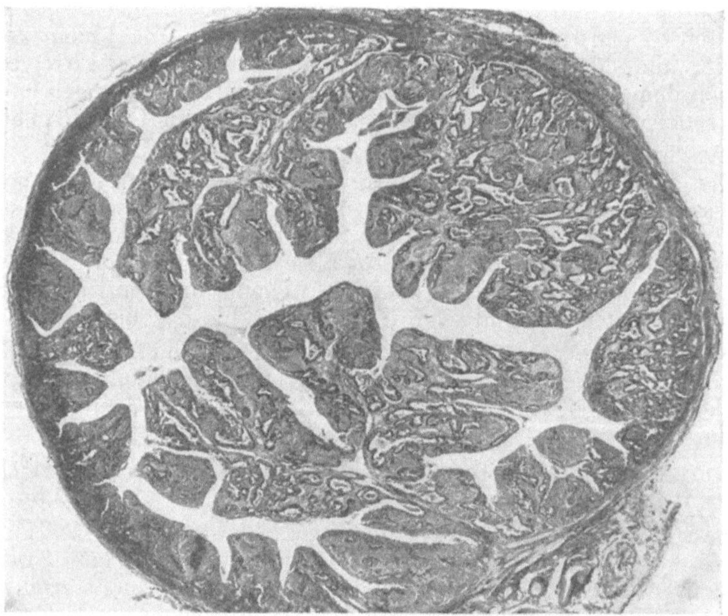

Fig. 143. Frische Tubentuberkulose. An den Epithelien oft deutliche
Proliferationszeichen.

deren Inhalt sich mit Schleimfarbstoffen färbt, und die Kerne starken
Polymorphismus bekommen; auch papillenähnliche Vorsprünge und
Leisten kann man erkennen (v. Franqué, R. Meyer, viele eigene
Beobachtungen). Die äußeren Lagen der Tubenwand, insbesondere die
Tubenmuskulatur und die Subserosa sind zuerst wenig oder gar nicht
befallen. In der Umgebung solcher Tuben sieht man am Peritoneum
oft nur vermehrte Rötung und Gefäßinjektionen; spezifische Knötchen-
eruptionen gehören zunächst nicht zum Bilde.

In anderen Fällen der frischen Tubentuberkulose finden sich von
vornherein reichlich Adhäsionen um das ampulläre Ende der Tube herum;
der Eileiter ist mit dem entweder normal großen oder durch Zystenbildung etwas vergrößerten Ovarium sowie auch mit dem Peritoneum
der seitlichen Beckenwand und dem Douglasraum verwachsen; es können
auch in weiterer Umgebung, z. B. am Uterus mit der Flexura sigmoidea,
mit Dünndarmschlingen oder mit dem Netz spinnwebige oder membranöse

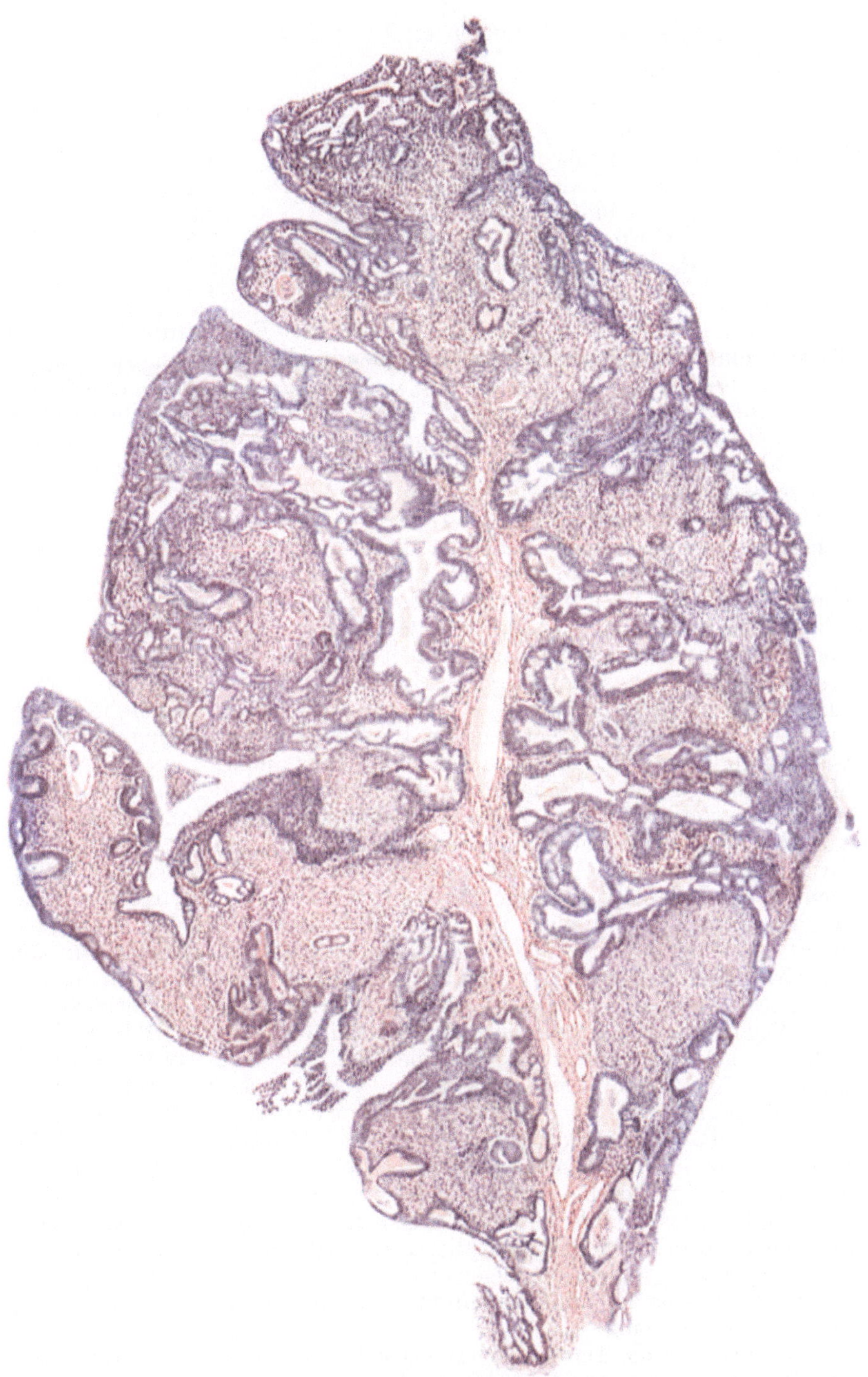

Fig. 144. Dieselbe Figur wie Fig. 143 bei stärkerer Vergrößerung.

die Beteiligung der einzelnen Organe am tuberkulösen Prozeß zu sehen; nach Schlimperts Feststellungen ergibt sich folgendes Bild:

Beteiligt waren:

$$
\begin{aligned}
&\text{die Lunge} &\text{in } 84,3\% \\
&\text{der Darm} &,, \quad 32,3 \;,, \\
&\text{das Peritoneum} &,, \quad 4,9 \;,, \\
&\text{das Genitale} &,, \quad 3,4 \;,, \\
&\text{die Meningen} &,, \quad 3,3 \;,, \\
&\text{die Knochen} &,, \quad 2,5 \;,, \\
&\text{das Perikard} &,, \quad 2,2 \;,, \\
&\text{das uropoetische System} &,, \quad 1,4 \;,,
\end{aligned}
$$

Nichts scheint mir die klinische Dignität der Genitaltuberkulose als Teilerscheinung der tuberkulösen Allgemeininfektion so eklatant auszudrücken als diese Zahlen. Diese $3,4\%$ der Frauen, die eine Genitaltuberkulose aufweisen, sind es, die uns in diesem Kapitel beschäftigen sollen; nur müssen wir zunächst berücksichtigen, daß die $3,4\%$ auf dem Sektionstisch als das Endergebnis des tuberkulösen Zerstörungsprozesses gefunden sind, und fragen, wie groß die Beteiligung des Genitalapparates der lebenden Frauen an der Tuberkulose ist. Hier kommen große Unsicherheiten in die Zahlen hinein, da die klinischen Zeichen nicht so eindeutig sind, daß jeder Fall sich als tuberkulös kundgibt, und weil nach klinischen Erfahrungen auch viele Fälle ausheilen, allerdings kaum ohne erkennbare Spuren zu hinterlassen. Gehen wir von den Adnextumoren überhaupt aus, so sind diese nach früheren Angaben in ca. $10-12\%$ des gesamten gynäkologischen Materiales zu konstatieren. An diesen Adnextumoren ist nach den Erfahrungen der verschiedensten Autoren die Tuberkulose mit ca. $10-12\%$ beteiligt (in Großstädten sind wegen des Überwiegens der Gonorrhöe die Prozentzahlen etwas andere); auch nach dem Material der Rostocker Frauenklinik der Jahre 1911—1921 fand ich unter 486 Fällen von mikroskopisch genau untersuchten Adnextumoren 48 Fälle von Tubentuberkulose, darunter 16mal in Kombination mit tuberkulösen Ovarialabszessen, also ebenfalls unter den Adnexerkrankungen 10% Genitaltuberkulosen mit einem Drittel Ovarialaffektionen; rechnet man, wie es ja selbstverständlich ist, auch die Uterustuberkulose hinzu, so steigt die Zahl der von uns beobachteten Genitaltuberkulosen auf 55, da wir 7 Fälle von isolierter Endometriumtuberkulose im gleichen Zeitraum beobachteten. Unter diesen 55 Genitaltuberkulosen (isolierte Vulva- oder Vaginaltuberkulose wurde nicht beobachtet), war der Uterus 32mal miterkrankt, also in zirka 58%, eine Zahl, die sich etwas höher als Krönigs 50% Endometriumtuberkulose stellt. Legen wir also $10-12\%$ Genitaltuberkulose unter den $10-12\%$ Adnexerkrankungen des Gesamtmaterials einer gynäkologischen Klinik der Berechnung zugrunde, so kommen wir auf $1,0-1,5\%$ Genitaltuberkulose unter den Patientinnen, die eine gynäkologische Sprechstunde und Klinik aufsuchen. Bedenkt man, daß manche Fälle wegen geringer Erscheinungen den Arzt nicht aufsuchen, so mag sich vielleicht die Gesamtzahl der Genitaltuberkulosen ein wenig höher stellen, im allgemeinen aber in Rücksicht auf die nicht in gynäkologische Behandlung kommenden Menschen sich um zirka 1% aller Frauen halten.

Wichtig für die Durchforschung der Pathogenese ist fernerhin auch die Beteiligung der einzelnen Altersstufen; Schlimperts Tabelle besagt folgendes:

jedenfalls sieht man solche Exsudation wohl in der Nachbarschaft der
Tuben und dadurch eine feste Verklebung und einen Fimbrienverschluß,
in weiterer Ausdehnung aber, besonders in Generalisation auf das gesamte Peritoneum, läßt sich eine Propagation von den Tuben aus nicht
nachweisen. In schweren Fällen ist wohl noch das Colon descendens,
besonders die Flexura sigmoidea, auch einzelne benachbart liegende
Dünndarmschlingen, vor allem aber die untere Netzpartie mit in den
Prozeß einbezogen, indem man hier überall dicke tuberkulöse Knötchen-
infiltrate konstatieren und eine feste schwartige Verklebung mit dem
Genitale feststellen kann; die oberen Peritonealpartien aber sind
überall spiegelnd und glatt. Wahrscheinlich spielt einerseits die Ab-
kapselungstendenz des Peritoneums unter den günstigen lokalen Ver-

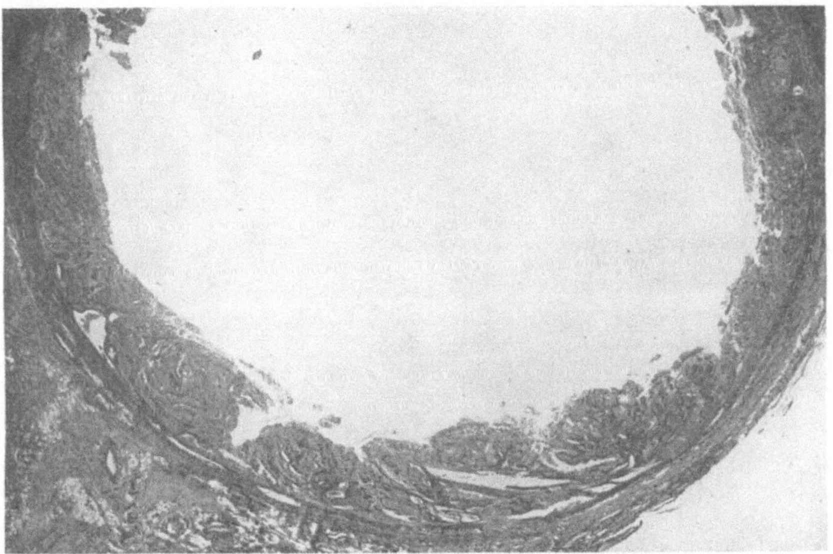

Fig. 146. Tuberkulöse Pyosalpinx. Die Tubenfalten sind stark käsig eingeschmolzen
der Innenraum mit käsigem Detritus erfüllt.

hältnissen der kleinen aneinander liegenden Organflächen hier wie auch
bei der eitrigen Peritonitis eine bedeutsame Rolle, andererseits ist wahrscheinlich auch durch den Lokalherd im Genitale die allergische Reaktion des Körpers verstärkt, die ein weiteres Ausbreiten des Virus auf
den freien Flächen verhindert. Jedenfalls kommt es durch diese teils
spezifische, teils unspezifische Exsudation des Beckenperitoneums zu einer
schwartigen Verklebung der tuberkulösen Tube und damit zu einem Verschluß des Fimbrienendes. Geht jetzt die Einschmelzung und Zerstörung
in der Schleimhaut der Tube weiter, dann ist die Folge die tuberkulöse
Pyosalpinx (Fig. 146 u. 147), in deren erweitertem Lumen sich reichlich
bröcklig-weißlichgelbige oder mehr flüssigschmierige Masse findet und
deren Wand in der Schleimhaut ausgedehnte Tuberkeleruption mit vielen
lokalen Nekrosen und Faltenzerstörungen, daneben aber auch gewucherte
Epithelbezirke in buntem Durcheinander erkennen läßt. In diesem
Stadium greift die Tuberkulose auch auf die weiteren Wandschichten
zunächst im Verlaufe der Lymphbahnen, später in breiten Straßen über

und es kann sehr wohl sein, daß er bis an die Serosa herankommt und selbst auf benachbarte, wohl stets mit der Tubenserosa verklebte Organe, z. B. Flexura sigmoidea oder Dünndarm übergreift und in deren Lumen langsam propagierend durchbricht. So entstehen die Tuben-Darmfisteln, die wegen ihrer Sekundärinfektion so sehr mit Recht gefürchtet sind; das histologische Bild ist dann durch Aufpfropfung eitriger Prozesse weiterhin kompliziert. Auch auf anderem Wege können Keime vom Darm her in die Pyosalpinx hineingelangen, indem sie angeblich durch die schwartigen Wandungen auch ohne Perforation durchwandern können oder eventuell auch auf dem Blutwege in diesem Locus minoris resistentiae sich ansiedeln. Die Propagationsfähigkeit des Entzündungsherdes be-

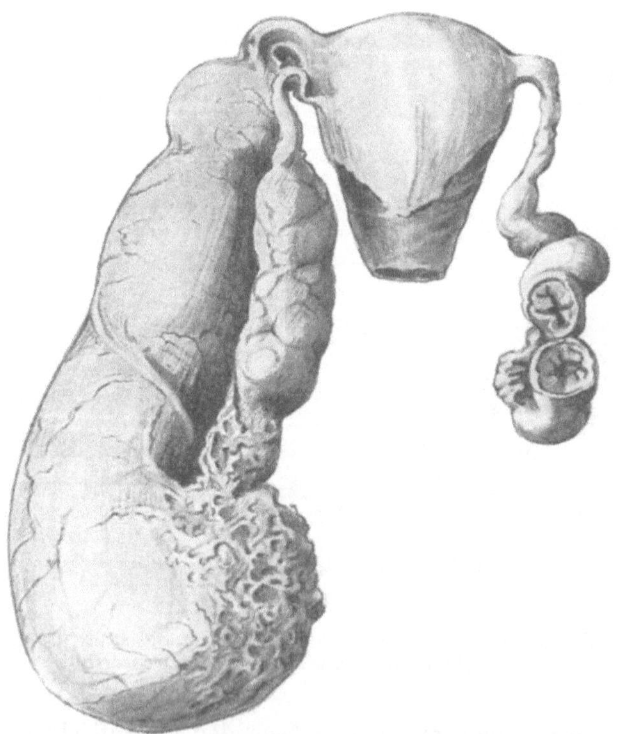

Fig. 147. Große tuberkulöse Pyosalpinx und einfache tuberkulöse Endosalpingitis.

kommt durch solch eine Mischinfektion natürlich einen klinisch und prognostisch anderen Charakter, vergleichbar dem septischen Charakter der Lungenkavernenbildung.

Aber in jedem Entwicklungstadium kann der Prozeß der Zerstörung beschränkt werden; die Einschmelzung, die Propagation durch neue Tuberkelbildung hört dann auf, die Reparation durch Bindegewebsheilung und Fibrillenvermehrung tritt in Wirksamkeit und bewirkt die weitere Abgrenzung. In den ersten Stadien der Ausheilung nach schon tüchtig fortgeschrittener Tuberkeldurchsetzung mit ihren Folgeerscheinungen können durch das Zurücktreten der epitheloiden Zellbezirke, das Überwiegen des fibrösen Anteiles, vor allem aber durch eine starke reaktive Epithelwucherung, deren Bezirke entsprechend den verklebten und zusammengesinterten Falten überall im fibrösen Granulationsgewebe verstreut liegen, Bilder entstehen, die oft sprechend an kleinalveoläre Krebse erinnern (v. Franqué, R. Meyer). (Fig. 148 u. 149). Kommt ·dann noch dazu, daß das Epithel auch den in die Muskularis eingebrochenen Infiltratstraßen reaktiv wuchernd folgen kann, so sind alle Kennzeichen eines Karzinoms beieinander. Jedoch besteht nur diese Ähnlichkeit; ob ein tatsächliches Karzinom auf dem Boden einer Entzündung, speziell einer tuberkulösen Entzündung, sich entwickeln kann, wie es gelegentlich kombiniert beobachtet wurde, soll beim Tubenkarzinom diskutiert werden. Unmittelbare Beziehungen zwischen Karzinom und Tuberkulose, so daß ein Einfluß auf die Prognose der Tubentuberkulose bestände, lassen sich bei der Seltenheit des Zusammentreffens nicht nachweisen (R. Meyer).

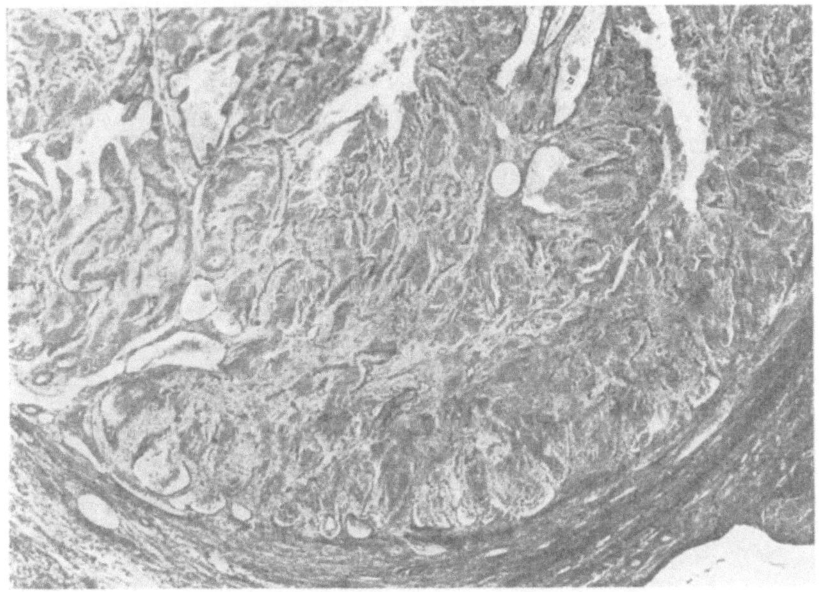

Fig. 148. Schwere Tubentuberkulose mit scheinbarer Epithelwucherung.

Die Ausheilungsreaktion kann aber auch erst dann Platz greifen, wenn die Schleimhaut fast ganz oder vollständig durch Verkäsung zerstört ist; dann beobachtet man gewöhnlich ein in seiner Wand relativ dünnes, aber ungleichmäßiges und schwartiges Tubenrohr von verschiedenem Umfang, aber auch von der typischen Posthorn- oder Wurstform, dessen ausgedehntester ampullärer Abschnitt bis Besenstieldicke zeigen kann (cf. Fig. 147); es ist mit käsigen, manchmal etwas wäßrig flüssigen Massen prall gefüllt und die Wand zeigt nur schwartiges, derbes, oft hyalines Bindegewebe mit spärlichen Muskelreminiszenzen, das nach dem Lumen zu von kernlosen Detritusmassen, streckenweit oft ohne Granulationsgewebe, vereinzelt von Epithellagen und ebensooft nur sporadisch von als tuberkulös erkennbaren Gewebsprodukten (Epitheloidzellformation, Riesenzellen usw.) begrenzt wird. Ähnliche Bilder der großen Pyosalpingen von Riesenwurstform können auch in den Fällen resultieren, in denen primär durch gonorrhoische Prozesse das Fimbrienende verschlossen war und dadurch alle Vorbedingungen zur Pyosalpinxbildung, d. h. zur Eiter-

oder Käseretention gegeben waren; auffällig ist dann, daß gewöhnlich
nur geringe spinnwebige Adhäsionen in der Umgebung sind und alle
derben und dicken Schwarten, wie bei der lokalen tuberkulösen Pelveoperitonitis (siehe oben) fehlen.

Wird der Prozeß schon in frühen Stadien begrenzt, so können durch
lokal umgrenzte Einschmelzungsherde mit freien Zwischenbezirken Bilder

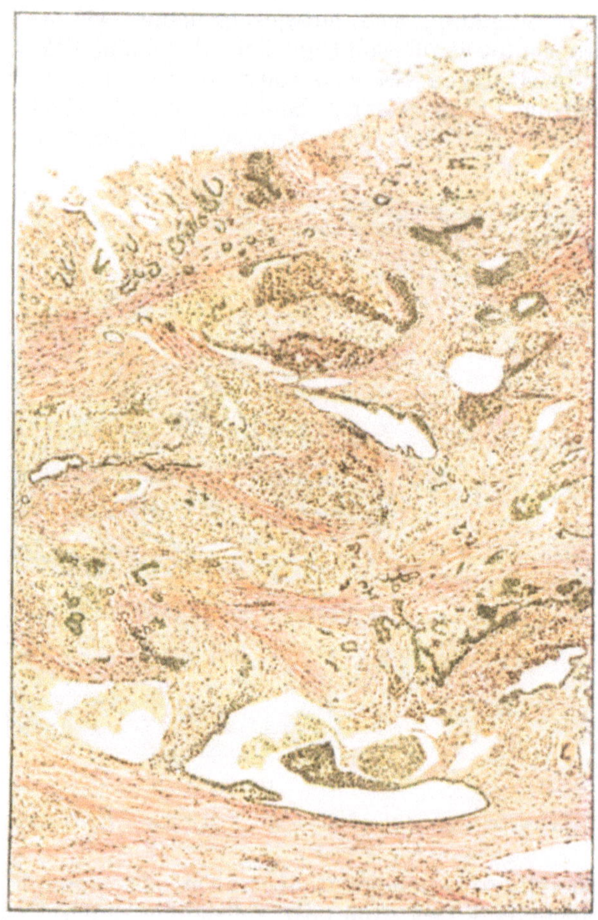

Fig. 149. Stärkere Vergrößerung desselben Präparates.

der Salpingitis isthmica nodosa entstehen; auch hier können, wie bei
der gonorrhoischen Form, Wandabszesse mit Epithel ausgekleidet werden
und Bilder, wie sie von Hoehne, Maresch u. a. beschrieben sind, entstehen (Adenosalpingitis). An den lokalen Auftreibungen findet man
später häufig eingedickten, aber bindegewebig abgegrenzten Käse, die
Tubenfalten überall aber stark und schwielig verwachsen. Schließlich
kann auch die Käsebildung von vornherein nur gering oder allmählich
resorbiert sein, dann bleiben nur mehr oder weniger Bindegewebsnarben
übrig, die die ganze Schleimhaut ersetzen, aber auch Faltenbezirke übrig
lassen können; gar nicht selten findet sich in diesen chronisch tuberkulösen

Ausheilungsbezirken Kalkablagerung, wie bei einem verkalkten Lungenspitzenherd oder einer verkreideten Lymphdrüse (Figg. 150 u. 151).

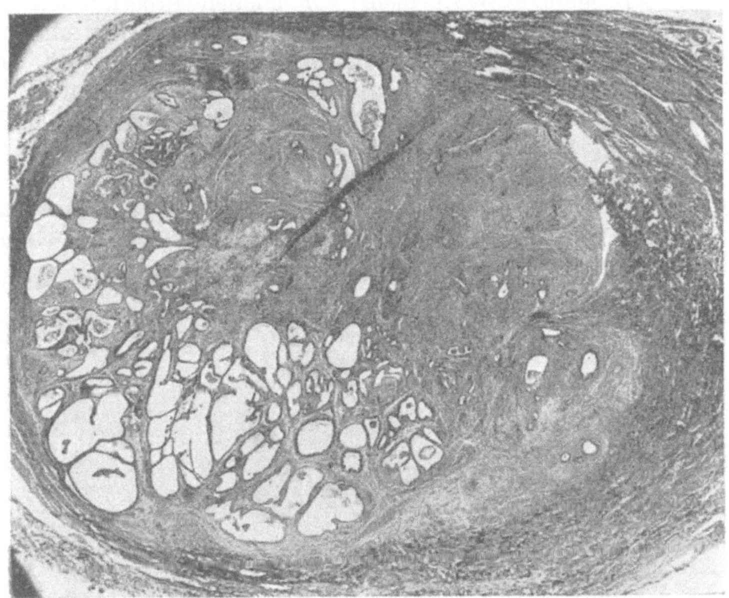

Fig. 150. Bindegewebig heilende chronische Tubentuberkulose.

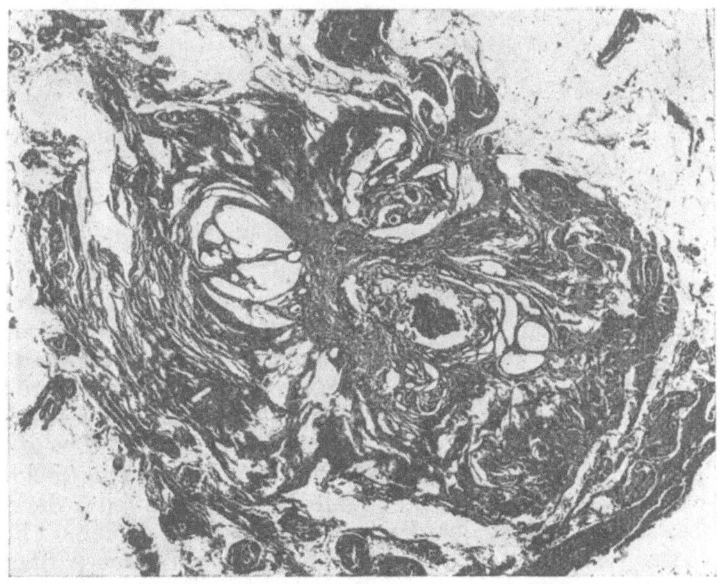

Fig. 151. Völlig vernarbte Tube mit kleinen Käsekreideherden.

b) Das Ovarium wird, wie oben angegeben, in zirka einem Drittel aller Fälle vom tuberkulösen Prozeß mit ergriffen. Die Angaben in der Literatur schwanken darüber allerdings außerordentlich, wenn jedoch alle

Fälle genau durchsucht werden, so ergibt sich die genannte Zahl. Rechnet man auch die Fälle mit hinein, wo nur auf der Oberfläche tuberkulöse Eruptionen sich finden, so wird die Zahl wesentlich größer. Strenggenommen aber gehören diese mehr zur lokalen tuberkulösen Beckenperitonitis, wenngleich auch das Ovarium nicht vom Peritoneum überzogen wird. Immerhin aber bleibt die Perioophoritis außerhalb der festen Albuginea, sie scheint an ihr eine gute Barriere zu finden, worauf F. Cohn besonders aufmerksam machte. Als eigentliche Ovarialtuberkulose sind nur die Fälle anzusprechen, in denen Tuberkelherde im Parenchym sitzen und dann meist tuberkulöse Abszesse bilden (Fig. 152). Diese Abszesse haben häufig die Größe und Form eines Corpus luteum und man ist geneigt, daraus zu schließen, daß die Tuberkelbazillen nach dem Follikelsprung

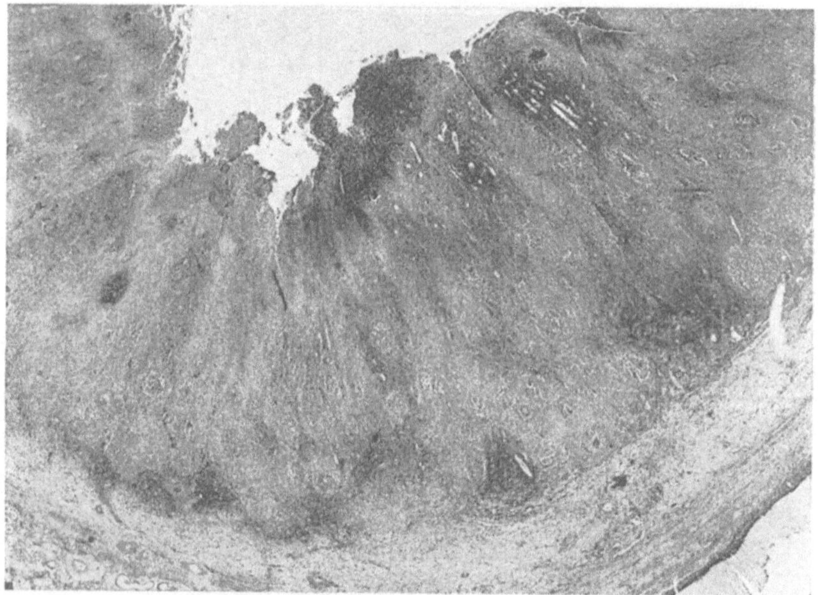

Fig. 152. Tuberkulöser Ovarialabszeß.

in das Follikelloch eingedrungen sind und sich auf dem guten Nährboden des frisch geplatzten Follikels ausgebreitet haben. Es soll nicht bestritten werden, daß dieser Infektionsmodus vorkommt, bewiesen werden kann er aber nur an ganz frischen Stadien, in denen noch größere Teile des eben geplatzen Follikels deutlich erkennbar sind; das ist bisher nicht beschrieben. Sonst aber hat der lymphogene Infektionsweg oder der hämatogene Einbruch mehr Wahrscheinlichkeit für sich; die äußere makroskopische Form eines Abszesses kann die Corpus luteum-Genese allein nicht beweisen. Man findet die Tuberkel auch an anderen Stellen des Parenchyms, so in der Nähe von Follikeln verschiedener Stadien und selbst im Corpus albicans, ja im Bereich von diesen Narben. Die Multiplizität der Abszesse, das häufige Vorkommen in beiden Ovarien spricht ebenfalls mehr zugunsten des lympho- und hämatogenen Weges. Makroskopisch findet man die Ovarien gewöhnlich dann etwas oder auch stark vergrößert und in Schwielen und dicken Schwarten mit der Tube und dem Peritoneum verbacken. Es gibt bis zu Kindskopf große Tumoren, die sich auf dem Durchschnitt als mit großen tuberkulösen Kavernen durchsetzt zeigen. In weniger ausgebreiteten Fällen kann eine Eierstocktuberkulose zweifellos wohl auch fibrös ausheilen, in progredienten Fällen wird ein tuberkulöser Ovarialabszeß mehr die Tendenz zum Durchbruch in Nachbarorgane zeigen und vielfach auch Mischinfektion erleben; solche Fälle führen dann in Kombination mit auch anderen tuberkulösen Prozessen langsamer oder schneller zum Exitus.

Vereinzelt hat man Tuberkeleruptionen auch in Ovarialtumoren, besonders Pseudomuzinkystadenomen und Dermoidzysten beobachtet.

Alles in allem genommen, erscheint die Tuben- und Ovarialtuberkulose sehr häufig unter dem Bilde der verschiedenartigen Adnextumoren; von den gonorrhoischen ist sie meist durch die massiveren Schwarten und die derberen Infiltrate sowie auch in manchen Fällen durch die deutlichen Knötcheneruptionen auf der Serosa unterschieden (Figg. 153 u. 159). In leichteren Fällen, besonders aber in denen mit guter Abgrenzungs-

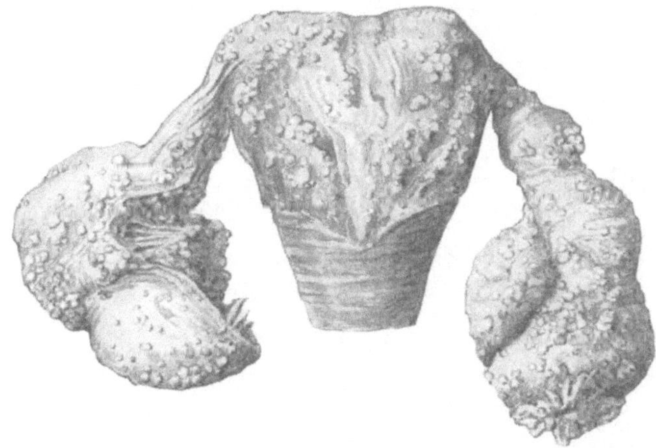

Fig. 153. Tuberkulöse Adnexerkrankung in Kombination mit tuberkulöser Bauchfellentzündung.

tendenz und fibröser Ausheilung, kann sie nur durch die mikroskopische Untersuchung der Granulationen und der Schleimhäute unterschieden werden, ja manchmal sogar erst durch den färberischen Nachweis der Bazillen eventuell unter Zuhilfenahme der Antiforminanreicherung oder des Tierversuches.

c) Das anatomische Bild der Uterustuberkulose läßt mancherlei Einblicke in die Pathophysiologie des Genitalschlauches tun. Ohne eingehende Berücksichtigung des zyklischen Ablaufes des mensuellen Zyklus im Ovarium und Endometrium lassen sich keine Kenntnisse über dieses Gebiet gewinnen. Auf Grund eigener Beobachtungen an über 50 Fällen, in denen Uterus, beide Tuben und Ovarien zur anatomischen Untersuchung kamen, kann ich folgendes sagen:

Der Ovarialzyklus läuft in zirka drei Vierteln aller beobachteten Fälle meist in regelmäßiger Wiederkehr, aber manchmal auch etwas beschleunigt oder verlangsamt ab, indem Eier und Follikel reifen und nach dem Follikelsprung das Corpus luteum entsteht. Das Stadium und die Schwere der Tuberkulose hat keinerlei erkennbaren gleichmäßigen Einfluß darauf; man kann den ungestörten Ablauf in leichten wie auch sehr schwer verkäsenden Formen, in frischen, älteren und auch völlig narbigen Fällen beobachten. Sogar eine Ovarialaffektion im Sinne der eben beschriebenen Ovarialtuberkulose, selbst wenn große Abszesse und Kavernen gebildet sind, kann den Ablauf des Ovarialzyklus ungestört lassen; irgendwo, oft zwischen den Abszessen, findet man eines der funktionellen Stadien, einen reifenden Follikel oder ein frisches Corpus luteum. Nur in dem übrig bleibenden einen Viertel der Fälle hört der Zyklusablauf auf, manchmal ohne daß die Ovarien überhaupt in den Prozeß miteinbezogen sind, zum Zeichen, daß hier rein funktionelle Schädigungen im Spiel sind, wie sie ja auch bei anderen Organtuberkulosen, so z. B. dem Lungenspitzenkatarrh, in ihrer Wirkung aufs Ovarium oft beobachtet sind (siehe Kapitel Amenorrhöe); in anderen Fällen hat der

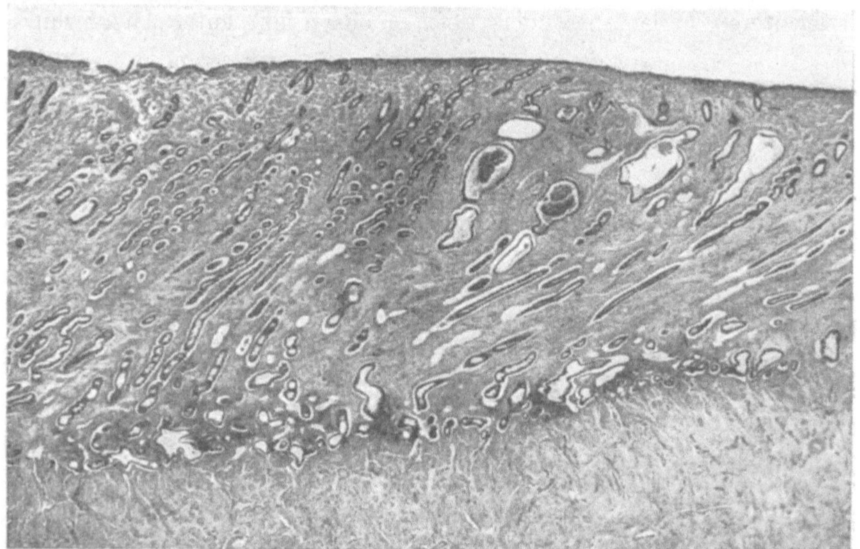

Fig. 154. Normale Proliferations-Ende-Phase. ✕ Frische Tuberkeleruption mit typischer Wirkung auf die Drüsen.

tuberkulöse Prozeß große Ovarialparenchymgebiete ersetzt und eingeschmolzen.

Diese Kenntnis über das Verhalten des Ovarialzyklus ist für das Ablaufen der von ihm angeregten zyklischen Endometriumreaktion von grundlegender Bedeutung. Das Material teilt sich in mehrere Gruppen:

1. In einem Drittel aller zur Beobachtung kommenden Fälle ist, ebenso wie der Ovarialzyklus, auch der endometrane Zyklusablauf durch die Tuben- resp. Ovarialtuberkulose ungestört; entweder der anatomische Zyklus ist am anatomischen Schleimhautbild in jeder Beziehung völlig normal oder dieser zeigt anatomisch kleine unspezifische Basalisinflitrate, die keinerlei klinische Bedeutung beanspruchen, höchstens auf einen früheren, wahrscheinlich unspezifischen Infektionszustand des Endometriums hindeuten. Die gleichzeitig vorhandene Tuben- resp. Ovarialtuberkulose kann alle Grade, selbst schwere Zerstörungsprozesse, zeigen; gegen den Uterus wird in solchen Fällen ein offenbar vollkommener Abschluß der tuberkulösen Pyosalpinx erreicht.

2. Zirka ein Viertel aller operierten Fälle zeigten entsprechend dem gleichzeitig zu konstatierenden normalen Ovarialzyklus ein ebenfalls phasengerechtes Endometrium, innerhalb der Funktionalis jedoch im Verlauf von Gefäßen und in der Nachbarschaft von Drüsenschläuchen solitäre Knötchen von typischem Epitheltuberkelcharakter mit lymphozytärer Reaktionszone (Figg. 154 u. 156). Deutlich war meist auch die Reaktion des benachbarten Drüsenepithels nach Art der bei der Tubentuberkulose beschriebenen merkwürdigen Epithelveränderungen (Änderung der Proto-

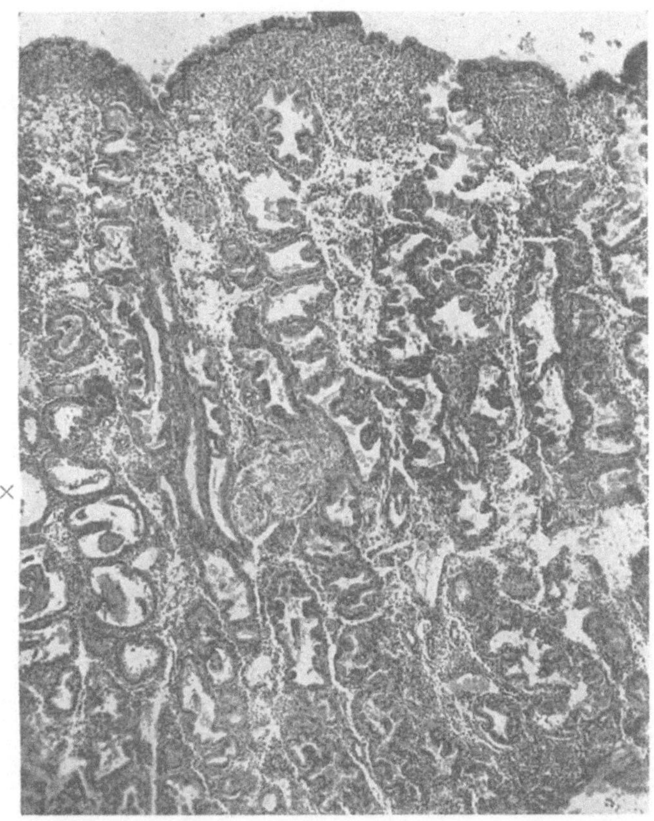

Fig. 155. Normale Sekretionsphase. Vereinzelte typische Epitheloidtuberkel mitten in der Funktionalis (×). Präparat einer Abrasio; die Patientin hat später konzipiert und normal geboren.

plasmafärbbarkeit, Polymorphismus von Kern und Zelleib, Vakuolisierung, Vermehrung). Die oberen Schleimhautpartien waren meist frei von diesen Eruptionen. Das Schleimhautstadium entsprach, wie gesagt, der jeweiligen Phase; da nun die ganze Funktionalis ja zweifellos erst nach der letztgewesenen Regel sich entwickelt hatte, so haben wir es hier mit einer frischen Tuberkeleruption von manchmal nur wenigen Tagen zu tun. Diese Funktionalis stößt sich, wie phasenentsprechende Beobachtungen lehren, ebenso wie jede andere frühere Funktionalis ab. Da nun die Tuberkel in diesen frischen Fällen fast ausschließlich in der Funktionalis und nicht in der Basalis zu beobachten sind, so besteht sehr wohl die Möglichkeit, daß mit der desquamierenden Funktionalis auch die Tuberkel mit abgestoßen werden und mit dem Menstrualblut und Zelldetritus usw. nach abwärts wandern und verschwinden. Es ist sehr wohl möglich, daß so eine vielleicht öfter sich wiederholende Spontanheilung der Uterustuberkulose stattfindet. Die andere Eventualität ist, daß die ins Cavum uteri eliminierten und durch den Zellzerfall frei gewordenen Tuberkelbazillen die frische Basaliswunde von neuem infizieren und nun in die Basalis eindringen; davon gleich mehr. Ein wenig im Sinne

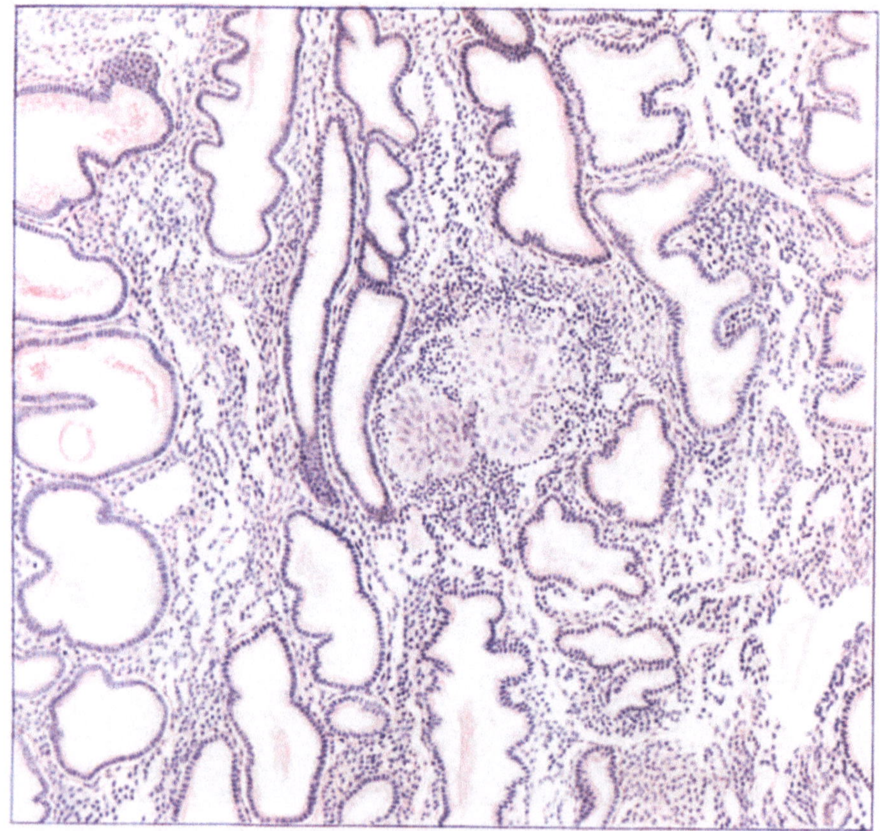

Fig. 156. Stärkere Vergrößerung desselben Präparates.

der Spontanheilung sprechen einige Erfolge, die durch die Abrasio mucosae bei, soweit klinisch feststellbar, isolierter, meist zufällig entdeckter Endometriumstuberkulose zu erzielen sind. In mehreren solchen Fällen konnten wir klinisch eine volle Heilung beobachten, jedenfalls nach $1^1/_2$—2 Jahren keine Propagation des tuberkulösen Prozesses und ein normales Tast- und Regelbild, in einem Fall konnte sogar eine Gravidität festgestellt und ausgetragen werden.

3. In einer kleinen Anzahl, zirka einem Achtel der Beobachtungen, findet man statt der Funktionalisschicht eine mehr oder weniger starke verkäsende tuberkulöse Granulationsmembran auf einer ebenfalls mit solitären und konglomerierten Tuberkeln durchsetzten Basalis (Fig. 157).

Je nach der Zahl der Tuberkel bleiben hier noch Drüsen erhalten oder nicht;
wenn sie vorhanden, zeigen sie ähnliche progressive und regressive Prozesse,
wie schon erwähnt. Die Tuberkel können auch in die Tiefe der Muskulatur

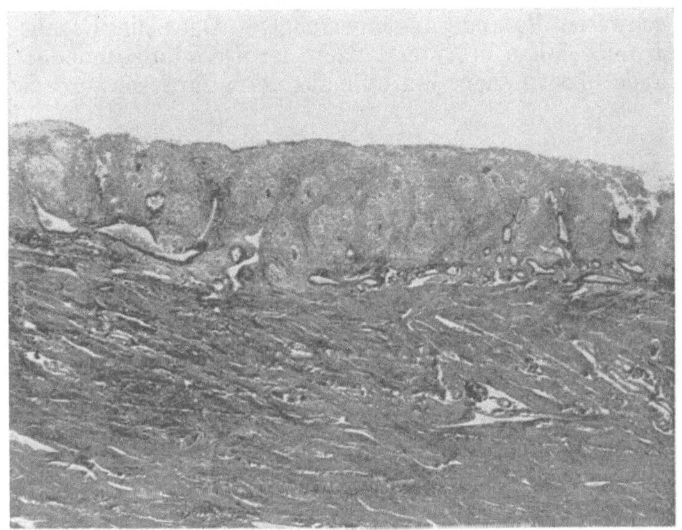

Fig. 157. Verkäsende tuberkulöse Endometritis. (Keine Funktionalis mehr trotz
erhaltenem Ovulationszyklus.)

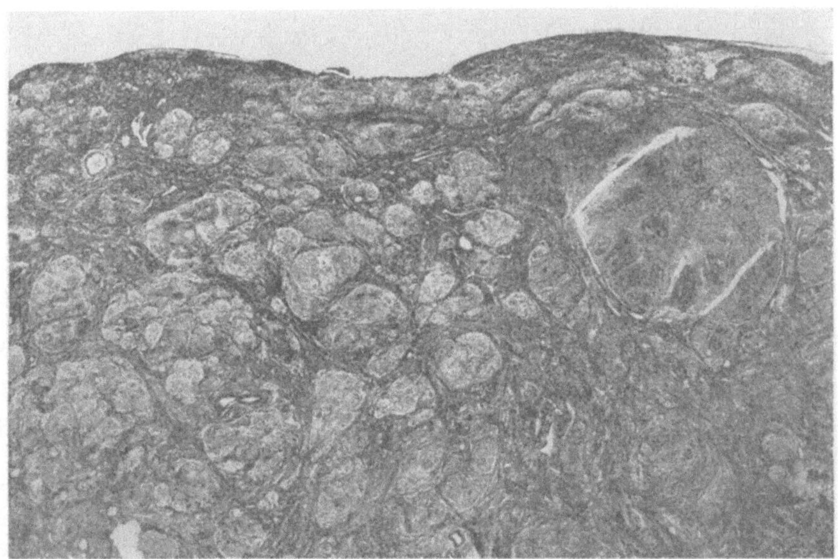

Fig. 158. Schwere Uterustuberkulose. Die Tuberkel dringen tief ins Myometrium ein,
selbst im Myom ist ein Tuberkelherd.

eindringen und weite Strecken von ihr durchsetzen (Fig. 158). In diesen
Fällen kann man in den zugehörigen Ovarien ebenfalls noch Follikel
und Corpora lutea nachweisen zum Beweise, daß selbst hier der Zyklus nicht
gestört ist, sondern nur das Endometrium infolge seiner schweren

Schädigung nicht mehr darauf reagieren konnte, vielmehr der Zerstörung anheimfiel. Die Pathogenese dieser Fälle kann so sein, daß, wie eben beschrieben, die Funktionalis vorher miliare Tuberkel enthielt, dann desquamiert wurde und damit die Bazillen freigab; diese Bazillen konnten dann die Basaliswunde neu infizieren und im weiteren Verlauf die genannten schweren Veränderungen erzeugen. Oder die Basalis war von Anfang an mitbefallen, aber erst nach der Desquamation der im zyklischen Wandel begriffenen Funktionalis kam ihre schwere Schädigung

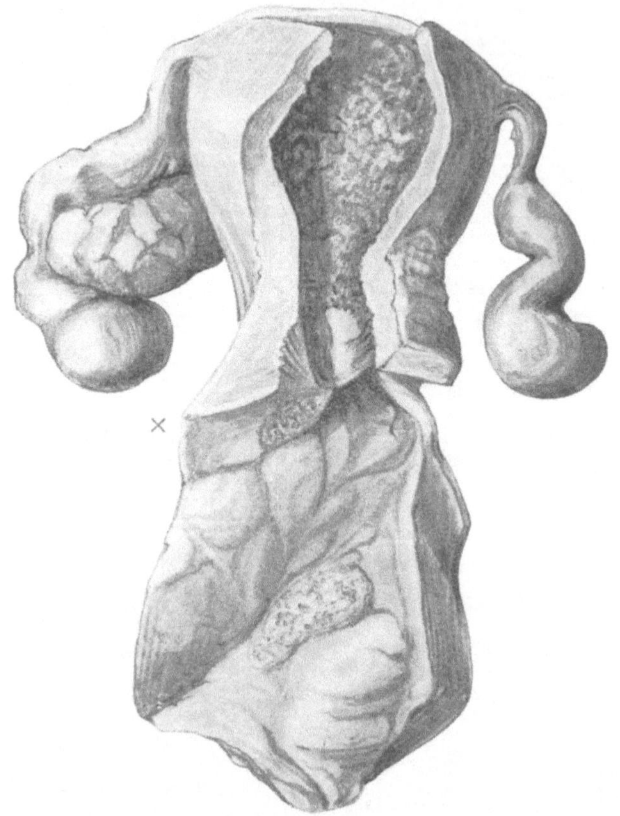

Fig. 159. Tubentuberkulose, tuberkulöse Pyometra. Portioeruptionen (×) und Vaginaltuberkulose.

dadurch zum Ausdruck, daß sie keine neue Funktionalis auf die spezifischen Ovarialreize hin mehr bilden konnte.

4. Viel seltener als diesen bisher beschriebenen Infektionsmodus des Endometriums, der ja wohl mit großer Wahrscheinlichkeit lymphogen von den Tuben her oder hämatogen von einem entfernteren Herd her vor sich geht, findet man das oberflächliche Schleimhautulkus. Nur einmal unter den 50 beobachteten und genau studierten Fällen fand sich ein oberflächliches tuberkulöses Ulkus in einer in Sekretionsphase stehenden Funktionalis; gleichzeitig mit ihm sah man einen ins Cavum uteri durchgebrochenen Wandabszeß in der linken Tubenecke. Es erscheint plausibel, daß nur unter solchen Voraussetzungen die intrakanalikuläre Deszension von der Tube aus vorkommt, während unter gewöhnlichen Verhältnissen

ein voller Abschluß der tuberkulösen Pyosalpinx besteht. Bei solch einem oberflächlich ulzerösen Prozeß wären an sich die Chancen wohl noch größer, mit der nächsten Desquamatio mucosae eliminiert zu werden, wenn nicht neue Nachschübe aus dem Abszeßdurchbruch kämen.

5. Schließlich die Fälle mit fehlendem Ovarialzyklus; sie lassen sich schon von vornherein an der niedrigen, kaum proliferierten Funktionalis erkennen (cf. Amenorrhöeschleimhäute, Kapitel III). In diesen niedrigen Schleimhäuten findet man fast immer entweder solitäre oder meist konglomerierte Tuberkel in oft großer Ausbreitung. Weitere Besonderheiten zeigen diese Fälle nicht.

Es bleibt noch zu erörtern, was aus der diffusen käsigen Endometriumtuberkulose im weiteren Verlauf wird. Zunächst wäre noch nachzutragen, daß man schon makroskopisch solche Schleimhäute häufig als tuberkulös erkennt an feinen Knötchenformationen auf einer niedrigen, oft wie ausgefressenen, oberflächlich ulzerierten Schleimhaut. Im Kavum findet man mehr oder weniger reichlich käsigeitrige Massen, das Innere selbst meist etwas erweitert. Auch hier hängt alles von der Virulenz und Giftigkeit der Bazillen ab. Ist sie groß, so wird der Prozeß in die Tiefe der Muskulatur propagieren, allmählich durch Detritus und Käseansammlung das Lumen dilatieren und so eine käsige Pyometra erzeugen. Der tuberkulöse Prozeß kann auch auf die tieferen Partion des Uterus, auf den Zervikalkanal übergreifen und hier oberflächliche Ulzerationen am Zervixepithel und im Bereich der Zervixdrusen setzen, schließlich auch auf die Portio und das obere Scheidengewölbe sich ausbreiten und dort die schon im ersten Abschnitt dieses Kapitels unter Portioulzerationen beschriebenen Geschwürsbildungen erzeugen (Fig. 159). In den Fällen besserer Abwehr gewinnen die fibrösen Prozesse Überhand, die Tuberkel werden abgegrenzt und allmählich durch Bindegewebe ersetzt.

Bei wenig ausgebreiteter Entzündung kann dann eine partielle oder totale Obliteration des Cavum uteri Platz greifen mit kleineren oder vollkommeneren Defekten von Schleimhaut und Käseretentionsherden dazwischen; in den weiter propagierten Fällen, besonders denen mit Tiefenausbreitung, können Bindegewebsstreifen tief in die Muskulatur ziehen und Epithelformationen aus den erhaltenen Schleimhautpartien in Drüsenschlauchform eventuell nachwachsen, so daß auch hier ähnlich den Bildern der Adenosalpingitis, und wie schon früher beschrieben, die Adenomyometritis, entsteht.

d) Die Tuberkulose der Zervix und Portio ist eben schon erwähnt, es wurde auf ihre Besprechung im früheren Abschnitt verwiesen; das gleiche kann für die Vaginal- und Vulvatuberkulose geschehen. Hier mag nur noch eines seltenen Bildes an der Portio Erwähnung geschehen, das wäre das der papillären Wucherung auf tuberkulöser Basis, die mit einem Portiokarzinom auffallende Ähnlichkeit haben kann und von ihm nur durch die Probeexzision und genaue histologische Untersuchung unterschieden wird.

Tuberkulöse Affektionen im Parametrium sind außerordentlich selten und kommen, soweit aus der Literatur ersichtlich, nur in Kombination mit schweren tuberkulösen Prozessen der Tuben, des Uterus oder der Ovarien vor. Über Tuberkulose der regionären Beckenlymphdrüsen ist so gut wie nichts bekannt, obgleich deren Kenntnis, worauf neuerdings von Müller und Ghon aufmerksam gemacht wird, gerade für die Frage der primären Genitalinfektion von großer Bedeutung wäre.

Die **klinischen Erscheinungen** der Genitaltuberkulose stehen zu den oft hochgradigen anatomischen Veränderungen in einem meist ungewöhnlich starken Gegensatz. In einer großen Zahl der Beobachtungen beginnt sie unmerklich und schleichend, nur in der Minderheit zeigt sich ein mehr alarmierender, fast stürmischer Beginn mit hohem Fieber, Unterleibschmerzen, Erbrechen und Übelkeit, dem dann bald ein Abklingen folgt, aber ein oft langwieriges, chronisches Stadium mit fortschreitendem Siechtum sich anschließt.

Die Allgemeinerscheinungen bestehen vor allem in zunehmender Müdigkeit, Abgeschlagenheit, Arbeitsunlust, Hinfälligkeit, Durst, trockener Haut, vielfach leichten Temperatursteigerungen, Nachtschweißen, Herzklopfen — alles also Zeichen, die auch sonst der lokalisierten Tuberkulose zukommen. Höheres Fieber, insbesondere septische Temperatur im weiteren Verlauf, zeigt gewöhnlich die Mischinfektion oder eine erhebliche Progredienz an; am Anfang deutet es auf eine besondere Schwere der Lokalerscheinungen. Appetitlosigkeit und nicht selten Durchfälle sowohl wie der zehrende Prozeß bewirken häufig eine Gewichtsabnahme und bei langem Krankenlager kommen ähnliche allgemeine Schwächezustände und Kachexien vor wie bei progressiven Lungentuberkulosen; immerhin sind die Patientinnen ja lange nicht so sehr durch die Genitaltuberkulose gefährdet als durch die Lungentuberkulose, da hier, abgesehen von der Beschränkung der Atmungsfläche usw., die Gefahr der sekundären septischen Infektion ungleich größer ist und die Progression der Kavernen bedingt. Auf der anderen Seite aber gibt es auch viele Patienten, die durch die Lokalbeschwerden auf ein Unterleibsleiden aufmerksam werden, ohne durch Allgemeinerscheinungen stark belästigt zu werden; andere wieder, die nur wegen Sterilität in die Sprechstunde kommen und dann durch die Untersuchung als chronisch entzündlich eventuell auch als tuberkulös erkrankt gefunden werden.

Die lokalen Beschwerden sind:

a) Schmerzen von meist unbestimmtem wechselndem Charakter, wie Druck, Drängen, Ziehen, Zerren, Bohren, Stechen; besonders bei Darmentleerung können sie auftreten und quälend sein. Sie können aber auch häufig fehlen. Ihre Lokalisation wird im Kreuz und im Unterleib angegeben. Sehr häufig sind Schmerzen vor und während der Regel; diese Dysmenorrhöe ist zum Teil durch die entzündlichen Adhäsionen verständlich, zum Teil aber im Rahmen der anderen Regelanomalien aufzufassen.

b) Anomalien der Menstruation. Zu ihrem Verständnis ist es wichtig, darauf aufmerksam zu machen, daß beim tuberkulösen Prozeß überhaupt, gleichgültig in welchem Organ er lokalisiert ist, funktionelle Ovarialschädigungen häufig vorkommen. Das Tempo der Eireifung kommt in Unordnung, weil die Reifeier früher absterben und die Follikelreifung schneller folgen kann = zu häufige Regel, oder es zögert die Reifung der Eier hin, die Follikel platzen seltener = zu seltene Regel, oder die Reifung der Eier wird überhaupt gestört und unterbrochen = Amenorrhöe. Alle diese Grade der funktionellen Ovarialinsuffizienz kann man beobachten, auf eine besondere Schwere des Prozesses braucht das nicht hinzudeuten; die Empfindlichkeit des mensuellen Zyklus auf diese allgemeinen Schädigungen ist offenbar individuell verschieden. Jedenfalls findet man oft bei geringgradigen anatomischen Zerstörungen Amenorrhöe und bei ausgedehnten Tumoren normale Regel. In zirka der Hälfte der Fälle ist die Regel sowohl der Stärke als dem Tempo nach regelmäßig, in einem Viertel der Fälle besteht Amenorrhöe, das letzte Viertel verteilt sich auf die zu seltene und die zu häufige Regel. Metrorrhagien kommen seltener zur Beobachtung und sind dann meist auf eine Mischinfektion zu beziehen (akute eitrige Endometritis). Die Beurteilung, wie weit die Regelanomalien unmittelbar durch den tuberkulösen Prozeß hervorgerufen werden, ist sehr schwer, da man über das Alter der entsprechenden tuberkulösen Infektion oft nur schlecht orientiert ist; man kann vorläufig lediglich sagen, in der Zeit unmittelbar vor der Gewinnung der Präparate zeigte die Regel die angegebenen Besonderheiten.

Auch die zweite Funktion des Ovariums, die tonisierende (vegetativ-genitale), kann Störungen erleiden, so daß die durch Tonusverlust resp. Schrumpfung bedingten Bilder zutage kommen. Die hypotonische Muskelschwäche des Uterus führt häufig zu verstärkten Blutungen = zu starke Regel, in höheren Graden ist gleichzeitig auch der funktionelle Blutafflux gering und die zu schwache Regel ist die Folge. Die Schrumpfung des Uterus und seiner Retraktionsbänder bedingt abnorm starke Knickungen und Retroposition, später passiv mobile, also schlaffe und kleine Uteri. Der verstärkte Blutafflux, die geschrumpfte starre und dabei schwache Muskelwand lassen beim engen Zervikalkanal die oft starken Dysmenorrhöen hier ebenso verständlich erscheinen als bei der spitzwinkligen Anteflexio uteri. Mit im Spiel können auch infantilistische und adhäsiv entzündliche Zustände sein und weitere Verstärkung der Schmerzen geben.

c) Ausfluß; er wird als rein glasiger und auch gelblicher bis zum starken schaumig gelben Fluor beobachtet. Auch hier spielt der funktionelle Ernährungszustand des Genitales eine Rolle. Die Vaginalflora ist häufig verschlechtert und läßt mancherlei andere Keime als nur Vaginalbazillen aufkeimen und bakterioskopisch nachweisen; die Zervikalschleimhaut befindet sich im hypersekretorischen Zustande, wie er bei Ovarialinsuffizienzen nicht selten beobachtet wird; der übermäßig abgesonderte Schleim mazeriert leicht die Portio und führt zur Erosionsbildung und verschlechtert andererseits durch Neutralisierung des sauren Scheideninhaltes auch die Vaginalflora (cf. Vaginitis und Zervixkatarrh).

d) Sterilität ist bei bestehender Tubentuberkulose fast selbstverständlich. Immerhin existieren einige Fälle von Tubentuberkulose und Extrauteringravidität, es bleibt jedoch in diesen Fällen stets zu prüfen, ob nicht die Extrauteringravidität sich z. B. auf dem Boden einer alten Gonorrhöe zuerst etablierte und dann sekundär die Tuberkulose ebenfalls gute Ansiedlungsgelegenheit fand. Bei der Häufigkeit der Tubentuberkulose ist der fast regelmäßige Befund einer Sterilität verständlich, besonders wenn auch die funktionellen Störungen unter b), die an sich ja auch Sterilität bedingen können, mit in Betracht gezogen werden.

Treten Durchbrüche eines tuberkulösen Herdes in ein Nachbarorgan oder nach der Scheide oder der Bauchdecke hin ein, dann resultieren langdauernde Fisteleiterungen, deren tuberkulöse Natur durch die Art der Fistelgranulationen meist erkennbar ist.

Die **Diagnose** der Genitaltuberkulose kann insofern große Schwierigkeiten machen, als es oft unmöglich ist, die durch die Palpation leicht festzustellende Adnexerkrankung als tuberkulös anzusprechen. Die isolierte Endometrium-corporis-Tuberkulose ist nur durch die Abrasio und histologische Untersuchung zu erkennen, die Zervix- und Portiotuberkulose sowohl wie die Vaginal- und Vulvaaffektionen nach den im ersten Abschnitt dieses Kapitels beschriebenen Kennzeichen, die ja gerade wegen der Differentialdiagnose dort gemeinsam mit ähnlichen Erscheinungen abgehandelt wurden. Nur die seltene Pyometra tuberculosa könnte man, wenn sie isoliert vorkommt, an der ballonartigen Auftreibung des Uterus und dem gelegentlichen stückweisen Eiterabgang erkennen. Im übrigen aber deckt sich die Adnextuberkulose (mit oder ohne Uterustuberkulose) mit den chronischen Adnexerkrankungen überhaupt und es kommt alles darauf an, deren gonorrhoische, septische oder tuberkulöse Natur zu differenzieren.

Welche Momente sprechen für die Tuberkulose?

a) Das Alter der Patientin. Wie aus der Alterstabelle hervorgeht, ist jedes Alter befallen, immerhin aber trifft man tuberkulöse Erkrankung häufig schon im zweiten Dezennium um die Zeit der Pubertät und zirka 20% aller Genitaltuberkulosen sollen nach Graefe schon vor dem 15. Jahr vorkommen. Adnextumoren vor der Defloration sind stark auf Tuberkulose verdächtig.

b) Die Konstitution der Patientin, insofern als infantile und asthenische Individuen bevorzugt werden durch ihre besondere Disposition für tuberkulöse Infekte. Alle Zeichen, die auf diese verschiedenen Habitus hindeuten, können auch Fingerzeige für die ätiologische Feststellung geben. Insbesondere ist auf die Zeichen des genitalen Infantilismus zu achten; geringe Pubes, schlechte Sexualcharaktere, flache Labien, Muldendamm, enger Introitus, kurze Scheide mit straffen Wandungen, kleiner Uterus.

c) Andere tuberkulöse Organerkrankungen, besonders die Spitzenkatarrhe der Lunge und Zeichen der Drüsen- oder Gelenktuberkulose. Teilweise sind sie als deutlich vorhanden nachzuweisen, in anderen Fällen aus der Amenorrhöe zu erschließen. Früher durchgemachte Operationen an Halsdrüsen, dort lokalisierte Narben, Gelenkversteifungen, Ankylose durch Gelenkresektion, Heilstättenbehandlung geben wertvolle Fingerzeige. Auch die genaue Untersuchung der Lungen auf alte Narben, z. B. an den Spitzen, adhäsive Pleuritis usw. führen auf sichere Pfade.

d) Die Beschwerden können nur insofern in Betracht kommen, als sehr viel häufiger an den tuberkulösen Formen der Beginn und der Verlauf ausgesprochen chronisch ist und das akute Stadium mit dem oft alarmierenden Beginn fehlt. Im übrigen aber ist der Verlauf und die Gesamtheit der Krankheitszeichen bei den chronischen Adnextumoren relativ ähnlich, nur darin besteht ein brauchbarer Unterschied, als die tuberkulösen Affektionen meist viel länger von Bestand bleiben und eher zu- als abnehmen, während gerade bei der gonorrhoischen der Rückgang und die Verkleinerung der Tumoren in wenigen Wochen charakteristisch ist. Die tuberkulösen reagieren auch auf die hydrotherapeutischen Maßnahmen, besonders die Bäder- und Hitzebehandlung häufig gar nicht, während die gonorrhoischen Infiltrate schnell verschwinden, ja man kann bei jenen gar nicht so selten deutliche Verschlimmerungen des Prozesses beobachten.

e) Der lokale Befund ist der der Adnextumoren (siehe diese), jedoch kann die Größe und Stärke der Schwielen ausgesprochener bei der Tuberkulose sein und damit eine größere Fixation des Genitales im Becken, eine breitere, massigere Resistenz resultieren, die sich aber vielfach durch ihre Indolenz gegenüber den eitrigen Formen auffällig abhebt. Die häufig hervorgehobenen Knotenbildungen kommen auch bei Gonorrhöe vor und die Tastung von Knötchenbildung auf dem Douglasperitoneum vom

Rektum aus, wie es von Hegar und Sellheim angegeben wird, gelingt nicht immer, ist auch in der Deutung zu unsicher; jedoch bei einiger Übung meint Kroemer darin ein brauchbares Symptom zu erblicken.

f) Auffällig ist die oft nur niedrige Temperatur mit subfebrilem Charakter bei großen Tumoren; jedoch allzuviel hat dieses Zeichen nicht zu besagen. Der Puls ist gewöhnlich etwas labil in der Frequenz und Füllung, bietet aber sonst keine Anhaltspunkte.

g) Das Blutbild ist wohl bei starker Hyperleukozytose eher im Sinne der eitrigen Affektion zu verwerten, bei auffälliger Lymphozytose und nicht sehr hohen Werten der weißen Blutkörperchenzahl ganz allgemein für die Tuberkulose; aber irgendwelche Sicherheiten bestehen nicht.

h) Wichtig kann es sein, durch genaue Sekretuntersuchung, besonders der Harnröhre und der Zervix, die Gonorrhöe auszuschließen oder unwahrscheinlich zu machen; in chronischen gonorrhoischen Fällen versagt aber auch dieser Befund nicht selten; gute Fingerzeige für die Tuberkulose kann auch eine Vaginalflora mit Reinkultur von Doederleinschen Vaginalstäbchen geben (Wolfring).

i) Bei der Unzuverlässigkeit der bisherigen Zeichen ist es begreiflich, daß auch die verschiedenen serologischen Reaktionen auf Tuberkulose herangezogen sind. Birnbaum hat sich besonders damit befaßt und meint nach der subkutanen Injektion von 0,001 g Alttuberkulin ein brauchbares Zeichen in der positiven Herdreaktion gefunden zu haben. Die Nachuntersucher aber (Schlimpert, Zoeppritz, Borell u. a.) haben das nicht bestätigen können, vielmehr mancherlei Fehlschläge gesehen und auch Verschlimmerungen eines spezifischen Prozesses danach erlebt (Neu). Die Alttuberkulinreaktion wird meist als unsicher und deshalb unbrauchbar abgelehnt, es handelt sich ja auch fast nie um eine isolierte Genitaltuberkulose. Die v. Pirquet-Impfmethode und die Wolff-Calmettesche Ophthalmoreaktion werden selten oder gar nicht bei der Differentialdiagnose der Genitaltuberkulose verwendet.

k) Schließlich ist noch die Probeabrasio empfohlen, aus der Erkenntnis, daß in mindestens der Hälfte, meist zwei Drittel der Fälle Uterustuberkulose mit Adnextuberkulose kombiniert gefunden wird; wieweit hierdurch ein Schaden angerichtet werden kann, ist noch nicht genügend durchforscht; immerhin könnte sie wohl in zweifelhaften Fällen in Betracht kommen, wird aber bei den neueren Ansichten über die Behandlung der Genitaltuberkulose nicht oft von dringender Notwendigkeit sein.

Wie so oft, kann man auch bei Genitaltuberkulose unter genauester Berücksichtigung aller der genannten Faktoren in vielen Fällen die Diagnose äußerst wahrscheinlich machen; eine sichere Diagnose wird ohne histologische Untersuchung nur selten möglich sein und manche Fälle werden zweifellos stets unerkannt bleiben, weil man mangels hinweisender Zeichen nicht an die tuberkulöse Ätiologie denkt, sondern die viel wahrscheinlichere gonorrhoische Ursache annimmt.

Die **Prognose** der Genitaltuberkulose ist sehr schwer beurteilbar, da sie ja fast nie als selbständige Erkrankung vorkommt, sondern stets mit anderen Organerkrankungen kombiniert ist. Sehr vielfach allerdings lassen sich die anderen Herde nur schwer nachweisen, oft nur aus der Anamnese vermuten. Krönig glaubt auf Grund der Literatur und des Schlimpertschen Materiales behaupten zu können, daß an der Genitaltuberkulose selbst keine Frau stirbt, und daß auch keine Miliartuberkulose von ihr aus nachweisbar und ein schwerer Übergriff auf die Nachbarorgane mit schweren Zerstörungsfolgen kaum beobachtet ist. 95% aller sezierten Genitaltuberkulosen gingen an der tuberkulösen Erkrankung anderer Organe zugrunde. Immerhin ist zu bedenken, da die Tuberkulose des Genitales einen Herd mehr im Körper bedeutet, der die Abwehrkraft in Anspruch nimmt und gar nicht so selten dadurch den Körper schwächt und schädigt und anderen Infekten gegenüber widerstandslos macht und sicher die Wahrscheinlichkeit gibt, daß auch von ihm aus neue Verschleppungsgefahren drohen. Das Genitale selber scheint in über der Hälfte der Fälle nach den Erfahrungen der pathologischen Anatomie durch die Tuberkulose mindestens funktionell unbrauchbar gemacht zu werden, dadurch daß nicht nur die Tuben ausgeschaltet sind, sondern auch der Uterus zunächst, vielleicht in mehrfacher Folge, miliar erkrankt, später dann durch tuberkulöses Granulationsgewebe in seinem Schleimhautbereich zerstört wird und obliteriert. Eine bestimmte Abhängigkeit der Uteruserkrankung von der Schwere und dem Alter des tuberkulösen Prozesses ließ sich ja allerdings nicht nachweisen, immerhin fand sich die schwere verkäsende Endometritis nur in einer kleinen Gruppe, so daß die Wahrscheinlichkeit, einen schweren Uterusprozeß zu treffen, nicht allzu groß ist. Bei längerer Amenorrhöe ist diese Möglichkeit dagegen erheblich größer, ja nahezu sicher.

In einer großen Zahl der Fälle findet man andererseits die ausgesprochene Tendenz der fibrösen Ausheilung, wodurch die Gefahr einer Verschleppung allerdings erheblich und abnehmend geringer wird, andererseits jedoch durch die Narbenbildung und Adhäsionen mit Nachbarorganen Unterleibsschmerzen und quälende Dysmenorrhöen erzeugt werden können, abgesehen von der Sterilität.

Die **Therapie** ist in der Sicherheit ihrer Indikationen sehr erheblich durch die Ungewißheit der Diagnose und der Prognose beeinträchtigt; eine sichere Diagnose ist nach Obengesagtem nur äußerst schwer ohne histologische Untersuchung zu stellen; es sei denn, daß schwere oder deutlich erkennbare Organtuberkulosen vorliegen. Die Genitaltuberkulose zeigt sich unter dem Bilde der Adnextumoren; deshalb werden auch stets die Grundsätze, die für die Adnextumoren aufgestellt wurden, für die Genitaltuberkulose in Anwendung kommen. Demnach werden akute Formen, die ja bei der Tuberkulose relativ selten sind, mit konservativen Maßnahmen, d. h. Bettruhe, Eisblase oder Heißluftkasten, Diätregelung behandelt werden und auch die chronischeren oder subakuten Formen stets zunächst der Hydro-, Balneo- und Thermotherapie unterworfen; erst wenn das ganze Rüstzeug der konservativen Behandlungsmethoden, wie sie bei den Adnextumoren beschrieben wurden, ausprobiert und angewendet wurde und kein Rückgang der Erscheinungen, sondern eher ein Größerwerden der Tumoren, eventuell dauernde subfebrile Temperaturen beobachtet werden und die Beschwerden nicht nachlassen, ergibt sich die Notwendigkeit eines operativen Eingriffes. Handelt es sich nun, wie der Eingriff und das makroskopische Bild der Organe erweist, um eine tuberkulöse Erkrankung, dann ist zweifellos die Radikaloperation der schwartig umgewandelten oberen Genitalien zwecks Entfernung eines gefährlichen, progressiven Herdes indiziert, ein Eingriff, der allerdings gerade wegen der fortschreitenden Tendenz und der daraus abzulesenden geringen Widerstandskraft des Körpers, mancherlei Gefahren mit sich bringt und auch eine relativ hohe Mortalität (10—15%) hat.

In solchen Fällen ist jede Verschmierung von tuberkulösem Material im Gewebe der Bauchdecken oder auf dem Peritoneum strengstens zu vermeiden und ebenso die Lösung schwartig und derb verwachsener Organe (z. B. des Darmes mit den Pyosalpingen) äußerst vorsichtig und ohne Nebenverletzung vorzunehmen. Sind neben der Genitaltuberkulose noch andere tuberkulöse Organveränderungen, z. B. an den Lungen, nachzuweisen und bestehen höhere Temperaturen, tritt also das Bild der Genitaltuberkulose mehr in den Hintergrund der allgemeinen Tuberkulose mit Einzelmetastasen, so ist besser von jedem lokalen Eingriff abzusehen, da die Mortalität dann sehr erheblich steigt und die Patientinnen die nächsten zwei bis drei Jahre nicht überstehen, sondern wie die meisten progressiven Fälle innerhalb des ersten, spätestens des zweiten Jahres nach Krankheitsbeginn sterben. Inzisionen von eventuellen Abszessen oder vermuteten Pyosalpingen sind, wenn die Diagnose auf Tuberkulose wahrscheinlich ist, zu unterlassen, da die Gefahr einer Sekundärinfektion groß ist und vor allem langwierige Fisteleiterung sich anschließt, zudem den Patientinnen wenig damit geholfen ist.

Handelt es sich aber nicht um diese progredienten, sondern um ausgesprochen chronische Affektionen, wie so häufig, dann sind, da die Diagnose auch hier sehr unsicher ist, in erster Linie die Beschwerden maßgebend; kommt man durch die konservativen Maßnahmen nicht zum Ziel, die Patientinnen wieder arbeitsfähig zu machen, so ist die Operation nicht aus vitalen, sondern mehr sozialen Gründen hier wie bei den Adnextumoren überhaupt indiziert. Die Chronizität des Prozesses, insbesondere sein gutes Lokalisiertsein, läßt die gute Abwehrkraft des Körpers erkennen; unter diesen Voraussetzungen ist es auch für die Fälle, deren tuberkulöse Natur intra operationem erkannt wird, nicht nötig, das gesamte obere Genitale zu entfernen, sondern es genügt, die meistbefallenen Tuben, am besten unter Exzision aus dem Uterus und eventuell ein vielleicht deutlich befallenes Ovarium zu exstirpieren, nach Möglichkeit aber den Uterus, besonders wenn die Regel ungestört ist, und zum mindesten einen Ovarialrest zu erhalten. Der Sicherheit halber kann man in diesen Fällen daran denken, auch den Uterus durch die Abrasio von eventuellen miliaren Prozessen im Endometrium zu befreien. Die größte Zahl der so operierten Fälle kann unter den gegebenen Voraussetzungen des vollen Lokalisiertseins des Prozesses von sehr lästigen Beschwerden befreit und wieder erwerbsfähig gemacht werden. Erlauben es die sozialen Verhältnisse, so werden diese Fälle auch durch langdauernde und wechselnde Bäder- und Kurortbehandlung beschwerdefrei; ist die ätiologische Diagnose möglich (Virginität und Adnextumoren), so dürften hier die Lungenheilstätten, Wald- und See-Erholungsheime, daneben Solbäder bei voller körperlicher Ruhe und guter Pflege sehr zu empfehlen sein. Durchaus versuchenswert dürfte auch die Tuberkulinbehandlung dieser Fälle entweder mit Alttuberkulin oder mittels der Partialantigene nach Deyke-Much sein, in denen es sich ja darum handelt, die schon bestehende und ausreichende Abwehr- und Abkapselungskraft des Körpers noch zu steigern, um ihn noch besser zu schützen.

Neuerdings wird für die Behandlung der chronischen Genitaltuberkulose auch die Röntgentherapie herangezogen (Gauß, Stephan und Uter u. a.); zunächst wurden 20—30"/₀ HED verabfolgt, von Uter (Heidelberg, Menges Klinik) aber $^1/_8$—$^1/_{48}$ HED in periodischer Wiederholung als besonders günstig empfohlen. Eigene Erfahrungen stehen mir noch nicht in genügender Sicherheit zur Verfügung.

Bleiben die leichten Fälle beschwerdelos, bleiben nur narbige Retraktionen und Fixationen des Uterus oder der Tuben übrig, so kommt eine besondere Behandlung selbstverständlich nicht weiter in Frage.

Anhang. Die **Bauchfelltuberkulose** in der lokalisierten Form der Pelveoperitonitis tuberculosa ist bei der Genitaltuberkulose mitabgehandelt, da diese Krankheitsbilder in dem Sinne zusammengehören, als das Genitale der Ausgangspunkt ist.

Die generalisierte Form der Bauchfelltuberkulose (cf. Fig. 153) hat nach obigen Auseinandersetzungen wenig Beziehungen zum Genitale, abgesehen davon, daß die Serosa sowohl der Tuben, des Uterus, des Douglas- und Beckenraumes ebenso wie die Oberfläche der Ovarien dicht und manchmal besonders dicht von den Knötchen des Peritoneums wie überall im Bauch besetzt ist. Das Genitale kann bei der exsudativen Form total verdeckt und begraben sein unter der dicken Membran, die den gesamten Bauchraum in eine möglichst einfache Höhle zu verwandeln bestrebt scheint, indem sie auch die Darmschlingen zu großen Paketen zusammenballt und den palpierenden Händen eigentümliche Pseudotumoren vorzaubert, die mancherlei diagnostische Schwierigkeiten bereiten können; bei der trockenen Form kommt das Genitale, überhaupt nicht einmal die Beckengegend zu Gesicht, da alle Darmschlingen breit miteinander verklebt und verbacken sind und an eine Entwirrung ohne große Gefahren für die Kontinuitätserhaltung des Darmes gar nicht zu denken ist.

Es kann nicht die Aufgabe sein, hier das ganze Gebiet der Bauchfelltuberkulose in extenso auszubreiten, da das Krankheitsbild auch bei Männern und Kindern in zirka ebenso großer Häufigkeit vorkommt und deshalb sowohl in internen wie auch chirurgischen Lehrbüchern eingehend besprochen wird. Inwiefern ein besonderer Zusammenhang mit dem weiblichen Genitale besteht, wird, wie schon früher auseinandergesetzt, verschieden beantwortet. Die Häufigkeit ihres Zusammentreffens wird nicht immer gleich angegeben, wobei wohl manchmal nicht klar unterschieden wird zwischen der lokalen Beckenperitonitis und der generalisierten Form. Unter eigenem Material finden sich unter 41 Fällen von Adnextuberkulose 10 Fälle mit generalisierter exsudativer und 2 mit der trockenadhäsiven Form der Bauchfelltuberkulose; diese Zahlen stimmen auch mit den meisten Angaben von einem Viertel bis einem Drittel des Materiales der Genitaltuberkulose als die Häufigkeitsziffer für die Kombinationsfälle überein. Abgesehen von den wenigen Fällen, auf die Menge aufmerksam macht, in denen scheinbar akut im Anschluß an mechanischen Insult, z. B. Untersuchung, Kohabitation usw. ein Aszites auftritt und dieses schnelle Auftreten der Flüssigkeitsexsudation eine Generalisation des tuberkulösen Virus von einem vorhandenen Adnextumor aus anzunehmen nahelegt, obgleich auch nicht eindeutig beweist, geht die Meinung meist dahin, daß direkte Beziehungen nicht bestehen, sondern beide durch hämatogenen Import der Keime von einem entfernten Herd her entstanden zu denken sind. In zwei Fällen meines Materiales von Kombinationsfällen ist eine andere Annahme kaum möglich, denn in beiden lagen sowohl auf dem Peritoneum wie auch im Genitale relativ frische Veränderungen vor, keine vorgeschrittene Verkäsung, keine fibröse Umwandlungstendenz; in beiden war das Fimbrienende beider Tuben fest narbig verschlossen durch alte gonorrhoische Prozesse und überall war der Tubenprozeß lediglich auf die Endosalpinx beschränkt, dazu auch die

Tubenserosa selbst infolge reichlicher perisalpingitischer Adhäsionen nur wenig von Tuberkulose besetzt. Es bestand keine nachweisbare Verbindung zwischen dem Genitale und dem Peritonealraum, so daß nur die Annahme einer gleichzeitig erfolgten hämatogenen Infektion beider Gebiete übrig bleibt. Weshalb eine Propagation vom Genitale aufs Peritoneum selten oder gar nicht zur Generalisation führt, und umgekehrt auch die Peritonaltuberkulose selten oder gar nicht eine ausgebreitete Tubentuberkulose erzeugt, ist oben angedeutet (siehe Pathogenese und pathologische Anatomie der Genitaltuberkulose).

Hier soll nur soviel davon ausgeführt werden, als dem Standpunkt des Gynäkologen entspricht, wenn es sich für ihn darum handelt, die Kombinationsfälle zu erkennen und zu behandeln.

Die klinischen Allgemeinerscheinungen sind für die Bauchfelltuberkulose nahezu die gleichen wie bei der Genitaltuberkulose; das Auftreten einer Exsudation, ihre nachweisbare Ansammlung, die Ausdehnung des Leibes, die allmählich fühlbar werdende Fluktuation, Störungen der Darmtätigkeit weisen auf die exsudative Form der generalisierten Bauchfelltuberkulose hin; unbestimmte Geschwulstbildungen mit Flüssigkeit dazwischen deuten im gleichen Sinne. Pseudotumoren, d. h. verbackene Darmschlingen, die den Eindruck eines Tumors machen, ohne daß eine Abgrenzung möglich und Flüssigkeit nachweisbar ist, müssen an die trockene Form der Peritonealtuberkulose denken lassen. Die gleichzeitig bestehende Adnexerkrankung ist palpatorisch meist nur äußerst schwer zu diagnostizieren, da wegen der verbackenen Darmschlingen oder der Ansammlung des Aszites eine genaue Umgrenzung der Genitalorgane kaum gelingt. Nur derbe Exsudationen im Beckenraum, die eventuell besser vom Rektum als vom hinteren Scheidengewölbe aus zu tasten sind, können Anhaltspunkte geben. Viel besser ist es auch um die Brauchbarkeit der anderen diagnostischen Merkmale für die Genitaltuberkulose zur Entscheidung der Kombinationsfrage nicht bestellt, vor allem Regelanomalien können im gleichen Sinne durch die Peritonealtuberkulose hervorgerufen werden. Meist wird es kaum anders als durch die Probelaparotomie möglich sein, über die wahren Verhältnisse Auskunft zu bekommen und dann auch nur im Falle, daß die exsudative Form vorliegt, da die trocken adhäsive besser nicht chirurgisch angegangen wird.

Die Prognose der Bauchfelltuberkulose wird ganz entschieden durch die Kombination mit der Genitaltuberkulose verschlechtert, meist aber hat sie trotzdem, ebenso wie die Genitaltuberkulose, einen ausgesprochen chronischen Verlauf; nur wenige der Fälle gehen unmittelbar an der Peritonitis zugrunde, vielmehr, wie die Sektionen ergeben, an anderen tuberkulösen Organerkrankungen (siehe oben). Der Bauchfelltuberkulose fehlt im allgemeinen die Tendenz des Fortschreitens.

Für die Therapie wird neuerdings immer mehr der konservative Standpunkt in den Vordergrund geschoben; insbesondere für die adhäsive trockene Form lehnt man immer mehr die Operation ab; die ausgedehnten Erfahrungen der Chirurgen und Gynäkologen haben eine hohe primäre Mortalität und schlechte Dauerresultate, vor allem infolge Fistelbildung, ergeben; andererseits haben die Beobachtungen der Internisten gelehrt, daß man mit Bettruhe und Freiluftkur am besten in gesunder Gegend bei guter sorgfältiger Verpflegung gute Erfolge erzielt. Natürliche Sonnenbestrahlung mit Höhenklima oder als Ersatz die Quarzlicht- und Quecksilberlichttherapie („künstliche Höhensonne"), wahrscheinlich nach neueren Erfahrungen auch die Röntgenreizdosis zur Anregung der Bindegewebsheilung können gute Unterstützung leisten. Im Sinne der Resorptionsförderung und Hyperämisierung, auch Stoffwechselanregung wirken die altbewährten Mittel der Einreibung des Leibes mit Schmierseife und grauer Quecksilbersalbe oder der Darreichung von Jod mit Eisen, außerdem Arsen, Kalomel usw. Es ist dringend zu empfehlen, für die ersten Wochen der Erkrankung diese Behandlung durchzuführen; die Beobachtung wird dann die Progression oder die Ausheilungstendenz zeigen. Ist nach Ablauf dieser Zeit unter geeigneter Behandlung der Prozeß zum Stillstand gekommen, hat sich das Allgemeinbefinden gut gehoben, geht bei der exsudativen Form das Exsudat zurück, so wartet man weiter. Entwickeln sich durch Narbenausheilung, durch fibröse Umwandlung der Epitheloidtuberkel am Genitale lokale Beschwerden, die eine Hilfe verlangen, so kann man nach Versagen der verschiedenen, nicht operativen Maßnahmen und Ablauf mehrerer Monate die Laparotomie zur Lösung der Adhäsionen usw. versuchen. Der lokale Befund am Bauchfell wird dann zeigen, ob eine Operation am Genitale ausführbar ist oder wegen Unzugänglichkeit infolge ausgedehnter Adhäsionen abgebrochen werden muß.

Bestehen aber mehrere Wochen hindurch nach fortgesetzter konservativer Therapie die Beschwerden weiter, läßt das Allgemeinbefinden zu wünschen übrig, geht das Exsudat nicht zurück, so ist eine möglichst unkomplizierte Inzision des Bauches in der Mittellinie indiziert. Es soll nichts weiter geschehen als das Ablassen des Aszites und baldiger exakter Schluß der Bauchhöhle. Manche empfehlen Einbringen von Jodoform in Öl oder Glyzerin oder 10% Kampferöl; ob ein besonderer Heilerfolg hiervon zu erwarten ist, läßt sich nicht sicher sagen. Das Wesentliche scheint die Anregung der Hyperämie und Steigerung und Anreizung der lokalen Gewebsabwehrkraft zu sein; experimentell hat man die fibröse Umwandlung der Tuberkel erweisen können. Selbstverständlich muß eine sorgsame Nachbehandlung die günstige Heilungskonjunktur ausnutzen. In diesen Fällen das ebenfalls tuberkulöse Genitale mitexstirpieren zu wollen, ist immer ein riskantes Vorgehen; immerhin sind viele gute Erfolge berichtet, auch in Rostock erlebten wir unter den genannten zehn Kombinationsfällen von Genitaltuberkulose und exsudativer Peritonitis tuberculosa bisher nur einen Todesfall. Um Prozentzahlen für die Leistungsfähigkeit dieses operativen Vorgehens und seine Gefahren anzugeben, ist das einzelne Material der Autoren und ihre Indikation zu ungleich. Durch die einfache Inzision ist die Heilungsziffer nach chirurgischen Angaben (Rörsch) 70%, nach Krönig 65%, andere nennen höhere Zahlen. Nur die genaue Beobachtung während mehrwöchiger konservativer Behandlung und Berücksichtigung aller individuellen Faktoren kann hier die richtigen Wege weisen.

Aus rein prophylaktischen Gründen bei unkomplizierter Peritonealtuberkulose die Tuben zu exstirpieren, dürfte bei der Seltenheit des praktisch bedeutsam werdenden Übergreifens auf die Tuben selten oder nie indiziert sein. Entwickelt sich durch Ausheilen der Peritonitis infolge Adhäsionsbildung ein Adnextumor, so kann seine Behandlung später immer noch nach den für die chronischen Adnextumoren geltenden Regeln, eventuell auch durch eine späte Operation, durchgeführt werden.

V. Die Syphilis des inneren Genitale.

Die syphilitischen Affektionen der Vulva, Scheide und Portio sind in ihren primären, sekundären und tertiären Manifestationen im Abschnitt I dieses Kapitels genauer beschrieben und besonders differentialdiagnostisch besprochen; auf sie sei hier besonders hingewiesen. Die Kenntnisse über syphilitische Affektionen des Uterus (außer der Portio), der Tuben und Ovarien resp. des Beckenzellgewebes sind äußerst spärlich. Nur sehr wenige der Publikationen sind brauchbar, da sie lediglich auf klinischen Zeichen fußen, eine positive Wassermannsche Reaktion registrieren und im besten Falle auf antisyphilitische Maßnahmen vermeintlich syphilitische Adnextumoren zurückgehen gesehen haben. Als klinische Zeichen werden Amenorrhöe, Meno- und Metrorrhagien, Dysmenorrhöe, Ovarialneuralgien und pathologisch-anatomisch kongestive Schwellung der Ovarien, spezifische Erkrankung der Arterien, parenchymatöse Blutungen und Zystenbildung im Ovarium, endometrane Hyperplasien usw. notiert. Man sieht, daß die genannten Zeichen völlig uncharakteristisch sind und oft physiologischen Umwandlungen entsprechen; besonders sei auf die Gefäßsklerose nach Ovulation und Partus, die sowohl im Ovar als auch im Uterus regelmäßig beobachtet wird, hingewiesen. Lediglich nur anatomische Untersuchungen an Ovarien, Tuben und Uterus können durch den Nachweis gummöser Infiltrate einen brauchbaren Nachweis der luetischen Natur erbringen; es würde sich hauptsächlich also um tertiär syphilitische Produkte handeln, während sekundäre Effloreszenzen als Makulae oder Papeln wohl an der Lebenden auf den Schleimhäuten vorhanden sein, aber nicht beobachtet werden könnten. Höchstens der Zufall könnte Präparate der inneren Genitalien einer sekundär syphilitischen Patientin in die Hand eines histologischen Untersuchers spielen, der im Schnitt subepitheliale Spirochätennester nachweisen könnte. Darüber aber ist nichts bekannt. Verläßlich syphilitische Affektionen des inneren Genitale sind nur von sehr wenigen Autoren publiziert, darunter die Fälle von Hoffmann und Mandl und von Johan und v. Kubinyi. Bei Hoffmann handelt es sich bei einer Frau im Spätwochenbett um einen mehrere Zentimeter tiefgreifenden Ausguß des Cavum uteri mit gummösem Granulationsgewebe unter unregelmäßiger indolenter Vergrößerung des Uterus und Übergriff auf die regionären Lymphdrüsen, besonders um den Ureter herum; rechtes Ovarium und Tube waren in einen gummösen Tumor verwandelt, in Leber und Lunge fanden sich multiple Gummiknoten; Ausgangspunkt war ein gummöses Portioulkus. Mandls Fall bietet das Bild eines rechtsseitigen parametranen Infiltrattumors, dessen luetische Natur durch die histologische Untersuchung gegenüber dem Karzinom, Sarkom, intraligamentären Myom, Tuberkulose festgestellt wurde. In der Tube, in den Ovarien sind vereinzelt Gummiknoten beschrieben, vielleicht beruht manchmal ein Adnextumor auf luetischen Infiltraten. Johan und v. Kubinyi beschreiben knotig-gummöse Syphilis im Ovar; histologisch fanden sie verkäste Herde mit positivem Spirochätenbefund (Levaditifärbung). Bekannt ist, wie gesagt, darüber nur äußerst wenig Sicheres, es scheint, als ob die Syphilis der inneren Genitalien eine Rarität bedeutet; jedenfalls sollte jeder gut zu beweisende Fall eingehend publiziert werden.

VI. Die Aktinomykose des Genitalapparates.

Aktinomyzespilze kommen hauptsächlich mit Getreide, Gemüse usw. auf die Schleimhaut des Mundes, des Rachens und des Darmkanales, dringen in das Gewebe ein, bilden hier 1—2 mm im Durchmesser haltende gelbe oder weißliche Knötchen, die lediglich aus Pilzfäden bestehen und zu einem rasen- oder drüsenartigen Gebilde verfilzt sind, an dessen Peripherie Kolben und Keulen liegen. An der Stelle der Ansiedlung bildet

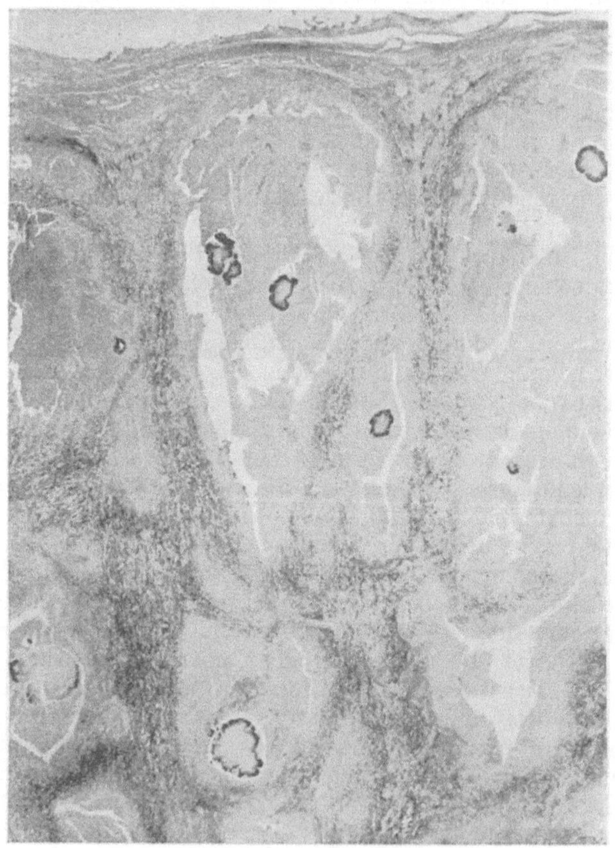

Fig. 160. Aktinomykose des Ovariums. Multiple Abszesse mit Aktinomyzesdrüsen im Eiter (Unna-Pappenheim-Färbung).

sich eine aus Leukozyten und einzelnen Epitheloidzellen bestehende Abwehrzone, der sich im weiteren Umkreis gefäßreiches junges, später schnell fest und derb werdendes Bindegewebe anschließt (Fig. 160). Die Pilze vermehren sich, dringen weiter vor, setzen neue Nachbardrusen und erzeugen bald knotenförmige, auch diffus sich ausbreitende Infiltrate, die durch ihre Derbheit auffallen und sich überall mit kleineren und größeren Eiterhöhlen und engeren und weiteren Fistelgängen durchsetzt zeigen. Die Propagation der Entzündung erfolgt in der Hauptsache per continuitatem und zum Unterschied von fast allen anderen Infektionen, ohne Gewebsgrenzen zu respektieren oder den natürlichen Gewebsspalten zu folgen, sondern über alle Organgrenzen hinweg, selbst vor Knorpel und Knochen nicht Halt machend. Daneben kommen auch Einbrüche in die Blutbahn und hämatogene Verschleppungen in entfernte Organe vor. Die Aktinomykose übertrifft so an Progression und dadurch bedingter klinischer Bösartigkeit die meisten anderen Infektionskrankheiten; die relativ schlechte Prognose der betreffenden Fälle ist daraus verständlich; meist vermag nur eine frühzeitige ausgiebige chirurgische Behandlung Rettung zu bringen, jedoch auch große Jodkaligaben (3—6 g pro die) sollen günstigen Einfluß auf die Einschmelzung und Elimination der Herde haben.

Von dieser nach dem Gesagten hauptsächlich die Mundhöhlenorgane, den Kiefer, den Hals, das Mediastinum, die Lunge und Pleura, den Magen, die Leber und schließlich den Darm mit der vorderen Bauchwand betreffenden Erkrankung sind bis jetzt auch ca. 50 Fälle mit Lokalisation im Becken und engen Beziehungen zum weiblichen Genitale publiziert. Am eingehendsten ist darüber früher von Hamm und Keller (Hegar, Beiträge zur Geb. u. Gyn. Bd. 14), von Boudy (Zentralbl. f. Gyn. 1910) und von Hüffer (Monatsschr. f. Geb. u. Gyn. Bd. 58) berichtet worden, bei denen die Literatur zusammengestellt ist; monographisch hat Nürnberger neuerdings das Gebiet durchgearbeitet. Am wahrscheinlichsten ist für diese Fälle, daß die Pilze vom Darm, Appendix oder Rektum aus, meist per continuitatem, auf das Beckenbindegewebe, die Ovarien die Tuben und den Uterus übergehen und Infiltrate erzeugen, die palpatorisch den Eindruck von chronischen Adnextumoren resp. harten parametranen Exsudaten erwecken. Ein oder zwei Fälle (Giordano, eventuell Kolle) zeigen vielleicht auch eine primäre Infektion des stark prolabierten Uterus. Schiller fand die beiden, im Becken verbackenen Ovarien in apfelgroße, mit multiplen Eiterherden durchsetzte Tumoren verwandelt. Die Diagnose ist wohl aus diffusen Infiltraten, besonders aus ihrer Derbheit, mit nur kleinen Einschmelzungsherden zu vermuten, mit Sicherheit aber nur durch den färberischen Nachweis der im Eiter enthaltenen Pilzrasen, die sich als grampositiv erweisen, zu stellen. Neben der Actinomyces typica soll es eine dem Tuberkelbazillus ähnliche atypische Pilzform geben, die ganz ähnliche Gewebsprodukte erzeugt wie der Tuberkelbazillus (vgl. Hamm und Keller). Die Prognose ist nur mit großer Vorsicht zu stellen; nur eine frühzeitige Exstirpation der befallenen Organe vermag Heilung zu bringen. Die Jodkalitherapie, eventuell auch die von manchen empfohlene Tuberkulinbehandlung, ist für lange Zeit durchzuführen.

VII. Die Echinokokkenerkrankung des Genitale.

Zwei in ihren Reaktionsprodukten grundverschiedene Typen sind zu unterscheiden, der Echinococcus cysticus s. polymorphus und der Echinococcus alveolaris. Wenn kurzweg von Echinokokken gesprochen wird, so ist stets der häufigere Echinococcus polymorphus gemeint. Dieser kleine Hundebandwurm kommt nur in einzelnen Gegenden Deutschlands, vor allem in Mecklenburg, gehäuft vor, während er im übrigen Deutschland fast eine Rarität darstellt; an außerdeutschen Ländern, in denen er ebenfalls beobachtet wird, seien genannt: Island, Südamerika, Australien, Kaukasien und Dongebiet, Dalmatien.

Über die Pathogenese läßt sich in kurzer Zusammenfassung folgendes sagen:

Die Tänieneier, die aus dem Hundedarm mit dem Kot abgesetzt werden und durch die Hunde auf menschliche Nahrungsmittel durch Belecken, z. B. von Gemüse oder Fleisch, oder auch durch direkte Liebkosung des Hundes irgendwie in den Mund des Menschen kommen, werden verschluckt und entwickeln sich im Darm zu sog. „hexakanthen Embryonen", die in die Darmwand eindringen. Die kleinen Embryonen kommen in die Blutgefäße und werden mit dem Pfortaderblut in die Leber gebracht. Nach der neuen großen Monographie von Hosemann, Lehmann und Schwarz „Echinokokkenkrankheit" (Neue Deutsche Chirurgie, F. Enke, Stuttgart) werden ca. 80% dieser Echinokokkenembryonen (zirka 28 μ groß) in der Leber und Lunge abgefangen, zirka 20% gehen primär in den großen Kreislauf und siedeln sich in Gehirn, Nieren und Milz und anderen Organen an. An der Stelle der Insertion wird aus dem Embryo eine Larve, die nach einem Monat 200—300 μ, nach drei Monaten doppelt so groß ist; nach fünf Monaten ist sie eine Blase von 10—12 mm Durchmesser, mit innerer körniger und äußerer glatter Kutikula geworden. Die äußere Kutikula besteht aus sehr charakteristischen Chitinlamellen, sie ist ein Sekretionsprodukt der inneren parenchymalen germinativen Haut, in der aus bestimmten Protoplasmaeinschlüssen Tochterblasen und in diesen wieder Enkelblasen entstehen. In diesen Blasen bilden sich auf dem Wege sog. Brutkapseln 5—10 bis 30 Tänienköpfe = Skoleces,

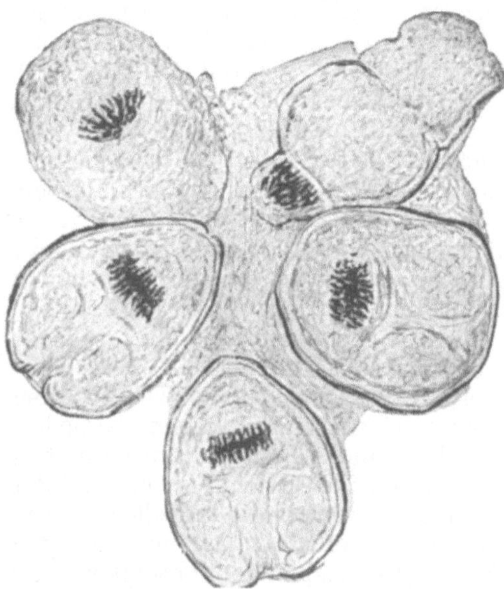

Fig. 161. Skoleces mit Hakenkranz.

die in den gestielten Bläschen durch Sprossung einer länglichen Knospe entstehen; jeder Skolex hat 30—35 Haken und zwei Saugnäpfe (Fig. 161). Bersten die Bläschen, dann fallen die Skoleces in die Flüssigkeit der Mutter- resp. Tochterblase. Es können Millionen solcher Tänienköpfe gebildet werden. Das Wachstum dieser Blasen ist sehr langsam, sie erreichen Faustgröße und mehr. Die Reaktion des Gewebes ist die auf einen Fremdkörper in Gestalt einer Demarkierung durch Rund- und Riesenzellen, schließlich Bildung einer abkapselnden Bindegwebsmembran; die Umgebung erleidet Druckatrophie.

Über den Ausgang wissen wir, daß eine Perforation in eine nach außen mündende Körperhöhle möglich ist, oder auch eine Perforation der äußeren Körperbedeckung. Das gefürchteste ist die Perforation in eine innere Körperhöhle, die oft mit schweren anaphylaktischen Erscheinungen einhergeht und von einer Aussaat und Verpflanzung der Skoleces auf die Serosa gefolgt ist. Durch Platzen z. B. des häufigsten, primären Leberechinokokkus gelangen die Skoleces in die freie Bauchhöhle und können nun hier irgendwo haften bleiben, sich weiterentwickeln und durch Bindegewebsumscheidung abgekapselt werden; sie werden schließlich auch wieder vom Peritonealepithel überkleidet. Das sind die vielen Fälle, die früher fälschlich als lymphogen retroperitoneal verschleppt angesehen wurden. Zu ihnen gehören mindestens $^9/_{10}$ aller Fälle, die den Gynäkologen zu Gesicht kommen. Ein anderer Transportweg ist der, daß die Zysten in die Vena cava einbrechen und von hier aus hämatogen verschleppt werden. Im Bauchraum freiliegende Skoleces (nach Platzen eines Leberechinokokkus) könnten auch wie ein Ei durch die Peristaltik in das Tubenlumen eingezogen werden.

Die einzelne Zyste kann absterben und degenerieren; die innere Membran löst sich ab und zerfällt käseartig, später eventuell Kalkablagerung. Schließlich kann ein Eindringen von Mikroorganismen infolge Ernährungsstörungen der Wand durch Perizystitis stattfinden und die Folge würde eine Vereiterung, die Entstehung eines Abzesses sein.

Der Echinococcus alveolaris ist wesentlich von dem Echinococcus polymorphus verschieden, indem er sehr zahlreiche Alveolen mit gallertiger Flüssigkeit bildet: er erscheint wie ein gallertiges, zum Teil nekrotisches Karzinom. Wahrscheinlich liegt hier ein anderer Parasit als Ursache zugrunde, nach der Meinung vieler Forscher ein Trematodentypus, während der Echinococcus cysticus polymorphus ja zum Cestodentyp gehört. Virchow, Buhl u. a. meinen allerdings, nur die Gewebsbedingungen seien verschieden, der Parasit der gleiche. Jedenfalls ist er sehr viel seltener als jener, seine Herde sollen in Nordtirol, Rußland und Hochsavoyen liegen.

Aus diesen pathogenetischen Ausführungen geht hervor, daß vor allem Leber und Lunge, daneben Milz, Lunge, Niere, und Gehirn gefährdet sind und deshalb die Echinokokkenkrankheit besonders in chirurgischen Kliniken beobachtet wird. Aber auch im Bereich des kleinen Beckens sind, wenn auch selten, so doch nicht als Raritäten hühnereigroße bis faustgroße Echinokokkenblasen beobachtet. W. A. Freund, F. Schatz, bis 1906 P. Frangenheim, von da ab bis 1916 R. Schröder und seither Nürnberger haben die Literatur gesammelt. Danach ist der häufigste Sitz das rechte oder linke Parametrium, sekundär entwickelt sich eine Pelveoperitonitis mit Verwachsung der Tuben und Ovarien. Blasen werden auch in der Tube und im Uterus beobachtet; weiterhin sind häufiger sekundäre Netzechinokokken, die eventuell durch Platzen eine multiple Aussaat und Blasenbildung verursachen können, deren Einzelblasen im Douglasraum und vorn über der Blase sich entwickeln können. Einmal wurde von uns ein Echinokokkussack unmittelbar vorn auf der Kreuzbeinfläche beobachtet. Über den Infektionsmodus ist oben gesprochen worden.

Die Krankheitszeichen sind Schmerzen und Druck, auch Spannung höchst unbestimmter Natur und völlig uncharakteristisch. Bei zystisch adhärenten Tumoren seitlich vom Uterus und abgrenzbar vom Becken soll man an Echinokokkenblasen denken; die Feststellung einer erhöhten Eosinophilie wie auch die Komplementbindungsreaktion nach Ghedini und Weinberg kann dann die Diagnose stützen. Diagnostische Wichtigkeit wird der Kutanreaktion (Boteri) zugesprochen, die sich in urtikariaähnlicher Quaddel an der Stelle zeigt, wo intrakutan 0,1—0,2 ccm der klaren Echinokokkenflüssigkeit injiziert wurde. Die Bedeutung eines Geburtshindernisses kann der Echinokokkus bei Komplikation mit Schwangerschaft bekommen, wovon zirka 55 Beobachtungen existieren (in einigen verlief die Geburt spontan).

Die Therapie kann natürlich lediglich in der operativen Entfernung bestehen, wobei vor allem auf ein möglichst geschlossenes Herausnehmen der brüchigen und leicht zerreißlichen, aber meist ohne Schwierigkeiten ausschälbaren Chitinsäcke zu achten ist; die kleinen lebenden Skoleces könnten sonst eine sehr reichliche Aussaat bewirken.

VIII. Parasiten im Genitalapparat.

Schließlich sei noch einiger Parasiten im Genitalapparat gedacht.

Die vielfach früher als Schmarotzer der normalen Scheide angesprochene **Trichomonas vaginalis** kommt nach den neueren Arbeiten

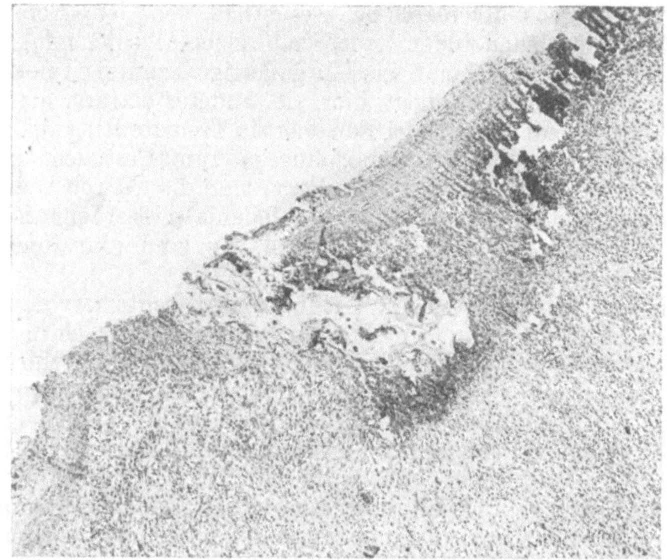

Fig. 162. Oxyuris im Granulationswall aus dem Douglasperitoneum. Es ist nur noch die Chitinwand zu erkennen und überall die typischen Oxyuris-Eier.

aber die Scheidenflora und die Vaginitis simplex lediglich als Bewohnerin einer in ihrer Flora verunreinigten Scheide vor. Bei der Biologie der Vaginitis ist Näheres über ihre Bedeutung und ihr Vorkommen ausgeführt, so daß hier auf dort Gesagtes verwiesen werden kann; aufwärts vom inneren Muttermund, ja schon im Zervixkanal, ist sie bisher nicht beobachtet, wohl aber in der Harnröhre und selbst gelegentlich in der Blase bei gleichzeitig bestehender Vaginitis.

Oxyuris vermicularis lebt hauptsächlich im Darm und legt seine Eier am After ab. Diese Pfriemenwürmer kommen vielfach auch in der Nähe des Introitus vor, sind aber auch nicht selten in der Scheide gesehen; sie können besonders an der Vulva und am After sehr lästiges Jucken erzeugen.

Simons, Westfalen und **Vix** sahen sie am Muttermund und sogar im Zervikalkanal verschwinden. **Marro** fand den Wurm in einem Abszeß auf dem Ovarium. **Tschamer** beobachtete lebende Oxyuren in der Tube, ohne nachweisbare Reizerscheinungen verursacht zu haben. Nach

Mitteilungen von Kolb, Schneider, Strada und in zwei in der Rostocker Frauenklinik vom Verfasser beobachteten Fällen (einer von Laurent beschrieben) wurden Oxyuren mit Eiern abgekapselt im Beckenperitoneum beobachtet; in allen diesen Fällen waren die Würmer offenbar durch die Tuben von der Scheide her ohne Reizerscheinungen aufgewandert und sind nach ihrem Absterben im Douglasperitoneum abgekapselt und „eingesargt" (Fig. 162). F. Klee beobachtete ein Oxyurenweibchen in einem innerhalb eines Portiokarzinoms gelegenen Abszeß.

Askariden wurden vereinzelt in Ovarialabszessen (Maxwell) wie auch in abgesackten Peritonealabszessen und nach einer Mitteilung von Nacken auch einmal in einer Pyosalpinx beobachtet; in allen Fällen war der Vorgang zweifellos der, daß eine Perforationsöffnung mit dem Darm bestand oder bestanden hatte und der oder die Würmer durch die oft enge Mündung in die Abszeßhöhle eines Genitalabschnittes hineingeschlüpft waren.

Andere Parasiten sind nicht bekannt geworden.

Fremdkörper, Verletzungen, deren narbige Folgezustände; Hämatome des weiblichen Genitale, Hämatozele.

Die Kasuistik der hier einschlägigen Fälle ist schier unübersehbar; eine große Zahl der Bilder, die sich darbieten, machen hinsichtlich Prognose und Diagnose und meist auch der Therapie dem Verständnis des chirurgisch vorgebildeten Arztes keine Schwierigkeiten, so daß es genügt, nur die Haupttypen der traumatischen Erkrankungen hier zu besprechen.

A. Fremdkörper.

Zuerst mögen die Fremdkörper, die man in Scheide, Uterus und Blase fand, kurz erwähnt werden. Legalerweise werden Pessare in die Scheide eingeführt mit der Absicht, eine Lageanomalie zu korrigieren; im Kapitel IV ist eingehend darüber gesprochen. Die wichtigsten Punkte der Pessartherapie bestehen in der Wahl des geeigneten Materials (Hartgummi, Zelluloid, Porzellan) und Auswahl eines passenden, nicht zu großen Instrumentes. Zu verwerfen sind vor allem Weichgummi, Metalle, Metallbügel, die mit Werch und lackiertem Stoff überzogen sind, Holz usw. und Pessare, die nicht einfach glatte Formen, sondern Stiele und Schrauben haben; am stärksten ist das Zwank-Schillingsche Flügelpessar mit Schädigungen der Scheide und ihrer Nachbarorgane belastet: große Drucknekrosen, Blasen-Scheidenfistel oder Mastdarmscheidenfistel usw. Okklusivpessare, vor allem aber der Intrauterinstift haben gar manche Drucknekrose im hinteren Scheidengewölbe oder in der Zervix und anschließend parametrane Exsudationen erzeugt, auch beim Einführen Perforationen der Scheiden- resp. Zervixwand bewerkstelligt; ihre Gefahr ist hauptsächlich dadurch bedingt, daß sie von nichtsachverständiger Seite eingebracht werden. Außer diesen für die Scheide unter bestimmten Voraussetzungen konstruierten Fremdkörpern, zu denen auch noch Gaze- oder Wattebäusche, ohne oder mit Arzneien getränkt, gehören, wenn sie nur begrenzte kurze Zeit z. B. 12—24 Stunden liegen bleiben, gibt es eine fast unerschöpfliche Reihe von illegalen Gegenständen, die in der Scheide und auch im Uterus und in der Blase gefunden wurden. Als im allgemeinen harmlose Kuriositäten sind es solche Dinge, die zu masturbatorischen Zwecken Verwendung fanden: Nadelbüchsen, Bleistifte, Garnrollen, kleinere und größere Pomadenbüchsen, Wachskerzen, Wollknäuel, Äpfel, Apfelsinen, selbst Tannenzapfen und allerhand andere Dinge; sie wurden in sexueller Erregung eingeführt, entglitten dann der Hand und der Introitus vaginae schloß sich dahinter. Wesentlich gefährlicher sind die meist spitzen und längeren Instrumente, die mit einiger Kraft tiefer vorgeschoben werden, um eine Fruchtabtreibung bei wirklicher und vermeintlicher Schwangerschaft zu bewirken. Die frischen Perforationen und deren Folgen werden später besprochen, hier soll nur erwähnt werden, daß auch solche Instrumente entgleiten und zunächst liegen bleiben können; so fand man z. B. Haarnadeln oder Stecknadeln in der Scheide und deren Wand, im Uterus, in der Blase, desgl. auch Holzstäbchen, Drähte, Hartgummi-Spritzenansätze, Gummischläuche usw. Glasscherben kommen gewöhnlich durch Zerbrechen eines gläsernen Röhrenspekulums in die Scheide, werden aber wohl meist bald entfernt. Merkwürdigerweise wurde auch einmal ein Bierglas (wie groß?) in die Scheide eingebracht, um Menstrualblut nicht die Wäsche beschmutzen zu lassen.

Die Gefahr liegt in der Möglichkeit der Wandverletzung und tieferen Gewebstrennung; es entstehen Einbruchspforten für die septische Infektion s. fünftes Kap., III., Abschn. 1.

Die Diagnose ist gewöhnlich ja leicht; die einfache Besichtigung der Scheide oder besondere Methoden führen zum Ziel. Sind z. B. Haarnadeln im Gewebe verschwunden, so hilft das Röntgenbild weiter. In der Blase findet man die Corp. aliena mittels Zystoskopie; sie sind dann mehr oder weniger stark mit Harnsalzen zu Blasensteinen inkrustiert. Außerdem leiten die Beschwerden der Pat., der eiterige, oft blutige Ausfluß der Scheide, der blutig tingierte Urin, starke Schmerzen beim Wasserlassen, ziehende stechende Schmerzen im Unterleib daraufhin, wenn nicht überhaupt die Pat. mit präzisen Angaben über das Vorhergehende in die Sprechstunde kommen.

Die Therapie kann erst nach genauer Aufklärung des Terrains einsetzen. Alles kommt auf die Vermeidung von Nebenverletzungen an. Gutes Einstellen des Wundgebietes, Abschützen der Umgebung, Zertrümmerung größerer Fremdkörper, Entfernung von Widerhaken evtl. kleine Hilfsschnitte sind ungefähr die Maßnahmen, die hier zutreffen. Dem Geschick und der Erfindung der einzelnen Ärzte ist hier ein weites Feld gegeben. Für die Entfernung der Blasenfremdkörper kommt außer der Extraktion durch die Harnröhre und der Lithotripsie mit den dafür besonderen Instrumenten der Scheidenblasenschnitt oder die Sectio alta in Betracht (cf. Kap. X).

B. Frische, offene Verletzungen.

a) **Frische offene Verletzungen** schließen sich in erster Linie an den Koitus an. Normalerweise verursacht das erste Eindringen des Penis in den Introitus vaginae mit stärkerem Hymen einen einseitigen oder doppelseitigen Einriß des Hymens, wobei sich etwas Blutung zeigt. Bei Ungeschick des Mannes, auch der Frau, bei deutlichem Mißverhältnis in der Größe des Penis und der Weite des Introitus und der Größe seiner Dehnungsfähigkeit infolge Rigidität des Hymens, bei starkem Impetus und ungünstiger Haltung der Frau können die physiologischen Verletzungen stärker werden: tiefere Einrisse ins Dammgewebe, in die Labia minora, Kontinuitätstrennung der Vestibularschleimhaut und des Urethralwulstes, Schaffung falscher Wege neben der Scheide, in besonders unglücklichen Fällen bis ins Rektum hinein nach Einbohrung in den Damm.

Die beiden letztgenannten Verletzungen sind beobachtet, wenn die Hymen-öffnung besonders eng und starr oder der Hymen infolge Mißbildungen verschlossen ist.

Außer diesen äußeren Verletzungen sind sehr eigentümliche Verletzungen der Scheide durch Kohabitationen bekannt. Hauptsächlich ist hier das hintere Gewölbe in seiner rechten Partie beteiligt, aber auch links kommen Risse vor; im vorderen Scheidengewölbe sind sie viel seltener. Es handelt sich hier um mehrere Zentimeter lange Risse der Scheidenschleimhaut oder auch der ganzen Scheidenwand bis ins Parametrium, selten bis ins Peritoneum; sie verlaufen halb-zirkulär um die Portio vaginalis oder schräg nach abwärts und können selbst die eine Scheidenkante völlig aufreißen. v. Neugebauer gibt eine ausführliche Kasuistik von im ganzen 157 Koitusverletzungen überhaupt, nach neueren Publikationen mögen ca. 100 Scheidenverletzungen allein, wie sie eben genannt wurden, bekannt sein. Eigentümlich sind die Fälle deshalb, weil weder ein Mißverhältnis in der Größe der weiblichen und männlichen Genitalien zu bestehen braucht und es sich nur in einem kleineren Teil um virginelle Personen, sonst um Frauen, die schon geboren haben und regelmäßige Kohabitationen gewohnt sind, handelt. Puerperale Scheiden, von deren leichter Zerreißlichkeit sich jeder bei Palpationen überzeugen kann, lassen den Grund der Zerreißung verstehen, evtl. auch kurze infantile Vaginalwände mit geringer Widerstandsfähigkeit gegen brutalen Impetus des Mannes, aber wieso bei Eheleuten nach jahrelangem gemeinschaftlichem Sexualleben ohne irgendwelche Änderung der Sachverhältnisse eines Tages einmal solch eine Zerreißung zustande kommt, bleibt unverständlich. Veit beschuldigt perverse Maßnahme mit irgendwelchen Instrumenten, Warman u. a. denken an starke sexuelle Erregung der Frau beim Koitus und dadurch bedingten Muskelkrampf der Scheidenwände. Die Ätiologie dieser Art Kohabitationsverletzungen ist sicher nicht einheitlich.

Die Symptome bestehen vor allem in Blutungen, weniger häufig Schmerzen; diese nur bei der Verletzung selbst. Die Blutungen kommen meist aus zerrissenen Venen, können aber auch arteriell sein und sehr stark auftreten.

Die Diagnose ist nach gutem Einstellen des Introitus und der Vagina leicht; zu achten ist auf das Verhalten der Nachbarorgane.

Die Prognose ist nicht ohne weiteres gut; Verblutung und septische Prozesse bringen eine Mortalität von 10—15%.

Die Therapie kann entsprechend den Wundverhältnissen und der Ätiologie nur für Blutstillung teils durch Umstechung, im übrigen durch Tamponade sorgen. Die primäre Naht kann nur bei günstigem Wundgebiet und kurze Zeit nach der Verletzung geraten werden.

b) Andere Verletzungen können durch verschiedenartige Traumen am äußeren Genitale bedingt werden, so Schnittwunden an den Labien durch Fall auf Glassplitter, zerbrechende Flaschen oder Gläser, durch Messer, Sense, Nägel; Quetsch- und Rißwunden durch Schlag, Stoß, Fall auf kantenartige Gegenstände. Scheidenzerreißungen kommen als Nebenverletzungen bei Beckenfrakturen, z. B. nach Überfahrenwerden vor. Schließlich wären Verbrennungen und Verätzungen mancherlei Ursprungs hier zu nennen. Durch plötzliche Steigerung des intraabdominellen Druckes können Abrisse der Scheide, z. B. bei starkem Prolaps eintreten, wie z. B. Vogel einen Fall beschreibt, bei dem aus der Scheidenabrißstelle eines totalen Prolapses ein großes Paket

Dünndarmschlingen vordrängte. Quetschungen des Genitales können auch Abrisse des Hymens oder des unteren Scheidenrohres veranlassen.

c) Eine besondere Stellung nehmen unter allen diesen Verletzungen die Pfählungsverletzungen ein, d. h. solche Unfälle, bei denen ein pfahlartiger Gegenstand mit großer Gewalt in den Körper eindringt, sei es, daß der Körper auf ihn mit ganzer Last herauffällt oder der Gegenstand mit ähnlicher oder größerer Kraft in den Körper hineinfällt (aus großer Höhe, z. B. Eisenstäbe) oder hineingebracht wird (Madelung, Stiaßny, Silbermark). Die bei weitem größere Zahl dieser Verletzungen betrifft das männliche Geschlecht, nur ca. $^1/_4$ die Frauen. Es sind ausgesprochen landwirtschaftliche Verletzungen, die besonders dadurch entstehen, daß die Frauen von hohen Strohhaufen oder Erntewagen usw. herunterrutschen oder -fallen und auf den Stiel einer im Boden eingestoßenen Heugabel oder eines ähnlichen Instrumentes auffallen; weiterhin kommen sie vor beim Fall auf einen Gartenzaun aus Latten oder Eisenstäben, in derbstöckige Gebüsche und Sträucher usw. Der „Pfahl" trifft mit großer Gewalt den Damm und rutscht häufig in die Vagina hinein, durchstößt deren vorderes oder hinteres Gewölbe, verletzt dabei leicht die Blase, besonders wenn sie etwas gefüllt ist, dringt in die Bauchhöhle und kann mancherlei Darmverletzung hier anrichten. An der vorderen oder hinteren Bauchwand oder am Rippenbogen findet er meist Halt. Fälle von sog. totaler Pfählung, in denen auch das Zwerchfell und die Lunge durchstoßen war, sind selten. Andere Wege der Pfählung gehen unmittelbar ins Dammgewebe neben der Scheide in den Bauch oder gegen das Becken, durch den Mastdarm statt der Scheide. Die nicht perforierenden stehen den perforierenden eben genannten gegenüber; bei ihnen wird der Pfahl schon an der Vulva, am Damm, neben der Scheide oder dem Mastdarm gewöhnlich auf einer Knochenunterlage aufgehalten, besonders wenn die Gewalt des Falles keine allzu große war.

Die Symptome sind manchmal eigentümlich gering; nach Überwindung des ersten Schocks können die Frauen oft noch mehrere Stunden weit laufen, wenn nicht eine starke Blutung sie daran verhindert. Tritt nicht sehr bald ärztliche Hilfe ein, so bilden sich bei den intraperitonealen Fällen nach 24 Stunden die Zeichen der Peritonitis heraus.

Die Prognose der extraperitonealen Pfählung ist abgesehen von den Gefahren der Blutung und Sepsis relativ gut, ca. 4—6% Mortalität nach mehreren Angaben, die der intraperitonealen immer getrübt und bei langer Verzögerung eines operativen Eingriffes fast ganz schlecht.

Die Diagnose ergibt sich aus der Anamnese und hat vor allem die Frage der extra- und intraperitonealen Verletzung sofort zu lösen. Im Zweifelsfalle soll man auch bei Fehlen jeglicher Peritonitiszeichen die Probelaparotomie ausführen.

Die Therapie ist für die extraperitonealen Verletzungen die der offenen Wundbehandlung nach Entfernung der Fremdkörper, bei intraperitonealen einzig und allein die frühzeitige Laparotomie, um die ganze Bauchhöhle genau nach Verletzungen abzusuchen, jede einzelne Stelle sorgfältig zu versorgen. Wichtig mag auch sein, prophylaktisch in allen diesen Fällen 20 A.E. Tetanusserum den Pat. zu injizieren.

d) Die praktisch größte und wichtigste Rolle spielen solche Verletzungen, die durch eine Entbindung eines reifen oder nicht reifen Kindes zustande gekommen waren. Die geburtshilflichen Lehrbücher besprechen eingehend den Entstehungsmechanismus der einzelnen Verletzungen, die disponierenden Ursachen an den Weichteilen der Mutter, die Bedeutung der Größe und Einstellung des Kindes, die große Rolle der geburtshilflichen Operationen. Die Zervix-, die Scheiden- und Dammrisse werden im einzelnen dort beschrieben und die Notwendigkeit ihrer sofortigen operativen Behandlung genau auseinandergesetzt. Die abnormen Druckwirkungen während der pathologischen Geburt, die dadurch bedingte ischämische Nekrose der befallenen Wandpartien, die folgende Demarkation seitens der lebenden Umgebung, die Ausstoßung des nekrotischen Wandstückes, die so bedingte Fistelbildung in ihren unmittelbaren Gefahren und ihrer Vernarbung werden dort abgehandelt. Auch die Perforationen des Uterus, wie sie insbesondere beim Abort vorkommen, gehören in erster Linie in die Besprechung der Abortbehandlung und ihrer Gefahren, ebenso das gleiche Mißgeschick bei Abrasionen; da derartige Verletzungen aber auch in abtreiberischer Absicht vom Laien verursacht werden, so mag hier kurz darüber gesprochen werden.

Die Perforationen des Uterus können in zweierlei Formen auftreten:

1. Perforationen der Zervix durch oder bei der Dilatation des Uterus. Je enger und rigider das Gewebe ist, um so größer ist die Gefahr, mit Metalldilatatoren einen falschen Weg zu machen und die Zervixwand zu durchbohren; meist weichen gewöhnlich die dünnen Dilatatoren seitlich aus und geraten ins Parametrium, seltener wird die vordere oder hintere Wand durchbohrt. Bei Laieneingriffen in der Absicht, in den schwangeren Uterus zu gelangen, wird häufiger die hintere Zervixwand durchstoßen, da die physiologische Krümmung außer Betracht bleibt. Häufiger noch wird unter diesen Umständen das Abtreibungsinstrument durch die hintere Scheidenwand in den Douglasraum oder das Parametrium eingetrieben. In anderen Fällen stößt das Dilatatorium in ärztlicher Hand nicht auf falschem Wege durch die Wand, wohl aber kann die Wand über den Dilatatoren bei forcierter Einführung oder brüchigen Geweben bersten und zerreißen. Dieses Reißen wird fast stets in den seitlichen Partien beobachtet, weil hier physiologischerweise durch den großen Gefäßreichtum schwache Stellen entstehen. Der Kundige bemerkt die Perforation sehr bald an dem widerstandslosen Eindringen der weiteren Dilatatoren oder der prüfenden Sonde; er wird sofort alles weitere unterlassen, also die Operation abbrechen und die Pat. mit einer Eisblase auf den Leib in volle Ruhe bringen und sorgfältig Puls, Temperatur, Allgemeinbefinden und Verhalten des Abdomens beobachten. Nur bei starker Blutung durch ausnahmsweises Anreißen der gewöhnlich ausweichenden Gefäße oder bei großen Gewebstrennungen ist eine sofortige Laparotomie mit Prüfung der lokalen Verhältnisse geboten; in der größeren Zahl der Fälle legt sich bei der ja stets von unten innen nach schräg oben außen stattfindenden Durchbohrung der obere Wandteil ventilartig auf den unteren Wundrand auf und verschließt sich bald durch Verklebung und Verwachsung. Bei den Abtreibungsperforationen von Laienhand kommt alles auf die jeweilige Situation an; die Wunden sind gewöhnlich fetzig, die Instrumente zweifellos stets als infektiös anzusehen, die Wahrscheinlichkeit von tieferen Verletzungen, z. B. Rektum- und Darmverletzungen nicht sehr groß; in diesen Fällen kann man wohl meist ebenfalls die Entwicklung des Krankheitsbildes abwarten, häufig wird ein Douglasabszeß entstehen, der nach den dort angegebenen Gewichtspunkten behandelt wird (Kap. V).

2. Perforationen des Corpus uteri. Kurette, Abortzange, Dilatatoren, Sonde, vor allem aber die Kornzange sind als perforierende

Instrumente bekannt, daneben wird noch die „Mutterspritze" mit langem, schmalem Ansatzstück, das elastische Bougie gefunden. Das Hauptbelastungskonto hat die instrumentelle Abortausräumung und auch die einfache Abrasio in erster Linie bei unvollständig erweitertem Muttermund zu tragen, der digitalen fallen nur 2,5—3% solcher Verletzungen, dann wohl durch Berstung der Zervikalwand beim Einführen des Fingers zur Last. Fromme betont mit Recht, daß die Blutung in den ersten Schwangerschaftsmonaten vielfach überschätzt und die Schwierigkeit und Gefahr der Abortbehandlung meistens unterschätzt wird. Nicht nur die Perforation der Uteruswand, die meist im Fundus, dann in der Hinterwand zu finden ist, beherrscht dieses Krankheitsbild, sondern vor allem die Komplikationen, die in erster Linie dadurch entstehen, daß die Kornzange, die Abortzange oder die Kurette usw. Darm erfassen, in den Uterus ziehen, verletzen, vom Mesenterium abreißen usw. oder daß die Perforation nicht rechtzeitig bemerkt wird und bei evtl. folgenden beabsichtigten Uterusspülungen die oft stark differente Flüssigkeit in den Peritonealraum einfließt. Die Gefahren liegen in erster Linie in der durch diese Nebenverletzungen oder durch den evtl. septischen Uterusinhalt heraufbeschworenen Peritonitis. Die Perforation selbst ist sicher kein Kunstfehler, sie passiert auch sehr Geübten, das Wesentliche ist aber, das Mißgeschick sofort zu bemerken und dadurch Nebenverletzungen zu vermeiden. Die Therapie kann, wenn das perforierende Instrument nur dünn und sondenartig war (Dilatator, Sonde) und kein septischer Inhalt im Uterus ist, auch zweifellos Nebenverletzungen auszuschließen sind, vorerst lediglich in Ruhe, Eisblase und genauer Beobachtung bestehen; das kleine Muskelloch verschließt sich meist spontan ohne Reaktion des Peritoneums. In allen anderen Fällen aber soll sofort die Laparotomie Klarheit über den Sachverhalt im Bauchraum schaffen, Darmverletzungen entsprechend versorgen, Spülflüssigkeiten entfernen und die Uteruswunde chirurgisch behandeln. In einer großen Zahl der Fälle wird es genügen, die Wundränder des Muskelloches zu glätten und durch Knopfnähte zu verschließen; nur in Fällen großer fetziger Wunden, großen subperitonealen Blutergüssen und in Fällen septischer Zustände ist die Uterusexstirpation indiziert.

C. Narben nach Verletzungen der Zervix, der Portio und des oberen Scheidengewölbes.

Forcierte Zangenentbindungen oder Extraktionen am Fuß bei ungenügend erweitertem Muttermund, auch gewaltsame Erweiterung des Os ext. uteri bei sehr starken Wehen sind die hauptsächlichsten Faktoren, die den Einriß der Zervixwand veranlassen, intra partum kann eine starke Blutung aus arteriellen Gefäßen, die ein tiefer Zervixriß mitzerriß, zur schnell zugreifenden Operation zwingen; Umstechung der Gefäße und gute Naht der Wundränder kann den Defekt primär völlig beseitigen. Aber in den Fällen, wo die Blutung nicht über das Maß normaler Blutverluste hinausgeht, kann sehr wohl ein selbst tiefer Riß übersehen werden. Die Heilung geschieht dann per secundam intentionem; die puerperale Schrumpfung der Zervikalwand verkleinert wohl die Wunde, zieht aber die Wundränder etwas voneinander und der Lochialfluß läßt ein Keimfreibleiben des Gewebes und ein primäres Verkleben nicht zu. In späterer Zeit ist der Zervikalkanal im ganzen wohl geformt, aber an Stelle des Risses klafft sein Lumen weit, manchmal bis zum Os int. hinauf. Die Narbe geht gewöhnlich auch ein Stück auf die Scheidenschleimhaut über, ebenso ist auch das unmittelbar benachbarte Parametrium einbezogen. Der Riß und dementsprechend die Narbe sitzt regelmäßig seitlich; hier findet sich eine verschieden große unregelmäßige narbige Retraktion des Parametriums an die Zervixnarben heran und der Scheide an die Portioränder, während der Zervikalkanal und die im übrigen intakte Portio nach der anderen Seite ausweichen und tiefer in die Scheide abwärts reichen. Fand der Riß beiderseits statt, so klafft der Zervikalkanal beiderseits hoch hinauf und die beiden Portio-Zervixwände liegen vorn und hinten wie zwei große derbe Lippen aufeinander.

Eine andersartige Verletzung intra partum besteht in der Abklemmung eines Teiles der Zervikalwand bei Mißverhältnis zwischen Kopf und Becken vor Erweiterung des Muttermundes. Die meist vordere Lippe schwillt ödematös und bläulich an, wird schließlich zundrig und kann bei Durchtritt des Kindes vor dem Kopf her abgequetscht werden oder der schwer lädierte Teil geht im Wochenbett nekrotisch zugrunde. Die stets sekundäre Vernarbung dieses Defektes zeigt, wenn nicht von hier schwere septische Zustände ausgingen, daß der nicht verletzte Portioteil den fehlenden weit überragt und an Stelle des Defektes die Schleimhaut der Scheide hoch oben mit der der Zervix unmittelbar vernarbt ist. Auch hier ist das ausgedehnte Freiliegen von Zervixschleimhaut von wesentlicher Bedeutung.

Schließlich wäre an dieser Stelle auch der Colpaporrhexis partialis oder totalis, wie sie bei Überdehnungen des Geburtsschlauches beobachtet werden, andeutungsweise zu gedenken. Je nach der Ausdehnung der Verletzung treten die Zeichen der eigentlichen Uterusruptur ein (s. Geburtshilfe) oder sie macht sich durch starke Blutung bemerkbar oder sie kann auch bei geringerer Ausdehnung und erhaltenem Peritoneum übersehen werden. Kommt es zur Heilung, so vernarbt das Scheidengewölbe unregelmäßig mit der Zervixwand und kann ausgedehnte Verziehungen und Abflachungen erfahren, wodurch auch die Stellung des Uterus beeinflußt werden kann.

In diesem letzten Fall brauchen keine wesentlichen Symptome aufzutreten oder nur in Ziehen und Druck im Kreuz infolge der narbigen Verziehungen zu bestehen. In den beiden vorhergehenden Fällen treten zwar Schmerzen in den Hintergrund, aber die Defekte bedingen schwere Eingriffe in die normale Schutz- und Abwehrkraft des Genitalschlauches gegen Infektionen der oberen Bezirke. Durch das Klaffen des Zervixkanals und das Freiliegen der Zervikalschleimhaut sind katarrhalische Reizzustände unvermeidbar; vermehrtes Zervikalsekret neutralisiert den normalen sauren Scheideninhalt in abnorm starker Weise, dadurch wird eine Verschlechterung der Flora auf die Dauer kaum verhindert werden können. Es leben in diesen Fällen also mit großer Wahrscheinlichkeit reichlich allerhand Keime in der Scheide, die auf geeignetem Nährboden leicht Ansiedlungsmöglichkeiten finden. Die starke Barriere des Uterus gegen eindringende Keime ist durch den Defekt sehr insuffizient geworden; so bleibt nur der enge magere Isthmus als letzte Abwehr übrig. Aszendierende Infektionen sind zweifellos begünstigt, das Auftreten von vaginalem Fluor stark erleichtert, von zervikalem ohne weiteres selbstverständlich. Als wichtige andersartige Folgeerscheinung ist dann noch der ungenügende Abschluß des schwangeren Cavum uteri und dadurch die Neigung zum Abort zu nennen. Eine spontane Heilung ist bis zu einem gewissen Grade dadurch möglich, daß das dauernder Schädigung ausgesetzte Zervixepithel durch Plattenepithel von der Portio aus streckenweise ersetzt wird; meist ist allerdings dieses gewisse Heilungsbestreben funktionell ungenügend. Hier muß die operative Therapie nachhelfen.

Sie besteht bei seitlichen Narben im Ausschneiden der Narbe, dadurch Anfrischen der Wundränder und exakte Nahtvereinigung der zusammengehörigen Flächen (Roser-Emmetoperation). Bei völligem Defekt einer Portiolippe bleibt nichts übrig, als auch die andere soweit zu amputieren, so daß ein neuer Muttermund formiert wird.

D. Narbenzustände nach Scheiden-Damm-Verletzungen.

Die Häufigkeit der Scheiden-Dammverletzungen unter der Geburt wird verschieden angegeben, im Mittel kann man sagen, daß bei Erstgebärenden in ca. einem Viertel aller Fälle, bei Mehrgebärenden ca. 7—10% Dammzerreißungen konstatiert werden, darunter Dammrisse I° ca. 20%, II° 76%, III° 4% (Küstners Klinik); nach anderen Angaben sind die III°-Dammrisse seltener, in Zweifels Klinik auf 400—500 Geburten ein Mastdarm-Dammriß. Werden diese Geburtsverletzungen sofort genäht, so können 70—80% zur völligen Heilung gebracht werden. Aber vielfach wird das leider unterlassen oder nicht sachgemäß durchgeführt; solche Fälle und die per secundam intentionem, also mit Defekt heilenden, kommen als Narbenzustände durch ihre später zu erwähnenden Symptome in die Behandlung des Gynäkologen. Auch an den Narbenzuständen müssen Dammdefekte I.—III° unterschieden werden, obgleich ja zweifellos durch die Narbenschrumpfung erhebliche Verkleinerungen der klaffenden Geburtsverletzungen eintreten.

Scheiden-Dammdefekte I°. Sie bleiben im Bereich der Haut und des Unterhautzellgewebes, die tiefer liegende Muskulatur ist erhalten. Der Riß beginnt fast stets in der Scheide seitlich neben der Columna rugarum, durchtrennt dann schräg das Vestibulum und setzt sich median oder extramedian eine kleine Strecke auf die Dammhaut fort; es können aber auch von der Seite her größere schmale Lappen abgetrennt werden und so in der Hauptsache ein querer Abriß der Scheide vom Vestibulum und Dammhaut oder des Vestibulums von der Dammhaut eintreten. Nicht nur einseitig, sondern beiderseitig kann der Riß die Columna rugarum umgreifen. Eine Restitutio ad integrum kann bei diesen Defekten ohne sachgemäße Hilfe nur in sehr seltenen Fällen eintreten; das Gewebe folgt den Spannungen der Umgebung und bewirkt so das Klaffen der getrennten Flächen. Die medianen Partien werden zur Seite gezogen, die gelöste Columna rugarum retrahiert sich einseitig oder liegt bei doppelseitiger Trennung spannungslos im Gewebsspalt. Die Prima intentio mit voller Wiederherstellung der normalen Gewebsverhältnisse kann deshalb nicht eintreten, weil nicht zusammengehörige Flächen aufeinander zu liegen kommen, in dieser falschen Stellung miteinander verkleben und, wenn der Lochialfluß keine Wundstörung bringt, auch narbig verheilen. So sieht man bei einiger Aufmerksamkeit stets unregelmäßige Narben, die hintere Kommissur der Labien klafft in einer quergestellten unregelmäßig-rhombischen Figur, die Scheidenwand ragt unregelmäßig in die Flächennarbe hinein. Es ist Küstners Verdienst, auf diese Gewebsverhältnisse nachdrücklichst aufmerksam gemacht zu haben.

Scheiden-Dammdefekte II°. Die Gewebstrennung betrifft auch die Muskulatur des Dammes und reicht selbst bis an den Sphincter ani heran, läßt diesen Muskel aber intakt. Die Muskulatur, die hier betroffen wird, ist in erster Linie der Hautmuskel M. bulbocavernosus oder constrictor cunni. Der M. levator ani in seinem vordersten Anteil, dem M. puborectalis, wird erst bei tiefgreifenden Gewebstrennungen betroffen, wohl aber kann eher schon das Diaphragma urogenitale in solchen Fällen mit in die erheblichen Zerreißungen einbezogen werden. Bei den meisten Dammrissen II⁰ aber bleibt Diaphragma urogenitale und M. levator ani intakt.

Der Mechanismus der Verletzung ist der gleiche wie bei I⁰. Beginn seitlich in der Scheide, gewöhnlich extramediane Durchtrennung des Vestibulums und der Dammhaut und extra-medianer Riß des zirkulären M. constrictor cunni; nach abwärts münden die Defekte mehr median. Die Verhältnisse der Wunde sind ähnliche wie bei I⁰; nur kommt die Retraktion des Zirkulärmuskels hinzu, die an der kurzen Seite stärker eintritt als an der mit der Medianlinie noch zusammenhaltenden. Die Folge ist ungleiche Retraktion der beiden Wundflächen und Schrumpfung der kleineren, dazu die Spannungsverziehungen der Haut und Schleimhaut und das spannungslose Dazwischenliegen der doppelseitig gelösten zungenartigen Columna rugarum. Die Folge ist die ungeordnete, nicht symmetrische Vernarbung, Verziehungen der Gewebe hauptsächlich in querer Richtung und dadurch Verkleinerung des Dammes bis zum fast völligen Verschwinden, ungenügender Abschluß der Scheide durch weites Klaffen des Introitus vaginae. Ist bei hochgradigen tiefen Rissen auch das Diaphragma urogenitale und der Mm. levator ani am Hiatus genitalis (Grenze des unteren und mittleren Drittels der Scheide) verletzt, so retrahiert sich auch diese Muskelmasse und bedingt ein weites, abnormes Klaffen des Hiatus genitalis und ungenügende Stützfähigkeit des Beckenbodens.

Scheiden-Dammdefekte III⁰. Der II⁰. Defekt ist hier durch die Durchtrennung des Sphincter ani und des unteren Teiles der Mastdarmschleimhaut zu einem kompletten Defekt des gesamten Dammes geworden. Der M. constrictor cunni ist ganz durchtrennt, häufiger sind hier auch das Diaphragma urogenitale (M. transversus perinei) und der Levatormuskel eingerissen; es klafft der Damm sehr weit. Die Rektumschleimhaut liegt rinnenartig zutage, der Schließmuskel fehlt in der vorderen Zirkumferenz. Bei exakter sachverständiger Naht unmittelbar nach der Geburt kann man in drei Viertel der Fälle ein gutes funktionelles Resultat erzielen. Da aber das Sachverständnis in der exakten Nahtvereinigung der zerrissenen Gewebe häufig fehlt und auch sehr viel Vorurteil von der sofortigen Inangriffnahme der Operation abhält, so sieht man relativ oft große narbige Defekte. Ein Damm fehlt natürlich völlig, die Muskeln sind stark seitlich retrahiert, auch der Sphincter ani seitlich um das Rektum herumgezogen, die Scheide ist seitlich mit den Rändern der Dammhaut und median unmittelbar mit der Rektumschleimhaut vereinigt durch eine quergestellte unregelmäßig lineäre Narbe (Figg. 163 u. 164).

Die Symptome der Dammdefekte können beim I. und II. Grad gering sein und völlig fehlen. Als begünstigende Momente für das Zustandekommen von Prolapsen der Vagina und des Uterus kommen sie nur dann in Frage, wenn der Hiatus genitalis durch die Verletzung miteinbegriffen war und mehr oder weniger weit klafft und nicht genügend Stütze bei Erhöhung des Bauchinnendruckes bietet (vgl. Kap. IV). Die gewöhnlichen Dammdefekte spielen für Lageanomalien keine wesentliche

Rolle. Selbst bei kompletten Defekten fehlt ein Prolaps, wenn der Hiatus genitalis genügend schließt und sonstige Ursachen der Lageanomalien nicht wirken. Wesentlicher ist der bei größeren Defekten

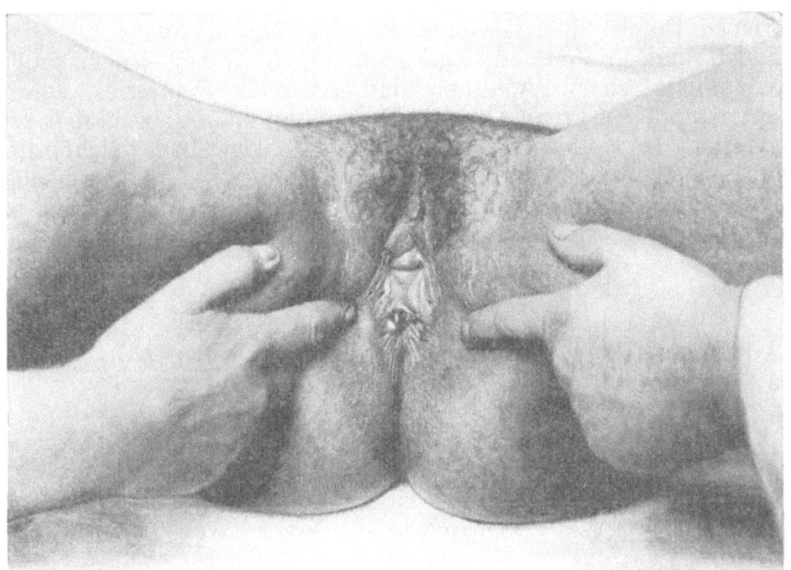

Fig. 163. Totaler Mastdarm-Dammriß. (Aus der Sammlung von Geh.-R. Prof. Dr. Sarwey.)

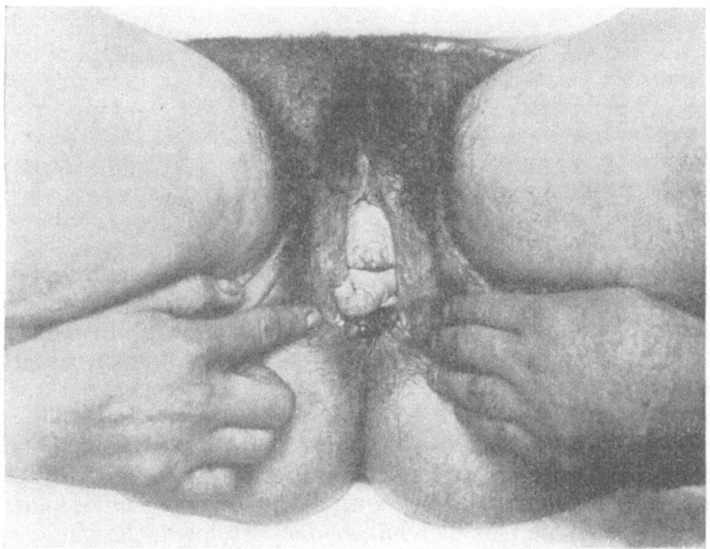

Fig. 164. Totaler Mastdarm-Dammriß. (Aus der Sammlung von Geh.-R. Prof. Dr. Sarwey.)

ungenügende Abschluß des Scheidenrohres besonders gegen das abnorm starke Eindringen von Bakterien; es läßt sich durch genaue klinische Fluorstudien erweisen, daß wohl in vielen Fällen die Selbstschutzkraft der Scheide ausreicht, daß aber doch in höherem Prozentsatz als beim normalen Schluß des Introitus Floraverschlechterungen und Fluor auftreten (vgl. Kap. V, Vaginitis).

Beim III⁰.-Defekt kommt die Incontinentia alvi als äußerst quälendes Leiden sehr erschwerend hinzu; es ist begreiflich, daß die unglücklichen betroffenen Frauen ihren Zustand Tag für Tag in immer neuer Qual empfinden und in ihrem erzwungenen Abschluß von jedem größeren Menschenkreise zu Verzweiflung und schwerer Depression kommen. Das intertriginöse Ekzem der vom Darminhalt häufig benetzten Hautstellen erhöht das Leiden durch Brennen und Jucken. In gar nicht seltenen Fällen lernen allerdings die Frauen durch Anspannen des intakt gebliebenen M. levator auch festere Stuhlmassen zurückzuhalten, ja manchmal sogar einen vollgültigen Abschluß des Rektums zu erzielen.

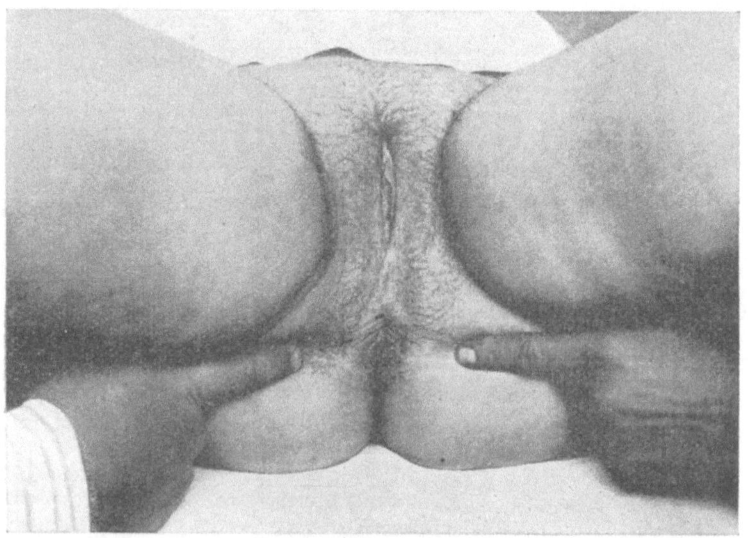

Fig. 165. Durch Operation geheilter Mastdarm-Dammriß. (Aus der Sammlung von Geh. M.-R. Prof. Dr. Sarwey.)

Die Diagnose ist bei aufmerksamer Inspektion leicht gestellt, über die Beteiligung des Hiatus genitalis klärt das Betasten der inneren Scheidenwand unter willkürlichem starken Anspannen des Beckenbodenmuskels auf; normalerweise fühlt man die festen Ränder, bei Defekten bleibt der Spalt weit oder nur einseitig gespannt.

Die Therapie kann lediglich die operative sein (Fig. 165). Jedoch braucht sie nicht in allen Fällen narbiger Defekte allein wegen dieses Defektes ausgeführt werden. Sie gehört als Kombinationsoperation in die Prolapsoperation und wird auch sonst ausgeführt bei Gelegenheit anderer Eingriffe; sonst kann man in den Fällen der Beschwerdelosigkeit zunächst abwarten. Die Verschlechterung der Scheidenflora oder gar Fluor indizieren allein die Beseitigung dieses ihr Auftreten begünstigenden Faktors. Defekte des Hiatus genitalis verlangen als lageanomalienfördernde Faktoren den Schluß auf die normale Weite, vor allem aber verlangt der Mastdarmdammriß an sich dringend die operative Hilfe. Es ist jedoch davor zu warnen, die Sekundäroperation solcher Verletzungen zu kurze

Zeit post partum zu unternehmen; die Brüchigkeit des puerperalen Gewebes stört seine exakte Wundheilung. Wichtig ist, hier noch einmal darauf aufmerksam zu machen, daß solche folgenschweren Verletzungen sofort nach ihrer Entstehung mit sehr günstigem Erfolge behandelt werden können und müssen.

Die Operationsmethoden scheiden sich in zwei Gruppen:

a) Diejenigen mit typischer, starrkonfigurierter, schematischer Anfrischungsfigur.

1. Simon-Hegars Dreiecksfigur; es wird auch gesunde Schleimhaut dabei geopfert, ohne sicher alle Narben zu umfassen.

2. Freunds Schmetterlingsfigur, wodurch die seitlichen Narben der Scheide um die Columna rugarum betroffen werden.

3. Lawson-Taits Lappenbildung durch ⌴-Figur, besonders bei kompletten Defekten, wobei der quere Schnitt Scheide und Mastdarm voneinander trennt.

4. Fritsch macht nur den Querschnitt und trennt Scheide und Mastdarm, schneidet überflüssige Narben aus und vereinigt sagittal.

b) Die individualisierende Methode Küstners und zum Teil Walchers. Küstner hat in besonders exakter Weise die Narbenverhältnisse studiert und auf die unregelmäßige Vernarbung wie oben dargestellt mit allem Nachdruck hingewiesen. Sorgfältige Beobachtung kann das jederzeit bestätigen. Darauf aufbauend gibt er als wichtigstes Moment der Dammplastik an, den Narben nachzugehen, diese auszuschneiden, die retrahierten Partien zu mobilisieren und so Verhältnisse herzustellen, wie sie in der frischen Wunde unmittelbar nach der Verletzung bestanden. Nach dieser Vorbereitung lassen sich dann leicht die zusammengehörigen Partien wieder zusammenbringen und die normale Gewebsstruktur wieder herstellen. Es erscheint mir außer Zweifel, daß diese chirurgisch-anatomisch einzig exakte Methode bei guten und geschickten Operateuren die Methode der Wahl wird; sie unterscheidet sich besonders markant von jenen typischen starren Figuren durch den bewußten Ausgleich der Gewebsretraktionen. Natürlich ist auf die zurückgeschlüpften Muskelstümpfe besonders Bedacht zu nehmen, so ganz besonders bei der Rekonstruktion des M. sphincter ani nach exakter Naht der angefrischten Mastdarmschleimhaut. Die operative Praxis aber ergibt, daß eine zu starke Betonung des individuellen Prinzips eher Nachteile als Vorteile bringt; ich persönlich verwende die Narbenexzision im wesentlichen in den Fällen mit starken Verzerrungen im Gewebe; dort, wo diese fehlen, wähle ich typische Anfrischungsfiguren.

Wichtig ist für die Nachbehandlung, während der ersten Tage p. op. durch schlackenarme Kost und Opiate die Tätigkeit des Mastdarmes auf ein Minimum zu beschränken und später vorläufig durch Laxantien für breiige Stuhlentleerungen zu sorgen.

Eine besondere Art der sub partu entstehenden Dammverletzung ist die sog. zentrale Dammruptur, d. h. der Kopf geht nicht den normalen Weg durch die Scheide, sondern bohrt sich in die hintere Scheidenwand, das Dammgewebe und gegen die Mitte des Dammes vor und durch. Meist wird sekundär noch die Brücke nach dem Introitus vaginae hin durchrissen, in anderen Fällen bleibt das zentrale Loch. Es kann spontan heilen, aber auch mit Fistelbildung; in solchen Fällen würde man hinterher die Brücke nach dem Scheidenausgang hin spalten und wie beim Dammriß II°. und III°. verfahren.

E. Die Fistelbildungen im Bereich des Genitalapparates.

Ein großer Teil der abnormen Organkommunikationen ist auf pathologische Geburten zurückzuführen, indem bei Mißverhältnis zwischen Geburtsobjekt und Becken eine gute kräftige Wehentätigkeit den vorliegenden Kindsteil auf die medianen Schambeinkanten lange Zeit fest aufpreßt. Desgleichen können Extraktionen mit der Zange oder am Beckenende bei forcierter Kraftanstrengung die zwischen kindlichen Schädelknochen und mütterlichem Becken gelegenen Weichteile durch Quetschung schwer schädigen. Scharfe Instrumente, z. B. Perforatorien, Haken, Kranioklasten, die ungedeckt eingeführt werden, können mütterliches Gewebe verletzen und durchstoßen. Abtreibungsinstrumente penetrieren gelegentlich in die Blase oder durchtrennen den Ureter bei seitlichem Ausrutschen. Pessare, besonders solche mit stielartigen Ansätzen und scharfen Kanten bringen in manchen Fällen das organtrennende Gewebe zur Entzündung und machen es so defekt. Ein anderer Teil ist operativen Nebenverletzungen zur Last zu legen, z. B. Blasenverletzungen bei vorderen Kolporrhaphien, bei der vaginalen Totalexstirpation des Uterus, bei komplizierten abdominellen Myomexstirpationen oder Karzinomoperationen, bei denen die Blase oft sehr tief abgelöst werden muß; Durchtrennungen des Ureters bei Exstirpation entzündlicher Adnextumoren, bei denen durch entzündliche Schwarten der Ureter eingemauert, verdeckt oder verlagert war, bei erweiterten Radikaloperationen, in denen der Ureter absichtlich freigelegt wird, um Nebenverletzungen zu vermeiden. Und noch eine andere Gruppe unter den ätiologischen Faktoren bilden Erkrankungen der benachbarten Organe, z. B. schwere eiterige Prozesse mit Gewebseinschmelzungen, wodurch abnorme Kommunikationen von Pyosalpingen und Pyovarien mit der Blase, Durchbruch von Pyosalpinx, Douglasabszessen in die Scheide, ins Rektum, Kommunikation des Dünndarmes mit dem Uterus usw. entstehen können; oder Karzinome durchwuchern die Zwischenwand benachbarter Organe und veranlassen eine Gewebseinschmelzung.

Die letztgenannte durch Entzündung oder Karzinom entstandene Gruppe von Fisteln sind bei den betreffenden Hauptkapiteln behandelt; hier sollen nur die traumatischen Fisteln, wie sie durch Geburt oder Operation bedingt sein können, besprochen werden.

Je nach den miteinander kommunizierenden Organen unterscheidet man:

1. **Harnröhrenscheidenfisteln** (Fig. 166). Sie sind gewöhnlich klein, lochartig und machen lediglich beim Urinieren Beschwerden, indem außer durch die Harnröhre auch durch die Fistel und Scheide Urin abfließt. Ausgedehntere Substanzverluste sind hier relativ selten, sie gehen meist in die Blasenscheidenfistel über; es fehlt dann die Blasenschließmuskulatur.

2. **Blasenscheidenfisteln** (Fig. 167). Sie sind nach Form, Größe und Erscheinung sehr verschieden. Kleine feine Öffnungen, die man nur mit Mühe entdecken kann, und handteller große Defekte, bei denen die ganze Blasenhinterwand und ein großer Teil der vorderen Scheidenwand fehlt und die Blasenvorderwand breit ins Scheidenlumen prolabiert, sind die Extreme. Ihre Form ist rund und gleichmäßig, aber auch unregelmäßig verzogen, oft quergestellt. Die Wundränder können scharfrandig narbig sein oder auch selbst dicke schwielige und kallöse Ränder haben. Die

Umgebung ist meist nicht glatt, verschieblich oder nachgiebig, sondern durch Narbenschrumpfung sowohl am Fistelrand selbst als auch infolge entzündlicher Schwielen in der Umgebung verzogen. Solche Nachbarschwielen können die Fistel fixieren und z. B. am Schambein fest anheften und damit die Blase und Scheide verziehen. Die genauere Untersuchung der Fistelränder läßt besonders durch Zystoskopie erkennen, daß Blasen- und Scheidenschleimhaut nicht immer am Fistelrand aneinander liegen, sondern daß häufig die Blasenschleimhaut weiter vom Fistelrand entfernt und nur durch eine granulierende oder epithelialisierte Narbe mit ihm verbunden ist. Die Uretermündungen können dicht bis an den Fistelrand heran liegen und so bei Operationen in Gefahr kommen.

3. **Blasen-Zervixfistel.** a) Als Blasen-Scheidenzervixfistel, hier liegt die Blasenfistel hoch, die vordere Portiolippe und ein Teil oder die ganze vordere Zervixwand fehlt (Fig. 168).

b) Als eigentliche Blasen-Zervixfistel: die Portiolippe steht, die Blase kommuniziert durch lochartigen, meist kleinen Defekt mit der Zervix.

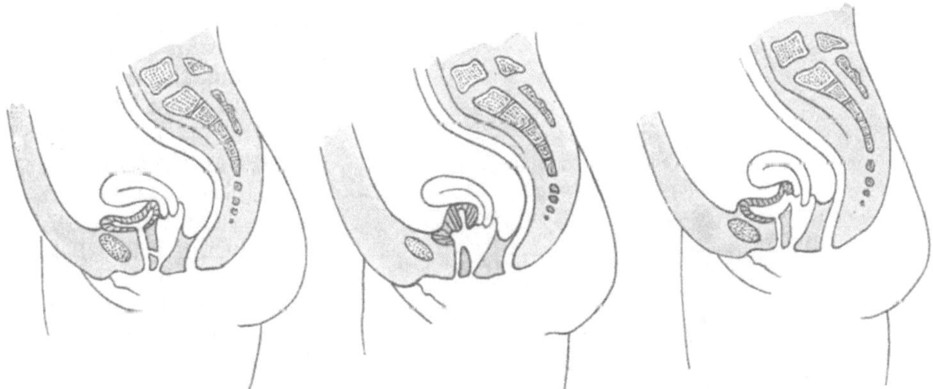

Fig. 166. Harnröhrenscheidenfistel.　　Fig. 167. Große Blasenscheidenfistel.　　Fig. 168. Blasen-Scheidenzervixfistel.

Als Symptom bei 2. und 3. steht die Incontinentia urinae im Vordergrund. Häufig fließt aller Urin ohne Aufenthalt in der Blase sofort ab; es kann aber bei günstiger Lage der Fistel und bestimmter, im einzelnen Falle jeweils verschiedener Position der Patientin eine gewisse Menge Urin gehalten werden; erst bei stärkerer Blasenfüllung läuft die Blase nach der Fistel hin über. Die Folge des dauernden Urinabflusses ist abgesehen von dem an sich qualvollen Zustand und dem widerlich urinösen Geruch, den solche unglücklichen Patienten dauernd ausströmen, ein oft sehr ausgedehntes, sehr juckendes und brennendes intertriginöses Ekzem. In zweiter Linie ist natürlich sehr häufig eine Zystitis zu beobachten; dagegen werden schwere Fälle von aszendierenden Nierenbeckenentzündungen mit ihren Gefahren vor allem nur dann beobachtet, wenn durch Narben in der Ureterumgebung Abknickungen des Harnleiters und dadurch Urinstauungen bestehen. Das Allgemeinbefinden wird recht oft beeinträchtigt gefunden; in diesem Sinne ist auch der relativ hohe Prozentsatz von Amenorrhöe zu verstehen, der oft angegeben wird.

4. **Ureter-Scheiden- und Ureter-Zervixfistel.** Ihre Entstehung fällt hauptsächlich operativen Nebenverletzungen zur Last, bei Geburten kann der Ureter nur ausnahmsweise, z. B. durch Verwachsungen

mit parametranen Schwielen im Druckbereich liegen; insbesondere kommen Wandverletzungen, Narbenzerrungen und Störungen der Gefäßversorgung hier in Betracht. Die meist kleine Fistelöffnung mündet im Scheidengewölbe oder in der Zervix; der Urin fließt hier ab, daneben wird aber auch aus der Blase, die sich vom anderen Ureter her füllt, normal Urin gelassen.

Die Symptome bestehen also in diesem doppelten Urinlassen und den Folgen des ständigen Urinabflusses für Scheide und Vulva. Außerdem kommt nach Stoeckel stets eine Zystitis bei Ureterfisteln vor, wie er meint, offenbar vom blasenwärts gelegenen Stumpf aus. Gefährlich wird die Ureter-Scheiden- oder Ureter-Uterusfistel vor allem für das zugehörige Nierenbecken und die Niere durch die aszendierende Infektion oder einfache Stauung nach Abknikkung des Ureters.

5. Hochsitzende Mastdarmscheidenfistel (Fig. 169). Selten entstehen sie durch Geburtsdruck, da der Mastdarm seitlich am Promontorium ausweicht, evtl. soll die Spina ischiadica bei starkem Vorspringen einmal die Unterlage für die Druckwirkung geben; häufig sind es perforierende Instrumente und Pessare, die die abnorme Kommunikation herstellen, auch

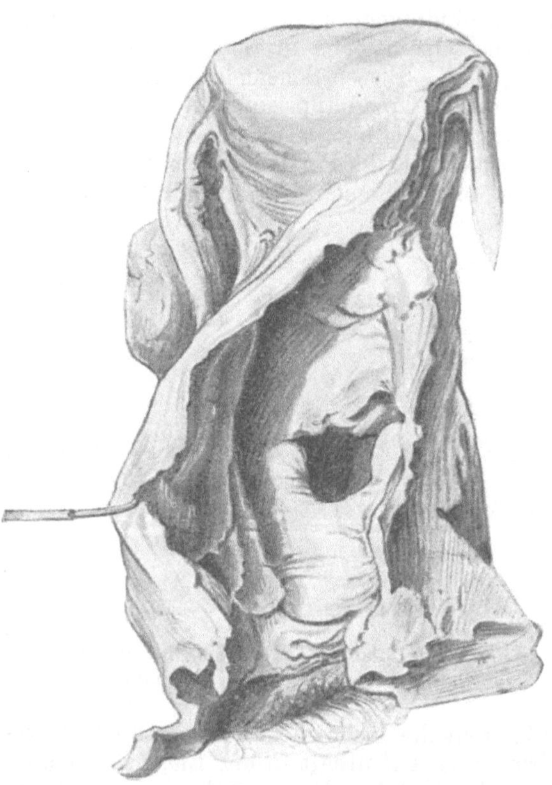

Fig. 169.   Große hochsitzende Mastdarm-Scheidenfistel (Sektionspräparat).

Operationen wie die Operation einer Rektozele und Kolpotomien bei stark verwachsenem Douglas kommen ätiologisch in Betracht.

Das Fistelloch ist meist klein, immerhin aber besteht eine Incontinentia alvi, die auch durch Kneifen des Levators, weil oberhalb von ihm gelegen, nicht überwunden werden kann.

Die Diagnose dieser verschiedenartigen Fisteln ist nach dem Gesagten im allgemeinen leicht. Wichtig ist es jedoch für alle Fälle, den Verlauf und die eventuelle Beteiligung der Ureteren zu erkunden. Zu diesem Zwecke leistet die Zystoskopie nach fester Scheidentamponade oder Kolporrhyse gute Dienste. Die Einführung der Ureterenkatheter macht erhebliche Schwierigkeiten, kann aber durch die Chromozystoskopie ersetzt werden. Die Einstellung der Fistel von der Scheide aus läßt oft das Gebiet gut übersehen; in Zweifelsfällen wird die Blase mit gefärbter

Lösung (z. B. mit Methylenblau) gefüllt und so der Defekt von der Scheide aus sichtbar gemacht. Bei Ureterfisteln „geht" der defekte Ureter im zystoskopischen Bild „leer", wie man durch die Chromozystoskopie besonders deutlich darstellen kann; gleichzeitig aber fließt blauer Urin aus der Fistelöffnung, die versteckt im Zervikalkanal liegen kann, ab. Bevor ein Heilplan aufgestellt wird, muß eine genaue Besichtigung des Defektgebietes und seiner Umgebung die Gewebsverhältnisse aufklären.

Die Behandlung kann nur eine operative sein. In der Zeit des Entstehens der Fistel ist jede Operation kontraindiziert, weil infektiöse Prozesse der Umgebung und urinöse Gewebsschädigungen die Heilung völlig illusorisch machen würden; manche kleine Fisteln schließen sich per granulationem auch spontan. Ist jedoch 6—8 Wochen nach ihrer Entstehung ein Verschluß spontan nicht erfolgt, so sind die Aussichten darauf gleich Null, über die Granulationen der Wundränder herüberwachsendes Epithel aus Scheide oder Blase verhindert den Schluß; in Fällen kleiner Fisteln kann man durch Ätzung z. B. mit Ag-Stift das Epithel am Wundrand zerstören und neue Granulationen anregen. Erst im Narbenzustand, frühestens nach Ablauf von 6 Monaten nach entstandener Fistel, soll und kann die operative Therapie mit Erfolg einsetzen.

Maßgebend für die Fisteloperationen sind vor allem genaues Einstellen und gute Zugänglichkeit, was man durch verschiedenartige Spekula in der Hand geschickter Assistenten meist gut, im Notfall unter Zuhilfenahme des Schuchardtschen Pararektalschnittes oder des Paralabialschnittes erreichen kann; Vorbedingungen sind weiter Geschick, Übung und Erfahrung des Operateurs. Die Wahl der möglichen Verfahren muß dem Fall individuell angepaßt sein, schematisches Vorgehen führt nicht zum Ziel. Vorbedingung ist aber auch ein guter Allgemeinzustand der Pat. und möglichst saubere Blasen- und Scheidenschleimhaut, Abheilung des äußeren Ekzems.

1. Anfrischung der Fistel entweder, wie früher, ovaläres Umschneiden oder besser durch Spaltung der Narbenränder und dadurch zu vollziehende Trennung der bisher abnorm verbunden gewesenen Organe. Naht der Blase für sich, durch Heranholen seitlichen Gewebes Schaffung einer Zwischenstützschicht, Naht der Scheide. Bei starken Vernarbungen ist das Mobilisieren des Gewebes sowohl der Blase als auch der Scheide resp. der Zervix besonders wichtig; auch die Blase muß mobilisiert werden, evtl. durch suprasymphysäres Eingehen (Kehrer, L. Fraenkel).

2. Lappenplastik bei stark fixierten Fisteln, deren Loch nicht vereinigt werden kann. Das lappenbildende Gewebe wird der Nachbarschaft entnommen, evtl. unter Umklappen des Lappen so, daß die Scheidenschleimhautfläche in die Blase hineinzuliegen kommt.

Bei komplizierten großen Defekten:

3. Methode nach Freund: Ausstülpen des Uterus aus dem hinteren Scheidengewölbe und Aufnähen auf die angefrischte Fistel; in den Uterusfundus wird ein Loch für Abfluß des Menstruationssekretes gebohrt. Asch u. a. holen den Uterus durch das vordere Scheidengewölbe herunter.

4. Methode nach Küstner und Wolkowitsch: Mobilisierung des Uterus und Herunterziehen, so daß die vordere Zervixwand als Deckung des Defektes gut verwendet werden kann.

5. Methode nach Trendelenburg: durch die Sectio alta Zugänglichmachen der Fistel von oben her, besonders gute Übersicht über die Uretermündungen. Sippel macht das Arbeiten in großer Tiefe dadurch

leichter, daß er sich die Fistelränder durch eine mit einem Draht armierte Metallkugel in die Bauchdeckenwunde zieht.

6. Schließlich kommt neben mancherlei anderen weniger oft geübten Verfahren als Operation der Verzweiflung, wenn trotz mehrfacher Versuche die Fistel nicht heilt, eines der Verfahren der Kolpokleisis, d. h. des vollkommenen Scheidenverschlusses in Frage.

7. In solchen Fällen wird oft das dauernde Tragen eines den Urin auffangenden Urinals vorgezogen.

Als Nachbehandlung kommt das Einlegen eines Verweilkatheters für 8—10 Tage als für die Heilung dringend nötiges Verfahren in Betracht.

Die Methoden der Ureterfisteloperationen sollen ebenfalls nur angedeutet werden.

1. Mackenrodts vaginale Plastik: Anlegen einer Blasenscheidenfistel in unmittelbarer Nähe der Ureterfistel, Umschneiden der Ureterfistel vom ersten Schnitt aus, Einklappen des Ureter-Scheidenmündungsstückes in die Blasenscheidenfistel.

2. Implantation des aus seiner falschen Mündung gelösten Ureters in die Blase.

a) Auf extraperitonealem Wege; das Verfahren ist allmählich zugunsten des

b) Intraperitonealen Verfahrens verlassen: Aufsuchen des Ureters, mobilisieren und in die Blase nach den verschiedenen Verfahren implantieren.

3. Nur im Notfall Exstirpation der zugehörigen Nieren besonders bei aufsteigender Nierenbeckenentzündung. Notwendig ist selbstverständlich, sich vorher von der genügenden Leistungsfähigkeit der anderen Niere zu überzeugen.

Für die Mastdarmscheidenfistel gelten die gleichen Prinzipien als für die mittelgroßen Blasenscheidenfistel-Operationen: Trennung der Narbenränder, Mobilisieren der Fistelränder, getrennte Naht.

[F. Die Hämatome.]

Unter den traumatischen Erkrankungen nehmen die Hämatome insofern eine Sonderstellung ein, als das Trauma im landläufigen Sinne nur bei den Hämatomen der äußeren Genitalien, allenfalls noch bei den Blutergüssen des Lig. latum, klar zutage tritt, aber bei den Blutungen im oder aus dem Ovarium und bei Varixblutungen mehr oder weniger verwischt ist, auch im gewöhnlichen Sinne nicht vorliegt; jedoch das krankheitsauslösende Moment liegt auch hier in einer irgendwie verursachten Gefäßzerreißung, einer gewaltsamen Gefäßwandtrennung allein bedingt; als „Trauma" genügt bei lokaler Gewebsdisposition hier schon die Zirkulationsstörung.

Begünstigende Momente sind in Erkrankungen zu sehen, die die Brüchigkeit und Zerreißlichkeit der Gefäße erhöhen, wie bestimmte Infektionskrankheiten, Stoffwechselanomalien, Vergiftungen, Nierenerkrankungen usw., die bedeutsamste lokale Disposition bewirkt die Schwangerschaft mit ihrer starken Blutfülle und Gewebsdurchtränkung, auch alle passiven Stauungen spielen wohl eine Rolle. Von großer ätiologischer Bedeutung scheint besonders nach neueren Untersuchungen R. Stephans eine erhöhte Durchlässigkeit feiner Blutgefäße zu sein, wie es z. B. auch kurz ante menses beobachtet wird (Rumpel-Leedes Symptom).

a) Die Hämatome der Vulva und Vagina.

Im wesentlichen handelt es sich hier um stumpfe Verletzungen wie Tritt, Stoß, Fall rittlings auf eine Stuhllehne oder scharfe Kante, Biß (sexuell libidinös), Ausgleiten bei Glatteis, Kohabitationen; weiterhin können solche Blutungen im Anschluß an Operationen in diesem Gebiet entstehen; selten ist ein starkes Pressen oder schwereres Heben und Tragen verantwortlich gemacht. Die weitaus größte Mehrzahl aller derartiger Hämatome sind intra partum beobachtet, sowohl bei spontaner als auch, häufiger, instrumenteller Geburt.

Sie bilden rasch wachsende blaurote Schwellungen in der Gegend der einen großen und kleinen Schamlippe, heben sie empor, flachen sie ab; ausnahmsweise kommen sie doppelseitig vor. Sie drängen nach oben zum Mons veneris und nach abwärts zum Damm und After vor. Nach innen ist ihnen eine feste Barriere im Diaphragma urogenitale gegeben, die sie nicht überschreiten. Selten ist ihre Ausbreitung in der Fossa ischiorectalis. Ihre Größe schwankt von Hühnerei- bis Mannsfaust- und Kindskopfgröße. In der Scheide liegen sie in erster Linie im unteren Drittel in der Nähe des Introitus, drängen die Scheide an dieser Stelle stark vor, selbst so, daß eine Art Stiel entstehen kann

Die Symptome sind vor allem ein initialer Schmerz, dann zunehmende Spannung, Behinderung beim Gehen, Stiche nach Mastdarm, Blase und Oberschenkel hin. Bei großen Hämatomen treten Zeichen des Blutverlustes zutage.

Die Heilung schreitet, nachdem die Blutung durch die Gewebsspannung selbst zum Stillstand gekommen ist, bei kleineren Hämatomen unter Bettruhe und feuchtwarmen Umschlägen gewöhnlich schnell fort. Komplikationen können dadurch eintreten, daß die Haut über dem Hämatom platzt und von kleinen Rhagaden Infektionskeime in die Blutbahn eindringen und hier guten Nährboden finden, auch kann die gespannte Haut sekundär nekrotisieren und dann perforieren. In solchen Fällen muß das Hämatom gespalten werden und bei aseptischen Wundverhältnissen nach Umstechung blutender Gefäße durch Naht verschlossen oder bei Infektionen oder Infektionsverdacht nach den Prinzipien der offenen Wundbehandlung versorgt werden.

b) Hämatome des Ligamentum latum.

Handelte es sich bei dem eben besprochenen Krankheitsbild um infrafasziale Hämatome, d. h. außerhalb der Faszie des Diaphragma urogenitale und vor allem des M. levator ani gelegene Blutergüsse, so ist die Lokalisierung der Ligamenthämatome suprafaszial; nur ausnahmsweise dringen diese einmal in die infrafaszialen Räume durch.

Diese Blutergüsse sind selten; sie entstehen in der Hauptsache nach Geburten oder nach Operationen an der Zervix oder oberen Scheide, auch nach Perforationsverletzungen. Ausnahmsweise kämen einmal Rupturen von den sehr seltenen wahren Aneurysmen der A. uterina in Betracht, wie sie von Küstner beschrieben sind. Häufiger mag die intraligamentäre Ruptur einer Tubargravidität ätiologische Bedeutung haben.

Die Ligamenthämatome liegen neben dem Uterus, etwas nach vorn oder auch hinten, reichen bei einiger Größe bis an die Beckenwand, unten gegen den Beckenboden, nach oben, wenn sie über mannskopfgroß werden, über den Beckeneingang auf die Darmbeinschaufel selbst bis in die Nierengegend. Der Uterus ist meist etwas zur Seite und nach oben verdrängt.

Das Krankheitsbild setzt plötzlich mit wehenartigen zerrenden Schmerzen ein, bei starken Blutungen können rasch die Zeichen schwerer Anämie auftreten. Fiebersteigerungen bestehen nicht oder nur in sehr geringer Höhe, der Puls ist entsprechend der Blutung klein und frequent.

Die Differentialdiagnose gegen intraperitoneale Hämatozelen, z. B. nach Tubarabort, gegen Parametritis, Myome und Ovarialtumoren ist nach den angegebenen Charakteren der Ligamenthämatome unschwer zu stellen.

Die meisten Ligamenthämatome gehen in langsamer Resorption unter meist nur geringen Beschwerden in völlige Heilung über, so daß in dem exspektativen Verfahren gewöhnlich die richtige Therapie gegeben ist; Resorptionskuren (s. chron. Adnextumor) können unterstützend wirken. Große, dauernd weiterwachsende Hämatome können in die Bauchhöhle durchbrechen und, wenn nicht schnelle operative Hilfe kommt, zum Tode führen. In noch anderen Fällen bricht ein großes Hämatom nach der Scheide oder dem Mastdarm durch; Infektionen sind sehr zu fürchten. Gehen die akuten Symptome nicht bald zurück, kommt also die Blutung nicht bald zum Stehen, sondern treten neue Schübe auf, die den Allgemeinzustand verschlechtern, dann ist die Laparotomie, Ausräumung des Hämatoms, Umstechung spritzender oder blutender Gefäße, Drainage nach der Scheide zu und Schluß der Serosa darüber das Verfahren der Wahl, mit dem man dann nicht mehr zu lange zögern soll.

c) Ovarialblutungen.

Entsprechend der starken Gefäßversorgung des Ovariums sind Blutergüsse ins Ovarialparenchym eine fast alltägliche Erscheinung. Während früher die Literatur über Ovarialhämatome oder Blutungen aus dem Eierstock nur gering war, ist in den letzten Jahren ein besonderes Interesse erwacht. Es scheint, als ob von hier aus ein neues Licht für die gynäkologische Forschung ausging, jedenfalls ist nach einzelnen Publikationen und der Zahl gewichtiger Interessenten anzunehmen, daß vorerst der Meinungsstreit noch hin- und herwogt. Es ist das spätere Stadium des Ovarialhämatoms mit seinem teerähnlichen Inhalt, die Teerzyste, die Zielscheibe des Scharfsinnes. Deshalb ist es wichtig, in kurzen Sätzen das auszusprechen, was über Ovarialblutungen bekannt ist. Nahezu in allen Ovarien findet man Reste von kleinen Blutungen. Geht man diesen näher nach, so findet man sie in überwiegender Mehrzahl im Zentrum stark in Rückbildung befindlicher Corp.

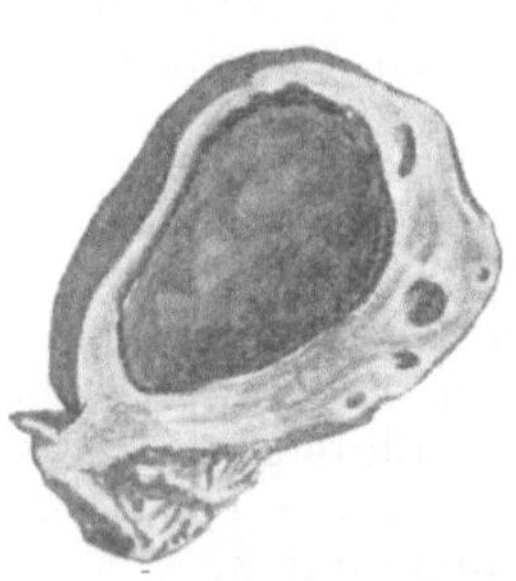

Fig. 170. Corp. lut.-Hämatom (etwas über die gewöhnliche Größe).

lutea. Nach systematischen Untersuchungen der verschiedenen Corpus luteum-Stadien findet man unmittelbar nach dem Platzen des Follikels eine Berstung der strotzend gefüllten Theca interna-Kapillaren, deren Blut durch die locker liegenden, sich zu Granulosa-Luteinzellen umwandelnden Follikelzellen hindurch in die eben noch leere, schnell aber Plasma aufnehmende Follikelhöhle vordrängt. Die Menge dieses Blutes

ist gering, gewöhnlich liegt nur eine schmale Lage in den peripheren
Partien des durch Plasmagerinnung gebildeten Fibrinkernes. Das reife
Corpus luteum enthält nur diesen schmalen Blutstreifen; um die Zeit
der nächsten Menstruation aber, d. h. mit Beginn der Rückbildung des
Corpus luteum findet eine sekundäre Blutung aus den feinen Kapillaren
des den Fibrinkern organisierenden Bindegewebes zwischen die Maschen
des Fibrins statt. H. Runge fand in Übereinstimmung mit Aschoff
und seinen Schülern unter 264 untersuchten Fällen die Corpus luteum-
Formation vor der Menstruation in 70% blutfrei (abgesehen von dem
dünnen peripheren Saum), die Corpus luteum nach dem Menstruationsbeginn nur in 30% (Fig. 170). Als Grund dafür konnte H. Runge die
schon von R. Stephan gemachte Angabe bestätigen, daß nur die Men-

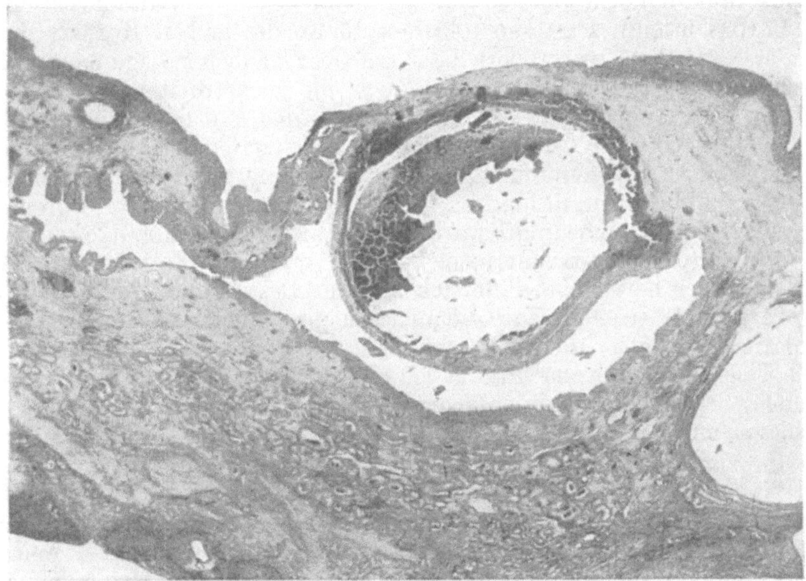

Fig. 171. Peritonikuä es Hämatom. Die Granulosa des artef.ziell geplatzten und
kollabierten Follikels ist über dem Bluterguß stark ausgedehnt.

struationszeit eine sehr deutlich erhöhte Durchlässigkeit des Kapillar-
endothels besteht (Rumpel-Leede-Symptome).

Außer dieser fast physiologischen Blutung sieht man auch atresierende
Follikel, allerdings bei weitem nicht so häufig, mit Blut gefüllt; hier
platzt aus irgendeinem Grunde ein Kapillargefäß der hypertrophischen
Theca interna; ihr Blut wühlt sich durch die Grenzschicht in den inneren
Raum. Selbst in einem normalen Follikel kann an ähnlicher Stelle Blut
austreten, die Granulosaschicht abheben und den Follikelraum füllen
(Fig. 171).

Abgesehen von diesen sehr häufigen Blutungen finden sich ausgesprochen pathologische Hämatome, die im folgenden dargestellt werden
sollen.

1. Ovarialblutungen mit intraperitonealen Blutergüssen.

Ihre Provenienz ist nicht einheitlich. Als Erstes käme in Frage,
daß beim Follikelsprung der Blutaustritt aus den platzenden Theca

interna-Kapillaren durch die Granulosazellen hindurch abnorm groß ist,
das Innere des frisch geplatzten Follikels sich nicht mit Plasma füllt,
sondern mit Blut, ja daß sich noch Blut nach außen in die Bauchhöhle
ergießt. Solche Hämatome und Ovarialblutungen dürften in Hinsicht
auf die Zartheit der Theca interna-Gefäße relativ selten sein oder nur dann
entstehen, wenn der Follikel sich an einer Stelle entwickelt hatte, an der
die Gefäße der entstehenden Theca externa besonders reichlich und dünn-
wandig sind (z. B. Fall Kaboth). Zweitens lassen sich bestimmt variköse
Erweiterungen im Ovarialstroma in der Nähe solcher Follikel und unter
der Oberfläche des Eierstocks nachweisen. Platzt der Follikel gerade
in solch einem varikösen Gebiet, so muß eine starke Blutung nach
außen die Folge sein. Solche Varizen in der Umgebung von Follikeln
und Corpus luteum können auch nach der Bildung eines reifen
Corpus luteum noch platzen und dann entweder die Granulosaschicht
des Corpus luteum zerstören und den Raum des gelben Körpers durch
Blut ersetzen, evtl. vergrößern oder bei oberflächlicher Lage nach außen
durchbrechen. Schließlich könnte auch die menstruelle Durchblutung
des Corpus luteum-Kernes abnorm stark werden und das Corpus luteum
zum Platzen bringen. Für alle diese Möglichkeiten lassen sich Belege
geben. Forßners Bemühungen darum, daß zum mindesten die meisten
aller Ovarialblutungen in die freie Bauchhöhle durch junge unterbrochene
Ovarialgraviditäten bedingt wären, sind zweifellos sehr dankenswert;
mühevolle Serienuntersuchungen könnten manchen Fall klären. Wie
Kaboth aber hervorhob, läßt sich aus der Bestimmung des Alters des
Corpus luteum ersehen, daß die meisten derartigen Blutungen um die
Ovulationszeit oder um die folgende Menstruationszeit auftreten. Bei
2—3 Tage altem Corpus luteum ist eine Ovarialgravidität kaum anzunehmen. Solche Ovulationshämorrhagien sind einwandfrei bekannt und
auch von mir beobachtet.

Im Vordergrunde des klinischen Bildes steht hier die innere Blutung
und ein initialer starker Schmerz an einer Seite des Unterleibes. Das
Palpationsbild läßt eine Vergrößerung der einen Adnexe, teigige Weichheit derselben ohne besondere Druckempfindlichkeit und einen weichen
Widerstand im Douglasraum tasten. Die Diagnose wird fast regelmäßig
auf Extrauteringravidität gestellt. Die Laparotomie erst klärt die Situation dahin, daß die Tuben unbeteiligt sind. Aber auch dann soll und muß
man zunächst durch genaue mikroskopische Untersuchung und, wenn es
sich um eine menstruelle Hämorrhagie handelt, evtl. in Serien die Ovarialgravidität ausschließen; die exakte Beachtung der Wand der Bluthöhle
wird die Diagnose auf Ovarialblutung bei Schwangerschaft oder Nicht-
schwangerschaft im einzelnen differentiieren.

Therapeutisch genügt meist das Ausräumen des Blutes und die
Exzision des kranken Ovarialgewebes mit nachfolgender Naht der Ovarial-
wundfläche.

2. Ovarialblutungen ohne intraperitoneale Blutungen.

Liegen die varikösen Gefäßerweiterungen nicht in der Nähe der
Ovarialoberfläche, dann kann sich das Blut nach der Gefäßzerreißung
beim Follikelsprung in die neu entstehende Höhle ergießen und deren
Granulosazellbelag völlig zerstören. Andererseits kann auch die abnorm
starke sekundäre Durchblutung um die Zeit der Menstruation lediglich
auf den Kern beschränkt bleiben. Das Gewebe der umgebenden Wand

leidet in beiden Fällen durch das Blut; es bildet sich um das Blut als Fremdkörper eine Demarkationszone, die sich aus einem mehr oder weniger breiten Streifen von Granulationsgewebe herstellt und die in frischen Fällen sehr oft deutliche Luteinwand verdrängt. Es geht von hier aus eine dauernde Resorption des in Zersetzung gehenden Blutes vor sich, wie man sehr schön an reichlich vorhandenen blutpigmenttragenden Zellen ersehen kann. Schließlich wird das Granulationsgewebe derber und zellärmer und auf der Innenfläche bildet sich, wahrscheinlich aus den Gefäßendothelien der Granulationsschicht, eine zunächst platte, dann kubische und zuletzt zylindrische Zellage aus; so entstehen schließlich Zysten mit bräunlicher, schwärzlicher Flüssigkeit, die sog. Teerzysten (Fig. 172). Als besonderes Ergebnis der letzten Jahre hat sich feststellen lassen, daß von diesem Epithel im Innern der Hämatome aus in den Stadien fortgeschrittener Resorption des Blutes Einsenkungen in die Tiefe stattfinden, ein lockeres Zellgewebe ähnlich dem des Endometriums sich um die Schläuche herum in mehr oder weniger guter Ausbildung entwickelt und daß die Drüsenepithelien die Sekretionsbilder ebenfalls wie das Endomotrium der prägraviden Phase zeigen können. Diese Bilder treten gewöhnlich in Inseln auf und sind zweifellos in einiger Deutlichkeit seltene Vorkommnisse. Nyström sah unter 80 Teerzysten nur einmal endometriumähnliche Bilder; auch mein eigenes stets gründlichst durchuntersuchtes und histologisch verarbeitetes Material läßt mich auf der Hämatomoberfläche ein Epithel häufig, aber endometriumähnliche Herde nur sehr vereinzelt feststellen.

Blutergüsse ins Interstitium des Ovars fernab von Follikeln und Corpus luteum sind schwer einwandfrei zu erweisen; sie werden aber immer wieder behauptet. Ihr weiterer Verlauf ist ähnlich den beschriebenen Corpus luteum- und Follikelhämatomen.

Solche Ovarialhämatome sind walnuß-, hühnerei- bis faustgroß, sie kommen einseitig und doppelseitig und vielfach in Kombination mit Pelveoperitonitis chronica und entzündlichen Adnexerkrankungen, auch bei Myomen und anderen Erkrankungen vor. Bei ihrem Auftreten machen sie gewöhnlich starke Schmerzen, die aber bald zurückgehen und einem Ziehen und Zerren in den Beinen, Schmerzen im Kreuz, Druck im Unterleib Platz machen. Liegen die Hämatome oberflächlich, so kann ihr Granulationswall bis auf die Oberfläche reichen, Adhäsionen mit der Umgebung erzeugen und Anlaß zu starker Schwielenbildung werden.

In diesen Adhäsionen können weitere Epitheleinsenkungen sowohl auf der Ovarialoberfläche als auch auf dem Peritoneum des Douglas, der Tuben, des Uterus, der Appendix, des Darmes, am Nabel usw. zu finden sein, deren Größe meist gering ist; auch hier zytogenes Stroma, auch hier Reaktionsfähigkeit im Sinne der Endometriumssekretion. Ätiologisch hat man teilweise die Versprengung von Müllerschem Epithel, von Urniere in früher Entwicklungszeit, meist aber die Serosaepithelwucherung auf entzündlich vorbereitetem Terrain betont. Sampson jedoch kam auf den Gedanken, es könne sich auch um verschlepptes, infolge Abflußstauung durch die Tuben gepreßtes, bei der menstruellen Desquamation freigewordenes Endometriumsmaterial handeln, das sich auf dem Ovarium in Tubennähe implantiere, Zystchen bilde, durch sekundäre menstruelle Blutung in sein Lumen hinein zum Platzen komme und erneut implantiert würde und dann erneut Anlaß zur Teerzystenbildung gäbe. Es wäre also das Endometriumsimplantat, das zur Zeit der Menstruation Blut in sein Lumen austreten lasse, das Primäre, die dicke Hämatommembran das

Sekundäre. Sehr zweifelhaft erscheint es, ob die kleinen Auflagerungen
und Epitheleinsenkungen, die besonders am Ovarium oft gefunden werden,
genetisch mit den Teerzysten in Zusammenhang stehen. Für jene erstgenannten Herdchen sind bakterielle oder anderweitig toxische Stoffe
ursächlich bedeutsam, vielleicht auch beim Follikelsprung frei aus-
tretendes Blut oder Gewebstrümmer des Ovars oder durch die Tuben
gelegentlich ausfließender Uterusinhalt, wobei den Epithelien nach der
Desquamation allerdings eine Implantationskraft kaum zugetraut werden
kann; für die überragende Mehrzahl der Teerzysten scheint mir mit vielen
anderen Autoren die Entstehung aus Blutergüssen in Corpora lutea oder
Follikel nach fortgeschrittener Organisation und Eindickung des Inhalts

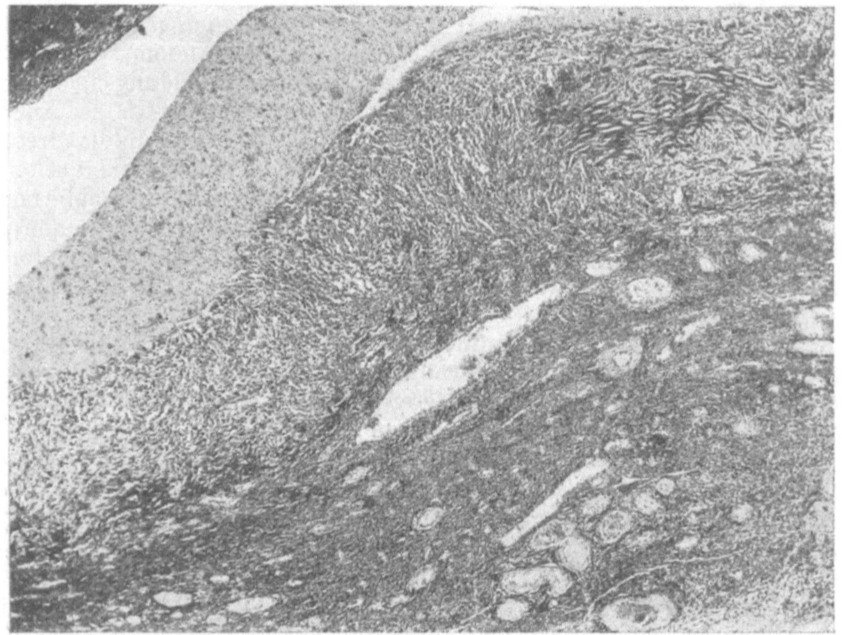

Fig. 172.   Granulationsmembran einer Hämatomwand.

maßgebend, nur vereinzelt könnte auch der Bluterguß in einer durch
Drüsenschlaucheinsenkung (auf chronisch entzündlicher Basis) entstandenen Hohlraum erfolgen.

Eine Diagnose ist mit Wahrscheinlichkeit in den Fällen von Kombination mit entzündlichen Erkrankungen oder Myomen oder anderen
Affektionen dann zu stellen, wenn man ein rasches Größerwerden eines
oder beider Ovarien unter gleichzeitigen Schmerzen in dieser Gegend
und bei Druck auf den vergrößerten Tumor beobachtet. In den Fällen
ohne andere Erkrankungen dürfte eine plötzliche schmerzhafte Ovarial-
vergrößerung ebenfalls darauf hindeuten.

Der Verlauf kann entweder der der langsamen Resorption sein oder
der langsam fortschreitende Durchbruch nach der Bauch- und Beckenhöhle, wobei dann durch Schwielenbildung ein noch festerer Abschluß
mit Hilfe des Peritoneums eintritt. Schließlich kommt auch Vereiterung
und Bildung eines Pyovariums in Frage. In vielen Fällen bieten die

chronischen Ovarialhämatome die Zeichen der chronischen Adnex- und Beckenbauchfellentzündung mit all ihren Symptomen, ausgenommen den bei den Ovarialhämatomen fehlenden Fieberattacken.

Die Therapie soll per laparotomiam, wenn die Diagnose im frischen Stadium möglich ist, bei über gänseeigroßen Hämatomen am besten sofort das Hämatom ausräumen und nach Resektion des Hämatombettes das Ovarialwundgebiet vernähen; dadurch spart man der Pat. viel Beschwerden und langes Krankenlager. Sonst werden die Regeln der Behandlung entzündlicher Adnextumoren in allen ihren Punkten hier zur Anwendung kommen, also zunächst konservativ-resorptiv und später, wenn keine Besserung zu erzielen, operativ mit möglichst organerhaltenden Tendenzen (s. Kap. V).

Als besondere Ereignisse mögen am Schluß noch die seltenen intraperitonealen Blutungen, wie sie aus geplatzten Varizen des Lig. latum (Rotter), an der Kante des Uterus (Stephan, Dietrich) oder einer uteroovariellen Vene (Raymond) beobachtet wurden, erwähnt werden.

G. Intraperitoneale Blutergüsse, Hämatozelen.

Sie sind in den vorausgehenden Abschnitten schon verschiedene Male genannt, besonders bei den perforierenden Ovarialblutungen und den Varixblutungen, geplatzten Ligamenthämatomen und penetrierenden Pfählungsverletzungen. Aber diese Krankheitsbilder sind nur gelegentliche Ursachen für größere intraperitoneale Blutungen, in der weitaus größten Mehrzahl der Fälle ist die Quelle der Blutung im inneren oder äußeren Fruchtkapselaufbruch einer Eileiterschwangerschaft zu suchen.

In den Fällen rasch eintretender, starker Blutung liegt häufig ein äußerer Kapselaufbruch (Tubarruptur) vor; sie führen ebenso wie abundante Varix- oder Ovarialblutungen zu akuter schwerer Anämie und bedrohlichem Allgemeinzustand, so daß sich dringend eine sofortige Laparotomie vernotwendigt, die das Blut zur eventuellen intravenösen Rücktransfusion ausschöpfen und die Blutungsquelle aufsuchen und verschließen läßt.

Die Krankheitsbilder, die zur Ausbildung einer intraperitonealen, zur Abkapselung kommenden Blutgeschwulst = Hämatozele führen, sind durch langsames Fließen des Blutes charakterisiert, so daß es gerinnen kann und eventuell durch Nachschübe wieder vermehrt wird. Die wichtigste Ursache ist der Tubarabort. Es kann auf die Extrauteringravidität als ein geburtshilfliches Thema hier nicht eingegangen werden, nur der durch sie und wenige andere Erkrankungen erzeugte „Bluttumor" soll kurze Besprechung finden.

Langsam sich entleerendes Blut sammelt sich meist im Douglasraum an und füllt ihn nach und nach auf; selten gelangt es in die Excavatio vesico-uterina oder bleibt, durch Adhäsionen im Douglas behindert, in der Umgebung des Ursprungsortes liegen. Aus der Gefäßbahn ausgetretenes Blut kann, solange es flüssig bleibt, aufgesogen werden, ohne besondere Reste, eventuell nur kleine pigmentierte Stellen auf dem Bauchfell zu hinterlassen. Gerinnt es, wozu durch Gewebstrümmer, Leukozytenwirkung etc. reichlich Gelegenheit gegeben ist, so ist die Resorption stark erschwert; der Blutkuchen gewinnt Fremdkörpernatur und wird als solcher vom Körper, hier dem Peritoneum abgekapselt und organisiert, schließlich unter allmählicher Wiederverflüssigung langsam resorbiert. Über den im Douglasraum allmählich aufgeschichteten Blutkuchen lagern sich Netz-, Dünn- und Dickdarmschlingen und vorne der Uterus. Die Organe verkleben miteinander durch neugebildete Adhäsionen, die der Blutkuchen-Fremdkörper angeregt hat. In der ersten Zeit ist eine rechte Abgrenzung nicht deutlich = diffuse Hämatozele, allmählich mit längerer Dauer des Leidens wird die Abkapselung schärfer, so daß sich ein isolierter Tumor mehr und mehr abhebt = solitäre Hämatozele. Die Schale eines solchen „Tumors" besteht aus festgeronnenem Blut, die nach innen gelegenen Massen aus lockerem blaurotem Gerinnsel. Die fest geronnene Schale ist mit der Umgebung eng verlötet durch vom Peritoneum her vorsprossende Bindegewebsfibrillen und neue Kapillaren, also durch Organisationsprozesse. Die locker geronnenen zentralen Blutmassen zerfallen allmählich mehr und mehr und werden langsam resorbiert; so verschwindet nach Wochen und meistens mehreren Monaten das Blut, aber die gebildeten Adhäsionen bleiben bestehen und fixieren schwartig die beteiligten Organe miteinander. Das ist der Verlauf, wenn nur eine einmalige Blutung den Bluttumor herbeiführte; kommen neue Blutungsschübe zu dem alten Blut hinzu, dann „wächst" der Tumor und die spontane Resorption wird weiter hinausgeschoben. Ein Eindringen von irgendwelchen Keimen in die Hämatozele kann zur Eiterung und Verjauchung führen.

Die Symptome sind in der ersten Zeit durch das primäre Krankheitsbild, also vor allem die Tubarruptur oder den Tubarabort beherrscht. Charakteristisch ist vor allem ein plötzlicher Bauchschmerz, Ohnmacht, Erbrechen, Zeichen der Anämie mit Störungen des Menstruationszyklus, indem die erwartete Regel über die Zeit ausblieb und statt ihrer dann eine unregelmäßige verspätete Blutung ex utero mit Abgang von Hautfetzen auftrat. Die ersten stürmischen Zeichen legen sich bald, unter Bettruhe tritt schnelle Erholung ein, nur die Zeichen der Anämie (blasse Farbe besonders der Schleimhäute, frequenter Puls), ein leichter Meteorismus, abnehmende Druckempfindlichkeit des Hypogastriums, Druck auf den Mastdarm und auf die Blase bleiben lange Zeit als die eigentlichen Zeichen der retrouterinen Hämatozele bestehen. Bei den andersbedingten Hämatozelen (außer durch Tubargraviditätsunterbrechung) fehlt gewöhnlich nur die abnorme Blutung ex utero, aber auch diese kann zusammen mit allen anderen Zeichen vorhanden sein.

Die Diagnose hat die Anamnese genau zu berücksichtigen und sich im übrigen vor allem auf das Palpationsbild zu stützen. Nach der Scheide hin wölbt sich der Douglasraum stark vor, das Scheidengewölbe ist gegen das Scheidenlumen eingebuchtet, der Uterus ist stark erhoben und gegen die Symphyse gedrängt, der Mastdarm plattgedrückt. Bei rektaler Untersuchung fühlt man ebenso deutlich als bei vaginaler Tastung eine teigige, manchmal etwas fluktuierende, oft deutlich druckschmerzhafte Masse, die sich nach oben zum Nabel hin schwer abgrenzen läßt. Dieser „Tumor" liegt meist ziemlich median oder nur wenig nach einer Seite.

Die Differentialdiagnose ist unter Douglasexsudat besprochen (siehe Kap. V).

Für die Therapie kommen folgende Wege in Betracht:

1. Das exspektativ-resorptive Verfahren, wie es unter Adnexerkrankungen besprochen wurde. Es kommt wohl in erster Linie dann in Frage, wenn nur kleine Blutergüsse vorliegen, die das Allgemeinbefinden und die Arbeitsfähigkeit relativ wenig beeinträchtigen oder dann, wenn allgemeine Kontraindikationen gegen größere Eingriffe bestehen.

2. Das vaginale Operationsverfahren. Hier hat sich hauptsächlich die einfache Kolpotomie bei vereiterten oder verjauchten Hämatozelen zur Eröffnung des Herdes und zwecks Drainage, aber unter diesen Voraussetzungen auch ausschließlich erhalten. Bei nichtinfizierter Hämatozele kann die Entleerung per colpotomiam nur in Frage kommen, wenn die primäre Blutung schon mehrere Wochen zurückliegt und keine neuen Schübe aufgetreten sind. Zu ausgedehnteren Unternehmungen speziell zur Aufsuchung der Blutungsquelle ist dieser Weg wegen seiner Unübersichtlichkeit fast ganz verlassen.

3. Die Laparotomie möglichst frühzeitig nach der Blutung ist das Verfahren der Wahl; sie bietet sofortige gute Übersicht über die Sachlage und gestattet schonendsten Verschluß der Blutungsquelle, bei Tubargravidität durch Exstirpation der graviden Tube. Bei alter Hämatozele ist die Lösung der Darmschlingen meist glatt durchzuführen, danach Ausräumen des alten Blutes und wiederum Ausschaltung des primären Blutungsherdes.

Die normale und pathologische Entwicklung der weiblichen Geschlechtsorgane.

Eine getrennte Besprechung der normalen Entwicklungsgeschichte und der Mißbildungen als dem Fertigprodukt einer pathologischen Entwicklung würde unnötige Wiederholungen hervorrufen, wenn ein Verständnis der oft höchstkomplizierten Materie vermittelt werden soll. Da weiterhin auch zu den Zysten und selbst zu den Tumoren des Genitales enge Beziehungen bestehen, so mag darin die Berechtigung für diese Art der Stoffgliederung und Einreihung gefunden werden.

A. Die normale Entwicklung der inneren Genitalorgane.

Es würde zu keiner Klarheit des Stoffes führen können, wollte man nur die Entwicklung des Eierstockes, der Tuben, des Uterus und der Vagina darstellen, weil engste Beziehungen zwischen der Keimdrüse, den Ausführungsgängen für die Produkte der Keimdrüse und denen der verschiedenartigen Harnorgane im Laufe der Phylogenese und so auch der Ontogenese sich ausbilden. Bei allen höheren Tieren entwickelt sich bei Weibchen und bei Männchen je ein getrennter Ausführungsgang für die Geschlechtszellen, indem für die Weibchen sich gewöhnlich ein selbständiger Kanal bildet, für die Männchen der Anschluß an das Urnierensystem gewonnen und dessen Ausführungsgang mit seinen Sammelröhren nach Rückbildung der eigentlichen Urniere ganz oder teilweise in Dienst genommen wird. Die männlichen Genitalausführungsgänge sind also phylogenetisch frühere Harnleiter, sie haben einen Funktionswechsel erfahren; da nun aber bei beiden Geschlechtern beide Ausführungsgang-Systeme angelegt werden, später allerdings das jeweils heterosexuelle sich bis auf kleine Reste zurückbildet, so muß auch beim Weibe sowohl in Rücksicht auf diese Reste und der von ihnen ausgehenden pathologischen Produkte wie auch wegen abnormen Erhaltenbleibens ausgedehnterer Abschnitte der heterosexuellen Ausführungsgänge das fetale Nierensystem mit seinen Ausführungsgängen eine kurze Übersicht erfahren und zwar, da es seine Hauptentwicklung zeitlich früher als das Genitalsystem durchmacht und in vieler Hinsicht richtunggebend für den Genitalschlauch wirkt, an erster Stelle.

1. Die fetalen Nierensysteme.

Volles Verständnis für die Ontogenese ist nur aus genauer Kenntnis auch der Phylogenese zu gewinnen, da jene in ihren Hauptetappen lediglich eine Reminiszenzenfolge aus der Phylogenese ist, wenn auch durch mancherlei sekundäre komplizierte Einwirkungen entstellt. Ein paar andeutende phylogenetische Bemerkungen mögen deshalb vorausgeschickt werden, die Einzelheiten dieses äußerst interessanten Gebietes der vergleichenden Anatomie müssen dem Spezialstudium überlassen werden.

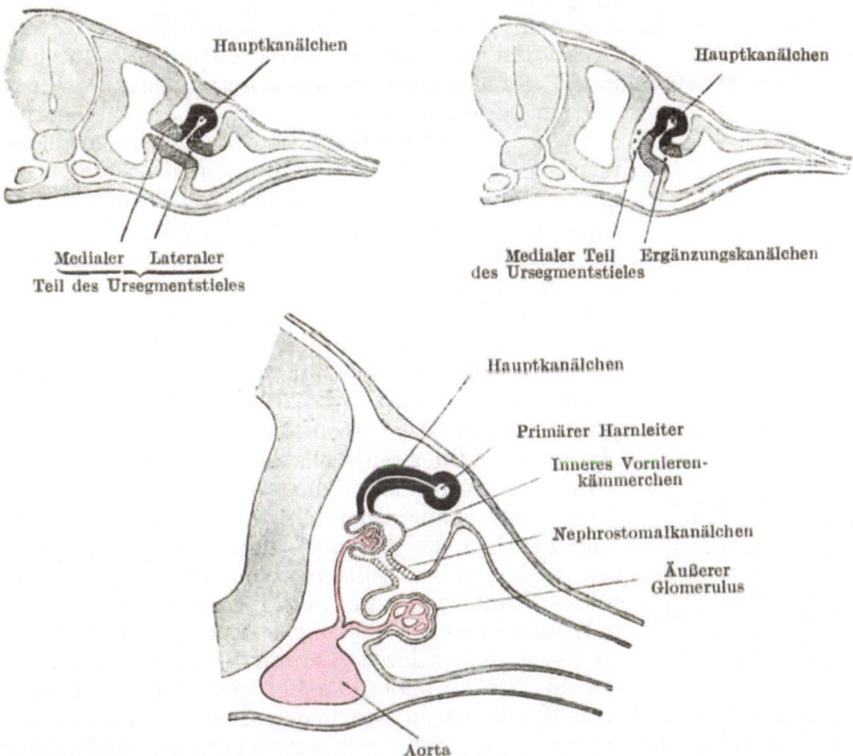

Fig. 173. Schema des Ursprungs der Nierenkanälchen. (Aus Felix, Entwickl. der Harn- und Geschlechtsorgane im Handbuch von Keibel und Mall.)

Bei den niedersten Leibeshöhlentieren bringt das Gefäßsystem das Wasser und die Schlacken des Stoffwechsels an das Leibeshöhlenepithel selbst heran, das als ganzes die Abscheidung in die freie Leibeshöhle hinein durchführt; von hier aus leiten trichterförmige Ausführungsgänge (Nephrostomalkanäle) entweder in jedem der Segmente einzeln, z. B. bei den Anneliden, oder durch Vermittlung von einem Sammelgang, in den die einzelnen kleinen Trichterchen ihren Ableitungsgang münden lassen, gemeinsam die Produkte nach außen. Diese kleinen Trichterchen mit ihrem Sammelgang sind lediglich Exkretionsorgane für das in der Leibeshöhle angesammelte und von ihr selbst abgeschiedene Abfall-Sekret. Mit Zunahme der Kompliziertheit der Organe übernehmen einzelne Abschnitte der bisher ganz beteiligten Leibeshöhle, und zwar im Bereich der genannten Ausführungskanäle die Befreiung des Körpers von exkretfähigen Stoffen und dem Wasser. Das Gefäßsystem, das die Kanälchen umspinnt, vermehrt seine Kapillaren an bestimmter Stelle des Nephrostomalkanales in Knäuelform (Glomeruli), stülpt die Wand vor sich her und führt nun hier die Hauptwassermenge allmählich ab, während die übrigen harnfähigen Stoffe wahrscheinlich von den weiteren Teilen des gewundenen Trichterganges ausgeschieden werden. Allmählich verschwindet der Trichter und ebenso das erste Stück des Nephrostomalkanälchens, da es infolge Überganges der Ausscheidungsfunktion vom gesamten Leibeshöhlenepithel auf die inneren Teile der Nephrostomalkanälchen überflüssig geworden ist. Kommen nun viele solche Kanälchensysteme zur Entwicklung, die alle aus dem Gefäßknäuel mit umschließender Epithelkapsel und den Hauptkanälchen bestehen und sich alle in ein gemeinsames Sammelrohr ergießen, so haben wir ein zusammenhängendes primitives Nierenorgan, das wie alle späteren Exkretionsorgane von vornherein retroperitoneal angelegt wird. Diese Stufe der primitiven Nierenorgane ist bei den Wirbeltieren erreicht, während die bisher kurz angedeuteten Exkretionsmechanismen bei den Wirbellosen mit Leibeshöhle angetroffen werden; hier werden sie als Segmentalorgane bezeichnet, da sie z. B. bei den Anneliden die einzelnen Segmente nach außen ableiten und hier auch öfter als Ausführungsorgane der Keimdrüse Verwendung finden. Bei den Wirbeltieren ist der Ursprungsort der sog. Ursegmentstiel, die Verbindung des Myotoms und der Seitenplatte. Man findet also auch bei den Wirbeltieren segmentale Anordnung. Die von Felix stammende schematische Zeichnung (Fig. 173) zeigt deutlich die Art der Umwandlung. Ursprünglich bildet jedes Segment der ganzen Leibeshöhle solche Kanälchen, die in ihrer eben gezeigten primitivsten Form = den Vornierenkanälchen, noch sehr an die Segmentalorgane erinnern; später werden sie nur in den kranialen Partien gebildet, während die kaudalen Abschnitte ihre Kanälchen in manchen Einzelheiten modifizieren.

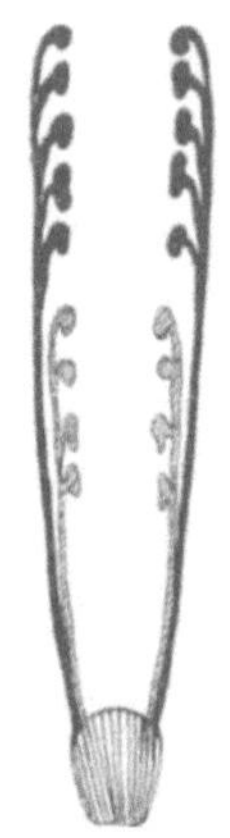

Fig. 174 2 mm-Embryo. Oben Vornieren-, unten die ersten Urnierensegmente. Die Gänge münden in den Sinus urogenitalis.
(Nach Felix.)

Diejenigen Kanälchengruppen, die durch einen gemeinsamen Ausführungsgang zusammengefaßt werden, bezeichnet man mit gemeinsamem Namen. So unterscheidet man in zeitlicher und funktioneller Aufeinanderfolge und von kranial nach kaudal fortschreitend die Vorniere, die Urniere und die Nachniere oder bleibende Niere.

a) Die Vorniere: kommt als bleibendes Organ nur bestimmten Fischen zu, wo sie entlang der ganzen Wirbelsäule entwickelt sein kann und mit einem Sammelgang in die Kloake mündet. Bei anderen Fischen und einigen Amphibien wird sie embryonal wohl auch noch überall angelegt, bildet sich aber dann zurück und wird durch die Urniere ersetzt. Später ist sie nur noch kranial angedeutet und verfällt bald starker Degeneration. Beim Menschen erstreckt sie sich nach Felix wahrscheinlich vom 7.—14. Ursegment, ist aber beim Embryo von 4,9 mm Scheitelsteißlänge schon völlig verschwunden; der Sammelgang dieser rudimentären Kanälchen erreicht als primärer Harnleiter ungefähr um die gleiche Zeit die Kloake (Fig. 174). Irgendwelche Reste sind beim Menschen von diesem primitiven Organ in späterer Zeit nicht mehr erhalten.

b) **Die Urniere:** Ihre Kanälchen sind denen der ursprünglichen Vorniere im Prinzip sehr ähnlich; charakteristisch ist für sie die bläschenartige Ausweitung der Kapsel um den Glomerulus, genannt das **Malpighische Körperchen,** und die stärkere Windung des Kanals und Teilung in einen sekretorischen Abschnitt und einen kollektiven Anteil. Die gemeinsame Ableitung finden Vor- und Urniere im primären Harnleiter,

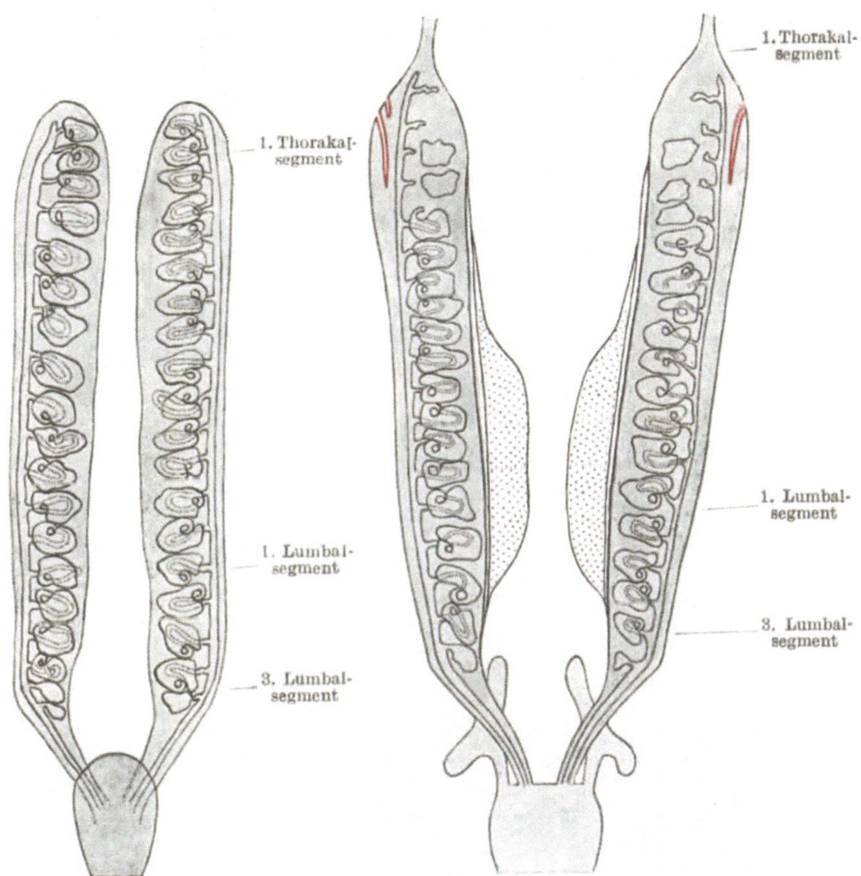

Fig. 175. 5 mm - Embryo. Urogenitalfalten mit vollentwickelter Urniere (Malpighische Körperchen und Sammelröhren, mündend in den primären Harnleiter). (Nach Felix.)

Fig. 176. 10 mm-Embryo. Beiderseits Urogenitalfalten mit Urniere. Kranial schon Degeneration. Eben beginnt der Müllersche Gang (rot) sich einzustülpen; das Keim-Drüsenfeld tritt durch Zellwucherung etwas hervor. Aus dem Sinus urogenitalis Erhebung der Ureterwülste, ihre Trennung vom primären Harnleiter **ist** schon erfolgt.

dem sog. **Wolffschen Gang.** Bleibendes Organ ist sie bei Fischen und Amphibien, bei allen höheren Tieren aber nur im Embryonalleben nachweisbar. Beim Menschen ist sie vom 5. Zervikal- bis zum 3. Lendensegment entwickelt, jedoch findet man schon kranial Rückbildung, während kaudal noch Entwicklung. Den Höhepunkt erreicht sie nach **Felix,** dem wir in den Hauptpunkten hier folgen und nach dessen Darstellung auch die Schemata von mir angefertigt sind, beim Embryo von

5,3 mm Länge (also ca. um die 2.—3. Woche) (Figg. 175—179); bei Embryonen von 13 und 19 mm sah **Felix** schon weitgehende kraniale Rückbildung, der größte Teil wird aufgelöst oder macht den bedeutsamen Funktionswechsel durch, indem nach Zugrundegehen der **Malpighischen Körperchen** und der sekretorischen Teile des Kanals der Kollektivabschnitt

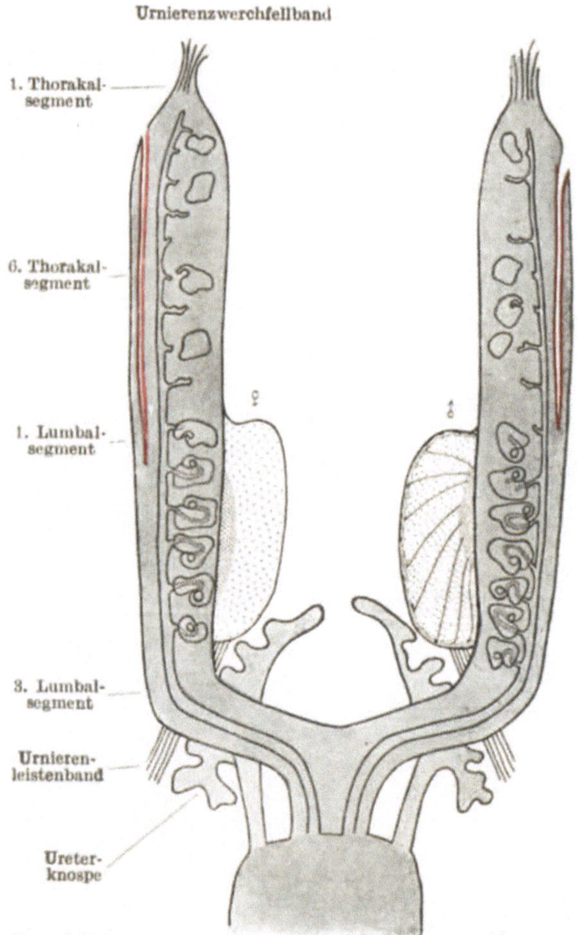

Fig. 177. **20 mm-Embryo.** Die Urogenitalfalten haben sich zum Genitalstrang vereinigt, die Urniere ist kranial stark degeneriert, nur im Bereich der Keimdrüse ist sie noch gut entwickelt. Der **Müllersche Gang** (rot) ist bis ca. zur Hälfte der Urogenitalfalte hinab gewachsen. Die Keimdrüsen zeigen den zentralen Epithelkern, die männliche ist schon septiert und an der Oberfläche von Bindegewebsfasern eingescheidet.

Beziehungen zu den Retesträngen der Keimdrüse bekommt und so später mitsamt dem primären Harnleiter = **Wolffscher Gang** Ausführungsgang der männlichen Keimprodukte wird. Der tiefstgelegene Teil aber geht bei allen Tieren, bei denen die Urniere nur ein frühembryonales Organ ist, nach Zersprengung seiner Einzelbestandteile fast völlig zugrunde; als Paradidymis bei ♂ oder Paroophoron bei ♀ findet er sich als gänzlich rudimentäres Organ noch später für bestimmte Jahre (s. fetale Organreste).

Abgesehen von diesen inneren Bauverhältnissen ist auch die gröbere Erscheinungsweise von Wichtigkeit. Der Urnierenbezirk hebt sich in seiner ganzen Ausdehnung, also vom unteren Halsabschnitt bis zum Lendenteil, entlang der hinteren Leibeswand aus deren Niveau durch Vorstülpung des Zölomepithels hervor und präsentiert sich durch Verschmälerung seiner Basis als Falte. Sie wird als Urogenitalfalte bezeichnet, da auch der spätere Müllersche Gang und die Keimdrüse in ihr Platz finden. Etwas später tritt noch einmal eine Längsfaltung auf ihr ein unter Abteilung der medial gelegenen Plica genitalis und der

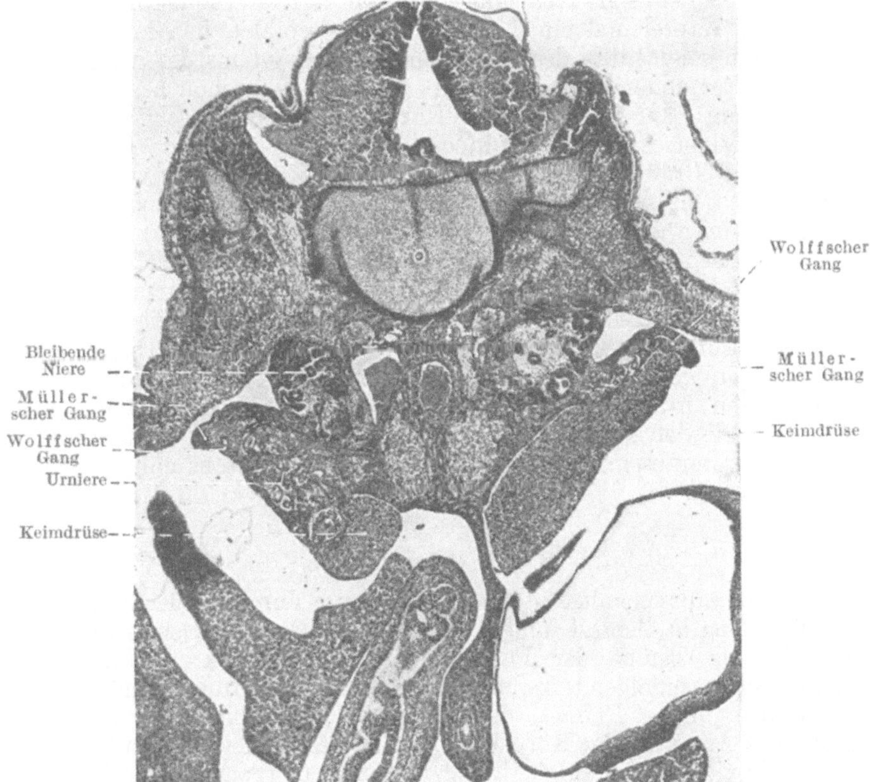

Fig. 178. 19 mm-Embryo (Nackensteißlänge). Querschnitt aus eigener Serie.

lateralen Plica mesonephridica (Fig. 178). Die oberen Abschnitte der Urogenitalfalte sind durch Lockerung der basalen Anheftung beweglich, die tieferen mehr fixiert. In der Höhe des 3. Lendenwirbels vereinigen sich die beiderseitigen Urogenitalfalten zum unpaaren Genitalstrang (Thiersch), der das Becken frontal in einen vorderen und hinteren Abschnitt trennt. An der Umbiegungsstelle zur medianen Vereinigung gewinnt die Urogenitalfalte Verbindung mit der vorderen Bauchwand in der Plica inguinalis; an dieser Stelle liegt auch der untere Pol des Urnierenkörpers, weiter nach abwärts zieht dann zunächst nur noch der primäre Harnleiter = Wolffscher Gang. Die Plica inguinalis, die also den unteren Urnierenpol mit der Bauchwand verbindet, wird als Urnierenleistenband bezeichnet; aus ihm entsteht später das Lig. ovarii proprium und das

Lig. rotund. uteri. Ein entsprechendes Band des oberen Pols der Urniere zur Wirbelsäulengegend heißt das Urnierenzwerchfellband und ist das spätere Lig. suspensorium ovarii resp. Lig. infundibulo-pelvicum.

c) Die bleibende Niere = Metanephros hat eine doppelte Anlage. Sie entwickelt sich bei allen Amnioten, also den Reptilien, Vögeln und Säugern. Den einen Anteil liefert das sog. metanephrogene Blastem, d. h. jene Gewebsanteile, die im Bereich der tieferen Wirbelabschnitte den Urnierenbildungsbezirken der oberen Wirbel homolog sind, aber keine Segmentierung mehr erkennen lassen, sondern zu einem einheitlichen Zellbezirk verschmelzen; hier werden Glomeruli mit Bowmanscher Kapsel und ein Teil der Tubuli gebildet, in Ähnlichkeit mit den Bildungselementen des spezifischen Kanalsystems der Vorniere und Urniere. Der andere Anteil entsteht dadurch, daß schon bei Embryonen von 5,3 mm Länge der primäre Harnleiter = Wolffscher Gang kurz oberhalb seiner Einmündung in die Kloake einen neuen Gang = den eigentlichen Ureter aussprossen läßt, der in die Länge wächst, sich am peripheren Teil schließlich verbreitert und mehrfache Knospen treibt, die ihrerseits wieder zu Kanälchen auswachsen. Beide Anteile streben sich allmählich entgegen, der metanephrogene Teil sitzt schließlich kappenartig dem Harnleiteranteil auf und komplizierte Vereinigungsvorgänge lassen das mannigfaltige Kanälchenorgan der bleibenden Niere entstehen. Wachstumsdifferenzen und Verschiebungen der einzelnen Organe gegeneinander bringen später die Niere an ihren bleibenden Platz. Weitere Einzelheiten interessieren in diesem Zusammenhang zunächst nicht; Wichtiges findet später Erwähnung, die besonderen Verhältnisse am distalen Ureterabschnitt werden beim Sinus urogenitalis nähere Beleuchtung erfahren.

2. Die Keimdrüse.

Es ist wahrscheinlich, daß schon die erste Furchung des Spermovium die Trennung in Genital- und Körperzelle bringt. Die Genitalzelle bleibt zunächst im Tempo der Furchungsteilungen zurück; die Körperzelle baut durch rasch folgende Teilungen schnell das Ernährungs- und Atmungsorgan des jungen Keimes, den chorialen Trophoblast, die schützende Hülle des Amnion, den Körper selber, sie differenziert sich äußerst kompliziert in viele Einzelfähigkeiten, deren große Gruppen sich im Ektoderm, Ento- und Mesoderm zeigen. Die Genitalzelle aber behält dauernd die Totipotenz der Gesamtvererbung, auch in all ihren Teilungsprodukten, sie ist der eigentliche Träger des unsterblichen Keimplasmas. Die Genitalzellen, die sich durch ihre Größe von den somatischen Zellen unterscheiden, werden später ausschließlich im Zölomepithel gefunden; der Weg dorthin, die sog. Keimbahn, läßt sich wohl bei niederen Tieren erkennen, beim Menschen ist darüber nichts bekannt. Hier findet man außerhalb des Zölomepithelverbandes keine Genitalzellen oder ihnen ähnliche Gebilde (Felix). Das Zölomepithel läßt das entstehende Keimepithel erkennen durch Verdickung der Epithelschicht und Einwärtswachsen des epithelialen Materials = Keimdrüsenfeld. Es wird zuerst bei 5,3 mm Embryonen gefunden und hat nicht ganz die Längenausdehnung der Urniere. Die kranialen Abschnitte verschwinden aber bald wieder, so daß nur ein Viertel kaudaler Teil übrig bleibt als das eigentliche Bildungsfeld der Keimdrüse; dieses liegt kaudal mit seinem unteren Pol ca. am unteren Urnierenpol resp. am Abgang des Urnierenleistenbandes (= Lig. ovarii propr. + Lig. rot). Ein Deszensus des kaudalen, später medialen Pols der Keimdrüse findet somit gegenüber dem Genitalstrang, in dessen Bereich sich später der Uterus entwickelt, nicht statt. Es ist oben schon gesagt, daß das Keimdrüsenfeld an der medialen Kante der Urogenitalfalte liegt und daß durch eine zweite Längsfalte der Keimdrüsenbezirk gegen den Urnierenteil abgegrenzt wird.

Das gewucherte Keimdrüsenepithel bildet zunächst eine oberfläch-liche Zellage und ein Epithellager = den sog. Kern, das bei 13 mm Embryolänge noch keinerlei Geschlechtsunterschiede erken-nen läßt; dann schiebt sich bei der männlichen Drüse zwischen Epithelkern und Oberfläche eine Tunica albuginea und der Epithelkern wird durch Binde-gewebe, das vom Mesenchym her vorwächst, strangartig abge-teilt (cf. Figg. 176—183) Bei der weiblichen Drüse bleibt die Grenze zwischen Oberfläche und Zentrum noch bis 180 mm Rumpflänge unscharf, ein Nach-schub vom Oberflächen- = Keim-epithel aus ist möglich. Einiges über die weitere Entwicklung der Keimdrüse ist schon im Kap. I unter Ovarium gesagt; hier noch folgendes zur Ergän-zung. Bis zum Embryo von 50 mm Kopf-Fußlänge ist der Epithelkern aus indifferenten Zellen zusammengesetzt, er er-streckt sich zapfenförmg ins Mesovarium hinein. Dieser in-nerste Teil schnürt sich durch Vordrängen von Bindegewebe bei ca. dreimonatlichen Früch-ten ab, es bleibt ein isoliertes Zellager hier zurück, das nach Meinung der meisten heute maßgebenden Autoren als Rete-blastem anzusprechen ist d. h. als Entwicklungsherd des später sehr oft gut deutlichen Rete

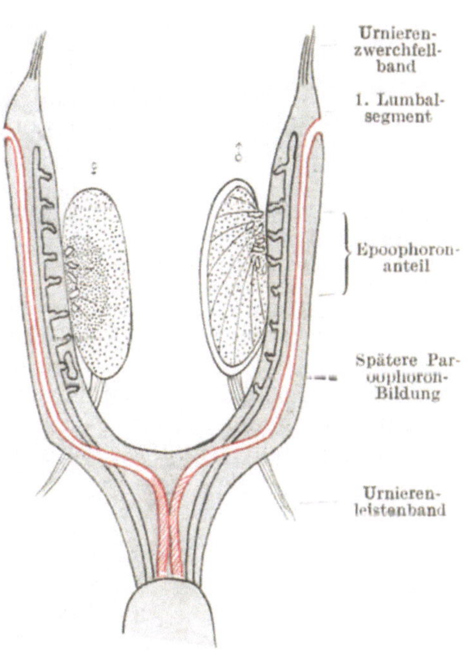

Fig. 179. 30 mm-Embryo. Der kraniale Teil der Urogenitalfalten ist bindegewebig de-generiert (Urnierenzwerchfellband), der Genital-strang ist weiter entwickelt. Die Urniere ist völlig degeneriert, nur die Sammelröhrchen sind noch übrig. Der Müllersche Gang (rot) ist nach abwärts gewachsen, hat den Sinus urogenitalis erreicht und im Genitalstrang sich dem der Gegenseite genähert. Die Keim-drüsen sind weiter differenziert, im Epithel-kern kleine Schläuche formiert = Rete ovarii resp. testis.

ovarii, eines bei der Frau rudimentären, aus Schläuchen bestehenden Organes im Mesovarium, das dem funktionell bedeutsamen Rete testis des Mannes homolog ist. Es ist dies der vorgeschobenste Posten der Keimdrüse gegen die Urniere resp. ihre Überbleibsel, die Sammelkanälchen und den primären Harnleiter, den Wolffschen Gang, hin; hier findet auch die Verbindung zwischen Keimdrüse und Urniere statt, indem die Sammel-röhrchen der Urniere mit den im Reteblastem schon frühzeitig entstandenen Kanälchen in Kommunikation treten (Felix, R. Meyer).

Die Bindegewebsdurchwachsung des Epithelkernes, die schon das Reteblastem abgetrennt hat, teilt weiter das Zellager teils radiär, teils besonders nach derOberfläche hin auch in querer Richtung ab. Gleichzeitig werden vom Zentrum, also von der Retegegend aus, die indifferenten Zellen allmählich in Genialzellen verwandelt; diese Umbildung schreitet peripher fort. Daneben aber findet in gleicher Richtung auch Rückbildung statt. Der erste Epithelkern wird auf diese Weise schließlich völlig aufgebraucht. Während seines Bestehens zeigt sich seine hauptsächlich radiäre Septierungsstruktur in den sog. Marksträngen, die wohl ursprünglich Eizellen enthielten, später aber nur noch durch radiäres Bindegewebe in Gestalt von auf den Hilus zu konvergierenden Strängen nachweisbar sind (Rob. Meyer). Diese Markstränge sind für das Hodenparenchym die eigentliche Bildungsstätte; sie gewinnen Verbindung mit den Retekanälen, so daß dadurch

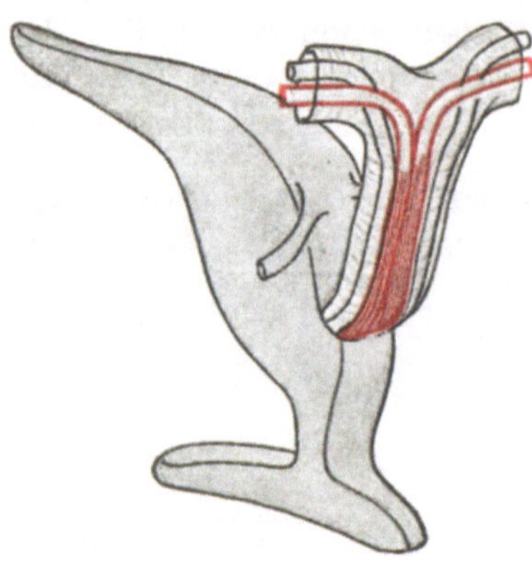

Fig. 180. 30 mm-Embryo. Schematisches Modell des Sinus urogenitalis (geschlossen gedacht); von hinten her mündet der Genitalstrang mit Müllerschen (rot) und Wolffschen Gängen ein.

der Abführungskanal der Keimdrüse durch das Retesystem in die Sammelkanälchen der Urniere und den primären Harnleiter = Wolffschen Gang fertig gestellt ist. Diese Verbindung von Rete ovarii und Mark-

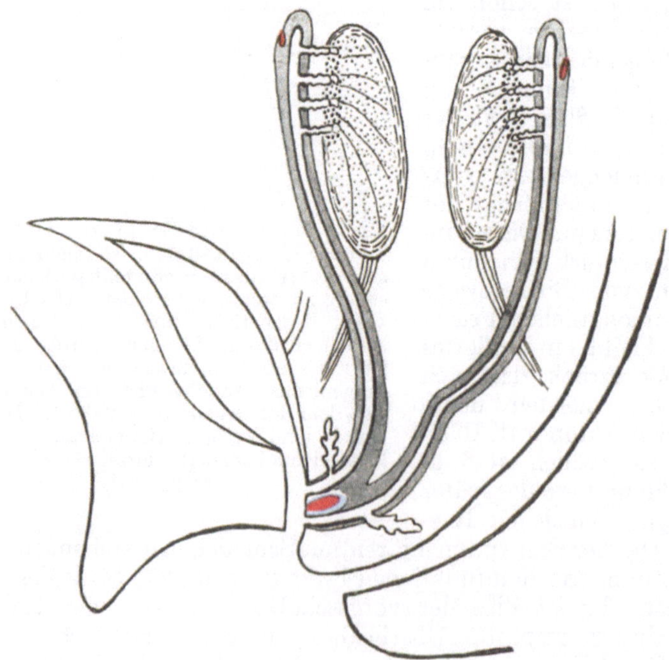

Fig. 181. 75 mm langer männlicher Embryo. Keimdrüse hat im Rete Verbindung mit Sammelröhren der Urniere erreicht. Wolffscher Gang entwickelt, Müllerscher Gang bis auf kraniale und kaudale Reste verschwunden. Samenblasen angelegt.

strängen tritt ebenso wie die schon oben erwähnte zwischen Rete ovarii und Urnierensammelgängen auch bei der weiblichen Keimdrüse auf, verschwindet aber später bald, besteht jedenfalls zur Zeit der Geburt nicht mehr, ebenso wie beim Weibe sowohl der Wolffsche Gang, wie die Sammelgänge, die Reteschläuche und das Gebiet des ersten Epithellagers, die Markstränge, der Rückbildung anheimfallen. Was hiervon bleibt und wie es sich später zeigt, soll weiter unten unter fetalen

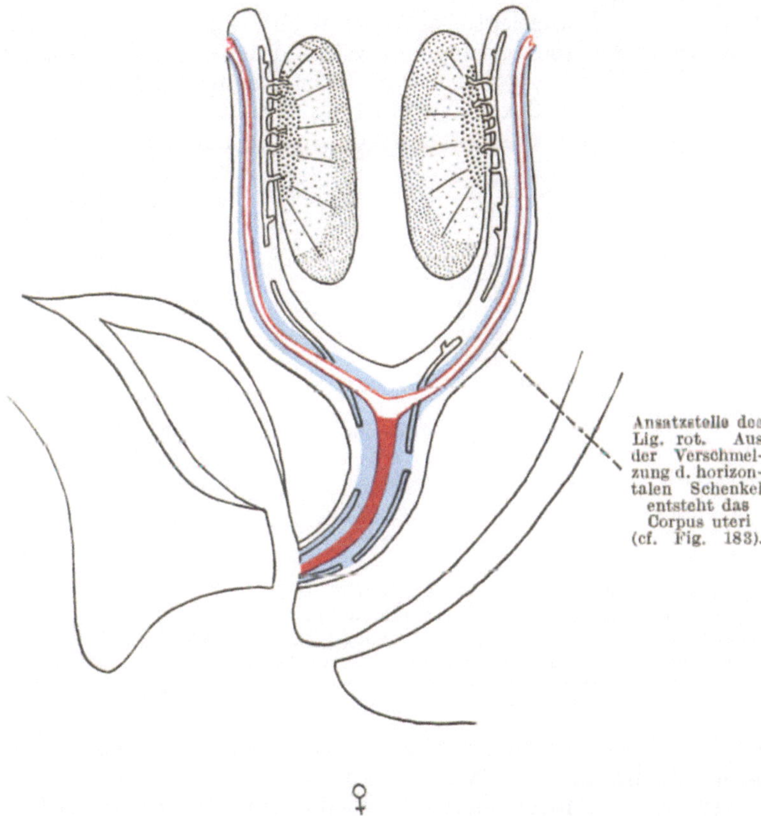

Fig. 182. 75 mm langer weiblicher Embryo. Keimdrüse schon gut differenziert, Urogenitalverbindung rudimentär, Wolffscher (Gärtnerscher) Gang im Verschwinden, noch rudimentäre Reste. Müllerscher Gang vollentwickelt, im Genitalstrang vereinigt, noch solid.

Organresten besprochen werden. Bei der weiblichen Keimdrüse bildet sich vielmehr um den alten Kern eine neue Epithelzone, die sog. neogene Zone; auch sie wird durch Bindegewebe in viele Fächer und Kammern zerteilt, sie erst ist der eigentliche Bildungsstock des späteren Eierstockes (s. Anatomie).

3. Die Ausführungsgänge der Keimdrüse.

Bei den Wirbellosen und auch vielen Fischen werden die Genitalzellen in die Bauchhöhle entleert und durch kürzere oder längere Gänge = Pori abdominales herausbefördert; ein Unterschied der Geschlechter besteht im allgemeinen nicht; auch die primitiven Nierenkanälchen können als Ausführungsgang der Geschlechtsprodukte dienen. Eine deutliche und endgültige Trennung der Geschlechter bahnt sich unter den verschieden hoch organisierten Fischen an, indem die männlichen Produkte mehr und mehr vom primären Harnleiter abgeleitet werden und die weiblichen einen eigenen Abführungsweg erhalten. Von den Amphibien aufwärts kann man regelmäßig für die Geschlechter getrennte Ausführungsgänge unterscheiden; für beide Geschlechter werden beide Arten Ausführungsgänge stets voll angelegt, bald aber nach erfolgter Anlage tritt bei dem einen Gang die Rückbildung ein, während der andere der weiteren besonderen Ausbildung zugeführt wird. Für die männlichen Geschlechtsprodukte bildet sich durch Vermittlung des Rete testis die Verbindung mit den Sammelgängen der kranialen Urnierenabschnitte heraus, nachdem die Sekretröhren und die Malpighischen Körperchen zugrunde gegangen sind; aus dem primären Harnleiter bildet sich der Ductus deferens mit seiner späteren Differenzierung der Ampulle und der Samenblase. Für die weiblichen Keimprodukte legt sich ein neuer Gang an, der sog. Müllersche Gang, der dem primären Harnleiter = Wolffschen Gang entlang abwärts zur Kloake hinwächst und durch Differenzierung Scheide, Uterus und Tube entstehen läßt.

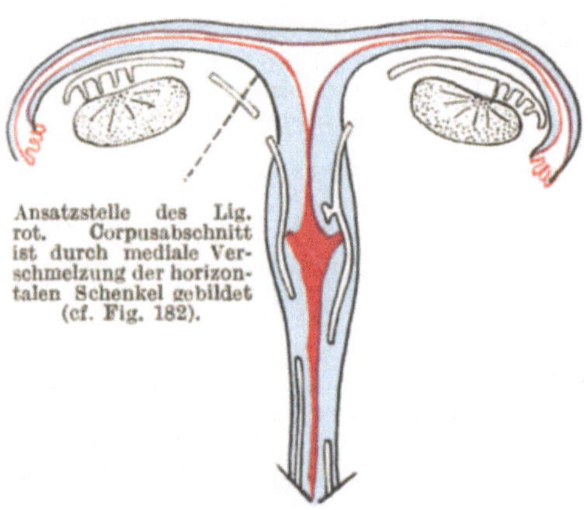

Fig. 183. Weiblicher Genitalschlauch, ca. Ende IV. Monat. Die kaudalen Partien sind solide, überall Mesenchymmantel (blau). Durch Epithelwucherung Ausmodellieren der Portio. Reste des Wolffschen Ganges.

Die Rückbildung der jeweils heterosexuellen Ausführungsgänge, beim Männchen des Müllerschen, beim Weibchen des Wolffschen Ganges, erfolgt ca. im Laufe der 8.—12. Woche; beim Männchen bleibt vom Müllerschen Gang lediglich ein kleines kraniales Stück in Gestalt der Morgagnischen Hydatide und vom kaudalen Stück ein kleiner Blindsack, der zwischen den Ductus ejaculatorii auf dem Colliculus seminalis mündet = sog. Uterus masculinus, übrig. Die Reste des Wolffschen Ganges beim Weibe sollen später in Zusammenhang als fetale Organreste Beschreibung finden.

Der Müllersche Gang (cf. Figg. 176—185) entsteht auf der Urogenitalfalte lateral vom primären Harnleiter hoch oben dicht unter der Zwerchfellanlage und kranial von der Keimdrüse durch Zölomepithelverdickung und tütenförmige Einstülpung des Epithels an dieser Stelle. Das geschieht um die 4. Woche, d. h. bei Embryonen von ca. 10 mm Länge oder zu einer Zeit, wo die Urniere ihren Entwicklungshöhepunkt schon überschritten hat und kranial schon der kaudalwärts fortschreitenden Rückbildung verfällt. Außer dem einen Haupttrichter findet man regelmäßig noch 2—4 Nebentrichter vor (Felix); diese gehen aber entweder bald zugrunde oder lassen die späteren Nebentuben entstehen, die als blind endende kleine Flimmertrichter dem Haupteileiter dünngestielt, ohne je Verbindung mit ihm zu bekommen, aufsitzen (ca. 15—20%₀ der Fälle). Der Rand des Trichters erfährt bald eine Zackung = Fimbrienbildung (ca. 3 cm-Embryo); vorher aber wächst das blinde kaudale Ende lateral am ja viel früher entstandenen Wolffschen Gang herab. Das kaudale Ende der Keimdrüse und Urniere und den oberen Rand des durch mediane Vereinigung der beiderseitigen Urogenitalfalten entstandenen Genitalstranges erreicht er beim Embryo von ca. 25 mm größter Länge oder im Alter von ca. 50 Tagen (Keibel u. a.). In Höhe des horizontalen Schenkels der Urogenitalfalte, an der Insertionsstelle des Plica inguinalis kreuzt der Müllersche Gang unterhalb der Keimdrüse den Wolffschen, so daß die Müllerschen Fäden dicht nebeneinander in der Mitte zwischen den jetzt lateral liegenden Wolffschen Gängen verlaufen (Fig. 179). Etwas später, bei 28,5 mm größter Embryolänge erreicht der Müllersche Gang den Sinus urogenitalis und wölbt die Wand in Form des Müllerschen Hügels hier vor. Die blinden Enden der Müllerschen Gänge bohren sich in das Epithel des Sinus ein, bleiben aber vorerst noch unter dessen Zylinderepithel liegen, erst im Laufe

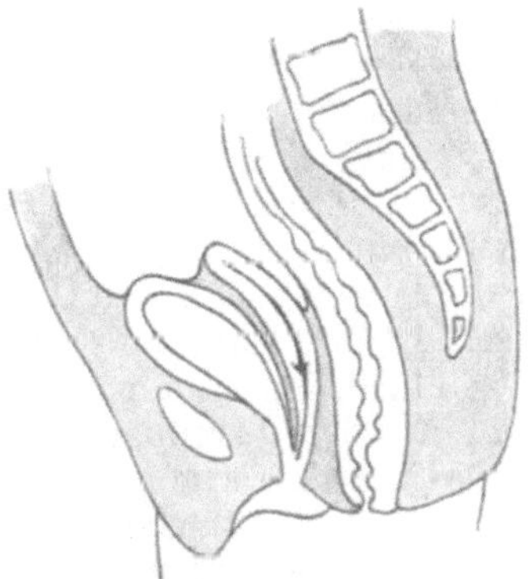

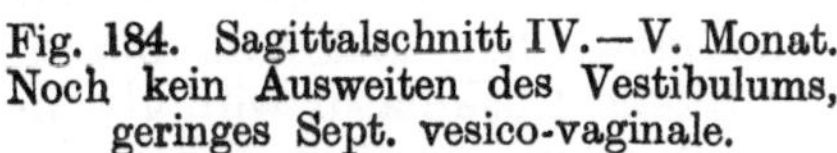

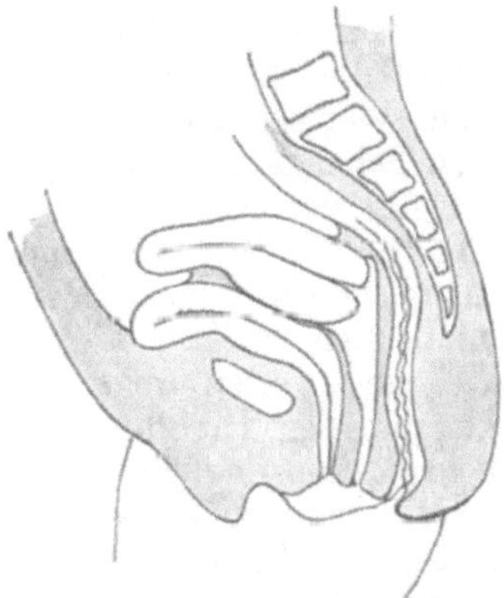

Fig. 184. Sagittalschnitt IV.—V. Monat. Noch kein Ausweiten des Vestibulums, geringes Sept. vesico-vaginale.

Fig. 185. Sagittalschnitt VIII. Monat. Das Sept. vesico-vag. resp. urethro-vag. ist gebildet, die Scheide mündet im Vestibulum.

des 3. oder Anfang des 4. Monats erfolgt der Durchbruch der Gänge in den Sinus urogenitalis. Gleichzeitig mit oder sehr bald nach dem Herabwachsen zur Kloake tritt an den medial aneinanderliegenden Teilen eine Verschmelzung der Müllerschen Schläuche ein, gewöhnlich ca. um die 8. Woche, zuerst im zweiten oberen Viertel des Genitalstranges, d. h. der Bildungsstätte der späteren Zervix; sie breitet sich dann nach abwärts und zunächst bis zum oberen Rand des Genitalstranges aus. Frühestens bei Embryonen von 32 mm Länge ist die Verschmelzung dieser median liegenden Teile der Müllerschen Gänge erreicht, wobei zu bemerken ist, daß zuerst der äußere Umfang einfach wird, und dann erst das Septum innen verschwindet, in der Richtung von unten nach oben fortschreitend. Die Müllerschen Gänge sind zunächst ohne Lichtung, jedoch setzt die Lumenbildung am abdominellen Ende ein, wobei aus dem regellosen kubischen Epithel eine zylindrische Zellreihe wird, die ein queres Lumen umschließt, und schreitet kaudalwärts fort, eine zunächst solide Partie vor sich übrig lassend. Nach Felix trägt dann, wenn die Lichtung bis zur Kloake vorgedrungen ist, der Gang überall das gleiche Zylinderepithel, nach Nagel und auch R. Meyer ist das Epithel des die spätere Vagina bildenden kaudalen Schlauchendes stets kubisch und polyedrisch, in den oberen Teilen ohne scharfe Grenze zylindrisch; nach Übereinstimmung aller Autoren ist vom 4. Monat ab stets der kaudale Teil des Müllerschen Schlauches mit kubischen Epithelzellen solid ausgekleidet.

Einen sehr wesentlichen Fortschritt erfahren die Müllerschen Gänge weiterhin durch die Entwicklung des Mesenchyms um den epithelialen Anteil herum. Im Bereich des ganzen Genitalstranges werden die vereinigten Schläuche mit konzentrisch angeordnetem, gefäßreichem Bindegewebe umgeben, das bis zum Ansatz der Plica inguinalis, d. h. an der kranialwärts ersten rechtwinkligen Abknickung der Urogenitalfalte, also auch noch im Bereich des horizontalen Schenkels relativ erheblich ist im Vergleich zu den kranialen Teilen (Figg. 182 u.183). Die in den horizontalen Teilen der Urogenitalfalte verlaufenden Abschnitte der Müllerschen Gänge werden nun durch Hebung der oberen Wandabschnitte und Erweiterung ihres Lumens mit in den Uterus einbezogen; also durch Angehobenwerden der oberen resp. der einander zugeneigt liegenden Wandabschnitte und völlige Vereinigung der beiden bisher noch auseinanderstrebenden Höhlen entsteht ca. am Ende des 3. Monats der einfache Uterus (Felix). Das Corpus uteri wird demnach zu einem Teil aus dem Uterovaginalkanal (dessen oberstem Viertel) und zum anderen aus den ursprünglich horizontalen paarigen Schenkeln = den „Uterushörnern" gebildet. Die Grenze nach kranial gibt der Ansatz der Plica inguinalis; was kranial von ihr liegt, wird Tube. Im Mesenchymmantel zeigt sich vom Ende des 4. Monats ab zunehmende Ringmuskulatur, sowohl um die Tube wie auch den Uterus; nur im Bereich der Scheide sieht man frühzeitig schon Längsmuskulatur, die sich im zweiten oberen Viertel des Genitalstranges, der späteren Zervix, mit der Ringmuskulatur verflicht. An der Vereinigungsstelle der beiden ursprünglich horizontalen, bald schräg aufwärts gerichteten Schenkel des Uteruskörpers überschneiden sich die Ringmuskeln gegenseitig. Im 7. Monat treten im Corpus uteri Längsmuskeln hinzu und noch später vervollständigt eine unter der Subserosa in der Gefäßschicht liegende sog. adventitielle Muskulatur die inzwischen dick und massig gewordene Uteruswand; durch diese adventitielle Muskulatur wird gleichzeitig engste Verbindung mit dem Lig. rotundum = dem Stück des Urnierenleistenbandes vom Tubenuteruswinkel bis in die Bauchwand, mit dem Lig. ovarii proprium = dem Stück des gleichen Bandes vom Tubenuteruswinkel zum kaudalen, jetzt medialen Ovarialpol, und den Douglasbändern, d. h. der am Boden der hinter dem Genitalstrang entstandenen Leibeshöhlen- oder Peritonealtasche gelegenen Bindegewebsverstärkung (späteres Produkt nach Herausbildung der parametranen Verdichtungszonen) hergestellt.

Die innere Ausgestaltung des äußerlich jetzt deutlich differenzierten Schlauches läßt sich von unten nach oben ca. folgendermaßen verfolgen: Der Schwerpunkt liegt hier zunächst in der Bildung der Portio vaginalis. Nach Nagel und Rob. Meyer setzt sich schon im 3. Monat die Portio deutlich ab; erst dorsal, dann ventral schiebt sich im Bereich des Platten- resp. regellosen kubischen Epithels eine Epithelleiste schirmartig in das Bindegewebslager vor; dadurch wird Vagina und Uterus voneinander geschieden. Beide Abschnitte sind ca. gleich groß und haben zu dieser Zeit eine Länge von je ca. 2 mm (Fig. 182). Die Epithelien verändern sich so, daß die Vaginalepithelien mehr polyedrische und platte Form annehmen, nur unmittelbar auf der Unterlage noch flach zylindrisch bleiben; im Zentrum des zunächst soliden Schlauches werden die Zellen lockerer, zerfallen und bilden ein zackiges unregelmäßiges Lumen. Die Grenze gegen das zylindrische Epithel liegt oberhalb der Portioformation; im 6.—7. Monat werden aus den niedrig-zylindrischen Zellen in der Gegend kurz oberhalb des Plattenepithelabschnittes typische muzikarmin-positive Schleimepithelien. Später, aber noch in der Fetalzeit schiebt sich das schleimende Zylinderepithel gegen das Plattenepithel vor, ja sogar bis auf die Portiooberfläche hinauf = Pseudoerosio congenita. Es spielt sich hier zwischen den beiden Epithelarten ein „Grenzkampf" ab (Rob. Meyer), indem weiterhin das vorgedrungene Zervixepithel wieder von unten her durch Plattenepithel verschoben wird (cf. Fig. 105). Im allgemeinen ist um die Zeit der Geburt der äußere Muttermund als Grenze zwischen Zervix-Zylinderepithel und Portio-Scheiden-Plattenepithel erreicht. Die Schleimhaut der Zervix, d. h. des Abschnittes mit hohem schleimgebendem Zylinder-epithel, bildet bald eine reichliche, senkrechte und quere Faltung ihrer Schleimdrüsen, die diesen Abschnitt vom höher gelegenen Korpusabschnitt unterscheiden. Das querovale Lumen des Korpusteiles, der zunächst gegenüber der Vagina und der Zervix erheblich im Wachstum zurück-bleibt, wird von niedrigem, muzikarminnegativem Zylinderepithel aus-gekleidet; Schleimhauteinsenkungen kommen hier nur in geringer Aus-dehnung zu Gesicht.

Die Tuben tragen schon vom Beginn ihrer Lumenbildung an ein-schichtiges hohes Zylinderepithel. Ihr Lumen ist im uterinwärts gelegenen Teil rund, in der Mitte ca. oval, am abdominellen Ende dreieckig. Schon vom Ende des 3. Monats ab sieht man von der Ampulle her nach Popoff drei, nach Frommel, Wendeler und Grusdew vier Längsfalten ins Lumen hinein entstehen und langsam nach dem uterinen Ende fort-schreiten, wo sie zuerst ca. am Ende des 5. Monats getroffen werden. Diese an der Basis dünnen, an der Oberfläche breiten Hauptfalten treiben weitere Erhebungen; auch zwischen den Hauptfalten entstehen neue kleine Sekundär- und Tertiärfalten. Bis zum Ende des fetalen Lebens ist im großen und ganzen das komplizierte Faltenbaumwerk, wie es die späteren Tuben zeigen, erreicht.

Über die Lage der fetalen weiblichen Organe im Verhältnis zur Um-gebung speziell zum Becken s. Kap. IV Lageanomalien; desgleichen über die Verschiebung während der späteren Entwicklung. Nur auf die seit-liche Verlagerung der Tube und des kranialen Ovarialpols mitsamt dem die Vasa spermatica enthaltenden Gekröse sei noch einmal hingewiesen; durch diese noch lateral abwärts erfolgende Wachstumsverschiebung kommt der ursprünglich kaudale sog. sekretorische Abschnitt der Urniere, von dem sich lediglich die äußerst spärlichen Paroophoron-Reste erhalten, lateral unterhalb des Lig. infundibulo-pelvicum zwischen die Äste der Vasa spermatica zu liegen, ein Vorgang, der im einzelnen bisher unbekannt ist.

B. Die Mißbildungen der inneren Genitalien.

a) Die Fehler der Keimdrüse.

1. Fehlen beider Eierstöcke ist einwandsfrei nur bei den Akardii und vereinzelten Sirenenmißbildungen beobachtet, gemeinsam mit völ-liger Aplasie auch der Müllerschen Gänge. Die übrigen Beobachtungen, die eine derartige Mißbildung angeben, halten einer scharfen Kritik nicht stand (Kermauner, Anders); in dem von Olivet publizierten Fall einer 38 jährigen Frau fanden sich bei sehr mangelhaften Sexual-charakteren und sehr dünnem Uterus, 8 cm langer Scheide und auffallend langen dünnen Tuben an Stelle der Eierstöcke je ein mandelkerngroßer,

weißer, flacher Körper, der mikroskopisch nichts mehr von Eierstockgewebe enthält; wann und wodurch hier die Atrophie der Ovarien erfolgte, läßt sich nicht feststellen. Es wäre in einschlägigen Fällen von größter Wichtigkeit, über die Entwicklungsprodukte der Urogenitalfalte überhaupt zu hören. Rein klinische und auch selbst nur makroskopische Untersuchungen können hier keine Klarheit schaffen; stets ist auch an Pseudohermaphroditismus masculinus mit kryptorchen Hoden zu denken.

2. Das Fehlen eines Eierstockes ist ebenfalls ein äußerst seltenes Ereignis und gewöhnlich in Fällen primärer Aplasie mit Fehlen des gleichseitigen Müllerschen Ganges und der Niere kombiniert; die von Koßmann angeführten Fälle, die trotz Fehlen des Ovars eine gute Ausbildung beider Müllerschen Gänge beweisen sollen, sind wohl kaum beweiskräftig. Die genannte Kombination ist verständlich, wenn wir den Entwicklungsort des Keimepithels berücksichtigen; daß ein zerstörender, entwicklungshemmender Prozeß auf den medialen Teil der Urogenitalfalte, ohne die anderen Gebilde dieses Bezirkes in Mitleidenschaft zu ziehen, in dieser frühen Embryonalzeit beschränkt sein sollte, dürfte sehr schwer vorstellbar sein. Außer solcher primärer Aplasie können zweifellos spätere Einwirkungen (lokale Zirkulationsstörungen, später erworbene entzündliche Prozesse, Torsionen usw.) ein teils isoliertes Verschwinden der schon fertigen Keimdrüse allein oder auch in Kombination

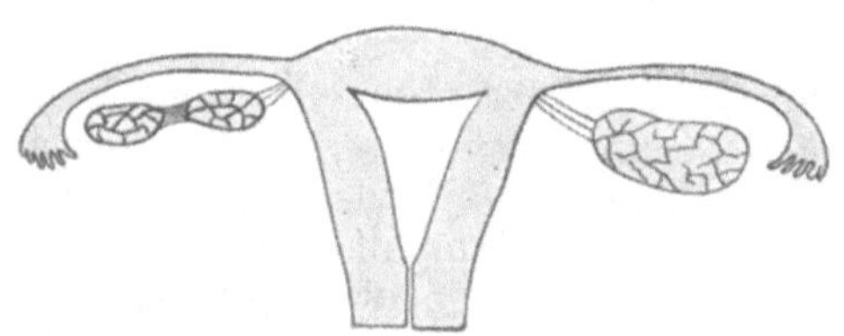

Fig. 186.   Ovarium partitum.

mit dem abdominalen Tubenteil bewirken. Geschieht solches schon frühzeitig, so braucht keinerlei Narbe auf den Gang des Prozesses hinzudeuten.

3. Überzählige Keimdrüsen werden in ihrem Vorkommen von Nagel und Kermauner nicht anerkannt. Die exakte Fragestellung kann in diesen Fällen nur lauten: Ist außer dem rechtsseitigen und linksseitigen Keimdrüsenfeld auf der jeweiligen Urogenitalfalte noch ein drittes Keimdrüsenfeld nachweisbar? Das würde sich nur nachweisen lassen, wenn auch eine dritte Urogenitalfalte angenommen werden könnte, d. h. sich später ein dritter Wolffscher Gang, drittes Epoophoron und dritter Müllerscher Gang nachweisen ließe. In allen anderen Fällen wäre sehr wohl eine Längsteilung des einen Keimdrüsenfeldes als Grundlage für die Beobachtungen möglich und das wäre nichts wesentlich anderes als die queren ungleichen Abteilungen durch streckenweise stärkere Bindegewebswucherung, wie sie bei den geteilten Ovarien (Ovaria partita, bipartita) vorkommen und zwei scheinbar selbständige und sogar voneinander entfernte Abschnitte eines Ovariums bedingen können. Bei der Längsteilung des Keimdrüsenfeldes könnte sehr wohl die Spaltung auch auf das Lig. ovarii proprium übergehen und so auch dieses verdoppeln; schließlich könnte eine Nebentube durch etwas längeres Auswachsen ihres blinden Endes eine dritte Tube vortäuschen. Meines Erachtens halten die bisher publizierten Fälle (fünf werden von Seitz aufgeführt, ein sechster von Mönch publiziert) einer Kritik nicht stand; selbst der überzeugendste Fall von Winckel mit selbständigem Lig. ovarii proprium und dritter Tube könnte durch frühzeitige Längsspaltung eines Keimdrüsenfeldes erklärt werden. Als akzessorische Ovarien bezeichnet man hirsekorn- bis pfefferkorngroße Abschnürung auf der

Ovarialoberfläche, die gestielt sein können und Ovarialstruktur zeigen. Ihre praktische Bedeutung ist gering.

4. **Besonderes Kleinbleiben** der Ovarien beruht meist auf einer erworbenen oder angeborenen konstitutionellen Schwäche der Organe: Die Folgeerscheinungen in funktioneller Hinsicht ergeben die Zeichen des genitalen Infantilismus.

5. **Exzessiv große Ovarien**, wie man sie gelegentlich zu sehen bekommt, zeigen eine starke Bindegewebsentwicklung und relativ wenig hervortretendes Parenchym; auch bei ihnen findet man die genital-infantilistischen Zeichen (Analogie der Fett-Bindegewebsbrust?).

b) Die Fehler in der Entwicklung der Müllerschen Gänge.

Die Fülle der Erscheinungsformen in dieser Gruppe von Mißbildungen ist sehr groß und mannigfaltig; das Bestreben, eine übersichtliche Ordnung zu gewinnen, die alle Beobachtungen gruppieren und verstehen ließe, stößt auf erhebliche Schwierigkeiten. Nicht nur kann die Entwicklung der beiden Gänge auf jeder Stufe gehemmt werden, sondern jeder einzelne Gang kann eine der Zeit und dem Maße nach verschiedene Störung des Wachstums und seiner Aus- und Umbildung erfahren; am stärksten scheint aber dadurch Verwirrung in der Auffassung und Deutung zu entstehen, daß jeder einzelne Organteil im Laufe der Entwicklung Rückbildungen erfahren kann, die eine viel frühere Entstehung des Defektes vortäuschen (**Felix**). Die rein morphologischen Gesichtspunkte, wie sie die Einteilungsschemata von **Chrobak** und **Rosthorn** und **Kermauner** verfolgen, lassen wohl rein äußerlich eine Übersicht gewinnen, aber das Bedürfnis, zum mindesten die formale Genese und die „teratogenetische Terminationsperiode" (E. **Schwalbe**) für den Einzelfall zu eruieren, findet keinerlei Befriedigung; desgleichen nicht durch eine von **Geiger** versuchte Gruppierung nach rein klinischen Gesichtspunkten. Lediglich nur die Einteilungen, die sich eng an den Gang der Entwicklungsgeschichte anschließen, geben einsichtsvolle Klarheit, soweit das bei der oft höchst verwickelten Sachlage möglich ist. **Nagels** Schema gibt das in großen Umrissen, nachdem **Kußmaul** und **Livius Fürst** als erste Bahnbrecher ca. um die Mitte des 19. Jahrhunderts vorausgegangen waren. v. **Winckel** ergänzt **Nagels** Einteilung, die er für unvollständig hält, und gibt folgende 7 Stufen als Grundlage für seine Einteilung:

1. 1. **Monat:** Bildung des Müllerschen Ganges im Urnierengebiet als solider Strang, an dem nur das Fimbrienende hohl ist.

2. 2. **Monat:** Die Fäden werden hohl und treten in der Gegend der späteren Grenze zwischen Vagina und Uterus zum Geschlechtsstrang zusammen.

3. und 4. 3.—5. **Monat:** Während die äußere Verschmelzung bis zum Lig. **Hunteri** erfolgt (13. Woche), schwindet die Zwischenwand (bis zur 16. Woche).

5. 6.—10. **Monat:** Stärkere Entwicklung des Fundus.

6. 1.—10. **Jahr:** Uterus infantilis.

7. 10.—16. **Jahr:** Uterus virgineus.

Nach diesem v. **Winckel**schen Schema richten sich die meisten Darstellungen dieses Gebietes und doch scheint es mir auf Grund der neueren Entwicklungskenntnisse nicht mehr voll geeignet, den Tatsachen gerecht zu werden; so drängen sich besonders in der 3. und 4. Stufe eine fast unübersehbare Fülle von verschiedenartigen Bildungen zusammen, so daß es wohl erlaubt sein mag, ein neues Schema der folgenden Darstellung zugrunde zu legen, nämlich das von **Felix**, einem der zur Zeit besten Kenner der normalen Entwicklung des Urogenitalapparates, aufgestellte. Als besonders brauchbar zum Verständnis der formalen Genese erscheint mir seine Forderung, eine Mißbildung hinsichtlich ihrer Stufeneinordnung danach zu bestimmen, wo sie zuerst von der normalen Entwicklung abweicht. In dieser Abweichung liegt das Hauptmerkmal der Entwicklungshemmung. Nebenmerkmale können dadurch entstehen, daß weiterhin jeder einzelne Abschnitt durch Parenchymschädigungen verschieden hochgradige Rückbildungen erfahren kann, aber auch partiell sich zu höheren Entwicklungsstufen umzuwandeln vermag. Diese Nebenmerkmale können so stark das Bild beherrschen, daß es schwierig, ja unmöglich werden kann, das Hauptmerkmal, d. h. die ursprüngliche Entwicklungshöhe, auf der das ganze Schlauchsystem gehemmt wurde, herauszufinden. Dazu kommen als Komplikation Verlagerungen der gehemmten Teile und auch der Umgebung dieser Teile hinzu. Rein makroskopische Untersuchungen, z. B. einfache Operations- oder Sektionsbefunde oder gar nur Palpationsdiagnosen reichen meistens nicht aus; lediglich genaue Präparationen, wenn nötig unter Zuhilfenahme der histologischen Untersuchungstechnik, können die Aufklärung bringen.

Selbstverständlich kann in diesem Rahmen keine die Kasuistik ausschöpfende Darstellung des komplizierten Gebietes gegeben werden; deshalb sollen unter Zugrundelegung der wichtigsten Punkte des die moderne Entwicklung der Müllerschen Schläuche am besten berücksichtigenden rein theoretisch und im Grundriß aufgestellten Felixschen Schemas nur allgemeine Richtlinien für die Einordnung der Einzelfälle hier angedeutet und durch die wichtigsten bisherigen Kenntnisse belegt werden. Im allgemeinen handelt es sich lediglich dabei um einen Ausbau des von Nagel und v. Winckel angebahnten Weges.

I. Normalerweise wird die Urogenitalfalte angelegt (2. Woche).

1. Mißbildungsgruppe: Die Urogenitalfalte wird beiderseits oder einseitig nicht angelegt, folglich können sich auch die in ihr entstehenden Organe, die Urniere, der Wolffsche Gang, die bleibende Niere, der Müllersche Gang und der Eierstock nicht entwickeln.

Einwandsfreie Fälle von Fehlen beider Urogenitalfalten und ihrer Entwicklungsprodukte sind nicht bekannt, selbst nur einigermaßen ausdifferenzierte Akardii besitzen Organe dieser Falten; nur beim Acardius amorphus, wo alle Organanlagen undifferenzierbar durcheinandergewürfelt sind, könnte sich ein derartiger Defekt zeigen.

Auch einwandfreie Fälle, die primär nur eine Urogenitalfalte entwickelt zeigen, sind sehr selten. v. Winkel hat bei Neugeborenen zwei Fälle beschrieben, in denen je einmal links und rechts ein ganzer Müllerscher Gang, der Ureter und die Niere fehlte; wie sich der Eierstock hier verhielt, habe ich nicht sicher eruieren können. Bolaffio (vgl. Zeitschr. f. Geb. u. Gynäkol., Bd. 68, S. 271) führt sechs ausländische Fälle an, in denen Ovar, Müller- und Wolffscher Gang, Ureter und Niere der einen Seite völlig fehlten; die Zuverlässigkeit dieser einzelnen Publikationen und die Art der Diagnose kann ich nicht feststellen. Es ist sicher, daß auch das einseitige Fehlen einer Urogenitalfalte äußerst selten ist. Meist ist, wie die genaue Präparation ergibt, das andere Horn ebenfalls angelegt gewesen und sekundär verschieden hochgradig verkümmert; die Einreihung dieser Fälle hat also in eine spätere Stufe zu erfolgen.

II. Normal: In der vorhandenen Urogenitalfalte wird der Müllersche Gang angelegt; es entsteht die Trichteranlage und das blinde Ende wächst aus, entlang dem Wolffschen Gang (ca. 4. Woche).

2. Mißbildungsgruppe: Beiderseitiges oder einseitiges Fehlen der Müllerschen Gänge bei beiderseitigem Vorhandensein der Urniere resp. deren Reste, des Wolffschen Ganges, Ureters, Niere und Keimdrüse.

Hier gilt ganz Ähnliches wie das unter I. Gesagte. Beiderseitige vollständige Aplasien der Müllerschen Fäden sind nicht sicher beobachtet, auch das einseitige Fehlen lediglich des Müllerschen Ganges kann nur mit großer Vorsicht als primär angesprochen werden. Meist handelt es sich um sekundäre Rückbildung, die einen solchen Defekt vortäuscht; ist nur ein kleines Stück, z. B. der Scheide oder des Uterus nachzuweisen, so ist das ein Beweis, daß die Anlage der Müllerschen Gänge dagewesen sein muß.

Das klinisch-anatomische Resultat beider Mißbildungsgruppen wäre, abgesehen von der totalen primären Aplasie des Genitalausführungsganges, die, wie gesagt, nicht einwandfrei zur Beobachtung gekommen ist, der Uterus unicornis. Genetisch ist nach den bisherigen Erfahrungen für ihn fast stets die Entstehung durch hochgradige Rückbildung des anderen Hornes anzunehmen und dementsprechend klinisch auch nach Resten dieses rudimentären Hornes zu fahnden. Symptomatologie, Diagnose usw. s. später.

III. Normal: Die beiden Harngeschlechtsfalten vereinigen sich im Becken zum Genitalstrang (Embryonen von 19,4 bis 22 mm gr. Länge (5. bis 6. Woche).

Mißbildungsgruppe: Die Urogenitalfalten vereinigen sich nicht; deshalb bleiben auch die Müllerschen Gänge völlig voneinander getrennt.

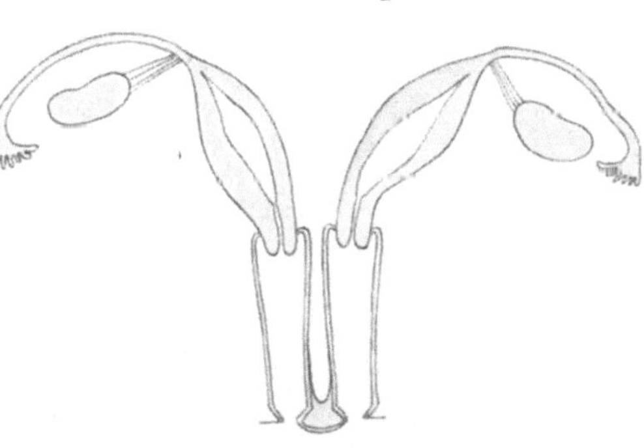

Fig. 187. Uterus didelphys (Gruppe III).

Trotz dieses völligen Getrenntbleibens können sich doch beide Schläuche völlig ausdifferenzieren zu je einer Scheide, Gebärmutter mit Hals und Korpus und Tube. Das ist beim Uterus didelphys der Fall. Normal ist der echte Uterus didelphys bei dem Schnabeltier, Ameisenigel und einigen Beuteltieren (Fig. 187). Beim Menschen sind nur wenige Fälle wirklichen Getrenntseins des Uterus und der ganzen Scheide bekannt, gewöhnlich handelt es sich um Uterus duplex und Vagina duplex, die in die nächste Gruppe gehören. Beim Erwachsenen scheint diese Form nicht vorzukommen. Als Nebencharaktere könnten auftreten: 1. das Solidbleiben der einzelnen Schläuche, 2. sekundäres ganzes oder teilweises Zugrundegehen der entwickelt gewesenen Müllerschen Epithelrohre und dadurch wieder sekundäre Verödung der Schläuche, 3. ungleiche Entwicklung der beiden Hälften oder ungleiche Rückbildungen, 4. der Sinus urogenitalis wird nicht erreicht von einem oder beiden Schläuchen. Die Mannigfaltigkeit der Erscheinungsformen ist dadurch gegeben; maßgebend aber bleibt die vollkommene mediane Trennung der beiden Schläuche. In der Mitte zwischen den beiden Schläuchen könnte sich zweifellos ein Lig. vesico-rectale finden, wie wir es später noch antreffen.

IV. Die beiden Müllerschen Schläuche werden, soweit sie im Genitalstrang liegen, miteinander zur Scheide und zum späteren Gebärmutterhalsabschnitt vereinigt (8. Woche).

Mißbildungsgruppe: Die Vereinigung des im Genitalstrang verlaufenden Abschnittes der Müllerschen Gänge erfolgt nicht oder nur unvollkommen.

Man beachte, daß die Korpusabschnitte hier nicht einbezogen sind; deren Vereinigung fällt einer späteren Entwicklungszeit zu. Selbstverständlich können nach dem einleitend Gesagten die Einzelteile der gehemmten Abschnitte (also des Urogenitalabschnittes) ebenso wie auch die höher gelegenen später zur Vereinigung kommenden Teile sehr wohl die Entwicklung bis zum Schluß durchmachen. Außerdem kann im ganzen System oder in den einzelnen Abschnitten in jeder Ausdehnung Rückbildung und damit sekundärer Defekt eintreten. Daraus ergibt sich eine hochgradige Mannigfaltigkeit. Von nicht entscheidender Bedeutung ist es, auf welchem Stadium die Verschmelzung stehen geblieben ist resp. welche Gewebsbestandteile im Septum enthalten sind; hauptsächlich würde ein epitheliales Septum mit geringem Interstitium und ein Muskulatur enthaltendes zu unterscheiden sein, um daraus die größere oder geringere Annäherung der Schläuche abzulesen.

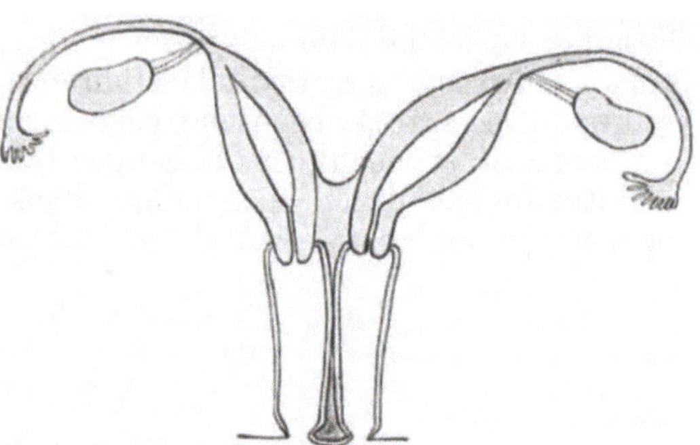

Fig. 188. Uterus und Vagina duplex.

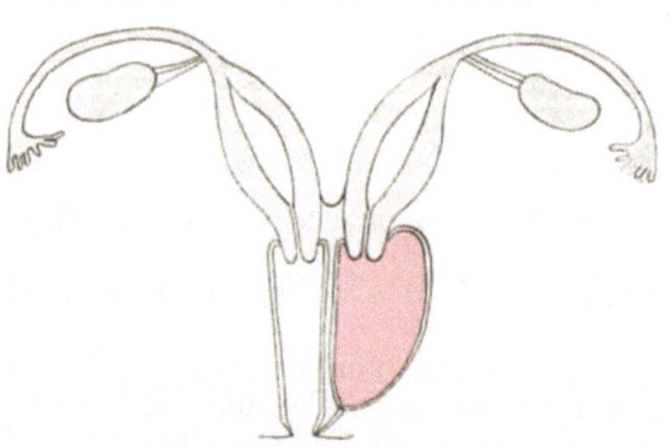

Fig. 189. Haematocolpos lateralis bei Uterus duplex. Atresie der linken Scheide. (Gruppe IVa.)

a) Die Vereinigung bleibt im genannten Bereich ganz aus (Fig. 188).

Es ist also sowohl die ganze Scheide, wie auch die Zervix doppelt. In den allermeisten Fällen ist auch der obere Korpusabschnitt doppelt; immerhin sind aber Fälle von gut ausgebildetem Scheidenseptum bei einfachem Uterus bekannt. Alle Fälle von Vagina duplex und Vagina septa und alle Fälle von Uterus bicollis gehören hierher. In der Tierreihe findet sich der Uterus duplex und Vagina duplex bei Beuteltieren, der Uterus bicornis bicollis bei Nagern und Fledermäusen. Die oberen Abschnitte der auf dieser Stufe stehengebliebenen Mißbildungen können alle weiteren Anomalien zeigen vom Uterus bicornis bis zum Uterus simplex mit normaler Form über alle Zwischenstufen. Solche Fälle sind keine Seltenheiten, sondern relativ häufig zu beobachten. Hier findet man meist zwei gleichmäßig entwickelte Scheiden mit zwei deutlichen Portiones uteri, oder die eine der Scheiden ist etwas enger, aber immerhin gut entwickelt. Auch der Hymen kann doppelt sein, ist jedoch meist auch septiert. Die Diagnose dieser Fälle ist gewöhnlich leicht.

Nebenmerkmale sind durch verschieden hochgradige Rückbildungen einzelner Teile der so gehemmten Genitalien gegeben. Ob beide Vaginae und beide Zervizes, evtl. gemeinsam auch mit den oberen Uterusabschnitten, solid werden können durch Rückbildung der ganzen epithelialen Anteile, scheint noch nicht genügend untersucht; es müßten zu diesem Zwecke durch Querschnitte im Genitalstrang zwei solide, in sich deutlich geschlossene Schlauchabschnitte nachweisbar sein. Aber partielle Atresien besonders der einen Seite sind mehrfach gesehen. Es sind das z. B. Fälle von **Pyo-** oder **Hämatocolpos lateralis** (Fig. 189); gewöhnlich besteht eine kleine Kommunikation im oberen Abschnitt des Septums zwischen dem gut entwickelten und dem atretischen Scheidenteil, hier ist die Möglichkeit des Eindringens von Keimen gegeben, die in dem Blindsack der atretischen Scheide guten Nährboden haben. Im Falle des Hämatocolpos lateralis gehört der atretischen Scheide ein funktionierendes Uterushorn an, das

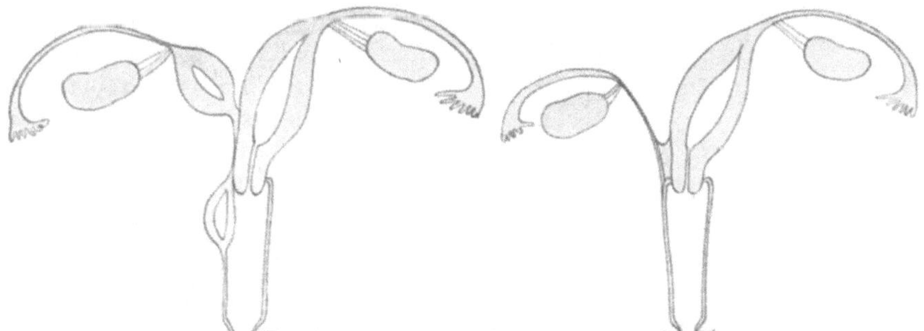

<table>
<tr><td>Fig. 190. Rudimentäres rechtes Horn und rechte Scheide. (Gruppe IVa.)</td><td>Fig. 191. Vollkommen atretischer rechter Gang. Uterus pseudounicornis. (Gruppe IVa.)</td></tr>
</table>

sein Menstrualblut in den Blindsack entleert. In beiden Fällen bildet sich ein Tumor unmittelbar seitlich und gewöhnlich an den oberen Teilen der Scheide aus; die mensuelle Blutung kann daneben aus dem nicht atretischen Teil ungestört sein.

Auch die oberen Uterusabschnitte können alle möglichen, unter den späteren Mißbildungsstufen nach und nach zur Erwähnung kommenden Defekte primärer oder sekundärer Art zeigen. Es ist wahrscheinlich, daß unter einseitigen sekundären Defektbildungen der Uterushörner (Uterus bicornis cum cornu rudimentario) in mancherlei Fällen auch Teile der tieferen Abschnitte sich doppelt angelegt und primär gehemmt erweisen; in einem eigenen Fall konnte ich bei Uterus bicornis mit rechtsseitigem rudimentären Nebenhorn neben dem Hals der hier einfach erscheinenden Gebärmutter nur einen fadenförmigen Strang nachweisen, neben dem oberen Scheidendrittel jedoch einen für eine Haselnuß einlegbaren Scheidenblindsack, der mit typischen Scheidenepithel ausgekleidet war (Figg. 190 u. 191).

b) **Die beiden Müllerschen Gänge werden nur unvollkommen vereinigt.**

1. **Vagina septa** oder **subsepta** mit Septum im oberen oder unteren Scheidenabschnitt, aber einfachem Halskanal und einfachem oder bikornem Gebärmutterkörper (Figg. 191 u. 192).

2. **Vagina simplex, aber doppelter Halskanal des Uterus** mit oder ohne Verdopplung der oberen Gebärmutterabschnitte. Hierhin gehört der Uterus bicornis bicollis, resp. duplex oder der Uterus duplex mit einem ganz oder teilweise rudimentärem Horn (Fig. 194 u. 195); jedenfalls lassen sich bei genauerer Untersuchung viele als dieser letzten Kategorie angehörig auch unter den scheinbar lediglich unikornen Uteri finden, da das oft sehr dünne Zervixrudiment, wie oben gesagt, leicht übersehen wird. Es sind das dann die pseudo-unikornen Uteri, die gewöhnlich zum mindesten die zweite Tube noch ganz oder im Rudiment erweisen. Bemerkenswert ist, daß in diesen Fällen auch der Wolffsche Gang in seinem Ureter-Nierenbeckenabschnitt leicht Störungen erfährt, und daß Verlagerungen der Niere und Mißbildungen mannigfacher Art bis zum völligen Mangel gerade in dieser Kombination nicht so selten gefunden werden (Bolaffio, Weibel, Paltauf, Ballowitz, Schilling, Eismayer, Duwe u. a.).

V. und VI. Das Mesenchym verdickt sich um den Vaginal- und unteren Uterusabschnitt und ebenso um die beiden Hörner bis zum Ansatz des Lig. rotundum (resp. der Plica inguinalis). Die Scheide und Gebärmutter werden deutlich durch die Ausbildung der Portio getrennt (ca. 9. und 10. Woche).

Mißbildung: Es bildet sich überhaupt kein Unterschied zwischen Gebärmutter und Scheide einerseits und Tube andererseits heraus, nur das Lig. rotundum zeigt mit seinem Ansatzpunkt die Trennungsstelle. Oder Scheide und Collum uteri entwickeln sich weiter, aber die Uterushörner und Tuben zeigen keinen Wandunterschied. Der Scheidenteil bildet sich nicht aus.

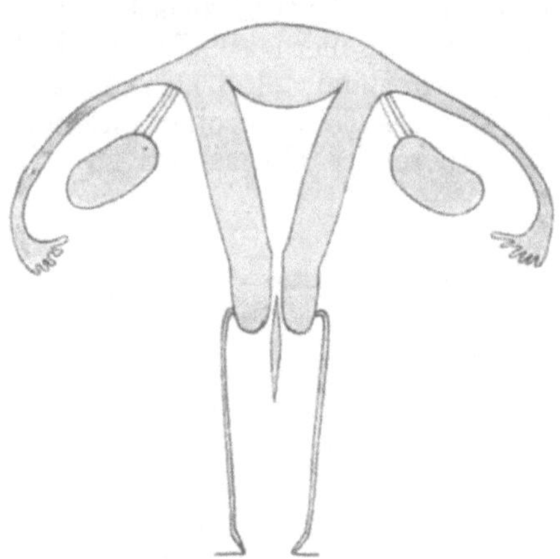

Fig. 192. Vagina subsepta. (Gruppe IVb mit einfachem Uterus.)

Die von Felix theoretisch getrennten Stufen lassen sich nach dem vorliegenden Material nicht einwandfrei auseinanderhalten. Die Zahl der in diese Gruppe gehörigen Fälle erscheint überhaupt gering. Rückbildungen an dem Epithelrohr sind verschieden hochgradig zu konstatieren. In der Hauptsache gehört hierher der Uterus bicornis (bipartitus) rudimentarius solidus oder partim excavatus (Figg. 196 u. 197); die seltene Mißbildung ist **in der größeren Zahl** der hierher gehörigen Fälle mit Defekten der Scheide und des Halskanals kombiniert und gewöhnlich symmetrisch. Die Scheide fehlt dann ganz oder zum großen Teil; es handelt sich aber nicht um primären, sondern durch Rückbildung entstandenen Defekt. Auch der Hals-, aber vor allem die beiden auseinanderstrebenden oberen Teile des Uterus können zu fadendünnen Strängen geschrumpft sein, so daß es schwer sein kann, diese Teile überhaupt zu diagnostizieren. Die Tube ist in ihren peripheren Abschnitten meist leidlich entwickelt. Unter den Fällen starker Atresie der Scheide und des Uterus, zum mindesten seines Kollumabschnittes mag mancher Fall sein, dessen Hauptmerkmal die fehlende Portiobildung war. Der Schwund des epithelialen Rohres und mancher Mesenchymteile hat diese Entstehungsweise verdeckt.

VII. Stufe: Die bisher noch getrennten Gebärmutterhörner werden durch Hebung ihrer oberen Wand und Erweiterung ihrer beiden Lumina miteinander vereint. Oder die beiden Hörner werden durch ein Erhobenwerden um 90⁰ median einander genähert und die median aneinander-

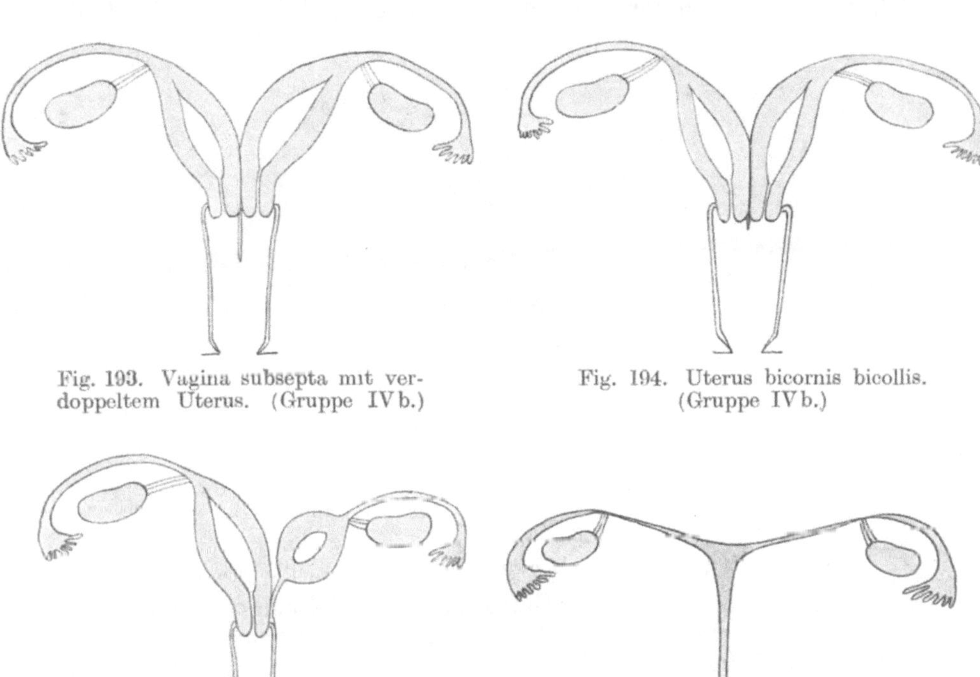

Fig. 193. Vagina subsepta mit verdoppeltem Uterus. (Gruppe IVb.)

Fig. 194. Uterus bicornis bicollis. (Gruppe IVb.)

Fig. 195. Uterus bicornis mit rudimentärem linken Horn. (Gruppe IVb.)

Fig. 196. Uterus bicornis rudimentarius solidus. (Gruppe V und VI.)

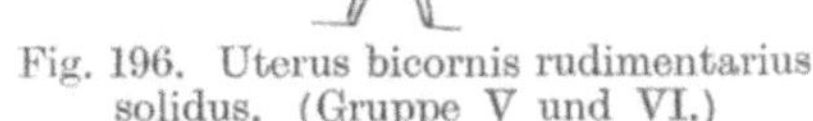
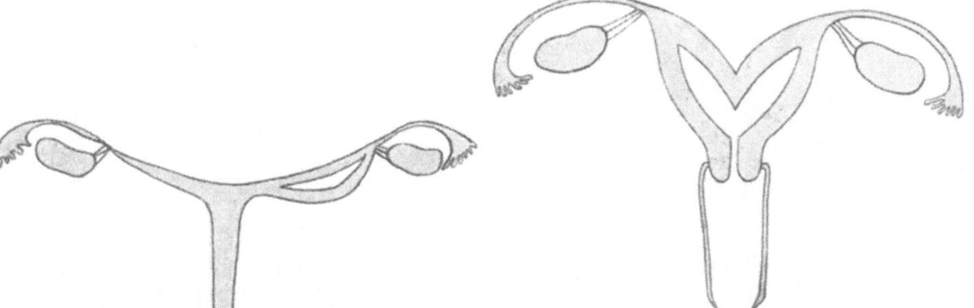

Fig. 197. Uterus bicornis rudimentarius partim excavatus. (Gruppe V und VI.)

Fig. 198. Uterus bicornis unicollis. (Gruppe VIIa.)

liegenden Wandabschnitte verschmelzen völlig miteinander (nach Felix ist das eine Überentwicklung). In beiden Fällen ist das Resultat der Uterus simplex (11. und 12. Woche).

Mißbildung. a) Die Hebung der oberen Wand und die Lumenerweiterung tritt nicht oder nur unvollkommen ein;

es können aber die Uterushörner aus ihrer horizontalen Stellung in eine nach seitlich oben schräge erhoben werden.

1. Ohne Defektbildung. Hier findet sich die häufigste der Uterusmißbildungen überhaupt, der Uterus bicornis unicollis (Figg. 198 u. 199); in dieser reinen Form ist er das normale Organ bei einer großen Reihe

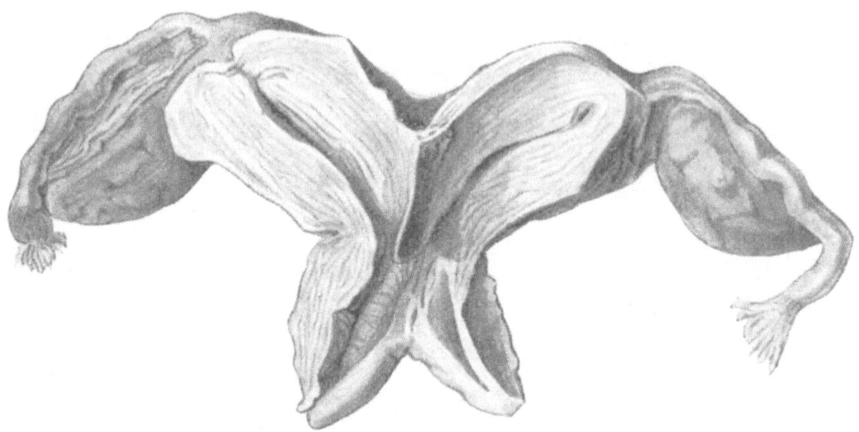

Fig. 199.   Uterus bicornis unicollis. ⸗ (Gruppe VIIa.)

von Säugetieren-wie Wale, Pferde, Esel, Rinder, Schwein, Schaf, Insektenfresser, Elefanten, Raubtiere, Halbaffen.   Als Mißbildung kann er eine vollkommen symmetrische Entwicklung zeigen, gewöhnlich aber besteht in der Ausbildung beider Hörner eine wechselnd starke Ungleichheit, die dann schon zu der nächsten Unterabteilung überleitet.

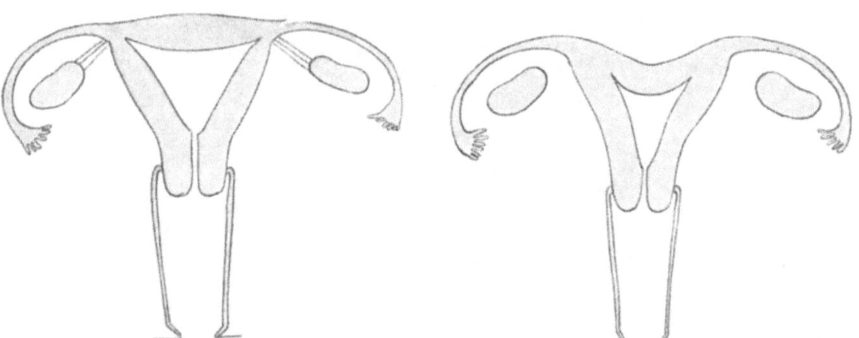

Fig. 200. Uterus incudiformis.
(Gruppe VIIa.)

Fig. 201.   Uterus introrsum arcuatus simplex. (Gruppe VIIa.)

Außer dieser häufigsten Form gehört hier noch her der Uterus incudiformis (Fig. 200) (sehr selten) und der Uterus introrsum (nach innen) arcuatus simplex (Fig. 201).

2. Mit Defektbildung. Die eben erwähnte Ungleichheit der Hörner einerseits und der fast völlige Defekt des einen Hornes mitsamt der Tube sind die beiden Extreme, die hier zu verzeichnen sind. Vor allem stehen zwei Formen hier im Vordergrund: der seltenere Uterus unicollis mit fast völligem sekundärem Defekt des anderen Hornes, häufig

kombiniert mit Mißbildungen des gleichseitigen Ureters und der Niere (Figg. 202 bis 204); und zweitens der häufigere und praktisch bedeutsame Uterus bicornis mit rudimentärem, aber teilweise hohlem Nebenhorn. In diesem letzten, praktisch häufigen Fall ist das rudimentäre Nebenhorn, das selbst verschiedene Größe zeigen kann, mit dem gut entwickelten anderen Horn nur durch einen lumenlosen Bindegewebsstrang verbunden, aber nach der Tube hin geöffnet; selbstverständlich kommen auch alle Übergänge bis zur vollen Kommunikation beider Hörner vor, das

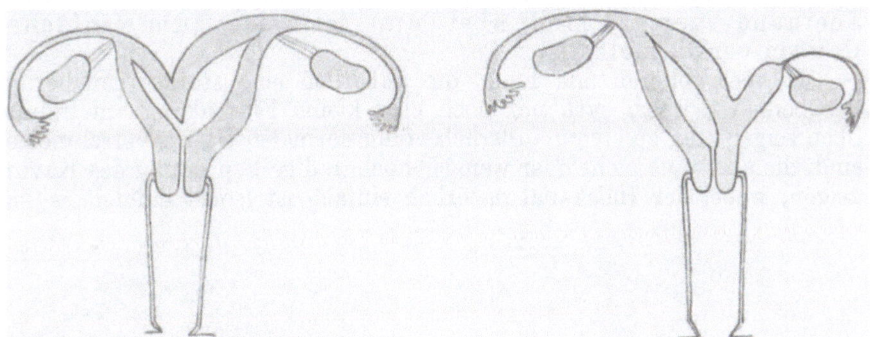

Fig. 202. Uterus bicornis mit ungleichen Hörnern. (Gruppe VIIa.)

Fig. 203. Uterus bicornis mit Defekt. (Gruppe VIIa.)

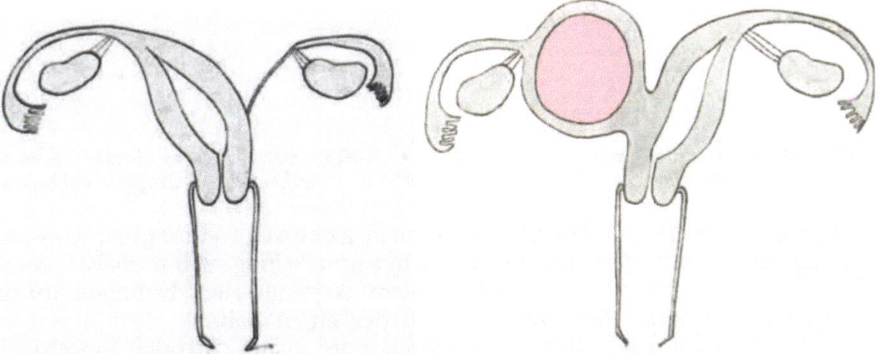

Fig. 204. Uterus pseudounicornis. (Gruppe VIIa.)

Fig. 205. Uterus bicornis mit rudimentärem, aber hohlem Nebenhorn. Haematometra lat. (Gruppe VIIa.)

häufigere aber ist der Abschluß. Praktisch ergibt sich daraus, daß die Schleimhaut des nach dem anderen Horn hin atretischen Nebenhornes sich an den Wandlungen des mensuellen Zyklus beteiligen muß, sobald überhaupt nur reaktionsfähige Schleimhaut vorhanden; da aber der Abfluß der menstruell entstehenden Flüssigkeiten nach dem Uterus hin verlegt ist, so muß sich bald eine einseitige Hämatometra ausbilden (Fig. 205). Es kann sogar zu einer Schwangerschaftsansiedlung in dem rudimentären Nebenhorn kommen auf dem Wege der äußeren Überwanderung der Spermatozoen oder des befruchteten Eies, oder auf direktem Wege, wenn noch eine feine Kommunikation der Nebenhöhle mit der Haupthöhle besteht. Ist das Nebenhorn jedoch nicht teilweise hohl, sondern völlig solide, dann kommt ihm eine unmittelbare praktische Bedeutung kaum zu.

Selbstverständlich können auch ausgedehntere sekundäre Verkümmerungen Platz greifen, jedoch lassen sich diese dann unmittelbar einordnen, nach den Voraussetzungen dieser Gruppe: einfache Scheide, einfacher Halskanal und unterster Korpusabschnitt der Gebärmutter; Verdoppelung irgendwelchen Grades der weiteren Corpus uteri-bildenden Teile der Müller-Schläuche.

b) **Statt der normalen Hebung der oberen Wand und Erweiterung der Höhlen ist eine frontale Drehung der beiden Hörner eingetreten, ihre medialen Wände haben sich wohl aneinandergelegt, sind aber nur teilweise zum einfachen Cavum verschmolzen.**

Hierher gehören alle Fälle, die äußerlich eine starke Annäherung der beiden Hörner, evtl. nur noch eine kleine Einsenkung am Fundus oben zeigen oder zu einem äußerlich völlig normalen Uterus verschmolzen sind, die aber eine mehr oder weniger hochgradige Septierung des Kavum zeigen, wobei der Halskanal natürlich einfach ist (sonst handelt es sich

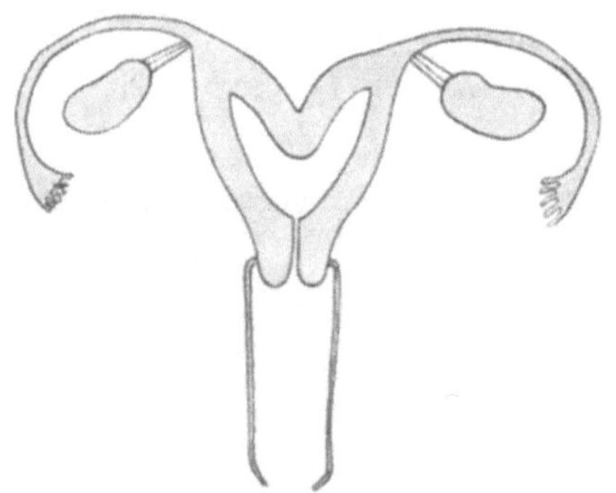

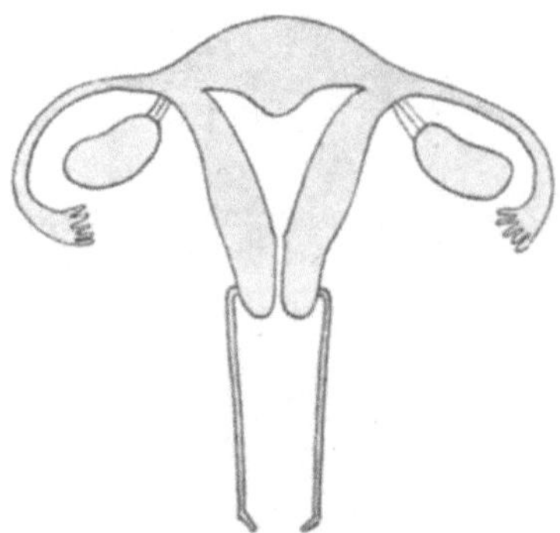

Fig. 206. Uterus introrsum arcuatus subseptus. (Gruppe VIIb.)

Fig. 207. Uterus foras arcuatus subseptus. (Gruppe VIIb.)

um die IV. Stufe): **Uterus introrsum arcuatus** subseptus, **Uterus foras (nach außen) arcuatus subseptus** (Figg. 206 u. 207). Auch hier können sekundäre Defektbildungen Asymmetrien bedingen durch teilweise oder totale Verkümmerungen der einen Seite.

VIII. Nach Ausbildung der Portio kommt es zur zentralen Einschmelzung der soliden Epithelsäule und zum Durchbruch des Hymen nach außen (4. Monat).

Mißbildung. Die Einschmelzung tritt nicht ein, der Hymen bleibt verschlossen.

Zweifelsfrei steht fest, daß der Durchbruch des Müllerschen Hügels im Hymen occlusus unterbleiben kann; ob aber eine kongenitale durch Defektbildung (primär oder sekundär) entstandene Atresie der Scheide bei einfachem Uterus vorkommt, wird vielfach stark bestritten (vgl. Kap. V, Abschnitt Atresien und Stenosen der Scheide). Darin stimmen alle Autoren überein, daß die Hauptzahl aller Scheidenatresien durch Entzündung postfetal erworben sind. In einer kleineren Zahl kann nach R. Meyer durch ungenügende zentrale Zelleinschmelzung der Scheidenschlauch ganz oder teilweise epithelial-solid bleiben; lediglich diese epitheliale Solidität der Scheide ist das Produkt dieser Mißbildungsstufe. Eine bindegewebige Atresie wäre ein sekundär eingetretener Defekt, der, wie gesagt, auf dieser Entwicklungsstufe, nachdem schon alle epithelialen und mesenchymalen Wandbestandteile gebildet sind, kongenital für höchst unwahrscheinlich, in der Hauptsache vielmehr für postfetal erworben angesehen wird.

IX. Der Uterus wird weiter ausgebildet durch Differenzierung und Neubildung der Muskulatur und Änderungen in den Längenproportionen der Einzelabschnitte (Ende der fetalen Zeit und Kinderjahre).

Mißbildungsgruppe: Die Wanddifferenzierung ist unvollständig, die proportionalen Wachstumsverschiebungen bleiben aus.

Hierher gehört der seltene Uterus hypoplasticus membranaceus; in der Hauptsache aber handelt es sich hier um Wachstumsstillstände auf fetaler oder infantiler Stufe, vor allem erkennbar durch das große Kollum und das kleine Korpus. Wohl stets ist hier nicht allein und isoliert der Müllersche Schlauch, also der Keimdrüsen-Ausführungsgang betroffen, sondern vor allem auch die Keimdrüse selbst. Ätiologisch kommen alle Schädigungen, die die Keimdrüse beeinflussen können, auch für diese Art der Mißbildungen in Betracht; es können primäre Organminderwertigkeiten oder wirkliche Schädlichkeiten sein. Es wirft sich ohne weiteres die Frage auf, ob überhaupt bei dieser Sachlage noch von einer Mißbildung gesprochen werden kann; die Übergänge zu den rein funktionellen Anomalien, in diesem Fall zu dem durch Ovarialinsuffizienz bedingten genitalen Infantilismus sind fließende (s. Infantilismus Kap. II).

X. Der Eileiter und der Eierstock werden aus der vertikalen Stellung in die horizontale gedreht, wobei der untere, später mediale Eierstockspol keine wesentliche Lokomotion erfährt. Die Wand der Eileiter wird differenziert (Kinderzeit, Beginn der Pubertät).

Mißbildungsgruppe: Der laterale Deszensus findet nicht statt. Die Wand der Eileiter bleibt ungenügend ausgebildet.

Von diesen Lageveränderungen, zu denen auch das Tiefertreten des gesamten Genitales und sein Verschwinden im Beckenraum gehört, ist schon im Kap. IV (Lageanomalien) gesprochen. Die mangelhafte Eileiterwandausbildung gibt sich vor allem in ungenügender Faltenbildung im Innern und starker Windung der Schläuche zu erkennen als Teilerscheinung des Infantilismus.

Gewinnt man über die formale Genese und den Entstehungszeitpunkt der einzelnen Mißbildungen an der Hand des vorstehenden Schemas eine recht gute Übersicht, so ist die eigentliche Ursache fast vollkommen im Dunkel. Grundlegend wichtig ist es natürlich, auf der Suche nach der Ursache die Zeitperioden, in der die einzelnen in Betracht kommenden Organe sich entwickeln, in Rücksicht zu ziehen, was in vielen Publikationen oft mit staunenswerter Unkenntnis nicht geschieht. Wirklich überzeugende Kenntnisse besitzen wir in der kausalen Genese nicht; die Gedankenrichtung der einzelnen Forscher kann folgende Andeutung zeigen. v. Winkel, R. Meyer, Kermauner, Frankl, Felix nennen unter lokalen Ursachen:

Störungen der Bauchwandbildung: Hernia umbilicalis, Becken- und Blasenspalten, amniotische Fäden.

Zug, Druck, Torsion von abnormen Nachbarorganen: Gefüllte Blase und Rektum evtl. bei Atresie der Mündung. Anomalien des Lig. rotundum; abnorm breites Becken. Anomalien des Wolffschen Ganges und seiner Abkömmlinge. Kloakenmißbildungen.

Abnorme Geschwulstkeime in den medianen Wandteilen (Pick).

Lig. rectovesikale = eigentümliche mediane Bauchfellduplikatur, die ca. in 10—15% der nicht vereinigten Müllerschen Gänge angetroffen, aber meist nicht als Ursache, sondern Folge der Mißbildung angesehen wird.

Fetale Peritonitis oder überhaupt entzündliche Prozesse, deren einwandfreier Beweis bisher nicht sicher geführt ist.

Besondere Schwierigkeiten bereiten dem Verständnis die lokal begrenzten Gewebsdegenerationen, die sich in den sekundär entstandenen Defekten ausdrücken; durch die Annahme lokaler Gefäßstörungen, seien sie funktioneller oder geweblicher Art, ist das Problem nicht gelöst, sondern nur verschoben. Ein vorläufiges Ignoramus mag die momentane Sachlage in diesen Fragen bezeichnen.

Die Klinik der Mißbildungen der inneren Genitalien.

Die Angaben über die Häufigkeit der Mißbildungen schwanken je nach Ausdehnung des Begriffes sehr erheblich; im allgemeinen mögen wohl Angaben von 0,1—0,3% für die Mißbildungen der Müllerschen Gänge von Stufe III—VIII das Richtige treffen; die Infantilismusfälle sind nicht eingerechnet. Zu bedenken ist weiterhin, daß schwere Mißbildungen einer früheren Stufe nicht oder häufig nur in Kombination mit anderen schweren Mißbildungen vorkommen, die die Lebensfähigkeit stark beeinträchtigen, und daß andererseits manche Mißbildung, da sie keine Beschwerden macht, nicht diagnostiziert wird.

Die Symptome der Mißbildungen.

Viele Mißbildungen, so der Uterus bicornis, der Uterus duplex und selbst die volle Verdoppelung der Müllerschen Schläuche im Uterus duplex mit Vagina duplex, können ohne alle Beschwerden verlaufen; weder die mensuellen Blutungen, noch auch der Eintritt und der Ablauf der Schwangerschaft und Geburt braucht irgendwelche Störungen zu verursachen. Andere wieder können erhebliche Beschwerden machen.

1. Pseudoamenorrhöe mit und ohne Molimina menstrualia. Das Fehlen beider Ovarien ist einwandfrei bisher nicht beobachtet; so ist es verständlich, daß die Eireife im Pubertätsalter sehr wohl eintritt. Finden sich im Uterus irgendwie korpusschleimhautbildende Flächen und Höhlen, so reagiert dieser Bezirk im Sinne der mensuellen Umwandlungen; es kommt auch eine mensuelle Blutung zustande, deren Blut keinen Abfluß findet, die Folge ist die Haematometra lat. oder duplex; ob auch eine einfache Hämatometra bei Scheidenatresie eintreten kann, ist nach früher Gesagtem strittig. Auch ohne Hämatometra oder Hämatosalpinxbildung können bei solidem Schlauchsystem (Ut. rudiment. bicornis solidus usw.) schwere menstruelle Molimina auftreten.

2. Dysmenorrhöe: Sowohl bei völlig offenen Gangsystemen als auch vor allem bei rudimentären abgeschlossenen Einzelteilen (Ut. bicornis mit rudimentärem Nebenhorn) werden sehr schmerzhafte Menstruationsblutungen beobachtet, die teils auf frustrane Kontraktionen der verschlossenen Abschnitte, teils auf Muskelschwäche, teils größere Blutmengen und enge Gangsysteme, teils auf Wandstarrheit zu beziehen sind.

3. Schwangerschaftsanomalien: Unfruchtbarkeit, vorzeitige Unterbrechung, Schwangerschaft im atretischen Horn mit Rupturfolge, mancherlei Geburtsstörungen vgl. Lehrbücher der Geburtshilfe.

4. **Kohabitationsbeschwerden:** Das Septum der Vagina oder die teilweise oder volle Atresie können hier die schuldigen Momente sein.

Die **Diagnose** der Mißbildung stützt sich zum Teil auf die geklagten Symptome, vor allem aber auf die genaue Inspektion und Palpation, die gegebenenfalls per rectum und in Narkose ausgeführt werden muß. Die breitere Gebärmutter besonders im Fundus, der tastbare Sattel deuten auf die Bikornität; das laterale Abschwenken der eigentlichen Gebärmutter und ein nicht zu großer Tumor an der anderen Seite müssen die differentialdiagnostische Überlegung außer auf Adnextumor, Ovarialzyste, Myom, Extrauteringravidität, auch auf das rudimentäre Nebenhorn lenken. Wer daran denkt, wird häufiger die Diagnose finden. Einen am Beckeneingang gelegenen „Tumor" als dislozierte Niere bei rudimentärem Uterushorn zu deuten, dürfte große Schwierigkeiten bereiten. Leicht ist die Diagnose, sobald die Septierung das Collum uteri und die Scheide betrifft. Bei hartnäckigem eiterigen Katarrh, evtl. seitlicher Scheidenwandschwellung soll man stets auch an eine rudimentäre Nebenscheide denken, die als Pyocolpos lat. den Katarrh dauernd unterhält. Das Fehlen des Uterus und der Scheide kann durch die Palpation nicht diagnostiziert werden; fühlt man per rectum nur eine kleine quere Gewebsspange, nichts von Uterus oder Scheide, so kann man höchstens auf hochgradige Atresie schließen, insbesondere dann, wenn noch ein Scheidenrudiment oder ein deutlicher Hymen kaudal festzustellen ist.

Die **Therapie** hat hier kein großes Betätigungsfeld. Die Behandlung der Schwangerschafts- und Geburtsstörungen vgl. geburtshilfliche Lehrbücher. Die Molimina menstrualia können evtl. größere Eingriffe verlangen; meist wird in solchen Fällen nichts anderes übrig bleiben, als die rudimentären Organe per laparotomiam zu exstirpieren, möglichst unter Zurücklassen der Ovarien. In manchen Fällen kann es wünschenswert sein, das Septum des Uterus oder der Scheide zu beseitigen; soweit es die Scheide betrifft, ist es leicht, es vorn und hinten abzutragen und die restierenden Schleimhautränder zu vernähen. Für die Beseitigung des Uterusseptum hat **Straßmann** einen Weg per laparotomiam angegeben, nach Spaltung des Uterus das mediane Septum auszuschneiden und die Muskelränder zu vernähen. Zu bedenken aber ist, daß viele Frauen trotz Duplizität und trotz Bikornität ihres Uterus normal gebären können, also a priori-Indikationen nicht bestehen.

Eine bedeutsame operative Aufgabe kann sich evtl. daraus ergeben, daß von den Pat. die Herstellung einer Scheide in Fällen von Scheiden-Uterusatresie dringend verlangt wird, trotzdem sie auf die Aussichtslosigkeit, schwanger zu werden, und auf die Gefahr, auch den immerhin nicht völlig sicheren Erfolg der in Frage kommenden Operationen aufmerksam gemacht sind. Die früheren Methoden der Austapezierung eines frisch hergestellten Bindegewebsraumes zwischen Blase und Rektum mit freitransplantierten Hautstückchen oder gestielten Lappen haben sich als unbrauchbar erwiesen. Als Konkurrenzmethoden kommen heute hauptsächlich zwei in Betracht:

1. Verwendung eines Stückes Rektum, das in das frische Bindegewebslager hineingelagert wird. Der freie Darmabschnitt wird bis in den stehengebliebenen Sphincter ani heruntergezogen und fixiert zur Rekonstruktion des Darmes = Methode **Schubert**. Sie hat nach den Erfahrungen vieler Operateure ihre Leistungsfähigkeit bewiesen.

2. Verwendung eines Stückes Ileumschlinge, das aus dem Darm durch Resektion ausgeschaltet wird und, in das Bindegewebslager herunter-

gezogen, hier zur Einheilung gebracht wird (Methode Haeberlein, Baldewin, Mori, Stöckel). Auch diese Methode hat gute Erfolge in vielen Fällen ergeben.

Die Spät- und Dauererfolge sind allerdings für beide Methoden oft kläglich und wenig ermutigend.

Die normale Entwicklung des Sinus urogenitalis und der äußeren Geschlechtsorgane.

Das Entodermrohr zeigt schon bei kaum 2 mm langen Embryonen am hinteren Körperende des Embryo eine blinde Aussackung und biegt dann scharf ab als Allantois in den breiten Bauchstiel (späteren Nabel). Das blinde Ende liegt dem Ektoderm eng an. Diesen Blindsack nennt man die Kloake, die kaudale Vereinigungsfläche von Ekto- und Entoderm die Kloakenmembran (Fig. 208). Die Kloakenmembran wandert bald auf die ventrale Seite und stößt dort bis nahe an den Abgang des Bauchstiels resp. der Allantois. Eine Trennung der Kloake geschieht durch Herabwachsung der Einsattelung zwischen Allantois und Enddarm; dieses Septum urorectale gewinnt Anschluß an die Kloakenmembran und trennt die Kloake in den eigentlichen Enddarm, den Mastdarm und den Sinus urogenitalis und die Kloakenmembran in die Analmembran und Urogenitalmembran (Fig. 209—211). Die weitere Differenzierung erfährt der Sinus urogenitalis dadurch, daß zunächst die vordere Bauchwand zwischen Kloakenmembran und Bauchstiel wächst und durch diese Streckung gleichzeitig auch eine Neubildung im ventralen Bezirk der Kloakenwand veranlaßt. Beim Embryo von 4,9 mm Länge hat der primäre Harnleiter von dorsal her den Sinus urogenitalis erreicht; durch ihn wird der Sinus mit der dorsalen Wand des Embryo verbunden und dadurch ein wenig nach hinten und oben angeheftet. Schon beim Embryo von 11 mm ist eine weitere Differenzierung des Sinusraumes vor sich gegangen, indem der mittlere Abschnitt eine Einsattelung und Verengerung erfährt; es läßt sich jetzt kranial ein Harnblasen-Harnröhrenabschnitt, in der Mitte eine enge Pars pelvina und kaudal die Pars phallica des Sinus urogenitalis unterscheiden, wobei die Pars phallica durch die ventrale Kloakenmembran (urogenitalen Abschnitt) unmittelbar nach vorn geschlossen wird.

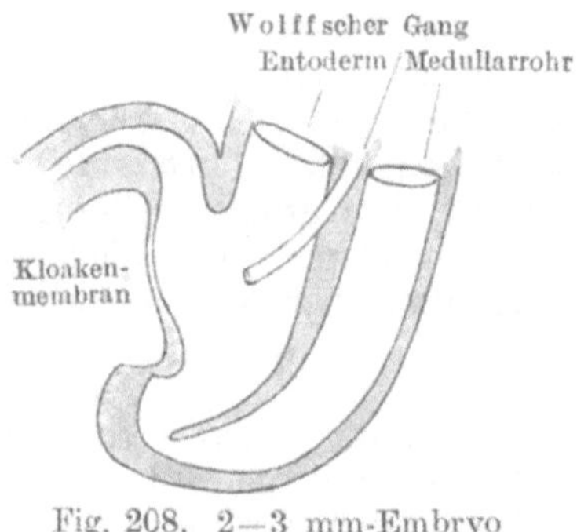

Fig. 208. 2—3 mm-Embryo (nach Keibel).

Die Umbildung des Harnblasen-Harnröhrenabschnittes geht in der Hauptsache vom primären Harnleiter aus. Schon kurz nach seiner Einmündung in den Sinus urogenitalis hat der Harnleiter nach dorso-medial einen Sproß, den eigentlichen Harnleiter, den Ureter getrieben. Das Endstück des primären Harnleiters wird nun in der weiteren Entwicklung mit in den kranialen Sinusabschnitt einbezogen, in dem es trompetenartig erweitert wird; beim Embryo von ca. 11 mm Länge münden primärer und sekundärer Harnleiter nebeneinander. Aber die Entwicklung geht während der 5.—7. Woche weiter; der sekundäre Harnleiter = Ureter wandert um den primären Harnleiter = Wolffschen Gang von dorso-

medial nach lateral und schließlich ventral, zugleich kranial herum,
außerdem erfährt das Wandstück, das zwischen dem Ureter und Wolffschen Gang nach ihrer Verschiebung liegt, ein starkes Flächenwachstum
(R. Meyer). Aus diesem Wandstück, das ja ursprünglich ein Teil des
Wolffschen Ganges ist, wird der Blasenboden und bei weiblichen

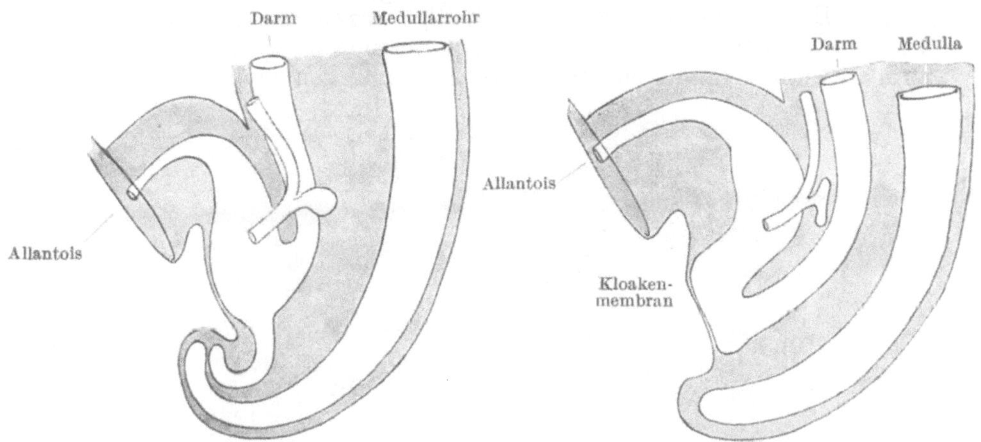

Fig. 209. 5 mm-Embryo (nach Keibel).
Trennung des Medullarrohres und Ento-
derms. Abwärtswachsen des Sept. urorectale. Knospung des primären Harnleiters
(Ureterknospe).

Fig. 210. 7,5 mm-Embryo (nach Keibel)
Das Septum urorectale ist weiter abwärts
gewachsen.

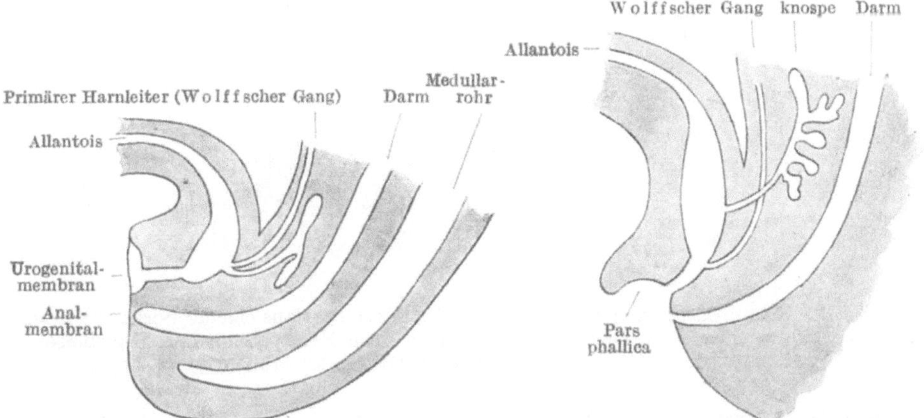

Fig. 211. 10 mm-Embryo (nach Keibel und
Felix). Ureterknospe und primärer Harnleiter
liegen noch eng beieinander. Differenzierung
des Sinusraumes im Harnblasen-Harnröhrenabschnitt, Pars pelvina und Pars phallica.

Fig. 212. 20 mm-Embryo (nach
Felix). Anal- und Urogenital-
membran geöffnet. Wolffscher
Gang und Ureter sind getrennt.

Embryonen die ganze spätere Urethra, bei männlichen die Pars
prostatica urethrae gebildet (Fig. 212). Schon bei einem 22,7 mm langen
Embryo sind diese Wandverschiebungen soweit vorgeschritten, daß die
Flächenverhältnisse Uretermündung-Blasenspitze und Uretermündung-
Harnröhrenmündung ungefähr den Verhältnissen beim Erwachsenen ent-
sprechen. Nur die besondere Differenzierung der Blase und Harnröhre

durch Lumenverengerung des unteren Abschnittes erfolgt allmählich und
später (cf. Figg. 180—185 u. 213).

Ungefähr um die 5.—6. Woche öffnet sich zunächst gewöhnlich der
Urogenitalanteil der Kloakenmembran, etwas später die Analmembran;
um ungefähr die gleiche Zeit erhebt sich im ventralen oberen Bereich
der Kloakenmembran ein hügeliger Vorsprung, der Kloakenhöcker. Auf
diesem Höcker entsteht als doppelseitige mesodermale Gefäßanlage,
der Phallus, der bei beiden Geschlechtern zunächst schnell in Penisform auswächst, vom 3. Monat ab aber bei weiblichen Embryonen gegen-

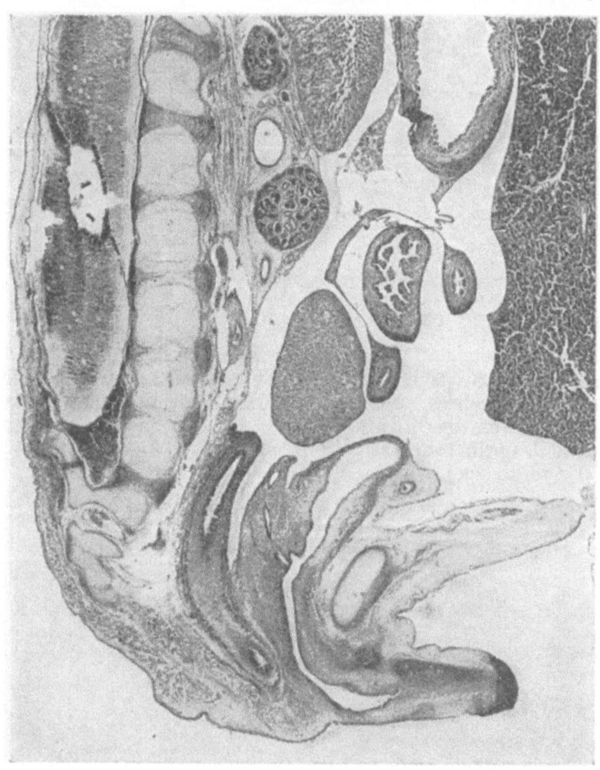

Fig. 213. 32 mm-Embryo; wahrscheinlich Medianschnitt aus eigener Serie. Phallus,
der Sinus urogenitalis ist hier geschlossen, nach oben Pars pelvina und Harnblasen-
Harnröhrenabschnitt; ca. in der Mitte Mündung des Müllerschen Ganges.

über den männlichen im Wachstum zurückbleibt und sich nach abwärts
biegt. Um den Phallus herum bildet sich eine Furche und ein halbmond-
förmiger Wulst, der Geschlechswulst (Figg. 214 u. 215). An der
Unterseite des Phallus, entsprechend seinem nach dem jetzt geöffneten Sinus urogenitalis abfallenden Teil, zeigt sich eine rinnenförmige
Einsenkung, die sich bei männlichen Embryonen unter gleichzeitigem
Längerwerden des ganzen Phallus ca. im 4. Monat schließt (Figg. 216 u.
217). Beim weiblichen Embryo schließt sich die Rinne nicht, der
Phallusschaft erfährt keine weitere Verlängerung, aus den unteren
Rändern entsteht das Frenulum clitoridis und die Labia minora,
während der ventrale Schaftanteil die eigentliche Klitoris bildet. Weiter
wird der Sinus urogenitalis sowohl in seiner Pars phallica als auch in

der Pars pelvina und sogar in dem übrigen kranial gelegenen Anteil bis über die Mündung der Wolffschen Gänge hinaus abgeflacht und erweitert, bis die Harnröhrenmündung frei nach außen mündet. Dadurch, daß so der zunächst schlauchförmige Sinus urogenitalis immer mehr ausgeweitet wird und nur noch eine flache mediane rinnenartige Vertiefung der Oberfläche, das Vestibulum, bildet, kommt auch der Müllersche Hügel, die Mündungsstelle der jetzt vereinten Müllerschen Gänge (= Vagina) zwischen den beiderseits neben ihr mündenden Wolffschen Gängen nach auswärts in den Bereich des Vestibulum. Durch Bindegewebsverdichtung und Bildung der Vaginalmuskulatur wird die so entstandene Trennungsfläche zwischen Blase und Urethra einerseits und Vagina andererseits in Gestalt des Septum vesico- resp. urethrovaginale verstärkt. Der Müllersche Hügel ist die Bildungsstätte des Hymen, sein Durchbruch und damit die Öffnung der Vagina erfolgt,

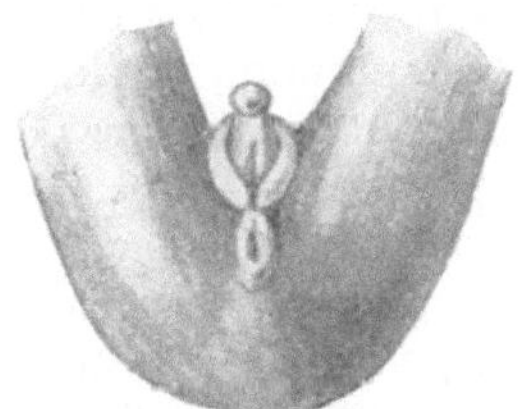

Fig. 214. Embryo von 4 cm.

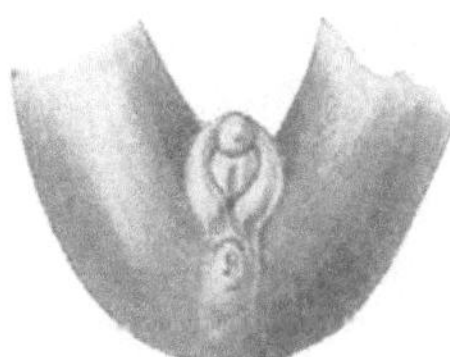

Fig. 215. Weiblicher Embryo von 10 cm.

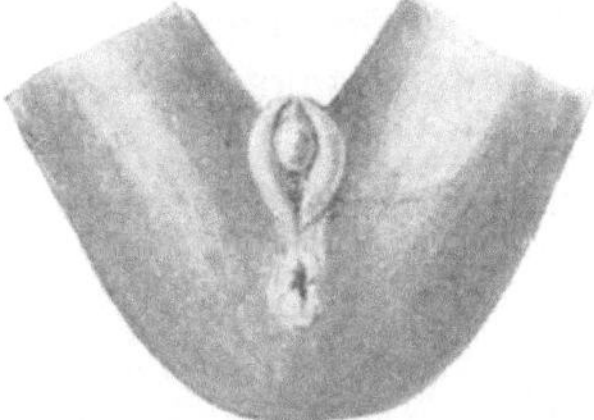

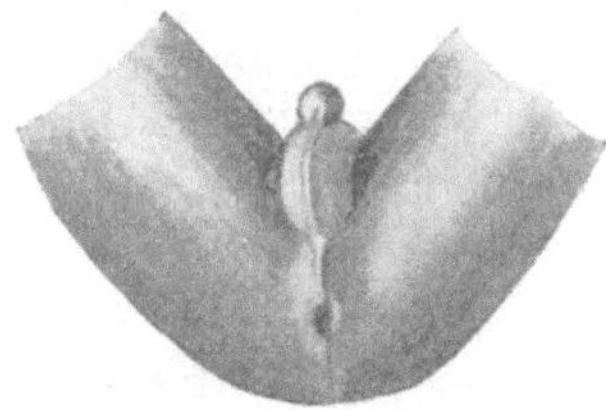

Fig. 216. Weiblicher Embryo von 16 cm. Fig. 217. Männlicher Embryo von 16 cm.

wie oben schon gesagt, um das Ende des 3. Monats. Aus den seitlichen Abschnitten der Geschlechtswülste entstehen die großen Schamlippen; bei männlichen Embryonen schließen sie sich im Anschluß an den medianen Schluß der Urethralrinne zum Skrotum. Der mediane Abschnitt der Wülste bildet den Mons pubis. Der Damm geht aus dem Gewebe des Septum urorectale, bei weiblichen Embryonen dem Septum recto-vaginale hervor und wird verstärkt durch von den Seiten herkommende mesodermale Gewebspartien.

Die Mißbildungen des Ureters und der Niere.

Ein bedeutender Teil der Uretermißbildungen dokumentiert sich in Nierenanomalien, da ja der Ureter den einen wichtigen Anteil zur Nierenentwicklung beiträgt. Sie sollen andeutungsweise hier Platz finden. Die hauptsächlichsten Entwicklungsfehler der Niere sind: der völlige einseitige Mangel von Ureter und Niere, die Beckenniere, die Hufeisenniere und andere Verschmelzungsformen beider Nieren, die ebenfalls mit einer gemeinsamen Dystopie kombiniert sind, die kongenitale Zystenniere. Formalgenetisch handelt es sich entweder um Fehler in der

Urogenitalfaltenanlage (nicht einwandfrei nachgewiesen), oder um Fehler im Auswachsen der Wolffschen Gang-Knospe, des Ureters, oder darum, daß die Vereinigungsprozesse der beiden Nierenbildungsanteile nicht vollkommen durchgeführt sind (Zystenniere). Bedeutsam ist die häufige Kombination mit Mißbildungen der Müllerschen Gänge. Bolaffio z. B. stellt 99 Fälle von gleichzeitiger Nieren- und Genitalanomalie bei der Frau zusammen und findet bei einseitigem völligem Nierendefekt u. a. 12 mal den Uterus unicornis ohne erkennbares zweites Horn, 10 mal den Uterus rudimentarius solidus oder partim excavatus, 19 mal Uterus unicornis mit rudimentärem anderen Horn und 16 mal die kongenitale Nierendystopie bei Uterus rudiment. solidus oder partim excavatus. Andere Statistiken von Paltauf, Ballowitz, Reusch, Eismayer ergeben Ähnliches. Die Diagnose muß mit allen Hilfsmitteln der modernen Urologie (Zystoskopie, Chromozystoskopie, Ureterkatheterismus, Pyelographie, evtl. Funktionsprüfung) nach genauem Palpationsbefund, wobei der Genitalbefund evtl. richtunggebend sein kann, gestellt werden (cf. Kap. X). Differentialdiagnostisch kämen mit Beckenniere, als der Vertreterin der Nierendystopie, für die Palpation die entzündlichen Adnextumoren, besonders Hydrosalpinx mit Pelveoperitonitis adh., fixierte Ovarialtumoren, auch hochsitzende Myome in Betracht. Eine Therapie wird sich gewöhnlich nicht vernotwendigen; sollte das aber doch der Fall sein, so kann nur ein chirurgischer Eingriff helfen; vorher hat die Untersuchung dann vor allem über die Größe und Ausnutzbarkeit der Funktionsfläche im übrigbleibenden Nierenparenchym Klarheit zu schaffen.

Das Nierenbecken kann kongenital durch Verengerungen, Klappen, Knickungen, Drehungen oder partielle Obliterationen sackartig erweitert werden (Sacknieren durch Bildungsfehler nach Küster). Die Verdoppelung der Nierenbecken hängt eng zusammen mit den gleichsinnigen Bildungsanomalien des Ureters.

Fehler des Ureters.

a) **Verdoppelung** des Ureters der einen Seite; sie kann sowohl partiell entweder die oberen oder die unteren Abschnitte des Ureters betreffen als auch total in ganzer Länge eintreten. Stets handelt es sich wohl um eine Teilung der Anlage. Bei wirklich getrennt liegenden Ureteren können zwei Knospungen des Wolffschen Ganges statt der normalerweise einen den Ausgangspunkt geben. Bei getrennten Ureteren sind meist auch die Nierenbecken, evtl. sogar die ganzen Nieren der einen Seite völlig getrennt und abgeschlossen; in diesen Fällen haben die Untersuchungen ergeben, daß der zu unterst mündende Ureter dem oben liegenden Nierenbecken angehört, also um den oben mündenden Ureter sich lateralwärts herumschlängelt (vgl. R. Meyer, Pawloff, Hartmann).

b) **Extravesikale Mündung** des einen einseitigen oder eines überzähligen Ureters. Hartmann kann bis 1914 37 Fälle aus der Literatur zusammenstellen. Er fand die Mündung des extravesikalen Ureters in der Urethra 6 mal (3 mal als einzelnen, 3 mal als überzähligen), in der Vagina 8 mal (5 mal als einzelnen, 3 mal als überzähligen) und im Vestibulum 21 mal, überzählig 8 mal, unbekannt 2 mal). Stammler konnte nicht nur auf einer, sondern auf beiden Seiten je einen überzähligen Ureter in die Urethra münden sehen. R. Meyer findet den Ureter in eine Zyste des Wolffschen (Gartnerschen) Ganges münden, Weibel konnte ihn einmal mit bohnengroßer Anschwellung und deutlicher Öffnung in der Zervix enden sehen. In allen diesen Fällen sind Anomalien während des Auseinanderwachsens des primären und des aus ihm durch Sprossung entstandenen sekundären Harnleiters, des späteren Ureters anzunehmen, bei doppelter Anlage, resp. bei einfachem, aberrierendem Ureter ein Ausbleiben dieser Trennung und Mitherabwachsen der einen Ureterknospe. In R. Meyers und Weibels Fall hat der Wolffsche Gang die Mündung neben den Müllerschen Gängen auf dem Müllerschen Hügel nicht erreicht. Die normale Entwicklungsgeschichte läßt Klarheit für das Verständnis hier gewinnen.

Therapeutisch kommt als Operationsmethode die Implantation des überzähligen Ureters in die Blase auf dem Wege der Laparotomie oder per vaginam je nach Alter der Pat. und nach Lage der lokalen Verhältnisse in Betracht. Die Nephrektomie dürfte nur selten indiziert sein; genaue urologische Untersuchung ist selbstverständliche Voraussetzung.

c) Angeborener Verschluß des vesikalen Ureterendes. Eine verschieden dicke Verschlußmembran kann sich verschieden stark ins Lumen der Blase vorwölben. Regner fand 35 Fälle in der Literatur, 11 mal verlief der Ureter abnorm tief bis zur Urethra. Die Diagnose wird durch die Zystoskopie gegeben. Perforation der Wand kann spontane Heilung geben, sonst ist chirurgisches Vorgehen nötig. Eine Stenose oder Obliteration des Ureters im untersten distalen Ende ist meist dabei.

d) Angeborene Stenosen des Harnleiters an der Grenze zwischen Nierenbecken und oberen Ende des Harnleiters. c) und d) hat die unter Nierenbeckenanomalien erwähnte sackartige Erweiterung des Nierenbeckens zur Folge.

Die Fehler des Sinus urogenitalis.

Auch in dieser Gruppe von Mißbildungen könnte man die Besprechung der einzelnen Formen in streng zeitlicher Folge anordnen, ähnlich wie bei den Fehlern der Müllerschen Gänge; hier aber besteht nicht so sehr die Gefahr, entwicklungsgeschichtlich unmögliche Erklärungen für die einzelnen Mißbildungen zu geben dadurch, daß man Abhängigkeiten annimmt, die zeitlich undenkbar sind. Die hier zu besprechenden Formen sind mehr isoliert in ihrem Vorkommen; aus Gründen der besseren Übersicht mag es deshalb angebracht sein, sie mehr topographisch anzuordnen.

I. Die Mißbildungen der kranialen Teile des Sinus urogenitalis = der Blase und Harnröhre.

a) Ectopia vesicae und Epispadie. Wir wissen, daß ursprünglich die ventral gelegene Kloakenmembran bis an den Allantoisstiel heranreicht, und daß erst durch stärkeres Wachstum der vorderen Bauchwand eine Trennung der beiden Gebilde eintritt. Bleibt dieses Bauchwandwachstum zunächst aus, geht aber im übrigen die Entwicklung ihren Weg weiter, und öffnet sich auch die Kloakenmembran, so sind die Grundlagen des Verständnisses einer vollständigen Ectopia vesicae gegeben; denn fehlt die Streckung der vorderen Bauchwand, so unterbleibt auch die Bildung des ventralen Daches des noch schlauchartigen Sinus urogenitalis, aus dessen Wandteilen ja vor allem die Blasenvorderwand hervorgeht. Wird so die untere Bauchwand durch den unvollkommen gebildeten Sinus urogenitalis eingenommen, ist überhaupt die untere vordere Bauchwand nicht gebildet, so ist natürlich auch keine Möglichkeit für mesodermale Gebilde, vorn einander zusammenzuschließen; es fehlt deshalb auch die Ausbildung des Beckenrings, die Symphyse ist mehr oder weniger breit dehiszent = Spaltbecken. In diesen hochgradigen Fällen von Ectopia vesicae liegt die hintere Blasenwand völlig frei zutage, man sieht deutlich die Ureterenmündungen, auch die Urethra ist lediglich eine nach vorn offene Rinne. Außer diesen sehr erheblichen Defektbildungen kommen nun alle Übergänge bis zur einfachen Trennung der Klitoris bei völlig geschlossenem Sinus urogenitalis vor. Es kommen folgende Untergruppen zur Beobachtung (nach Guyon):

1. Verschieden großer Defekt der vorderen Bauchwand. Offene Blase mit Spaltbecken.

2. Intaktheit der vorderen Bauchwand, Schluß der Symphyse, aber völliges Fehlen der vorderen Harnröhrenwandung und des Blasenschließmuskels, Spaltung der Klitoris, deren kleine Schenkel seitlich der Harnrinne liegen.

3. Schluß des vesikalen Teils der Harnröhre, aber Freiliegen des unteren Abschnittes bei gleicher Lage der gespaltenen Klitoris, wodurch eine ventrale Verlagerung der Harnröhre vorgetäuscht wird.

4. Voller Schluß der Harnröhre, aber Gespaltensein und seitliche Lage der Klitoris.

3. und 4. zeigen in der formalen Genese die Bauchwand gut gebildet, aber der aus paariger Anlage neben der Kloakenmembran hervorgehende Kloakenhöcker hat seine Vereinigung nicht gefunden, vielleicht weil der am weitesten nabelwärts gelegene Abschnitt der Kloakenmembran infolge nicht ganz ausreichender Streckung der unteren vorderen Bauchwand nicht genügend kaudalwärts rückte, um in den Bereich der aus paariger mesodermaler Gefäßanlage hervorgehenden Klitorisanlage zu kommen. Fälle, die unter 3. und 4. einzuordnen sind, bezeichnet man als Epispadie. Merkwürdigerweise sind solche Fälle beim Manne sehr viel häufiger als beim Weibe.

Das klinische Bild dieser Mißbildungen ist je nach der Schwere des Defektes sehr verschieden. Bei Fällen totaler oder teilweiser Ectopia vesicae besteht natürlich volle Incontinentia urinae mit allen Folgen für die umgebende Haut; außerdem droht jederzeit die Gefahr der Aszension einer Infektion ins Nierenbecken. Viele Patienten sterben in jungen Jahren oder gleich nach der Geburt, andere können den Defekt ein langes Leben hindurch tragen. Ist die Symphyse vorhanden, handelt es sich nicht um Ectopia vesicae, sondern nur um Epispadie, so kann volle Kontinenz, relative Inkontinenz (Harnträufeln bei Druck) oder volle Inkontinenz bestehen, je nach der Ausbildung eines Sphinktermuskels.

Die Therapie kann für die Epispadie lediglich in einer Anfrischung der freien Rinnenränder und medianer Vereinigung der frischen Wundränder mit möglichster Deckung durch benachbartes Bindegewebe bestehen, bei fehlendem Sphinkter evtl. mit Bildung eines solchen aus den Mm. pyramidales (Methode Göbell-Stöckel).

Die Behandlung der Ectopia vesicae gestaltet sich viel schwieriger. Früher begnügte man sich mit plastischen Methoden, die den Defekt decken sollten (Thiersch, Billroth). Trendelenburg vereinigte gleichzeitig die Symphysenspalte nach Anfrischung durch Beckenkompression und Durchtrennung der Ileosakralfugen; später wurden die Ureteren abgetrennt und in den Dickdarm implantiert, Mayo wählt den Übergang von der Flexur ins Rektum und läßt gute Resultate publizieren, Fritsch verlegte sie in die Scheide, verschloß die Scheide und legte eine

Mastdarmscheidenfistel an. Wesentlich Besseres leistet Maydls Methode, der das Trigonum vesicae zusammen mit den Ureteren ausschneidet und in die Flexura sigmoidea implantiert. Enderlen-Floercken geben eine offenbar sehr gute Modifikation an, indem sie die Flexura sigm. durchtrennen, den oberen freien Schenkel tiefer abwärts seitlich wieder in den abführenden Schenkel einschalten und das Trigonumstück der Blase in den oberhalb dieser neuen Einmündungsstelle des Flexurstückes liegenden Darmabschnitt implantieren und so eine neue „Flexurblase" herstellen.

b) „Verdoppelungen" der Blase sowohl durch quere wie längsgerichtete Falten sind beschrieben. Verwechselungen mit Divertikelbildungen, die entweder als echte Divertikel in Form von Ausbuchtungen der ganzen Blasenwand vorkommen oder lediglich in Taschenbildung bestehen können, die sich durch Schleimhautaussackungen zwischen Defekten der Muskelwand charakterisieren, spielen hier eine Rolle. Solche Divertikel kommen bei Frauen sehr viel seltener als beim Manne vor; praktische Bedeutung gewinnen sie durch eventuellen Resturin; dadurch Zystitis, Steinbildung usw. Echte Verdoppelungen der Blase und der Harnröhre, evtl. beider oder nur der lateralen Harnleiter kommen nur bei kaudalen Doppelbildungen (Dipygie) vor und sind sehr selten wie auch die Verdoppelungen der äußeren Genitalien, s. u. (Röntgenbild der Wirbelsäule).

c) Anomalien des Blasenscheitels: In früher Embryonalzeit geht die Blase nabelwärts in die Allantois über, die aus einem intraembryonalen Teil vom zur Harnblase formierten Sinus urogenitalis bis an den Hautnabelring (Urachus benannt) und einem extraembryonalen Teil (Allantoisgang), der aber schon sehr früh obliteriert, besteht. Das Lumen des Urachus ist eine zum Nabel spitz zulaufende enge Röhre, die mit mehrschichtigem Plattenepithel ausgekleidet ist (Herzog), aber in den letzten Fetalmonaten solid wird; die Wand besteht aus der röhrenförmig fortgesetzten Blasenwandmuskulatur. Anomalien sind darin gegeben, daß der normalerweise zum Lig. vesico-umbilicale mediale obliterierende Urachus ganz offenbleibt und einen langen spitzen Ausläufer des Harnblaseninneren bilden kann (Achtung bei Operationen im Bereich der vorderen Bauchwand). Auch kleine zystische Erweiterungen kommen vor, große Zysten mit gelblichem, dünnflüssigem oder trüb-bräunlichem Inhalt bis zu 10 l können bis zum Rippenbogen reichen; sie sind selten, machen aber differentialdiagnostisch erhebliche Schwierigkeiten.

II. Mißbildungen der kaudalen Abschnitte des Sinus urogenitalis = des Vestibulums.

Im wesentlichen handelt es sich hier um Persistenz des Sinus urogenitalis in dem Sinne, daß die Pars pelvina und auch die unteren Abschnitte bis zur gemeinsamen Einmündung der Wolffschen Gänge und Müllerschen Gänge nicht ausgeweitet, abgeflacht und in den Vestibulumbereich einbezogen sind. Stets kommt es dadurch zu einer grubigen, engen, blindsackartigen Vertiefung des Vestibulums, in die sowohl die oberen Teile des Sinus urogenitalis, aus denen sonst die Harnblase und evtl. die Harnröhre entstehen würde, als auch die Wolffschen und Müllerschen Gänge sich öffnen. Je nach dem Gebiet nun, in dem die Hemmung sich am stärksten geltend macht, können zwei oder drei Typen unterschieden werden. v. Rottkay stellt 1915 49 Fälle aus der Literatur zusammen:

1. Eine Harnröhre ist nicht gebildet, die Blase mündet direkt und, nur durch dünnen Spalt von der Scheide geschieden, in den Sinus urogenitalis. In manchen Fällen ist eine Scheidenatresie dabei (Fig. 218).

2. Die Harnröhre ist recht gut gebildet, die Hemmung hat hauptsächlich die hinteren Wandbezirke befallen; die Scheide ist deshalb nicht genügend nach abwärts verlagert und mündet in die Harnröhre

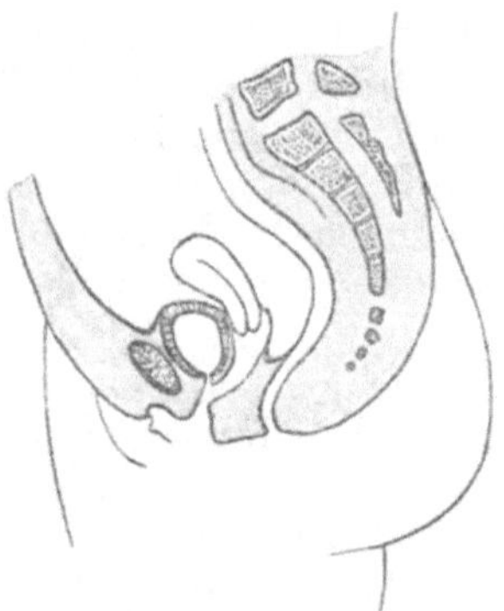

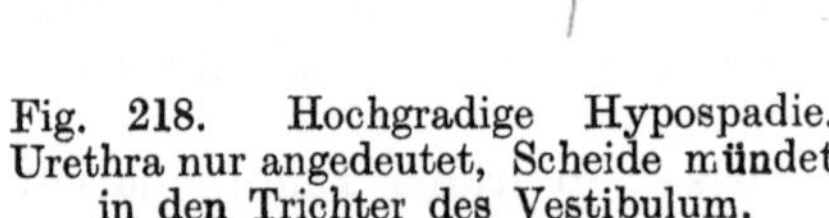

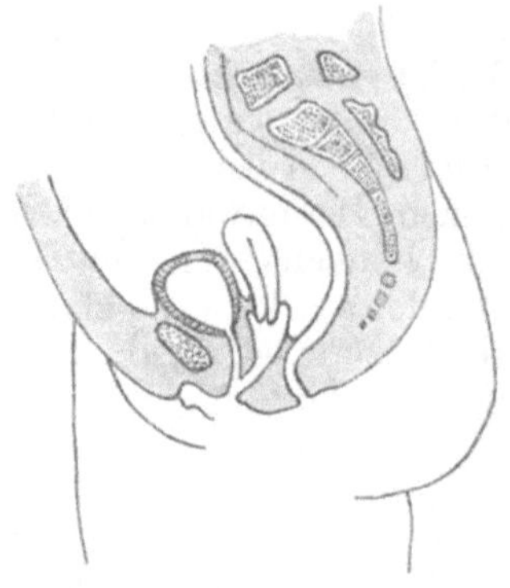

Fig. 218.   Hochgradige Hypospadie. Urethra nur angedeutet, Scheide mündet in den Trichter des Vestibulum.

Fig. 219.   Harnröhre gut gebildet. Scheide mündet in die Harnröhre („Hypospadie").

und den Sinus urogenitalis; auch hier Scheidendefekte, evtl. mit weiteren Fehlern der Müllerschen Gänge (Fig. 219).

3. Die Scheide ist gut entwickelt, die hinteren Wandbezirke sind gut ausgebildet und flach ausgeweitet, so daß die Scheide normal mündet, aber die vorderen Wandbezirke sind gehemmt, deshalb kommt die mehr

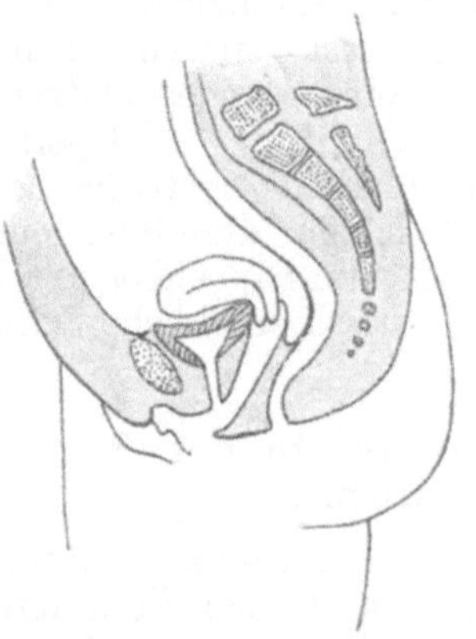

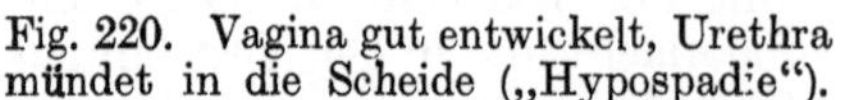

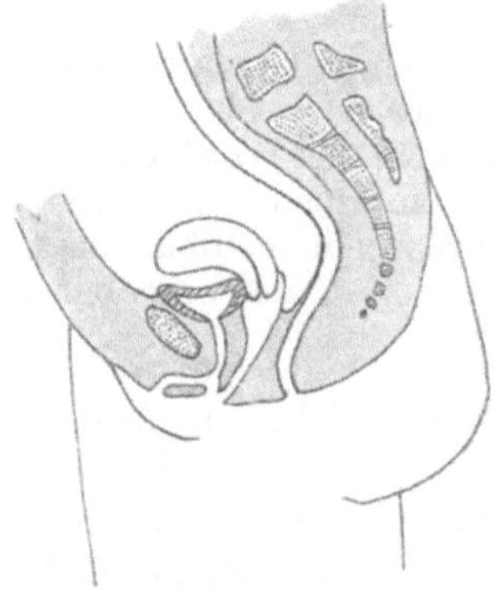

Fig. 220. Vagina gut entwickelt, Urethra mündet in die Scheide („Hypospadie").

Fig. 221.   Doppelte Urethralmündung in sagittaler Stellung.

oder weniger gut ausgebildete Harnröhre mit ihrer Mündung nicht nach auswärts zu liegen, sondern öffnet sich in die Scheide, an deren vorderer unterer Wand noch Sinusteile beteiligt sind (Fig. 220). Diese letzte Gruppe der Sinus urogenitalis-Fehler, bei denen also die Harnröhre nicht nach außen, sondern in die Scheide, d. h. innerhalb oder auch gerade am Rande des Introitus vaginae mündet, wird häufig als Hypospadie bezeichnet.

Gebraucht man aber den Ausdruck „Hypospadie" für die Fälle, in denen die Rinne der Pars phallica sich nicht schließt, in denen also Teile der Pars cavernosa penis ungeschlossen bleiben, so gibt es beim Weibe überhaupt keine Hypospadie, sondern lediglich beim Manne.

Klinisch gewinnt in der Hauptsache die zweite und dritte Gruppe dadurch Bedeutung, daß in manchen, besonders den hochgradigen Fällen Blaseninkontinenz besteht, und daß die Urethra per cohabitationem ausgeweitet wird als offenbarer Locus minoris resistentiae oder auch allerhand Verletzungen erfährt. Da beim Weibe diese Mißbildungen in ausgeprägten Formen selten sind und manche beschwerdelos bleiben, so ist das Bedürfnis nach chirurgischer Hilfe relativ gering; evtl. würde eine Urethral- mit Sphinkterplastik in Frage kommen, dürfte aber in vielen Fällen dieser Art nur schwer durchführbar sein.

Doppelte Urethralmündungen in sagittaler Stellung zueinander sind als seltene Einzelvorkommnisse beschrieben worden (Schauta, Schild, Grubenmann); die Ursache mag öfter in einem ulzerösen und später vernarbten Defekt der urethro-vaginalen Scheidenwand liegen. In den Fällen reiner Mißbildung scheint die untere Harnröhre einer vaginal mündenden Urethra, also obigen Gruppe 3, zu entsprechen, die obere aber durch bei ♀ abnormen Verschluß der Pars phallica-Rinne zustande gekommen zu sein, wofür auch die Andeutung von Corpus cavernosum-Bildungen in ihrem Verlauf spricht (Fig. 221).

III. Fehler des Rektums und des Anus.

Schon sehr frühzeitig wird der Enddarm von den vorderen Abschnitten der Kloake durch Herabwachsen der Einsattelung des in die Allantois umgebogenen Darmes getrennt, und schon sehr frühzeitig legt sich Ento- und Ektoderm am kaudalen Pol des Embryo im Bereich der Kloakenmembran nahe aneinander. In beider Hinsicht können Störungen auftreten. Der Enddarm erreicht nicht ganz das kaudale Ende, sondern es schieben sich mesodermale Massen dazwischen oder bleiben von Anfang her bestehen; es bildet sich also keine eigentliche epitheliale Kloakenmembran, jedenfalls nicht in den analen Partien. Das Septum urorectale schiebt sich nicht vollkommen bis an die kaudalen Gewebspartien heran, sondern läßt den vorübergehend normalen Kloakengang übrig. Die Dammbildung kann relativ unabhängig von diesen epithelialen Vorgängen trotzdem vom mesodermalen Gewebe der seitlichen Partien her vor sich gehen. Hat der Enddarm ans Ektoderm genügenden Anschluß bekommen, so wächst ihm ein epithelialer Zapfen von außen her unter Bildung einer kleinen grubenförmigen Vertiefung entgegen und öffnet durch Einschmelzen der zentralen epithelialen Partien den Verschluß; diese epitheliale Einschmelzung kann ausbleiben und damit auch die Öffnung des Verschlusses. Soweit die prinzipiellen Grundlagen für das Zustandekommen der beobachteten Anomalien.

1. Atresia recti resp. ani totalis: Hier ist der Anschluß an das kaudale Ende nicht erreicht, entweder ist der Enddarm ziemlich weit entfernt geblieben, dann ist keine Aftergrube deutlich (Atresia recti) (Fig. 222) oder der Enddarm ist dicht unter der deutlich sichtbaren Grube gelegen (Atresia ani) (Fig. 223). Selbstverständlich handelt es sich hier um einen vital höchstbedeutsamen Fehler. Nach Anders ist ein plastischer Eingriff von unten her so gut wie aussichtslos, wenn keine Aftergrube auf den bald unter der Oberfläche liegenden Enddarm

hindeutet (also bei Atresia recti), da dann die Entfernung vom Darm-
blindende bis zur Außenhaut zu groß ist; dann müssen eingreifendere
chirurgische Maßnahmen Platz greifen, die die Kinder zu der Zeit, wo
diese Mißbildung deutlich und gefährlich wird, d. h. unmittelbar nach
der Geburt, nur selten überstehen. Im anderen Fall ist die einfache
Öffnung der Atresia ani eine leichte und lebensrettende Operation.

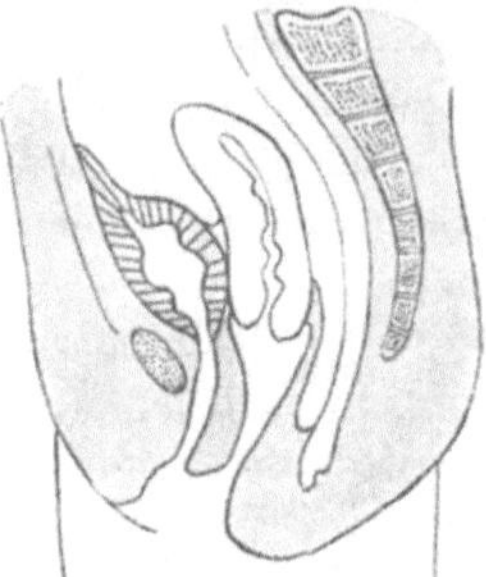

Fig. 222.   Atresia rect.

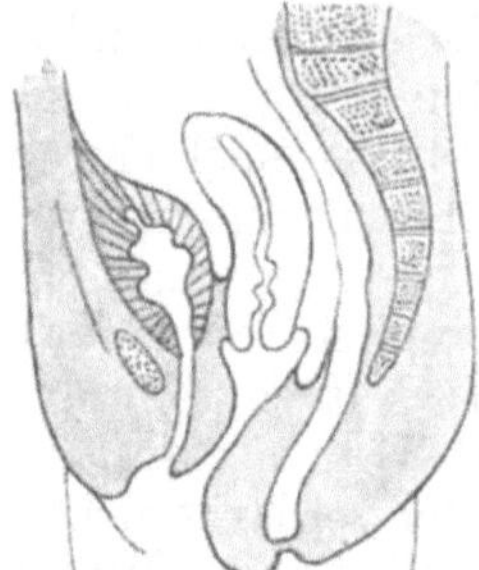

Fig. 223.   Atresia ani.

2. **Anus vestibularis und perinealis** (Fig. 224). Außer der höher-
und geringergradigen Atresie des Rektum an normaler Stelle zeigt sich eine
Öffnung des Rektum außerhalb des Hymen entweder im Vestibulum
oder am Damm. Gewöhnlich ist hier das Septum urorectale ungenügend
herabgewachsen und hat einen größeren oder kleineren Kloakengang
übrig gelassen. Der Damm hat sich trotzdem von der Seite her zur Mitte

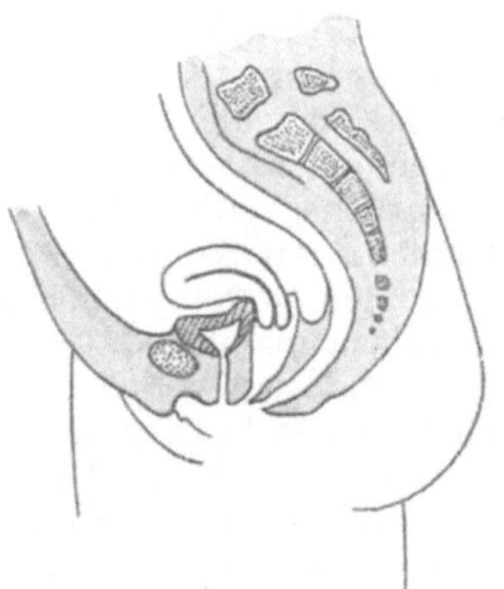

Fig. 224.   Anus vestibularis.

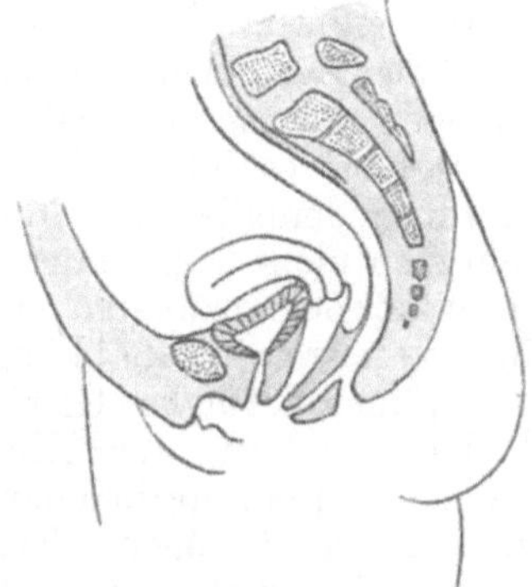

Fig. 225.   Anus vestibularis bei gleichzeitiger normaler Mündung des Rektums.

vorgeschoben und guten Abschluß bewirkt, wenn auch natürlich nicht
so vollkommen als normal. Die abnorme Mündung des Afters zeigt manchmal einen guten Schließmuskel. Klinisch können durch die Anomalie
schwere Belästigungen der Pat., wenn auch keine Lebensgefahren entstehen. Der Wunsch, auf chirurgischem Wege davon befreit zu werden,
ist durchaus aussichtsvoll durch Ausschneidung des Afters inklusive
Sphinkter an abnormer Stelle und Einnähung an die hergerichtete normale
Stelle und anschließende Dammplastik.

3. **Anus vaginalis oder uterinus** sind früher gelegentlich beschrieben; einwandfreie Fälle existieren nicht, Beobachtungsfehler können bei tiefem Vestibulum leicht vorkommen. Entwicklungsgeschichtlich müßten ganz besondere Dinge vorliegen, deshalb wäre eine genaueste Untersuchung und Beschreibung neuer Fälle dringend nötig.

4. **Anus vestibularis mit gleichzeitigem normalem After** sind selten (vgl. **Schauta, Rosthorn**); in seltenen anderen Fällen bringen hochgradige Kloakenmißbildungen komplizierte Verhältnisse zustande, z. B. gemeinsame Mündung von Rektum und Urethra usw., evtl. ohne Dammbildung (Fig. 225).

Die Fehler der äußeren Geschlechtsorgane.

v. **Neugebauer** führt eine kleine Reihe von Verdoppelungen der äußeren Genitalien auf, darunter 7 Fälle, wo männliche und weibliche Geschlechtsteile sich nebeneinander fanden. In allen diesen Fällen handelt es sich höchstwahrscheinlich um eine rudimentäre Doppelmißbildung im Sinne der Dipygie; die genaue Röntgenaufnahme der Wirbelsäule und des Beckens gibt die Aufklärung solcher Fälle. In 5 Fällen (v. **Neugebauer, R. Meyer, Albrecht**) hat sich eine Klitoris resp. ein Penis, d. h. also eine erektile Bildung des Geschlechtshöckers neben der an normaler Stelle auch noch am Damm gefunden; es zeigt sich darin die Selbständigkeit der den Geschlechtshöcker bildenden mesodermalen Gefäßanlage.

Im übrigen ist die Hauptzahl der Mißbildungen des Geschlechtshöckers darin gegeben, daß er bei weiblichen Früchten nicht die normale Wachstumshemmung um den 3. Monat herum erfahren hat, sondern durch stärkeres Auswachsen Penisform annimmt. Damit kombiniert sein kann dann auch der Verschluß der am unteren Penisrand verlaufenden Rinne, sowie auch Verklebungen und bindegewebige Verschlüsse der beiden Geschlechtsfalten, also bei weiblichen Früchten Umbildungen, wie sie beim männlichen Geschlecht normal sind. Da nun anderseits beim männlichen Geschlecht diese normalen Verschluß- und Wachstumsvorgänge gehemmt werden und deshalb unterbleiben können, so ist darin die Möglichkeit gegeben, daß auf Grund der einfachen Inspektion männliche Individuen für weibliche und umgekehrt gehalten werden. Diese Inkongruenz zwischen wirklichem und scheinbarem Geschlecht wird als Zwitterbildung bezeichnet. Die Frage der Zwitterbildung beim Menschen hat aus begreiflichen Gründen schon stets die Menschengemüter beschäftigt, und Sage, Fabel und Vorurteil hat sich frühzeitig dieser Wesen bemächtigt. Das Problem der Zwittrigkeit ist nicht rein anatomischer Natur und nicht nur ausschließlich auf die Geschlechtsorgane begrenzt, es umfaßt auch die Geschlechtscharaktere des Körpers im ganzen inkl. der Psyche; es rollt besonders begierig die Frage nach der Geschlechtsbestimmung im Ei oder im jungen Keim auf und fordert Klärung über die Bedeutung der Keimdrüse für die Entwicklung der sekundären und tertiären Geschlechtscharaktere. Schließlich drängen sich eine große Reihe juristischer und sozialer Fragen heran. Alles das läßt es begreiflich erscheinen, daß in diesem Rahmen der Entwicklungsgeschichte nur rein morphologisch eine Übersicht über die große Reihe der Möglichkeiten gegeben wird; eine Stellungnahme zu den übrigen Fragen muß abgelehnt werden, insbesondere scheinen mir die Fälle mit Persistenz heterosexueller Genitalausführungsgänge noch nicht geeignet, die Bedeutung der Keimdrüse für die Entscheidung, welcher der beiden angelegten Gänge (Wolffscher oder Müllerscher) sich entwickelt, zu leugnen; rein lokal bedingte Hemmungs- und Exzeßbildungen könnten in der minimalen Zahl der Beobachtungen unkontrollierbar die normalen Hormonwirkungen gestört haben.

Die Zwitterbildung bezieht sich aber nicht nur auf die Ekzeßbildung (Klitorishypertrophie, Schluß der Rinne und der Geschlechtswülste bei weiblichen Früchten) oder Hemmungsbildungen (Ausbleiben des Peniswachstums, offene Rinne [Hypospadie], getrennte Geschlechtswülste bei männlichen Früchten) an den äußeren Genitalien, sondern kann auch Hemmungen der homosexuellen und Exzesse der heterosexuellen Bildungen an den inneren Organen und selbst scheinbar männliche und weibliche Elemente in einer Keimdrüse umfassen.

Ausschlaggebend für die Geschlechtsbestimmung ist einzig und allein das spezifische Keimdrüsenparenchym. Die wahre Zwitterbildung = Hermaphroditismus verus würde darin bestehen, daß spezifisch-männliche und spezifisch-weibliche Keimzellen oder ihre unmittelbaren Abkömmlinge sich gemeinsam in einem Körper finden. Solche Fälle sind insofern bekannt, als bei ihnen Ovarial- und Hodengewebe gemeinsam in einer Drüse = Ovotestis vereinigt sind. Stets handelt es sich um hodenartige Körper, denen Eierstocksgewebe kappenartig aufsitzt. Simon-Garré, Ufreduzzi, Gudernatsch, Photakis, Salén-Pick haben wohl keinen Widerspruch an ihren Fällen mehr erfahren, alle anderen sind zweifelhafter. Unsere offenbar ebenfalls sicheren Fälle sind von Berblinger-Schauerte, Schneider, Refferscheid, evtl. Sand publiziert worden, außerdem von Rob. Meyer an einem Neugeborenen. Dazu kommen mehrfache Beobachtungen am Schwein (Pick, Sauerbeck) und das regelmäßige Vorkommen beim Maulwurfweibchen (Tourneux), auch sporadisch beim Reh und verschiedenen Schlachttieren. Bedeutsam ist, daß das Hodengewebe niemals bis zu Spermatozoen ausdifferenziertes Keimepithel enthält, sondern nur aus Schläuchen mit Sertolischen Zellen besteht, als Spermatogonien gedeutete große Zellen und vereinzelt eine 2—3fache Lage von Spermatozytenähnlichen Zellen aufweist und zwischen den Schläuchen die sog. Zwischenzellen in wechselnder Zahl zeigt. Dagegen läßt das Eierstocksgewebe deutlich Follikel mit Eizellen und Corpus luteum (Fall Salén-Pick, Berblinger u. a.) erkennen. Ziehen wir für die Erklärung dieser Befunde die Entwicklung der Keimdrüse in Betracht (s. diese), so kann man daran denken, den Hodenteil als Persistenz der marksträngebildenden ersten Keimepithelzone (wenn wir von dem Reteblastem absehen) zu verstehen, der sich nur eine kleine neogene, das eigentliche Eierstocksparenchym bildende Zone aufgesetzt hat. Es würde sich dann also lediglich um eine Exzeßbildung einer normalerweise der Rückbildung verfallenden Gewebspartie handeln, die kein Hodengewebe ist, sondern nur die äußere Ähnlichkeit in der Schlauchbildung hat. Der Beweis für tatsächliches Hodengewebe kann erst durch den Nachweis der Spermatozoen geliefert werden, wenn auch die mehrfache Zelllage in den Schläuchen sehr zugunsten der Deutung im Sinne der Hodennatur spricht. Da meines Erachtens die Zwischenzellen nirgends als spezifische Keimdrüsenelemente erwiesen sind, jedenfalls kaum einen sicheren Rückschluß auf vorher vorhandene Spermatogonien und Spermatozyten zulassen, so könnten die Ovotestes lediglich auch in gleichem Sinne wie die gleich zu erwähnenden Exzeßbildungen am übrigen Genitale verstanden werden; sie würden nicht das echte, sondern das falsche Zwittertum = Pseudohermaphroditismus beweisen.

Die funktionierende Keimdrüse (im Fall von Ovotestes handelt es sich also um weibliche Keimdrüsen mit Exzeßbildungen bestimmter Bezirke oder funktionsunfähigen oder schwachen Hodenanteilen) bestimmt das Geschlecht. Zwecks Gruppierung der höchst mannigfachen Kombination der Zwitterbildung vortäuschenden Hemmungs- und Exzeßbildungen der Müllerschen und Wolffschen Gänge sowie der Gebilde im Bereich der Kloake und des Geschlechtshöckers und der Geschlechtswülste sprechen wir unter Benutzung des von Klebs aufgestellten, klarsten Schemas von Pseudohermaphroditismus masculinus und femininus, je nachdem das Individuum funktionierendes Hoden- oder Eierstocksparenchym trägt; der Zusatz internus und externus bezieht sich auf die Lokalisation der Fehler. Das Schema lautet demnach:

1. **Pseudohermaphroditismus masculinus.**

a) **Internus:** Hoden und normale äußere Genitalien. Statt eines winzigen Uterus masculinus (besser Vagina masculina) findet sich ein größerer Rest von Vagina und selten auch differenziert Uterus und Tube; v. Neugebauers Kasuistik zählt einige sichere Fälle auf; vgl. dort, z. B. Stroebes und Wincklers Beobachtungen, in denen der Uterus durchaus die gewöhnliche Größe wie beim Weibe hatte. Der Ductus deferens verläuft in diesen Fällen entsprechend dem Gartnerschen Gang (= Wolffscher Gang) beim Weibe, d. h. neben Uterovaginalschläuchen und unterhalb der Tuben. An Stelle der Ovarien liegen hier die Hoden (Fig. 226).

b) **Externus:** Hoden, normale innere männliche Genitalien. Die äußeren Genitalien zeigen aber ausgesprochene Hemmungsbildungen verschiedenen Grades. Kleiner, klitorisähnlicher Penis mit offener Urethralrinne, also eigentliche Hypospadie; getrennte Geschlechtswülste, die eine Rima pudendi zwischen sich lassen, wie bei weiblichen Genitalien. Die Hoden sind gewöhnlich nicht deszendiert, sondern liegen im Leistenkanal oder noch höher. Es sind also deutlich alle weiblichen Charaktere am äußeren Genitale bei einem männlichen Individuum vorhanden. Hinzukommen kann noch eine Störung in der Entwicklung des Sinus urogenitalis. Ein „Scheiden"blindsack ist meist Kunstprodukt von Kohabitationsbemühungen. Diese Mißbildung ist die bei weitem häufigste unter den Zwitterbildungen (Fig. 227 u. 228).

c) **Completus:** Hoden, Nebenhoden, Ductus deferens, Samenblase und Prostata; außerdem mehr oder weniger gut ausgebildete Vagina, Uterus und Tube, gewöhnlich nur kurze Vaginalblindsäcke. Das äußere Genitale im Sinne von b): kleiner klitorisähnlicher Penis, offene Rima pudendi, ungenügende Differenzierung des Vestibulums. Nur wenige gut untersuchte Fälle existieren.

2. **Pseudohermaphroditismus femininus.**

a) **Internus:** Ovarien, Tuben, Uterus, Vagina, daneben größere Abschnitte des Wolff- = Gartnerschen Ganges, evtl. stärkere Ausbildung der paraurethralen Drüsen, die Homologa der Prostata. Die hier im Mittelpunkt stehende Persistenz des Wolffschen Ganges wird unter fetalen Organresten eine besondere Besprechung erfahren, die Anhaltspunkte für die Wertigkeit dieser Gruppe im Sinne der Zwitterbildung ergeben wird.

b) **Externus:** Ovarien, Tuben, Uterus, Vagina, die am kaudalen Ende meist verengt ist. Hypertrophie des Phallus, der penisartig geworden ist, mehr oder weniger ausgedehnter Verschluß der dorsalen Phallusrinne (männliche Urethra), mehr oder weniger ausgedehnte

Verwachsung der Geschlechtswülste, so daß ein skrotumartiges Gebilde entsteht, in dem sogar entweder ein ektopisches Ovarium oder eine zystische Absackung von Flüssigkeit im Processus vaginalis des Peritoneums einen Hoden vortäuschen kann (Fig. 229). Gewöhnlich bleiben

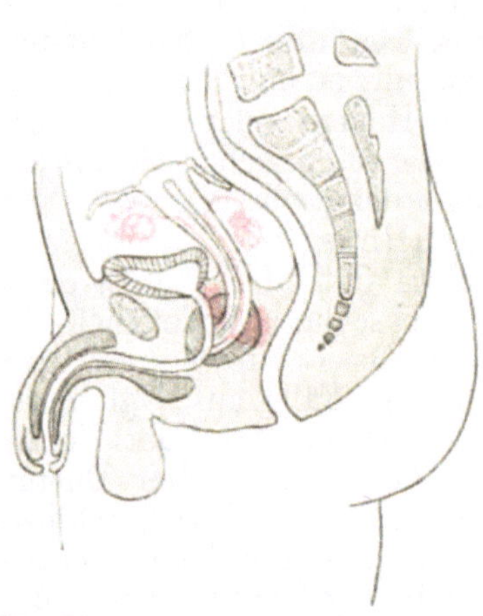

Fig. 226. Pseudohermaphroditismus masculinus internus.

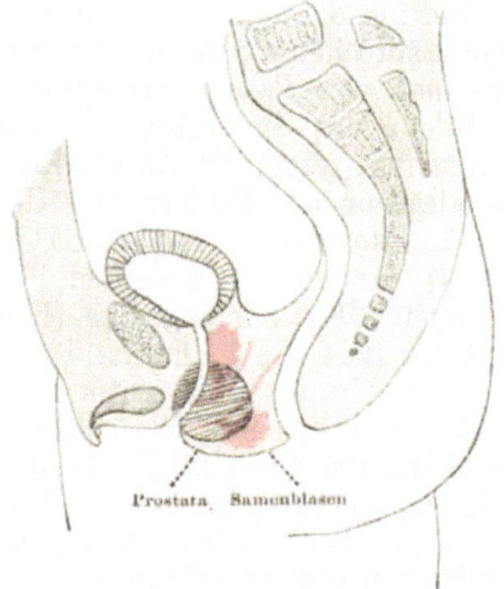

Fig. 227. Pseudohermaphroditismus masculinus externus (Sagittalschnitt).

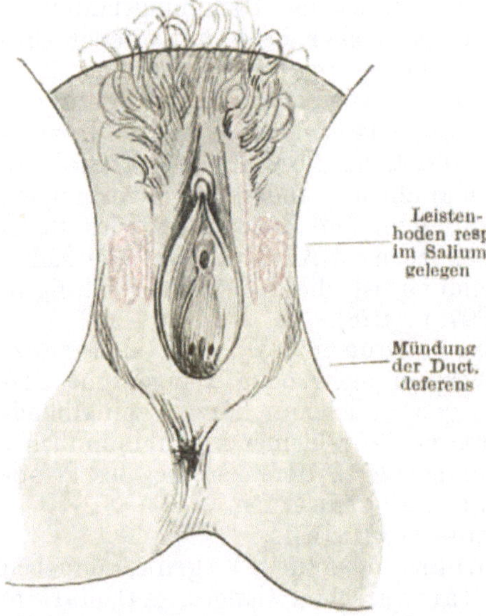

Fig. 228. Pseudohermaphroditismus masculinus externus.

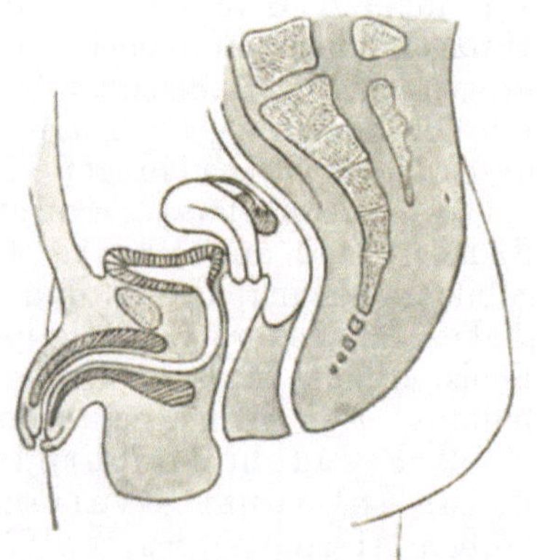

Fig. 229. Pseudohermaphroditismus femininus externus.

kleine Spalten zwischen den Geschlechtswülsten und im Vordergrund steht die penisartige Klitoris.

c) Completus: Kombination von a) und b).

Strenggenommen bleibt mit Rücksicht auf die Bedeutung des Gartnerschen Ganges als fetalen Organrest beim Weibe nur der Pseudohermaphroditismus externus übrig.

Komplikationen entstehen dadurch, daß auch die als Keimdrüse anzusprechenden Organe Hemmungsbildungen im Sinne von Persistenzen früherer Entwicklungstufen oder besonders häufig sekundären Defektbildungen (rudimentäre Entwicklung) zeigen. Bemerkenswert ist auch, daß in einem bestimmten Prozentsatz der Fälle (nach Zacharias nur in 3—3,5%) Tumoren in den Keimdrüsen und zwar hauptsächlich maligne, auch Teratome darunter, gefunden wurden. Auch am Uterus z. B. werden Geschwülste (Myome) konstatiert. Gemäß der Seltenheit der Kombination scheint eine genetische Bedeutung diesen Befunden nicht zuzukommen. Die übrigen Geschlechtscharaktere (körperliche wie psychische) können große Mannigfaltigkeiten zeigen, nach Sauerbeck schließen sie sich in ihrer Richtung meist den äußeren Geschlechtsmerkmalen an, sind also oft den Keimdrüsen konträr.

Die klinische Bedeutung der „Zwitterbildungen" liegt vor allem in der praktischen Geschlechtsbestimmung für standesamtliche Zwecke beim Neugeborenen und später. Genaueste Berücksichtigung aller Einzelheiten führt meist zum Ziel; immerhin sind auch den geübtesten Ärzten Fehldiagnosen passiert. Menge macht darauf aufmerksam, daß 5 mal so häufig männliche Scheinzwitter als weibliche vorkommen und daß ein verkannter männlicher Scheinzwitter (also ein hodentragendes Individuum mit gewöhnlich aktivem und aggresivem Sexualtrieb) in Mädchengesellschaft viel mehr Schaden stiften kann als ein verkannter weiblicher in männlicher Gesellschaft. v. Neugebauer u. a. wollen vorerst das Geschlecht unbestimmt lassen und die Entscheidung später treffen, was zur Pubertätszeit gewöhnlich noch gelingt.

Die eigentlichen Beschwerden können wohl in Molimina menstr. bestehen, z. B. bei Atresien der Vagina; sie sind dann ähnlich, wie bei den Fehlern der Müllerschen Gänge besprochen wurde, zu behandeln. Auch Blasenbeschwerden, Kohabitationshindernisse werden geklagt, im Vordergrund aber stehen wohl zweifellos die psychischen Momente, die die Erkenntnis der Mißbildung und der abwegigen Form der Geschlechtsbefriedigung, die Beeinträchtigung der sozialen Stellung, die Erschwerung oder Behinderung einer Ehe usw. hervorrufen können.

Die Therapie kann nur wenig tun; unter den Voraussetzungen bestimmter lästiger Beschwerden kann eine plastische Operation die offene Penisrinne beim hypospaden männlichen Scheinzwitter schließen, oder eine Amputation der hypertrophischen Klitoris und mediane Trennung verklebter Geschlechtswülste normal weibliche Verhältnisse herstellen (Gál-Tóth).

Achtes Kapitel

Die Zysten des Genitales.

Die Zysten sind keine echten Tumoren, sondern Scheingeschwülste, die mit jenen nur sehr wenig gemein haben. Wohl kann die Differentialdiagnose zwischen Zyste und echtem Tumor sowohl dem untersuchenden Kliniker als auch selbst dem mikroskopierenden Anatomen in seltenen Fällen Schwierigkeiten machen, wohl können sogar fließende Übergänge möglich sein, indem in der Zystenwand echter Tumor wächst und in echten Tumoren zystische Dilatationen entstehen, aber trotzdem ist der Unterschied zwischen Tumor und Zyste durchschlagend und wichtig. Die Zysten entstehen lediglich durch abnorme Sekretion oder Flüssigkeitsansammlung in präformierten oder durch zentrale Einschmelzung gebildeten Räumen. Diese Räume können durch abnormen Abschluß normaler Drüsen oder Absprengung kongenital oder entzündlich entstandener Epitheleinsenkung am normalen Ursprungsort oder Versprengung von Epithelkomplexen in fremde Gewebsgebiete zustande kommen; auch normal präformierte Hohlräume, wie die Follikel des Ovars, können den Mutterboden darstellen. Eine wichtige Rolle in der Genese der Zysten spielen die aus der Fetalzeit in das spätere Leben mit herübergenommenen fetalen Organreste. Niemals beobachtet man in den verschiedenartigen Zysten außer dem durch das Anwachsen des Inhalts bedingten, quasi passiven Wachstum der Gewebswände ein eigentlich aktives, autonomes, schrankenloses Wachstum; hört die Flüssigkeitsansammlung im Hohlraum auf, dann geht auch das Zystenwachstum nicht weiter. Zysten und gewisse, ihnen ähnliche Tumorformen haben nichts weiter gemeinsam als die äußere Form und die Verdrängung benachbarter Gewebe und Organe. Die klinische Bedeutung der Zysten ist im Hinblick auf die Mannigfaltigkeit ihrer Ätiologie gering, nur einzelne gewinnen durch ihre Größe und Verwechslungsmöglichkeit mit Tumoren praktische Bedeutung, andere durch ihren Sitz und dadurch bedingte Wegverlegung normaler Hohlorgane; viele haben in der Hauptsache theoretische Bedeutung und sind oft lediglich Nebenbefunde. Aus diesen Gründen soll hier nur ein kurzer Überblick gegeben werden, ohne auf Einzelheiten einzugehen oder etwa Streitfragen zu diskutieren. Immerhin aber muß als Voraussetzung für das Verständnis die bisher noch nicht besprochene Gruppe der fetalen Organreste, als die eine Art des Zystenmutterbodens, vorerst in den Hauptzügen Darstellung finden.

Die Besprechung der **fetalen Organreste** bringt hier·nur das, was bei Erwachsenen noch als Reminiszenzen an fetale Zustände beobachtet wird; über die fetalen Organe selbst s. Entwicklungsgeschichte = Kap. VII.

A. Die **Reste der Urogenitalverbindung.** Beim Manne gewinnt sie grundlegende Bedeutung, beim Weibe tritt sie nicht in Funktion, da die Keimprodukte in die Bauchhöhle entleert werden.

1. Die **Markstränge.** Sie sind bei männlich orientiertem Keimplasma der Mutterboden für das Hodenparenchym; beim weiblichen Embryo gehen ihre Keimepithelien zugrunde und das radiär sie durchziehende Bindegewebe gewinnt stark an Masse. Bei neugeborenen Mädchen findet man noch radiäre Stränge mit degenerierenden Eizellen, später sind auch diese meist verschwunden und selbst eine gewisse streifige, kegelartige Anordnung des Markgewebes zum Hilus hin kann nach und nach durch unregelmäßige Bindegewebsdurchwachsung, venöse, arterielle

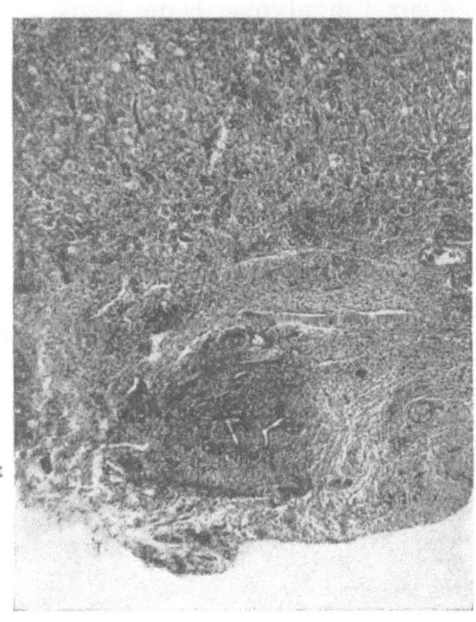

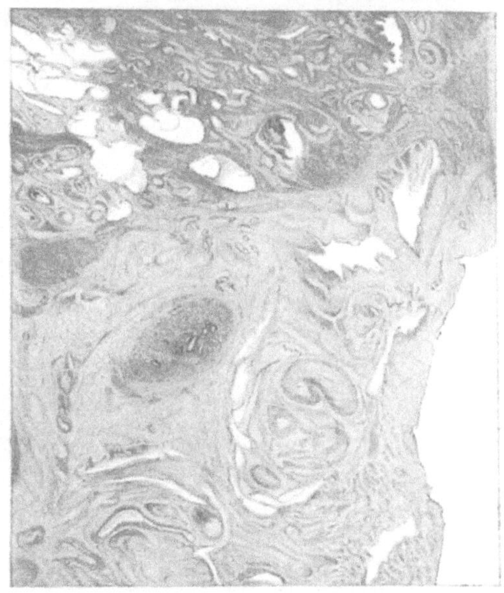

Fig. 230. Ovarialhilus eines Neugeborenen mit Reteformation (×).

Fig. 231. Reteformation (×) im Ovarialhilus einer Erwachsenen.

Gefäße und Lymphbahnen, wie auch Nerven verwischt werden. In seltenen Fällen findet man aber doch bindegewebige, epithellose dichtere Stränge, die frühere Markstränge andeuten, darin gelegentlich nach R. Meyer, dem erfahrensten Beobachter und Bearbeiter dieses ganzen Gebietes, kleine epitheliale Zystchen. Gegen den Hilus zu, d. h. den in die Nische der Ovarialunterkante ziehenden Teil des Mesovariums, sind sie unregelmäßig abgegrenzt, gehen aber nicht in den Hilus über.

2. Rete ovarii. Es entsteht aus dem Keimepithel, das als erste Zölom-Epithel-Verdickung in die Unterlage einwächst, bald aber durch seitlich andringendes Bindegewebe abgeschnürt wird; der Keimepithelcharakter geht völlig verloren. Es differenzieren sich Zellstränge, die beim Manne die Verbindung mit den die Funktion wechselnden Urnierenteilen und andererseits den Marksträngen herstellen. Beim Weibe kommt diese beiderseitige Verbindung gar nicht zustande oder wird sehr bald wieder gestört; das Retegebiet selbst aber bleibt in den meisten Fällen rudimentär erhalten als ein Gebiet vielfach untereinander kommunizierender, unregel-

mäßiger, meist enger, manchmal dilatierter Spalträume, die ein niedriges, kubisches Epithel tragen und mit dichtzelligem Bindegewebe umkleidet sind, das allmählich in die weitere Umgebung übergeht. Es ist in jedem Lebensalter nachweisbar, im Alter soll es eher deutlicher werden (R. Meyer). Charakteristisch ist die Lage des Rete ovarii im zell- und elastikareichen Hilusgebiet; man findet es hier in versprengten Herden (Figg. 230 u. 231).

B. **Die Reste der Urniere.** Sichere Vornierenreste sind nicht bekannt.

Die Urniere scheidet sich schon im Beginn ihrer Rückbildung in einen kranial gelegenen Teil, der die Sexualverbindung nach Rückbildung der zugehörigen Glomeruli und sekretorischen Tubuli übernimmt und in einen lediglich sekretorischen Charakter bewahrenden kaudalen Abschnitt. Der kraniale Sexualteil wird beim Manne zur Epididymis, beim Weibe zum Epoophoron, der kaudale sekretorische Abschnitt beim Manne zur Paradidymis (Giraldésches Organ), beim Weibe zum Paroophoron.

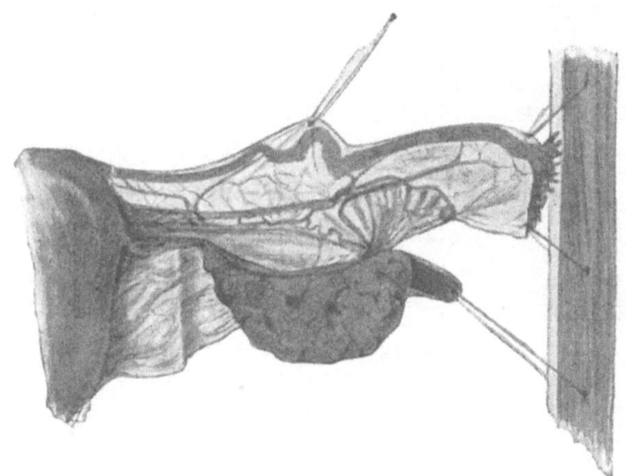

Fig. 232. Epoophoron. In Öl aufgehelltes und ausgespanntes **Präparat.**

1. Das Paroophoron läßt faßbare Charaktere nur bei Neugeborenen und bei jungen Kindern erkennen. Durch die früher erwähnten noch unklaren Verlagerungen kommt es an die Beckenwand in den lateralen oberen Teil des Lig. lat. zwischen die Äste der V. spermatica resp. ovarica zu liegen. Vereinzelte mehr oder weniger stark verödete Glomeruli und einige wenige ganz unregelmäßige, manchmal pigmentführende, Zellstränge oder -haufen deuten seine Lage an. Mit dem Epoophoron fehlt jede Verbindung. Nach dem 5. Lebensjahr ist es, wie alle kompetenten Autoren angeben, verschwunden (Rieländer, Aschoff, R. Meyer, Wichser).

2. Das Epoophoron. Spannt man den zwischen Tube und Ovar gelegenen Teil des Lig. lat. aus, so sieht man in der Betrachtung gegen das Licht eine deutlich kammartige Zeichnung, die mit ihren spitzen Ausläufern gegen den Hilus ovarii hinstrebt und mit ihrem „Rücken" parallel der Tube verläuft; sie nähert sich dicht dem freien Rand des Lig. lat., da wo die Fimbria ovarica zum Eierstock hinläuft. Uterinwärts verliert sich zunächst die Kammzeichnung; der den „Rücken" bildende Gang läßt sich noch eine Strecke weit verfolgen, verschwindet aber dann

auch. Schräg über dieses Gebilde hin ziehen meist kleine Äste der A. oder V. ovarica und können das Bild etwas stören. Dieses so sich darstellende Gebilde ist das Epoophoron, das Homologon zur Epididymis des Mannes. Der rudimentäre Charakter des Epoophoron spricht sich in der Ungleichmäßigkeit seiner Ausbildung aus. Die Zahl der Röhrchen oder Kanälchen („Kammzinken") ist sehr verschieden, 5—8—12—16 werden gezählt; die einzelnen Röhrchen können sich verzweigen und miteinander schräg anastomosieren (Fig. 232). Gewöhnlich sammeln sich die Röhrchen in einem gemeinsamen Gang = rudimentärer Wolffscher Gang, Homologon des Ductus deferens; manchmal aber ist diese Einmündung nicht deutlich, dann konvergieren die nach der Tube hin gelegenen Enden der Röhren und suchen hier eine Vereinigung herzustellen. Eine Verbindung der ovarienwärts gelegenen Enden mit dem Rete ovarii besteht meist nicht, der Übergang ist hierher durch die Verschiedenheit des histologischen Aufbaues in vielen Fällen schroff und deutlich.

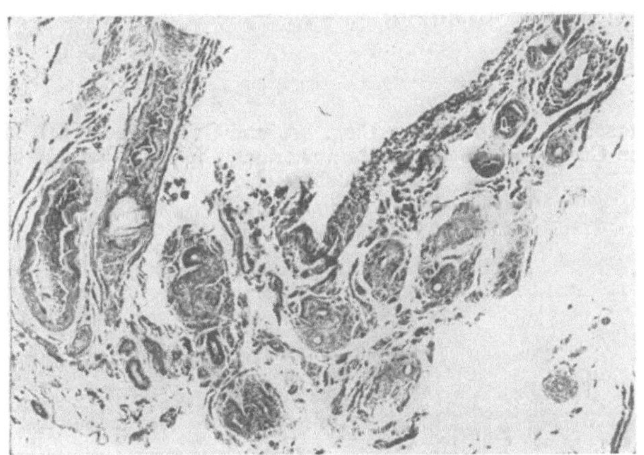

Fig. 233. Querschnitte durch Epoophoronkanäle.

Die Kanälchen haben ein gewöhnlich enges Lumen, jedoch kommen auch unregelmäßige Dilatationen oft vor. Ihr Epithel ist einreihig, niedrig bis zylindrisch, manchmal flimmernd, es ist mit einer deutlichen Tunica umgeben, die gewöhnlich aus longitudinal und zirkulär geordneten Bindegewebsschichten besteht und auch Muskulatur enthalten kann (Fig. 233). In der Geschlechtsreife und der Gravidität soll sich nach Wichmann das Flimmerepithel vermehren, auch Sekretion nachzuweisen sein. Über eine Funktion des Epoophoron aber ist nichts bekannt.

Als häufige Abkömmlinge des Epoophoron sind die am freien Rand des Lig. lat. zu findenden gestielten Hydatiden zu erwähnen = erbsen- bis kirschkerngroße, wasserhelle, dünngestielte Bläschen, die einen oft deutlichen Zusammenhang ihres Stieles mit den Epoophoronkanälchen erkennen lassen. Ähnliche Gebilde können durch Verklebung von Fimbrienfalten entstehen und so z. B. auf der Tubenserosa aus kleinen Nebentuben hervorgehen. Auch das kraniale Ende des Wolffschen Ganges kann Ausgangspunkt eines solchen gestielten Bläschens sein.

C. Die **Reste des Urnierenganges** = Wolffscher oder Gartnerscher Gang. Beim Manne bildet sich der Wolffsche Gang zum Ductus deferens um, beim Weibe geht er häufig ganz zugrunde mit Ausnahme des am

Epoophoron verlaufenden Teiles; jedoch in einem Fünftel aller Fälle sind
auch kaudalwärts gelegene Abschnitte erhalten (R. Meyer). Die Persistenz in voller Länge gehört zu den größten Seltenheiten. Diese Angaben
beleuchten die Bedeutung des Pseudohermaphroditismus femininus int.,

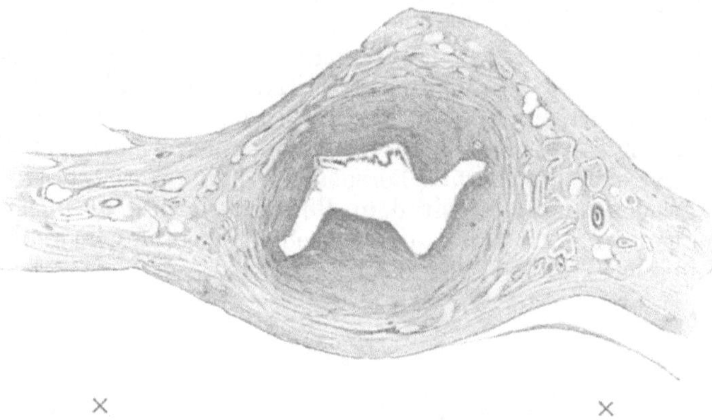

Fig. 234. Querschnitt durch Uterus, Ligg. lat. und Ovarien bei VIII Mon. Fet. Die
Gartnerschen Gänge (×) liegen im Parametrium. Schnitt oberhalb des Os int., im
Korpusbereich.

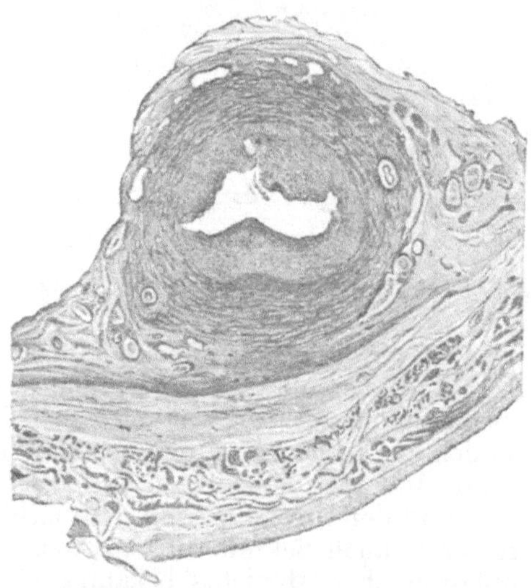

Fig. 235. Wie Figur 234. Schnitt in Höhe des Zervikalkanals. Die Gartnerschen
Gänge liegen in der Uterusmuskulatur.

strenggenommen kann man diese Rubrik der sog. Zwitterbildung also
einfach streichen. Fälle, in denen der Ductus deferens mit Epididymis
bei Vorhandensein von Ovarien in voller Ausbildung und Differenzierung
sich findet, müssen noch erst publiziert werden.

Außer dem schon beim Epoophoron erwähnten kranialsten Abschnitte
findet man im Lig. latum gewöhnlich eine volle Rückbildung oder nur
einzelne Bruchstücke des Gartnerschen Ganges; ist er gut erhalten,

so zeigt er kräftige, geschlängelte Wandungen. Er verläuft schräg im Bogen an den Uterus heran der Korpusabschnitt des Uterus bleibt unberührt, er senkt sich vielmehr erst in der Höhe ca. des inneren Muttermundes in die Muskulatur der Zervix ein und verläuft dann schräg zur Mitte (Figg. 234, 235 u. 183), manchmal bis nahe an die Zervikalschleimhaut heran, biegt in Höhe des Scheidengewölbes scharf lateralwärts ab, schließt sich der Scheidenwand eng an und verläuft nun

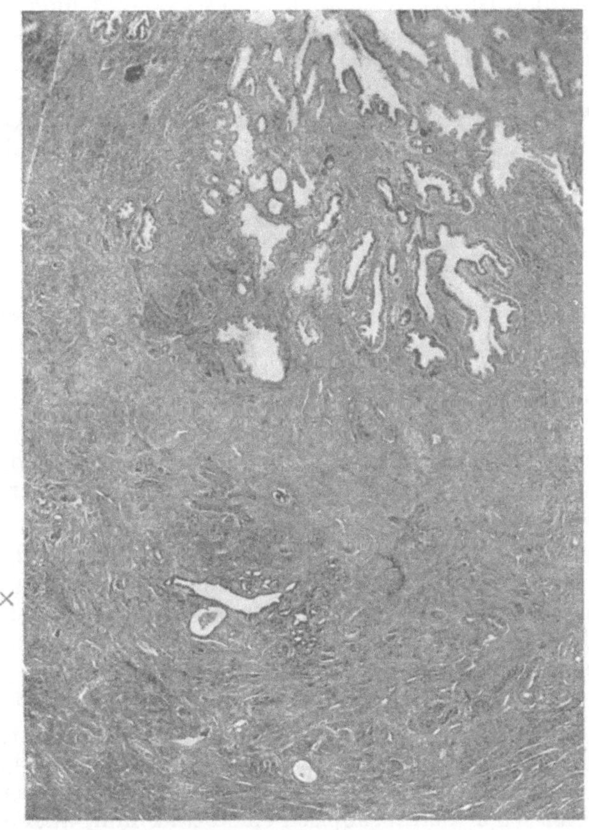

Fig. 236. Querschnitt durch die Zervix einer Erwachsenen. × Gartnerscher Gang mit Ampulle.

innerhalb der Scheidenmuskulatur in der seitlichen Wand der Scheide nach abwärts bis zum Hymen, in dessen Außenblatt er von hinten her mündet. Am häufigsten und besten ist der innerhalb der Zervixmuskulatur verlaufende Teil erhalten, dann folgen in der Häufigkeit der Persistenz oberes Scheidendrittel, unteres Scheidendrittel; selten ist er im mittleren Teil der Scheide zu finden.

Das Lumen des Ganges ist in den kranialen Teilen mehr zylindrisch, in den kaudalen, im Vaginalbereich liegenden schlitzartig, im Zervixgebiet bildet der Gang Ausstülpungen und drüsenartige Verzweigungen und legt sich um das Zervikallumen gekrümmt herum = Ampulle des Gartnerschen Ganges (Fig. 236).

Die Wand des Ganges ist in den kranialen Partien durch kräftige, zirkuläre Muskulatur ausgezeichnet, die auch noch im Uterus deutlich sein kann, hier jedoch meist nur longitudinale Fasern erkennen läßt; in den Abschnitten der Ampulle und der oberen Vagina fehlt gewöhnlich die Muskulatur, nur konzentrisches Bindegewebe ist vorhanden. Je weiter nach abwärts, um so weniger konzentrische Eigenwandung läßt sich nachweisen, meist liegt der Epithelschlauch ziemlich nackt innerhalb der Muscularis der unteren Scheidenwand.

Das Epithel ist hauptsächlich kubisches einreihiges Epithel mit stark färbbarem Protoplasma, auch in der Ampulle; im Bereich der Vagina zeigt der Gartnersche Gang teils zylindrisches, teils kubisches, teils auch mehrschichtig-plattes Epithel, ohne Einheitlichkeit und in ziemlich schroffen Absätzen (R. Meyer). Der Inhalt ist gewöhnlich nur gering, bestehend aus Klümpchen von koaguliertem Eiweiß und desquamierten Epithelien.

A. Die Zysten des Ovariums.

Der Häufigkeit nach stehen im Vordergrund des praktischen Interesses die Ovarialzysten, die sich aus den Follikeln und ihren Abkömmlingen bilden. Die modernen Kenntnisse vom dauernden Umbau des Ovarialparenchyms entsprechend den funktionellen Vorgängen am Ei selber verlangen eine Revision auch dieser Zystenbildungen unter den gleichen Gesichtspunkten. Auf Grund eingehender eigener Beobachtungen an der Hand zahlreicher Fälle und unter Berücksichtigung der Literatur läßt sich folgende Einteilung geben:

1. Zystische Follikel, d. h. echte Follikel mit Ei, Granulosa, Theca int. und ext., die über die gewöhnliche Größe hinaus gewachsen sind, kommen nur in beschränktem Maße vor. Ob ein funktionsfähiger Follikel mit reifem Ei über Taubengröße wachsen kann, möchte ich mangels einschlägiger Beobachtungen bezweifeln. Irgendeine besondere Bedeutung kommt einem abnorm großen Follikel nicht zu.

2. Große reife Corpora lutea, auch als Corp. lut.-Zysten bezeichnet. Es handelt sich um walnuß- bis hühnereigroße, meist kugelige gelbe Körper, deren Inhalt gewöhnlich gelblich- oder blutig-gallertig ist (Fig. 237). Die Wand läßt schon makroskopisch einen ca. 1 mm, aber auch breiteren gelben Streifen erkennen, der sich abziehen läßt. Histologisch ergibt sich, daß der Inhalt aus Fibrin besteht; die Wand zeigt zu innerst eine deutliche schmale junge Bindegewebsschicht, deren einzelne Sprossen in den geronnenen Inhalt vordrängen, meist sind sie nur eben in eine fast stets deutliche, aber nur schmale Lage aus roten Blutkörperchen, die der Innenwand aufliegt, eingedrungen. Nach außen folgt die Granulosaluteinschicht; sie ist durch große Luteinzellen gebildet, zwischen denen sich deutlich überall junge zarte Kapillaren befinden. Die Schicht unterscheidet sich von der im normal großen Corpus lut. nur dadurch, daß sie nur geringe Fältelung zeigt und mehr oder weniger gestreckt verläuft; sonst ist sie in allen Einzelheiten gebaut wie die Granulosaluteinschicht eines reifen, in Blüte befindlichen Corp. lut. Weiter nach außen kommen dann die Felder der Theca int.-Zellen und schließlich die konzentrisch geordnete Theca ext. An der Follikelrißstelle zeigen sich keinerlei Besonderheiten.

Anamnestisch finden wir einen normalen Zyklusablauf, wenn anders nicht eine sonstige Zyklusstörung z. B. schwere eiterige Endometritis mit unregelmäßigen Blutungen vorliegt. Die anamnestische Zyklusphase entspricht stets der letzten Woche eines vierwöchentlichen Zyklus; übereinstimmend damit zeigt das Endometrium den Bau der Sekretionsphase.

Es handelt sich in diesen Fällen um nichts weiter als um ein über die Norm großes Corp. lut. mit voller Funktionsfähigkeit. Der Zustand ist zweifellos vorübergehend, er kann und muß in die dritte Gruppe (3b Seitz 427) dieser Zysten übergeführt werden. Eine klinisch-aetiologische Bedeutung kommt diesen Zysten nicht zu. Ähnliche Zysten werden auch bei jungen Graviditäten gefunden; sie gewinnen Wichtigkeit, wenn es zur frühen Unterbrechung der Schwangerschaft

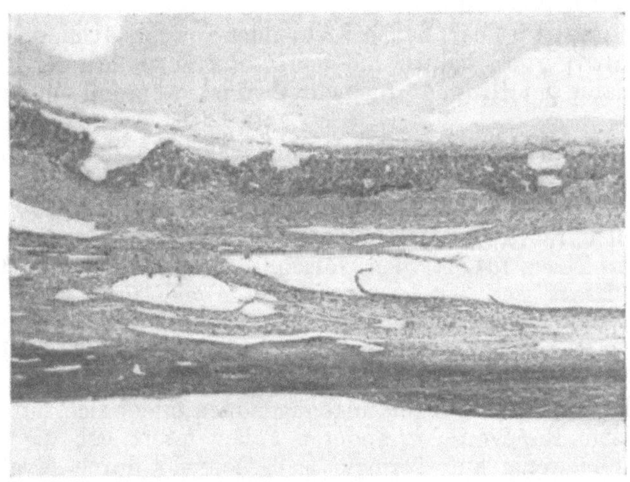

Fig. 237. Wand einer Corp. lut.-Zyste (frisch, reif).

kommt, und durch das Regelbild (Ausbleiben der Regel etwas über die Zeit der normalen Menstruation und anschließende unregelmäßige Blutung) sowie durch den weichen „Tumor" neben der Gebärmutter, die nur Auflockerung zu zeigen braucht, eine Extrauteringravidität vorgetäuscht wird. Genaue Beobachtung kann zusammen mit exakter Narkosenuntersuchung zum Ziel führen, sonst muß die Probelaparotomie die Aufklärung bringen.

Regelanomalien haben stets ihre besondere, nicht allein in dem großen gelben Körper gelegene Ursache, die jeweils eruiert und meistens in versteckter Schwangerschaft gefunden wird. Halban - Köhlers Meinung, daß eine selbständige Corpus luteum-Persistenz vorläge, hat sich nicht als stichhaltiger wiesen, wie ich in besonderer Publikation nachweisen konnte (cf. Monschr. f. Geb. u. Gyn. Bd. 69).

Die Gründe, weshalb ein Corp. lut. eine solche exzessive Größe annimmt, sind nicht ohne weiteres klar. Die Wandspannung des umgebenden Ovarialparenchyms, die normalerweise die Wand des gesprungenen Follikels zum Zusammenfallen und zur Faltung zwingt, muß hier aus irgendeinem Grunde gering sein; die in der Umgebung des

Eierstocks befindlichen, entzündlichen Adhäsionen könnten hierin eine
Rolle spielen. Tatsächlich findet man abnorm große Corp. lut. auch
häufig bei entzündlicher Adnexerkrankung. In anderen Fällen könnte
das Follikelloch durch irgendeinen beim Riß entstandenen Gewebsfetzen
schnell geschlossen werden und ins Innere des Follikelraumes ein abnorm
großer Plasmaaustritt evtl. durch Zirkulationsstörung im Ovar stattfinden.
An Beschwerden kann ein so großes Corp. lut. ziehende und stichartige
Unterleibsschmerzen hervorbringen; oft geht seine Bildung unbemerkt
vor sich.

Die Diagnose der Corp. lut.-Zyste ist nur möglich, wenn in der
ersten Hälfte des Zyklus die Ovarien normal groß sind, während sie in
der zweiten Hälfte die kugelig-zystische Vergrößerung zeigen, vorausgesetzt, daß eine Extrauteringravidität sich anamnestisch und dem
Palpationsbild nach ausschließen läßt; sie kann immer nur eine
Vermutungsdiagnose sein.

Der Verlauf ist der, daß bei fehlender Gravidität die nächste Regel
normal eintritt und abläuft und das große Corp. lut. in Rückbildung
geht und dann der Gruppe 3b einzureihen ist, während ein neuer Zyklus
beginnt.

Eine Therapie erübrigt sich zunächst nach dem Gesagten; eine
genaue Beobachtung des weiteren Verlaufes ist nötig.

3a) Zysten aus atresierenden Follikeln. Geht, wie so sehr häufig,
ein Follikel durch Tod des Eies und Schwund der Granulosa zugrunde,
so sorgt die Theca int. für den Verschluß des Defektes, die Grenzfasermembran fasert sich auf, junges Bindegewebe und zarte Kapillaren
dringen in den Hohlraum vor und können ihn, wenn er nur klein ist,
auch völlig verschließen = obliterierende Form der Follikelatresie.
Ist der Hohlraum aber größer, bleibt der Liq. folliculi flüssig, so bleiben
die Organisationsbestrebungen ungenügend, es bildet sich nur eine kleine
bindegewebige Randzone; in anderen Fällen fasert sich die Grenzfasermembran nur wenig auf, verdickt sich vielmehr durch Hyalinisierung;
stets aber bleibt der Hauptteil des Hohlraumes zystisch. Die Theca int.
zeigt auch in diesen Fällen eine deutliche Hypertrophie ihrer Zellen —
zystische Follikelatresie. Möglich und wahrscheinlich ist es, daß die Theca
int.-Zellen allmählich zur Resorption der Flüssigkeit beitragen; jedenfalls muß für die meisten Fälle eine Resorption eintreten, da sonst bei
der Häufigkeit der zystischen Follikelatresie die Ovarien stark mit Bläschen
und Zystchen durchsetzt sein müßten. Nur ausnahmsweise, meist unter
der Wirkung entzündlicher Reize, kommt es zu einer auffällig zahlreichen
Zystenbildung in den Ovarien = sog. kleinzystische Degeneration.
In diesen Fällen ist die Zahl der wachsenden Follikel abnorm groß; von
diesen aber geht ein großer Teil vorzeitig durch zystische Atresie zugrunde,
so daß die meisten Zysten der kleinzystisch-degenerierten Ovarien atresierende Follikel sind; daneben werden auch einige wachsende und evtl.
reifende Follikel beobachtet. Neben diesen Störungen kann ein Zyklus
im Sinne der Eireifung und Eireife mit Corp. lut.-Bildung unbeeinflußt
ablaufen.

Unter besonderen, jedoch nicht näher bekannten Bedingungen (entzündliche Hyperämie, passive allgemeine oder lokale Stauung?) kann
eine abnorme Vermehrung der Flüssigkeit in den atresierenden Follikeln
eintreten und dadurch die Zystenbildung bedingt sein. Die Größe solcher
Zysten eines atresierenden Follikels schwankt von Walnuß- bis
Faustgröße, größere sind mir als sicher hierhergehörig nicht zu Gesicht

gekommen. Der Inhalt ist wasserklar, die Wand glatt, das Ovarium selber mehr oder weniger stark auseinandergedrängt und in seiner Substanz verdünnt (Fig. 238). Die Wandstruktur dieser Zysten bietet nun durchaus kein einheitliches Bild, sondern läßt größere Differenzen erkennen, die den verschiedenen Ablaufphasen einer Atresie entsprechen. In den Fällen, die den normalen Follikeln noch am nächsten stehen, kann man kleine Reste von desquamierender Granulosa selbst ein Ei erkennen und auch frei in der Flüssigkeit finden; die Grenzfasermembran ist aufgefasert, da-

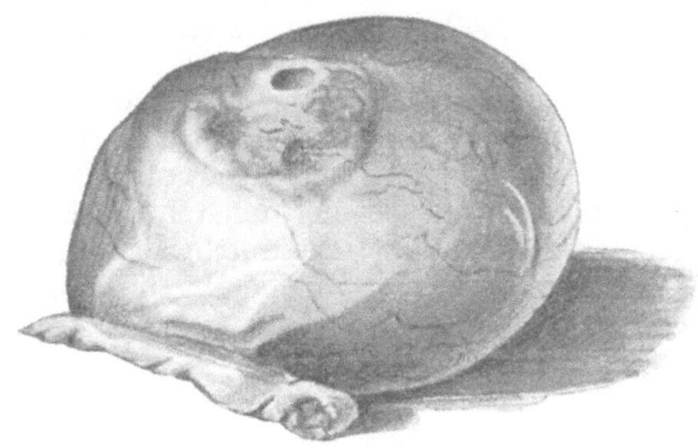

Fig. 238. Ovarialzyste (aus atretischem Follikel); in der Wand ein reifes Corp. lut.

durch lockerer und breiter, die Theca int.-Zellage als deutlich aus Gruppen kleiner dunkler Zellen bestehende und mit reichlich feinen Kapillaren durchzogene schmale Schicht zu erkennen, an die sich nach außen Theca ext. anschließt. In anderen Stadien fehlt jeglicher Granulosarest, die Grenzfasermembran ist mehr oder weniger breit und locker

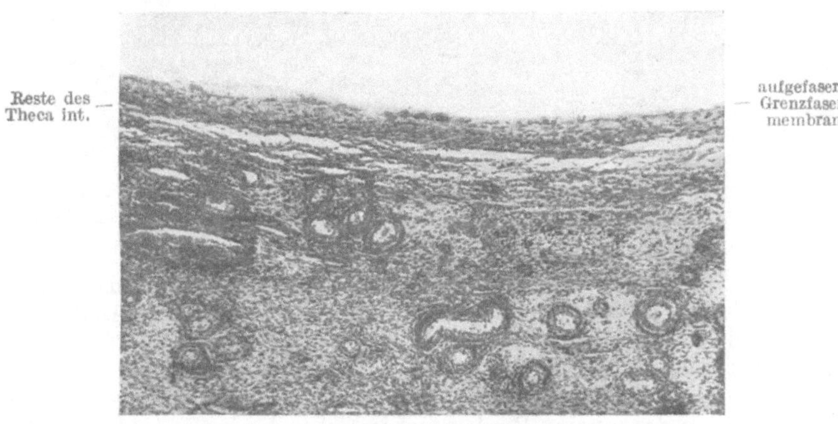

Fig. 239. Wand einer Zyste aus atretischem Follikel.

mit einzelnen neugebildeten Kapillaren durchzogen und innen mit einer sehr zarten feinen Endothelschicht bedeckt; bei oberflächlicher Betrachtung könnte man diese Zysten für epithellos halten; Theca int. und ext. verhalten sich wie vorher beschrieben. Schließlich, besonders in den großen Zysten, ist die feine Endothellage innen deutlich, dann folgt eine derbere, hyaline, manchmal schmale Bindegewebsschicht und nach außen eine lockere, mit Kapillaren durchzogene Zellschicht, in der man eingesprengt mehr oder weniger reichlich Zellfelder erkennen kann, die den Theca int.-Zellen entsprechen, in anderen Stadien aber auch fehlen können (Fig. 239). Es bleibt im letzten Fall lediglich eine derbe Bindegewebswand, die innen mit einer Lage flacher oder auch etwas kubischer Zellen bekleidet ist, übrig und bietet so das Bild des sog. Kystoma serosum simplex, ist aber lediglich das Endstadium einer hochgradigzystischen Follikelatresie, wie man deutlich an Übergangsstadien erweisen kann.

b) Diese eben beschriebene Reihe hat als Ausgangspunkt den Follikel; eine zweite geht vom Corp. lut. aus. In größeren Corp. lutea, wie sie zum Teil oben beschrieben, reicht die Organisationskraft des jungen Bindegewebes, das von der inneren Deckschicht ausgeht, nicht hin, um den ganzen Fibrinkern zu durchwachsen; es kommt zur Verflüssigung des zentralen Fibrins, bevor die Organisation das Zentrum erreicht hat.

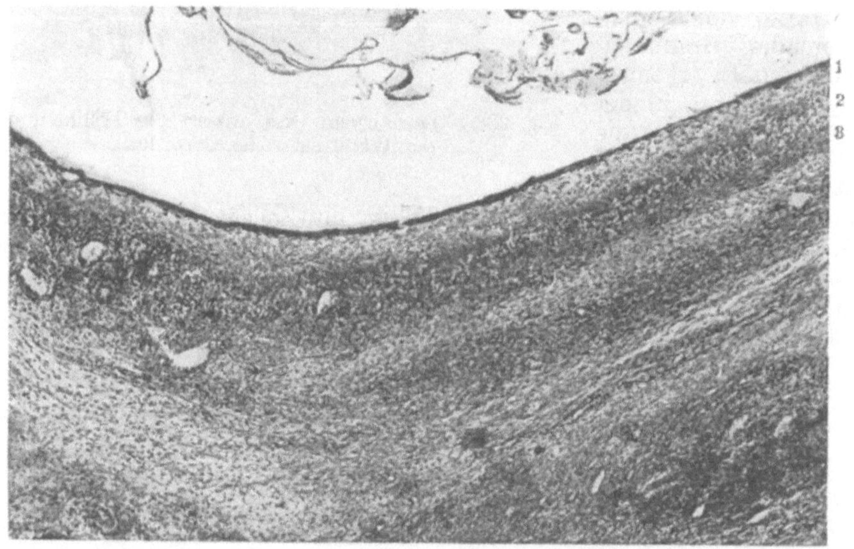

Fig. 240. Wand einer in Rückbildung befindlichen Corp. lut.-Zyste. 1 = Gewucherte innere Abdeckschicht. 2 = Reste der Granulosa und Theca int. 3 = Theca ext.

So wird das Corpus luteum zystisch. An der Grenze von flüssigem und noch festerem Fibrin bilden die Fibroblasten eine feine innere Auskleidung, die von den Gefäßendothelien aus mit feinster Endothelhaut überlagert wird. Mit Beginn der Rückbildung der Granulosaschicht dieses auf solche Art zystisch gewordenen Corp. lut. setzt auch das allmählich fortschreitende Hyalinwerden der inneren Bindegewebsschicht, der inneren Abdeckschicht ein, die Granulosaluteinzellen gehen durch Verfettung mehr und mehr zugrunde, die Theca int.-Zellen treten vorerst mehr hervor, dann verlieren auch sie allmählich an Deutlichkeit (Fig. 240). Unterdes ist die hyaline Umwandlung der Abdeckschicht vor sich gegangen, so daß schließlich wieder eine innere feine Endothelschicht, eine hyaline konzentrischgelagerte Bindegewebswand und peripher eine mehr oder weniger deutliche kapillarenführende Schicht übrig bleibt, ähnlich jener oben beschriebenen.

Zwischenstadien zwischen beiden können durch die atypischen Luteinsäume (R. Meyer) zustande kommen, indem einzelne Reste der Granulosa erhalten bleiben und unter der Stimulation eines anderen

Corp. lut. gleichsinnige Luteinumwandlungen mit ihm durchmachen. Dann findet man beide beschriebenen Zystentypen in einer Zyste nebeneinander.

Sind die aus einem Corp. lut. entstehenden Zysten nur relativ klein, so kommt ein deutliches Corp. albicans mit dicker hyaliner Membran zustande, das innen zystisch ist = sog. Corp. albicans-Zyste (Koehler).

Die Ursachen dieser Zystenbildung sind im Grunde noch unklar; lokale Zirkulationsstörungen und Stauungen müssen wohl in erster Linie zum Verständnis herangezogen werden. Die Zysten kommen häufig als einzige Anomalie vor, aber auch in Kombination mit Myomen und entzündlichen Adnexerkrankungen. Bei den entzündlichen Erkrankungen können sie die eine Komponente zur Bildung der sog. Tuboovarialzysten geben, indem sich eine Hydrosalpinx an die dünne Wand der Zyste anlegt und durch Druckatrophie eine Kommunikation zwischen zystischem Ovar und Hydrosalpinx eintritt (vgl. Kap. V, 2. Abt.). Auch andere Affektionen werden als in Kombination mit diesen Zysten gefunden.

Die Zysten scheinen dem Bau der Wand nach zu urteilen zuerst schnell die abnorme Größe zu erreichen, später aber nur sehr wenig oder gar nicht nachzuwachsen; wie aus dem eminent chronischen Verlauf, d. h. ihrem langen Bestehen ohne wesentliche Vergrößerung hervorzugehen scheint. Eine besondere klinische Bedeutung kommt diesen Zysten nicht zu. Sie machen Beschwerden, wenn Verwachsungen auf Grund früherer entzündlicher Prozesse mit ihrer Oberfläche bestehen, hauptsächlich durch Zerrung und Druck. Eine Spontanheilung durch Platzen oder Zerdrücktwerden ist zweifellos möglich und gelegentlich bei Palpationen zu beobachten, wobei die Zyste unter den Fingern verschwindet. Da aber eine Differentialdiagnose gegen echte autonome Ovarialtumoren selten mit Sicherheit möglich ist, so wird die Therapie meist in der operativen Entfernung der Zysten nach den Grundsätzen der Ovariotomie (s. d. Kap. IX) bestehen.

2. Andere seltene Zysten können ausgehen:

a) Von Einstülpungen des Oberflächenepithels bei entzündlicher Perioophoritis; sind meist klein und ohne Belang.

b) Als Ausheilungsstadien chronischer Abszesse oder chronischer Hämatome, deren Wand derbes Granulationsgewebe zum Teil mit großen Pseudoxanthomzellen (s. Kap. V u. VI) oder mit viel Pigment und Chromatophoren erkennen läßt neben einer inneren Auskleidung mit kubischem und selbst zylindrischem Epithel, das entweder durch Einwachsen von Oberflächenepithel oder durch Umwandlung von Endothelien entstanden ist (cf. Teerzysten, Kap. VI).

c) Von versprengten Urnierenresten; so sah v. Franqué das Ovarium mit zahlreichen drüsenähnlichen, zum Teil engen, zum Teil weiten unregelmäßigen Schläuchen innerhalb von derbem Begleitgewebe vom Hilus bis zur Rinde durchsetzt.

d) Von Markschläuchen oder dem Rete ovarii; diese Zysten sind meist klein und liegen in der Nähe oder ganz im Hilus des Ovariums, wobei ein Übergang zu Epoophoronzysten möglich ist.

Alle diese Zysten und Zystchen sind gewöhnlich Nebenbefunde und bedürfen keiner besonderen Behandlung.

B. Die Zysten des Ligamentum latum.

1. Zysten des Epoophoron = Parovarialzysten. Kleine zystische Erweiterung eines oder mehrerer Epoophoronkanälchen ist sehr häufig zu beobachten; hier kann man sehr deutlich das Auseinandergedrängtwerden der Blätter des Lig. lat., ebenso wie das Wachstum gegen die Tube in ihrem ampullären Ende hin beobachten. Durch stärkere Dilatation entstehen verschieden große, oft faust- und kindskopfgroße, selten mannskopfgroße und sehr selten noch größere Zysten; aber es werden solche von 21 kg Gewicht angegeben. Diese Zysten haben mehrere leicht erkennbare Charakteristika (Fig. 241). Die Zysten haben meist ovale Form, sie zeigen die Tube oft in starker Längsdehnung, besonders im Ampullen und Fimbrienbereich, über sich ausgespannt und stark abgeflacht; das Ovarium sitzt ihnen an der Unterseite meist frei, aber auch etwas längsgedehnt an; sie sind durch einen breiten, bandartig-flächenhaften Stiel

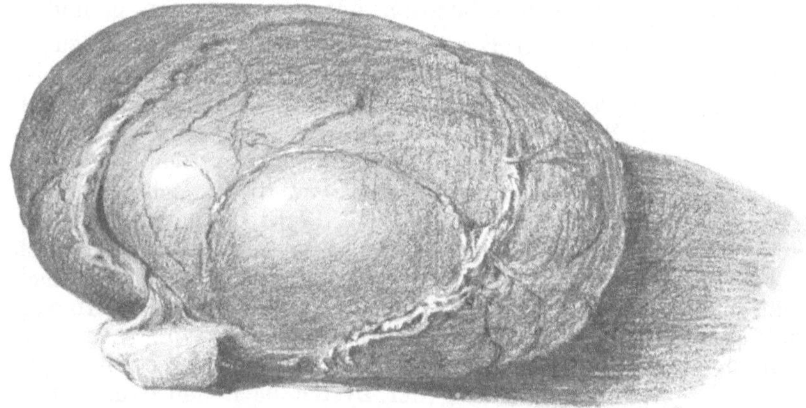

Fig. 241.   Parovarialzyste (mannskopfgroß).

im Becken und am Uterus befestigt (Tube, Lig. lat., Lig. infundibulopelvicum). Eine Drehung dieses breiten Stiels ist öfter beobachtet und gar nicht selten beschrieben, aber nicht so häufig wie bei den Ovarialtumoren. Die Wand selber ist sehr dünn, das Peritoneum überzieht den eigentlichen Zystenbalg; so entstehen zwei unabhängige Kreisläufe, die sich deutlich durch die Betrachtung der Oberfläche als übereinander gelagert erkennen lassen und differentialdiagnostische Bedeutung haben. Die Wand ist gewöhnlich nicht sehr straff gespannt, dadurch erscheinen auf der Innenfläche der Wand Leisten und Falten, auch kleine Papillen finden sich in einem Teil der Fälle; im übrigen aber ist auch die Innenfläche der Wand völlig glatt. Das Epithel ist je nach der Wandspannung, die ja nicht nur vom Innendruck, sondern auch von den Widerständen der Umgebung abhängig ist, hohes flimmerndes Zylinderepithel oder niedriger, flacher flimmerloser Zellbesatz; im übrigen ist die Zystenwand bindegewebig, mit Elastika und auch Muskulatur in sehr unregelmäßiger Ausbildung durchflochten. Der Inhalt ist wasserklar, eiweißarm, muzinund pseudomuzinfrei.

Die Häufigkeit des Vorkommens beträgt nach verschiedenen Angaben ca. 8—10% aller Eierstocks- und Nebeneierstocksgeschwülste. Wie Wichmann angibt, sind sie nicht vor dem 15. Jahre bekannt und kommen hauptsächlich in der Geschlechtsreife vor, besonders zwischen 20. und 30. Jahr, während das Häufigkeits-Maximum der Ovarialtumoren erst zwischen 35 und 40 Jahren liegt.

Die Beschwerden, die die Parovarialzysten veranlassen können, sind meist gering. Verlängerung der Regelblutung, Dysmenorrhöe, Schmerzen im Unterleib und Kreuz werden zusammen mit Druck auf die Harnblase genannt; die großen machen Verdrängungserscheinungen.

Die Diagnose ist durch das Palpationsbild eines beweglichen, im ganzen ovalen Tumors neben, auch vor dem Uterus möglich, aber gegenüber einem zystischen Ovarialtumor sehr unsicher. Die deutliche Fluktuation der weichen Wand ist verwertet worden, ohne absolute Zuverlässigkeit. Erst am Präparat ist die Natur des Tumors leicht zu erkennen.

Die Prognose ist entsprechend dem einleitend über Zysten Gesagten durchaus gut; die Stieldrehung hat hier die gleiche Pathogenese und Bedeutung wie bei den Ovarialtumoren.

Die Therapie ist lediglich die Exstirpation, die meist leicht und vollständig gelingt; nur bei besonders tiefreichender intraligamentärer Entwicklung wird sorgsames Ausschälen verlangt.

2. Zysten des Gartnerschen Ganges im Lig. lat.: Der Verlauf des Gartnerschen Ganges bestimmt den Sitz dieser seltenen Gebilde. Sie können doppelfaustgroße knollige Tumoren zwischen Ovarium und Tube bilden und vom freien Rand des Lig. lat. zur Uteruskante verlaufen (Aschoff, auch Amann), oder auch nur kleinere zystische Gebilde unterhalb der Tube uterinwärts erzeugen. Klein sah perlschnurartig aufgereihte Zysten bis an die Seite des Uterus in Höhe des Os int. heran- und in die Muskulatur hineinziehen. Unterberger beobachtete große doppelseitige Zysten in den Ligamenten, die mit der Uteruswand in engstem Zusammenhang standen.

Kugelige, meist schlauch-, auch birnartig geformte Zysten, die schräg aus dem Lig. lat. an den Uterus heranziehen und hier Verbindung gewinnen, sind als Abkömmlinge des Gartnerschen Ganges anzusprechen, besonders noch wenn sich im Ligamentabschnitt eine selbständige Wand evtl. mit Muskulatur und als Auskleidung kubisches oder evtl. sogar flimmerndes Zylinderepithel nachweisen läßt.

3. Serosa-Epithelzysten durch Abschnürung kleiner Epithelschläuche oder -knoten, die sich meist auf dem Boden chronischer Pelveoperitonitis vom Serosaepithel aus in das Bindegewebe eingesenkt haben. Das Epithel ist plattenähnlich, mehrschichtig, im Innern finden sich zerfallene Zellen (R. Meyer).

4. Zystchen aus versprengten Urnierenresten.

5. Als Rarität Lymphzysten, wie sie einmal bei einem $3\frac{1}{2}$ jährigen Mädchen beobachtet wurde.

6. Dermoidzysten im Lig. lat. sind sehr selten, s. Kap. Tumoren.

Die Gartnerschen Zysten können differentialdiagnostisch Schwierigkeiten machen, jedoch aus der Feststellung der genannten Charakteristika zu erkennen sein; durch Verdrängung, evtl. Durchbruch und Vereiterung machen sie Beschwerden und müssen dann operativ am besten per laparotomiam behandelt werden; die Exstirpation kann sich sehr schwierig gestalten und evtl. auch den Uterus öffnen müssen.

Anhangsweise soll hier erwähnt werden, daß seltene kleine Zysten im Lig. ovarii propr. und Lig. rot. teils auf Abschnürung entzündlicher Serosa-Epitheleinsenkungen teils auch auf versprengte Urnierenreste zurückzuführen sind; praktische Bedeutung haben sie nicht.

C. Die Zysten der Tuben.

Sie haben keine praktische Bedeutung. Am Fimbrienende kommen teils durch Verklebung von Falten, teils durch Lymphgefäßdilatation kleine Zystchen zustande. Auf der Serosa sieht man öfter durch entzündliche Epitheleinsenkungen entstandene Zystchen, die ähnlichen Bau zeigen, wie die beim Lig. lat. schon genannten. Evtl. könnten versprengte Urnierenreste noch den Mutterboden für Zystenbildung geben, jedoch ist darüber nichts Einwandfreies bekannt. Schließlich würden auch entzündliche Epitheleinsenkungen von der Endosalpinx aus, wie sie bei der chronischen Salpingitis beschrieben wurden, Anlaß zu zystischen Dilatationen bieten können.

D. Die Zysten des Uterus.

Große Zysten des Uterus sind selten, kleinere kommen häufiger vor. Im einzelnen lassen sich unterscheiden:

a) Zysten aus der normalen Schleimhaut des Corp. ut. oder deren abnormen Einsenkungen ins Myometrium; kleinere zystische Erweiterungen sieht man als temporäre Bildungen der wechselnden Functionalis relativ oft, ohne daß sie den normalen Zyklusablauf irgendwie beeinflussen. In der Basalis sind sie selten. Wohl aber können Einsenkungen von Schleimhaut in das Myometrium, wie sie sowohl im gesamten Korpusbereich als vor allem am Fundus und den Tubenwinkeln beobachtet werden, den Boden für zum Teil größere Zysten geben. Diese Zysten haben dann unregelmäßige Gestalt und können Vorsprünge und Leisten

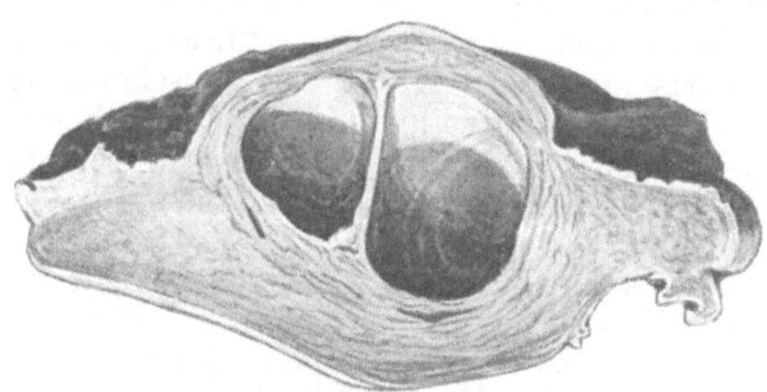

Fig. 242. Uteruszyste aus Schleimhauteinsenkungen.

zeigen, die an Glomeruli und an Urnierenabkömmlinge erinnern. Dabei ist zu betonen, daß nach den Erfahrungen R. Meyers und anderer kompetenter Beurteiler Urnierenreste kaudalwärts vom Ansatz des Lig. rot. nicht einwandfrei beobachtet sind, jedenfalls zu den größten Seltenheiten gehören (vgl. Fälle von Breus, Knauer, Amos, Jaschke, Artusi, Küster) (Fig. 242).

b) Zysten aus Unregelmäßigkeiten beim Verwachsen der Müllerschen Gänge, die gewöhnlich in der Medianlinie vorn oder hinten im Uterus lokalisiert sind.

c) Zysten aus Einsenkungen des Serosaepithels, meist klein, multipel und auf der Außenfläche gelegen, im Bereich perimetritischer Adhäsionen.

d) Zysten aus Resten des Wolffschen Ganges. Diese sind durch ihren Sitz in der Seitenwand der Zervix, durch ihre unregelmäßige Form, ihren Übergang ins Lig. lat., ihre gelegentliche rosetten- und perlschnurartige Anordnung charakteristisch; sie können gelappt und darmartig gewunden in ihren Schläuchen sein, multipel oder isoliert auftreten. Sie können eine eigene derbere, bindegewebige Wand haben, deutliche Verzweigungen zeigen und manchmal, besonders die kleineren, Eigenmuskulatur in ihrem Bindegewebe aufweisen. Ein Zusammenhang mit Zysten der Zervixschleimhaut kann sich durch Druckatrophie der Zwischenwand herausbilden (Mischzysten R. Meyers).

e) **Zysten durch Retention des Inhalts von Zervixdrüsen;** meist multipel im Bereich der Zervixschleimhaut und

f) **Sog. Naboths Eier als Retentionszysten von Zervix-drüsen** unter abgeheilten, d. h. mit Plattenepithel überzogenen Erosionen s. Erosion.

Nur die großen dieser Zysten beanspruchen wegen der Differentialdiagnose und etwaiger Verdrängungsbeschwerden klinische Bedeutung; ihre Therapie kann, wenn sie sich vernotwendigt, lediglich die Entleerung der Zysten, in besonderen Fällen die Exstirpation derselben evtl. mitsamt dem zugehörigen Uterus per laparotomiam sein.

E. Die Zysten der Vagina.

Die Häufigkeit der Vaginalzysten beträgt ca. 1—2% der gynäkologischen Kranken; sie können in jedem Teil der Vagina lokalisiert sein; sie haben einen durchaus nicht einheitlichen, sondern höchst mannigfaltigen Ursprung.

1. **Zysten aus drüsigen Gebilden der Vaginalwand.** Normalerweise ist die Vaginalwand frei von Drüsen, jeoch kommen kolbige Einsenkungen vom mehrschichtigen Plattenepithel aus in das unterliegende Bindegewebe hinein vor, die durch zentralen Zerfall zystische Räume entstehen lassen können, oder es bleibt aus embryonaler Zeit unter dem später entstandenen Plattenepithel das ursprüngliche Zylinderepithel, sekundär zu Schläuchen formiert, persistent; schließlich könnten sich nach R. Meyer evtl. auch aus der basalen Lage des Plattenepithels drüsige Einsenkungen neu entwickeln, ähnlich wie bei einzelnen Tieren, bei denen drüsige Umwandlungen des Plattenepithels der Vagina z. B. während der Brunst und Gravidität beobachtet werden.

Aus solchen Drüsenbildungen entstehen häufig kleine Vaginalzysten mit schleimigem, glasigem Inhalt dicht unter der Oberfläche, diese deutlich ins Lumen vortreibend. Ihr Sitz ist gewöhnlich die obere Hälfte der Scheide; aber auch im unteren Abschnitt kommen ähnliche Bildungen vor; hier kommen als Ursprung noch retrovaginale oder paravaginale Versprengungen vom entodermalen Sinusepithel oder von paraurethralen Drüsen hinzu.

2. **Zysten aus abgesonderten Epitheleinsenkungen bei der Vereinigung der Müllerschen Gänge,** sie sitzen in der Medianlinie. Rudimentäre doppelte oder besser unvereinigte Scheiden gehören nicht hierher, sind vielmehr in der Gruppe der Mißbildungen beschrieben (Kap. VII). Daß Zysten durch Pyokolpos oder Hämatokolpos vorgetäuscht werden können, ist dort schon gesagt.

3. **Traumatische Epithelzysten (Garré) oder Implantationszysten (Sutten)** entstehen dadurch, daß bei Trauma, z. B. Operationen in die Tiefe verschleppte Epithelstückchen nicht zugrunde gingen, sondern zunächst geschichtete Epithelperlen bildeten und schließlich durch zentrale Einschmelzung Zysten bildeten. Solche Zysten, besonders in der Nähe von Operationsnarben, können haselnußgroß und selbst noch etwas größer werden; ihr Inhalt ist atherombreiartig (Risch). Hornung und Stübler machen neuerdings auf sie aufmerksam.

4. **Zysten aus Resten des Gartnerschen Ganges.** Sie sind mit die wichtigste Gruppe unter den Vaginalzysten wegen ihrer relativen

Häufigkeit und ihren besonderen Eigenarten. Sie haben eine meist längliche Form, sind gelegentlich charakteristisch perlschnurartig und gehen häufig mit Ausläufern hoch oben in die Zervixwand hinein; sie liegen im oberen Drittel seitlich innerhalb der Vaginalwand, weiter nach abwärts können sie Abweichungen von der streng seitlichen Lage erfahren, schon dadurch, daß ihre Form und ihr Wachstum von den Gewebsspannungen der umgebenden Gewebe abhängig ist.

Ihr Inhalt ist meist fadenziehend, gelblich, auch mit amorphen Massen durchmischt. Ihr Epithel kann wechseln vom einschichtigen flimmernden Zylinderepithel über das kubische einschichtige zum mehrschichtigen Plattenepithel; häufig sind auch Kombinationen verschiedener Epithelarten. Papillenbildung und drüsige Einsenkungen werden beschrieben. Eine eigene Bindegewebswand ist gewöhnlich deutlich, jedoch eine Muskellage kann durchaus fehlen, wie ja auch normalerweise schon der Gartnersche Gang in den unteren Vaginalabschnitten fast nackt verlaufen kann.

5. Lymphzysten, organisierte Blutergüsse.

Die Größe dieser verschiedenartigen Zysten schwankt von Erbsen- bis Faust- und Kindskopfgröße. Die kleineren haben keinerlei Bedeutung, die größeren können Sackungsgefühl, Drängen nach abwärts hervorrufen, wohl auch das Zustandekommen eines im Gange befindlichen Prolapses begünstigen, sobald sie außerhalb des Hiatus genitalis kommen und nicht mehr zurückschlüpfen; auch als Hindernis bei Kohabitation und Geburt sind sie empfunden. Sekundäre Erscheinungen können Vereiterung und intrazystische Blutungen sein, im allgemeinen aber ist der Verlauf durch seine hohe Chronizität ein absolut harmloser.

Differentialdiagnostisch muß die Zysto- und Rektozele ausgeschlossen werden, auch kommt ein Divertikel der Blase oder häufiger der Urethra in dieser Hinsicht in Betracht.

Einer Therapie bedürfen die kleineren Zysten nicht, diese können unbeachtet bleiben; nur die größeren, lästige Beschwerden machenden sollen exstirpiert werden. Schwierigkeiten bei der Exstirpation bieten hauptsächlich nur die Gartnerschen Zysten dadurch, daß sie hoch in die Zervix hinauf reichen können; Nebenverletzungen durch Konflikt mit der Blase oder dem Ureter, auch dem Peritoneum sind dabei durchaus möglich; solche Exstirpationen können sich dadurch zu ernsten großen Eingriffen auswachsen. Sollte es nicht gelingen, die Zyste in toto auszuschälen, so kann man sich mit einer Abtragung der vorderen Wand begnügen und die Ränder der Hinterwand mit den seitlichen Vaginalwandrändern vernähen (C. Schröder).

F. Die Zysten der Vulva.

Diese Zysten gewinnen nur selten klinische Bedeutung; die wichtigste ist die Zyste der Bartholinschen Drüse. Die Ursache dieser echten Retentionszyste ist gewöhnlich eine durch chronische Gonorrhöe des Ausführungsganges bedingte Striktur. Im Kap. V Gonorrhöe ist diese Zyste genauer besprochen.

Im übrigen sind als Ausgangsort für die Zystenbildung bekannt:

1. Die Schleimdrüsen des Vestibulums (Gl. vestibulares min.); auch bei ihnen mag die Gonorrhöe vielfach die Retention herbeiführende Ursache sein.

2. Die Talgdrüsen der großen und kleinen Labien (Atheromzysten).

3. Die Schweißdrüsen, die sich durch ihren doppelreihigen Zellbelag (innen Zylinder-, darunter kubisches Epithel) als Schweißdrüsen zu erkennen geben.

4. Aus der Embryonalzeit persistierendes Entoderm (Sinus urogenitalis-Epithel) kann Mutterboden für Schleim- und Flimmerepithelzysten (R. Meyer) bieten.

5. Die Paraurethralgänge können zystische Entartung eingehen und schließlich

6. kann auch der Gartnersche Gang unmittelbar vor seiner Ausmündung eine Hymenzyste hervorbringen.

Bedeutsam ist jedoch eine zystische, fluktuierende Auftreibung des oberen Lab. majus-Abschnittes; hier liegt ein abnorm weiter Peritonealkegel vor, der mit dem Lig. rot. ins große Labium hineinzieht und Netz und Darm auch Tube und Ovar enthalten kann = Hydrocele muliebris. Die Diagnose ist aus der Lokalisation und der Form und dem tief unter der Haut gelegenen Sitz möglich und wird unterstützt durch evtl. Reponibilität des Inhalts und tympanitischen Klopfschall bei Darminhalt. Die Therapie hat nach den Regeln der Herniotomie vorzugehen.

Die echten Zysten bedürfen meist keiner besonderen Behandlung; werden sie lästig durch Größe und Sitz, kann eine meist leichte Exzision der Zyste das harmlose Gebilde entfernen.

Neuntes Kapitel

Die Tumoren des Genitales.

Allgemeine Einleitung.

Die Tumorbildung im Organismus des Gesamtkörpers wie des Genitales im besonderen ist in ihrer Form, ihrem Wachstum, ihrem Bau und ihrer Verlaufsweise so außerordentlich mannigfaltig, daß es nicht gelingt, eine einheitliche, erschöpfende und allseitig befriedigende Begriffsbestimmung eines Tumors zu formulieren. Es sollen hier in Kürze nur die Hauptcharakteristika hervorgehoben werden, um damit gleichzeitig das Gemeinsame in der großen Zahl der Einzelbeschreibungen, wie sie dieses Kapitel vom anatomischen und klinischen Standpunkt aus an den jeweiligen Organen bringen soll, zusammenzufassen und große Gesichtspunkte für die Beurteilung der Tumoren überhaupt zu geben.

Ein Tumor ist ein durch Wucherung entstandener Zellkomplex, der sich in das gegenseitige Funktionsverhältnis der einzelnen Gewebsarten seines Standortes nicht einfügt, sondern ein eigenes, selbständiges Dasein führt, jedoch auf Kosten des Gesamtorganismus ernährt wird. Bei allen in früheren Kapiteln besprochenen Prozessen, sei es der Ablauf der normalen und abnormen Funktion, seien es Gewebsschädigungen durch Entzündungserreger und deren Reparationen, seien es pathologische Entwicklungsprodukte oder Verletzungen oder Zystenbildungen — stets arbeiteten die Gewebsteile in gegenseitigem Einvernehmen und gleichsinnig zu einem bestimmten Ziel hin, die Harmonie ihrer Funktion läßt sich überall erkennen. Bei den Tumoren sieht man das gerade Gegenteil. Der Tumorzellkomplex wächst aus sich heraus und zwar dauernd und unaufhörlich, er verdrängt seine Umgebung und bildet sich dadurch oft eine Art Kapsel, beeinträchtigt die Funktion des Ursprungsorgans und frißt vom Nahrungshaushalt des Körpers oder er durchwuchert das Gewebe der Umgebung, zerstört es, setzt sich selbst an seine Stelle und richtet allmählich oder rasch durch schwere allgemeine Schädigungen den Organismus seines Trägers zugrunde. Der Tumor ist ein dem Organismus durchaus feindliches Gebilde, das der Körper aus seinem eigenen Zellbestand heraus sich hat entwickeln lassen.

Der Kernpunkt der Geschwulstbildung ist die wuchernde Zelle. Sie kann einen durchaus gut differenzierten Charakter haben und gut erkennbar irgendeiner bestimmten Gewebsart entstammen, so dem Binde-, Muskel-, Fettgewebe, dem Deck- oder Drüsenepithel usw. Oder die Differenzierung der Zellen ist nur mangelhaft, sie tragen einen unfertigen, unreifen Charakter; dann ist der Mutterboden oft schwer erkennbar, und höchstens aus der Wachstumsart der Geschwulst selbst zu eruieren. In sich selbst ist die große Mehrzahl der Tumoren völlig gleichsinnig aufgebaut, d. h. überall finden sich z. B. nur Bindegewebs- oder nur Muskelzellen oder nur Epithelgewebe einer bestimmten Art; jedoch können durch verschiedenen Reifezustand der Zellen, durch verschiedenartige Einflüsse der Ernährung und des Standortmilieus mancherlei Formänderungen der jeweiligen Zellen eintreten und Ungleichheiten im gleichen Tumor, selbst bis zur Unkenntlichkeit der gleichen Abstammung der Zellen entstehen. Die Tumoren müssen nach dem Gesagten zumeist den Abkömmlingen eines Keimblattes entstammen; nur bei einer besonderen Gruppe von Geschwulstbildungen sind mehrere Keimblätter mit Bildungen vertreten, bei den teratoiden Bildungen.

Die Wachstumsform des wuchernden Zellkomplexes ist bei vielen Arten ursprünglich kugelig, bei fortschreitender Vergrößerung tritt eine Anpassung an die Gewebsspannungen des Standortes ein und mannigfache Formen können zustande kommen; stets ist dann die einzelne Geschwulst solide. Die Zellen aber, die normalerweise bestimmte Wachstumsrichtung haben, z. B. Drüsenschläuche formieren, halten diese Tendenz auch beim Geschwulstwachstum fest und bilden drüsige Geschwülste, aus denen durch Sekretansammlung dann auch zystische Gebilde hervorgehen. Auf der Oberfläche wirkt sich das Geschwulstwachstum wieder in mancherlei anderen Formen aus; so werden pilzartige, papillenartige, fungöse usw. Wucherungen beobachtet.

Die normalerweise den einzelnen Zellarten zukommenden Funktionen kommen auch bei ausgereiften Zellformen der Geschwülste zur Beobachtung; so bildet die glatte Muskelzelle ihre Muskelfibrillen, die Fettzelle speichert Fett, die Hautepithelzelle bildet Horn, die Drüsenzelle Schleim, Galle, Kolloid usw. Bei den unreifen Formen sind diese Funktionen nur rudimentär oder völlig unterdrückt und verwischt.

Außer diesem bisher skizzierten spezifischen Geschwulstgewebe = Geschwulstparenchym findet sich stets noch ein nichtspezifischer, zum Teil dem Standort entstammender oder durch das Geschwulstwachstum selbst zur Bildung gereizter Stromaanteil, d. h. zartes oder derberes Bindegewebe, das lediglich Blut- und Lymphkapillaren enthält, jedoch keine größeren Gefäße noch Nerven bildet.

Die Mannigfaltigkeit in der Erscheinungsform der Tumoren wird weiterhin noch dadurch vergrößert, daß sekundär Degenerationserscheinungen auftreten, sei es durch Ernährungsstörungen oder Inhaltsdruck oder in loco entstandene giftige Stoffwechselprodukte. Durch diese Ereignisse kann es möglich sein, daß das an sich unbeschränkte Wachstum Aufenthalt erfährt, ja der Tumor zugrunde geht und unter günstigen Verhältnissen vom Körper spontan eliminiert wird.

Das Gesagte mag genügen zur kurzen biologischen Charakterisierung der Tumoren im allgemeinen; für den Kliniker ungemein wichtig ist weiterhin aber noch eine Unterscheidung der Tumoren nach der Art ihres Verlaufes, ihrer Wirkung auf den Körper. Es handelt sich dabei um das Problem der Gut- und Bösartigkeit eines Tumors. Scharfe Unterschiede sind hier nicht überall zu machen, einige Tumorformen stehen durchaus auf der Grenze; im allgemeinen aber lassen sich doch folgende Unterschiede feststellen.

Die gutartigen Tumoren haben meist ein ausgesprochen expansives Wachstum, sie überschreiten die durch ihr verdrängendes Wachstum gegebenen Grenzen d. h. ihre Kapsel nicht. Sie bilden keine Tochtergeschwülste an benachbarten oder entlegenen Bezirken, sie wachsen nach ihrer operativen oder anderweitigen Entfernung nicht wieder. Allerdings können sie durch ihr unaufhaltsames, meist jedoch langsames Wachstum, durch sekundäre Ernährungsstörungen, durch ihre Stoffwechselprodukte und auch selbst schon als kleine Geschwülste durch ihren Sitz in lebenswichtigen Organen gefährlich werden, also eine klinische Bösartigkeit zeigen.

Die bösartigen Tumoren dagegen wachsen schon bald über die ursprünglichen Grenzen hinaus, schieben kleine Gewebskomplexe in die Saftspalten des Standortes oft weit vor, zerstören das ortsständige Gewebe, wuchern in Lymphbahnen und drängen an Blutgefäße heran, gelangen in deren Lumen, können in kleinen Partikelchen mit dem Lymphstrom fortgeschleppt werden, in den regionären Lymphdrüsen von neuem wachsen und neue Geschwülste bilden oder mit dem Blutstrom in entfernte Organe gelangen und sich auch dort ansiedeln (Metastasen). Es gelingt nur unter günstigen Bedingungen im Frühstadium des Wachstums diese Geschwülste völlig durch Operationen oder andere Maßnahmen zu beseitigen, später wachsen aus den in den Lymphspalten schon vorgeschobenen, durch die therapeutischen Maßnahmen nicht mehr erreichbaren Geschwulstpartikelchen neue Tumoren (Rezidive) nach, die den Körper allmählich zugrunde richten. Es können auch Geschwulstpartikelchen sich von der Oberfläche eines in einen präformierten z. B. den Peritonealraum hineinragenden Tumors loslösen und an anderer Stelle der Peritonealfläche implantieren und dann hier weiter wachsen (Implantationen); Ähnliches kann bei engem Aufeinanderliegen von Hautflächen beobachtet werden (Abklatschtumoren). Schon frühzeitig machen Stoffwechselprodukte oder Zerfallsgifte den Organismus krank und schwach und lähmen seine Widerstandskraft (Kachexie).

Die spätere genauere Besprechung der Einzeltumoren wird genügend Gelegenheit geben, Beispiele für die gutartigen und bösartigen Tumoren zu geben und ihre Dignität in jedem einzelnen Falle darzutun. Des Näheren auf das Problem besonders der Bösartigkeit hier einzugehen, ist ohne allzugroße Übergriffe auf das Arbeitsgebiet der allgemeinen Pathologie nicht möglich; nur das mag hier noch gesagt sein, daß es sich in letzter Linie um ein Problem der Zelle selbst handelt, die einmal lediglich die Fähigkeit zum Wachstum, das andere Mal neben starker Wucherungsfähigkeit auch noch erhebliche Zerstörungskraft hat. Im allgemeinen spielt ihr Reifezustand oder ihre Fähigkeit, schon als unreife Zelle zu schrankenloser Vermehrung zu kommen, eine bedeutende Rolle. Worin aber die notwendig anzunehmende innere Zellveränderung liegt, ist heute noch ein ungelöstes Rätsel. Es sind das die Grundfragen der konditionalen Geschwulstgenese, die vor allem zu eruieren sich bemüht, unter welchen Bedingungen und Vorbedingungen die Organismuszellen die Geschwulstbildungsfähigkeit erlangen. Ob es Zellen sind, die im Laufe der Entwicklung aus dem legalen Zellverband abgeirrt (Cohnheim) oder im späteren Leben durch Gewebsverschiebungen z. B. durch entzündliche Reize ausgeschaltet sind (Ribbert) oder ob äußere Einwirkungen wie chronische Entzündungsreize eine jede Zelle zur Geschwulstfähigkeit umzuwandeln vermögen oder ob Parasiten eine grundlegende Rolle spielen, das alles und vieles mehr sind schwebende Probleme. Vorerst müssen wir uns mit der formalen Genese begnügen; auch hier ist noch manches unklar. Was für die einzelnen Genitaltumoren hierin bekannt und diskutiert wird, soll bei den unten zu beschreibenden Geschwülsten, soweit es wichtig ist, kurz notiert werden.

Die Besprechung der wichtigeren Tumorformen mag nun nach
klinisch-praktischen Gesichtspunkten an jedem der Genitalorgane erfolgen;
in der Art der Tumorbildung wahrt sowohl der Eierstock, wie das Beckenbindegewebe, wie auch jeder einzelne Abschnitt des differenzierten Genitalschlauches seine Eigenart, so daß sich die Besprechung in der Anordnung
nach einzelnen Provinzen von selber rechtfertigt und sich auch so ein
gewisser Gegensatz zu allen bisherigen Kapiteln ergibt, wo mehr die
Einheitlichkeit des ganzen Genitalschlauches hervortrat.

Die Tumoren des Eierstocks.

Der Eierstock ist eine Fundgrube für Geschwulstbildungen und gibt
dem Geschwulsttheoretiker auch in der formalen Genese der Tumoren
manches schwere und bisher noch nicht endgültig gelöste Problem auf.
In der Fülle der Erscheinungen vermag am besten die Einteilung Pfan-
nenstiels einen klaren übersichtlichen Weg zu zeigen. Wir unterscheiden in Anlehnung an ihn:

1. die stromatogenen Tumoren,
2. die epithelialen Tumoren,
3. die teratoiden Tumoren.

Wir besprechen zunächst der Reihe nach deren jeweilige anatomische
und klinische Erscheinungsweise; Verhältnisse jedoch, die allen Ovarialtumoren gemeinsam sind, ebenso wie die Symptomatologie, Diagnose
am Krankenbett und Behandlung werden in einem zweiten Abschnitt
zusammenhängend abgehandelt.

I. Die stromatogenen Tumoren.

Das Stroma des Ovars enthält neben dem rein fibrösen Haupt-
anteil einzelne glatte Muskelfasern hauptsächlich im Hilus ovarii, Nerven
und Blut- und Lymphgefäße; dagegen kommt Fett-, Knorpel-, Knochen-
Gewebe normalerweise nicht vor. Jene genannten Gewebsarten können
eine Geschwulstmatrix geben, jedoch sind stromatogene Tumoren im
ganzen selten und unter ihnen kommt in nennenswerter Häufigkeit
lediglich das Fibrom, Fibromyom als gutartige Tumorbildung und das
Sarkom als bösartige Form vor.

a) Das **Fibrom.** Seine Häufigkeit beträgt ca. 2% aller Ovarialtumoren; seine Erscheinungsform gibt mannigfache Bilder.

1. Das solide Fibrom: Es tritt in der Form eines oder weniger
einzelner, kleiner derber, runder Knoten auf der Oberfläche des Ovars
auf und kann sich breitbasig oder auch gestielt der Unterlage anheften;
histologisch handelt es sich um rein fibröses Gewebe, das sich meist durch
die Dichte der Geflechtsmaschen (teils lockerer teils derber) und deren
Anordnung von dem Rindenstroma abhebt. Ovarialoberflächenepithel
zieht über die Tumoroberfläche hinweg. Diese kleinen Knoten sind
klinisch ohne jede Bedeutung und meist Nebenbefunde.

Eine zweite Form ist die des isolierten Knotens, der neben sich
Eierstocksgewebe übrig läßt. Seine Größe kann sehr schwanken, von
Walnuß- bis Mannskopfgröße und darüber; die Gestalt ist oft kugelig,
aber auch unregelmäßig höckerig und knotig. Auf der Oberfläche, d. h.
in der nicht immer deutlichen Kapsel, die meist vom Ovarialstroma
evtl. auch vom Ligament. lat. in seinen obersten Teilen geliefert wird
sieht man gelegentlich große venöse Bahnen verlaufen. Der Tumor

selber ist gleichmäßig aus fibrösem durchflochtenem Gewebe aufgebaut und hart und derb; nur an Stellen sekundärer Degeneration (s. u.) sind Änderungen der Konsistenz deutlich. Diese zirkumskripten Fibrome sitzen häufig, aber nicht ausnahmslos, am lateralen Pol des Ovars.

Außerdem wird noch das **diffuse Fibrom** beobachtet, das das Ovarialgewebe völlig ersetzt und gleichzeitig auch die Gestalt des Ovars im ganzen beibehält; der Hilus ovarii bleibt deutlich durch eine Einziehung des Tumors an der Eintrittsstelle der Gefäße erkennbar. Ihre Größe kann ebenfalls sehr variieren. Tumoren bis 30 und 40 kg sind beschrieben. Die Oberfläche ist glatt oder höckerig-knotig, die Konsistenz sehr derb und fest, der histologische Bau wie bei den knotigen Formen.

2. **Das zystische Adenofibrom.** Die Einreihung dieser wenig beachteten Tumorform kann zweifelhaft sein; Kroemer u. a. rechnen sie unter die Adenome, Orthmann u. a. unter die Fibrome. Wenn aber die Namengebung nach dem vorwiegenden, im Wachstum vorherrschenden Anteil geschieht, dann sind die hierher gehörigen Gebilde Fibrome mit epithelialem Anteil. Adler, besonders aber Hofstätter haben neuerdings die Gruppe der Fibroadenome wieder genauer behandelt. Nach eigenen 12 Fällen handelt es sich um sehr verschieden große, oft unregelmäßig geformte Geschwülste mit glatter Oberfläche; sie enthalten oft viele, oft nur wenige Zysten, die selten den größeren Teil der Geschwulst einnehmen. Der Inhalt der Zysten ist klar wässerig, selten trüb. Charakteristisch ist die derbe fibröse Wand der Zysten, die mit den übrigen soliden fibrösen Anteilen der Geschwulst in engster Verbindung steht. Vielfach sieht man schon in kleinen Fibromen schlauch- oder zystenartige Epithelräume, die mit kubischem, zum Teil deutlich flimmerndem Epithel ausgekleidet sind. Das Epithel der größeren Räume ist genau das gleiche, nur sind die Epithelien noch flacher, fast atrophisch; irgend eine Proliferationstendenz ist nirgends an ihnen zu beobachten. Die Innenwand der Zysten ist meist glatt, jedoch können in die Zysten hinein kleine unregelmäßig-knotige Vorsprünge ragen und selbst in großer Zahl flächenhaft beieinander stehen; gerade an ihnen sieht man den deutlichen Unterschied gegenüber dem papillären Adenokystom. Stets handelt es sich um rein fibröse plumpe, breitbasige, mehr verruköse als papilläre Bildungen mit zartem flachem Epithelüberzug ohne die geringsten Wucherungen am Zellbelag. Liegen die Zystenräume nahe der Oberfläche, so können sie durch Inhaltsdruckzunahme in ihrer Wand atrophieren und platzen; fanden sich dann verruköse oder papilläre Bindegewebswucherungen im Innern der Zyste, so kann eines der Bilder des sog. Oberflächenpapilloms entstehen (Fig. 243), das in der Hauptsache jedoch in das Kapitel der papillären Flimmerepithelkystome (s. d.) hineingehört. Die epithelialen Einschlüsse stammen meines Erachtens mit großer Wahrscheinlichkeit aus Oberflächenepitheleinsenkungen, wie sie häufig auch an normalen Ovarien beobachtet werden; ob Markschläuche in Betracht kommen, scheint bisher keinesfalls erwiesen. Der Unterschied gegenüber dem papillären Flimmerepithelkystom scheint scharf und deutlich aus dem Verhalten des fibrösen und epithelialen Anteils zu sein, immerhin mag es Übergänge geben, die aber nicht genügend bekannt sind und wohl auch lediglich theoretisches Interesse beanspruchen.

b) **Fibromyome:** Sie haben äußerlich eine ähnliche Gestalt wie die reinen Fibrome, jedoch meist eine deutliche Kapsel. Histologisch erkennt man glatte Muskelzellen in einem fibrösen Interstitium; sie haben den gleichen Bau wie ein Uterusmyom. Der Mutterboden kann in den Muskelfasern des Hilus und des Markes des Ovars oder in den Ausstrahlungen der Ligamentmuskulatur vom Lig. ovarii proprium gegeben sein. Reine Myome sind selten.

Der ursprünglich so gleichartige, nur im Zellreichtum unterschiedliche Bau der Fibrome und Fibromyome kann nun sekundäre Veränderungen hauptsächlich durch Störungen der Gewebsernährung durchmachen. Unterschieden werden hier verschiedene Stadien:

a) Die fibröse Umwandlung: Die Zwischensubstanz wird reichlicher, die Kerne an Zahl und Umfang geringer, die Konsistenz derber.

b) Sog. myxomatöse Degeneration: Es handelt sich hierbei um ödematöse Durchtränkung umschriebener Gewebsbezirke, wodurch die Geflechtmaschen gelockert und geweitet werden und die Zellen selber in Sternform erscheinen können; in den Maschen liegt häufig körnig

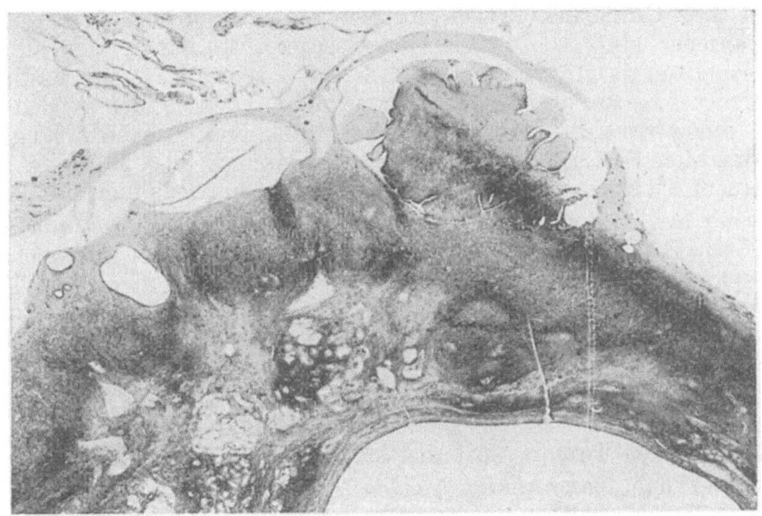

Fig. 243. Oberflächlich gelegenes Adenofibrom.

geronnene Substanz, die aber niemals eine Schleimreaktion gibt. Nur um die Lymph- und Blutbahnen halten sich Mäntel zellreicherer Partien.

c) Hyaline Degeneration: Die Fibrillen werden in derbe Balken ohne erweisbare Struktur verwandelt, die sich mit v. Gieson-Farbe leuchtend fuchsinrot färben. Das histologische Bild gewinnt damit eine abwechselungsreiche Buntheit, indem die hyalinen roten Streifen und Schollen mit den kernhaltigen, zu Bündeln liegenden Fibrompartien in reichlichem Durchflochtensein abwechseln.

d) Erweichung: Außer den präformierten epithelausgekleideten Hohlräumen findet man unregelmäßige, zerklüftete, mit Flüssigkeit gefüllte Räume sehr verschiedener Größe, deren Wand gewöhnlich von hyalin degenerierten Partien gebildet wird.

e) Nekrose: Ist die Ernährungsstörung eine vollkommene, so stirbt der Tumor ab, die Kerne gehen zugrunde und es bleibt ein derbes faseriges Gebilde, das entweder allmählich zerfällt oder mit Kalk besonders auf der Oberfläche inkrustiert wird. Echte Knochenbildung ist nur mit Sicherheit in teratoiden Tumoren beobachtet, bei Fibromen nur vereinzelt einmal netzartige Anordnung verkalkter Stränge.

Die **histologische Diagnose** der Fibrome oder Fibromyome kann wohl lediglich gegenüber dem Sarkom Schwierigkeiten machen, wenn zellreiche Formen vorliegen, vgl. Sarkom. Die Adenofibrome lassen sich durch Beachtung der Charakteristika, besonders des Epithels leicht gegen die papillären Zystadenome und auch evtl. die pseudomuzinösen Formen abgrenzen. Bei den kleinen Fibromen sind höchstens Corp. candicantia und albicantia als Reste vom Corp. lut. in Differentialdiagnose zu ziehen; früher hielt man auch diese für kleine autonome Tumoren. Weiter kämen noch fibrös umgewandelte, durch Granulationen organisierte Abszesse oder Hämatome als nicht autonome Tumoren differentialdiagnostisch zur Beachtung.

In **klinischer** Hinsicht ist zu bemerken, daß die beiderlei Fibrome und die Fibromyome überwiegend einseitig vorkommen und nur selten intraligamentär entwickelt sind; meist sind sie beweglich, wenn nicht durch ihre Größe oder durch Adhäsionen z. B. infolge früherer, jetzt abgelaufener chronisch entzündlicher Adnexerkrankung mit adhäsiver Pelveoperitonitis in ihrer Beweglichkeit beschränkt. Ein bestimmtes bevorzugtes Lebensalter existiert für sie nicht, jedoch finden sie sich wegen ihres scheinbar sehr langsamen Wachstums und ihres oft lange Zeit unbemerkten Bestehens, am häufigsten zwischen 40.—50. Jahr. Schon bei einem 8jährigen Kind fand Bianchi ein mannskopfgroßes Fibrom.

Sehr bemerkenswert ist das relativ häufige Vorkommen von Aszites (in 25°/₀ [Horn]), 6—8 l sind nicht selten, selbst 25 l und mehr sind beobachtet. Dabei geht die Menge des Aszites und die Größe des Tumors nicht Hand in Hand. Der Grund für das Auftreten des Aszites gerade hier ist bisher nicht klar; weshalb nicht auch bei gestielten Myomen oder großen Pseudomuzinkystomen? Rein mechanische Reize kommen kaum allein in Frage; Schauta dachte an Stauungen im Lig. lat., Pfannenstiel an reizende Stoffwechselprodukte des Tumors. Nach Entfernung des Tumors hört die Aszitesbildung auf.

Unter den Beschwerden spielen Appetitlosigkeit, Druck im Leib und das Gefühl, daß eine Geschwulst im Bauch sei oder daß sich etwas bewege, eine gewisse Rolle; häufig geben die Frauen an, lediglich wegen der Leibeszunahme zu kommen und keinerlei Beschwerden zu haben. Auffällig jedoch ist eine nicht selten zu beobachtende Kachexie.

Die **Prognose** ist durchaus gut. Sind die Geschwülste entfernt, so hebt sich das Allgemeinbefinden, der Aszites kehrt nicht wieder und auch ähnliche Tumoren im Sinne eines Rezidivs wachsen nicht nach.

Die **Diagnose** ist die der Ovarialtumoren überhaupt, differential-diagnostisch wird man häufiger an ein solides Karzinom denken; eine genaue Festlegung der Diagnose Ovarialfibrom ist nur selten, dann aus der steinartigen Derbheit möglich.

c) **Andere stromatogene Tumoren** gutartiger Natur sind äußerst selten.

Hämangiome zirkumskripter Natur in nicht gestauten und infarzierten Ovarien sind als kleine Knoten nur in ganz wenigen Exemplaren beschrieben.

Lymphangiome sollen nach Kroemer gar nicht so selten sein und als schwammige, saftige Fibrome erscheinen, deren Spalten und Räume Lymphbahnen sind; ihre Verwandtschaft zu den Sarkomen resp. Endotheliomen scheint sich aus dem mikroskopischen Bild zu ergeben.

Neurome sind nicht bekannt; desgleichen lassen sich eigentliche Myxome nicht nachweisen (s. Fibromdegeneration).

Chondrome und Osteome könnten nur durch Keimversprengung im Ovar vorkommen; einwandfreie Beobachtungen fehlen. Jungs Tumor ist seinem Verlauf nach als „Chondrosarkom" aufzufassen (Kroemer).

d) Das **Sarkom** als die destruierend wachsende Tumorform. Ihr Ausgangspunkt ist außer dem eigentlichen Stroma nach der Ansicht sehr vieler Autoren auch das Endothel der Blut- und Lymphgefäße. Man spricht deshalb von den eigentlichen Sarkomen und den Endotheliomen und macht unter den Endotheliomen noch den Unterschied in perivaskuläre Sarkome (Peritheliome) und Lymphangio- und Hämangio-Endotheliome.

1. Sarkome im engeren Sinne. Die Entwicklung einer reifen, fibrillenbildenden Bindegewebszelle geht von der uncharakteristischen, nahezu allen Zellformen eigentümlichen ersten Jugendform, der ein-

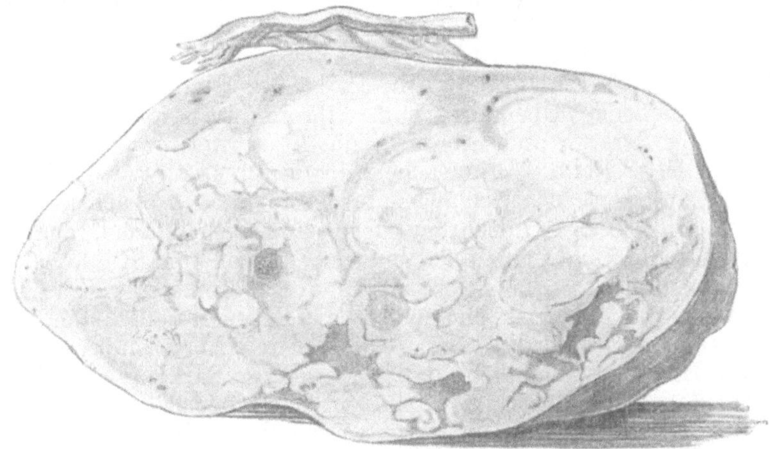

Fig. 244. Querschnitt durch ein Rundzellensarkom des Ovariums.

fachen Rundzelle, aus, dann über die allmählich spindeliger werdende in die schließlich langspindelige, fibrillenausscheidende Zelle über. Je nach der Reifungstendenz der geschwulstbildenden Zellelemente wird man diese einzelnen Formen antreffen.

a) Das Rundzellensarkom: Nach dem Gesagten ist dieses das unreifste und nach allgemein-pathologischen Erfahrungen auch in seinem Wachstum destruierendste der Sarkome. Es sind seltene Tumoren, auch unter den Sarkomen selbst ist es nicht sehr häufig. Die äußere Form ist im allgemeinen oval, kann aber unregelmäßige Buckel haben; die Größe wechselt sehr, bis mannskopfgroße Tumoren und darüber sind bekannt. Die Konsistenz ist weich, markig; die Schnittfläche weißlich, wie gekocht, hirnsubstanzähnlich (Fig. 244). Häufig vorkommende sekundäre Degenerationen wie Erweichung, Gefäßdilatationen, Thrombosen, Hämorrhagien, Nekrosen bedingen ein oft sehr buntes Bild; auch Zysten teils durch Erweichung und Gewebszerfall, teils durch Lymphgefäßdilatation kommen vor. Die Oberfläche wird meist durch eine zarte Kapsel gebildet, die das weiche Gebilde lange zusammenhält. Histologisch findet man in der Hauptsache Rundzellen mit saftigem Kern und manchmal geringem, manchmal größerem, ja blasigem Protoplasmaleib; Zellgrenzen sind vielfach verwischt, oft auch deutlich. Diese Zellen liegen in großen Haufen eingescheidet und eingepfropft in derberem oder zarterem Bindegewebe, das offenbar dem ortsständigen Gewebe entspricht. Wo das Bindegewebe dichter ist, sieht man Lymphbahnen oder Saftspalten von den gleichen Zellen vollgepfropft; dazwischen aber kann noch normales Ovarialparenchym mit Follikeln und deren Abkömmlingen nachweisbar sein. Das Wachstum dieser Geschwülste vollzieht sich meist rasch, sie verwachsen mit der Umgebung und machen, schon bevor makroskopisch deutlich die Kapsel platzt, Peritonealmetastasen. Auch auf dem Lymphwege wachsen sie in die Lymphdrüsen der Lumbalgegend hinein und metastasieren in die Leber und andere Organe. Mit Vorliebe kommen sie bei Jugendlichen vor.

b) Das gemischtzellige Sarkom: Im ganzen ist es dem eben beschriebenen ähnlich; jedoch zeigt die Zellform neben den Rundzellen manche kurzspindelige, protoplasmareichere Elemente, auch solche mit vielen und verschieden großen Kernen, so daß selbst Riesenzellen und polynukleäre Gebilde auftreten. Die Neigung zu Degenerationen, vor allem herdweisen Nekrosen ist hier besonders groß.

c) Das Spindelzellensarkom: Es ist der am besten ausgereifte Typus, der fließende Übergänge zum Fibrom hin zeigt. Die Unterscheidung von Sarkom und Fibrom kann oft schwer, ja lediglich dem persönlichen Ermessen des Untersuchers überlassen sein. Für die relative Bösartigkeit im Sinne der Neigung zum destruierenden Wachstum sind die Unruhe in der Durchflechtung der Spindelzellenbündel, der Zellreichtum und die Ungleichheit der einzelnen Zellen und Kerne zu verwenden. Die äußere Form gleicht denen der Fibrome, die Konsistenz ist meist weicher, jedoch vielfach auch von den Degenerationszuständen abhängig, die hier in gleicher Weise, wie schon bei den Fibromen beschrieben, auftreten. Es ist verständlich, daß diese letzte Sarkomform klinisch die günstigste ist und daß in vielen Fällen ein Spindelzellensarkom ohne Gefahr des Rezidivs operativ entfernt werden kann.

2. Die Endotheliome: Ihre Existenz steht noch immer im Mittelpunkt geschwulsttheoretischer Diskussionen. Aus den Erfahrungen der allgemeinen Pathologie an anderen Körperorganen dürfte an dem tatsächlichen Vorkommen endothelialer Tumoren kaum zu zweifeln sein; jedoch ist es am fertigen Tumor im einzelnen Falle oft unendlich schwer, die Diagnose speziell gegenüber dem Karzinom, vor allem dessen metastatischen Formen zu stellen. In beiden Fällen finden sich Gruppen von Zellen, die rund, kubisch, polygonal in der Form sind, geringeres und größeres, dunkleres und helleres Protoplasma und verschieden geformte Kerne haben, in spaltförmigen Räumen, den Saftspalten, als kleine Anhäufungen nur weniger Zellexemplare in Haufen oder Schnüren oder als größere unregelmäßig geformte oder runde Komplexe (Fig. 245) wachsen; ja in beiden Fällen können an der Wand der Spalten mehrschichtige Zellagen liegen und in der Mitte ein Lumen lassen, wie wenn drüsige Formationen hier wucherten. Die Differentialdiagnose gelingt lediglich an Randpartien oder solchen Stellen, die eben erst in den Bereich der Wucherung einbezogen werden. Für Endotheliom würde es sprechen, wenn sich auf sorgfältigen Serienuntersuchungen nachweisen läßt, daß die Endothelien eines bestimmten, an sich normalen Gewebsbezirkes eine zirkumskripte Wucherung zeigen, die durch Polymorphie und Kapselsprengung die Charaktere der Destruktion und Tumorbildung an sich trägt; und auch dann noch können Zweifel bestehen. Tatsächlich findet man in den

Endotheliomen vor allem solche perlschnurartigen oder alveolären Wucherungen kleinleibiger Zellen als Charakteristikum, ohne daß die Zellen Funktionsbilder, wie sie lediglich Epithelien zukommen können, z. B. Schleimbildung, erkennen lassen. Als Unterform lassen sich **Endothelioma lymphangiectaticum** und **Endothelioma haemangiectaticum** unterscheiden, je nachdem im Lumen rote Blutkörperchen oder nicht nachweisbar sind.

Als eine besondere Form wird vielerseits das **Perithelioma** angesehen, worunter solche Geschwülste verstanden werden, bei denen vorzugsweise um feine Gefäße, deren Intima und selbst Media sich völlig intakt erweist, wuchernde, radiär gestellte Zellmäntel gefunden werden. Allerdings ist zu beachten, daß fast stets um die Gefäße herum, offenbar

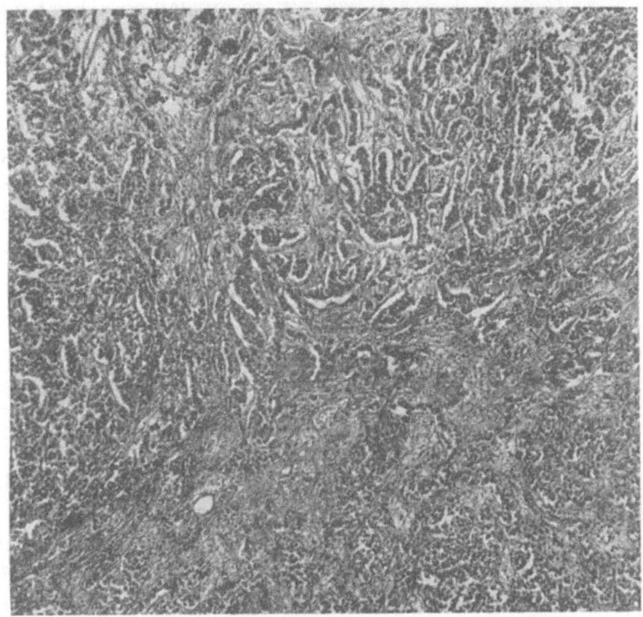

Fig. 245. Endothelioma (?) ovarii (s. Text).

wegen der besseren Ernährungsbedingungen, die wuchernden Zellen (Sarkom- und Karzinomelemente) einen besonders guten Ernährungszustand zeigen, ja selbst in weitausgebreiteten Nekrosen an diesen Stellen noch lange als einzig lebende Inseln erhalten bleiben können.

Die äußere Gestalt der Endotheliome ist die der Sarkome, d. h. meist ovoide, oft etwas knollige Tumoren von sehr verschiedener Größe und glatter Oberfläche. Die Schnittfläche zeigt an den nicht degenerierten Partien, die hier in gleicher Weise wie dort auftreten können, einen markigen, oft porösen, manchmal „wurmstichigen" Charakter. Die Ursache ist in dilatierten Lymphgefäßen zu suchen. Auch größere Lymph- und Erweichungszysten findet man nicht selten.

Als sehr seltene Form treten auch **Melanosarkome** im Ovar auf, teils in Knotenform teils in diffuser Durchsetzung des ganzen Ovars; sie sind durch die braunschwarze, tuscheähnliche Farbe und den bräunlichen Saft der Schnittfläche schon makroskopisch deutlich. Sie sind als primäre Ovarialmelanosarkome beschrieben, bei denen die Herkunft

des Pigments zunächst noch umstritten bleibt oder treten häufiger als
sekundäre metastatische Form z. B. bei primären Chorioidal- oder Haut-
tumoren auf.

Schließlich sind auch metastatische Sarkome hauptsächlich
vom Uterus aus im Ovar nachzuweisen.

Als klinische Charakteristika sind für die Sarkome zu notieren,
daß sie zwar in jedem Lebensalter auftreten, daß aber die Jahre 20—30
bevorzugt erscheinen. Ihre Häufigkeit wird verschieden angegeben,
je nach dem Standpunkt des Autors den Endotheliomen gegenüber;
3—5% aller Ovarialtumoren, scheint ungefähr der Wirklichkeit zu entsprechen. In ca. einem Drittel der Fälle treten sie doppelseitig auf; ob
metastasierend, ist nicht ausgemacht. Aszitesbildung wird bei den Sarkomen auf 60—70% angegeben; jedoch sind alle solche Angaben wegen
der relativen Seltenheit dieser Geschwülste unsicher. Die Prognose ist
bei den verschiedenen Formen verschieden und jeweils dort schon angedeutet; sie ist stets als ernst zu betrachten. Demgemäß ist dann, wenn
die exstirpierte Geschwulst Verdacht auf Sarkom erweckt, radikal unter
Mitnahme des Uterus und des anderen Ovars vorzugehen.

Die Metastasierung erfolgt meist auf dem Lymphwege, jedoch auch
hämatogen in Uterus, Tuben, Magen, Leber, Darm, Lunge, Zwerchfell,
Nieren, Nabel, Wirbelsäule, Unterhautzellgewebe (der Reihenfolge ihrer
Häufigkeit nach [Kroemer-Pfannenstiel]).

Über die Dauererfolge radikal-operativen Vorgehens ist vorerst
noch kein klares Bild zu gewinnen.

II. Die epithelialen Tumoren.

In kaum einem Organ des Körpers besteht eine solche Verschiedenheit zwischen dem physiologischen Parenchym, hier dem Keimepithel
und den Follikeln, d. h. dem Ei und den Follikelepithelzellen in ihren
verschiedenen Reife- und Umwandlungsstadien einerseits und den spezifischen Zellelementen seiner häufigsten Geschwülste andererseits. Es
erschwert das die Erforschung der formalen Genese der Tumoren ungemein,
so daß auch heute noch hierin erhebliche Unklarheit und Unsicherheit
besteht. Das, was für das Verständnis in Betracht kommt, soll später
kurz erwähnt werden; vorerst soll die morphologische und klinische
Beschreibung über das Tatsächliche orientieren.

A. Die gutartigen epithelialen Tumoren.

Sie sind sämtlich adenoide Blastome, d. h. Gebilde mit drüsen-
schlauchähnlichen Formationen, die in ihrer Zellform und ihrer Wuche-
rungsart Unterschiede erkennen lassen. Zwei Zellformen kommen als
offenbar grundlegend verschieden in Betracht. Die eine der Zellarten hat
eine frappierende Ähnlichkeit in ihrer Form und ihrem färberischen Verhalten mit der Zervixepithelzelle, auch den Darmepithelien; ihr Leib,
der hochzylindrische Form hat, färbt sich bis auf die basalen Partien,
wo ein kleiner dunkler Kern liegt, mit Schleimfarbstoffen z. B. Muzikarmin; im Verband stehen diese Zellen einzeilig und palisadenartig
regelmäßig nebeneinander = Pseudomuzinzelle (Fig. 246) (s. später). Die
andere Zellform ist weniger hoch-zylindrisch, der Kern größer und schlanker,
liegt mehr in der Mitte des nicht mit Schleimfarbstoffen tingierbaren Zell-
leibes, vor allem aber lassen sich in frischem Zustande Flimmerhärchen

nachweisen = Flimmerzellen (Fig. 247). Daneben beobachtet man eine dritte häufig zwischen den Flimmerzellen stehende Zellart, wie man sie ähnlich an den sezernierenden Epithelien des Corp. uteri beobachtet; der lumenwärts gelegene Zellkontur ist unregelmäßig, keulenförmig, bläschenartig, das Protoplasma in seinem lumenwärts gelegenen Teil muzikarminpositiv und bröcklig, die Zellen stehen ziemlich dicht und drängeln sich = einfache Sekretionszelle (Fig. 248)[1].

Die beiden erstgenannten Zellarten lassen zwei typische Formen von Adenomen oder, da die Drüsenräume durch den von den Epithelien gebildeten Inhalt mehr oder weniger stark zystisch dilatiert sind, besser Zystadenome unterscheiden. Die dritte Zellform kommt hauptsächlich in

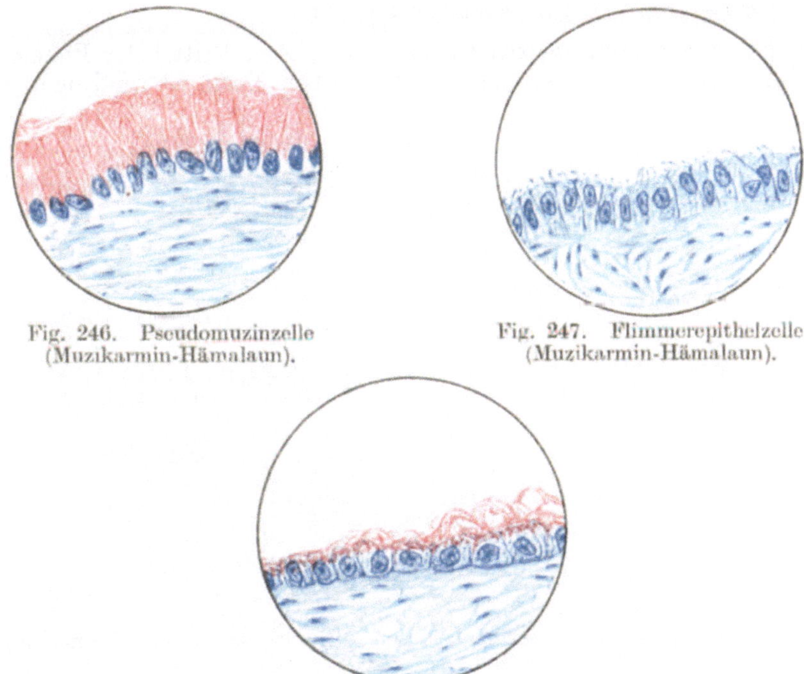

Fig. 246. Pseudomuzinzelle (Muzikarmin-Hämalaun).   Fig. 247. Flimmerepithelzelle (Muzikarmin-Hämalaun).

Fig. 248. Einfache Sekretionszelle (Muzikarmin-Hämalaun).

den Flimmerzell-Adenomen vor, bei den pseudomuzinösen Tumoren nur in einzelnen Herden ohne Flimmerzellen dazwischen; vielleicht handelt es sich in diesem letzten Fall nur um weniger ausgereifte Zellformen des pseudomuzinösen Typus, und es besteht nur eine oberflächliche morphologische Ähnlichkeit mit jenen in den Flimmerepitheltumoren häufig vorkommenden einfachen Sekretionszellen. Hier bedarf es noch weiterer besonderer Untersuchungen.

Die Benennung der durch diese Zellformen charakterisierten Neubildungen zeigt mancherlei Ungleichheit. Anatomisch richtig ist zweifellos R. Meyers Einteilung in Blastoma cilioepitheliale serosum und Blastoma epitheliale pseudomucinosum, wobei gleichzeitig auch die Epithelprodukte als unterschiedgebend herangezogen werden. Die klinische Gynäkologie hat sich jedoch so an den Ausdruck „Zyst-

---

[1] Figg. 246—248 sind bei gleicher Vergrößerung gezeichnet.

adenom“ gewöhnt, daß sich vorerst kaum der rein anatomische Ausdruck
einbürgern wird; wir unterschieden deshalb

    a) das Cystadenoma pseudomucinosum

    b) das Cystadenoma cilioepitheliale serosum.

Alle anderen Formen lassen sich als Unterformen dieser beiden
Gruppen verstehen. Ein Cystoma serosum simplex, wie es Pfannenstiel unterscheidet, kann man zweifellos entbehren; hier sind entweder
atretische Follikelzysten oder scheinbar oder tatsächlich einkammerige
Exemplare der beiden ebengenannten Geschwulstarten gemeint.

a) Das Cystadenoma pseudomucinosum = Blastoma epitheliale pseudomucinosum.

Es ist die häufigste Ovarialgeschwulst, zwei Drittel der Eierstock-
tumoren gehören in diese Gruppe. Die äußere Form ist rund oder oval,

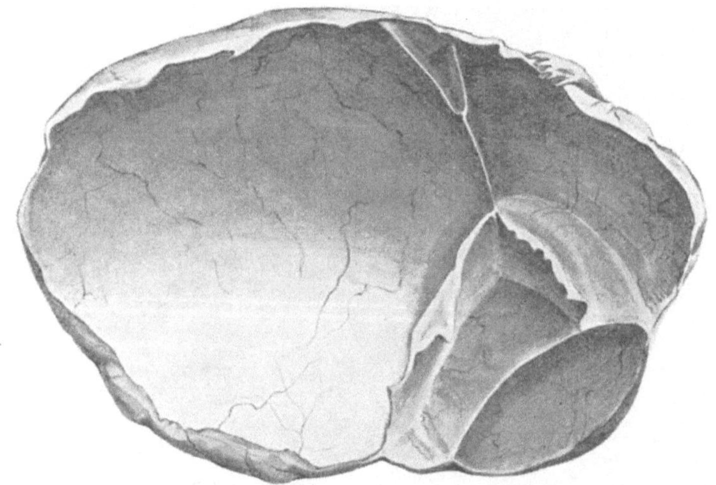

Fig. 249. Cystadenoma pseudomucinosum. (Nur wenige größere Kammern.)

aber nicht immer gleichmäßig, sondern im einzelnen durch kleinere Buckel
unregelmäßig; schon äußerlich sieht man die Zusammensetzung aus
mehreren oder vielen, sehr verschieden großen Einzelräumen. Die Oberfläche ist glatt, grauweiß oder etwas bläulich oder gelblich durchschimmernd, bei unkomplizierten Formen spiegelnd; zuweilen kann man deutlich in der Tumorwand, oft in der Stielgegend, manchmal aber auch
irgendwo in der Peripherie Ovarialgewebe mit Follikeln und sogar frische
Corp. lutea erkennen. Die Geschwulst selber ist meist gut gestielt, d. h.
sie wächst unter Ausdehnung der Ovarialoberfläche und Verdrängung
des Eierstocksgewebes in die freie Bauchhöhle vor, selten entwickelt
sie sich ins Lig. lat. hinein. In ca. 88% ihres Vorkommens beschränkt
sie sich auf ein Ovar; doppelseitige Entwicklung ist also nicht häufig.

Bemerkenswert ist, daß in nicht seltenen Fällen zwischen den typischen
pseudomuzinführenden Räumen solche mit Talg und Haaren sich finden,
deren Wand dann ektodermale Bildungen wie Plattenepithel, Talgdrüsen,
Haarfollikel, Fett- und Knorpelformationen, Darmanlagen usw., kurz
die Charakteristika der später zu beschreibenden Dermoidzysten enthalten.

Die Größe dieser Tumoren entspricht im Durchschnitt der eines Manneskopfes oder dem doppelten Volumen, häufig sind sie kleiner, auch als follikelgroße Nebenbefunde werden sie beobachtet. Sie können aber auch exzessives Wachstum zeigen; Franz operierte einen Tumor von 80 kg (160 Pfund), Bulitt stellt die „Mammutgeschwülste" zusammen und nennt als größten einen solchen von 245 Pfund, Zacharias veröffentlicht sogar einen von 264 Pfund. Der Tumor wächst eben schrankenlos expansiv. Heute sind solche Beobachtungen natürlich selten,

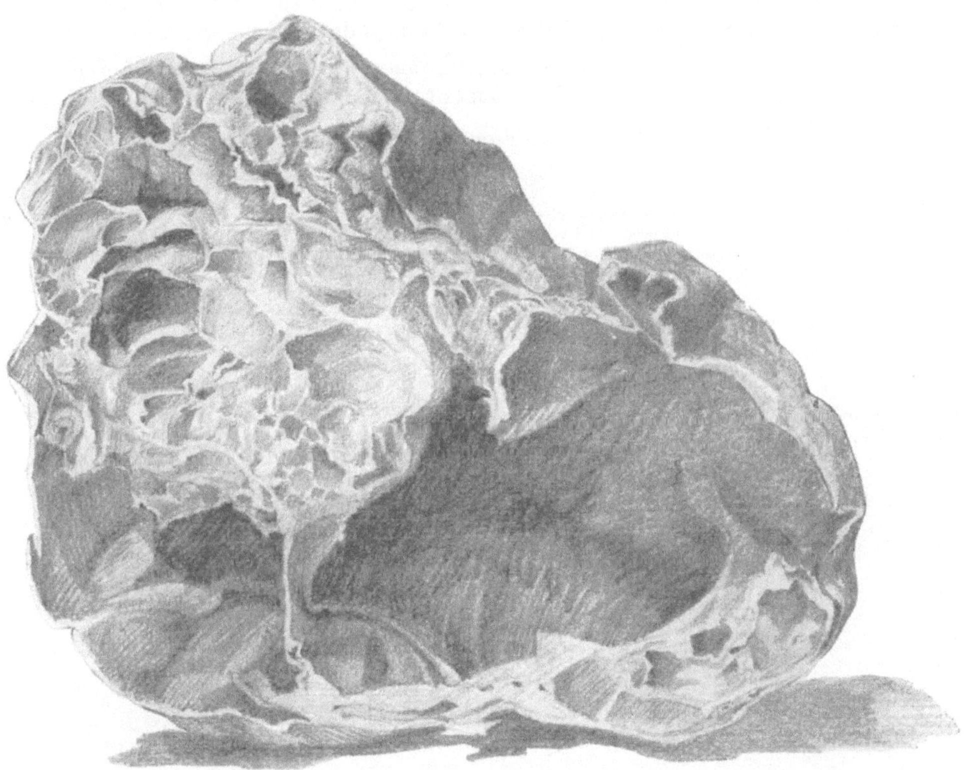

Fig. 250. Cystadenoma pseudomucinosum. Dieser Querschnitt durch den gehärteten großen Tumor zeigt die z. T. wabige Struktur neben den größeren Einzelzysten.

jedoch von Ruebel ein Tumor von 80 Pfund bei gleichzeitig bestehender Schwangerschaft und von Weischer ein solcher von 105 Pfund beschrieben.

Nach dem Durchschneiden des exstirpierten Tumors entleert sich der für diese Geschwülste charakteristische fadenziehende Inhalt; er kann wässerig, leicht flüssig und nur wenig ziehend und glasig sein, meist ist er so eben gut flüssig, aber sirupartig, hell evtl. etwas grautrüb, oder schließlich dicker und schwerflüssig. Sekundär können durch Blutungen oder Gewebsnekrosen Trübungen, bräunliche, gelbliche und rote Farbtöne, selbst grünliches Schimmern sich einstellen. Wie Pfannenstiel und Hammersten nachwiesen, ist der wesentliche und wichtige Bestandteil des Inhalts ein Glykoproteid, das sich vom echten Schleim dadurch unterscheidet, daß es durch Essigsäure nicht gefällt wird und deshalb als „Pseudomuzin" bezeichnet wurde. Je nach Wasserlöslichkeit und N-Gehalt und Konsistenz unterscheidet Pfannenstiel eine α-, β- und γ-Form, wobei die α-Form die häufigst vorkommende ist. Das β-Pseudomuzin ist schneidbar dick und gallertig, wasserunlöslich, nicht filtrierbar, hat geringen Stickstoffgehalt (s. u.), das Pseudomuzin γ ist leicht löslich, dünnflüssig, hat hohen N-Gehalt.

Das spezifische Gewicht der Flüssigkeit der meisten dieser Tumoren beträgt ca. 1020—1028. Das Pseudomuzin ist das Produkt der charakteristischen, zervixepithelähnlichen Zellen; rein findet es sich nur in kleinen Räumen, in großen ist es mit serösem Transsudat vermengt.

Der Tumor selber besteht fast ausschließlich aus Hohlräumen, die teils voneinander völlig getrennt sind, teils mehr oder weniger breit miteinander

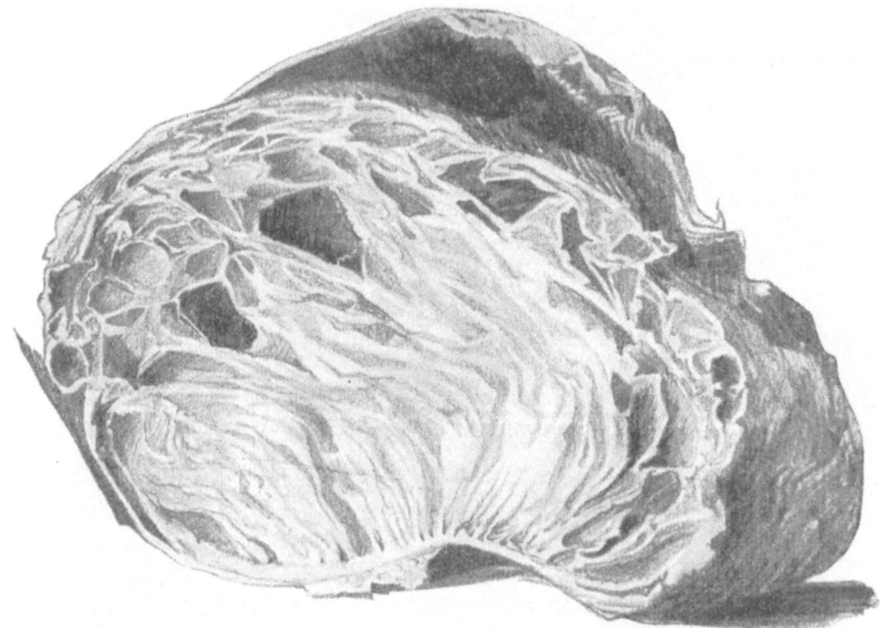

Fig. 251. Cystadenoma pseudomucinosum. Die große Hauptzyste ist kollabiert, man sieht oben noch ihre Wand, der große Knoten ist stark wabig.

kommunizieren (Figg. 249—251); in manchen Tumoren kann man scheinbar solide Knoten von verschiedener Größe feststellen, das Mikroskop zeigt aber auch hier den kleinzystischen Bau. Gewöhnlich findet man eine im Vergleich zu den übrigen große Hauptzyste, daneben dann, teils in den übrigen Tumorpartien für sich isoliert, teils blasen- oder knotenartig in die Hauptzyste hineinreichend, wesentlich kleinere Hohlräume in sehr verschiedener Größe und Zahl. Außerdem sieht man häufig Spangen und Septen von der Wand ins Lumen ragen, hier ist die volle Zwischenwand zweier Zysten durch zunehmende Atrophie infolge steigenden Inhaltsdruckes bis auf die vorhandenen Reste geschwunden. In scheinbar einkammerigen Räumen kann man diese Spangen und Septen der Wand eng und flach aufliegend deutlich erkennen zum Zeichen früherer Vielkammerigkeit. Die Innenwand ist in den großen Zysten meist glatt,

nur selten sieht man papilläre Wucherungen, deren Oberfläche das Pseudomuzinepithel trägt (s. sp.).

Mikroskopisch findet man das typische oben beschriebene Pseudomuzinepithel in einschichtiger Reihe alle Räume auskleiden, nur in einzelnen Fällen und an Stellen kleinerer Zysten sieht man auch die einfachen
Sekretionszellen (Zelltyp III); diese stehen gewöhnlich dicht gedrängt,
heben sich gegenseitig auch aus dem Verband hervor und können leisten-
artige Vorsprünge bilden, in die bindegewebiges Stroma nur spärlich oder
auch gar nicht hineinzieht. Durch solche Vorsprünge und Leisten des Epithels gewinnen die Hohlräume ein äußerst zierliches Aussehen und kom-
plizierteste Zeichnung (Fig. 253). Diese eben beschriebenen Stellen scheinen,

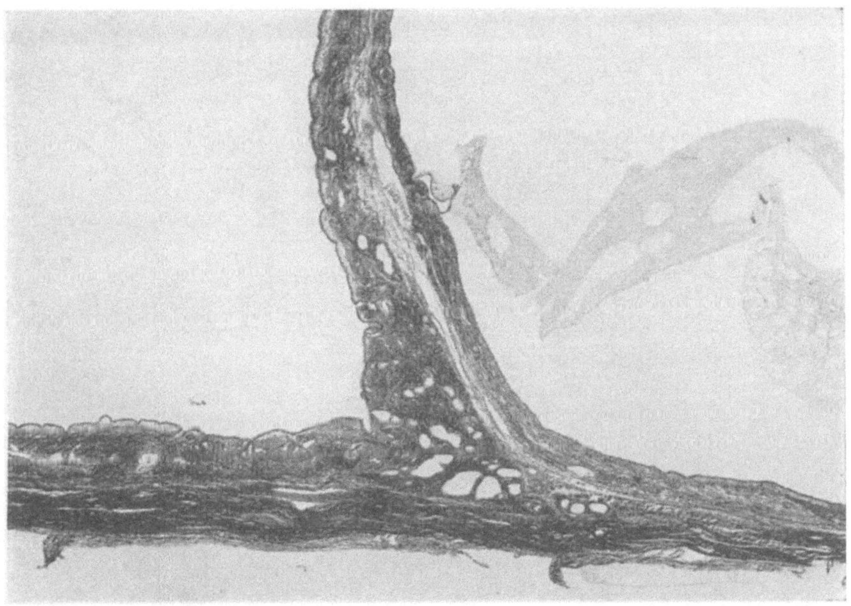

Fig. 252. Cystadenoma pseudomucinosum. Die großen Zysten sind mit typischen Pseudomuzinzellen ausgekleidet, überall sind sie in die Wand schlauchartig
eingesenkt.

soweit das morphologisch erkennbar ist, stärkere Proliferationstendenz
zu haben als die andern wahrscheinlich nur sehr langsam wachsenden,
mehr Sekretion zeigenden Partien. Außer diesem sich ins Lumen Hinein-
erheben des Epithels sieht man schlauchartige Einsenkungen in das Bindegewebe, oft an den Ecken, wo Zysten zusammenliegen (Fig. 252). Aus
diesen Einsenkungen gehen durch Sekretion, Lumenerweiterungen und
Abschnürung an der Mündung neue Zysten hervor (Fig. 253). Es ist dies
nicht der einzige Modus für die Entstehung der Multiplizität der Zysten,
sie kann auch durch primäre multiple Geschwulstanlage entstanden sein.
Der Bindegewebsanteil der überall ca. 2—3 mm dicken, aber auch dünne-
ren Wand besteht aus fibrillärem Bindegewebe, das teils derber, teils zarter
ist und feine Gefäße und Lymphbahnen enthält; die lockeren und zarteren
Partien liegen gewöhnlich unter dem Epithel. Auf der Oberfläche des ganzen
Tumors sitzt abgeplattetes Keim- oder besser Ovarialoberflächenepithel.

Sekundäre Veränderungen erfahren diese Geschwülste durch lokale Ernährungsstörungen; danach gehen die Epithelien eines umschriebenen Bezirks zugrunde, desquamieren, das Stroma wird weich, nachgiebig, brüchig; es kann die Wand spontan rupturieren und der Inhalt sich in den Bauchraum ergießen. Eine andere Ursache der Ruptur kann in traumatischer Einwirkung auf den flüssigkeitsgefüllten Hohlraum oder auch in zunehmender Druckatrophie der Wand zu suchen sein. Weitere Veränderungen sind durch Stieldrehung bedingt, totale Nekrose, blutige Infarzierung, Bildung karzinomatöser Partien s. Karzinom.

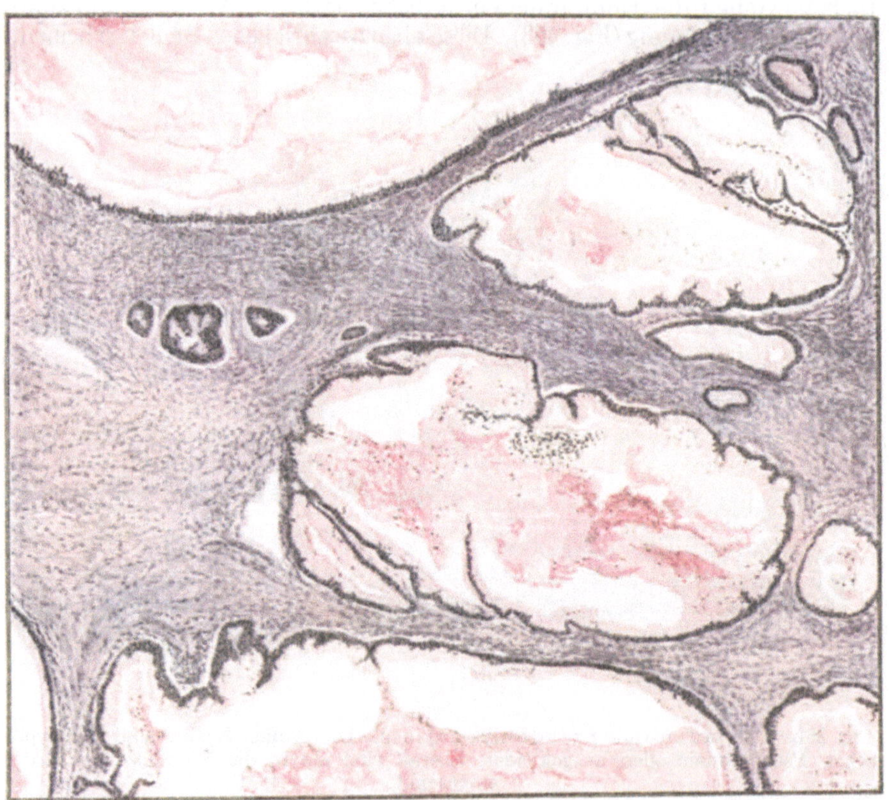

Fig. 253. Cystadenoma pseudomucinosum. Alle Zysten tragen typisches Pseudomuzinepithel.

Klinisch ist diese häufige Gruppe von Tumoren durchaus gutartig. Der gestielte Sitz, die häufige Einseitigkeit, vor allem aber der offenbar gutartige, nicht sehr zur Proliferation neigende Zellcharakter lassen die Heilungsaussichten nach operativer Entfernung sehr gut erscheinen; so werden denn auch 98% Dauerheilung der Operationen berichtet als die durch große Erfahrung gedeckte Zahl. Immerhin können die histologisch absolut gutartigen Tumoren durch die evtl. erreichte Größe eine schwere Schädigung der Gesundheit bedingen und die Frau durch Kachexie zugrunde richten; ebenso können Stieldrehung, Ruptur, Vereiterung der Trägerin Gefahren bringen. Rezidive nach Entfernung des Tumors werden nur beobachtet, wenn kleine Wandreste zurückblieben. Implantationen von Tumorgewebe am Peritoneum könnten nach Ruptur und Austritt von Zysteninhalt und Epithelien zustande kommen, wobei die pseudomuzinöse Flüssigkeit zum Teil vom Peritoneum aufgesaugt, in ihrem schleimigen Teil jedoch als Fremdkörper organisiert wird (s. sp.). Vereinzelt sind Implantate in die Bauchdeckenwunde vorgekommen und sollen dort zu Geschwülsten geführt haben; nach Polano ist deren Deutung noch nicht einwandsfrei, da er in seiner Beobachtung die Metastase eines gleichzeitigen Magenkarzinoms erkennen konnte.

Seltenere Formen dieser Geschwulstart sind:

1. Das Pseudomyxoma ovarii. Es handelt sich hier um eine dem Bau der ersten Hauptform ähnliche Geschwulst von oft erheblicher Größe, deren Inhalt jedoch äußerst zäh und dick, fast schneidbar, gelee-

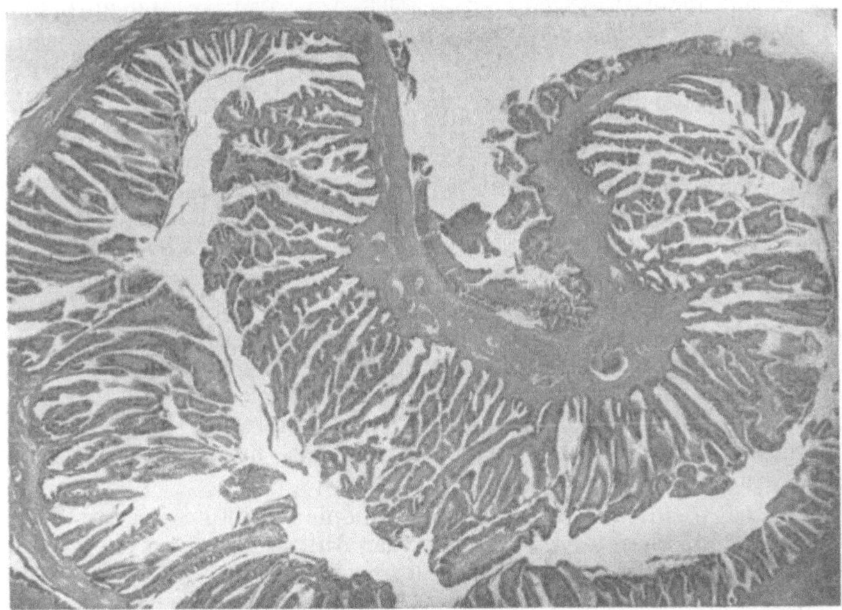

Fig. 254. Cystadenoma pseudomucinosum. Starke Proliferation des Epithels, Pseudopapillenbildung.

artig ist und dem oben erwähnten Pseudomuzin β entspricht. Die Wände dieser Zysten sind sehr dünn und zerreißlich, das Epithel häufig stark abgeflacht, manchmal defekt, so daß Inhaltsmassen sich in die Saftspalten des Stroma hineindrängen und dieses erweichen können. So kommt es, daß diese Tumoren häufig ihren Inhalt durch Platzen der zarten Zystenwandung in den Peritonealraum entleeren; die Darmperistaltik verschmiert den Inhalt zwischen die Darmschlingen, so daß er weit verbreitet wird. Das Peritoneum wird jedoch mit diesem zähen Schleim nur als Fremdkörper fertig; kleine Mengen werden wohl durch die Lymphbahnen resorbiert, dadurch diese aber auch verstopft und zur weiteren Resorption unbrauchbar gemacht; andere Teile bleiben auf der Peritonealfläche liegen und werden von hier aus durch gefäßhaltiges Bindegewebe organisiert. Dadurch findet man überall auf dem Peritoneum eine Menge gallertiger Auflagerungen, die bei längerem Bestehen unlösbar fest anhaften. In den Fällen, wo auch proliferationsfähiges Zellmaterial ausgetreten ist, kann es sogar zu neuen Implantationsgeschwülsten mit dem gleichen Bau der Ursprungsgeschwulst kommen = Pseudomyxoma peritonei (Gallertbauch Küsters).

Die Prognose solcher Fälle ist stets ernst; nur eine frühzeitige Operation, wenn die Gallerte mit dem Peritoneum noch keine Verbindung eingegangen ist, kann die Rettung bringen. Ist die Exstirpation der Hauptgeschulst erfolgt, so hat man Ausheilung auch bei Zurückbleiben von Gallerte gesehen; häufig aber entwickelt sich, manchmal schon in wenigen Monaten, aber in anderen Fällen auch sehr langsam (bis 17 Jahren) das Bild der chronischen Peritonitis unter Appetitlosigkeit, Meteorismus, Obstipation, verschiedenartigen Darmbeschwerden, zunehmender Kachexie, evtl. Darmparalyse, Perforation mit Kotabszeß oder Darmbauchdeckenfistel, später Erbrechen, Fieber; schließlich führt ein Herzkollaps infolge Funktionstodes des Peritoneums zum Exitus letalis.

Die Diagnose dieser Zystenart in viva kann sehr schwer sein. Betroffen sind vorzugsweise Frauen im Alter von 40—60 Jahren. Der Leib ist geschwollen, in den abhängigen Partien gedämpft, bei Lagewechsel kein Schallwechsel, für manche Fälle wird ein Kolloidknittern und -knarren angegeben. Die Symptome der Ruptur sind ebenfalls unbestimmt; Erbrechen, Übelkeit, Durchfall, beschleunigter Puls, Beklemmungen, Unbehagen können darauf hindeuten.

Außer dem vom Ovarium ausgehenden Pseudomyxoma peritonei gibt es noch eine andere, dadurch bedingte Form, daß die Appendix vermiformis coeci gegen das Coecum hin verschlossen wurde, sich danach mit Schleim anfüllt, schließlich platzt und ihren Schleim in die Bauchhöhle ergießt; jedoch soll diese Form einen gutartigen, langsamen Verlauf haben und keine Kachexie bedingen, da die Epithelzellen sich nicht vermehren.

2. Die papilläre Form des Pseudomuzinkystoms; sie ist nach Pfannenstiel charakterisiert durch das Auftreten größerer echt papillärer Komplexe auf der Innenfläche ihrer Zysten (f. Fig. 254). Es tritt häufiger doppelseitig auf als die erste Form und entwickelt sich öfter intraligamentär. Es nähert sich in allem, abgesehen von den Epithelzellen selber, durch seine größere Proliferationstendenz dem serösen Flimmerzellenzystadenom. Aus dieser Form kann seltenerweise einmal eine weitere Form der sog. Oberflächenpapillome durch Platzen oder Atrophie der Kapsel einer oberflächlich gelegenen papillenenthaltenden Zyste hervorgehen (vgl. Adenofibrome und Flimmerkystome).

3. Die traubige Form des Zystadenoms. Es handelt sich hier um eine seltene bestimmte Wuchsform des einfachen Zystadenoms; wahrscheinlich ist, daß sich die einzelnen Zysten nicht zu engem Verband zusammenschließen, sondern durch Stielung eine gewisse Selbständigkeit bekommen. Sie sind insbesondere durch die innerhalb der „Traube" liegenden Zysten charakterisiert zum Unterschied von einer fälschlich so genannten Form des zilioepithelialen Zystadenomes, bei dem die Papillen durch ödematöse Durchtränkung des Bindegewebes Traubenformen gewinnen.

4. Das sog. solide Adenom ist eine seltene Abart. Es gehört wegen seines mikrozystischen Baues auch in diese Gruppe. Klinisch ist es, soweit man bisher weiß, gutartig.

b) Das Cystadenoma cilioepitheliale serosum.

Dem äußeren Bau nach besteht zunächst eine gewisse Ähnlichkeit mit den pseudomuzinösen Formen, jedoch lassen sich viele durchgreifende Unterschiede feststellen. Der Tumor wird im allgemeinen nicht viel über mannskopfgroß und tritt in ca. 60% doppelseitig auf; in der Hälfte aller Fälle ist das Wachstum intraligamentär. Der Inhalt ist dünnflüssig, wasserklar, ohne nennenswerte Beimengung von Pseudomuzin, enthält dagegen mehr oder weniger reichlich gelöstes Eiweiß (Produkt der Sekretionszellen?); erst durch sekundäre Degeneration einzelner Teile oder des ganzen Tumors wird er schmutzig-gelblich, rötlich, bräunlich, erbsenbreiähnlich usw. Auf dem Durchschnitt des Tumors sieht

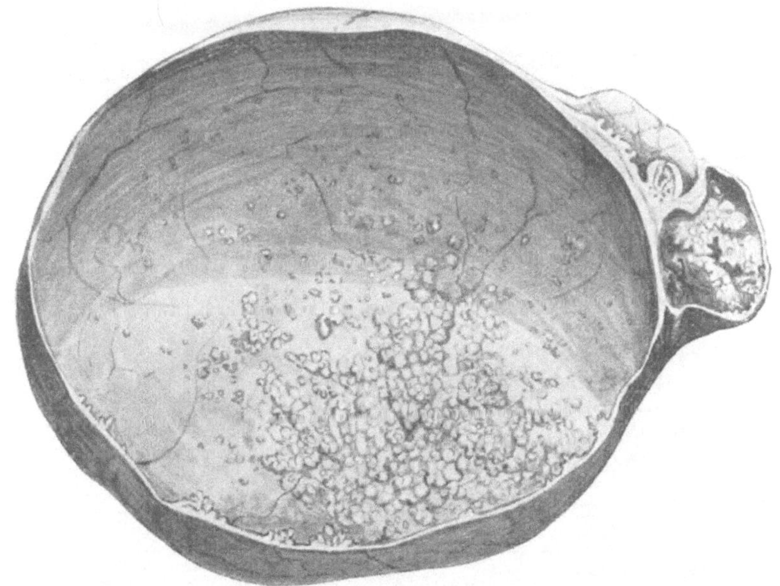

Fig. 255. Cystadenoma cilioepitheliale serosum. Das Innere der gehärteten Zystenwand zeigt überall die Papillen in Gruppen und einzeln stehend.

man ebenfalls viele Zysten und in einigen von ihnen, besonders in den mittleren und kleineren, blumenkohlartige Wucherungen von sehr verschiedener Ausdehnung. In einigen sieht man nur einzelne zarte Wärzchengruppen, in anderen aber ganze Pakete und Knollen, selbst bis zur Orangengröße, bestehend aus einzelnen zarten oder kompakteren papillären Wucherungen (Fig. 255). Es gibt auch Geschwülste dieser Art ohne Papillen.

Histologisch sieht man die Wand mit dem anfangs beschriebenen Flimmerepithel besetzt, dazwischen häufig den dritten Zelltyp mit dem Charakter der sezernierenden Korpusepithelzelle; das Stroma der Wand ist in der inneren Lage locker und zart, etwas weiter außen wird es derber und fester. Die Dicke der Zystenwand entspricht der bei jener ersten Form.

Die Papillen sind zarte knollige oder fingerige oft verästelte Vorsprünge, die aber stets einen gut deutlichen, aus zartem gefäßhaltigem Bindegewebe bestehenden Grundstock haben, dessen komplizierte Oberfläche mit jenen beiden Zellarten dicht besetzt ist (Figg. 256 u. 257). Gewöhnlich ist der Epithelbelag einreihig; immerhin können die Zellen dicht gedrängt stehen und sich drängeln und dadurch neue papilläre Vorsprünge zur Bildung bringen. Aus der Morphologie erscheint es hier sehr deutlich, daß das primär proliferierende das Epithel und das sekundär hervorgelockte, angereizte das Bindegewebe ist. Manche Papillen sind offenbar durch Zirkulationsstörungen stark ödematös geschwollen; makroskopisch können sie dann den Eindruck gekochter Sagokörner oder bei größeren wie Trauben einer Blasenmole machen (vgl. falsches traubiges Zyst-

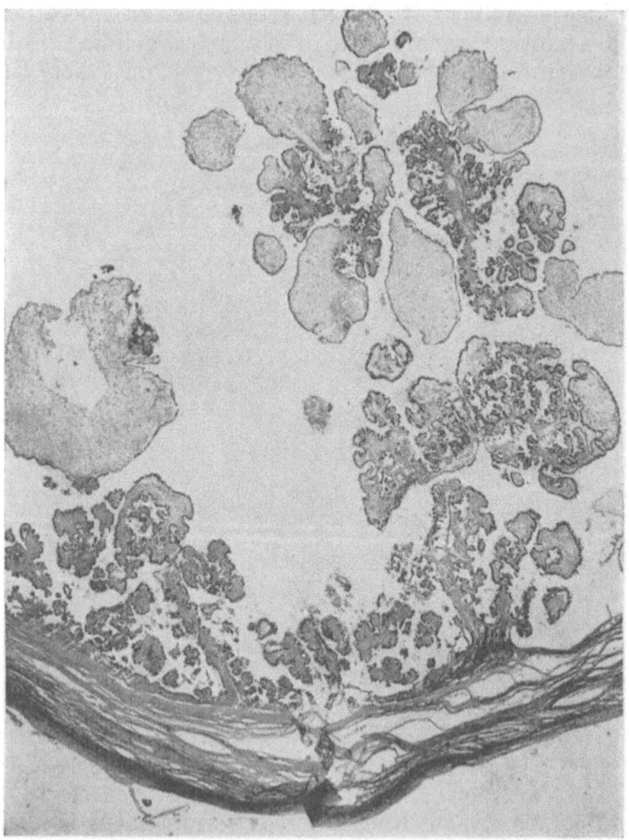

Fig. 256. Cystadenoma cilioepitheliale serosum. Es sollen die Papillen gezeigt werden.

adenom, sog. Kleinscher Tumor). Vielfach findet man auch sowohl in jüngeren als älteren, schon in Degeneration begriffenen Papillen geschichtete Kalkablagerungen = Psammozystadenome, ohne darin Zeichen von Bösartigkeit zu haben.

Als sekundäre Degenerationserscheinungen wird hier Ähnliches beobachtet wie bei den pseudomuzinösen Formen (s. dort).

Die klinische Beurteilung dieser serösen Flimmerepithelkystome ist eine etwas andere wie bei den pseudomuzinösen. Die relativ häufige Doppelseitigkeit und das intraligamentäre Wachstum sind an sich schon ungünstig in Rücksicht auf die radikale Operation; bei Zurücklassung von Tumorresten, was leicht geschehen kann, können Rezidive auftreten.

Platzt die Zyste eines solchen serösen Zystadenoms, so kann eine Aussaat von Papillenbäumchen oder von Zellen, die zur Bildung solcher Wucherungen fähig sind, eintreten; diese Aussaat wächst oft an und macht mehr oder weniger ausgebreitete Implantate papillärer Exkreszenzen

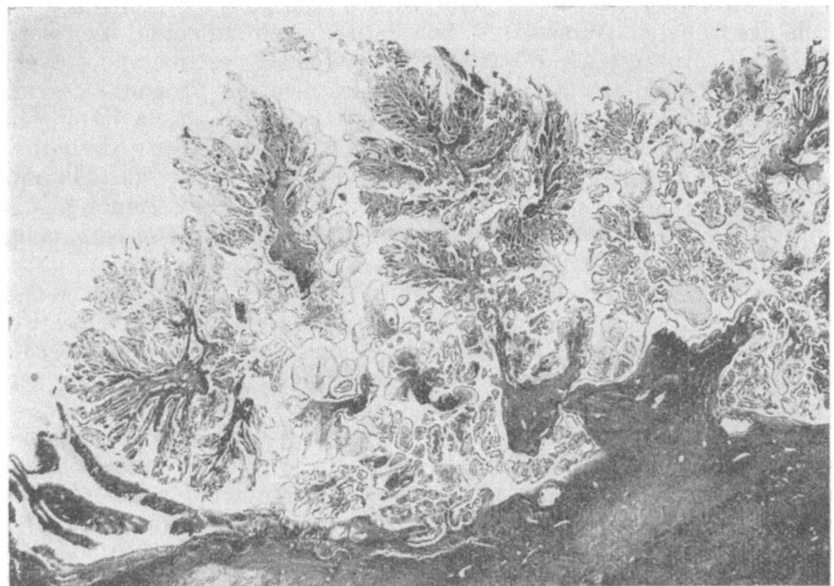

Fig. 257. Cystadenoma cilioepitheliale serosum. Reichliche Papillenbildung.

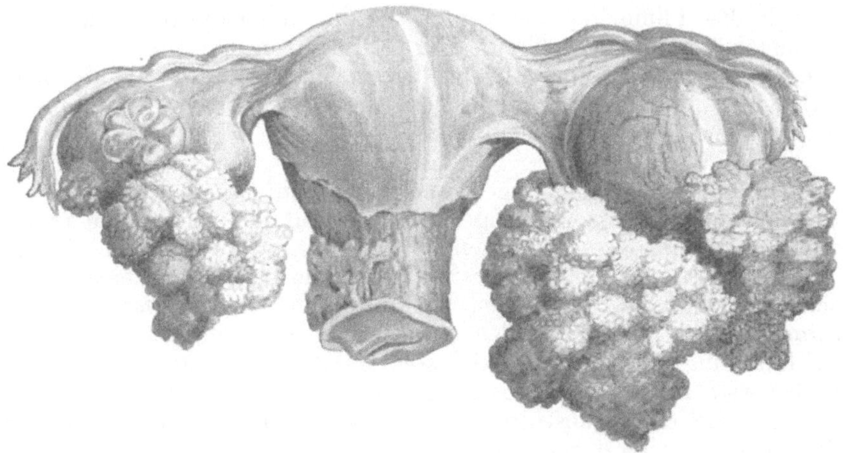

Fig. 258. Doppelseitiges Oberflächenpapillom. (Erwies sich klinisch als bösartig durch spätere Metastasierung; anatomisch am Präparat nicht zu entscheiden.)

(in ca. $13^0/_0$ dieser Fälle). Es kommt, besonders wenn Papillen oberflächlich im Peritonealraum liegen, häufig zu Aszites bis zu vielen Litern. Trotz dieser Zeichen, die zur Bösartigkeit hinüberleiten, ist die Prognose nach operativer vollständiger Entfernung in $77^0/_0$ eine gute, d. h. es tritt in diesen Fällen eine dauernde Heilung ein; denn meist flachen sich die evtl. peritonealen Implantate ab, verwandeln sich in weißliche Flecke und strahlige Narben und verschwinden schließlich ganz. Der Aszites, der sich nach einfacher Punktion stets wieder bildet, kehrt nach der Entfernung des Primärtumors nicht zurück. In den restierenden $23^0/_0$ der Fälle aber ist die Proliferationsfähigkeit der Tumorzellen größer, die Implantate bilden sich dann nicht zurück und Rezidive können an der Stelle des früheren Tumorsitzes nach Jahren noch auftreten; hier werden dann die Charaktere der Bösartigkeit deutlich = destruierendes Wachstum und echte Metastasen. Insgesamt ist also die Prognose der zilioepithelialen serösen Zystadenome immer etwas zweifelhaft, da die einzelnen Formen verschieden große Proliferationstendenz zeigen; deshalb ist radikales Operationsverfahren in diesen Fällen indiziert (s. Therapie).

Die klinische Diagnose entspricht der der Ovarialtumoren überhaupt, die Aszitesbildung und die Doppelseitigkeit wird öfter eine maligne Neubildung annehmen lassen.

Das sog. Oberflächenpapillom (Fig. 258) ist in den meisten Fällen nur eine besondere Form des serösen eben beschriebenen Cystadenoma serosum; eine mit Papillen weniger oder reichlicher besetzte oberfläche Zyste platzt, so daß die Papillen nach außen zu liegen kommen.

Ähnliches wurde schon bei den papillären Formen des Pseudomuzinkystoms und auch den Adenofibromen erwähnt. Die zilioepithelialen Formen können bis zu faustgroßen, blumenkohlähnlichen Knollen werden, sind stets mit Aszites kombiniert und prognostisch je nach ihrer Proliferationstendenz vorsichtig zu bewerten. Daß auch die Ovarialoberfläche selber papilläre Tumoren zu bilden vermag, wird von manchen behauptet; Hofstätter hat nicht einen einzigen überzeugenden Fall in der Literatur gefunden.

Auch das Flimmerepithelkystom soll in ähnlicher Weise wie das pseudomuzinöse äußerlich Traubenform annehmen können durch fehlenden geweblichen Zusammenschluß der einzelnen Zysten; es sind solche „traubigen Kystome" aber, wie schon oben gesagt, seltene Bildungen ohne besondere klinische Bedeutung.

Nach dieser morphologischen und klinischen Darstellung der gutartigen adenoiden Blastome mag noch kurz auf die Probleme ihrer Histogenese hingewiesen werden. Es kommt natürlich alles darauf an, zu erforschen, aus welchen Formationen jene beiden offenbar grundleglich verschiedenen Zellen ihren Ursprung nehmen. Das ist nicht an den großen Tumoren festzustellen, das vermag im besten Falle lediglich die Erforschung jüngster und kleinster Gebilde zu leisten, bei denen man aber wieder nicht weiß, was aus ihnen werden kann. Es ist hier also viel dem Zufall eines günstigen Fundes überlassen und im übrigen der Spekulation freier Lauf gelassen.

Seit Waldeyers Feststellungen steht der epitheliale Ursprung der Tumoren fest, nachdem noch Virchow an eine kolloide Einschmelzung bindegewebiger Herde geglaubt hat.

Die vorhandene Epithelformation ist das Keimepithel. Die Entwicklungsgeschichte lehrt, daß in verschiedenen Proliferationsschüben aus ihm das Rete ovarii, dann die im postembryonalen Leben vereinzelt sich haltenden Markschläuche und die Summe sämtlicher Primordialfollikel, schließlich das Oberflächenepithel hervorgeht; wir wissen, daß nach der Geburt des Mädchens neue Primordialfollikel nicht mehr gebildet werden, daß diese dann in Abhängigkeit vom Reifungszustand der jeweiligen Eizelle wachsen und sklavisch an sie gebunden sind; es gibt wohl kaum abhängigere Zellen wie die der Granulosa folliculi und der Granulosa eines Corpus luteum. Schon diese Abhängigkeit, in die die Follikelepithelien vom Ei geraten, läßt es entgegen vielfacher, auch heute noch verteidigter Anschauungen als höchst unwahrscheinlich erscheinen, daß ausgereifte Follikelepithelien die Matrix für Geschwulstbildung abzugeben vermögen. Tatsächlich existiert auch nicht ein einziger Beweis für eine solche Genese unserer Blastome. Vom Keimepithel der postembryonalen Zeit, das besser jetzt Oberflächenepithel benannt wird, ist bekannt, daß entzündliche Reize es in Wucherung bringen können und von ihm aus unregelmäßige Einsenkungen in das Ovarialparenchym zustande kommen, die sich abschnüren und Zysten bilden. Dieses Epithel vermag auch Flimmerung anzunehmen. Die Ableitung der Flimmerepithelblastome von diesen Oberflächeneinsenkungen erscheint plausibel und verständlich; auch die Markschläuche, selbst auch das Rete ovarii als frühere Abkömmlinge des Keimepithels könnten hier die Matrix geben. Diese Anschauung ist für die Flimmerepithelblastome auch ziemlich allgemein angenommen.

Viel schwieriger jedoch ist die Matrix der Pseudomuzinblastome zu finden. Tatsächlich existiert ja normalerweise weit und breit im Ovar und dessen Umgebung kein solches Epithel. Der Müllersche Schlauch vermag es im Zervix zu bilden, aber hier, noch irgend wo sonst, wo Müllersches Epithel ist, finden sich ähnliche Geschwulstformationen. Interessanterweise findet man nun nicht allzu selten, wie Walthard zuerst nachwies, in scheinbar normalen Ovarien Herde von Flimmerepithel- und Plattenepithelschläuchen und daneben auch solche von Becherzellschläuchen, die den gleichen Zelltypus mit den Pseudomuzinzellen zeigen; vielfach bilden sie sich wieder zurück. Vielleicht sind sie der geschwulstfähige Boden. Woher aber kommen sie? Sind es verirrte Gewebskeime oder etwa Umwandlungen heterotoper Oberflächeneinsenkungen? In Rücksicht auf das relativ häufige Vorkommen von Kombinationen pseudomuzinöser Tumoren mit solchen teratoiden Ursprungs, speziell den Dermoidzysten, ist es nicht ganz von der Hand zu weisen, daß auch die Pseudomuzinblastome Bildungen teratogenen Ursprungs sind, jedoch mit nur einseitiger Entwicklung des entodermalen Anteils. Diese von Ribbert, Hanau und Pick zuerst ausgesprochene Ansicht findet in neuerer Zeit zunehmend mehr Freunde (z. B. O. Frankl und R. Meyer). Jedoch hier ist noch alles Spekulation, Tatsächliches weiß man über die Histogenese dieser so häufigen und eigentümlichen Bildungen nicht.

B. Die destruierenden epithelialen Neubildungen.

Bei den bisher beschriebenen gutartigen Blastomen ist die Entwicklung der einzelnen Zellindividuen bis zu ihrer Reife durchgeführt, die nicht nur eine bestimmte Funktion, sondern eine bestimmte Wachstumsform, einen mehr oder weniger typischen Bau bedingt; die relative Gleichartigkeit in den Grundprinzipien ihres Aufbaues ist bei der oben gegebenen Beschreibung klar geworden. Bei den destruierenden Neubildungen jedoch vermißt man jegliche Regelmäßigkeit, jeglichen Typus; die Buntheit des Bildes ist eine sehr erhebliche. Einen Wegweiser in der Kompliziertheit der sich bietenden Morphologie der Ovarialkarzinome zu finden und eine Systematik danach aufzubauen, ist bisher nicht gelungen. Nur eine sehr oberflächliche Einteilung ist die in solide und zystische, weil aus den soliden durch Erweiterung meist vorhandener drüsiger Räume oder durch Erweichung echte oder falsche Zysten entstehen können, und in zystischen Geschwülsten die Räume durch Wucherung der Wandbekleidungszellen völlig solid ausgefüllt werden. Auch die Trennung in szirrhöse und medulläre Krebse ist wenig nutzbringend, da beide Formen unmittelbar nebeneinander in der gleichen Geschwulst vorkommen können und offenbar lediglich von der Proliferationstendenz der jeweiligen Geschwulstzelle abhängig sind. Es scheint deshalb wahrheitsgetreuer, den Versuch einer Beschreibung der wichtigeren, häufigeren

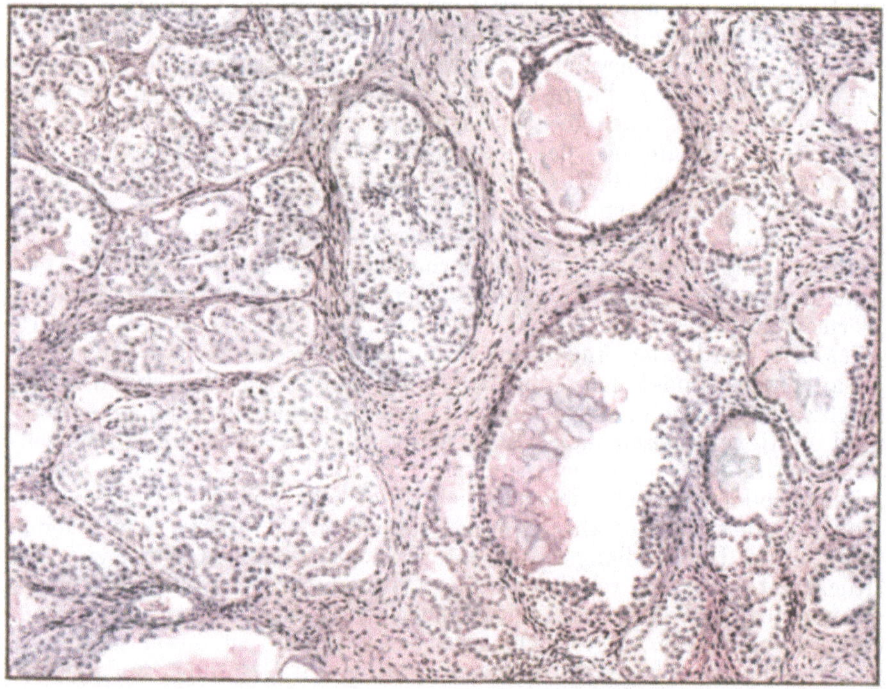

Fig. 259. Karzinom in pseudomuzinösem Zystadenom.

Bilder zu machen, als vielleicht nicht Zusammengehöriges in ein zwangvolles System zu bringen. Am leichtesten ist es, Anfangsbilder auf ihre Zugehörigkeit zu erkennen.

a) Das Karzinom in pseudomuzinösen Zystadenomen.

In den scheinbar soliden Partien dieser Blastome läßt sich manchmal bei genauerer mikroskopischer Prüfung ein beginnendes Karzinom feststellen. Schon makroskopisch erscheint diese Stelle kompakter, opaker oder markiger, brüchiger als die schleimbildende Umgebung; man kann gelegentlich einen weißlichen Saft abstreichen. Mikroskopisch erkennt man, daß der schön gleichmäßige Pseudomuzinzellenbelag seine Zellen dichter gedrängt, doppelreihig, unregelmäßig geschichtet stehen zeigt; das Protoplasma nimmt nicht mehr die Muzikarminfarbe in toto, sondern höchstens in den lumenwärts gelegenen Partien an; der Leib der Zelle

ist größer, granuliert und zeigt muzikarminpositive Vakuolen, die Zellform
ist unregelmäßig; der Kern nicht mehr klein, sondern größer, ungleich,
im Chromatin gut differenziert. In manchen Zysten wird der durch
Bindegewebe formierte Raum mit den unregelmäßigen Zellen, unter
denen sich auch solche in mitotischer Teilung finden können, angefüllt;
in anderen wird die Kapsel durchbrochen, im Stroma bilden sich solide
Zellhaufen in Strängen oder unregelmäßigen Haufen mit und ohne Lumen
(Fig. 259). Im weiteren Verlauf können größere Komplexe unregelmäßig ge-
wucherter Zellen, die in größeren Hohlräumen durch Erhebung ihres Wand-
saumes ins Lumen Septen und Leisten wie in ausgereiften Pseudomuzin-
blastomen bilden, die zierlichsten Zeichnungen, buntesten Spangen, Gir-

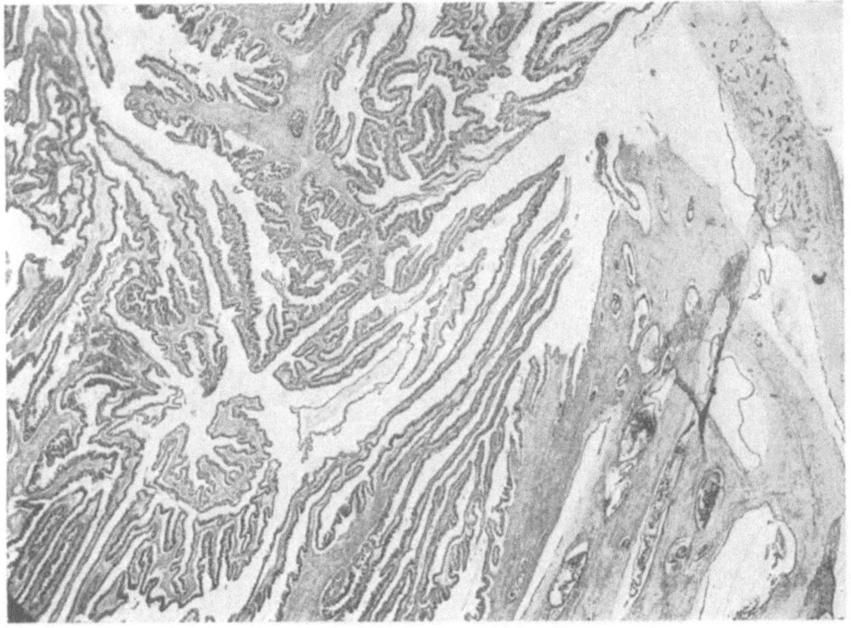

Fig. 260. Pseudomuzinöses Zystadenom mit zirrhotisch - karzinomatösen Partien
(rechts). (Auch der pseudomuzinöse Anteil zeigt starke Wucherungstendenz.)

landen und Kränze bilden oder auch den Raum allmählich völlig ausfüllen;
in solchen Formen sind makroskopisch die knotigen Wucherungskomplexe
weich, medullär, das Stroma tritt hier sehr zurück. Oder die Tendenz
zur kompakten Zellwucherung ist geringer; die über die Bindegewebs-
grenzen der einzelnen Räume hinausgewachsenen Zellen schließen sich
zu zarten, gewöhnlich einschichtigen Zysten und Zystchen zusammen,
deren Epithel im allgemeinen wesentlich niedriger auch kleiner und
zarter als das der Hauptzysten ist, und nur geringe Muzikarminreaktion
gibt. Die kleinen Drüsen- oder Zystenräume liegen meist in derberem
faserreicherem Bindegewebe, sie wuchern in unregelmäßigen Zügen oft
weithin in scheinbar noch völlig gutartige Bezirke. Schließlich gehören
auch Formen hierher, die man als szirrhöse Umwandlungen bezeichnet,
in denen das Stroma noch mehr überwiegt und überall in ihm kleine
und kleinste Züge uncharakteristischer Zellen verteilt sind (Fig. 260).

Alle diese sehr verschiedenartigen Merkmale können in einem solchen Tumor auf nur kleinem Komplex verteilt sein, oft aber überwiegt die eine oder andere Wachstumsform.

Die Tatsache nun, daß diese Karzinompartien in sonst gutartigen Blastomen sich finden, läßt die Frage entstehen, wie denn diese gutartigen und bösartigen Partien in Verbindung zu setzen sind. Eine Degeneration in dem Sinne, daß aus einer vorher fertigen Pseudomuzinzelle eine Karzinomzelle geworden ist, ist ebenso unwahrscheinlich, wie daß aus einem älteren fertigen Menschen wieder ein jüngerer unfertiger wird. Plausibler erscheint es vielmehr, daß in dem Blastom mit reifen Zellen kleine Komplexe unreifer, pluripotenter Zellen eingeschlossen sind und unter

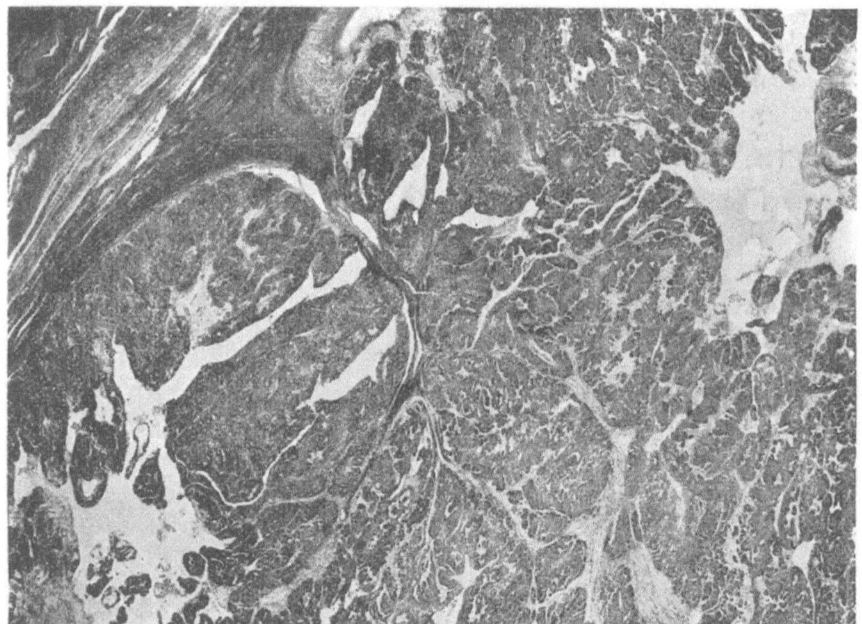

Fig. 261.　Karzinom in einem zilioepithelialen papillären Zystadenom.

gegebenen Bedingungen ebenfalls wuchern. Man kann demnach nicht von karzinomatöser Degeneration, sondern höchstens karzinomatöser Umwandlung des Tumors sprechen, indem das Nachwachsen der an sich präformierten unreifen Komplexe den Charakter des Tumors von Grund auf ändert.

b) Das Karzinom in serösen zilioepithelialen Zystadenomen.

Das Vorkommen karzinomatöser Partien bei dieser Blastomform ist viel häufiger als bei a); darauf ist schon bei der Besprechung der gutartigen Form genügend hingewiesen. Der karzinomatöse Charakter dokumentiert sich schon makroskopisch dadurch, daß die zarten Papillenbäumchen dicker, massiger, plumper werden, sich zu größeren Knoten und blumenkohlähnlichen Wucherungen zusammenschließen und dabei markigen, brüchigen Charakter annehmen (Fig. 261). Das Stroma ist weniger scharf abgesetzt, die Wand dicker und massiver. Die Grenzen der Zysten sind oft überschritten, indem Papillenbüsche die Wände durchbrochen haben und in andere Nachbarzysten hineinwuchern. Histologisch erkennt man vor allem, daß der sonst einschichtige Zellbelag mehrreihig ist, sich zu größeren Epithelkomplexen, die teils solide, meist aber zierlich gitterartig oder spitzenartig durchbrochen sind, erhebt. Bindegewebssprossen wachsen in diese kompakten Epithelflächen hinein. Vielfach werden dann zahlreiche neue Papillen gebildet, so daß ein höchst kompliziertes Büschelbild resultiert mit oft sehr langen unregelmäßigen Sprossen. Oft aber bleibt die Papillenbildung auch ziemlich in den Anfängen, dann schließen sich die soliden resp. netzartigen Epithelkomplexe mit denen der Nachbarkomplexe zusammen und können schnell die Hohlräume der Zysten mit kompakten, scheinbar drüsigen oder kompakten Massen ausfüllen. Der Zellcharakter ist unregelmäßig; meist sind die Zellen mittelgroß und zeigen uncharakteristische Muzikarminreaktion an ihrem lumenwärts gelegenen Kontur, ebenso auch muzikarminpositive Vakuolen im Leib. Damit nähern sie sich jenen bei den pseudomuzinösen Karzinomen beschriebenen Zellformen; sie werden so ähnlich, daß eine Unterscheidung nicht mehr möglich ist. Eine weitere Ähnlichkeit kommt dann noch darin zustande, daß das Zellwachstum nicht nur in das Lumen der Zystenräume hineinstrebt, sondern daß auch in das Stroma Epithelschläuche sich einsenken, hier wieder kleine oder größere unregelmäßige Zystenräume wie bei jenen Formen bilden mit mehr oder weniger fibrillenreichem Bindegewebe oder daß selbst szirrhöse Formen entstehen. Auch hier können szirrhöse, kleinzystische, kleinalveoläre, großzystische mit massenhaften kompakten Papillen auf engem Raum beieinander sein.

c) Das diffuse primäre Karzinom.

Der einzige Unterschied zu a) und b) ist lediglich, daß nicht eine Kombination von gut- und bösartigen Partien in einem Blastom besteht, sondern, daß die ganze Geschwulst durchweg die Zeichen bösartigen Wachstums zeigt. Die Tumoren sind äußerlich oft nur schwer von den gutartigen Blastomen zu unterscheiden; sie sind faust- bis mannskopfgroß, selten größer; ihre Oberfläche ist gewöhnlich grobhöckerig oder knotig von grauer, graugelber oder mehr rötlicher Farbe an den kompakten, soliderscheinenden Stellen und glatt und grau-glänzend, manchmal bläulich durchschimmernd an den zystischen Partien. Häufig sind zystische und solide Partien in sehr wechselndem Verhältnis miteinander kombiniert, teils überwiegen die zystischen Partien — dann sind die Tumoren meist größer — teils die soliden, ja es kommen scheinbar völlig solide Formen vor, die dann derbknotig, knollig und kleiner als die zystischen sind. Das Eierstocksgewebe ist gewöhnlich völlig ersetzt, mikroskopisch kann man jedoch nicht selten noch normale Partien erkennen. Die Tumoren sind meist gut gestielt und beweglich; nur im vorgeschritteneren Stadium sind sie mit der Umgebung der Tube, des Uterus, des Beckenbauchfelles, der Darmserosa, dem Netz verwachsen; markige Massen gehen auf diese einzelnen Gewebe über und wuchern hier fortschreitend weiter.

Makroskopisch und mikroskopisch sind die Ovarialkarzinome an der Oberfläche von einer derberen Bindegewebskapsel überzogen, der nach dem Peritonealraum hin Oberflächenepithel aufsitzt. In vorgeschritteneren Fällen jedoch ist sie durchbrochen, die Wucherung breitet sich dann auf der Peritonealfläche aus. Nur in den Fällen, wo nach Art und Genese der Oberflächenpapillome ein Oberflächenkarzinom besteht, ist die Oberfläche durch die blumenkohlartige markige Wucherung ersetzt.

Auf dem Durchschnitt (Fig. 262) bietet sich meist ein abwechselungsreiches, oft farbenprächtiges Bild. Die Zysten können mit glatter Wand versehen sein und seröse Flüssigkeit enthalten; meist aber sind in ihnen knotige und papilläre Wucherungen deutlich, die die Zyste zum Teil ausfüllen und häufig den Inhalt trüben; ja die ursprünglichen Zysten können durch diese Zellwucherung völlig kompakt werden und dann primär soliden Bau vortäuschen. Andererseits ist die Innenfläche der Hohlräume unregelmäßig, bröckelig, zerfetzt, in Zerfall, die Wand selbst mehr oder weniger dick, markig weich oder fester, weißlich, grau, gelblich, manchmal wie durchlöchert; der Inhalt ist dann trüb, gelblich, flockig,

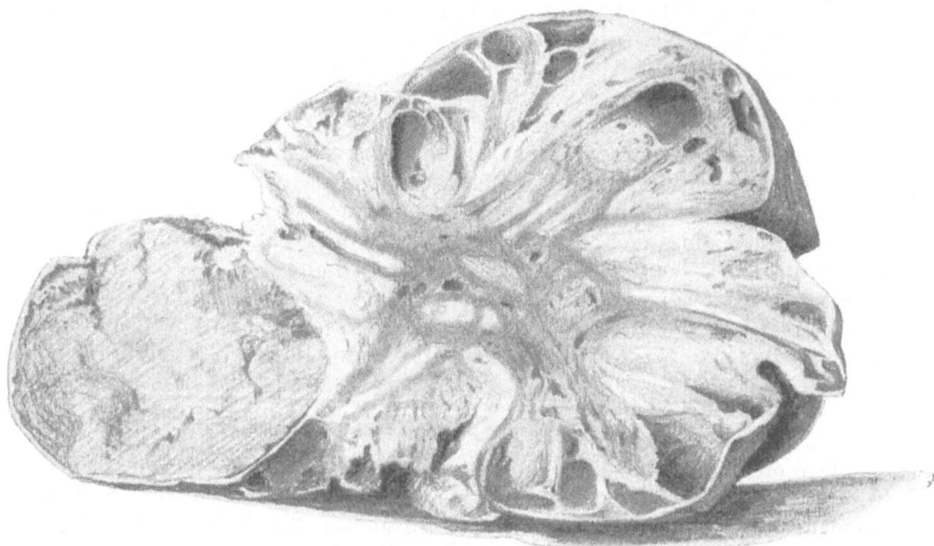

Fig. 262. Durchschnitt durch ein Ovarialkarzinom.

krümelig = Erweichungszysten. Die soliden Partien sind markig, glasig oder opak, andere sind gelblich, vielleicht etwas fester mit kleineren Räumen durchsetzt wie durchlöchert, porös. Oft wird die solide Masse in mehr oder weniger großen Knoten durch derbe septenartige Bindegewebszüge abgeteilt, durch deren Zerfall dann oft „Zysten" veranlaßt werden. Wieder andere bestehen mehr aus festen derberen Zügen mit vielfach kleinen gelben Herden überall dazwischen, manchmal werden derbe oder markige Knoten bis haselnußgroß und zerfallen dann auch zentral. Mannigfaltigkeit kommt durch Nekrose ungenügend ernährter Partien oder Blutungen frischeren Datums oder alte Blutherde, ödematöse Durchtränkung und schließlich körnige oder schollige Verkalkung hinein; gelbe, braune, rote, weiße Farbtöne werden dadurch erzeugt. Die körnige Verkalkung entspricht meist der Anhäufung geschichteter Kalkkörner = Psammomkörner; der Tumor wird dann als Psammokarzinom bezeichnet; aber auch osteoide Verknöcherung kommt bei Anwesenheit von Nekrose, frischem Granulationsgewebe und Kalksalzen vor, selten in ausgedehnterem Maße.

Mikroskopisch ist dem oben Gesagten nicht viel hinzuzufügen. Die medullären Stellen bestehen manchmal aus kompakten Zellkomplexen in großalveolärer Anordnung oder als Ausfüllmasse von Zysten, entstanden durch Vielschichtigkeit ihrer Wand; häufig ist eine deutliche papilläre Wucherungsanordnung in diesen Herden zu erkennen; der Zellcharakter kann hierbei sehr starken Polymorphismus zeigen, der sich besonders auch an den Kernen der Zellen ausspricht. Die porösen derberen Partien bestehen aus derberem Bindegewebe und kleineren und größeren unregelmäßigen Zystenräumen, die mit niedrigem zylindrigem oder kubischem Epithel ausgekleidet sind; diese können in noch festere Abschnitte übergehen, wo nur kleine Zellkomplexe, oft nur zu 4—6 Zellen eng beieinander liegen in derbem Stroma, das manchmal hyalin degeneriert ist oder ödematöse lockere Stellen aufweist. Das Bild eines Tumors kann in seiner Mikrostruktur äußerst mannigfach sein, abhängig offenbar von der Wucherungskraft der Zellen und den lokalen Bedingungen des Gewebswiderstandes in der Ernährung. Es sind das keineswegs verschiedene Karzinomarten, sondern fließende Übergänge zeigen einen und den gleichen Ausgang an. Welchen allerdings weiß man nicht; dem Eindruck nach scheint es, als ob Abkömmlinge des Keimepithels am stärksten beteiligt wären. In selteneren Fällen kann auch das Bindegewebe zellreicher werden und Sarkomcharakter annehmen.

Die primären Ovarialkarzinome, d. h. also sowohl die, in denen in dem gutartigen Blastom bösartige Partien sich finden als auch die, welche lediglich karzinomatös sind, kommen zusammen mit den noch zu beschreibenden sekundären und anderen Formen in ca. 20 % aller Ovarialtumoren vor; man kann demnach sagen, daß jeder 5. Ovarialtumor malignen Charakter hat. Das meist befallene Alter liegt zwischen 40 und 50 Jahren, jedoch kommen sie in jedem Lebensalter vor, 2 mal sogar bei 14jährigen Mädchen. Die bisher beschriebenen Formen kommen in ca. $^1/_2$—$^2/_3$ aller Fälle doppelseitig vor, woran besonders die papillären Formen beteiligt sind. Aszites findet sich in ca. der Hälfte der Fälle bei doppelseitigen Tumoren häufiger als einseitigen. Der Verlauf ist der eines Karzinoms, d. h. wenn nicht frühzeitig radikale Hilfe kommt, führt die Krankheit meist in wenigen Jahren, oft in 9—12 Monaten nach der Erkennung zum Tode; andere mehr szirrhotische Formen können viel längere Verlaufszeit zeigen. Das primäre Ovarialkarzinom neigt spät zur Metastasierung; es wächst auf die Nachbarschaft weiter und verlötet sich hier. Karzinompartikelchen der Oberfläche können im Bauchraum implantiert werden und eine diffuse Peritonealkarzinose mit Aszites machen; sie können auch von der Ampulla tubae aufgenommen und nach peristaltischem Transport im Cavum uteri sich zu neuem Wachstum ansiedeln. Lymphogen schreitet es in die regionären Lymphdrüsen ins Lig. lat. fort. Echte Metastasen sind in Leber, Knochen, Mamma, Nieren usw. bekannt.

d) Die sekundären Ovarialkarzinome.

Die Zeit liegt noch gar nicht weit zurück, in der metastatische Erkrankungen der Ovarien für seltene Vorkommnisse gehalten wurden, erst in den letzten 20 Jahren sind durch Schlagenhaufer, Glockner, Amann, O. Frankl und einige neuere Arbeiten die Verhältnisse gut geklärt. Man weiß heute, daß ca. der fünfte Teil der Ovarialkarzinome, sehr wahrscheinlich noch erheblich mehr, metastatisch ist, und zwar kommen als Primärsitze in Betracht: Magen, Darm, Gallenblase, Uterus, Mamma. Klinisch zeichnen sie sich dadurch aus, daß sie in der größten Anzahl der Fälle doppelseitig vorkommen und fast regelmäßig Aszites nachweisen lassen. Frankl konnte für seine Fälle das Durchschnittsalter des häufigsten Vorkommens zwischen 30 und 40 Jahren finden (primäre Ovarialkarzinome 40.—50. Jahr) und stellte eine auffällige Frequenz der Amenorrhöe fest gegenüber den primären Formen, offenbar infolge der stärkeren Kachexie, desgleichen auch einen wesentlich beschleunigteren Verlauf.

Die Morphologie läßt mancherlei Eigentümlichkeiten gegenüber den primären Tumoren erkennen. Makroskopisch handelt es sich um häufig

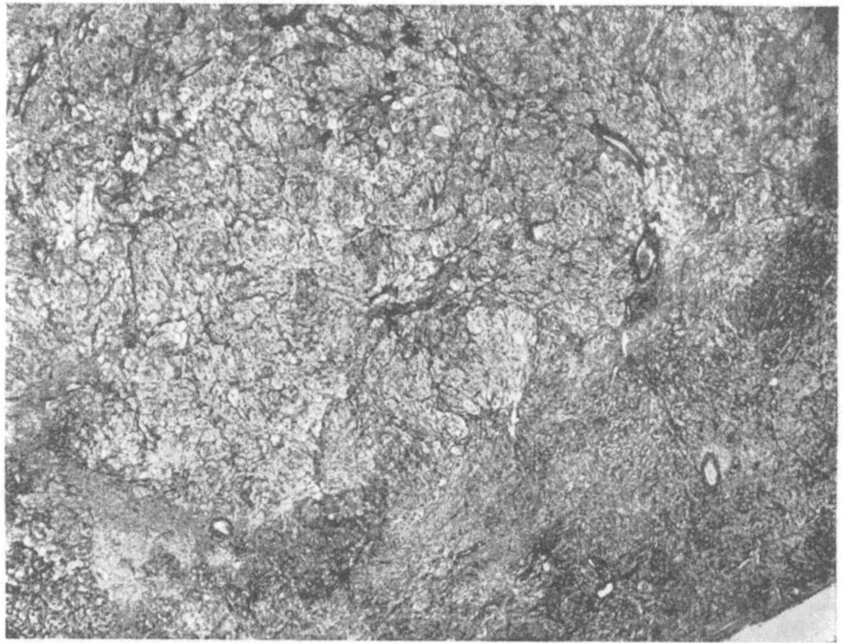

Fig. 263. Sekundäres Gallertkarzinom des Ovariums. (Primäres Karzinom des Magens.) (Sog. Krukenbergscher Tumor.)

solide, manchmal auch zystische, knollige Tumoren, die den Eierstock meist ganz ersetzen, von Faust- bis Mannskopfgröße und im allgemeinen runder oder ovaler Form. Ihre Konsistenz wechselt, vielfach sind sie eher weich als hart; auf dem Durchschnitt sind sie nicht selten glasig und ödematös. Histologisch fällt eine erhebliche Entwicklung von Bindegewebe auf, das in strafferen, dann hyalinen Streifen, häufiger aber in lockeren, zellreichen, fibrillären Strängen oder in zarten ödematösen Maschen auftritt. Charakteristisch ist bei genauerem Untersuchen, daß sich überall in den Bindegewebsmaschen kleine Zellkomplexe in Strängen oder kleinen Alveolen noch verteilt finden und besonders häufig die Zellen einen blasigen, runden, hellen, mit Muzikarmin sich färbenden Leib zeigen und einen dunklen Kern seitlich an der Zellwand erkennen lassen — sog. Siegelringzellen, wie sie in Gallertkarzinomen des Intestinaltraktus bekannt sind. Krukenberg hat 1896 solche Bilder (Fig. 263) als Fibrosarcoma

ovarii mucocellulare carcinomatodes (Marchand) beschrieben; die neuere
Literatur aber hat erkannt, daß es sich hierbei nicht um eine selbständige
Form von Ovarialtumoren handelt, wenngleich auch primäre Ovarialtumoren bei der Mannigfaltigkeit ihrer Bauart einmal diesen Typus
zeigen könnten (cf. H. O. Neumann). Andere Formen können einen
papillären, zystischen Charakter haben und den Bau des Primärtumors
(z. B. Karzinom des Corp. ut.) naturgetreuer nachahmen. Bemerkenswert
ist, daß der Primärtumor nicht selten sehr klein befunden wurde,
z. B. im Magen, an der Leberpforte und anderen Stellen, und nur
durch genaue Sektion eruiert werden konnte. Die auffällige Größe des
metastatischen Ovarialtumors läßt sich aus der besseren Ernährung
des in Funktion befindlichen Ovars und seiner günstigen Lage sowie
einer guten Gefäßversorgung verstehen. Die Unterschiede im Bau der

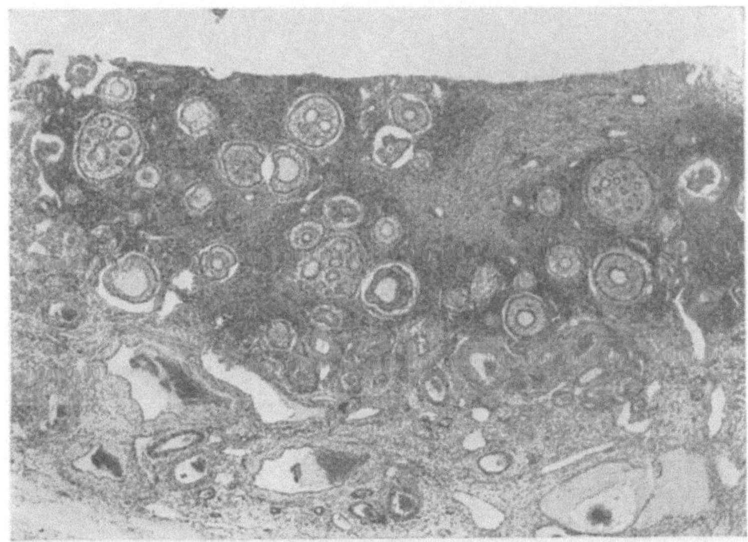

Fig. 264. Granulosa-Zellwucherungsherde im Ovarium (Zufallsbefund).

primären und sekundären Tumoren sind ebenfalls eine Folge der verschiedenen Gewebs- und Ernährungsverhältnisse ihrer Standorte.

Über den Weg der Metastasierung hat man viel geforscht. Ist der Primärtumor bis zur Serosa des Peritoneums vorgeschritten, so ist eine Aussaat
durchgewucherter und abgebröckelter Karzinompartikelchen nichts Ungewöhnliches; Kraus konnte experimentell auch die Durchlässigkeit der
Ovarialoberfläche für solche Zellen nachweisen; jedoch sieht man unter
diesen Umständen das Ovarium gelegentlich mit einem dicken weißlichen
Mantel umbacken. Lebhaft diskutiert wurde der lymphogene Weg; er kann
nur retrograd gehen, wie Amann und andere annehmen, in die Gland.
lumbales und bei Stauungen in den Lymphbahnen weiter zurück in die
dort mündenden Ovarialbahnen. Er ist vielfach bestritten, jedoch konnte
Frankl neuerdings durch schöne Untersuchungen ihn doch als den Haupt-
weg erkennen, indem er außer den lymphogenen Ovarialmetastasen auch
solche in der Uterus- und Tubenwand, ja auch in der Vaginalwand
nachwies und den Unterschied im Anwachsen der Metastasen auf die
Gunst resp. Ungunst des jeweiligen Nährbodens zurückführte. Schon

makroskopisch und klinisch konnte er in diesen Fällen eine sehr erhebliche Härte der Uterus- und Tubenwand als diagnostisches Zeichen feststellen. Der hämatogene Weg wird sicher am seltensten beschritten.

Klinisch ist als Konsequenz höchst wichtig, bei Ovarialkarzinomen stets an die metastatische Natur der Tumoren zu denken und schon ante op. durch genaue einschlägige Untersuchungen nach einem Primärtumor zu fahnden (z. B. Magenuntersuchung), okkultes Blut nach fleischfreier Kost, besonders aber intra operationem die Bauchorgane daraufhin abzutasten.

Als seltene Form des Ovarialkarzinoms mag das Carcinoma ovarii folliculoides et cylindromatosum (R. Meyer) (Fig. 265) beschrieben

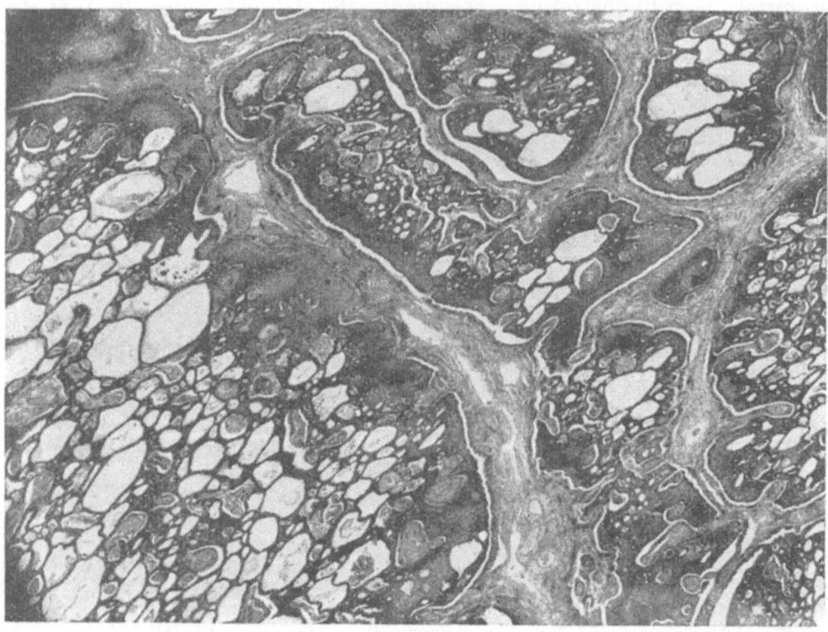

Fig. 265. Carcinoma ovarii folliculoides et cylindromatosum (Follikulom) (R. Meyer).

werden, das schon früher als Follikulom durch v. Kahlden, Blau, Glockner, v. Werdt u. a. bekannt war. Nach übereinstimmender Meinung der Autoren handelt es sich hierbei um Tumoren, die von Granulosazellherden des Ovars ihren Ausgang nehmen. Sie treten meist einseitig auf, sind ca. apfel- bis faustgroß, selten größer, im ganzen glatt und kugelig oder oval. Ihre Schnittfläche ist graumarkig, manchmal zystisch. Histologisch sind sie charakterisiert durch follikuloide Bildungen, d. h. größere Komplexe von kubischen Zellen, die zwischen sich eosinophile eiähnliche Sekrettropfen, um welche die Epithelien gut geordnet herumstehen, erkennen lassen (Fig. 264). In kleineren Bildungen liegen die Kerne einer zweischichtigen Zellage an der Berührungsfläche dieser Zellen dos à dos. In diese Zellkomplexe, die oft sehr groß sein können, wächst Bindegewebe hinein und teilt sie in einzelne Abteilungen und zerlegt sie schließlich vollkommen, ja kann Zellen erdrücken. In anderen Fällen wachsen die Zellen in Schläuchen weiter, es können eigentümliche gewundene, moiréartige (R. Meyer) Epithelstreifen auftreten. Das Bindegewebe degeneriert häufig hyalin und kann dann zylinderähnliche hyaline Balken entstehen lassen (Zylindrom). Gelegentlich sieht man um die soliden, nur durch die Sekrettropfen charakterisierten Zellfelder Bildungen wie bei einer Theca int.-Formation auftreten. Vom Verfasser wurde in einem Fall eine sehr erhebliche glanduläre Hyperplasie des Endometrium corp. ut. nachgewiesen, entstanden offenbar durch innersekretorische Wirkung der Granulosazellwucherung, analog der Wirkung persistierender Follikel auf das Endometrium (vgl. Kap. III Metrorrhagie); ein ähnlicher Fall wurde von H. O. Neumann und wahrscheinlich auch von Aschner gesehen.

Diese Tumoren kommen hauptsächlich bei älteren Frauen vor; viele Fälle sind maligne, einige Trägerinnen sind aber bis zu 8 Jahren post op. gesund geblieben.

Es gibt noch andere, äußerst seltene, maligne epitheliale Tumoren im tumorbereiten Ovarium, jedoch mag hierüber die einschlägige Spezialliteratur zu Rate gezogen werden.

III. Die teratoiden Bildungen.

Eine besondere Rolle unter den Geschwülsten und vor allem in der Geschwulstgenese haben seit alter Zeit Bildungen gespielt, in denen sich schon makroskopisch allerhand deutlich erkennbare Gewebsarten und Gewebsprodukte wie Talg, Haare, Zähne, Knochen, Knorpel erkennen ließen; sie wurden früher für Produkte einer Kohabitation mit dem Teufel oder mit Dämonen gehalten, oder für verschluckte Haare und Knochen angesprochen; später sah man verunglückte Eierstocksschwangerschaften darin, erst Waldeyer sprach von einer parthenogenetischen Entwicklung und Wilms erkannte 1896 zuerst, daß in allen diesen Bildungen Abkömmlinge aller drei Keimblätter nachzuweisen sind. Unter diesem Kriterium der drei Keimblättermatrix läßt sich nun eine größere Gruppe von Tumoren zusammenfassen, die nicht nur im Ovarium und Hoden, sondern auch in der Bauchhöhle, mehrfach zwischen den Blättern des Mesokolons und des Netzes, im vorderen Mediastinum der Brusthöhle, am Halse, am Kopf, an Hypophyse, Zirbel, 3. Ventrikel, Rückenmark und Steißbein usw. vorkommen. Es lassen sich unter ihnen viele Unterschiede finden, im allgemeinen jedoch zwei große Gruppen unterscheiden, solche, deren Gewebe völlig ausgereift sind und nach Ascanazy an Alter dem Träger gleich sind = Teratoma adultum, und andere, deren Gewebe embryonalen Charakter ganz oder teilweise zeigt = Teratoma embryonale.

Wie neuere Autoren betonen, ist allerdings eine so strenge Scheidung kaum durchführbar, da Übergänge vorkommen, immerhin ist sie zum Verständnis sehr zu brauchen. Das Ovar zeigt solche teratoide Bildungen bei weitem am häufigsten, in ca. 8—10% aller Eierstockstumoren; es herrscht in ihm das Teratoma adultum vor, während im Hoden, allerdings lange nicht so häufig, die embryonale Form an erster Stelle steht.

a) Das Teratoma adultum.

1. Die zystische Form- = Dermoidzyste. Hier handelt es sich überhaupt nicht um eigentliche echte Tumoren mit deutlicher autonomer Proliferationstendenz, sondern um eine geschwulstähnliche Mißbildung,

um einen rudimentären und verunglückten Feten, dessen einzelne Gewebe wohl angelegt und ausgebildet sind, aber weder im Verhältnis zum ganzen noch untereinander eine vernünftige Proportion zeigen (Ascanazy); es finden sich alle Übergänge von der lediglich mit Epidermis ausgekleideten Dermazyste oder einem isolierten Zahn im Ovar bis zum nahezu völlig ausgebildeten Feten. Die Erscheinungsform der Dermoidzyste im Ovar ist im allgemeinen folgende:

Ihre Größe schwankt von Haselnuß- und Erbsengröße bis zu mannskopfgroßen Zysten; sie kommen in jedem Lebensalter vor, die Zeit der Geschlechtsreife ist bevorzugt. Häufig sind sie in der Einzahl, sie kommen aber auch zu mehreren, 3 ja 6 auf einer Seite vor (Fig. 266). Kaboth

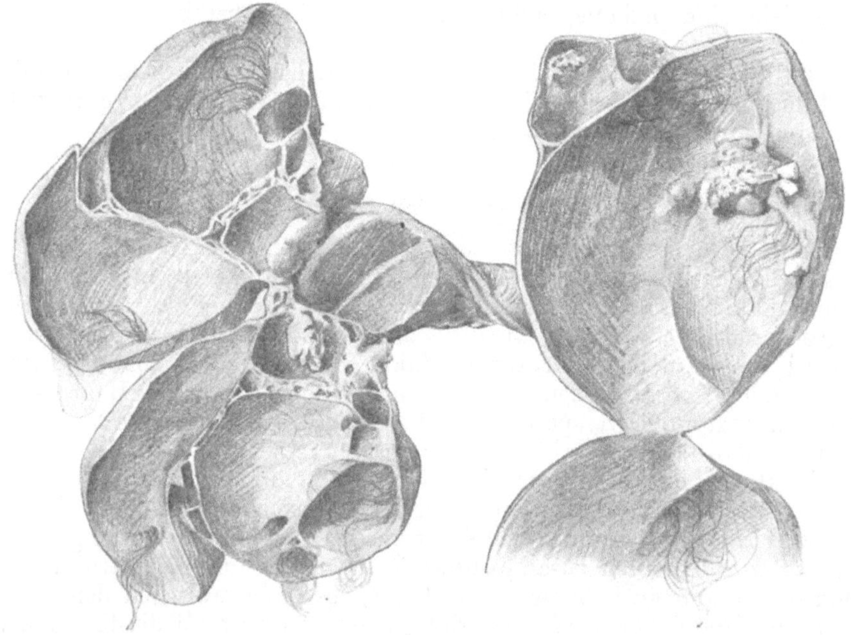

Fig. 266. Multiple Dermoidzysten (Haare und Zähne makroskopisch deutlich).

sah 13 Dermoidzysten im rechten und 3 im linken Eierstock einer Patientin, Novak 10 rechts und 11 links; sie sind vielfach mit pseudomuzinösen Adenokystomen kombiniert, teils aneinander gelagert, teils eingeschachtelt. Das Ovarialgewebe wird von der Zyste verdrängt, ist aber fast stets zum mindesten in Resten nachweisbar; häufig findet man die verschiedenen Funktionsstadien. Die Zystenwand ist gewöhnlich derb-bindegewebig, manchmal hyalin; innen fehlt an vielen Stellen oft der Epithelbelag; in anderen Zysten trägt die Wand ringsum ein mehrschichtiges Plattenepithel oder zum Teil kubischen und zylindrischen muzikarminpositiven einreihigen Zellbelag, auch flimmerndes Epithel findet sich an bestimmten Stellen. In der Bindegewebszystenwand sieht man nicht selten Rundzellenanhäufung, mit Fett erfüllte Lymphbahnen, schließlich auch Haare, die mit Rundzellen und Fremdkörperriesenzellen umgeben sind.

Der wesentliche Kern der Bildung ragt gewöhnlich in Zapfen- (Fig. 267), seltener in Säulenform von sehr verschiedener Größe in die Zyste hinein.

Hier lassen sich bei aufmerksamer Beobachtung viele makro- und mikroskopische Einzelheiten sehen. Überkleidet ist der Zapfen von Haut mit Haaren und Talgdrüsen. Die Haare können sehr lang, aber auch kurz und spärlich und von den verschiedensten Farbnüancen sein ohne notwendige Übereinstimmung mit der Haarfarbe des Trägers; das Haar sitzt tief in der Schwarte darinnen. Darunter kommt dann Fettgewebe in verschiedener Dicke und weiter eine derbe Bindegewebslage, manchmal mit flachen Knochen. In der Tiefe und seitlich folgen häufig mehrfache Zysten-

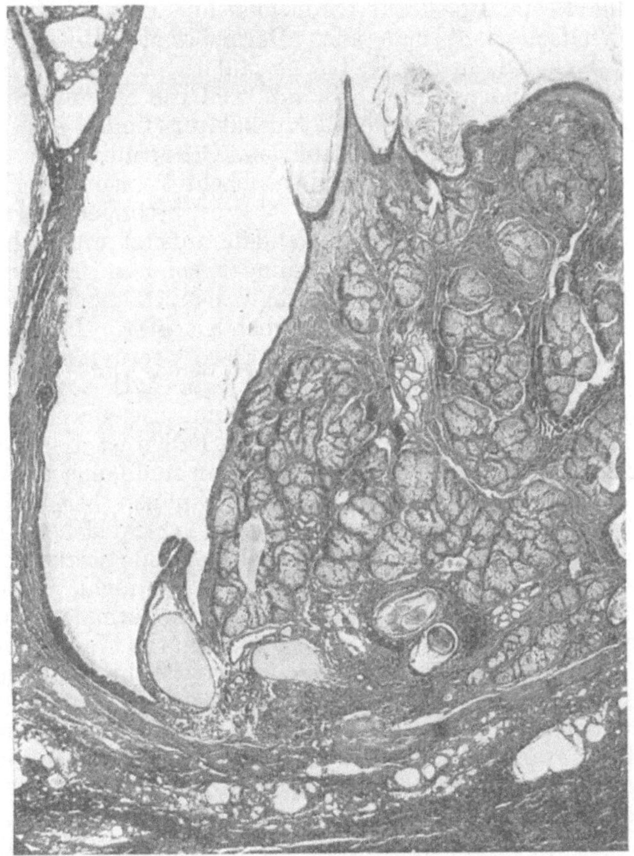

Fig. 267. Zapfen in einer Dermoidzyste.

und Leistenbildungen verschiedenster Größe. Man erkennt Zähne, oft in einem oder wenigen Exemplaren, aber auch bis 100, ja 300; sie sitzen in Knochenleisten und zeigen völlig normalen Bau. Steinhoff, Schmitt, Schubert haben den Zähnen größere Aufmerksamkeit zugewendet, ohne zu gleichen Ergebnissen zu kommen. Sicher scheinen beide Dentitionen vorzukommen, ein Schluß auf die Gleichaltrigkeit von Geschwulst und Trägerin läßt sich daraus nicht sicher ziehen. Wichtig erscheint die Feststellung Steinhoffs, daß stets nur Zähne der gleichen Körperseite vorkämen; jedoch scheint es davon Abweichungen zu geben, da Schmitt auch einwandfreie Zähne der Gegenseite nachgewiesen haben will. Die

Zysten können Gehirnrudimente darstellen; sie sind dann von typischer Gehirnsubstanz ausgekleidet, die nach der Zyste zu mit ependymähnlichem Epithel und mit Bildungen des Plexus chorioideus abschließt (Ventrikel). Daneben oder an Stelle dessen sind Meningenbildungen, ebenso auch Kleinhirnstücke, Rückenmark, Spinalganglien mit charakteristischen Ganglienzellen beobachtet. Die Gehirnsubstanz dokumentiert sich durch typische Pyramidenzellen manchmal einwandfrei als Großhirn. Andere Zysten zeigen geschichtetes Plattenepithel in der Nähe der die Zähne tragenden Kieferknochen, dabei Speicheldrüsen; Schläuche mit flimmerndem Zylinderepithel, umgeben von Bindegewebe und Knorpel, zeigen den verunglückten Respirationstrakt; Bronchien und Lungenanlagen sind zu erkennen. Vielfach sieht man auch Darmepithel mit schlauchartigen Drüsen und Krypten, in der Tiefe der Mukosa Brunnersche Drüsen. An Bindegewebe, Knorpel, Knochen, zum Teil von erkennbarem Bau als Rippen, Wirbel usw., Fettgewebe, Muskulatur findet sich fast stets mancherlei. Auch Mamma. Augenanlagen, Gehörrudimente, selbst Extremitätenstummel und Finger sind beobachtet. Eine kleine Gruppe von adulten Teratomen wird von R. Meyer besonders herausgestellt, in denen nicht wie gewöhnlich das Kaudale aufsitzt und sich die obere Körperhälfte rudimentär im Zapfen befindet, sondern in denen offenbar der kraniale Teil angewachsen ist, deshalb hauptsächlich fehlt und der unteren Körperhälfte Entwicklungsmöglichkeit gibt. In diesen Fällen sind Extremitätenstummel, Darmanlagen, Blase, Uterus, Scheide, Penis(?), Nabelschnur, Dottergangstumor (Kaboth), ja evtl. sogar Teile einer Plazenta gegeben. Nie aber findet man Keimdrüsengewebe, auch keine Leber, Niere, endokrine Drüsen. In seltenen Fällen ist die Fetusähnlichkeit eine sehr große (cf. Kaboths Fall). — Nun sind lange nicht alle diese Einzelheiten gleichzeitig oder nur selten zusammen beieinander, auch kommen die verschiedenen Gebilde in sehr verschiedener Größe und Reichlichkeit vor, es können selbst nur einzelne Teile stark hervortreten, andere sind nur in minimaler Andeutung oder gar nicht vorhanden. So ist die einfache Dermazyste lediglich eine ektodermale Bildung, die anderen beiden Keimblätter sind von vornherein im Wachstum erstickt; aus einer ursprünglich dreiblätterigen Anlage ist hier sekundär durch Wachstumsbeschränkung ein zwei- oder einblätteriges Gebilde geworden.

Beachtenswert ist weiter der Inhalt dieser Bildungen. Innerhalb des Körpers ist er gewöhnlich ölig, schmierig, mit Haaren oft in Schopfform, oft in kurzen Büscheln untermischt; mikroskopisch findet man viel Cholesterin und Epidermisschuppen darin. Sobald das Präparat abkühlt, wird der Talg teigig fest und erst recht schmierig-ölig. Der Inhalt kann auch dünnflüssig sein und dem Eiter makroskopisch täuschend ähnlich sehen. Manchmal ist er mit wässerig-seröser Flüssigkeit oder mit fadenziehender Masse durchsetzt; in diesen Fällen ist eine Nachbarzyste oder eines der, wie gesagt, häufig mit Dermoidzysten vergesellschafteten Pseudomuzin-Adenokystome durch Septumschwund mit der Fettzyste vereinigt. Unter günstigen Umständen können aus dem Fett bei Anwesenheit von Suspensionsflüssigkeit, Kalk und Salzen Kugeln von verschiedener Größe durch eine Art Butterungsprozeß entstehen, besonders wenn durch Fixation des Dermoids mittels entzündlicher Adhäsionen der Tumorinhalt alle Erschütterungen des Körpers mitmacht.

Das Wachstum solcher Dermoide ist außerordentlich langsam, wie durch fortlaufende Beobachtungen erhärtet ist; die Zyste selbst ist wahrscheinlich überhaupt gar nicht zum Dermoid gehörig, sondern ein Lymph-

raum oder eine Gewebsspalte, die durch die Epidermisprodukte des
Dermoides allmählich gedehnt wurde (Schottländer u. a.). Ruptur,
Vereiterung, besonders häufig Stieldrehung kommen wie bei allen Eier-
stocksgeschwülsten bei ihnen vor. Die Prognose ist im allgemeinen
absolut gut, allerdings ist der Dermoidinhalt nicht immer harmlos für das
Peritoneum, sondern wird als Fremdkörper behandelt. Von besonderer
Wichtigkeit jedoch ist, daß an einzelnen Stellen des Dermoids destruierende
Geschwülste entstehen können; am häufigsten werden typische Platten-
epithelkarzinome in der Wand beobachtet, sie haben ein erheblich
fressendes Wachstum, vereinzelt kommen auch drüsige Karzinome und
Sarkome vor.

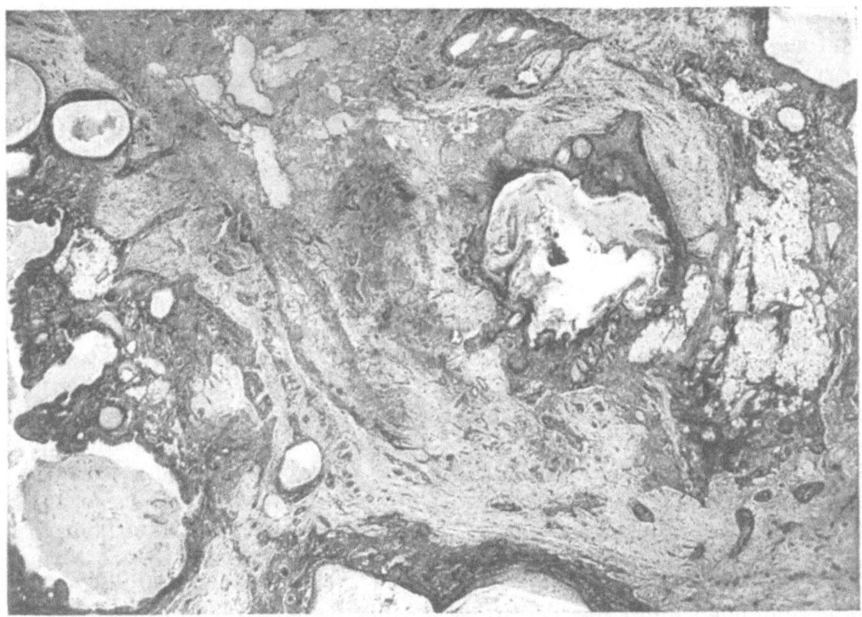

Fig. 268. Teratoma ovarii embryonale.

2. Die solide oder kleinzystische Form. Diese Form wird zusammen mit der embryonalen Form häufig als Teratom schlechtweg
bezeichnet. Insoweit jedoch besteht ein Unterschied, als es zweifellos
Formen von soliden resp. mit vielen kleinen Zysten durchsetzten Teratomen gibt, deren Gewebsformationen volle Ausreifung zeigen; sie haben
dann eine relativ gute Operationsprognose. Meist aber finden sich in
den soliden Formen embryonale Partien, die die Prognose sehr erheblich
trüben. Beide Formen sind makroskopisch und bis auf die embryonalen
Gebilde auch vielfach mikroskopisch fast gleich, so daß sie unter den
embryonalen Formen gemeinsam besprochen werden sollen.

b) Teratome embryonale = Teratoblastom.

Die adulten und embryonalen Formen der Teratome sind unter sich
lediglich durch nur eingestreute oder völlig das Bild beherrschende unreife
wuchernde Gewebsformationen unterschieden; nur die mikroskopische

Untersuchung kann hier die Trennung geben. Beide sind im ganzen selten beobachtet, treten meist einseitig auf und bleiben gut gestielt. Ihre Größe kann klein sein, häufiger aber bis zu mehreren Kilogrammen betragen. Sie haben im allgemeinen Kugelform, sind aber meist etwas flachhöckerig. Auf dem Durchschnitt ist das Bild oft noch bunter als beim Ovarialkarzinom. Bindegewebssepten teilen größere und kleine unregelmäßige Räume ab, in denen markiges glasiges Gewebe mit Knorpel, Knochen, Fett, Zahnanlagen, Haaren und vielen anderen Gewebsformationen regellos durchmischt ist. War bei den Dermoidzysten noch eine gewisse Tendenz zum Aufbau eines Organismus vorhanden, so ist hier alles Gewebe, Ekto-, Meso- und Entoderm, auch mikroskopisch regellos und wirr durcheinandergewürfelt (Fig. 268). Es findet sich häufig viel fetale Gehirn- und Gliasubstanz, rudimentäre Augenbecher, mit ekto- und entodermalem Epithel ausgekleidete Hohlräume und dazwischen sarkomatöse Bindegewebs- oder Muskelmassen verschiedenster Reife.

Als bösartig erweisen sich diese soliden Formen dadurch, daß sicher alle embryonalen Teratome, aber auch einige von den scheinbar ganz adulten Formen metastasieren, teils nach Durchbruch der Kapsel in Form von Peritonealimplantaten, teils als retroperitoneale Lymphdrüsentumoren, teils hämatogen in Lunge, Gehirn und Leber usw.

Atypische Teratome.

1. Struma ovarii. Ein Gewebe, das histologisch alle Zeichen der normalen Schilddrüse zeigt, wird gelegentlich in Dermoidzysten beobachtet, entweder in kleinen einzelnen oder multiplen Knötchen, manchmal in der Nähe von Anlagen des Respirationstraktus. Es gibt aber auch gänseeigroße bis kindskopfgroße Tumoren von bienenwabenähnlichem Bau, dessen Zysten mit einschichtigem Epithel ausgekleidet sind und als Inhalt eine zähe „tischlerleim"-ähnliche kolloide, teilweise auch jodenthaltende Masse zeigen; die Schilddrüsennatur ist morphologisch vielfach zwingend. Da nun häufig außerdem noch andere Gewebsformationen, wenn auch nur in mikroskopischer Größe vertreten sind, so werden diese Bildungen unter die Teratome, meines Erachtens mit vollem Recht registriert. Atypische Epithelformationen, wie sie in malignen Strumen bekannt sind, zeigen, daß diese Teratome einseitiger Differenzierung vielfach als maligne Blastome anzusehen sind. Die Auffassung Bauers, als handle es sich hier stets um Pseudomuzin-Adenokystome, dürfte höchstens für einen Teil stimmen, in denen vom Zysteninhalt die Muzikarminfarbe angenommen wurde. In anderen Fällen wird geradezu der negative Ausfall der Schleimreaktion und das positive färberische Verhalten wie beim Schilddrüsenkolloid betont (cf. neuere Arbeiten von Kafka und Kovacz).

2. Chorionepithelioma ovarii. Bei intra- und extrauteriner Schwangerschaft können die in den Gefäßbahnen freiliegenden Chorionzellen oder Chorionzotten Chorionepitheliome bilden, ohne daß die Plazenta beteiligt ist. Die Zellen können auch primär verschleppt werden und den Primärtumor z. B. in Scheide, Lunge, Gehirn oder Leber bilden, selbst noch längere Zeit nach der Gravidität. Vereinzelt kann hieran auch das Ovarium beteiligt sein. Von einigen Autoren, zuerst von Pick, wurde daneben eine chorionepitheliomähnliche Geschwulst ohne Schwangerschaft im Ovar gefunden; sie wird auf ektodermale Wucherung eines einseitig differenzierten Teratoms zurückgeführt. In Rücksicht

darauf, daß auch Karzinome und Sarkome synzytiale Bildungen liefern
können, ist die genetische Entscheidung nicht immer leicht. Es handelt
sich um faust- oder kindskopfgroße Tumoren von blauroter Farbe und
feinporösem weich-schwammigem Bau mit einigen septen- und stromalosen
Zellwucherungen, die in Strängen geordnet sind und zentrale Zellen vom
Langhanstypus und peripher synzytiale Massen mit riesenhaften, unregelmäßigen zahlreichen Kernen erkennen lassen (Seitz). Es besteht große
Neigung zu Nekrose und Zerfall. Die Tumoren sind bis auf wenige Ausnahmen äußerst bösartig.

Zur Histogenese der teratoiden Geschwülste sollen ein paar Andeu-
tungen genügen. Die Zusammensetzung dieser Bildungen aus drei Keim-
blättern führt zwingend daraufhin, daß die Entstehung auf Zellen zurückgeführt werden muß, die noch die Fähigkeit, Bildungen aller drei Keimblätter entstehen zu lassen, in sich tragen. Das können nur Zellen sein,
die den Keimzellen sehr nahe stehen oder selber Keimzellen sind. Die
Frage ist, können Eizellen im Erwachsenenovar etwa durch die Partheno-
genese solche Leistungen vollbringen. Die meisten Autoren stehen heute
auf dem Standpunkt, daß es nur unentwickelt liegen gebliebene Eizellen
oder illegal verbundene Eizellenabkömmlinge der ersten Entwicklung
sein könnten. Am stärksten wird die Marchand-Bonnetsche Anschauung verteidigt, nach der Blastomeren der ersten Furchungsstadien
vor der Blastulabildung hierfür in Betracht kämen und zwar in dem
Sinne, daß eine oder mehrere somatische Blastomeren unter die sexuellen,
lediglich die Keimdrüse aufbauenden geraten seien und früher oder später
sich isoliert weiter entwickelt hätten oder andererseits, daß sexuelle
d. h. totipotent bleibende Blastomeren in den somatischen, den Körper
aufbauenden Zellverband geraten seien. Eine Verlagerung der Blastomeren
ist nicht einmal nötig anzunehmen, es genügt schon die Annahme eines
Erhaltenbleibens der Totipotenz in einem oder mehreren Zellindividuen
(Borst). Die nähere Begründung dieser Hypothesen und andere Erklä-
rungsversuche mögen in der allgemeinen Pathologie studiert werden.
Als besonders interessant möge auf die Beziehungen aufmerksam gemacht werden, die die teratoiden Geschwülste als geschwulstartige Mißbildungen und schließlich auch die Geschwülste im allgemeinen im Sinne
einseitiger Differenzierung durch diese Studien zu den Doppelmißbildungen gewinnen.

Anhangsweise soll hier auf die seltenen Hypernephrome des
Ovars hingewiesen werden, wo embryonal versprengte Nebennierenkeime
(Marchand) Tumorbildungen bedingt haben. Sie sind höckerig, opak,
auffallend gelb, weich, zerreißlich, meist kinds- bis mannskopfgroß und
zeigen viel Nekrose. Den Hauptbestandteil bilden in Bindegewebsmaschen-
räumen liegende polyedrische, helle Zellen mit viel Fett und Glykogen.
Sie sind im Verlauf den typischen Hypernephromen ähnlich und bösartige, metastasierende Tumoren.

Die Klinik der Ovarialtumoren.

Vom Verlauf und der Bedeutung der einzelnen Geschwulstformen
des Eierstockes ist vieles in der morphologischen Darstellung gesagt,
so daß auch die Prognose schon hinreichend im speziellen besprochen ist.
Nur einige allen Tumorformen mehr oder weniger gemeinsame Beziehungen
zum Standort und zur Umgebung müssen an dieser Stelle, wo vor allem

von der Symptomatologie, der Diagnose und der Therapie die Rede sein
soll, besprochen werden.

Die unkomplizierte Entwicklung der Tumoren und ihr Krankheitsbild.

Wichtig ist es zunächst, sich über die Lage der Geschwülste ein allgemeines Bild zu verschaffen und ihre Wirkung auf die Nachbarschaft
kennen zu lernen. Sie können sich entweder frei in die Bauchhöhle hinein

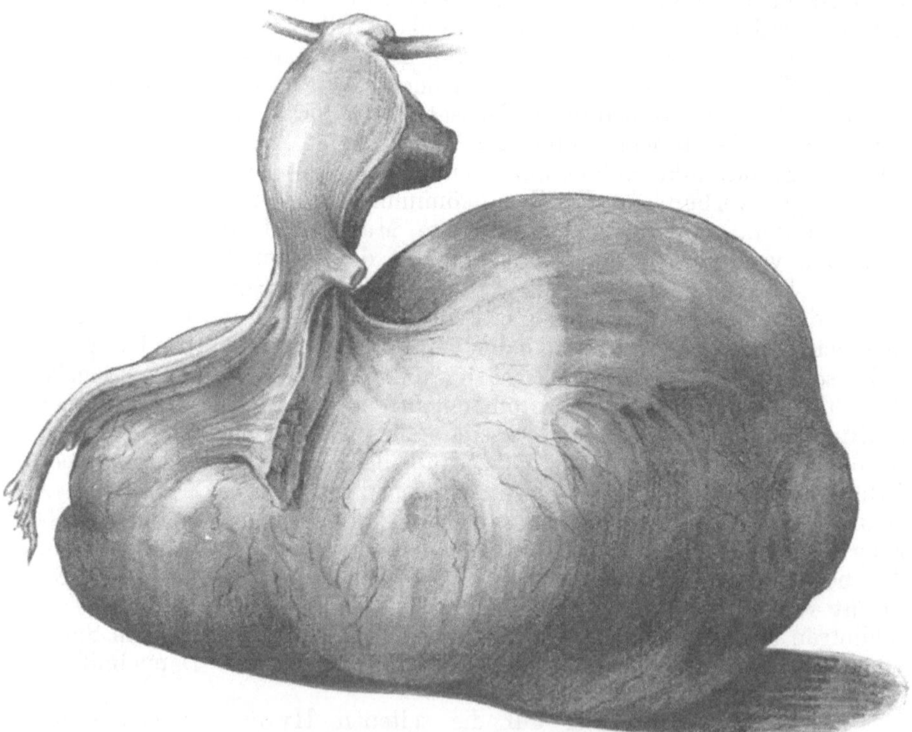

Fig. 269. Ovarialtumor mit seinem Stiel. (Der Uterus ist über einen Draht nach
oben gezogen.)

entwickeln und an einem „Stiele" mit der Unterlage verbunden sein oder
durch Hineinwachsen in das Lig. lat. in ihren Exkursionen erhebliche
Beschränkungen erfahren.

a) Die gestielten Tumoren. Der sog. „Stiel" der Tumoren ist
nichts weiter als der Aufhängeapparat des Ovariums selbst (Fig. 269); er
wird gebildet vom Mesovarium, dem Lig. ovarii proprium und dem Lig. infundibulopelvicum. Bei kleinen Tumoren ist er wenig oder gar nicht verändert; je größer und schwerer die Tumoren werden, um so mehr wird der
Stiel verbreitert und verlängert; durch den Sitz und die Wachstumsrichtung
der Neubildung kann der laterale oder mediale Stielabschnitt verschieden
stark ausgezogen werden. Die Tube bleibt zunächst unbeeinflußt und
frei beweglich, mit zunehmendem Wachstum des Tumors wird die Fimbria
ovarica fixiert und dann die Tube gedehnt. Der Stiel kann eine sehr

erhebliche Länge annehmen und dem Tumor bedeutende Beweglichkeit gewähren.

Ursprünglich liegen die Tumoren entsprechend der Lage des Ovars an der Hinterfläche des Lig. lat. hinter dem Uterus im Becken. Mit zunehmendem Wachstum werden sie durch ihre oberhalb des Beckeneingangs gelegenen Partien aus dem Becken herausgehoben und sinken dann häufig, wie H. W. Freund feststellte, nach vorn unter Drehung des Stieles um 90°. So kommen sie dann seitlich und vor dem Uterus zu liegen und drängen ihn bei schlechtem Organzusammenhalt in die Retroflexionsstellung. Jedoch ist bei straffen und festen Bauchdecken in Fällen, wo der Uterus der Blase eng aufliegt und aktiv seine Stelle stets wieder gewinnt, der gehobene Ovarialtumor hinter dem Uterus oder besser oben auf ihm zu finden, indem er ihn gegen die Blase drückt und oft etwas seitlich disloziert. Der Tumor wächst nun fortschreitend in den Bauchraum und verdrängt die Därme, ähnlich wie ein schwangerer Uterus. Mit zunehmender Größe werden die Bauchdecken allmählich gespannt und blank, der Nabel vorgedrängt, die Rippenbögen auseinandergedrängt, das Zwerchfell nach oben verlagert und in seinen Exkursionen beschränkt. Schließlich wird auch ein Druck auf die großen Bauchgefäße ausgeübt, die Venen werden gestaut und es kommt zu Ödemen in den unteren Extremitäten. Die Pat. wird infolge des Tumorgewichts immer schwerfälliger, ihre Atmung, der Kreislauf werden behindert, die gewaltige Nahrungsentziehung durch den Tumor bewirkt eine sehr bedeutende Kachexie, unter deren Wirkung die Pat. dann langsam zugrunde gehen. Das ist der Verlauf selbst bei völlig gutartigen Geschwülsten ohne jede Komplikation, wenn nicht operative Hilfe kommt. Wesentliche Modifikationen sieht man jedoch entsprechend den besonderen Eigentümlichkeiten der einzelnen Tumoren, so vor allem bei den bösartigen Tumoren; darüber ist bei der Morphologie schon gesprochen.

b) Die intraligamentären Tumoren. Ihr Hauptcharakteristikum besteht darin, daß die Tumoren in den tieferen Eierstockspartien ihren Ursprung haben oder zum mindesten in ihrer Wachstumsrichtung dorthin streben. Dann wird das Markgewebe und der Hilus des Ovars ausgedehnt und das Lig. latum zunächst im Bereich des Mesovariums, weiterhin aber auch in den tieferen Teilen nach und nach entfaltet und über den Tumor herübergezogen. Man sieht dann die Linie des Peritonealansatzes an irgend einer Stelle der Tumorzirkumferenz unregelmäßig verlaufen; verschieden große Partien der Tumoren, d. h. die im Eierstocksgewebe selbst sich entwickelnden Anteile ragen in die Bauchhöhle frei hinein. Begreiflicherweise führt diese intraligamentäre Entwicklung zu erheblichen Dislokationen der Nachbarorgane. So kann die Tube stark ausgezogen werden, vor allem, wenn der laterale Ligamentteil ausgeweitet wird; die Ureteren können stark seitlich oder auch abwärts verlagert werden und durch Spannung oder Druck Abflußbehinderung mit konsekutiver Nierenbeckenstauung erfahren. Der Uterus kann stark seitlich verlagert, auch hochgedrängt und der Länge nach über dem Tumor ausgezogen werden; selbst die Blase kann, allerdings seltener, erheblich ausgedehnt und verdrängt werden. Nach lateral kann die Entfaltung auch retroperitoneal auf das Mesosigmoideum weitergreifen, ja bis ins Nierenlager gehen. Infolge der sich entwickelnden Beschwerden werden Tumoren dieser Art kaum so groß, wie jene freibeweglichen.

Die Symptomatologie der gestielten Tumoren ist auffällig verschieden. Viele Tumoren werden zufällig entdeckt, weil sie keinerlei

Beschwerden gemacht haben außer der auffälligen Vergrößerung des Leibes; es ist sehr bemerkenswert, wie lange eine selbst auch erhebliche Zunahme des Leibesumfanges übersehen oder unbeachtet bleiben kann. Später machen die Geschwülste Druck- und Völlegefühl. In anderen Fällen werden schon relativ kleine Geschwülste als Fremdkörper im Bauch empfunden oder durch Schmerzen, die sie verursachen, entdeckt. Urinbeschwerden, Prolapsgefühl sind bei mittleren und größeren Tumoren relativ oft zu beobachten. Die intraligamentären Tumoren erzeugen viel häufiger Spannungsschmerzen oder durch Druck auf die Nervenstämme Neuralgien und beeinträchtigen die Urin- und Stuhlentleerung; manchmal führen sie direkt zu Einklemmungserscheinungen mit Stuhl- und Urinverhaltung, Übelkeit und Erbrechen, Meteorismus. Von den höhergradigen Folgezuständen am Nierenbecken oder der Zwerchfellverdrängung, der Zirkulationsbehinderung und der Kachexie war oben schon die Rede. Ist Aszites vorhanden, kann das Krankheitsbild sich verhältnismäßig rasch entwickeln, während sonst ein ausgesprochen chronischer Verlauf über Monate und Jahre hinaus charakteristisch ist.

Der Ablauf des mensuellen Zyklus ist in sehr vielen Fällen weder klinisch noch anatomisch irgendwie beeinflußt, selbst bei großen, ja doppelseitigen Tumoren ist eine regelmäßige Wiederkehr des Zyklus mit normaler Blutungsdauer und -stärke zu konstatieren. In manchen Fällen führen Gefäßstauungen oder Uterusverdrängungen zu starken Regelblutungen. Unregelmäßigkeiten in der Zyklusphase kommen nicht wesentlich häufiger vor als bei palpatorisch normalen Genitalorganen. Amenorrhöe findet sich hauptsächlich bei bösartigen, speziell den metastatischen Tumoren und zwar in erster Linie infolge der Kachexie, nicht so sehr deshalb, weil alles funktionierende Eierstocksparenchym aufgezehrt sei; ihre Häufigkeit beträgt bei Eierstockstumoren überhaupt nur 2—3$\%$. Metrorrhagien finden sich gelegentlich auch in der Menopause, aber lange nicht regelmäßig bei bösartigen Tumoren. Die Ursache liegt manchmal in zufälligen Komplikationen wie Polypenbildungen oder andererseits in erheblichen Zirkulationsstauungen, aber auch in metastatischen Karzinombildungen im Uterus. Bei Kindern wird in ca. $^1/_2$—$^2/_3$ der Fälle eine vorzeitige Menstruation beobachtet, die nach Entfernung der Geschwülste wieder verschwindet. Sterilität ist etwas häufiger, als dem Durchschnitt ihrer Häufigkeit entspricht, sie wird in ca. 15$\%$ beobachtet; die räumlichen Verlagerungen dürften hier in erster Linie beschuldigt werden müssen. Störungen des Allgemeinbefindens sind gewöhnlich sehr gering und unspezifisch. Bei malignen Tumoren beherrscht natürlich der schnellere Verlauf, der häufigere Aszites, die Wirkung der Metastasen und die Kachexie das Bild.

Die Komplikationen in der Entwicklung der Eierstockstumoren und ihr Krankheitsbild.

1. **Die Komplikationen mit adhäsiver Pelveoperitonitis.** Bei der Häufigkeit chronisch-adhäsiver Prozesse im Beckenraum ist es selbstverständlich, daß in nicht seltenen Fällen ein Eierstockstumor sich bei schon bestehenden Adhäsionen entwickelt, wie es andererseits auch klar ist, daß entzündliche Prozesse sich bei schon vorhandenem Ovarialtumor etablieren können. Der Ablauf der Entzündung folgt natürlich ihren eigenen Gesetzen, immerhin ist sie im Verhältnis zum Ovarial-

tumorwachstum schnell in ein chronisches Stadium übergeführt, das sich in erster Linie durch membranöse, spinnwebige oder auch schwartige Adhäsionen darstellt. Der Ovarialtumor wird nun oft in solche Adhäsionen ganz oder teilweise eingehüllt und im Becken fixiert; mit zunehmendem Wachstum müssen diese Adhäsionen die Einklemmung oder zum mindesten eine sehr erhebliche Raumbeengung im Becken verursachen. Ist der Tumor in der Hauptsache oberhalb des Beckeneingangs gewachsen, so kann er die Adhäsionen weiter und weiter dehnen und von ihnen überzogen sein; es entsteht dadurch eine ähnliche Exkursionsbeschränkung wie bei intraligamentärer Entwicklung. Man spricht hier direkt von pseudointraligamentärem Sitz, wenn der Tumor an der Hinterfläche des Lig. lat. durch die Adhäsionen verlötet ist und nun das Lig. lat. evtl. auch den Uterus über sich hinaufzieht und dehnt. Intra operationem kann eine schnelle Orientierung durch solche Verhältnisse stark erschwert sein.

Die Beschwerden, die diese Komplikation hervorruft, können ebenso wie bei der adhäsiven Peritonitis sehr verschieden sein; häufig fehlen sie völlig, in anderen Fällen führen starke Spannungsschmerzen, Übelkeit, Durchfälle, sogar Ileusattacken die Patienten schnell zum Arzt.

2. Die Stieldrehung. Sehr häufig ist das oben erwähnte Nachvornsinken der beweglichen Ovarialtumoren um ca. 90°, wenn sie über den Beckeneingang in die Bauchhöhle hinaufwandern. Eine gewisse Beweglichkeit dokumentiert sich schon durch diese Feststellung. Die hier angebahnte Torsion des Stieles kann durch weitere Drehung der Geschwulst fortgeführt werden und von 180° an pathologisch werden, aber bis zu 4 und 5, ja 25 mal 360° betragen. Selbstverständlich spielt die Länge und Breite des Stieles wie auch die mittlere Größe und Schwere der Geschwulst eine Rolle, ebenso die Natur des Tumors. Nach Grotenfeld und Frankl wie auch nach den stets zu machenden Feststellungen neigen Fibrome, Zysten und Parovarialzysten, Dermoidzysten und Zystadenome viel mehr zur pathologischen Stieldrehung als Karzinome und Sarkome; die intraligamentären Tumoren sowie die durch Adhäsionen fixierten kommen überhaupt nicht in Betracht. Die allgemeine Häufigkeit wird sehr verschieden angegeben; sicherlich kann nur ein großes Material darüber Auskunft geben; so fand Frankl 8,5%, Grotenfeld 15,2%, Stühler unter 670 Fällen 10,3%. Hinsichtlich der Torsion hat sich für das Gros der Fälle als Regel herausgestellt (Küstner), daß rechtsseitige Tumoren so gedreht sind, daß sie nach links aufgedreht werden müssen, eine Linksspirale zeigen, um glatten Stiel zu bekommen, linksseitige entsprechend nach rechts. Die Ursachen der Stieldrehung sind noch vielfach im Dunkel; traumatische Einwirkungen wie Schlag, Stoß vor den Bauch, Fall, Husten, Würgen, Pressen, Bücken können als zweifellose Gelegenheitsursachen verzeichnet werden. Für die spontan eintretenden Drehungen wird die Mastdarmbewegung, die Blasenfüllung, Darmperistaltik beschuldigt; Payr meint, daß Drucksteigerung in den Venen des Stieles und des Tumors drehend wirken kann, Frankl denkt an die arteriellen Pulsstöße, deren Wirkung am übergeschlagenen Bein sehr deutlich wird. Sellheim hat die Stieldrehung durch die Übertragung einer Drehbewegung des ganzen Körpers (z. B. sich umdrehen in aufrechter Stellung oder sich herumwälzen im Liegen, Tanzen usw.) auf die im Bauchraum beweglich liegende Geschwulst erklärt und durch physikalische Experimente zu erhärten versucht; es bleibt ausgedehnter Beobachtung überlassen, inwieweit diese verblüffend

einfache und plausible Erklärung das klinische Material restlos oder zu einem großen Teil zu klären vermag. Wenn erst der Stiel einmal um 360° gedreht ist, erfolgen weitere Drehungen zweifellos leichter.

Die Wirkung der Stieldrehung hängt von ihrer Schnelligkeit und Stärke ab. Entweder werden nur die Venen in ihrem Abfluß behindert und die Arterien pumpen dauernd Blut in den Stiel und die Geschwulst hinein; die Folge ist, daß alle oberhalb der Drehungsstelle gelegenen Gewebe äußerst stark mit Blut infarziert werden, anschwellen und selbst bersten können. Bei sehr fester mehrmaliger Drehung hört auch der arterielle Puls auf, der Tumor wird außer Ernährung gesetzt und verfällt der ischämischen oder, wenn Vene und Arterie nicht gleichzeitig gedrosselt waren, der hämorrhagischen Nekrose. Die Schnürung erfolgt häufig so, daß ein Teil der Tube und bei Parovarialzysten auch ein Teil des Ovars mit einbezogen werden; das Ovar kann dadurch in zwei Teile geschnürt werden. Die weitere Folge würde sein, wenn keine operative Hilfe kommt, eine akute Intoxikation aber auch nicht zum Tode führt, daß der absterbende Gewebsbezirk von Netz, Därmen, Uterus, Blase usw. umlagert und von deren Serosa aus durch Fibrinabscheidung und zunehmende Granulationsbildung allmählich abgekapselt wird. Die entzündlichen Infiltrate führen zu schwieligen Verwachsungen, der Gewebsfremdkörper kann allmählich durch Resorption kleiner werden und schließlich verkalken. Da das absterbende Gewebe zweifellos einen Locus minoris resistentiae darstellt, so ist die Neigung zur Vereiterung oder Verjauchung durch im Blute zirkulierende Bakterien oder vom Darm aus, nicht unbedeutend. Der Stiel selbst kann an der Schnürungsstelle morsch werden und zerreißen; dann ist der torquierte nekrotisierende Teil völlig isoliert und am Uterus bleibt ein Rudiment von Adnexen zurück. Der freie Tumor kann erhebliche Dislokationen erfahren, er wurde selbst am Mesocolon ascendens, ja sogar zwischen Pankreas und Lig. gastrocolicum gefunden; nach Steinmann sind ca. 35 solcher losgetrennten Zysten beschrieben.

Die klinischen Zeichen der Stieldrehung können äußerst stürmisch unter dem Bilde der akuten Peritonitis verlaufen; starker Spontan- und Druckschmerz im Bauch, Erbrechen, Übelkeit, hoher weicher Puls, Meteorismus, häufig Fieber (toxisch), Kollaps. Ist gleichzeitig eine Berstung des Tumors mit evtl. innerer Blutung dabei, so kommt zu dem Kollaps auch noch die zunehmende sekundäre Anämie der Haut und der sichtbaren Schleimhäute hinzu. Abgesehen von der Komplikation der inneren Blutung gehen aber die stürmischen Erscheinungen wieder rasch zurück, der Leib wird weicher und bleibt nur noch lokal am Tumor druckempfindlich, der Puls wird besser, das Allgemeinbefinden ist bald nur noch wenig beeinflußt. Von Zeit zu Zeit kommen neue Attacken, die ileusartigen Charakter annehmen können, ja selbst echten Ileus durch Abknickung verlöteter Darmschlingen machen. Im Gegensatz dazu steht, daß eine langsame und schubweise eintretende Stieldrosselung allmählich das Absterben vorbereitet und nach und nach Adhäsionen bewirkt; in solchen Fällen brauchen klinische Zeichen überhaupt nicht auf das Ereignis hinzudeuten; der stielgedrehte, völlig abgekapselte, nekrotische Tumor wird bei Gelegenheit irgendwann einmal entdeckt. In ganz schweren Fällen ist in unmittelbarem Anschluß an die Stieldrehung Exitus im Kollaps beobachtet.

3. Die Ruptur der Zysten. Lokale Wandnekrosen z. B. durch Zirkulationsstörungen im Tumor infolge erheblicher Zunahme des Inhaltsdruckes machen die Wandung morsch und zerreißlich, Schlag, Stoß,

Fall, Brechen, Husten können andererseits genügen, um die manchmal sehr dünnen Wandungen zur Ruptur zu bringen. Die Folge ist der Austritt des Zysteninhalts, die Wirkung je nach dessen Art sehr verschieden. Seröser Inhalt wird glatt und ohne Beschwerden resorbiert, solcher mit Zerfallsprodukten der sich vorbereitenden Nekrose und der Dermoidbrei machen toxische Erscheinungen wie Erbrechen, Übelkeit, Kollaps, hohe Pulsfrequenz, Stuhldrang. Schleimiger Inhalt wirkt ähnlich, sein weiteres Schicksal ist entweder ebenfalls das der Resorption oder der Organisation im Sinne des Pseudomyxoma peritonei (s. d.). War die Tumorwand entzündet, so kann natürlich Peritonitis die Folge sein. Die rupturierte Stelle verklebt meist oder wird von Netz und Darmschlingen durch Fibrin und Adhäsionsbildung abgekapselt. Die Ruptur kommt nach den Statistiken in ca. 2—3% der Ovarialtumoren vor.

4. Die bakterielle Invasion. In früheren Zeiten, wo die Punktion des Tumors häufig, ja selbst Hunderte von Malen bei einer Patientin ausgeführt wurde, war der Keimimport in den Tumor nichts Seltenes, heute wird er nur ausnahmsweise beobachtet. In Fällen schwerer genitaler Entzündungen, besonders septischen Charakters, wie im Puerperium, kann der Prozeß ebenso wie in das Ovar auch in den Tumor lymphogen fortgetragen werden. Schwartige Verwachsungen mit dem Darm sollen die Durchwanderung von Keimen begünstigen. Es entstehen kleinere Wandabszesse, die in das Lumen der Zyste durchbrochen und den Inhalt trüben und schließlich eiterig machen, oder die Abszesse vergrößern sich in soliden Tumoren durch immer weitere Gewebseinschmelzung. Das Epithel der Zyste verschwindet, statt dessen entsteht eine Granulationsmembran. Die Unterscheidung von großen pyovarialen Abszessen ohne das Tumorvorstadium und echten vereiterten Tumoren ist dann sehr erschwert, und nur an noch deutlichem Geschwulstparenchym zu stellen. Der Verlauf dieser Fälle gleicht auch dem der Ovarialabszesse; der Durchbruch in ein Nachbarorgan (Blase, Mastdarm, Scheide) und langsam fortschreitende Organisation oder Peritonitis resp. chronisch-septischer Verfall sind die Ausgänge. Als klinische Zeichen sind insbesondere uncharakteristisches Fieber bei vorhandenem Tumor, seltener Schmerzen zu verzeichnen.

Besonders zu bemerken ist das Übergehen von Bauchfelltuberkulose oder Genitaltuberkulose auf die Tumorwandungen; es entstehen dadurch tuberkulöse Abszesse; 24 Fälle dieser Art sind 1916 von Moench zusammengestellt.

5. Komplikation mit Schwangerschaft. Es ist mehrfach schon betont, daß selten alles funktionierende Ovarialparenchym von den Neubildungen aufgezehrt wird, daß die Menstruation häufig durchaus regelmäßig ist, und daß schließlich die Sterilitätsziffer im ganzen nur ca. 15% beträgt; es geht daraus hervor, daß Schwangerschaft bei Ovarialtumoren durchaus vorkommt; die Kombination wird in ca. 3—4% der Tumoren beobachtet. Welche Bedeutung dem Tumor für den Verlauf der Schwangerschaft, Geburt und Wochenbett zukommt, möge in geburtshilflichen Lehrbüchern eingesehen werden. Die Wirkung auf den Tumor ist relativ gering; die Raumbeengung kann erheblich steigen, der Tumor wird manchmal durch den schwangeren Uterus etwas verformt, die Rupturgefahr und die von intratumoralen Blutungen ist größer als ohne Schwangerschaft. Von wesentlicher Bedeutung wird erst das Wochenbett durch den großen freien, d. h. schlecht zusammengehaltenen Bauchraum; der Tumor bekommt eine abnorme Beweglichkeit, so daß die höhere

Zahl der Stieldrehungen und der Nekrose mit ihren Gefahren verständlich ist.

Die Diagnose der Ovarialtumoren.

Sie kann sehr leicht sein, aber auch große Schwierigkeit bereiten, da die Mannigfaltigkeit der Tumoren des Eierstocks wie auch die der sonst im Becken- und Bauchraum mit „Tumor"bildung einhergehenden Erkrankungen sehr bedeutend ist. Nur die genaue Differenzierung der Einzelmerkmale und deren genaue Abwägung führt zum Ziel. Manche Fälle bleiben ohne weitere Hilfsmaßnahmen, z. B. die Probelaparotomie oder die Narkosenuntersuchung unklar. Die vielfach übliche Besprechung der Verhältnisse für kleinere, mittlere und große Tumoren, bewegliche und nichtbewegliche ist sehr zweckmäßig und kaum zu umgehen.

Das wesentlichste Hilfsmittel ist neben der durch ihre negative Ausbeute oft wichtigen Anamnese die Palpation, wichtig und selbstverständliche Voraussetzung für gute Durchführung derselben ist die Entleerung der Blase und des Mastdarmes.

1. **Die kleinen Eierstockstumoren,** d. h. solche, die im Becken liegen. Sie sind meist zystisch, prall elastisch, selten hart und derb, liegen gewöhnlich hinter dem anteflektiert zu tastendem Uterus, lassen sich leicht dislozieren, haben runde oder ovale oder etwas höckerige Form und sind nicht druckempfindlich. Bei Verdrängung des Tumors läßt sich oft eine Stielverbindung zum Uterus feststellen. Eine Verwechselung ist möglich mit dem retroflektiert liegenden graviden Uterus, wobei der derbere Uterus vor dem Tumor lediglich für die Zervix angesprochen wird; ebenso kann ein Myom der Hinterwand weich wie ein Eierstocks-Tumor sein. Nur die genaue Trennung des Tumors und Uterus und Achtung auf die Stielverbindung bringt Klarheit. Auch anteuterin liegende zystische Tumoren kommen vor. Nach Küstners Feststellungen handelt es sich dabei häufig um Dermoidzysten, besonders dann, wenn sie nach versuchter Dislokation stets wieder zurückkehren; es gibt davon viele Ausnahmen.

Handelt es sich nicht um einen mobilen, sondern intraligamentär entwickelten oder durch peritoneale Verwachsungen fixierten Tumor, so ist die Diagnose wesentlich schwerer. Der Ovarialtumor liegt seitlich neben dem Uterus und verdrängt ihn nach der Gegenseite, er ist prall elastisch oder härter und nicht druckempfindlich. Differentialdiagnostisch sind wichtig

a) das intraligamentär entwickelte Myom: Nachweis der Uterustumorverbindung; das Myom geht meist mit derbem, manchmal breitem Stiel zum Uterus über, während der seitliche Ovarialtumor sich oft gut abgrenzen läßt.

b) Lateralflexion des graviden Uterus: Die Stielverbindung muß eruiert werden, die Anamnese nicht unbeachtet bleiben.

c) Extrauteringravidität mit oder ohne peritubare Hämatozele. Die Abgrenzung gegen den Uterus ist hier oft ebenso deutlich wie beim Eierstockstumor, gegen die Beckenwand hin jedoch breiter, oft massiger. Die Konsistenz ist gewöhnlich weicher, die Form oft unregelmäßig, die Beweglichkeit fehlt meist. Vor allem aber hilft die häufig charakteristische Anamnese.

d) Chronisch entzündlicher Adnextumor. Hier ist die Unterscheidung in den Fällen, wo die Anamnese ein akutes Stadium vermissen läßt, äußerst schwierig, oft unmöglich. Die mehr höckerige, wulstige Oberfläche, die schwartige Fixation, die eventuelle Druckempfindlichkeit kann helfen. Jedoch bestehen häufig Kombinationen.

e) Seltenere Affektionen: **Echinokokkus**, sitzt breit und fest der Beckenwand auf, **Ligamenttumoren**, **Rektumtumoren**, **Beckentumoren**.

Stets muß auch die Rektaluntersuchung zu Rate gezogen werden, evtl. in Kombination mit Proktoskopie.

2. Die mittleren Tumoren, d. h. solche, die bis in Nabelhöhe reichen.

Die **beweglichen** Formen liegen meist in der Medianlinie vor dem Uterus und sind leicht von dort zu dislozieren; ihre Form ist rund, ihre Oberfläche glatt, bei multizystischer Form unregelmäßig höckerig, oft oval. Zystische Tumoren fluktuieren, solide sind hart und oft knotig. Häufig ist die Lagerung unsymmetrisch entsprechend der Form des Tumors. Die Palpation läßt den Tumor meist zurückschieben, dadurch wird der Stiel und die Lage des Uterus deutlich. Wie gesagt, liegt der Uterus häufig in Retroflexio, er kann aber auch stark anteponiert und meist lateral flektiert sein, indem der Tumor auf der Uterushinterfläche von oben her lastet. Der Leib ist in den unteren Partien halbkugelig vorgewölbt.

Die Differentialdiagnose hat in erster Linie in Betracht zu ziehen:

a) **Gravidität im 4.—6. Monat.** Anamnese. Nachweis der kindlichen Herztöne und der Fruchtbewegungen, Sukkulenz und Verfärbung der Vulva und Scheide, genaue Beachtung des Stieles führt meist zum klaren Ziel.

b) **Aszites irgendwelcher Provenienz.** Hier schwimmt ein Darmkonvolut auf der freien Flüssigkeit; die Perkussion findet hier zentral den tympanitischen, in den abhängigen Partien den gedämpften Schall und vor allem den charakteristischen Schallwechsel bei Lageänderung der Patientin.

c) **Myoma uteri.** Gestielte große subseröse Myome können allenfalls durch dicken Stiel und derbe Konsistenz unterschieden werden, oft ist die Differenzierung sehr schwer. Auch interstitiell sitzende große Myome können erhebliche Schwierigkeiten bieten. Rektale Untersuchung kann den rektoflektierten Uterus nachweisen oder den gleichmäßigen Übergang in die Geschwulst feststellen. Zystisch erweichte Myome können unter Umständen erst nach der Operation von den Ovarialtumoren unterschieden werden.

d) **Urachuszysten, überfüllte Blase bei Einklemmung usw.**

Viel schwieriger kann die Erkennung der **intraligamentär sitzenden** Eierstocksgeschwülste sein. Sie sitzen zum großen Teil im Becken und verdrängen den Uterus manchmal so hoch nach einer Seite, daß per vaginam die Portio kaum zu palpieren ist; ein weiterer Tumorabschnitt ragt in die Bauchhöhle hinauf und ist entsprechend der intraligamentären Fixation mehr in einer Seite gelegen, wodurch an dieser Stelle die Bauchwand vorgewölbt wird und außer dem Uterus auch die Blase disloziert wird. Fluktuation, relativ glatte Oberfläche, gute Abgrenzung gegen Beckenwand und Uterus, in geringem Maße ausführbare Dislokation des Tumors, Schmerzlosigkeit auf Druck sind die Hauptzeichen für die Ovarialgeschwulst.

Differentialdiagnostisch wichtig sind:

a) **Große intraligamentäre Myome.** Die eventuell nachweisbare Verbindung zum Uterus ist wichtig, auch die Konsistenz und fehlende Fluktuation kann die Diagnose leiten.

b) **Hydronephrose und Nierentumoren:** Die Beziehung zur Nierengegend und Hauptsitz oberhalb der Beckeneingangsebene muß an Nierenaffektion denken lassen; die Anamnese kann Anhaltspunkte geben, der Ureterenkatheterismus und die Chromozystoskopie bringen meist volle Klarheit.

c) **Abgesackter Aszites** z. B. bei tuberkulöser Peritonitis. Die schlechte Abgrenzbarkeit, leichte Fiebersteigerungen, das Allgemeinbefinden usw., der Wechsel von gedämpften und tympanitischen Perkussionsfeldern lassen die Scheintumoren erkennen.

d) **Große parametrane Exsudate:** Unregelmäßige Gestalt, Derbheit, Unbeweglichkeit bis zur mauerfesten Verlötung an der Beckenwand sind ihre Zeichen.

e) **Mesenterialzysten, große Echinokokken, Darmtumoren, Beckenschaufeltumoren** usw.

Bei vorhandenem Aszites kann es schwer sein, die Tumoren herauszutasten, am besten gelingt es dann immer noch vom Rektum, von wo aus man gegebenenfalls auch Knollen und Knoten feststellen könnte, die auf Karzinom primärer oder metastatischer Natur hindeuten würden. In solchen Fällen soll

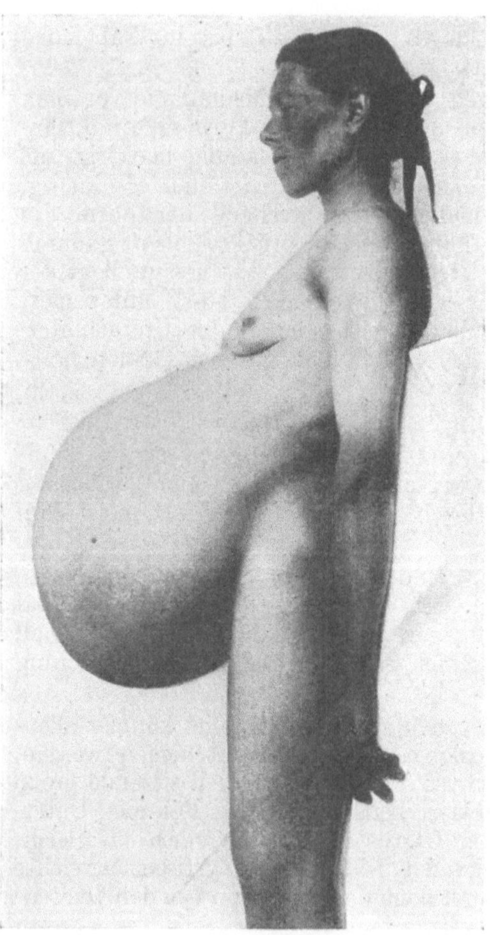

Fig. 270. Großer Ovarialtumor (aus der Sammlung von Herrn Geh.-R. Sarwey).

stets auf einen Primärtumor durch genaue Körperuntersuchung, vor allem des Magens und des Darmes, gefahndet werden.

3. Die großen Tumoren: Sie füllen den Bauchraum aus, verdrängen die Därme und spannen die Bauchwand bis zur spiegelnden Glätte, wobei der Nabel oft vorgewölbt ist (Figg. 270—271). Die meist zystischen Tumoren zeigen deutliche Fluktuation oder ein eigentümliches Schwirren. Überall findet man vollgedämpften Perkussionsschall, nur an den untersten abhängigen Partien, entsprechend dem Kolon, tympanitischen Klang. An den Bauchdecken, besonders in den unteren Partien sieht man dabei Ödeme, ebenso an den Beinen.

Differentialdiagnostisch ist am wichtigsten der starke Aszites, der meist durch Perkussion (tympanitischer Schall an den höchstgelegenen Partien, Lagewechsel!) zu erkennen ist; ist der Rippenbogen nach außen gebogen, liegt kein Aszites oder nur in geringer Menge neben einem Tumor vor. Erheblicher Meteorismus wird durch die Perkussion aufgeklärt, Riesentumoren des Uterus, erhebliche Mesenterialzysten, vor allem bedeutendes Hydramnion des Uterus müssen bedacht werden.

Die Diagnose der Komplikation ist unter den einzelnen Abschnitten schon erwähnt. Die Stieldrehung kann nach ihren Symptomen durchaus unter dem Bilde der akuten Appendizitis, der akut entzündlichen Adnexerkrankung und des Ileus, der Tubarruptur, Magenperforation, Gallensteinkolik usw., verlaufen. Genaue Anamnese und exakte Palpation

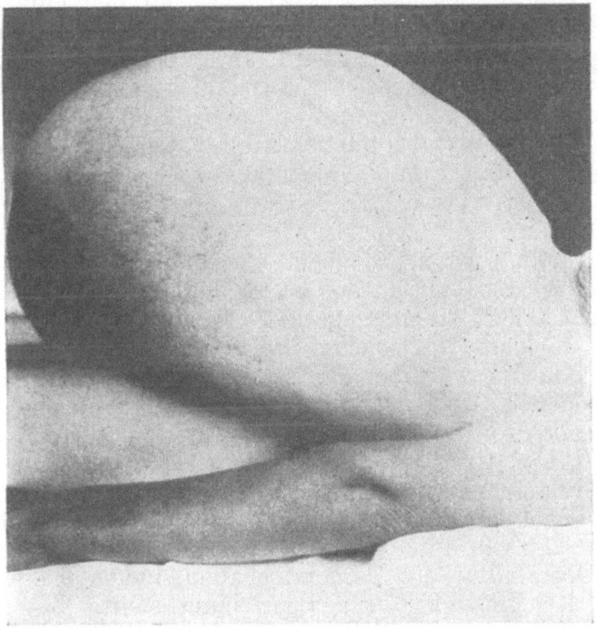

Fig. 271. Riesenhafter Ovarialtumor (aus der Sammlung von Herrn Geh.-R. S a r w e y).

führt vielfach zum Ziel; im Zweifelsfalle soll die Probelaparotomie gemacht werden.

Die Unterscheidung der einzelnen Tumorarten ist nur bis zu einem gewissen Grade möglich; wie die Morphologie lehrt, können auch Karzinome und Teratome wie Sarkome bis zu erheblicher Größe dem gutartigen Pseudomuzinkystom noch intra operationem gleichsehen. Was für die einzelnen Tumoren charakteristisch ist, wurde schon oben bei der Einzelbesprechung vermerkt. Allgemein läßt sich sagen, daß Aszites, schnelles Wachstum, Doppelseitigkeit, Verwachsung und dadurch bedingte Beweglichkeitsbeschränkung mit mehr oder weniger Nachdruck auf Bösartigkeit hinweisen, ohne indes weder im positiven noch negativen Sinne charakteristisch zu sein.

Die Doppelseitigkeit läßt sich bei kleinen Tumoren leicht nachweisen, bei größeren können sie so ineinander gedrückt sein, daß die Trennung nicht möglich ist; am besten hilft auch hier die Rektalpalpation.

Die Therapie der Ovarialtumoren.

Die Notwendigkeit der Therapie geht aus der Bedeutung der Tumoren für die Patientin hervor. Wir haben gesehen, daß die Tumoren ohne Komplikationen unaufhaltsam wachsen und früher oder später selbst bei völlig gutartigen Formen zu Beschwerden führen. Alle größeren Statistiken stimmen darin überein, daß jeder fünfte Ovarialtumor bösartig ist, und daß in 10—15% die gefährliche, meist zu längerem Siechtum führende Stieldrehung eintritt. Da die bösartigen Geschwülste meist nicht an Stieldrehung beteiligt sind, so kommen diese Prozentzahlen zu jenen 20% der Bösartigkeit hinzu. Die Diagnose der Bösartigkeit eines Ovarialtumors ist besonders in Anfangsfällen nicht mit Sicherheit zu stellen, da ja die Formen hier ziemlich mit den gutartigen übereinstimmen. Aus alledem geht in zwingender Weise hervor, daß ein jeder festgestellter Ovarialtumor seine operative Entfernung indiziert, wenn nicht gewichtige Kontraindikationen gegen eine Operation überhaupt vorliegen. Ein Abwarten bei kleineren Tumoren kann Gefahren in sich bergen, selbst hühnereigroße Zysten können karzinomatös sein; für die Fälle der evtl. spontan zurückgehenden Corp. lut.-Zysten genügt eine drei- bis vierwöchige Beobachtung vollauf zur Entscheidung des Sachverhaltes.

Die Behandlung kann jedenfalls vorerst nur eine operative sein, und zwar möglichst bald nach der Feststellung der Geschwulst. Ist die Diagnose nicht scharf zu umgrenzen, so soll die Probelaparotomie die Verhältnisse klären; in solchen Fällen wird man durch eine kleine Inzision des Bauches sich über die Natur und Operabilität des Tumors ein hinreichendes Urteil bilden können. Die früher übliche Probepunktion ist in neuerer Zeit fast ganz verlassen und auch zugunsten der ungefährlichen Probelaparotomie am besten ganz abzulehnen. Abgesehen von der Infektionsgefahr, des Verschleppens papillärer Bildungen oder karzinomatöser Massen, der anschließenden intraabdominalen Ruptur oder Blutung läßt sich durch sie auch nicht genügend Klarheit über die Natur und Operabilität des Tumors schaffen, indem lediglich die Beschaffenheit der Flüssigkeit zur Beurteilung steht. Zur Entfernung der Geschwulst stehen zwei Wege zur Verfügung:

a) Der vaginale Weg durch die Colpotomia ant. oder post. Für Tumoren, die voraussichtlich rein zystisch ohne allzuviele Tochterzysten sind und nicht durch Verwachsungen, Stieldrehung, Infektion oder Malignität kompliziert sind, eignet sich dieser Weg ausgezeichnet. Nach Verkleinerung des in der Kolpotomiewunde fixierten Tumors mittels Troikart, wird der Zystenbalg hervorgezogen und durch Abklemmung des Stiels mit nachfolgender Wundversorgung entfernt. In allen Fällen aber, wo Komplikationen zu erwarten sind, vor allem in denen man über die Natur des Tumors nicht genau orientiert ist, ist der übersichtlichere und für das weitere Ergehen der Patientin bei weitem ungefährlichere, weil klarere Weg, der abdominelle.

b) Der abdominelle Weg durch Laparotomie. In unkomplizierten Fällen ist die Ovariotomie eine so gut ausgebildete und leichte Operation, daß jene absolute Operationsindikation nicht gefürchtet zu werden braucht; ihre Mortalität beträgt nach Döderlein insgesamt 1,3%. Ergibt ein vorerst kleiner Längs- oder Querschnitt durch die Bauchdecken eine großzystische, allgemein freiliegende, nur am Stiel hängende Geschwulst, so kann man nach guter Fixation des Tumors in der Wunde mittels Troikart die Flüssigkeit entleeren, den Zystenbalg vorwälzen und durch Stielabklemmung entfernen. Zeigt sich ein multizystischer Bau oder läßt sich eine papilläre Kystomform oder gar ein Karzinom oder ein solider Tumor oder ein Dermoid vermuten oder konstatieren, dann soll der Tumor in toto herausgewälzt werden, um mit der Flüssigkeit kein implantationsfähiges Gewebsmaterial auf das Bauchfell zu verschmieren. Es ergibt sich weiterhin die Frage, ob man sich mit der Exstirpation des einen Ovars, das den Tumor trägt, begnügen kann. Bei Zysten, Dermoiden, Fibromen und Pseudomuzinkystomen genügt es, das kranke Ovar zu entfernen; bei den pseudomuzinösen Kystomformen soll nur dann das andere reseziert oder evtl. entfernt werden, wenn in ihm pseudomuzinöse Bildungen deutlich sind; in höheren Jahren jedoch nimmt man es besser mit. Bei den häufig doppelseitigen serösen ziliozellulären, meist papillären Adenokystomen soll man in Rücksicht auf ihre unsichere Prognose beide Ovarien und den Uterus supravaginal entfernen, wenn nicht ganz besondere Gegenanzeigen gegeben sind. Zweifelsfrei ist der Standpunkt bei allen bösartigen Tumoren; hier soll das Lig. lat. möglichst ausgiebig entfernt und auch der Uterus mitexstirpiert werden. Nur bei frühzeitiger ausgedehnter Operation ist es möglich, das traurige Dauerresultat der Ovarialkarzinome, das ungefähr dem der Uteruskarzinome entspricht, soweit man es bei den bisher vorliegenden, relativ kleinen Statistiken beurteilen kann, zu bessern. Pribram gibt als absolute Heilungsziffer mit 3 jährigem, meiner Beobachtung nach zu kurzem Beobachtungszeitraum 12,4 $^0/_0$ Dauererfolge an, Schäfer an großem Material (99 Fälle) nach 5 jähriger Beobachtung p. op. 13,13 $^0/_0$, wobei günstige Aussichten lediglich die einseitigen Tumoren zeigten, während die doppelseitigen fast ganz aussichtslos auf Dauerheilung erscheinen. Papilläre Wucherungen auf dem Peritoneum können, wenn sie gutartigen Adenokystomen entstammen, spontan zurückgehen oder vernarben; bei karzinomatösen Ursprungstumoren bedeuten sie mit Sicherheit das Rezidiv.

Aber auch die scheinbar oder sicher inoperablen Fälle soll man zum mindesten durch die Probelaparotomie klären. In vielen Fällen kann man durch die Entfernung der Haupttumoren viele Beschwerden für immerhin nicht unbeträchtliche Zeit nehmen, und man schafft einen Boden für gute Wirksamkeit der dringend anzuratenden strahlentherapeutischen Nachbehandlung. Bei den großen Ovarialtumoren ist wegen des bedeutenden Umfanges der Neubildungen und der dadurch notwendigen sehr bedeutenden Tiefenwirkungen von der Strahlentherapie vorerst noch kein wesentlicher Erfolg ohne vorausgehende operative Verkleinerung und Verflachung der Tumormassen zu erwarten, so daß bisher von einem Bestrahlungs-Versuch ohne Operation wegen Zeitverlustes abgeraten werden muß.

Die Neubildungen der Tuben.

Die Tube ist dasjenige unter den Genitalorganen, in dem sich bei weitem am seltensten echte Geschwülste finden. Wohl sahen wir bei den Entzündungen, welche erheblichen tumorähnlichen Umwandlungen die Tube durch Entzündungsprozesse erfahren kann, aber eben nur entzündliche Folgezustände, die mit echter Tumorbildung unmittelbar nichts zu tun haben, höchstens deren Entwicklungsboden vorbereiten.

Sicherlich sind aber in früherer Zeit mancherlei Verwechselungen von entzündlichen Produkten und echten Neubildungen vorgekommen; so sind entzündlich konglomerierte Faltenbäume in Hydrosalpingen für Polypen und Adenome gehalten und knotige Verdickungen um Tuben-wandabszesse mit evtl. Epitheliasierung der Gänge für Myome oder Adeno-myome. Gerade bei der Tube mit ihren mannigfaltigsten Entzündungs-bildern muß stets die Möglichkeit der entzündlichen Natur erst aus-geschlossen werden, ⌊bevor die autonome, echte Neubildung an-genommen wird.

Myome oder Fibrome sind nur in äußerst spärlicher Zahl bekannt, so daß jede einwandfreie, gut durchgearbeitete Beobachtung, ebenso wie bei den anderen seltenen Tubentumoren dringend der Publikation bedarf. Stolz stellt sie 1903 mit guter Kritik zusammen, Fromme und Heynemann berichten, daß sie im ganzen 18 Fälle gefunden hätten, Auvray spricht 1912 von 32; Dietrich beschreibt neuerdings 2 Fälle und nennt insgesamt 37 Fälle. Meist sind die Tumoren klein, ca. hasel-nußgroß und sitzen im uterinen Abschnitt; wenige finden sich im mittleren Tubenteil, sichere Myome aus dem Ampullenbereich fehlen. Ausnahms-weise gewinnen sie die Größe eines Apfels (Späth) oder ein Gewicht von 3 kg (Berger) und selbst von $4^3/_4$ kg (Lindquist). Ihre Matrix scheint die Ringmuskulatur zu sein, von hier aus wachsen sie in erster Linie in den Bauchraum hinein und dehnen die Tube über sich aus. Histo-logisch zeigen sie den gleichen Bau wie die Uterusmyome. Ein Fibro-lipom beschrieb Pape.

Sarkome sind nur ganz vereinzelt primär in der Tube gefunden (cf. Dodd), teils mit Ausgang von der Schleimhaut teils von der Muskelwand. Sie erscheinen ähnlich wie das Tubenkarzinom (s. d.); sicherlich ist es nicht immer ganz leicht, Karzinome mit unreifen, nichtdifferenzierten Zellen von Sarkomen zu unterscheiden.

Gut untersucht und einwandfrei sind Fälle von Lymphangiom der Tube (Höhne, R. Franz, Kermauner, Dienst, Frankl, Dietrich, Aschheim, Strong, Müller). Es handelt sich um erbsen- bis kirsch-große Tumoren in der Tubenwand, teils im uterinen Ende, teils an der Ampulle, die aus einem dichten Netz von erweiterten Lymphkapillaren und geschwollenen und gewucherten Endothelien bestehen; die Tuben-falten sind auseinandergedrängt und über den Tumor ausgezogen, die Muskelschicht eher durchwachsen als verdrängt; wahrscheinlich steht dieser Tumor auf der Grenze der Bösartigkeit.

Dermoide sind ebenso selten, aber doch sicher und einwandfrei nachgewiesen, am besten durch Orthmann. Es handelt sich um hühnerei- bis kleinfaustgroße saktosalpinxartige Auftreibungen der Tube besonders am ampullären Ende; als Inhalt findet man Haare, Talg, auch Zähne. Der Dermoidkörper sitzt der inneren Tubenwand auf, jedoch im Orth-mannschen Falle mit einem sehr dünnen, die arterielle Zufuhr besorgenden Stiel (Tubenfalte?); er hatte eine längliche, unregelmäßige Gestalt und ließ mikroskopisch in der Nähe des Stieles Rudimente von Halsorganen und in den entfernter liegenden Teilen Fett, Knorpel, Hirnmasse, Kopfhaut erkennen. Die Zystenwand war lediglich die dilatierte Tube mit den Zeichen der Fettinfiltration und der chronischen Entzündung. Zur Evidenz wird hier erwiesen, daß die Zyste eines Dermoides lediglich eine sekundäre Bildung ist, entstanden durch Dilatation des ortsständigen Gewebes. Über die Genese s. Ovarialteratome.

Das Vorkommen von Chorionepitheliomen der Tube ist bei oder nach Extrauteringraviditäten a priori durchaus wahrscheinlich, und tatsächlich ist die Geschwulst auch in einer kleinen Anzahl von Fällen (Risel fand 1905 11 Fälle) in der Tube nach dort angesiedelter Gravidität nachgewiesen. Makroskopisch handelt es sich um eine verschieden große, sackartige Ausdehnung der Tube, die mit weichem schwammigem, bröckligem Gewebe und viel blutiger Nekrose angefüllt ist und eine sehr zerreißliche dünne Wand zeigt. Diese Tumoren zeigen das gleiche destruktive Wachstum und die gleiche Morphologie wie alle anderen derartigen Tumoren, ebenso eine sehr erhebliche Neigung zu Rezidiv und Metastasierung. Interessant ist, daß sowohl das Corp. lut. gravid. nicht in Rückbildung geht als auch gleichzeitig eine sehr erhebliche deziduale Reaktion in utero beobachtet wird.

Als gutartiger, epithelialer Tumor der Tube scheint mir lediglich ein neuerdings von E. Zweifel veröffentlichter Fall von polypösem Adenom anzusprechen zu sein. Die sonst publizierten Polypen und Papillome sind teils deziduale, teils entzündliche Bildungen, teils aber beginnende Karzinome. In neuerer Zeit ist nichts weiter darüber bekannt geworden. In Zweifels Fall hing im uterinen Abschnitt der Tube offenbar noch vor ihrem Eintritt in die Uterussubstanz ein ca. kirschgroßer Polyp an einem $^1/_2$ cm langen Stiel, er hatte schwammigweiche Konsistenz und zeigte einen drüsigen Bau, ähnlich wie ein Uteruskorpuspolyp, soweit sich nach der Abbildung erkennen läßt; entzündliche Zeichen der Tubenwand fehlten.

Die **Karzinome der Tube** nehmen an Zahl der beobachteten Fälle und an Bedeutung für die Trägerin bei weitem die erste Stelle unter den Tubenneubildungen ein. Ihre Kenntnis ist eine Errungenschaft der letzten 35 Jahre; nachdem Orthmann 1886 den ersten einwandfreien Fall primären Tubenkarzinoms publizierte, sind im ganzen ca. 175 Fälle bis heute bekannt. Allerdings kann man wohl annehmen, daß ihre Zahl in Wirklichkeit größer ist, da sie sich zunächst unter dem Bilde des Adnextumors verbergen, späterhin aber der Ursprung des Tumors durch seine Ausbreitung verwischt wird.

1. Das primäre Tubenkarzinom. In der Mehrzahl der Fälle tritt es einseitig, nur in einem kleineren Teil doppelseitig auf. Makroskopisch ist die Tube ballon- oder wurstförmig oder retortenartig aufgetrieben und zum Teil mit Flüssigkeit, zum Teil mit festeren Massen gefüllt. Die Oberfläche ist vielfach glatt, meist bestehen bandartige oder spinnenwebige, entzündliche Adhäsionen oder der aufgetriebene Bezirk ist durch markige Wucherungen fest mit der Umgebung, d. h. dem Ovar und Beckenbindegewebe verbacken und verlötet; vereinzelt sieht man auch papilläre Wucherungen auf der Oberflächenserosa. Aszites im Bauchraum findet man nur in einem kleinen Teil der Fälle und in geringen Mengen. Nach dem Aufschneiden fließt sanguinolente, seröse Flüssigkeit ab, in der häufig markige Bröckel schwimmen. Das Innere der Tuben ist zu einem mehr oder weniger großen Teil mit weißlichbröckligen Massen, die sehr häufig papilläre Struktur erkennen lassen, gefüllt. Vielfach finden sich große markige Knollen von weicher Konsistenz breit mit der Tubenwand verbunden; das Lumen ist oft durch sie völlig eingenommen. In einigen Fällen sieht man knollenartige, weichpapilläre Wucherungen von Kirsch- bis Walnußgröße an vielen verschiedenen Stellen der Tubenwand mit auffallend dünnem Stiel aufsitzen, dazwischen sind überall ähnliche kleinere, jedoch papilläre Wucherungen

deutlich. Als Sitz kommt in der Mehrzahl das ampulläre Tubenende
in Betracht. Das Fimbrienende ist verschlossen, die übrige Tubenwand
gewöhnlich dünn, wie bei Hydrosalpinx gedehnt.

Mikroskopisch läßt sich durch zahlreiche Übergänge eine Brücke
zwischen den verschiedenen Formen, die zur Grundlage einer Klassifika-
tion gemacht wurden, finden. Der Zufall spielte mir selbst 5 Fälle in
die Hand, die nahezu alle Varianten, die die Literatur beschreibt, aufweisen; sie sollen die Hauptgrundlage der Beschreibung sein. In Fällen,
die man als Anfangsfälle bezeichnen kann, sieht man einen zunächst
noch normalen Tubenfaltenbaum; seine Epithelien nur zeigen gegen-

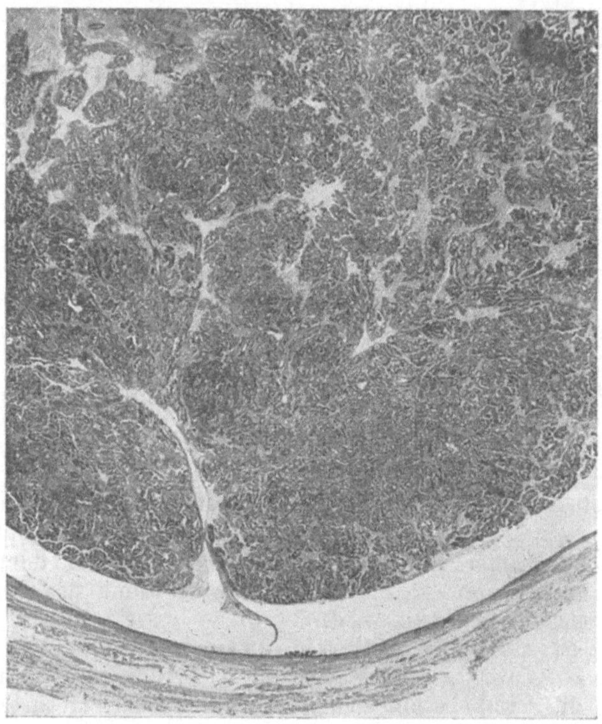

Fig. 272. Hochdifferenziertes papilläres Tubenkarzinom. (Der sehr zarte Papillen-
stiel ist abgerissen, die Tubenwand stark gedehnt.)

über der Norm einen größeren saftigen Leib, indem nicht nur der lumenwärts gelegene Kontur, sondern auch im Innern vakuolenähnliche Bezirke
muzikarminpositiv werden; die Flimmerzellen verschwinden schnell.
Diese sezernierenden Zylinderzellen stehen vielfach dicht gedrängt und
leistenartig ins Lumen erhoben; häufig wird dann zartes Bindegewebe
nachgezogen, so daß neue papillenartige Bäume entstehen. So kann sich
ein äußerst weitverzweigtes Papillengewirr entwickeln, das schließlich
Knollen- und Knotenform annehmen kann und jene makroskopisch
multiple Knotenbildung im erweiterten Tubenlumen darstellt = rein-
papillärer Typ des Tubenkarzinoms (Fig. 272).

Aber schon hier sieht man Herde, die nicht zu Papillen auswachsen
und dann immer wieder zur Einschichtigkeit hinstreben, sondern in mehr
soliden vielzelligen Feldern mit ungleichartiger Zelldifferenzierung bestehen.

Desgleichen kann man auch an der Basis der Tubenwand überall mehrschichtige Zellfelder erkennen, die zapfenartige Wucherungen ohne
wesentliche Differenzierung, also ohne deutliche Zellfunktion in die
Tiefe der Wand, auch in die Muskularis schicken. Es handelt sich in diesen
Verschiedenheiten offenbar im wesentlichen um verschiedene Reife-
stadien der Karzinomzelle. So versteht es sich dann auch, daß in anderen
Fällen der papilläre Typ des Karzinoms nur andeutungsweise erreicht
wird und ebenso die Zellformen nicht gefunden werden, wie sie oben
beschrieben wurden. Es können die Tubenfaltenbäume ihren Binde-

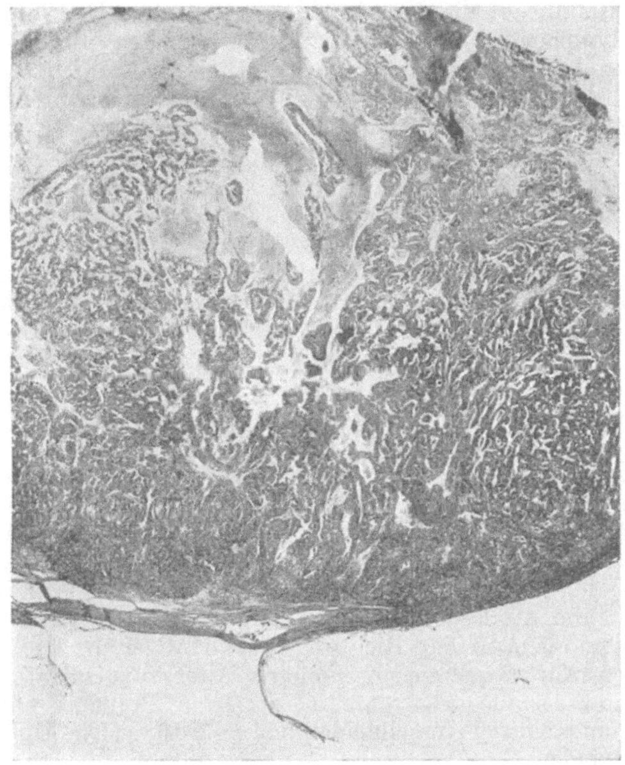

Fig. 273. Primäres Tubenkarzinom in mittlerem Differenzierungsgrad.

gewebsbestand völlig behalten, das Epithel aber vermehrt sich stark
zu erheblicher Mehr- und Vielschichtigkeit; die Zellen sind zylindrisch,
noch nebeneinander gestellt oder mehr kubisch oder gar rund, dann in
buntem Durcheinander oder in gleichmäßiger Schichtung gelagert. Die
Zellwucherungen der einzelnen Nachbarfalten berühren sich und mischen
sich zu weiteren soliden Feldern (Fig. 273). Dann kann das Bild einen
großen Komplex uncharakteristischer oder mehr zylindrischer Zellen mit
überall dazwischen zerstreuten Bindegewebsinseln, den Überresten der
Tubenfalten zeigen = alveolärer Typus. In diesen Fällen ist die Einwuche-
rung in die Muskulatur meist stärker als in denen mit rein papillärem Typus;
große Zellfelder können die Muskelinterstitien zerreißen und auftreiben.
Die Muskelwand ist dann sehr bald durchwachsen und das Übergreifen
auf die Nachbarschaft ohne weiteres verständlich. Aus dem Gesagten

geht hervor, daß zwischen dem papillären und alveolären Typus alle
Übergänge zu beobachten sind. Seltener wird ein szirrhöser Typus
mit starker Bindegewebsentwicklung und kleinalveolären Zellwucherungen
beobachtet. Kompliziert wird das Bild durch Hämorrhagien in das
markige Gewebe hinein und durch mehr oder weniger weit um sich
greifende Nekrosen, die ja bei der oft kompakten Zellwucherung selbstverständlich eintreten müssen. An den makroskopisch nicht deutlich
vom Karzinom befallenen Wandstellen sieht man häufig Zeichen der
chronischen Entzündung, wie auch tumorverdächtige Mehrschichtigkeit.

Die weitere Ausbreitung des Tubenkarzinoms geschieht zunächst
per continuitatem auf die Nachbarschaft, besonders Ovarium und Lig.
lat., dann lymphogen auf die retroperitonealen Lymphdrüsen, an der
Aorta bis zur Leber hinauf, schließlich in die Leber. Nicht selten führt
die Peristaltik der Tuben Flüssigkeit und Geschwulstbröckel in das
Cavum uteri. Hier können die Karzinombröckel sich auf der Schleimhaut
implantieren und neue papilläre Geschwülste setzen. In einem meiner
Fälle saß die papilläre Metastase mitten in einer in ihrem Zyklusablauf
nicht gestörten Schleimhaut, die gerade die Sekretionsphase zeigte. Ist
das Karzinom durch die Tubenwand durchgewuchert, so ist das Auftreten von Implantationsmetastasen im Peritonealraum nicht unverständlich. Die Symptome des Tubenkarzinoms sind wenig charakteristisch,
keines so, daß die Aufmerksamkeit dadurch erregt werden könnte.
Schmerzen in der befallenen Seite, wie krampfhafte Wehen und Abgang
einer blutig-wässerigen Flüssigkeit aus dem Uterus (vielleicht ausgepreßter
Tubeninhalt im Sinne des Hydrops tubae profluens) sind noch am besten
brauchbar.

Die Diagnose ist dementsprechend schwer und nur selten ante
operationem gestellt. Schnell sich entwickelnde Adnextumoren im Alter
von 40—55 Jahren (Prädilektionsalter der Tubenkarzinome), wo sie
sonst relativ selten sind, evtl. deutliche Wurst- oder Retortenform, fehlendes
Fieber und jene Schmerzen mit dem Blutabgang sind geeignet, die Aufmerksamkeit und die Gedanken des Arztes auf das Karzinom der Tube
zu lenken, vor allem in der Richtung, daß häufiger die Indikation bei
entzündlichen Adnextumoren im höheren Alter zur Operation gestellt
wird und daß der Operateur am exstirpierten Präparat häufiger die
Natur des Tumors durch Ausschneiden und mikroskopische Untersuchung
zu eruieren versucht.

Die Prognose ist durch späte Diagnose, spätes Operieren und
wahrscheinlich auch primäre Bösartigkeit des Tumors sehr ungünstig;
nur bei sehr wenigen Fällen wurde eine Dauerheilung erzielt (Wiesinger).
Die meisten Fälle gingen innerhalb eines Jahres an Rezidiv und Metastase
zugrunde.

Als Therapie kommt deshalb lediglich die radikale Operation per
laparotomiam unter Ausräumung der iliakalen Lymphdrüsen und Mitnahme von Uterus und den anderen Adnexen und zwar so früh wie möglich in Betracht. Empfehlenswert dürfte zweifellos eine genügende und
ausreichende, weitgreifende Nachbestrahlung mit Röntgenlicht sein.

2. Die sekundären Tubenkarzinome. Ihr Bild ist ein wesentlich anderes. Die Primärtumoren sind meist im Ovar, im Corpus uteri
und sogar in der Cervix uteri gelegen. Der häufigst begangene Weg ist
der auf der Lymphbahn; dementsprechend sieht man auch in den befallenen Tuben die Lymphspalten zunächst in den äußeren Wandteilen
und erst später nach innen fortschreitend mit Karzinommassen dilatiert

und erfüllt; die Tubenfalten sind in ihrem Bindegewebe mit Karzinombröckel aufgetrieben, während das Epithel zunächst intakt bleibt und erst später von innen heraus zerstört wird. So können natürlich auch umfangreiche Knoten gebildet werden, häufiger aber sind die Tuben im ganzen verdickt und verhärtet. Auch auf dem Schleimhautwege sowohl vom Uterus als vom abdominalen Ende aus können Karzinombröckel eindringen und sich auf den Falten ansiedeln; jedoch ist dieser Weg der bei weitem seltenere gegenüber jener karzinomatösen Blut- oder Lymphgefäßinjektion.

Klinisch deckt sich dieses· Bild natürlich mit dem des Primärtumors.

Die Tumoren des Uterus.

Die Anatomie hat als selbständiges Gewebe im Uterus Schleimhautepithel, lockeres und faseriges Bindegewebe, glatte Muskulatur, Blut- und Lymphgefäße, Nervenfasern und mehr oder weniger ausgesprochene Reste des Wolffschen Ganges (in der Seitenwand der Zervix) feststellen lassen. Alle diese Gewebsarten können als Geschwulstmatrix in Betracht kommen. Tatsächlich kommt dem Uterus auch eine sehr große Bedeutung als Geschwulstträger zu, die ihn in dieser Beziehung durchaus neben das Ovarium stellen läßt. Sowohl gutartige wie bösartige Neubildungen werden in großer Häufigkeit beobachtet. Überblickt man das umfangreiche Gebiet, so heben sich einige wenige Gruppen heraus, von den bindegewebigen Formen das Myom und das Sarkom, von den epithelialen das Adenom, meist in Polypenform, und das Karzinom, außerdem noch eine kleine Gruppe mesodermaler Mischgeschwülste, d. h. also teratoide Tumoren. Alle sonst theoretisch möglichen Neubildungen, z. B. Angiome, Neurome treten an Häufigkeit vollkommen zurück, ja sind kaum beobachtet; selbst das reine Fibrom, d. h. also ein Tumor, dessen Parenchym aus Bindegewebszellen besteht, wird selten einwandfrei gefunden, meist handelt es sich hierbei um fibröse Myome. Lediglich die genannten vier Gruppen sind praktisch von hoher Bedeutung und bedürfen deshalb genauerer Darstellung.

I. Die Myome des Uterus.

4—5%, nach manchen Angaben selbst 10%, des Gesamtkrankenmaterials einer Frauenklinik sind Trägerinnen von Uterusmyomen; rechnet man alle kleinen Keime von Myomen, wie sie die anatomische Untersuchung des Obduzenten an der Leiche findet, mit hinzu, so wird die Zahl auf 12,6 (Essen-Möller) resp. 12,7% (v. Winckel) angegeben, d. h. jede 8. Frau hat ein oder mehrere Myome. Schon aus diesen Zahlen geht hervor, daß die Bedeutung der Myome im einzelnen sehr unterschiedlich ist, wie sich auch aus der folgenden Darstellung aufs deutlichste ergeben wird.

A. Das anatomische Bild.

Die Myome erscheinen in einer äußerst wechselvollen Weise; das wird besonders deutlich, wenn man ein großes Material, dessen einzelne Fälle jeweils in Skizzen, die das Wesentliche wiedergeben, zeichnerisch

dargestellt sind, hintereinander an sich vorbeiziehen läßt. Kaum 2 Fälle
stimmen überein, obgleich der Tumor an sich eigentlich eine gewisse anatomische Gleichförmigkeit zeigt; aber durch Form, Sitz, Zahl, Größe,
Konsistenz, Farbe, sekundäre Umwandlungsprozesse wird die Buntheit
des Bildes bedingt.

Die Form des einzelnen Myomes ist die eines im ganzen runden
Knotens, seltener ist sie oval oder flach-kuchenförmig oder birnenartig
oder sanduhrähnlich. Die Beschaffenheit des Knotens ist faserig, durchflochten, verfilzt; die Farbe meist weißlich, etwas rötlich oder etwas
grau, oft atlasglänzend; ein größerer Gefäßreichtum evtl. mit Gefäßektasien
oder sekundäre Veränderungen bringen mancherlei Buntheit (s. sp.).
Die Konsistenz ist gewöhnlich derb, etwas elastisch-eindrückbar, aber
auch weicher; meist hebt sich der Knoten gerade durch die derbere Konsistenz vom übrigen Uterusgewebe ab, in manchen Fällen jedoch kann
das Gefühl der tastenden Finger ihn nicht unterscheiden. Nach sekundären Umwandlungen kann er fluktuieren. Die Größe des einzelnen
Knotens ist außerordentlich wechselvoll; von den kleinsten mikroskopischen Dimensionen der Myomkeime (0,02 mm) wechselt sie mit
allen Übergängen und einer mittleren, hauptsächlich vorkommenden
Größe der einer Hasel- oder Walnuß, eines Hühnereies, einer Faust,
eines Kinds- oder Mannskopfes bis zu Riesentumoren von 10—20—30,
selbst 70 kg. Auch die Zahl der in einem Uterus vereinigten Knoten
schwankt in den einzelnen Fällen sehr erheblich; solitäre Myome sind bei
genauerer Durchsuchung des Uterusparenchyms nicht sehr häufig, meist
sind sie in der Mehrzahl, allerdings von unter sich wechselnder Größe,
vorhanden. Ihre Zahl kann sehr groß werden, 30—40 Einzelexemplare,
ja noch mehr, bis 60 und 70 kommen vor.

Die größte Mannigfaltigkeit des Bildes bedingt der Sitz der Myomknoten. Es gibt keine Stelle der Uterusmuskulatur, die nicht einmal
befallen wäre; stark bevorzugt aber ist das Corpus uteri, ca. 94—95%
aller Myome haben in ihm ihren Sitz und zwar häufiger als an anderen
Stellen, in dessen Hinterwand. Auf die Zervix entfallen nur 4—5%,
auf die Portio nur 1% der zu beobachtenden Myome.

Der Sitz ist für den einzelnen Tumor nichts Unabänderliches, der
wachsende Knoten kommt aus dem Innern der Muskulatur der Oberfläche näher und näher. Schematisch kann man folgende Lokalisationen
geben: interstitiell oder intramural sitzende Myome, submuköse und subseröse. Rein theoretisch kann man von submukös
nur sprechen, wenn der Knoten unter der Schleimhaut ohne weitere
Muskelzwischenschicht sitzt, desgl. auch von subserös, wenn der Knoten
an einer Seite von Serosa, auf der anderen von Myometrium bedeckt
ist. Zweifellos gibt es selbst primär solche Myome, häufiger noch werden
schon kleine Knoten durch Verdrängen einer dünnen Zwischenwand
von Muskulatur submukös oder subserös; für die Klinik und das Verständnis von mancherlei Symptomen scheint mir jedoch diese anatomisch
einwandfreie Trennung nicht von ausschlaggebender Bedeutung entgegen
manchen gewichtigen Stimmen; das Wesentliche scheint mir vielmehr
die Verdrängung selbst zu sein und die dadurch bedingte Buchtenbildung
z. B. im Cavum corporis. Von diesem Standpunkt aus bezeichne ich
mit allen älteren Autoren die Myome als submuköse resp. subseröse,
wenn sie mit mehr als der Hälfte ihres Körpers aus dem Myometrium-
niveau in das Cavum uteri oder peritonei hineinragen, alle anderen als
interstitielle.

Die interstitiellen Myome machen fast die Hälfte aller zu beobachtenden Fälle aus. Die Mehrzahl der kleineren Knoten vereinigt sich hier; aber auch größere und große können den interstitiellen Sitz beibehalten, wenn die umgebende Myometriumschicht relativ kompakt ist und dem Wachstum des Knotens ziemlich gleichmäßig folgt und sich anpaßt. Besonders bei einzeln hervortretenden Knoten kann eine gleichmäßige symmetrische oder exzentrische Vergrößerung der Gebärmutter entstehen, so daß auch noch am anatomischen Präparat eine Unterscheidung von einer graviden Gebärmutter schwierig sein kann. Diese gleichmäßige Vergrößerung ist naturgemäß nur möglich bei einem oder bei mehreren eng an- und ineinander gepreßten Knoten und günstigem Sitz (Fig. 274). Wichtig ist zur Unterscheidung, auf den Abgang der Ligg. rot. und der Tuben zu achten. Die Gebärmutterhöhle des Cavum uteri ist gewöhnlich breiter, höher und flacher, sie ist buchstäblich über die Tumorkonvexität durch die allgemeine Wandspannung hinübergezogen. Die Mukosa ist in solchen Fällen manchmal im ganzen abgeflacht, in anderen Fällen nur an der Tumorseite flach, an der Gegenseite dick und weich wie gewöhnlich, in selteneren Fällen überall ohne Unterschied von normalem Verhalten; die Dicke hängt im einzelnen offenbar davon ab, wie die Gebärmutterwand dem Myom im Wachstum folgt und wie sich infolgedessen die Wandspannung gestaltet.

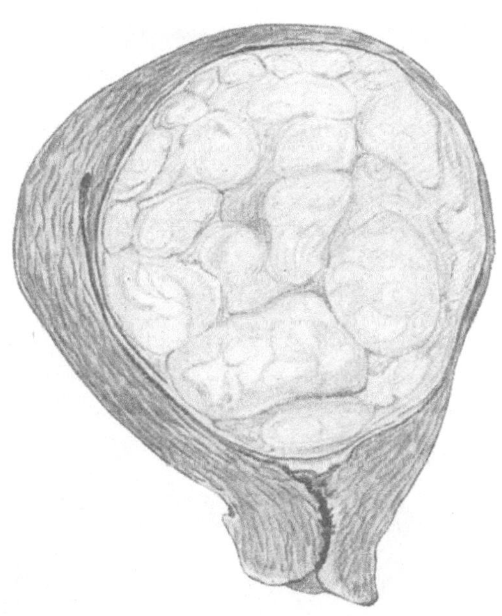

Fig. 274. Interstitielles Myom.
(Uterus-Medianschnitt.)

Häufiger aber als diese gleichmäßige Vergrößerung, die bis zur Größe eines graviden Uterus im 5. und 6. Monat, ja noch mehr gehen kann, findet man naturgemäß unregelmäßig-knotige Uteri; überall wo ein Knoten sich entwickelt, entsteht je nach der fleischigen Umgebung eine spindelige oder mehr diffuse Auftreibung der Wand. Sind mehr Knoten vorhanden, wie sehr häufig, dann entsteht eine hügelige, überall von Serosa und Muskulatur überkleidete Oberfläche des Uterus, die auf der Erhebung manchmal weniger Durchblutung und deshalb blassere Farbe zeigt als in den Vertiefungen. Oft überwiegt ein Myom oder mehrere an Größe, andere kleinere verteilen sich zwischen ihnen oder sie haben alle eine mehr oder weniger gleichmäßige Größe. Wie die Vortreibungen der Serosaoberfläche, so findet man auch Ähnliches an der Mukosa: auch hier Täler und Berge und zwischen den einzelnen vordringenden Knoten Ecken und Buchten. Selbstverständlich ist hier eine Ungleichheit der Mukosa vorhanden, flache und dicke Stellen wechseln miteinander ab (Fig. 275).

Schneidet man solche Uteri in frischem Zustande durch, so quillt die weiße, derbere, nicht retraktionsfähige Myomsubstanz über die sich retrahierende Uterusmuskelsubstanz hervor; man sieht dann deutlich sich spannende Maschen und Stränge, die als Kapsel bezeichnet werden. Diese Abkapselung und Abgrenzung gegen die Umgebung ist aber nicht so, daß das Myom frei herausspringt, sondern die Maschen und Stränge verbinden Myom und Umgebung locker miteinander (s. Histologie).

Die subserösen Myome sind nach Garkischs Feststellungen bei Frauen unter 40 Jahren knapp in einem Viertel der Fälle zu finden, später sehr viel häufiger. Macht der Uterus das Wachstum der Myome nur rein passiv und nicht auch durch Hypertrophie seiner Muskulatur

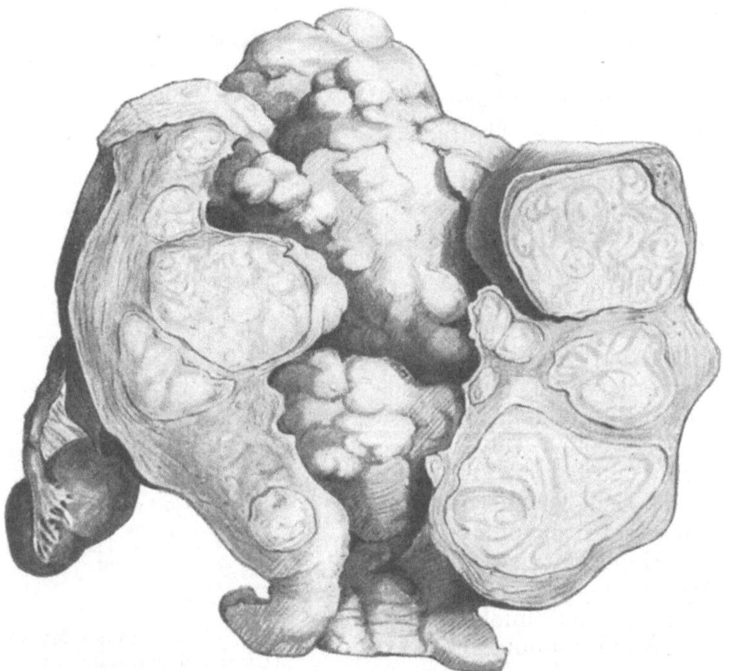

Fig. 275. Multiple interstitielle und submuköse Myome.

mit, dann drängen die wachsenden Myome nach dem Platz geringeren Widerstandes hin und schieben die vorhandenen Muskelfasern auseinander oder von sich ab oder bringen sie durch Druck zur Atrophie. Dazu kommt, daß die Myome durch Kontraktion des gesunden Myometriums möglichst herausgedrängt werden. Die Knoten kommen dadurch weiter auf die Oberfläche. Die Farbe dieser Vorwölbungen ist mehr weißlich, die Konsistenz derber als die ihrer Umgebung; nicht selten kann man über die Oberfläche dieser Knoten einzelne deutliche, manchmal erheblich dilatierte Gefäße hinwegziehen sehen. Durch weitere Heraushebung kommt eine Art Stielbildung zustande, die zunächst an Umfang dem Myom selbst gleichkommt, mit weiterem Wachsen des Knotens und stärkerem Ausgezogenwerden allmählich dünner wird, immerhin aber fleischig bleibt und Träger der zu- und abführenden Gefäße ist. Das Bild der subserösen Myome steht an Mannigfaltigkeit dem der interstitiellen nicht nach, verschiedenartigste Größe und Zahl gibt mannigfache Varianten. Es kann ein einzelnes

faust- bis mannskopfgroßes Myom dem Uterus gestielt aufsitzen, oder
der Fundus kann sich kuppen- oder turmartig sehr erheblich aufbauen,
dann meist ohne wesentliche Stielbildung, oder es können multiple
gestielte Myome wie Kartoffelknollen oder bukettartig aus dem Uterus
hervorragen und ihn völlig überdecken.

Komplizierter wird das Bild der subserösen Myome, wenn sie nicht den
ihnen in großem Umfang freistehenden Weg ins Peritoneum wählen,
sondern zwischen die Blätter des Lig. latum einer- oder beiderseits

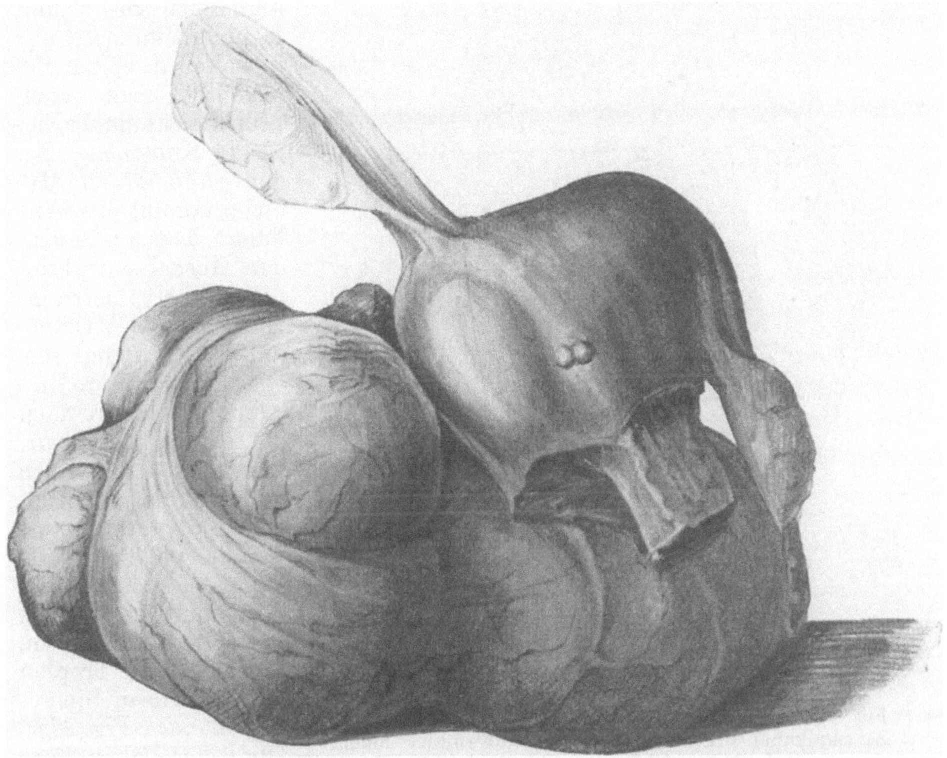

Fig. 276. Großes subseröses Myom, gestielt der Vorderwand aufsitzend, mit intraligamentärer Entwicklung. (Der Uterus ist von hinten gesehen, die linken Adnexe
sind hochgezogen.)

wachsen (Fig. 276). Das können sie nur unter gleichzeitiger Entfaltung
der beiden Serosablätter tun; sie drängen dann ins seitliche Beckenzellgewebe hinein, verschieben die seitlich an der Uteruswand verlaufenden
Gefäße, können in das Mesovarium und die Mesosalpinx hineinwachsen,
diese entfalten und Ovarium und Tube aufladen und abflachen oder
ausziehen und schließlich auch gegen die Flexura sigmoidea oder das
Zökum, selbst bis ins Nierenlager hochdrängen und alles entfalten und
dehnen. Der Ureter wird nach abwärts gedrängt, bleibt aber meist selbst
bei großen Korpustumoren lange Zeit unbehelligt. Wohl aber können
durch einseitige intraligamentäre Myomentwicklung mechanische Verschiebungen und Verdrehungen des Uterus nach der Gegenseite und im
Sinne der Torsion eintreten und zu erheblichen klinischen Druckerschei-
nungen, ja zu Einklemmungserscheinungen führen, vor allem dann,

wenn der intraligamentär sitzende Tumor auf die Beckenschaufel hinauf-
drängt und an der Gegenseite hinten ein anderer größerer Tumor in den
Douglasraum hineinwächst. Immerhin sind die Chancen solcher intraligamentären Entwicklung nur relativ gering, nur 4—5% aller Myome
zeigen diesen Wachstumsmodus.

Eine gewisse Ähnlichkeit mit den subserösen Myomen im Entstehungs-
modus haben die submukösen Tumoren; auch sie entstehen in der
Mehrzahl interstitiell und verdrängen das einseitig geringere, diesmal
nach dem Cavum uteri gelegene Muskelgewebe, so daß sie in das Kavum
allmählich mehr und mehr hineinragen; nur in seltenen Fällen be-
obachtet man auch primär intramukös lie-gende Knötchen. Bei den submukösen My-omen kommt die Wir-kung der ausstoßen-den Muskelkontraktio-nen des Myometriums vermehrt zur Wirkung, indem nicht nur die engere und weitere Um-gebung, sondern auch die Gesamtmuskelwir-kung des Uterus den ins Kavum drängen-den und dieses aus-weitenden Tumor aus-zupressen bemüht ist. So kommt es, daß die Form des submukösen Myomes in die Tropfen oder Birnform hinein-gepreßt wird (Fig. 277). Über dem Myom fin-det sich dann die aus-gedehnte, vorgedrängte

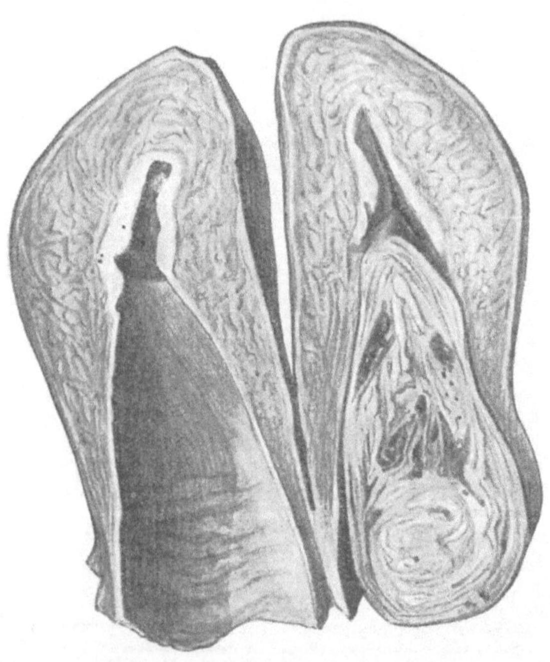

Fig. 277. Gestieltes submuköses Myom, in den
Zervikalkanal und den äußeren Muttermund hinein-
„geboren“. Im Myom dilatierte und thrombosierte Venen.

Schleimhaut und manchmal auch eine dünne Myometriumlage. In
anderen Fällen kann aber schon frühzeitig sowohl die Muskulatur als
die Schleimhaut besonders von umfangreicheren Tumoren stark verdünnt werden und dann durch Druckatrophie platzen und den Tumor
nackt ins Kavum vordrängen lassen. Liegt der Tumor ganz oder zum
großen Teil schon im dilatierten Kavum und zieht nur noch ein mehr
oder weniger dicker Stiel in die Muskelwand, dann geht das Ausstoßungsbestreben weiter. Wie bei einem Abort wird dann durch Muskelretrak-
tionswirkung der Zervixkanal allmählich ausgezogen, seine Wand verdünnt und die Höhle geöffnet, bis die Tumorspitze im Os ext. erscheint.
Schließlich verstreicht durch weitere Retraktion auch die Portio so
weit, daß der Tumor durchtreten kann, der Stiel wird länger und
dünner, ja kann ganz abreißen und der Tumor kann polypenartig in
die Scheide ragen, wobei er oft Biskuitform annimmt, und er wird schließlich einmal ganz eliminiert, wenn nicht vorher erhebliche Blutungen

oder sekundäre Degeneration, vor allem Infektion eine vorzeitige operative Nachhilfe erheischen. Die Größe solcher submukösen Tumoren hält sich meist in Größen eines Hühner- oder Gänseeies, kann aber auch faust- und kindskopfgroß, ja größer werden. Ist der Tumor ausgestoßen oder operativ entfernt, dann bildet sich die Gebärmutter schnell wieder zu normaler Form zurück. Selten kommt es hierbei einmal zu einer Inversio uteri.

Die Myome der Zervix sind nur in 4—5⁰/₀ der Myome des Uterus, nach Scheffzeh in 5—8⁰/₀, überhaupt beobachtet, sie treten häufiger solitär als multipel auf. Sie sind bei größeren Tumoren nicht immer leicht zu diagnostizieren, besonders nicht immer gegen tiefsitzende Korpusmyome abzugrenzen. Sitzen sie subserös, so drängen sie in den Douglas hinein, heben den Uterus hoch, schieben die Zervix nach vorn, beengen das Rektum und führen schon bei Kindskopfgröße häufig zu Einklemmungserscheinungen. Bei seitlichem Sitz drängen sie die Retinacula uteri auseinander, können dann den Ureter stark nach abwärts dislozieren und ausziehen, auch Störungen des Harnabflusses hervorrufen mit allen Folgezuständen der Hydronephrose und die Uterinabündel nach aufwärts lagern; andere drängen auf die

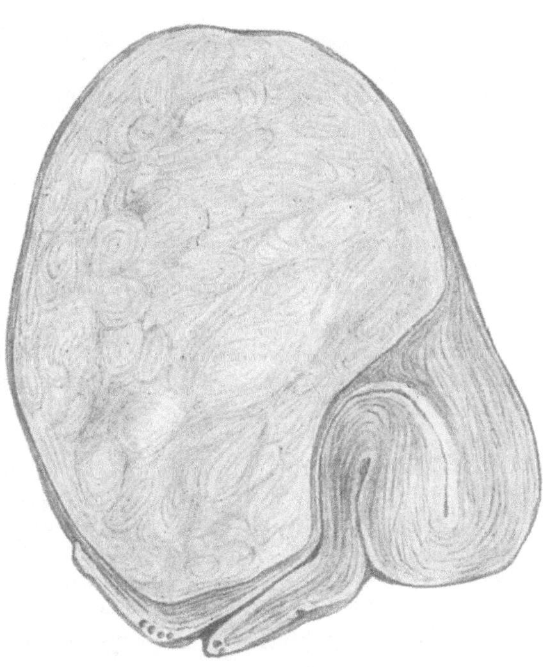

Fig. 278. Mannsfaustgroßes Myom in der Zervixvorderwand; Uterus in Retroflexiostellung.

Beckenschaufel nach oben, sie können gleichzeitig noch das Scheidengewölbe nach abwärts gegen die Scheide bis in den Introitus und aus ihm heraus vorwölben (Fall Rhomberg).

Häufiger aber sitzen sie innerhalb der Wand der Zervix und drängen die Mukosa vor, ziehen den Kanal stark aus, wölben ihn konvex nach vorn oder hinten, dehnen die gleichseitige Portiolippe kugelig vor und spannen die gegenüberliegende halbmondförmig vor sich her. Entwickeln sie sich in der Vorderwand, dann wird vor allem die Blasenhinterwand ausgedehnt und nach oben gedrängt und oft erheblich verdünnt (Fig. 278). Bei diesem Sitz können sie auch den Ureter so abdrängen und nach oben verlagern, daß seine Auffindung bei der Operation große Schwierigkeiten und Gefahren bieten kann. Ihre Größe hält sich meist in mittleren Grenzen, da sie früh Beschwerden machen; immerhin sind auch hier erhebliche Tumoren von mehreren 1000 g gefunden.

Die Portiomyome sind noch seltener; ihre Häufigkeit wird mit 1%, verzeichnet. Sie sind meist einzeln, drängen vor allem die Portioschleimhaut kugelig vor, spannen den Muttermund quer und dehnen die gegenseitige Portiolippe halbmondförmig über sich aus. Sie wachsen in erster Linie in die Scheide hinein und füllen diese aus, drängen auch schließlich zum Introitus vaginae vor, behalten aber meist Kugelform (Figg. 279 u. 280); nach Gueissaz soll ihre Rückbildung in der Menopause nicht so gut wie sonst bei Myomen erfolgen.

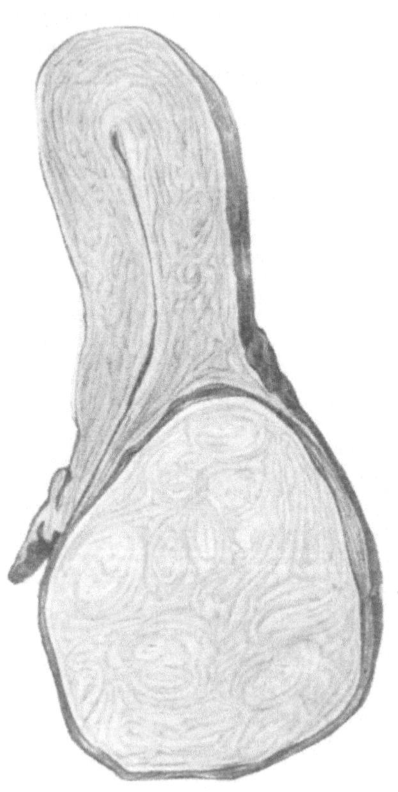

Fig. 279. Portiomyom.
+ Umschlagstelle der Scheide.

Bevor wir das Myom im einzelnen genauer betrachten, um die Feinheiten seines Baues kennen zu lernen, ist es zweckmäßig, kurz auf seine Histogenese einzugehen.

Nach den Anschauungen von Aschoff, R. Meyer, Heimann, H. Freund, Becher stellen die kleinsten Myome zirkumskripte Partien im Verlauf der Myomfaserung dar, die sich durch deutlicheres Hervortreten der Muskelzellen infolge Zunahme ihres Leibes und ihres Kernes auszeichnen. Solche Muskelbündel behalten ihren Zusammenhalt mit der Umgebung zunächst bei; jedoch treten bald Krümmungen und Biegungen ihrer Bündel ein, und es kommt zu einer Aufknäuelung und Selbständigmachung dieses Bezirkes, indem sie sich nicht mehr in den Bauplan des Myometriums einpassen, vielmehr durch Verdrängung sich eigenwillig ein Bett schaffen. Die Übergänge in die nicht beteiligte Muskulatur, d. h. die sog. Stielverbindungen, werden jedenfalls an einem, eben dem gekrümmten Ende, undeutlich, während sie in dem anderen vorerst erhalten bleiben. Solche kleinsten Myomkeime sind meist gefäßlos und sehr bindegewebsarm, da das zarte, ursprünglich jede Muskelfaser umgebende Interstitium durch die schwellende Muskelfaser verdrängt wird. Findet diese primäre Wucherung in der Nachbarschaft eines Gefäßes statt, so gerät dieses meist passiv in den neuen Bezirk hinein; sicher geschieht das bei weiterer Ausbreitung der Wucherung, desgleichen werden auch Lymph- und Nervenbahnen, vor allem aber weiteres vorhandenes Bindegewebe zwischen die Falten und Krümmungen des wachsenden und neue Bündel bildenden Myomkeimes einbezogen. Die Krümmungen und Windungen der einzelnen Faszikel sind nicht Eigentümlichkeiten des Myomwachstums, sondern wohl hauptsächlich durch die Ausbreitungsbehinderung infolge der ringsum vorhandenen Gewebsspannungen bedingt; sie liegen wie in engen Räumen gepackt. Ist die primäre Wucherung nicht auf ein Muskelbündel beschränkt, sondern sind noch mehr Wachstumszentren in der Nachbarschaft vorhanden, so vereinigen sich alle meist früher oder später zu einem Knoten und beziehen alles, was zwischen ihnen liegt, in sich ein. Die Muskelwucherung ist also das einzig spezifische, alles andere, Blut- und Lymphgefäße, Bindegewebe, Elastika, evtl. Nerven, ist sekundär hineinverlagert und hat keinen Geschwulstcharakter. Im allgemeinen ist später eine wirre Durchflechtung der einzelnen Muskelbündel zu beobachten, in manchen Tumoren jedoch eine gewisse radiäre Anordnung um ein irgendwo liegendes Zentrum deutlich (Heimann).

Die kausale Genese der Myome ist wie die aller anderen Tumoren in volles Dunkel gehüllt. Die Grundfrage, weshalb beginnen gerade die betreffenden Muskelzellen selbständig zu wuchern, sich aus der Ordnung der Körperzellen abzusondern und zu ihnen eine gegensätzliche,

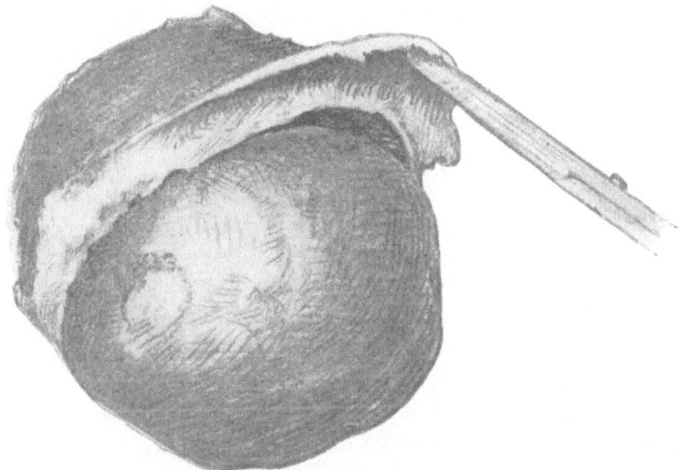

Fig. 280. Das gleiche Präparat wie Fig. 279. Eine Klammer hält die vordere Muttermundslippe hoch, um deren Scharfrandigkeit und andererseits die Myomkugel zu zeigen.

fremde Stellung einzunehmen, läßt sich nicht beantworten. Ist jede Muskelzelle dazu befähigt (Virchow), oder sind es unverbrauchte, d. h. nicht in den Bauplan des Uterus aufgenommene Zellen (Cohnheim) oder im Fetalleben ausgeschaltete Bezirke (Ribbert) oder solche, die noch die Multipotenz des mesenchymalen Keimgewebes, aus dem Muskel und Bindegewebe entsteht, beibehalten haben (Opitz), das ist nicht zu entscheiden. Immerhin aber bedarf es bei vorhandener Disposition bestimmter Keime im Gewebe noch eines Anreizes zum Wachstum; auch hierin überall Theorie: entzündliche Reize, epitheliale Einschlüsse, die durch das wachsende Myom erdrückt werden, Ovarialhormone. Eines ist auffällig, daß Myome außerhalb der Geschlechtsreife Seltenheiten sind; aber daraus auf eine unmittelbare Abhängigkeit der Myome von Ovarialhormonen zu schließen, halte ich für verfehlt. Die Myome sind absolut autonome Tumoren, ihre Wachstumskraft aber verschieden stark und von äußeren Umständen abhängig. Ist der Nährboden in der Geschlechtsreife üppig und gut, dann wächst die Myomzelle kräftig und stetig; wird er im Senium mager und arm, fehlt auch ihr Kraft zu weiterer Vermehrung, sie geht vielmehr langsam durch Atrophie zugrunde oder bleibt stationär. Mit diesem Verhalten entspricht sie durchaus der Myometriumzelle überhaupt, die auch kein selbständiges eigenes Leben führt, sondern erst vom Ovarium aufgerüttelt und angepeitscht werden muß, ohne dadurch in ihrer Existenz von ihm abhängig zu sein. Aber es gibt alle Übergänge von dieser sklavischen Muskelzelle zur selbständigen, aktiv auch ohne Nährbodengunst wuchernde und zur zerstörenden, bösartigen Sarkomzelle; dadurch wird am besten die lediglich unterstützende Rolle der Eierstockshormone und die an sich autonome Natur des Myoms bewiesen.

Die Histogenese des Myoms hat das Verständnis für den feineren Aufbau des Tumors geebnet. Histologisch findet man Bündel glatter Muskelfasern in sehr verschiedener Mächtigkeit bunt durcheinander geflochten; so kommt es, daß die Muskelzellen bald längs oder schräg,

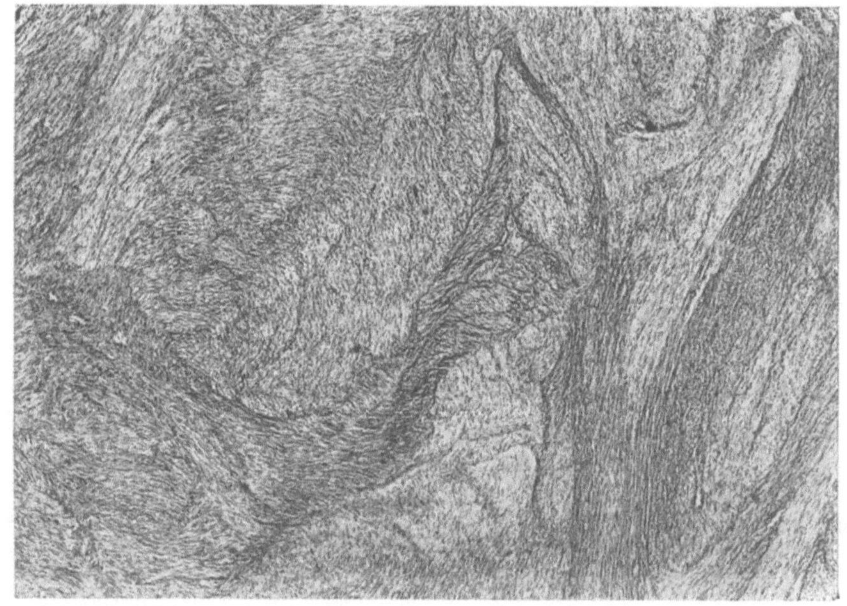

Fig. 281. Schwache Übersichtsvergrößerung über die Myomstruktur.

bald quer getroffen werden (Fig. 281). Durch die wechselnde Zahl der an einem Bündel beteiligten Muskelzellen und deren Größe, Saftigkeit und Färbbarkeit kommt ein mannigfaches Bild zustande. In größeren Myomen aber bestimmt mehr der bindegewebige Anteil den Eindruck. Mikroskopisch kleine Myome sind wie oben gesagt bindegewebsarm, in größeren Knoten kann aber sekundär das Bindegewebe mehr hervortreten und die Muskelzellen überdecken; dann kommt oft eine deutliche Felderung durch bindegewebige Umscheidung der einzelnen Bündel zustande. Die Muskelzellen sind spindelig, haben einen verschieden großen, durch Pikrinsäure färbbaren Leib und einen meist stäbchenförmigen, deutliche Körnchen zeigenden Kern; Myogliafibrillen sind mit besonderen Methoden in ihrer unmittelbaren Umgebung nachweisbar, jedoch nicht so lang wie bei normalen Muskelzellen. Die Zellen liegen in der Längsrichtung aneinander gereiht, gegenseitig die Lücken ausfüllend. Eingehüllt und zusammengefaßt werden die einzelnen Zellen durch netzartig miteinander verbundene Bindegewebsfasern, deren Masse und Zahl, wie oben gesagt, sehr

verschieden stark sein kann, jedoch oft im umgekehrten Verhältnis zum
Ernährungszustand der Muskelzelle steht. Blutgefäße sind im allgemeinen
spärlich. In der Gefäßversorgungsart lassen sich nach Polano, Ahlström u. a. zweierlei Arten von Myomen unterscheiden. Die eine Gruppe
setzt sich offenbar aus verschiedenen Einzelmyomen zusammen; diese
zeigt mehrere zarte arterielle Gefäße von der Umgebung in das Myom
hineinziehen, desgl. Venen in mehreren Zweigen mit den erweiterten
Venen der Nachbarschaft in Verbindung treten und auch Lymphgefäße
in mehreren Stämmen Anastomosen suchen. Die zweite Gruppe dagegen

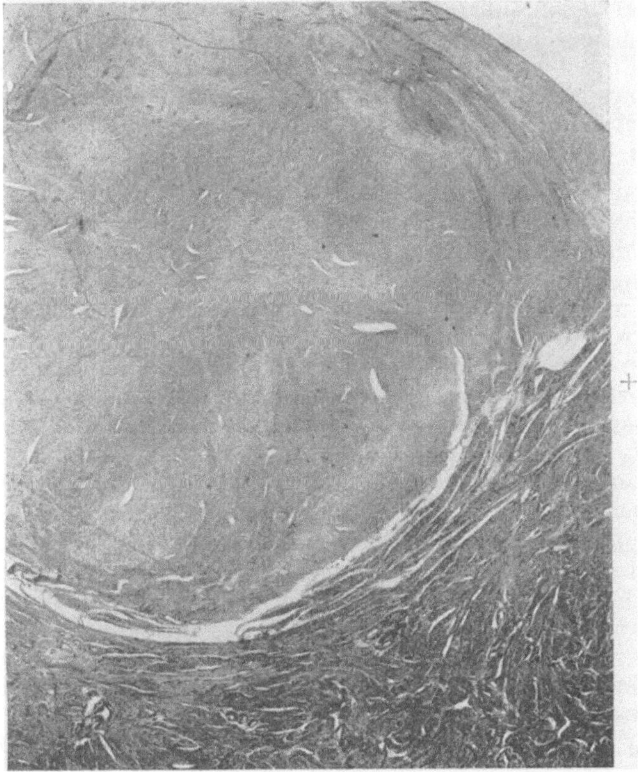

Fig. 282. Myom und seine Umgebung: Kapsel und Stiel (+). (Lupenvergrößerung.)

hat nur einen Gefäßstiel, wo die arterielle und venöse Blut- und die Lymph-
versorgung stattfindet, im übrigen aber sind im Umkreis des Tumors
nur kleine Lymphanastomosen zu sehen. Die Zahl der Blutgefäße ist
meist gering, deren Wandung zart, oft nur aus Endothelien bestehend,
die Versorgung mit Lymphgefäßen viel reichlicher, besonders in den
peripheren Tumorpartien.

Elastisches Gewebe ist in kleinen Myomen sehr wenig, in den inter-
faszikulären Bindegewebsbündeln größerer Myome oft reichlich nachweisbar.

Die Peripherie des Myoms setzt sich gegen die Umgebung der gesunden
Muskulatur nicht völlig scharf ab; schon makroskopisch findet man in
der lockeren sog. Kapselzone Muskelbündel hin- und zurück gehen,
zum Teil sind das die ursprünglichen Stielverbindungen des Myoms mit

der Umgebung (Fig. 282). Außerdem aber sind daran auch die lockeren peripheren Myommuskellagen beteiligt, die nach und nach in eine oft mehr oder weniger deutliche konzentrische Anordnung hineingedrängt werden, da das Myom meist vom Zentrum heraus weiterwächst (R. Meyer). Und schließlich ist das konzentrisch verdrängte Myometrium mit seinen dilatierten Venen und Lymphbahnen ein integrierender Bestandteil der sog. Kapsel, was dadurch noch deutlicher wird, daß seine Muskelbündel oft deutliche Hypertrophie zeigen. Es gibt aber auch Myome, die ohne lockere Kapselschicht im Uterus sitzen; wahrscheinlich sind das solche, bei denen nicht nur die Zentrumsschicht, sondern auch die peripheren Schichten wachsen und enge Verbindung mit der Umgebung behalten. L. Fraenkel beschreibt neuerdings den schon angedeuteten mannigfaltigen Bau der sog. Kapsel, er unterscheidet eine myometrane, fibröse und myomatöse Kapsel und meint in der myometranen Kapsel gehe eine Art Sequestrierungsprozeß vor sich, der das beteiligte Gewebe als krank erscheinen ließe; mir scheinen zwingende Beweise für die letzte Anschauung nicht zu bestehen.

Wie oben bei der Histogenese dargetan, bestehen bei den meisten Myomen keine direkten Beziehungen zu den Blut- oder Lymphgefäßen, sondern nur dadurch, daß diese allmählich von dem wachsenden Tumor einbezogen werden. In seltenen Fällen kann man als eine besondere Form das intravaskuläre Myom beobachten. Sitzenfrey publizierte 1913 drei einwandfreie Fälle, in denen aus der Venenwand heraus Muskelknoten und -Stränge ins Lumen hineinwuchsen und nur von Endothel überkleidet waren; sie hoben sich beim Aufschneiden als Stränge oder Säulen aus den Venen heraus. Dürck hat ein säulenartiges Myom der Vena cava inf. beschrieben, das 10 cm weit in den Vorhof des rechten Herzens hineinragte. Sind sie auch häufig gutartig, so steigern sie wahrscheinlich doch die Neigung zu Thrombose und Embolie.

Das sog. maligne Myom, wie es von v. Franqué, Frankl, Ghon und Hintz, Langerhans, Minkowski und wenigen anderen beschrieben wird, ist deshalb so benannt, weil es histologisch den reinen Myomen gleicht, trotzdem aber Metastasen und Rezidive bildet; es ist aber wohl als Übergang zu den Sarkomen zu deuten. R. Meyer sieht in ihnen allerdings nicht morphologisch, wohl aber biologisch maligne Neubildungen und zwar muskelzellige Sarkome.

In einem nicht geringen Prozentsatz, nach der Literatur in 4—5$^0/_0$, bei genauer Durchsuchung jeden Knotens wohl noch häufiger, finden sich innerhalb des Myoms weichere und weniger sehnige Partien, deren Zellen geringere Ausreifung zeigen. Frankl gibt bei 1878 Myomen 46 Sarkome = ca. 2,5$^0/_0$, Imhäuser bei 208 Fällen 11 sichere, 5 mögliche Sarkome = 5,3 resp. 7,7$^0/_0$ an, Miller gewann durch Sammelstatistik die Zahl 2$^0/_0$, ebenso Masson aus dem großen Material der Mayo-Klinik in Rochester; kleine Zahlen (unter 1000) scheinen mir zu geringe Beweiskraft. Warnekros' Angabe von 10$^0/_0$ maligner Formen unter den Myomen wird allgemein als zu hoch abgelehnt. Es handelt sich dann um mehr oder weniger ausgesprochene Sarkombilder, deren Abgrenzung gegen das noch gutartige außerordentlich schwer sein kann. Das Nähere soll beim Sarcoma uteri im Zusammenhang mit den einwandfrei bösartigen Formen besprochen werden. Es handelt sich hier um indifferente Zelldepots, entsprechend den Regenerationszentren im normalen Gewebe (R. Meyer).

Sekundäre Veränderungen des Myoms.

Die einzelnen Myomknoten können nun allerhand sekundäre Um·
wandlungen erleiden, die das Bild im einzelnen komplizieren. Zunächst
kann die Myomsubstanz durch mehr oder weniger hochgradige, langsam
oder plötzlich einsetzende Ernährungsstörung morphologischen Umbau
und Zerstörung erfahren. Die fibröse Substanz kann erheblich zunehmen
und die Muskelsubstanz allmählich erdrücken. Als echte regressive
Metamorphose kommen hauptsächlich die Atrophie, die zystische Erweichung mit hyaliner Degeneration und die Nekrose als klinisch wichtige
Prozesse in Betracht, während die fettige Infiltration resp. Degeneration
wie auch die Verkalkung an Bedeutung mehr zurücktreten. Die diffuse
fettige Entartung wird als häufig im Wochenbett angegeben, sie scheint
mir aber noch eingehenderer Untersuchungen zu bedürfen. Die Verkalkung
soll unten noch kurz berührt werden.

I. Die regressiven Metamorphosen des Myoms.

1. Die Atrophie kommt, wie schon oben angedeutet, vor allem
im Klimakterium und auch nach künstlicher Ausschaltung der Ovarialfunktion vor, da die Turgorspendung und das Stimulans guter Ernährung
des vom Ovarium abhängigen Genitalschlauches dann wegfallen. Die
Muskelzellen des Myometriums schrumpfen und im Falle voller Ausreifung der Geschwulstzellen auch die Myomzellen. Die Folge ist in beiden
Fällen die Verkleinerung der Organe und Geschwülste, ja kleinere Knoten
können dem tastenden Finger völlig entschwinden.

2. Die hyaline Entartung und zystische Erweichung kommt
häufig, wahrscheinlich in einem Drittel aller Fälle vor; in hochgradiger Weise
jedoch nur ca. in 5°/₀. Histologisch sieht man teils nur das Bindegewebe,
teils auch die Muskelzellen nach Kleinerwerden ihres Protoplasmas und
lediglich Erhaltenbleiben ihrer Kerne und höchstens eines kleinen Proto-
plasmamantels, sich mit einer homogenen Masse bedecken, die mit Säure-
fuchsin stark leuchtende Farbe gibt. Die Massen treten in Form kleiner
dicker Balken und Säulen auf und sind überall zwischen die Muskelzellen eingelagert (Fig. 283). Es kommen sehr zierliche und charakteristische Bilder
zustande, indem zusammengelagerte atrophierende, etwas spitz werdende
Muskelkerne mit den dicken Massen überall abwechseln. In höhergradigen
Fällen treten die hyalinen Säulen zu größeren Feldern zusammen und
zeigen überall noch Kerne oder Kernreste eingesprengt. Makroskopisch
gewinnen diese Myome ein eigentümliches, opakes glasiges Aussehen
und dabei eine feste, derbe Konsistenz. In einer großen Reihe von Fällen
aber zerfällt die hyaline Masse in eine fädige körnige Flüssigkeit von
gallertigem Charakter. Diese Verflüssigung kann in kleinen Feldern auftreten und dann überall noch Bündel von Muskelfasern erkennen lassen
nach der Art, wie Grashaufen in einem versumpfenden Gelände noch
überall aus dem Wasser hervorragen (Fig. 284); in anderen Fällen konfluieren solche Felder und bilden größere unregelmäßige Flüssigkeitshöhlen.
Makroskopisch sieht man dann glasig-flüssige Massen abfließen und
weiche gallertige Substanzen übrig bleiben oder Höhlen mit zerfetzten
unregelmäßigen Wandungen auftreten. Gewinnt diese Degeneration an
Ausdehnung, so entstehen die zystischen Myome, die zu gewaltigen
Dimensionen anwachsen können (Fig. 285). Solche zystischen Myome sind
als große Höhlen mit Inhalt bis zu 30 und 40 l Flüssigkeit beobachtet

worden; im Innern haben sie eine relativ dünne hyalindegenerierte Myomwand mit fädigen Auflagerungen. Die Flüssigkeit kann mancherlei Unterschiede aufweisen, je nach weiteren Veränderungen der Wand außer der einfachen Erweichung. Meist ist sie goldgelb und klar und hat einen erheblichen Eiweißgehalt. Außer diesen Erweichungszysten findet man noch Myome mit großen Lymphangiektasen; ihre Wände sind glatt und spiegelnd, die einzelnen Hohlraume abgegrenzt und isoliert in sonst festerem Gewebe. Die hier vorkommende Flüssigkeit soll an der Luft schnell gerinnen; jedoch stimmt das nicht für alle Fälle und kann als Differentialdiagnostikum weder gegenüber den Erweichungszysten noch den Ovarialkystomen in Betracht kommen.

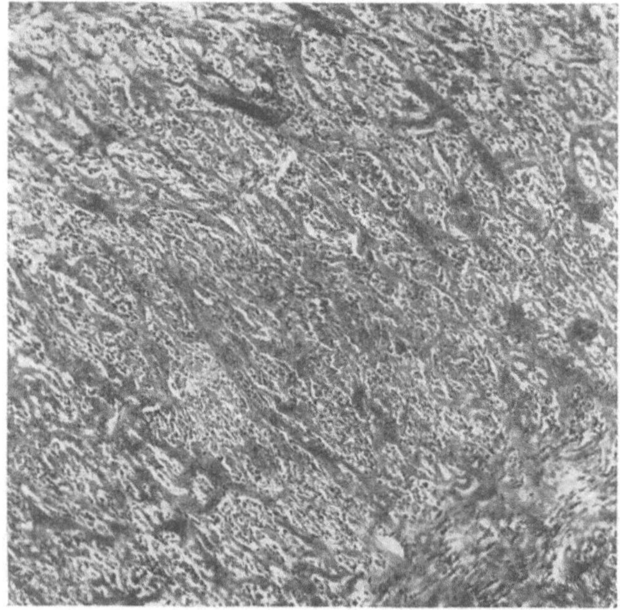

Fig. 283. **Hyaline Degeneration des Myoms.** (Die dicken unregelmäßigen Balken sind im v. Gieson-Präparat leuchtend rot gefärbt.)

Differentialdiagnostisch wichtig ist weiterhin gegenüber dieser herdweise beginnenden und allmählich sich ausbreitenden zystischen Erweichung die diffuse ödematöse Durchtränkung des Myomgewebes bei einfachen lokalen oder allgemeinen Zirkulationsstörungen, die sich durch die Auflockerung der Bindegewebsmaschen unter Erhaltenbleiben, ja Deutlicherwerden der zarten Fibrillen zu erkennen gibt.

Besonders disponiert zu dieser Degeneration sind solche Myome, die schon durch ihren Sitz in der Ernährung ungünstig gestellt sind, also subseröse und intraligamentäre Formen ebenso wie gestielte submuköse; aber auch interstitielle Myome sind von ihr befallen. Als Besonderheit ist beschrieben worden, daß durch die verschieden lokalisierte Verflüssigung zentrale Partien des Myoms völlig losgelöst und sequestriert werden können, die dann der Nekrose verfallen.

3. Die Nekrose des Myoms wird in ca. 6—7% der Myomfälle beobachtet.

a) Die **hämorrhagische Nekrose** ist vor allem durch Stieltorsion eines subserösen Myoms oder Torsion des ganzen Uterus bedingt und kommt in ihrem Bild ähnlich wie die Stieltorsion der Ovarialtumoren zustande. Entsprechend dem fleischigen dicken Stiel, wie ihn subseröse Myome meist haben, ist die Stieldrehung bei den Myomen selten; kaum 100 Fälle lassen sich aus der Literatur nachweisen. Oft liegt ein abnorm ausgezogener, dann leicht drehbarer Stiel vor, oder der Uterus war durch die Wachstumsrichtung der Tumoren in die Torsion passiv hineingedrängt. Ist dann einmal die Torsion erfolgt, so ist die weitere Drehung leichter möglich. Meist ist der Drehungswinkel nur klein. Ellerbrock beschrieb zwei Uteri mit Myomknollen, deren Zervix

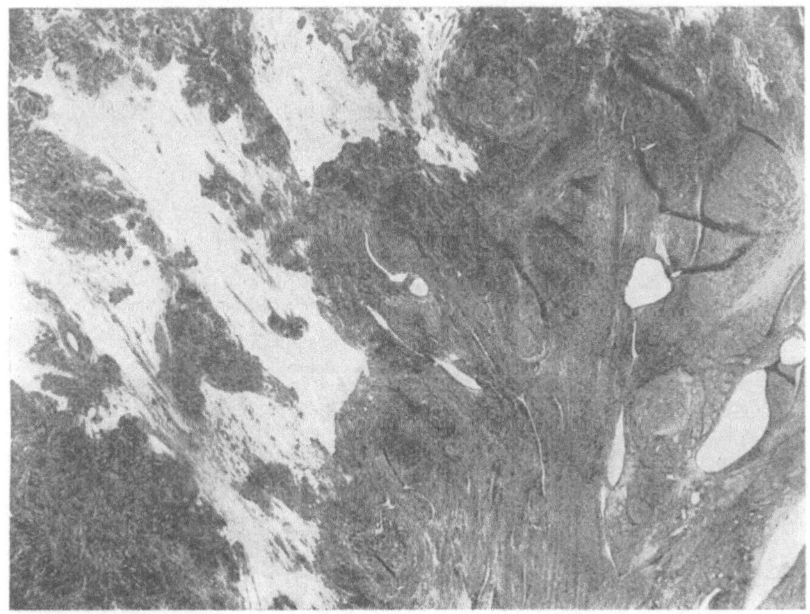

Fig. 284. Verflüssigung des Myoms mit nachfolgender zystischer Erweichung.

um 130° und 180° gedreht war. Selten kommt durch Atrophie an der Torsionsstelle eine Spontantrennung des Corp. ut. von der Zervix zustande (Hedrén, Ruppert). Die Folge ist gewöhnlich in allen diesen Fällen eine sehr erhebliche blutige Infarzierung des gesamten zirkulationsgestörten Gebietes, die Zervixtorsion braucht aber keine klinischen Zeichen zu machen. Im Myom findet man neben erheblicher Dilatation aller venösen Gefäße, die besonders in den peripheren Schichten hervortritt, diffuse Blutaustritte sowie Kern- und Zellzerfall in den Muskelfasern.

b) Die **partielle Nekrose**. 1. **Zentral oder segmental** (Infarktähnlich) kommen Erweichungsherde dann zustande, wenn ein von mehreren Gefäßen versorgtes Myom in einer oder mehreren der Zuführungsbahnen Störungen erleidet. In diesem Gebiet ist das Gewebe blaß oder gelb, etwas weich und mit lokalen Zerfallsherden durchsetzt. Diese Fälle sind ohne wesentliche klinische Bedeutung.

2. **Periphere Nekrose** wurde von **Ahlström** zuerst nachgewiesen und auf Stauungen im venösen Abflußgebiet zurückgeführt, wodurch

ausgedehnte Kapselblutungen bedingt werden können; die peripher beginnende Nekrose schreitet zentral fort.

c) Die **Totalnekrose** hat klinisch insofern eine erhebliche Bedeutung, als durch sie ein Krankheitsbild mit Spontan- und Druckschmerzen im Myom und Intoxikationszeichen wie Erbrechen, Kopfschmerzen, Übelkeit, Aufstoßen, selbst Fieber in mittleren Grenzen entstehen kann, außerdem im nekrotischen Myom stets ein Locus minoris resistentiae für Infektion und Verjauchung gegeben ist, vor allem da die nekrotische Masse vom Körper demarkiert und durch Gewebseiterung allmählich

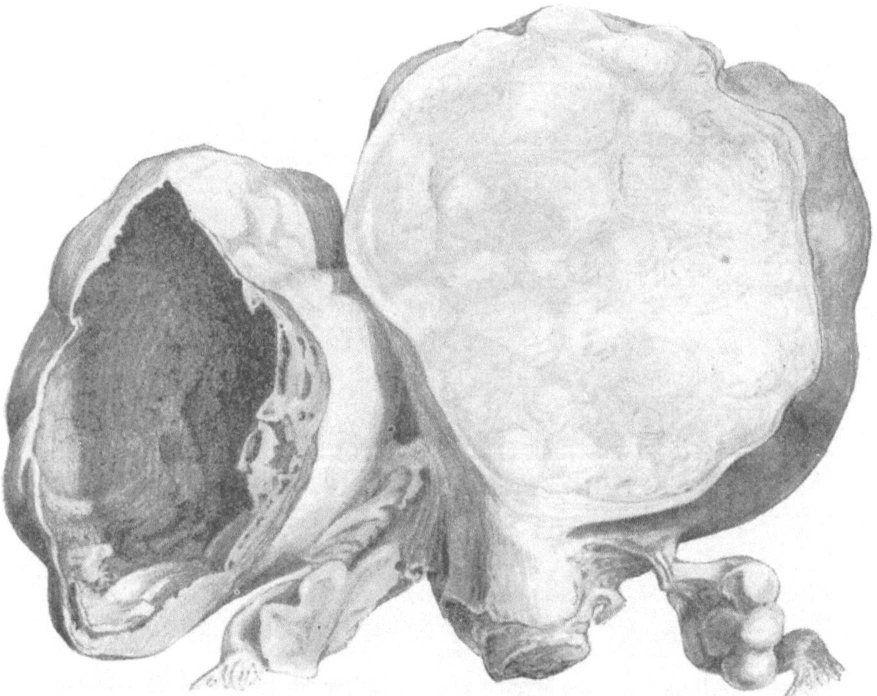

Fig. 285. Zystisch erweichtes Myom und großes solides subseröses Myom.

eliminiert wird und dann sicher einmal günstige Bedingungen für Infektion irgendwelcher Art gibt.

Meist werden interstitielle Myome befallen und zwar kann bei vielen vorhandenen nur eines auserwählt sein; gewöhnlich sind sie faust- oder kopfgroß und haben eine gute Kapsel. Ihre Farbe ist auf dem Durchschnitt dunkelfleischrot, manchmal etwas bläulich, selbst mehr schwarz; aber auch graue und grune Farbtöne kommen vor (Fig. 286). Die Farbe ist diffus und auf Blutfarbstoffimbibition zurückzuführen. Thrombosen von Gefäßen sind sekundär. Die Konsistenz ist weicher wie bei einem gewöhnlichen Myom, später mürbe und bröckelig. Histologisch fehlt jegliche Kernfärbung, aber die gewebliche Struktur ist im allgemeinen erhalten; bei längerem Bestand finden sich Fettsäurekristalle und feinkörnige Massen, häufig auch kleine Kalkablagerungen. Der Geruch solcher Myome gleicht dem einer mazerierten Frucht. Die

Umgebung zeigt leukozytäre Infiltration, also Demarkierung und leukozytäre Wanderzellen in den peripheren Geschwulstpartien neben ausschwärmenden Fibroblasten als Versuch der Organisation.

Die Ursache der Totalnekrose ist nach den plausiblen Erklärungen von v. Franqué, Winter und Ahlström in einer Störung der arteriellen Zufuhr zu sehen und zwar dadurch bedingt, daß durch die Kontraktion der das Myom näher oder weiter umgebenden Muskelfasern Rotationen des Myoms selbst zustande kommen, die einerseits die Lockerung der sog. Kapsel bedingen, andererseits aber auch durch die Verschiebung die arterielle Zufuhr absperren können, besonders bei den Myomen, die nur eine arterielle Versorgung haben (s. o.). Solche Verschiebungen der Gewebsstruktur kommen insbesondere in der Schwangerschaft und im Wochenbett vor, und so ist die besondere Häufigkeit der Totalnekrose zu dieser Zeit verständlich; sie kommen aber auch sonst vor. Daß die nekrotischen Myome durch Demarkation und Eiterung allmählich ins Cavum uteri oder das Lig. latum vorgeschoben werden oder gegen die Bauchhöhle zu streben, wo sie dann mit der Bauchwand verlötet und schließlich hier eliminiert werden können (Küstner), wurde oben schon angedeutet. Kommen sie ins Kavum, so tritt natürlich die Infektion ein, sobald der Kapseldurchbruch erfolgt ist; auch Kapseldurchbrüche in die freie Bauchhöhle mit akuten Symptomen der Peritonitis oder innerer Blutung kommen vor (s. u.).

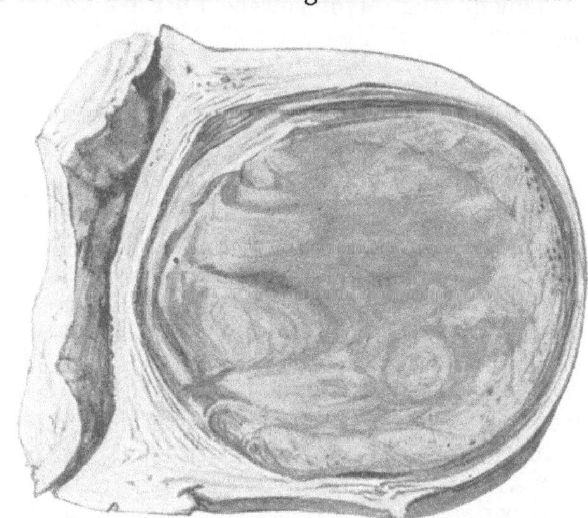

Fig. 236. Totalnekrose eines interstitiellen Myoms in der 3. Woche des Puerperiums.

Anhangsweise soll hier noch einmal die Verkalkung genannt werden; sie ist kein selbständiges Degenerationsbild, sondern tritt immer erst in schon geschädigten Myomen auf. Schon bei starkem Hervortreten der fibrösen Komponente können in diffuser Ausbreitung körnchenförmige Kalkablagerungen eintreten, häufiger und stärker findet man sie in hyalin degenerierten Tumoren; hier können die Kalkablagerungen größere Partien befallen und dann osteoide Umwandlungen erfahren, ähnlich wie bei den Ovarialfibromen (s. d.); oder die Kalkablagerungen treten vorwiegend als Kapsel in den peripheren Partien auf und bilden dann eine Kalkschale. Letzterer Modus ist bei völlig nekrotisierenden Myomen, sei es peripher oder zentral beginnend, der häufigere. Klinisch sind solche verkalkten Myome als Uterussteine bezeichnet, im Falle subserösen Sitzes können sie nach erfolgter Stieldrehung als Corp. libera im Bauchraum abgekapselt liegen oder durch Blase oder Mastdarm ausgestoßen werden (Payr).

Besonderheiten im anatomischen Bilde der Myome werden, ohne zu den regressiven Prozessen zu gehören, dadurch erzeugt, daß die Blut- oder Lymphgefäße durch Abflußstauung stark dilatiert sind. Die hämangiektatischen Formen bekommen eine große Ähnlichkeit mit schwammigem kavernösem Gewebe oder in geringeren Graden ziehen nur dilatierte blutführende Stränge überall durch die Myomsubstanz und bilden hier und da größere Lakunen.

Die lymphangiektatischen Formen lassen ein zystisches Aussehen entstehen mit kleineren und oft einzelnen größeren Höhlen, in denen, wie oben bemerkt, leicht gerinnende Flüssigkeit vorhanden ist. Diese Myome sind meist recht große, da sie gut ernährt sind, und können Verwechselungen mit den zystisch erweichten Formen bedingen (s. o.). Die Höhlen sind häufig mit Endothel ausgekleidet, in größeren Räumen kann es fehlen. Das Myomgewebe aber befindet sich in gutem Ernährungszustand.

II. Komplikationen des Myoms mit anderen Prozessen.

1. Die bakterielle Invasion. Am stärksten sind natürlich alle die Myome der bakteriellen Besiedelung ausgesetzt, die mit ihrer Oberfläche die bakterienenthaltenden Teile des Genitalschlauches berühren. Das ist sicher beim Hineinragen in die Scheide der Fall, aber auch dann, wenn der Halskanal des Uterus durch seine Entleerungsbestrebungen geöffnet wird oder Schleim- oder Blutstraßen Aszensionsmöglichkeiten geben, schon in den Zervix- und Korpusabschnitten. Die Oberfläche des submukösen Myoms wird leicht arrodiert, so daß die Bakterien das freiliegende Gewebe besiedeln und infizieren können. Histologisch sieht man die Schleimhautdecke der Myome in solchen Fällen mehr oder weniger stark infiltriert. Es ist klar, daß invasionskräftige Keime von hier aus auf dem Lymphwege auch ins Myom vordringen können und hier perivaskuläre Infiltrate, entzündliche Thrombosen und schließlich Abszesse bewirken. Ist das Myom ernährungsgestört, sogar nekrotisch, dann finden vor allem Fäulniskeime guten Nährboden und gute Ausbreitung, die Folge ist dann die sog. Gangräneszierung oder Verjauchung der Myome. Solche verjauchenden Myome haben eine mißfarbene, schmierige, zerreißliche, zundrige Substanz, die einen üblen, aashaften Gestank ausströmt; der Prozeß ist entsprechend den biologischen Eigenschaften der beteiligten Keime lediglich auf die tote Masse beschränkt und vom gesunden demarkiert. Immerhin werden doch bedeutende Giftmengen in den Körper resorbiert, so daß solche Tumoren erhebliche Gefahren für die Trägerin bergen. Nicht nur gestielte submuköse Tumoren können solche Verjauchung erfahren, sondern auch interstitiell sitzende nekrotische Knoten, die durch Kapseldurchbruch zu einem Teil ins Kavum reichen. Begünstigt werden solche Infektionen natürlich durch Sondierungen oder Punktionen.

Aber abgesehen von diesen genetisch völlig klaren Fällen gibt es interstitielle allseitig abgekapselte Myome, die kulturell und bakterioskopisch die Anwesenheit von Keimen nachweisen lassen. Bevorzugt sind auch hier total-nekrotische Tumoren, wobei man sich den Infektionsmodus wohl so vorzustellen hat, daß irgendwelche zufällig oder bei anderswo lokalisierten Infekten in der Blutbahn kreisende Mikroorganismen hier einen saftreichen günstigen Nährboden finden. Aber auch ohne Nekrose kann es in völlig abgeschlossenen Myomen zu Thrombosen, perivaskulären

Abszessen und größeren Eiterhöhlen kommen, wie vor allem v. Franqué, Sitzenfrey und neuerdings Halban nachwiesen; als Keime für diese sog. Vereiterung der Myome kommen vor allem die invasionsfähigen Strepto- und Staphylokokken in Betracht. Über den weiteren Verlauf dieser hämatogen-septischen Infektion s. septische Entzündungen Kap. V.

2. Myome und chronisch-entzündliche Adnexerkrankung. Im allgemeinen laufen beide Prozesse als selbständige Prozesse nebeneinander ab, vielleicht, daß das Myom unter der Wirkung der entzündlichen Hyperämie etwas schneller wächst. Infektionen des Myoms durch lymphangitische Ausbreitung vom Adnexherd aus oder einer parametranen Exsudation kommen wohl nur bei schwer septischen Prozessen vor und sind dann insgesamt mit diesen zu verstehen. Bedeutungsvoll wird die Kombination vor allem erst später, wenn nach Ausheilen der akuten Entzündung Adhäsionen sowohl die Adnexe als auch den Uterus mitsamt seinen Myomen fixieren; die an sich vielleicht ohne Beschwerden wachsenden Tumoren machen dann schon frühzeitig Einklemmungs- oder Druckbeschwerden und gewinnen dadurch schnell klinische Bedeutung. Anatomisch kann durch die evtl. gedehnten und über das Myom hinüberziehenden Adhäsionsmembranen intraligamentärer Sitz vorgetäuscht werden.

3. Myom und Genitaltuberkulose. Hier liegen die Verhältnisse ähnlich wie bei 2. Ist einmal das Endometrium stationär mit Tuberkel-eruptionen befallen, so können von hier aus auch benachbarte Myome auf dem Lymphwege erkranken. Oder auch primär könnte eine lymphogene oder hämatogene Infektion das Myom treffen, da ja, wie im Kap. Tuberkulose (Kap. V) besprochen, der Hauptausbreitungsweg selbst für die Endometriuminfektion der lymphogene oder hämatogene ist. Selten sind käsige Zerfallshöhlen in Myomen beschrieben (Vaßmer).

4. Myome in mißgebildeten, besonders doppelten resp. nicht vereinigten Genitalschläuchen bieten nichts Besonderes. Ob ein genetischer Zusammenhang (H. Freund) besteht, läßt sich zur Zeit noch nicht sagen. Ihre Kombination ist nicht so selten, unter eigenen 480 Myomfällen findet sie sich fünfmal.

5. Myom und Schwangerschaft, Geburt und Wochenbett. Die Frage der evtl. Sterilitätsbegünstigung durch Myome soll im klinischen Teil erörtert werden, die nach der Bedeutung der Myome für den Gestationsvorgang muß den geburtshilflichen Lehrbüchern zur Besprechung überlassen bleiben; hier soll nur die Bedeutung der genannten Prozesse für das Myom kurz erwähnt werden. Die erhöhte Schwangerschafts-hyperämie bewirkt, daß das Myom auch weicher und plastischer wird und der immer mehr sich dehnenden Uteruswand durch Abflachung seiner Form sich besser anpaßt. Anderseits sind aber die Verschiebungen in der Struktur des Uterus Ursache, daß häufiger als sonst Ernährungsstörungen in den Myomen eintreten (s. Totalnekrose). Nicht selten nehmen die Myome an Größe während der Schwangerschaft zu, zum Teil durch die größere Menge ihrer Gewebsflüssigkeit, zum Teil durch direktes Muskelwachstum. Im Puerperium können die Myome dann wieder schrumpfen, wenn eben nicht die Nekrose eintritt. Jedoch kann wohl auch die biologische Qualität der Myomzelle eine Änderung erfahren; denn es gibt andere Fälle, in denen das Wachstum im Wochenbett weiter geht.

6. Myom und Carcinoma uteri. Die Häufigkeit dieses Zusammentreffens wird nach großen Statistiken auf ca. 3,2—4,0 % angegeben,

wobei auf die Kombination von Myom und Korpuskarzinom ca. 1,2 bis 1,5°/₀ und Myom und Kollumkarzinom 2,0—2,5°/₀ fallen. Auffällig ist dabei die große relative Häufigkeit des Korpuskarzinoms, das sonst im Verhältnis zum Kollumkarzinom nur in einer Häufigkeit von 1:8—10 vorkommt. Irgend ein innerer Zusammenhang muß wohl hier bestehen, wie man annimmt in dem Sinne, daß Myome durch die bessere Durchblutung der Uterusmuskulatur und der Schleimhaut die Entstehung des Karzinoms im Endometrium begünstigen. Das Korpuskarzinom kann wie ins Myometrium natürlich auch ins Myom vordringen; eine karzinomatöse Degeneration des Myoms selbst ist selbstverständlich nicht möglich. Enthalten die Myome epitheliale Einschlüsse, wie sie weiter unten, z. B. bei den sog. Adenomyomen besprochen werden, aber auch in den bisher dargestellten eigentlichen Kugelmyomen durch sekundäre Einbeziehung von adenomyometritischen Schleimhautinseln gelegentlich vorkommen, dann kann auch einmal eine solche eingeschlossene Schleimhautpartie karzinomatös werden. Schließlich sind von einigen Autoren auch Karzinommetastasen von anderweitigen primären Krebsen nachgewiesen, so von Schmorl bei primärem Mamma- oder Magen- oder Portiokarzinom, von Glaser ebenfalls bei einem primären Mammakarzinom.

7. Über die Komplikation von Myomen mit Ovarialtumoren ist nichts Wesentliches zu bemerken; sie laufen in ihrer Entwicklung nebeneinander her.

8. Myom und Metropathia haemorrhagica kommen relativ oft zusammen vor, in ca. 8°/₀. Fassen wir die Metropathia haemorrhagica als Funktionsanomalie in dem Sinne, wie im Kap. III besprochen, auf, daß primär die Eier und ihre Follikel wohl zur Reifung, aber nicht mehr zur Ovulation kommen, nun entweder als reife Follikel längere Zeit persistieren oder zugrunde gehen und sofort durch neue ersetzt werden und bedenken wir, daß diese Anomalie vor allem als Übergang zum Klimakterium also im Verlaufe des 5. Jahrzehnt vorkommt, wo auch die Myome ihr Maximum in der Frequenz haben, so ist die Kombination ohne weiteres verständlich. Als Folge der protrahierten Follikelwirkung wird auch hier die pathologische Proliferation im Sinne der glandulären Hyperplasie (s. Kap. III) beobachtet, ohne daß das Myom andere als später zu besprechende Veränderungen auf das Endometrium ausübt. Das Symptom ist auch hier die lange Metrorrhagie. Irgendein kausaler Zusammenhang zwischen beiden an sich selbständigen Prozessen ist nicht ersichtlich.

Es bleibt zur Vervollständigung des anatomischen Bildes noch übrig, kurz über die biologische Wirkung des Myoms auf seine Umgebung, insonderheit die gesamten Geschlechtsorgane zu berichten.

Im Vordergrund steht hier eine chronische aktive Hyperämie der Beckenorgane, die offenbar dadurch bedingt wird, daß der Uterus sich dauernd in erhöhter Tätigkeit befindet, deren Ziel die Ausstoßung des von ihm als Fremdkörper empfundenen Myoms ist. Nicht jedes Myom hat diese Wirkung, sondern hauptsächlich nur solche, die durch ihren Sitz die Spannung der Muskulatur immer wieder von neuem anregen, also vor allem die interstitiellen und submukösen. Die unmittelbare Folge dieser Hyperämie ist eine erhöhte Sukkulenz des Uterus und ein besserer Ernährungszustand seiner Muskulatur. Die Beckenblutfülle kommt auch den Ovarien zugute, so daß auch an ihnen die Zeichen erhöhter Funktion verständlich sind. Es ist oft beschrieben worden, daß die Ovarien bei Myomen pathologisch verändert sind. Das Besondere der Myomovarien ist lediglich eine größere Zahl wachsender Follikel, die eine Vergrößerung der Ovarien bedingen; natürlich gehen auch mehr Follikel wieder atretisch zugrunde. Im übrigen ist das Ovarialstroma locker und weich, wie jedes besser ernährte Gewebe. Die Gefäßveränderungen, die in früheren Arbeiten über dieses Thema eine große Rolle spielen, sind lediglich Bilder der sog. Gefäßsklerose, wie sie Ovulation und Gestation nicht nur am Ovar, sondern auch am Uterus erzeugen (s. Anatomie). Von Bedeutung ist die Feststellung, daß der mensuelle Zyklus selbst keine Änderung erfährt. Einer höchstens zwei von den reichlich verfügbaren größeren Follikel werden reif, die Eizelle wird ausgestoßen, und aus der restierenden Granulosa bildet sich das Corpus lut. Das Tempo des Zyklus erfährt keine wesentlichen Änderungen (vgl. klinischer Teil); nur ist es bekannt und aus dem bisher Gesagten verständlich, daß das dauernde Aufhören der zyklischen Eireifung weiter hinausgeschoben wird als unter nicht so günstigen Ernährungsbedingungen der Beckenorgane. Keinesfalls aber ist in den Ovarialbefunden und der verlängerten und auch wohl kräftigeren Eierstocksfunktion etwas Primäres zu sehen oder gar aus ihnen die durch nichts begründete Annahme pathologischer Ovarialhormonsekretion abzulesen. Daß andererseits durch die primär infolge des Myom-Fremdkörpers bedingte erhöhte Eierstocksfunktion rückwirkend wieder gute Wachstumsbedingungen für das Myom geschaffen werden, ist oben schon gesagt.

Unter diesen Gesichtspunkten der normal ablaufenden zyklischen Eireife ist auch das Verhalten des Endometriums zu betrachten. Auch hier läßt sich feststellen, daß die zyklische Reaktion in voller Abhängigkeit vom Ovarium vor sich geht, also Proliferation, Sekretion, Desquamation und Regeneration der funktionellen Mukosaschicht einander ablösen. Im speziellen sind für das Endometrium folgende Besonderheiten zu beachten. Die Funktionalis zeigt häufiger diffuse superfizielle Ödeme als sonst, desgl. auch in größerer Zahl oberflächlich gelegene Kapillarektasien; beides ist Folge der chronischen Hyperämie. Wohl zu beachten aber ist, daß mit der nächsten menstruellen Desquamation der Funktionalis auch die ödematösen und kapillarektasierten Partien verschwinden, es sich also um durchaus kurzfristig temporäre Erscheinungen handelt, die für eine evtl. starke Regelblutung nicht verantwortlich gemacht werden können, da sie zu der Blutungszeit schon eliminiert sind und nur die entblößte nackte Basalisfläche mit ihren zerrissenen Gefäßen übrig bleibt.

Eine zweite Besonderheit der Mukosa bei Myomen ist durch die mechanische Verzerrung der Uterushöhle bedingt; es entstehen Buckel und Dellen und Ecken. Diesen paßt sich die proliferierende Funktionalis nach Maßgabe des ihr in der Basalis zur Verfügung stehenden Materials an. Ist die Basalis stark über die Fläche des Myoms gedehnt, ohne daß sie selbst mitgewachsen ist, dann kann auch entsprechend dem spärlichen Material nur eine niedrige Funktionalis mit wenigen weitstehenden Drüsen entstehen; dazu kommt dann, daß auch die gegenüberliegende Uteruswand durch das Myom gedrückt wird, wodurch die wirklich wachsende Schicht noch in sich zusammengepreßt wird. Der gleiche Druck läßt an der Schleimhaut der Gegenseite des Myoms eine Delle in der Mukosa entstehen. Ist ein solcher Spannungsdruck infolge besserer Anpassung des Uterus nicht vorhanden, dann ist auch die Schleimhaut sowohl über dem Myom als an der Gegenseite völlig normal. Das Gegenteil kommt in den Ecken und Buchten zur Wirkung; hier steht die winklig geknickte Basalis, oft noch selbst der Länge nach zusammengepreßt, von zwei Seiten zur Verfügung. So sieht man denn auch hier die Funktionalis üppig proliferieren, so daß oft die Winkel brückenartig überdacht und völlig mit Schleimhaut ausgefüllt werden. Der Verlauf der Drüsen weist hier natürlich Unregelmäßigkeiten auf, der Funktionszustand entspricht jedoch überall hier wie auch in den spärlichen Drüsen auf den Myomkuppen der jeweiligen Phase.

Als sekundäres Moment kommt in den Fällen, wo Keimaszension in das Cavum corporis uteri möglich ist, das Auftreten entzündlicher Exsudationen in der Funktionalis oder Basalis hinzu; besonders bei den submukösen Myomen ist eine oberflächliche akute Endometritis und als deren spätere Folge die Basalisinfektion ohne weiteres verständlich. Irgendwelche Besonderheiten sind hier nicht zu vermerken.

Über Kombination des Myoms mit der Funktionsanomalie der Metropathia haemorrhagica s. o.

Das senile Endometrium erfährt keinerlei besondere Umwandlung oder Änderung durch das Myom.

In der weiteren Umgebung des Genitale ist die oft starke Dilatation der Venenplexus und auch der Lymphbahnen zu erwähnen; gelegentlich findet man schon ante operationem hier Thrombosen, die gerade bei Myompatientinnen post operationem eine gefürchtete Gefahr bilden.

B. Das klinische Bild.

Das Myom ist eine Erkrankung vorzugsweise der Generationsjahre; sowohl vor der Menarche als nach der Menopause sind sie außerordentlich viel seltener beobachtet.

Fälle, in denen das Myom unter 20 Jahren vorkommt, sind so spärlich, daß man sie einzeln aufzählen kann. La Torre hat an der Leiche eines 9jährigen Mädchens ein subperitoneales Myom gesehen; Beigel bei einem 10jährigen Kinde, Howitz bei einem 13 Jahre alten Mädchen ein großes Myom entfernt, desgl. Cavaillon bei einer gleichalterigen Patientin ein Myom, das 3 kg wog. Sarweys Fall wurde im 17. Jahr an einem gestielten, gangränösen submukösen Fundusmyom operiert, Bukowski, Brohl, Eck, Garkisch sahen zum Teil große Myome bei 18jähriger Patientin, Pothérat ein 9 kg schweres im 19. Jahre; Rosenstein, Martin, Benecke, Archambault solche im 20. Jahre. Auch im 21. Jahre sind nur wenige zu finden, eine eigene Patientin hatte im 22. Jahre ein über mannskopfgroßes Myom. In Prozentzahlen ausgedrückt stellt sich die Häufigkeit des Vorkommens z. B. nach Garkischs großer Statistik (601 Fälle):

$$
\begin{array}{llr}
\text{20—30 Jahre} & \ldots\ldots & 2{,}7\,\%\\
\text{30—40} & \text{,,} \quad \ldots\ldots & 29{,}5\,\%\\
\text{40—50} & \text{,,} \quad \ldots\ldots & 54{,}8\,\%\\
\text{50—60} & \text{,,} \quad \ldots\ldots & 10{,}5\,\%\\
\text{60—70} & \text{,,} \quad \ldots\ldots & 1{,}7\,\%\\
\text{über 70 Jahre} & \ldots\ldots & 0{,}2\,\%
\end{array}
$$

Diese Zahlenreihe gibt natürlich an, wann die Myome entdeckt wurden; darüber, wann kleine Myomkeime unbemerkt zu wachsen beginnen, ist nichts daraus zu entnehmen. Immerhin läßt sich aus der besonderen Häufigkeit am Ende der Generationsjahre ablesen, daß das Myomwachstum mit Wahrscheinlichkeit ein im allgemeinen langsames ist und aus der geringen Zahl jenseits der Generationsjahre, daß viele

Myome in dieser Zeit wieder schrumpfen. Die hohe Zahl des 5. Jahrzehntes kann auch dadurch bedingt sein, daß gerade in dieser Zeit andere komplizierende Erkrankungen hinzukommen, die das Myom entdecken lassen.

Es wird vielfach behauptet und mit mehr oder weniger phantastischen Erklärungen verbrämt, daß Ledige und Kinderlose häufiger an Myom erkranken als fertile Frauen. Troell z. B. stellt die Myompatientinnen nach der Geburtenzahl zusammen und findet unter den 0 p. 61,1%, I p. 9,8%, II p. 9,5%, III p. 6,9%, IV p. 3,9%, V p. 1,9% und mit Berücksichtigung des gesamten Krankenmaterials unter den Nulligraviden 26,4% Myome, den I. gravid. 8,09%, den II. gravid. 7,8% und den III. gravid. 5,9% Myome. Hindermann kritisiert das scharf und meint, daß keine Verläßlichkeit in diesen Feststellungen ist, wenn nur das Krankenmaterial berücksichtigt wird, da Mehrgebärende erhöht Erkrankungen ausgesetzt sind. Aus der Gegenüberstellung von Ledigen und Verheirateten sowohl nur in der Klinik als auch in der Gesamtbevölkerung ergibt sich, daß eine Prädisposition Lediger zur Myombildung nicht besteht und die Verteilung auf die einzelnen Geburtenzahlen bei den verheirateten Frauen die gleiche ist wie bei den verheirateten Myompatientinnen.

Ob das soziale Milieu oder die Lebensweise der Patientinnen irgendwelche Bedeutung für das Auftreten von Myomen hat, ist durchaus fraglich; die größere Häufigkeit der Privatpatientinnen kann sehr wohl durch deren größere Ängstlichkeit und häufigere ärztliche Beratung bedingt sein, bei der dann an sich harmlose Myome entdeckt und der manchmal nur neurasthenischen Beschwerden beschuldigt werden.

Sehr bemerkenswert ist jedoch, daß die Menopause in ihrem Eintritt länger gegenüber der Norm hinausgeschoben und häufig erst um das 55. Jahr gefunden wird.

Die Symptomatologie der Myome.

Es muß deutlich hervorgehoben werden, daß das Myom an sich in den meisten Fällen ein durchaus harmloser Tumor ist, der aber durch die Störungen, die er im Getriebe der Genitalorgane und rückwirkend auch des übrigen Körpers macht, für den Träger große Bedeutung gewinnen kann. Es gibt viele Myome, die durch günstigen Sitz auch bei erheblicher Größe den Patientinnen nicht zum Bewußtsein kommen, andere wieder können schon als kleine Knoten bedeutende Beschwerden verursachen. Die wichtigsten Beschwerden, die von den Myompatientinnen geklagt werden und die wesentlichsten objektiv feststellbaren Symptome sind folgende:

1. Blutungen. a) Zyklische Anomalien. Aus dem über den Einfluß der Myome auf den mensuellen Zyklus Gesagten geht hervor, daß eine Störung in dessen anatomischem Ablauf der Hauptsache nach nicht besteht, sondern nur mechanisch bedingte Besonderheiten am Endometrium vorkommen. Im klinischen Verlauf ist zunächst festzustellen, daß in einem hohen Prozentsatz auch schon anamnestisch eine zyklisch wiederkehrende Blutung nachweisbar ist, der nur bei den submukösen Myomen in einem Drittel der Fälle die Metrorrhagie gegenübersteht (s. u.). Weiter läßt sich zeigen, daß unter den zyklisch wiederkehrenden Blutungen bei den interstitiellen und submukösen Myomen in mindestens $^3/_4$—$^4/_5$ der Fälle ein vierwöchentlich regelmäßiger Typus vorherrscht und in der restierenden Gruppe die Wiederkehr des Zyklus drei und drei- bis vierwöchentlich

beobachtet wird, seltener fünf- bis sechswöchentlich. Die Häufigkeit
dieser zeitlichen Verschiebungen des ursächlich natürlich verantwortlich
zu machenden Eireifungs- und Eireifetempos stimmt ungefähr mit den
auch sonst zu beobachtenden diesbezüglichen Zahlen überein; eine
bestimmte Wirkung scheint dem Myom in dieser Richtung nicht zuzukommen. Wohl aber ist die Zahl der verstärkten Regelblutungen auffällig. Bei den subserösen Myomen ließ sich am eigenen Material wegen
nicht ausreichender Vergleichszahl ein Urteil nicht gewinnen, aber bei
den interstitiellen zyklusintakten Myomfällen (86 Fälle) fand sich in $50\,^0/_0$
und bei den submukösen gleichgearteten (40 Fälle) in $75\,^0/_0$ eine starke
acht- bis zehntägige Regelblutung. Die Erklärung für diese zu starke
Regel mußte so lange gekünstelt und unbefriedigend sein, als noch die
Desquamatio mucosae intra menstruationem unbekannt war; besonders
die Kapillardilatationen wurden zum Verständnis gerne herangezogen.
Heute steht es fest, daß auch bei Myomen mit Beginn der Regelblutung
lediglich eine wunde Basalisfläche mit zerrissenen Gefäßen übrig bleibt,
und daß die Dauer und Stärke der Blutung abhängig ist von der Blutfülle und Kontraktionsfähigkeit der Uterusmuskulatur. Die Blutfülle
ist, wie schon öfter oben betont, bei Myomen häufig verstärkt und die
Beschränkung einer vollständigen, allseitig wirksamen Kontraktion durch
die kugeligen Fremdkörper in der Wand hat etwas durchaus Selbstver-
ständliches; stets müssen in der Umgebung einzelner Myome, noch mehr
zwischen benachbarten Knoten „tote" Druckräume bleiben; läuft dort
gerade ein größerer Gefäßstamm, dann muß es stark bluten. Am stärksten
wird die Kontraktionsfähigkeit des Uterusmuskels bei gestielten submukösen Myomen beeinträchtigt, da die Behinderung nicht nur lokal,
sondern mehr allgemein stattfindet.

b) Unregelmäßige Blutungen. Ca. in $^1/_5$—$^1/_6$ der Myomfälle
findet man mehr oder weniger starke, oft profuse Dauerblutungen ohne
jeden erkennbaren Zyklus. In der Hälfte dieser Fälle ist die Ursache
der unregelmäßigen Blutung in der Kombination von Myom und Metropathia haemorrhagica zu sehen (vgl. oben und Kap. III); die andere
Hälfte verteilt sich auf Oberflächenulzerationen submuköser Myome oder
auf Gefäßläsionen bei Kapseldurchbrüchen interstitieller, evtl. nekrotischer Myome, wobei gelegentlich varikös erweiterte Kapselvenen getroffen
werden, oder auf Schleimhautpolypen mit Stieldrehung oder Gefäßstauungen, auf Karzinome des Korpus oder Kollums und schließlich
kommen auch stärkere Oberflächenentzündungen des Endometriums ätiologisch in Betracht. Blutungen in der Menopause deuten auf Korpuskarzinome oder Sarkome.

2. Schmerzen. Nur ungefähr in einem Drittel aller Fälle trägt das
Myom Schuld an Schmerzen. Sie können in Form von starken Schmerzen
bei der Regel auftreten und sind dann offenbar durch Spannungen des
Peritoneums über dem Tumor während der Uteruskontraktionen oder
-retraktionen zu verstehen; insbesondere kommen diese dysmenorrhoischen
Schmerzen auch bei der Stielbildung und Ausstoßung submuköser Myome
zustande. Selbstverständlich ist, daß nur dann die Schmerzen auf das
Myom bezogen werden können, wenn keine anderen, schmerzerzeugenden
Prozesse, z. B. Pelveoperitonitis adhaesiva bestehen.

Schmerzen außerhalb der Regel sind meist durch besondere Vorgänge,
wenn überhaupt durch das Myom bedingt. Dann kommen ursächlich in
Betracht:

a) Schnelles Wachstum der Geschwulst und dadurch verursachte Kapselspannungen infolge fortschreitender Erweichung, Lymphangiektase oder bösartiger rasch wachsender Partien im Tumor.

b) Einklemmung der Geschwulst im Becken durch besonderen Sitz oder infolge Adhäsionen.

c) Torsionen des Stieles oder des Uterus; hier treten dann bei schnell-eintretenden Zirkulationsstörungen auch manchmal bedrohliche Erscheinungen und Zeichen der Peritonitis: hoher Puls, Unruhe, Erbrechen oder Übelkeit, Bauchdeckenspannung hinzu, ähnlich wie bei der Stieldrehung von Ovarialtumoren.

d) Bei total nekrotischen Myomen gibt Winter, auch Ahlström u. a. einen reißenden, kneifenden, oft anfallsweisen Schmerz im Tumor selbst an, den er auf die frustranen Ausstoßungsbestrebungen des Uterus zurückführt.

e) Sog. Simpsonsche Schmerzen, d. h. monatelang zu ganz bestimmter Tageszeit auftretende, nach einigen Stunden wieder vollständig verschwindende Schmerzen sind nach Winter für die Komplikation mit Korpuskarzinom fast pathognomonisch.

Ein Druckschmerz am Myom selbst deutet auf Nekrose oder bakterielle Invasion, aber auch auf Sarkom.

3. Druckbeschwerden. Aus der anatomischen Beschreibung speziell der intraligamentären oder zervikalen Myome geht zur Genüge hervor, daß allerlei Organe stark gedrückt werden können; Stuhlverhaltung durch Mastdarmbeengung, Druckgefühl im Becken und Drängen nach abwärts und im Kreuz, Ischiasbeschwerden und Venenstauungen sind nicht allzu selten. Auch im Bauch kann das Myom durch seine Größe, aber auch durch seine Beweglichkeit bei vorhandenem Stiel als Fremdkörper empfunden werden, besonders dann, wenn der straffe Zusammenhalt des Bauches fehlt (vgl. Kap. IV). Von besonderer Bedeutung sind aber vor allem die Druckbeschwerden auf die Blase und Störungen in deren Funktion. Drängt ein Myom von oben her auf die Blase, so ist deren ungehinderte Ausdehnung erschwert und ein häufigerer Drang zum Wasserlassen ist die Folge; den stärksten Einfluß haben Myome der vorderen Zervixwand, die den Blasenboden vorwölben, die Gegend des Orif. int. vesicae spannen und die hintere Blasenwand stark ausziehen können. Harndrang oder einfache Inkontinenz infolge ungenügenden Sphinkter-schlusses ist eine verständliche Folgeerscheinung. Kommt es aber zu Einklemmungen des Myoms, so wird die Urethra oder die unterste Blasen-partie gegen die Symphyse gedrückt und die Retentio urinae mit Ischuria paradoxa sind akute Krankheitszustände. Selbstverständlich müssen alle Arten der Zystitis nicht nur durch genaue Urinuntersuchung, sondern auch durch die Zystoskopie ausgeschlossen werden, wobei gleichzeitig dann die Verzerrungen der Blasenwand speziell des Trigonums, Taschen-bildungen, Hochgezogensein der Ureterenmündungen, manchmal Venen-erweiterungen festgestellt werden können als die Folgezustände der Blasenbeeinflussung.

Bei sehr großen und vor allem den riesenhaften Myomen kommt es durch den Druck der Geschwulst und die Raumbeengung zu Atemnot und Zirkulationsbeschwerden.

4. Ausfluß. Im allgemeinen verursachen die Myome keinen vermehrten abnormen Ausfluß. Ein besonderer Einfluß auf die Scheiden-

biologie besteht ebensowenig wie auf katarrhalische Zustände im Zervikalkanal. Bei submukösen Myomen jedoch ist eine wässerige, schleimige
Sekretion teils von der Oberfläche der submukös zur Ausstoßung kommenden Myome teils durch Reizung des in Eröffnung begriffenen Zervikalkanals bekannt und verständlich. Bei gangräneszierenden Prozessen ist
der Ausfluß jauchig, schmierig, übelriechend.

Lymphorrhagien aus lymphangiektasierten Myomen sind Seltenheiten (Veit).

Karzinome oder Sarkome bedingen oft einen blutig-wässerigen und
eiterigen Ausfluß.

5. Sterilität. Fast in allen auf die Fertilität der Myompatientinnen
bezüglichen Statistiken wird ein hoher Prozentsatz für die sterilen Ehen
angegeben, 25—30%, während im allgemeinen nur ca. 10% aller Ehen
steril sind. Die Beobachtung lehrt aber andererseits, daß Uteri mit aller
Art verschieden sitzenden und verschieden großen und zahlreichen
Myomen eine Konzeption zulassen und auch, daß die Hauptfrequenz
der Myome im 40.—50. Jahre liegt, die Hauptzahl der Schwangerschaften
um $1^{1}/_{2}$—2 Jahrzehnte früher. Man muß jedenfalls auch an die anderen
Sterilitätsursachen, speziell auch seitens des Mannes denken, bevor man
das Myom beschuldigt; gewiß aber können wohl multiple, das Cavum
uteri verzerrende, evtl. die Tubenecken verlegende Myome das Zustandekommen einer Konzeption erschweren. Allerdings ist, wie Hofmeier
betonte, die Chance einer Schwangerschaft durch das Hinauszögern
des Menopauseeintrittes größer als unter gewöhnlichen Umständen.

6. Die Allgemeinsymptome. Es ist sehr merkwürdig, zu beobachten, wie selbst große Tumoren den Trägerinnen auch im Allgemeinbefinden keinerlei Störungen verursachen, während andere oft nur apfelgroße und noch kleinere die schwersten Schädigungen lebenswichtiger
Organe herbeiführen können. Unter diesen allgemeinen Schädigungen
steht obenan:

a) Die sekundäre Anämie. Es ist oben von dem hohen Prozentsatz allmonatlich wiederkehrender schwerer Blutungen von acht- bis
zehntägiger Dauer gesprochen, die oft während mehrerer Jahre an den
Blutbildungsapparat der Patientinnen enorme Anforderungen stellen.
Untersucht man häufig das Blutbild, zum mindesten die Färbekraft und
die Blutkörperchenzahl, so findet man häufiger, als man meint, Herabsetzung des Färbeindex und der roten Blutkörperchenzahl im Sinne einer
sekundären Anämie. Makroskopisch deutlich und selbst im Vorbeigehen
auf der Straße erkennbar werden nur höhere Anämiegrade, bei denen
dann eine eigentümliche gelbblasse Farbe mit etwas gedunsener Haut
die „Myomblässe" vermuten läßt. Herabsetzungen des Hämoglobingehalts
auf 25 und 20% (Sahli) und noch mehr und rote Blutkörperchenzahlen
von 1,8 oder 1,5 Millionen sind dabei nichts Ungewöhnliches. — Unter
größerem Material gibt es außer diesen genetisch ja ohne weiteres ver-
ständlichen Anämiefällen nicht minder schwere in immerhin geringer
Zahl, bei denen die ähnlichen Zeichen eintreten, auch ohne daß eine
äußere oder innere besondere Blutung beobachtet wäre. In diesen Fällen
bleibt zunächst nichts anderes übrig, als vorerst unter der großen Zahl
harmloser Myome eine kleine toxinbildende Gruppe anzunehmen, deren
„Gifte" den blutbildenden Apparat schädigen. Irgendwelche Anhaltspunkte für die Art solcher Toxine sind bisher nicht gewonnen, jedenfalls
haben chemische Untersuchungen der Myomsubstanz (Birnbaum

und **Thalheim, v. Winiwarter**) zunächst in dieser Richtung keinen Erfolg gehabt.

b) Der Anämie genetisch sehr nahe stehen die **Herzerscheinungen**, wie man sie bei Myomträgerinnen in ca. einem Drittel der Fälle sieht. Am häufigsten findet man unter ihnen Geräusche über der Mitralis, dann Verbreiterung der Herzdämpfung, unregelmäßige oder beschleunigte Aktion, vor allem aber, was das Wichtigste neben diesen an sich vieldeutigen und klinisch nur vorsichtig verwertbaren Zeichen ist, eine Herabsetzung der Leistungsfähigkeit des Herzens, wie sie sich in Atemnot, Herzklopfen, Zyanose usw. nach manchmal schon leichten körperlichen Anstrengungen zeigt. Es handelt sich keineswegs, wie **Winter** erneut durch eine kritische Studie betont, um eine spezifische Herzaffektion, wie durch den Ausdruck „Myomherz" angenommen werden könnte, sondern um eine Schädigung der Herzmuskulatur, wie sie auch sonst bei Anämie oder toxischen Prozessen bekannt ist; auch diese Schädigung wird in einzelnen Fällen ohne vorausgehende starke Blutverluste, offenbar wieder durch das oben schon postulierte, aber im einzelnen völlig unbekannte Toxin bestimmter Myome beobachtet. In manchen Fällen mögen Komplikationen mit Basedowzeichen (**Rosthorn, H. W. Freund, Veit** usw.) vorliegen oder auch kardiovaskulär-infantilistische Verhältnisse (**Straßmann-Lehmann**) im Spiel sein, wie man überhaupt andersartige Ursachen, z. B. organische Herzfehler ausschließen muß. Pathologisch-anatomisch fand man beim anämischen Herzen Fettdegeneration und ohne wesentliche Anämie am sog. Konsumptionsherzen (**Neu**) die braune Atrophie der Muskulatur. In hochgradigen Fällen kommen dann die Insuffizienzerscheinungen des Herzens und die Folgen hochgradigster Anämie, die hydrämisch-anämischen Ödeme, Herzklopfen, Atemnot, stärkste Schleimhautblässe mit leicht bläulicher Verfärbung und leiten zum Exitus über.

c) **Andere Allgemeinerscheinungen** sind Folgen spezieller Myomumwandlungen. Kachexie und Abmagerung geben Verdacht auf bösartige Prozesse, kommen aber auch bei schweren Anämien und großen zystischen Myomen vor. Die peritonitischen Attacken sind bei Stieldrehungen oder bei einigen Fällen von Totalnekrose interstitieller Myome bekannt. Ileus wurde mehrfach bei Darmverwachsungen mit Myomen beobachtet; über intraperitoneale Blutungen aus rupturierten Venen einer Myomkapsel berichtet **Benzel** (Zentralbl. f. Gynäkol. 1917), Ähnliches sah **Schiffmann** bei der Kapselruptur eines Myoms gegen die freie **Bauchhöhle** zu (Zentralbl. f. Gynäk. 1917). Als Zeichen einer Autointoxikation kommen bei Totalnekrose eines Myoms Übelkeit, Erbrechen, Kopfschmerz, Schwindel, Schlaflosigkeit, Durchfall und Fieber zur Beobachtung. Fieber allein ist sonst ein Zeichen der Myominfektion. Albuminurie findet man nur in Fällen schwerer Schädigung des Körpers, im allgemeinen ist die Niere nicht beeinträchtigt; nur das Nierenbecken kann bei Ureterverlagerungen oder -Kompression z. B. durch Zervixmyome im Sinne der Hydronephrose dilatiert werden, worauf ja schon früher aufmerksam gemacht wurde.

Selbstverständlich können noch allerhand Allgemein- oder Organerkrankungen mit Myomen zusammen vorkommen, ohne daß unmittelbare Beziehungen bestehen; zu diesen gehört meines Erachtens auch der Morbus Basedowii und der Diabetes mellitus, die gelegentlich mit Myom zusammen genannt werden.

Die Diagnose der Myome.

Da die Anamnese der Myomkranken häufig völlig im Stich läßt und im übrigen keinerlei für Myom charakteristische Angaben macht, die oben beschriebenen Symptome vielmehr mancherlei Deutungen und Vermutungen zulassen, so ist die Diagnose lediglich auf die objektive Untersuchung und vor allem auf die Palpation und des durch sie gewonnenen Tastbildes angewiesen. Die Diagnose hat das Myom selbst zu erkennen, also den Lokalbefund zu erheben und zweitens die Wirkungen des Myoms auf die Nachbarschaft und den übrigen Körper zu prüfen.

Der Lokalbefund ergibt sich aus der palpatorischen Feststellung eines Tumors; die im allgemeinen runde, kugelige Form, seine Derbheit, seine Größe, seine räumliche Beziehung zum Uterus und den Adnexen, seine Beweglichkeit, seine evtl. Druckempfindlichkeit lassen meist ein klares Bild gewinnen. Unter Verweisung besonders auf den anatomischen Teil braucht hier nicht im einzelnen ausgeführt werden, wie das Myom sich verhält; nur eine kurze differentialdiagnostische Übersicht möge einige Schwierigkeiten hervorheben.

1. Myom oder Schwangerschaft (s. auch bei Ovarialtumoren). Gemeint sind hier die Fälle, in denen ein interstitielles Myom den Uteruskörper gleichmäßig vergrößert. Durch die sekundäre Hyperämie kann ein Hegarsches Schwangerschaftszeichen entstehen und das Myom kann weich wie ein Uterus mit Ei sein. Es gibt Fälle, in denen selbst intra operationem noch keine Diagnose möglich ist. Im allgemeinen wird die Anamnese, die livide Verfärbung auch der äußeren Genitalien, die allgemeine genitale Auflockerung die richtige Diagnose ergeben; im Zweifelsfall soll man warten bis das Hören der Herztöne die Verhältnisse klärt. Die Abderhaldensche Fermentreaktion oder die interferometrische Serumuntersuchung auf Myom und Schwangerschaft kann die größte Mehrzahl der Zweifelsfälle klären.

2. Myom oder Ovarialtumor. Für die Unterscheidung gegen den freibeweglichen Eierstockstumor wie auch dem intraligamentär entwickelten ist vor allem die Erkennung der Verbindung des fraglichen Tumors mit dem Uterus wichtig. Das Vorhandensein oder Fehlen eines Stieles kann auch gegenüber den primär intraligamentären Tumoren von diagnostischem Wert sein. Ein zweites brauchbares Zeichen ist in der verschiedenen Konsistenz der in Rede stehenden Tumoren gegeben. Unmöglich werden kann die Unterscheidung von großen zystischen Myomen und großen Ovarialzysten; von einer Probepunktion muß dringend abgeraten werden, da man damit nicht weiter kommt, vor allem aber Gefahren der Infektion, zum mindesten aber komplizierende Peritonealverwachsungen heraufbeschwört.

3. Myom oder entzündliche Adnextumoren. Die Anamnese, die Fixation, die unebene, höckerige Oberfläche, die Druckempfindlichkeit, die mehr laterale Lage, gelegentlich leichte Temperatursteigerungen und die uncharakteristische Stielverbindung zum Uterus würden für die entzündlichen Tumoren sprechen.

4. Myom oder parametrane Exsudate. Die breite Verbindung mit der Beckenwand, der diffuse schlecht abgegrenzte Ausguß des Beckens bei Exsudaten ist neben anamnestischen Daten und Temperatursteigerungen oft geeignet, die richtige Entscheidung zu treffen.

5. Myom oder Extrauteringravidität, besonders mit retrouteriner Hämatozele: Die Anamnese, die unregelmäßige Schwellung

bei Tubarabort oder die symmetrische Ausfüllung des Douglas unter Vorwölbung des Scheidengewölbes, der rektale Befund des teigig ausgefüllten Douglas — das alles gibt Anhaltspunkte für die Extrauteringravidität.

Noch andere Bilder ständen zur Diskussion, so z. B. die retroflektierte evtl. fixierte Gebärmutter u. a. Die genaue Palpation, die Tastung beider Adnexe, das Ergebnis der rektalen Untersuchung, Berücksichtigung des Abganges der Douglasbänder und der Ligg. rotunda, das möglichste Umgrenzen des Uterus — das alles wird nach einiger Übung den Lokalbefund gut umschreiben und erkennen lassen.

Die Diagnose der sekundären Veränderungen des Myoms ist unter den einzelnen anatomischen Rubriken durch die Aufzählung ihrer Symptome schon mit dargestellt. Der submuköse Sitz gibt sich durch das temporäre Erscheinen des unteren Geschwulstpoles im Muttermund anatomisch zu erkennen, wenn nicht die walzenförmige Verdickung des Uterus inkl. seiner Zervix, eitrig-schleimiger Fluor, starke Regelblutung oder evtl. Metrorrhagien sonst darauf hindeuten; betont werden muß, daß schwächere Blutungen zwischen deutlich erkennbaren Regelblutungen bei Vorhandensein von Knoten überhaupt auf submukösen Sitz eines oder mehrerer Knoten mit Wahrscheinlichkeit hinderten (andere Möglichkeiten sind Polyp oder Karzinom). Die Verjauchung ergibt sich aus dem üblen Gestank des Ausflusses und dem fieberhaften Allgemeinzustand. Die Vereiterung eines Myomes wird durch Fieber und Druckempfindlichkeit angezeigt, die Nekrose durch Autointoxikationssymptome, leichtes Fieber und Druckempfindlichkeit. Die zystische Erweichung hat keine wesentlich-charakteristischen Zeichen. Von Wichtigkeit ist natürlich die Erkennung sarkomatöser Tumorbezirke, sie sollen beim Sarkom besprochen werden. Besteht durch unregelmäßige Blutungen nach Aufhören der Regel oder intermenstruelle Metrorrhagien der Verdacht auf eine Kombination von Myom und Korpuskarzinom, so kann lediglich die Dilatation und Probe-Abrasio die Verhältnisse klären.

Außer dem Lokalbefund ist der Allgemeinstatus wichtig; vor allem muß, abgesehen von der gründlichen Körperuntersuchung überhaupt, besonders auch auf den Zustand des Blutes und des Herzens geachtet werden. Bestimmung des Hämoglobingehaltes und der Zahl der Blutkörperchen und eine genaue Erhebung des Herzbefundes, am besten von interner Seite, gehören mit zu einer genaueren Untersuchung und Diagnose, ohne die man den jeweiligen Fall nicht beurteilen kann.

Die Prognose der Myome ist nicht einheitlich zu bestimmen. An sich ist der Tumor gutartig und harmlos, er geht nach Aufhören der Eierstocksfunktion meist durch Atrophie zurück. Aber man beachte, daß viele Myome die Menopause hinausschieben und durch starke Blutverluste, sekundäre Herzschädigungen, Nekrose, Verjauchung, unerkannte Beherbergung sarkomatöser Partien und Komplikation mit Korpuskarzinom lebensgefährlich werden können oder zum mindesten durch Druckbeschwerden lästig werden; auf der anderen Seite gibt es viele Frauen, deren Myome durch Zufall entdeckt werden und sicherlich auch viele, die unerkannt bleiben, da sie keine oder nicht beachtete Beschwerden machen. Wie groß die einzelnen Prozentsätze für diese Gruppen sind, ist naturgemäß nicht zu sagen.

Die Therapie der Myome.

Es ist selbstverständlich, daß der Standpunkt der Therapie gegenüber den Myomen entsprechend der großen Mannigfaltigkeit ihres Bildes wechseln muß. Die maßgebenden Gesichtspunkte für das therapeutische Handeln ergeben sich aus der objektiven Feststellung des Sachverhaltes; sie lassen dem persönlichen Ermessen des Arztes großen Spielraum, ein Schematisieren ist hier unmöglich. Es kann also nur der subjektive, durch die Erfahrung als vorerst gut befundene Standpunkt Darstellung finden; er möge in kurzen Leitsätzen hier genannt und begründet werden; jedoch ergibt das Studium der Literatur, daß mit geringen Abweichungen der vorzutragende Standpunkt von der größten Mehrzahl der Kliniker vertreten wird.

1. Myome bis zur Größe einer kleinen Faust bedürfen, auch wenn sie in der Mehrzahl auftreten, keiner Behandlung, wenn sie weder subjektiv noch objektiv irgendwelche Beschwerden machen. Die Begründung liegt in der Gutartigkeit des Myoms an sich. Jedoch erscheint es notwendig, die Patientinnen nicht aus den Augen zu verlieren, sondern in Pausen von je $\frac{1}{2}$ Jahr mehrmals wieder zu untersuchen, um evtl. Degenerationen, vor allem schnelles Wachstum oder Blut- und Herzschädigungen nicht zu übersehen. Ob es richtig ist, den Patientinnen in diesen Fällen den Sachverhalt zu verschweigen, kann man wohl nur von Fall zu Fall entscheiden; die Angabe, daß ein harmloser Knoten in der Gebärmutter säße, schreckt nur sehr wenige, und man mahnt vernünftige Patientinnen damit zur Achtsamkeit.

2. Handelt es sich um interstitielle oder subseröse Myome bis zur Größe einer Faust und als einziges Symptom um verstärkte zyklische Blutungen, so kann man sich unter bestimmten und besonderen Umständen, z. B. bei Frauen im jugendlichen Alter mit wenig oder keinen Kindern mit Maßnahmen, die früher sich weitgehendster Beliebtheit erfreuten, vorerst abwartend einverstanden erklären. Das wäre die Anempfehlung von Bettruhe zur Zeit der starken Regel evtl. Medikation von Sekalepräparaten zur Unterstützung und Kräftigung der Uterusmuskulatur und der Versuch einer Badebehandlung in Tölz und Kreuznach (jodhaltige Solbäder) oder Bad Elster usw. (Eisenmoorbäder); es ist möglich, durch die veränderte Lebensweise den Körper zu kräftigen und widerstandsfähiger zu machen, evtl. auch Veränderungen in der Blutverteilung zu bewirken. Es ist aber dringend zu warnen, zu viel kostbare Zeit für geeignetere Behandlung durch solche Maßnahmen zu verlieren und etwa darauf zu rechnen, daß die physiologische Klimax bald eintritt; genaue Beobachtung des Allgemeinzustandes, insbesondere Verfolgung des Blutbildes und der Zirkulation sind unentbehrliche Voraussetzungen für dieses Vorgehen in den besonderen Fällen.

Abgesehen von diesen besonders indizierten Fällen treten hier zwei Verfahren in Konkurrenz.

a) Die Röntgenkastration. Sie ist eine moderne Wiederholung der in den achtziger Jahren des 19. Jahrhunderts viel geübten, von Hegar inaugurierten operativen Kastration, nach der man bei geeigneter Auswahl der Fälle in 88,5% Menopause und in 82,6% eine merkliche Schrumpfung des Tumors eintreten sah und damit das durch seine Folgeerscheinungen beschwerliche und gefährliche Myom auf die harmlose atrophierende Form zurückführte; nur hatte die Methode insgesamt

7,1% Mortalität. Die moderne Röntgenbehandlung leistet betreffs der Erfolge das gleiche und ist lebenssicher; auch kann man sie sehr wohl bei Komplikationen der Myome mit chronisch-entzündlicher Adnexerkrankung oder Tuberkulose wie auch bei schweren Anämien und Herzstörungen anwenden; gerade für die letztgenannten Fälle ist sie das schonendere Verfahren, nach dem sich die Patientinnen bald gut erholen. Sie ist deshalb für eine Anzahl der hier rubrizierten Fälle die Methode der Wahl, wenn zwei Bedingungen erfüllt sind: erstens, daß die Patientin ca. das 40. Jahr erreicht hat, und zweitens, daß man das kleine Becken, zum mindesten aber die seitlichen Partien sicher mit der sog. Ovarialdosis Röntgenlicht, d. h. 35—40% der Hauteinheitsdosis (s. sp.) gleichmäßig durchstrahlen kann, ohne der Patientin Hautschädigungen zu setzen. Was die erste Bedingung betrifft, so ist es ja klar, daß man gesunde Organe beschädigt und außer Funktion setzt und das kranke stehen läßt, allerdings in dem Bewußtsein, daß es sekundär atrophiert. Gerade weil das Myom im Körper bleibt und immerhin die Möglichkeit weiteren Wachstums (bei nur einigermaßen biologisch selbständigeren Formen des Myoms) oder der Nekrose und evtl. Vereiterung besteht, müssen solche bestrahlten Patientinnen noch einige Male in Abständen von 4—6 Monaten nachuntersucht werden. Zur Ausschaltung der sarkomatösen Gefahren applizieren viele Autoren heute die Sarkomdosis von 70—80% der Hauteinheitsdosis.

Noch einmal betont soll werden daß die Röntgentherapie nur dann indiziert ist, wenn das Ausbleiben der Regel erwünscht ist und wenn das Myom nicht über faustgroß ist und weder submukösen Sitz noch Zeichen der regressiven Metamorphose aufweist; alle andern Fälle sind für die Röntgenkastration nicht geeignet. Das Myom selbst wird durch die verabreichte Strahlendosis direkt nicht beeinflußt.

b) Die operative Entfernung dieser Myome. Bei Patientinnen im 4. Jahrzehnt sollte man dem Ideal der Myombehandlung möglichst nahe zu kommen versuchen, indem man lediglich den Tumor entfernt. Das ist leider nur selten möglich, da nur bei solitären oder wenigen günstig sitzenden Myomen die Enukleation des Knotens möglich ist, ohne allzu ungünstige Wundverhältnisse zu schaffen; auch in günstigen Fällen ist sie immer ein gewisses Risiko, das man allerdings häufig gern auf sich nimmt, wenn es sich um die Erhaltung der Fertilität handelt. Das Risiko besteht darin, daß meist unvermerkt mehr Myomknoten in dem Myometrium sitzen, die später als neu herangewachsene Myome das Rezidiv bedingen. Als Weg zur Enukleation scheint mir der der Laparotomie der übersichtlichere, bequemere und deshalb bessere zu sein.

Wo eine Ausschälung der einzelnen Knoten nicht möglich ist, ist die supravaginale Amputation des Uterus unter Zurücklassung möglichst noch eines kleinen menstruationsfähigen Korpusstückchen und vor allem der Ovarien das beste. Solche Fälle kann man sowohl per laparotomiam, aber auch sehr gut per vaginam operieren.

3. Bei Metrorrhagien soll, wenn nicht Punkt 5 eine größere Operation bedingt, eine vorsichtige Probeabrasio die Ursache der Blutung aufklären; die Abrasio muß vorsichtig und tastend geschehen, damit etwaige submuköse Myome in ihrer Kapsel nicht verletzt werden und dann der Infektion ausgesetzt sind. Ergibt die histologische Untersuchung des Ausgekratzten das Bild der pathologischen Proliferation, wie bei Metropathia haemorrhagica (s. Kap. III), dann tritt die Röntgenbehandlung wieder in ihre Rechte. Handelt es sich um einfache Schleim-

hautpolypen, ist die gleiche Therapie indiziert. Bei submukösen Myomen, Kapseldurchbrüchen, Karzinomen ist die supravaginale Amputation oder die Totalexstirpation das richtige Verfahren.

4. **Gestielte submuköse Myome** werden unter Leitung des Fingers und Vermeidung eines Zuges am Stiel (Inversionsgefahr!) mit der gebogenen Schere abgetragen; dann wird durch genaue Austastung der Wand nach neuen Myomen gefahndet. Hier versäume man nie die mikroskopische Untersuchung, da nicht so selten bösartige Partien in submukösen Myomen vorkommen. Handelt es sich um **verjauchte Myome**, so sollen sie zunächst vaginal möglichst weitgehend abgetragen werden; bleibt infiziertes Material zurück, dann kann man nach ausgiebiger Uterusdesinfektion und allen Vorsichtsmaßregeln gegen die Infektion die abdominelle Radikaloperation anschließen, vorausgesetzt, daß septische Prozesse nicht schon auf die Umgebung übergegangen sind. H. Schmid (Prag) macht auf die relativ hohe Infektionsgefahr dieser submukösen Myome und die dadurch bedingte hohe Mortalitätszahlen (6,4%) bei einfacher Abtragung aufmerksam; in Prag (Wagner) wird deshalb in diesen Fällen häufiger die Exstirpation des Uterus gemacht.

Portiomyome können meist per vaginam enukleiert werden.

5. **Alle Myome, die größer als ein Kindskopf sind, alle nekrotischen, alle nicht gestielten submukösen, alle intraligamentären** und vor allem **zervikalen Myome** werden durch die **abdominelle supravaginale Amputation des Uterus unter Zurücklassung der Ovarien** (in Fällen noch geschlechtsreifer Frauen) **entfernt.** Die Gefahren eines sekundären Karzinoms am Zervixstumpf sind nicht so groß, wie es nach manchen Publikationen scheint; Polak stellte 256 Fälle aus der amerikanischen Literatur zusammen, ohne die Gesamtzahl der operierten Myome angeben zu können, andere betonen immer wieder, daß sie bei sehr großen Zahlen operierter Myome nur einige wenige Fälle gesehen haben, die später ein Karzinom des zurückgelassenen Zervixstumpfes zeigten. Man soll selbstverständlich hier wie stets auf Zeichen beginnenden oder bestehenden Kollumkarzinoms achten (cf. Davis), aber in Rücksicht auf die relativ sehr geringen Zahlen späterer Stumpfkarzinome sich nicht des Vorteils des Zervixstumpfes für den Abschluß der Scheide und der leichteren, schnelleren und gefahrloseren Durchführung der Operation begeben. Tatsächlich ist die Technik dieser abdominellen supravaginalen Amputation bei nicht zu komplizierten Fällen zu einer solchen Einfachheit und Eleganz durchgebildet, daß kein Grund besteht, Patientinnen mit den hier genannten Myomen durch lediglich kostbare Zeit vergeudende konservative Maßnahmen von der Operation abzuhalten. Die Mortalität ist trotz mancher Serien von 100 Totalexstirpationen ohne Todesfall nicht unter 2—3% herabzudrücken; das fällt der Emboliegefahr und der Herzinsuffizienz in erster Linie zur Last und weiterhin besonderen Komplikationen, wie starken Darmverwachsungen und intraligamentärem Sitz. Bei diesen ebenerwähnten, besonders gearteten Myomfällen muß unter aufmerksamer Berücksichtigung der Umschlagstelle des Blasenperitoneums die Blase aufgesucht und abgeschoben und dann von vorn her nach dem Ureter gefahndet werden (Schickele), bevor der Tumor aus seinem oft tiefen Ligamentbett gelöst werden kann; solche Operationen können äußerst kompliziert sein.

Die Dauererfolge dieses Vorgehens sind ausgezeichnete; Rezidive kommen nur dann vor, wenn sarkomatöse Partien im Tumor waren;

deshalb noch einmal die Mahnung, jeden Fall histologisch zu untersuchen.

Die abdominelle Totalexstirpation, also unter Mitnahme der Scheide wird als prinzipielle Methode nur von wenigen Autoren gegenüber dem supravaginalen Absetzen ausgeführt, sie hat eine höhere Mortalitätsziffer (3,5—4,5 %). Liegen spezielle Gründe zur Mitnahme des Zervixstumpfes vor, so ist sie natürlich zu wählen.

Der vaginale Weg ist bei den hier rubrizierten Myomen oft undurchführbar und unübersichtlich und deshalb nur relativ selten bestritten im Gegensatz zu den unter Nr. 2 zusammengefaßten Fällen, bei denen er sehr gute Chancen bietet und viel beschritten wird.

Anhang.

Die sogenannten Adenomyome.

Eine kleine Gruppe von den Fällen, die klinisch als Myome diagnostiziert werden, zeigt bei der anatomischen Untersuchung kein Kapselmyom resp. dieses nicht als einzige pathologische Erscheinung, sondern statt dessen oder neben ihm noch zirkumskripte oder diffuse derbe, schlecht abgegrenzte Verdickungen der Muskelwand mit einigen besonderen Eigentümlichkeiten in ihrem feineren Aufbau. Die Häufigkeit ihres Vorkommens beträgt nach eigenem Material ca. 1—2 % der Myome. Sie haben hinsichtlich ihres Aufbaues und ihrer Genese seit vielen Jahren ein bedeutendes wissenschaftliches Interesse erregt, in praktischer Hinsicht werden sie vielfach unter die Myome eingereiht.

Makroskopisch zeigt sich der Uterus an den betroffenen Stellen derb und fest, ohne eine deutliche Abgrenzung dieser Konsistenz- und Gewebsänderung gegen die Umgebung zuzulassen. Die verdickten derben Partien sitzen mit Vorliebe an den Tubenecken und zum Fundus zu und können hier größere knollige Tumoren bilden, so daß der Uterus die Bicornisform bekommt. Jedoch kann jede Uteruspartie einmal betroffen sein. So sind sie in anderen Fällen in Knotenform auf der Außenfläche des Myometriums aufgelagert oder in die Substanz eingelassen und ohne Grenze mit dem Myometrium verbunden; oder häufiger noch liegen verschieden große knotige Herde mit ihrer Innengrenze dem Cavum uteri an. Nicht so häufig ist die ganze Innenwand des Myometriums derb und fest und schwielig als diffuse Verdickung in eine weichere Außenwand eingelagert. Schließlich kommen auch an der Zervix besonders im hinteren Teil derbe Verdickungen vor, die das Kollum fest mit dem Rektum vermauern können.

Bei genauerer Betrachtung findet man in derbem faserigem Gewebe, das ohne Kapsel und ohne Grenze in die Nachbarschaft unregelmäßig übergeht, einzelne, oft zahlreiche umschriebene weichere, wie glasige Einlagerungen, die teils als pfefferkorn- oder erbsengroße runde oder längliche, teils als schlauchförmige Herde zu erkennen sind; nicht selten sieht man kleine und auch größere zystische Räume in diesem Gebiet (Fig. 287). Mikroskopisch bestehen diese weicheren Partien aus zellreichem, dichtzelligem spindeligem Bindegewebe, ähnlich dem in der Basalisschicht des Korpusendometriums, und in ihm eingelagerten Drüsenschläuchen von unregelmäßiger Form teils schlauchartig, teils mit Abzweigungen, teils mit kleinen Erweiterungen; überall ist das Epithel einschichtig zylindrisch, zum Teil flimmernd, zum Teil etwas muzikarminpositiven unregelmäßigen Saum tragend. Die Menge des dichtzelligen spindeligen Bindegewebes wechselt in den einzelnen Fällen stark, es kann sehr spärlich sein und schließlich die schlanken Drüsenschläuche fast nackt übrig lassen. In diesem Bindegewebe finden sich häufig Rund- und Plasmazellen, teils in Herden, teils in diffuser Verteilung, in vielen Fällen aber fehlt auch jede Spur von ihnen (Fig. 288). Die Umgebung besteht aus derbfaserig-bindegewebigem und muskelhaltigem Gewebe; die Muskelzellen liegen zu Bündeln geordnet. Ein wesentlich durchflochtener und selbständiger tumorartiger Aufbau läßt sich selten erkennen; es besteht auch keine besonders hervortretende Gruppierung um die Einschlüsse herum; nur sieht man Bündel von Muskulatur mit derbem Bindegewebe gelegentlich im Kreis um solch einen epithelialen Herd herumstehen, nach der Art, als sei er auseinandergedrängt. Bei kleinen epithelialen Schläuchen kann man keinerlei Besonderheit am Muskel sehen, nur häufig meint man sie in der Blut- oder Lymphgefäßnachbarschaft feststellen zu können. Der Übergang der verdickten derben Stelle in die normal weiche Umgebung vollzieht sich auch mikroskopisch ohne scharfe Grenze, das Bindegewebe wird im ganzen spärlicher.

Außer diesen diffus verdickten Muskelpartien findet man epitheliale Einschlüsse auch in deutlichen Kugelmyomen, die histologisch den gleichen Bau zeigen können wie jene, nur daß das Myom die Charaktere eines echten Myoms trägt.

Schließlich seien dann noch derbe polypenartige Erhebungen von verschiedener Größe ins Cavum uteri hinein erwähnt, die auch aus fibröser Muskulatur und drüsigen unregelmäßigen Einlagerungen bestehen.

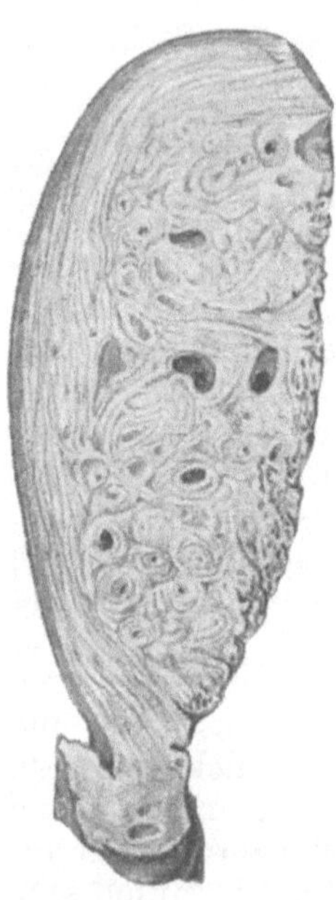

Fig. 287. Adenomyometritis uteri.

Die genetische Auffassung dieser verschiedenartigen Bilder hat mancherlei Wandlungen durchgemacht. Am nachhaltigsten hat die Deutung v. Recklinghausens, ein großer Teil dieser Gebilde sei als Tumoren auf versprengte Urnierenreste zurückzuführen, die Autoren beschäftigt; er beschrieb die kammartige Anordnung der Urnierengänge und malpighikörperchenähnliche Drüsenbilder und mancherlei andere an den Bau der fetalen Urniere erinnernde Formationen. Es ist das Verdienst besonders Rob. Meyers, durch ausgedehnte Studien sowohl über die Entwicklungsgeschichte als die Anatomie der fetalen Organreste und hauptsächlich durch seine vieljährigen Erfahrungen im histologischen Aufbau der betroffenen Organe nachgewiesen zu haben, daß die Urnierenhypothese, wenn überhaupt, nur in exorbitant seltenen Fällen begründet ist; er selbst hat den wohl einzigen sicheren Fall in Gestalt eines Tumors am uterinen Tubenende beschrieben, in dem um stark gewundene Kanäle mit charakteristischen Vorsprüngen ins Lumen (nach Art des intrakanalikulären Fibroms der Mamma) dicke zellreiche Mäntel liegen, sie entsprechen ungefähr dem Bau des Epoophoron, aber nicht der fetalen Urniere.

Im übrigen aber handelt es sich um Einsenkungen des Schleimhaut-
epithels in das Myometrium, wie man es in geringen Graden sehr häufig
sehen kann; Basalisstroma mit Drüsenschläuchen schiebt sich entlang
den Lymphbahnen oder in Muskellücken in die Tiefe. Bei Herden, die
scheinbar inmitten des Myometriums isoliert sind, kann man meist die
Herkunft aus der Mukosa durch Serienschnitte noch nachweisen. Die
Ursachen solchen Eindringens sind gegeben in Verschiebungen und
Sprengungen kleinerer Muskelverbände intra graviditatem resp. puerperium,
kongenitalen Einsenkungen, wie sie am Tubenwinkel beobachtet werden,
sicher auch in entzündlichen Prozessen, wie sie im Puerperium oder bei
Endometritiden bekannt sind; in diesem Sinne verwertbar sind die nicht

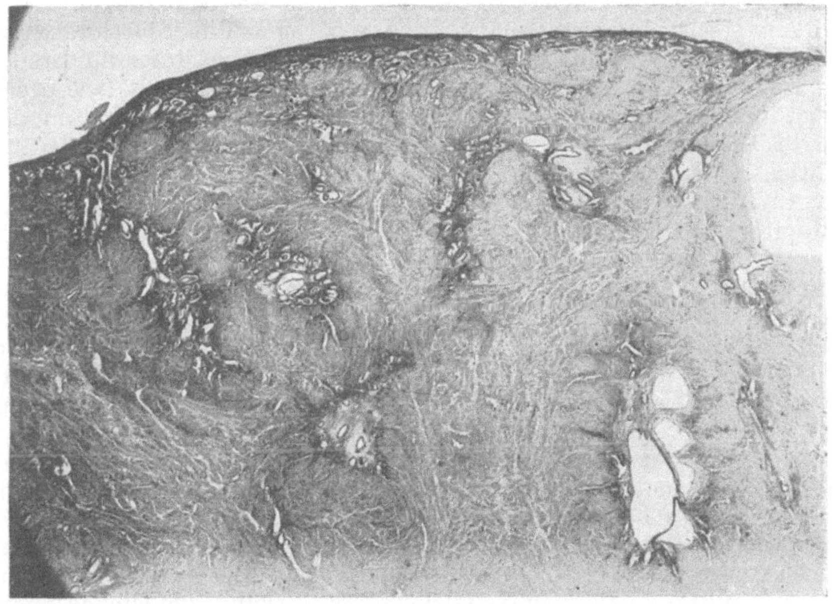

Fig. 288. Ausgedehnte Adenomyometritis.

selten zu beobachtenden Rundzelleninfiltrate und das derbe Muskel-
interstitium. Jedoch handelt es sich meist um abgelaufene Prozesse
jedenfalls in Hinsicht der Entzündung; ob die epithelialen Einsenkungen
auch nach Ablauf aller Entzündungszeichen noch selbständig weiter
wachsen, ist nicht sicher zu sagen. Einige Autoren, darunter vor allem
Frankl, neuerdings auch mehr wie früher Rob. Meyer nehmen hyperplastische Prozesse der Schleimhautbasalis an, wodurch dann ein mehr
selbständiges Vorwachsen der Drüsenschläuche gemeint ist, ohne daß entzündliche Prozesse als Wegbahner oder Anreize im Spiele sind.

Ähnlich wie von der Schleimhaut aus können auch Serosaepithelien
gleiche Wucherungen vollziehen, auch sie können Drüsen mit dem zellreichen spindeligen Stroma hervorbringen, das dem von der Uterusmukosa
aus vordringendem kaum unterscheidbar ähnlich sieht. Selbst an anderen
Stellen des Peritoneums sind solche drüsigen Einsenkungen mit dem
gleichen Stroma bekannt (Hueter am Peritoneum, Josselin de Jong
in Dünndarmadenomyomen seroepithelialen Ursprungs, Lauche, Stübler

und viele andere Autoren). Solche seroepithelialen Wucherungen bilden auch meist die Grundlage der retrozervikalen Adenomyome (cf. Kap. VI, Ovarialhämatome).

Urnierenabkömmlinge, über die auch hinsichtlich ihrer Lokalisation Forßner wertvolle Untersuchungen angestellt hat, kommen abwärts vom Ansatzpunkt des Lig. rotundum resp. Lig. ovarii propr. nicht in Betracht, da nach den in der normalen Entwicklungsgeschichte dargestellten Erfahrungen der untere Urnierenpol diesen Bezirk nicht überschreitet; nur am Epoophoron, an der Mesosalpinx, im Mesovarium, im Lig. rot. und ovarii propr. und andererseits hinauf bis in die Nebennierengegend sind Urnierentumoren möglich (R. Meyer); sie haben dann den Charakter des oben kurz angeführten Tubenwinkeladenoms R. Meyers und keine Ähnlichkeit mit den Adenomyomen des Uterus. Die von v. Reckling-hausen beschriebenen Besonderheiten sind zum Teil Täuschungen in der Auffassung, zum Teil bedingt durch die Wachstumswiderstände des Terrains. Der Urnierengang (Gartnerscher Gang) tritt, wie früher gesagt, in der Höhe des Os int. in den Uterus ein, im Bereich der Ampulle des Gartnerschen Ganges werden vereinzelt Adenome und Zystadenome beobachtet (R. Meyer).

Angesichts dieser Histogenese, in der die entzündlichen Wucherungen des epithelialen Anteils und die sekundäre Hyperplasie der umgebenden Muskulatur bei weitem im Vordergrund stehen, während die angeborenen Verlagerungen und die seltenen Adenome des Gartnerschen Ganges völlig zurücktreten, ist es zweifelhaft, ob der Ausdruck „Adenomyom" noch richtig ist. Meist wird er in dem Sinne eines autonomen Tumors nicht zutreffen, dann ist es besser von diffuser oder zirkumskripter Adeno-myometritis zu sprechen (R. Meyer). Nur für die Fälle, wo Schleim-hautpartien in ähnlicher Weise wie Bindegewebe und Gefäße in echte Myome einbezogen werden, bleibt der Ausdruck Adenomyom von Bestand, wobei die Adenokomponente aber nichts Autonomes, sondern etwas Eingeschlossenes darstellt. Es ist jedoch angesichts der histologischen Bilder schwer eine Grenze zwischen Hyperplasie und echter Tumorbildung zu ziehen; aus dieser Unsicherheit heraus hat man Frankls Bezeichnung „Adenomyosis", die nichts Ätiologisches enthält, zunehmend mehr bevorzugt. Die Einordnung dieser Bilder unter die Gruppe der echten Neubildungen mag in dem tumorähnlichen Tastbild ihre Rechtfertigung finden. Das Verhalten der Mucosa uteri s. unten.

Das klinische Bild ist uncharakteristisch. Mit überwiegender Häufigkeit werden Frauen im 5. Jahrzehnt betroffen. Besondere Be-schwerden bestehen außer verstärkter Regelblutung und auch Metror-rhagien oft nicht; in anderen Fällen wird über ziehende Schmerzen und Schwere im Leib geklagt, die selbst zu qualvoller Stärke anschwellen können. Die Ursache der verstärkten Blutungen ist wohl hauptsächlich in den drüsigen Einlagerungen und der Zunahme des fibrösen Gewebes im Myometrium und dadurch bedingte ungenügende Kontraktions-fähigkeit des Uterus zu sehen; die funktionelle Schicht der Mukosa erleidet keine wesentliche Beeinträchtigung, ihr mit der Norm gleicher Wechsel im Aufbau ist wie immer vom Ovarialzyklus abhängig. In manchen Fällen findet sich die pathologische Proliferation bei Follikelpersistenz (im Sinne der Metropathia haemorrhagica) als Grundlage der Metrorrhagie. Ausgangsort der beschriebenen Veränderungen ist eben nur der Basalis-anteil der Mukosa; seine Fähigkeit, auf den ovariellen Zyklus mit einer Funktionalis zu reagieren, verliert er nicht.

Die Diagnose ist klinisch auf Adenomyom kaum zu stellen, sondern nur zu vermuten. Der Uterus ist entweder gleichmäßig derb vergrößert oder es finden sich verschieden große (bis faustgroße) Knoten in der Wand, mit Vorliebe an den Tubenecken oder im Fundus und Dorsalwand. Häufig ist der große Uterus fest mit dem Rektum und der Umgebung adhärent. Die retrozervikalen Adenomyome zeigen sich als derbes tumorartiges Infiltrat im Douglasraum hinter der Zervix und oberster Scheide zum Rektum hin; es ist häufig druckempfindlich. Bei Probeexzision beachte man die obigen histologischen Bilder, um nicht die Diagnose des Karzinoms fälschlicherweise zu stellen.

Die Prognose ist im allgemeinen gut, da trotz der Heterotopie hier keinerlei Hinweise auf Bösartigkeit bestehen; vereinzelt sind echte Karzinome und karzinomatöse Prozesse auf adenomyomatösem Boden beobachtet. Westmann konnte von 57 einschlägigen Fällen der Bummschen Klinik aus den Jahren 1914—1919 52 Fälle nachuntersuchen und fand nirgends nach Operation ein Rezidiv.

Die Therapie besteht, wenn die Diagnose möglich, in der abdominellen Totalexstirpation; über die Wirkung der Röntgentherapie und eine evtl. sekundäre Schrumpfung der Bildungen nach Aufhören der Ovarialfunktion fehlen auch neuerdings noch die Erfahrungen.

II. Die Sarkome des Uterus.

Schon unter den Myomen sind verschiedentlich Tumoren erwähnt, die in ihrer Entwicklungs- und Wachstumsfähigkeit nicht in dem Maße auf den günstigen Nährboden des geschlechtsreifen Genitalschlauches angewiesen waren wie die gewöhnlichen Myome, sondern unabhängigere und größere Entwicklungskraft zeigten. Sie sind die Zwischenglieder zu den nicht nur selbständigen, vom Nährboden unabhängigen, sondern auch bösartigen Sarkomen; diese Übergänge sind durchaus fließend und morphologisch gar nicht oder unsicher gekennzeichnet, sondern nur aus dem klinischen Verlauf, aus dem biologischen Verhalten zu erkennen. Erst innerhalb der eigentlichen Sarkomformen kann der Zellcharakter und die Wuchsform über die wahre Natur des Tumors alle Zweifel beheben; denn die Erfahrung lehrt, daß der klinische Charakter der Neubildung um so bösartiger und destruierender ist, je weniger ihre Zellen differenziert und ausgereift sind. Man kann nun alle Übergänge von der indifferentesten Rundzelle bis zur fast völlig ausgewachsenen Muskel- oder Bindegewebszelle feststellen, teils eine jeweilige Stufe als vorwiegenden Tumorcharakter, teils aber auch viele Entwicklungsstadien in einer Geschwulst nebeneinander. Eine besondere Sarkomzelle läßt sich nicht annehmen, das gesamte Beobachtungsmaterial vielmehr im Sinne verschiedener Ausreifungsstadien der Zellen deuten. Legt man diesen Gedanken der Histogenese zugrunde und bedenkt, daß Muskel- und Bindegewebszellen aus einer morphologischen Grundform hervorgehen, dann ist es klar, daß es bestimmte Sarkomgruppen geben muß, in denen eine Diskussion über den Ursprung aus Muskel- oder Bindegewebe als den für die Uterussarkomentwicklung zur Verfügung stehenden Gewebsarten müßig erscheint. Erst Sarkome mit vorgeschrittener Reifung sind in muskelzellige und bindegewebszellige zu unterscheiden. Im Rahmen dieser zum Verständnis der Sarkome vorausgeschickten histogenetischen

Vorbemerkungen soll weiterhin betont werden, daß die Annahme, es könnten Sarkome sich aus Myomen durch Umwandlung der Myomzelle entwickeln, also reife, differenzierte Zellen wieder zu unreifen, undifferenzierten pluripotenten Zellen werden, kaum allgemein biologischen Vorstellungen entspricht; die im bestimmten Prozentsatz zu beobachtende Entwicklung von Sarkom innerhalb von Myomen ist vielmehr dahin zu deuten, daß unausgereifte Gewebsbezirke, Proliferations-, Regenerationszentren innerhalb von differenziertem Gewebe liegen geblieben sind, auch mit in Myome hineingeraten können und sekundär aus unbekannter Ursache ihr autonomes Wachstum als unreifer Tumor beginnen und destruierend wirken; es handelt sich also nicht um eine Degeneration eines Myoms, sondern um eine Kombination oder, wenn man will, eine Komplikation des Myoms mit Sarkom, also um die Entwicklung zweier an sich selbständiger Tumoren, wobei der gutartige reife durch den bösartigen unreifen allmählich ersetzt werden kann.

Das morphologische Bild der Sarkome.

Ihrem Ausgangsort entsprechend unterscheidet man Wandsarkome und Schleimhautsarkome; bei vorgeschritteneren Tumoren ist diese Unterscheidung schwer durchführbar. Je nach dem befallenen Uterusabschnitt spricht man von Korpus-, Zervix- und Portiosarkomen; die Korpussarkome sind unter ihnen die bei weitem häufigeren, die der unteren Gebärmutterabschnitte machen höchstens 10—15% der Uterussarkome aus, wobei die der Portio selten sind.

Die Sarkome des Corpus uteri.

1. Die Wandsarkome. Sie entstehen entweder innerhalb vorhandener Myome oder in normalem Myometrium; in letzterem Falle strebt eine große Anzahl der muskelzelligen Sarkome der Knotenform zu und erscheint dann auch unter dem äußerlichen Bilde des Myoms oder es kommt in weniger häufigen Fällen zu einer mehr diffusen Verdickung bestimmter Uteruspartien oder des ganzen Organs. Die knotigen Sarkome treten als solche meist als Einzeltumoren auf; ihr Sitz in der Wand ist ähnlich wie bei den Myomen subserös, intramural oder submukös, am häufigsten intramural mit der Tendenz ins Cavum uteri vorzudrängen. Die Größe hält sich meist in mittleren Grenzen, da der Tumor wegen seiner Symptome (Spannungsschmerzen) zur Operation kommt, bevor er exzessive Größen erreicht hat; immerhin aber sind Tumoren über Mannskopfgröße und bis zu 20 kg beobachtet.

Entsteht innerhalb eines schon vorhandenen Myoms eine sarkomatöse Partie, so ist häufiger das Zentrum als die Peripherie befallen. Makroskopisch ist diese Partie weicher, matter, ohne Glanz, diffus in die Umgebung übergehend; histologisch handelt es sich dann meist um Rund- oder gemischtzellige Sarkome, oder die Partien sind mehr glasig und wechseln mit schleimig, hyalin entarteten oder nekrotischen Partien ab, hier findet sich dann häufig das gemischtzellige Bild in den erhaltenen Stellen; oder es gibt die weichere, saftigere Beschaffenheit allein, ohne daß die Myomzeichnung verloren zu sein braucht, Verdachtsmomente auf muskelzellige Sarkome. Schließlich aber kann eine sehr erhebliche Myomähnlichkeit bestehen, so daß makroskopisch kaum ein Verdacht aufkommt. Das Vorhandensein größerer oder kleinerer Myompartien an der Peripherie, evtl. als Kapsel zu den zentral andersgebauten Partien läßt die Entstehung in einem präformierten Myom erkennen. An den Berührungsstellen von Myom und Sarkom kommen in den Myomzellen durch Aufquellung des Protoplasmas und Strukturänderungen des Kernes Bilder vor, die früher für die Umwandlung der Muskelzelle in die Sarkomzelle verwendet wurden, jedoch wohl nur im Sinne einer Zellschädigung zu deuten sind. In vorgeschritteneren Fällen drängt das Sarkom selbstverständlich gegen die Peripherie und die Umgebung vor und zeigt seine Sarkomnatur durch das infiltrative Einwachsen in die Lymphspalten, wo man kleine knotenförmige Verdickungen häufig in perlschnurartiger Aufreihung oder in zirkulärer Ausbreitung deutlich um den Zentraltumor herum erkennen kann. Diese lokale Metastasierung auf dem Lymphwege greift auch über den Uterus hinaus und befällt die Bahnen des Lig. latum und die regionären Lymphdrüsen (s. Karzinom). Es gibt aber Fälle mit bestimmtem Sitz des primären Tumors, wo der Uterus in fast ganzer Ausdehnung von den sarkomatösen Massen ersetzt ist, kaum eine Korpushöhle erkennbar ist und Muskulatur als „Kapsel" nur noch in peripheren Myometriumpartien stehen bleibt, ohne daß Metastasen zu finden sind; wieder in anderen Fällen wird die Muskelwand frühzeitiger durchwuchert, es treten Verklebungen mit den Nachbarorganen ein und Übergreifen der Wucherungen auf Bauchfell und Darm. Diese Ausbreitung ist bei Sarkomen in subserösen Myomen natürlich die einzig mögliche; jedoch sind diese Sarkomentwicklungen relativ selten. Die Disposition der submukösen Myome zur Kombination mit Sarkomentwicklung ist ungleich größer, die Tumoren drängen dann die Mukosa ins Kavum vor, nehmen selbst durch die Kontraktionsbestrebungen der Uteruswand mehr oder weniger breitbasige Polypenform an und verhalten sich klinisch ähnlich wie submuköse Myome; Ulzerationen sind hier natürlich selbstverständlich leicht möglich.

Ähnlich wie im schon vorhandenen Myom verhält sich auch das im nicht myomatösen Uterus auftretende Sarkom. Es hat dieses in all den Fällen, wo es sich in seiner Zellstruktur den Muskelzellen nähert, ein mehr expansives als infiltratives Wachstum und deshalb durch Verdrängung der Umgebung auch eine deutliche Kapsel; hier kann durch die Zeichnung der Schnittfläche die Myomähnlichkeit sehr groß werden, nur eine größere Weichheit und geringere Elastizität des Gewebes deutet auf die Grenzform hin. Diese Fälle unterscheiden sich histologisch in der Hauptsache durch ihren größeren Zell- und Kernreichtum von dem Myom, ohne daß überhaupt scharfe Grenzen möglich sind; die Zellkerne sind deutlicher, differenzierter, oft länger, manchmal kürzer und runder, die Zelleiber kürzer, dicker, voluminöser, die Myofibrillen lassen sich nur spärlich oder gar nicht färben. Das ganze Bild hat eine unruhige Zeichnung entgegen der wenn auch noch so komplizierten, immerhin aber doch geordneten regelmäßigen Durchflechtung der Myomzellbündel. Nur das unregelmäßige Übergehen in die Umgebung, das Einbrechen in die Lymphbahnen, mit anderen Worten die Zeichen der Destruktion können in diesem Fall die Natur des Sarkoms erkennen lassen. Das Bindegewebe zwischen den unregelmäßigen Muskelzellen tritt häufig durch Verdrängung stark zurück und kann schwer zu erkennen sein = Sarcoma myocellulare (Fig. 289).

Ob nun die Differenzierungsrichtung der unreifen Zellen auch statt zur Muskelzelle zur Bindegewebszelle gehen kann und so reine Spindelzellsarkome analog den reinen Fibromen gegenüber den Myomen entstehen können, ist noch nicht soweit untersucht, daß eine genaue Übersicht möglich ist. Wahrscheinlich sind sie makroskopisch den eben beschriebenen Sarkomformen ähnlich, nur mikroskopisch unterscheiden sie sich durch den größeren spindeligen Kern und den spärlichen Zellleib und das fehlende bindegewebige Interstitium. Sie scheinen aber in reiner Form selten zu sein (R. Meyer) = Spindelzellensarkom.

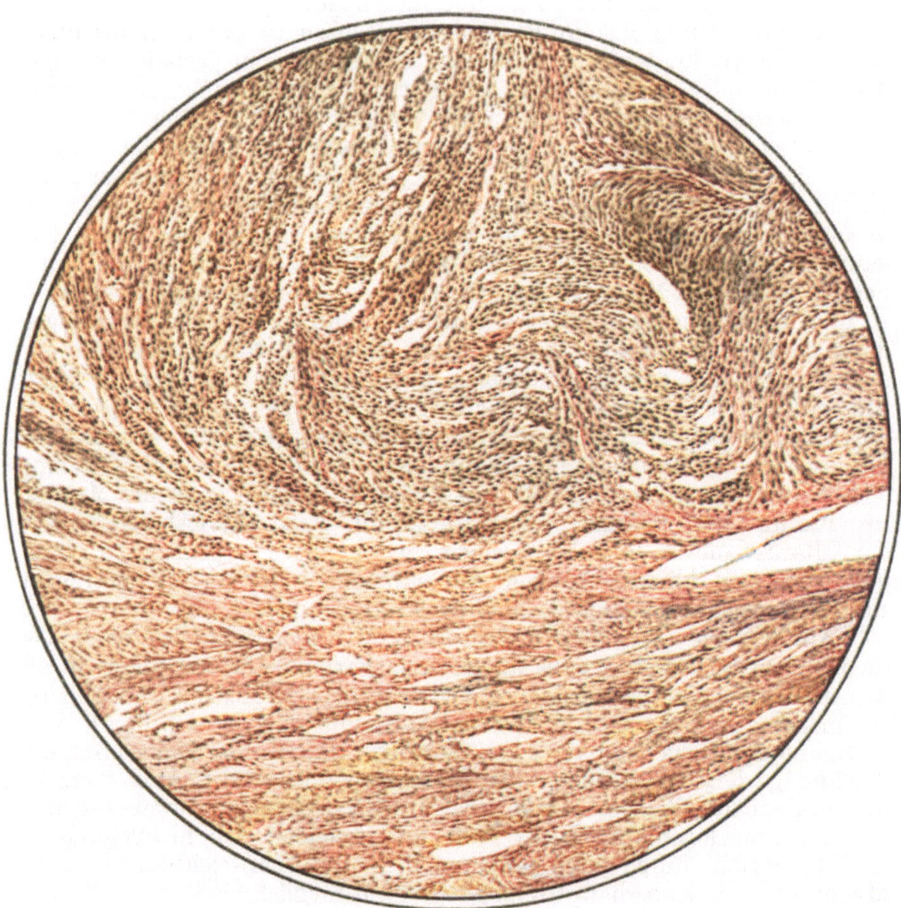

Fig. 289. Sarcoma myocellulare, zellreich mit Übergang zu weniger differenzierter
Stufe.

Alle markigen, weichen, morschen, ohne deutliche Grenze, vielmehr in starkem Maße destruktiv wachsenden Tumoren, die die Uteruswand entweder in begrenzter Umgebung oder wegen ihrer stark infiltrierenden Tendenz mehr diffus verdicken, sind sehr zellreiche Formen von Sarkomen. Große Partien können lediglich Rundzellencharakter aufweisen und in großen Herden diese Zellen vereinigt zeigen; meist aber sind sie mit anderen häufigeren Stellen vergesellschaftet, in denen die Zellen größeren unregelmäßigen Leib mit sehr verschiedenartigen Kernen haben. Auffallend sind vor allem sog. Riesenzellen; entweder liegt ein abnorm

großer, stark gefärbter und verschieden geformter Kern in einem großen
Zelleib oder viele Kerne liegen darin beieinander, teils peripher nach
Art der tuberkulösen Riesenzellen angeordnet oder im Zentrum vereinigt. Außerdem sieht man auch stets unter diesen äußerst bunten
Zellformen zahlreiche normale und abnorme Mitosen. Die rund- und
gemischtzelligen Sarkome neigen stark zu zentraler Nekrose und Erweichung, auch die zum Teil sehr abenteuerlichen Zellformen sind im
Sinne der Zelldegeneration bei gleichzeitig vorhandenem Wucherungs-
vermögen zu deuten (Figg. 290 u. 291).

Sekundäre Degenerationen wie hyaline Umwandlung und
Erweichung, ebenso die Nekrose durch Zerfall infolge ungenügender
Gefäßversorgung bei stark fortschreitender Wucherung kommen bei

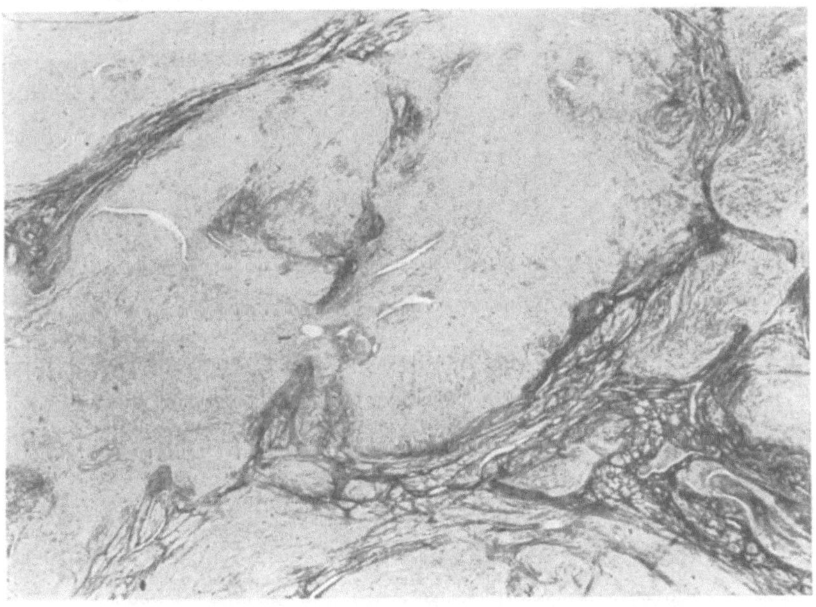

Fig. 290. Zellreiches faserzelliges Sarkom. Hier soll vor allem die Ausbreitung
überall in Spalten hinein gezeigt werden.

Sarkomen ebenso wie bei Myomen vor, wobei auch wie dort um die Gefäße
die Zellmäntel länger erhalten bleiben können. Echte myxomatöse
Partien, die Bilder wie die Whartonsche Sulze der Nabelschnur zeigen,
sind unreife Partien im Sinne der Sarkombildung.

Die Versorgung der Sarkome mit Lymph- und Blutbahnen ist
im allgemeinen sehr reichlich, jedoch handelt es sich lediglich um kapilläre
Gefäße; hier können natürlich Ektasien Platz greifen und dadurch
merkwürdig lappen- oder knotenartiger Bau der Sarkome entstehen.
Echte Gefäßsarkome sind nach R. Meyer selten, meist als Gruppierung
von Sarkomzellen um dilatierte Gefäße zu deuten.

Sog. Alveolärsarkome sind lediglich morphologisch besonders
charakterisierte Sarkome, indem die Sarkomverbände in präformierte
derbere Gewebsspalten in Alveolenform hineingepreßt oder -gewachsen
sind (Portiosarkome). Über Endotheliome gilt Ähnliches, wie schon
bei den Ovarien gesagt; die Diagnose ist sehr schwer, vielfach sind es

Sarkome mit ausgedehnter lymphogener Ausbreitung oder Karzinome,
die auch im Uterus ganz ähnliche kleinalveoläre oder perlschnurartige
Zellbilder in ihrem lymphogenen Fortschreiten zeigen; praktisch kann
das Vorkommen von Endotheliomen im Uterus als unbewiesen gelten.

Die Mucosa uteri zeigt das gleiche Verhalten wie bei Myomen;
der ovarielle Zyklus ist in den Fällen, die noch im geschlechtsreifen Alter
stehen, oft erhalten, ebenso die zyklische Reaktionsfähigkeit der Schleimhaut. Das Sarkom kann die Schleimhaut verdrängen und Bilder, wie
beim Myom geschildert, erzeugen, aber auch destruktiv ersetzen.

2. Das Schleimhautsarkom. Seine prinzipielle Abgrenzung gegen
das Wandsarkom gelingt nur in beginnenden Fällen; tritt es im geschlechtsreifen Alter auf, so kommt bei der zyklischen Kurzlebigkeit
der Funktionalis nur die Basalis in Betracht, in der Zeit nach der Meno-

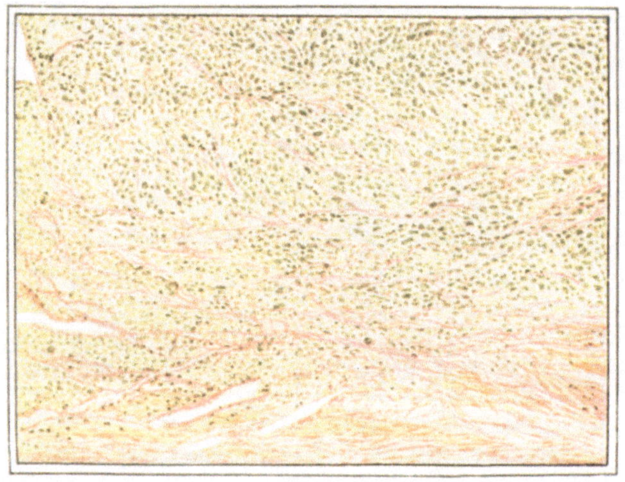

Fig. 291. Polymorphzelliges, z. T. rundzelliges Sarkom.

pause natürlich die gesamte Schleimhaut. Berücksichtigt werden muß
hier auch, daß das Schleimhautstroma mit seiner Differenzierung in ein
zelluläres Netz mit vielen feinen interzellulären Fibrillen einen anderen
Charakter als das Muskelstroma hat. Die Beobachtung lehrt, daß die
als Schleimhautsarkom beschriebenen Tumoren meist aus rund- oder
polymorphen Zellen und selten aus spindeligen Elementen bestehen,
also weitgehender als die Wandsarkome unreifen Charakter zeigen.

Im allgemeinen werden zwei Formen unterschieden:

a) **Die zirkumskripte Form.** Sie wächst meist in polypöser oder
traubiger Form ins Kavum hinein. Eine besondere Aufmerksamkeit
muß dem anatomischen Bild hier gewidmet werden, da unter dieser Form
die unten zu besprechenden heterologen mesodermalen Kombinationstumoren auftreten. Handelt es sich um ein Sarkom, so ist die Oberfläche
des Polypen oder der traubigen Wucherungen glatt, weißlich, ödematös
glasig oder infolge Blutung, Nekrose, Ulzeration zerfetzt, zerfallen,
bröcklig, zundrig, farbenreich (cf. Kunez u. Zacher). Der Durchschnitt
läßt meist beide Bezirke erkennen; die nicht sekundär veränderten geben
nach dem Myometrium hin eine oft noch scharfe Grenze, in anderen

Fällen auch makroskopisch schon vorgeschobene knotige oder streifige Etappen der Wucherung. In anderen Fällen breitet sich der Tumor gegen die Muskularis hin aus, macht hier kuglige Infiltrate, die zentral zerfallen und durch weiteres Wachsen die Wand perforieren können; wieweit tatsächlich hier ein primäres Schleimhautsarkom vorliegt, ist wohl für jeden einzelnen Fall besonders zu beweisen.

b) Die diffuse Form. Hier ist nach den Literaturangaben die Schleimhaut in ziemlich diffuser Ausbreitung unregelmäßig, bucklig und wulstig verdickt, weißlich-rötlich, glasig oder markig und zeigt vielfach Zerfallsherde, Blutungen, Nekrose.

Die epithelialen Anteile werden oft zerstört und erdrückt, in anderen kann man aber Drüsenschläuche noch in weiter Ausdehnung, oft langgestreckt durch dicke polypöse Wucherungen hindurch ziehen sehen, als ob sie durch die von innen herauskommende quellende Interstitiummasse allseitig gedehnt und gestreckt wären; besondere Zeichen sind an den Epithelien nicht zu erkennen.

3. **Zervixsarkome.** Auch hier kennt man zwei Formen:

a) Die polypöse, traubige Schleimhautform, die ähnlich wie jene Korpuspolypenform das Cavum cervicis dehnt und in die Vagina hinwuchert, auch morphologisch jenen nahesteht.

b) Die seltenen Wandsarkomformen, die weniger in Knotenform als in diffuser Wandverdickung sowohl ins Corpus uteri als ins Parametrium vordrängen.

Das Lumen des Zervikalkanales kann durch beide Formen verengt und verlegt werden; als Folgeerscheinung wurde Hämato- und Pyometra beobachtet.

4. **Portiosarkome.** In isolierter Form sind sie nur einige wenige Male beschrieben (v. Winkel, Schauta, Borrmann, Münch, Katz, Gärtner, Ehrlich). Es handelt sich dabei um eine diffuse weiche Verdickung der Muttermundslippe, über der das Epithel erhalten oder in Kraterform nach Art eines Karzinoms ulzeriert sein kann.

Eine besondere Form des Sarkoms ist in Gestalt des Lymphosarkoms von Wagner und Schlagenhaufer publiziert, das die Zervix verdickt und verlängert und aufgetrieben hatte, aber auch Corpus ut., Tuben und Ovarien infiltrierte und histologisch lymphatisches Gewebe mit retikulärer Grundsubstanz zeigte.

Das klinische Bild der Sarkome.

Setzt man das Sarkom des Uterus in seiner Häufigkeit in Beziehung zu Myom und Karzinom, so findet man ca. 2,5—3,5% Sarkome unter den als Myom oder Sarkomverdacht operierten Fällen); da nur ein Teil der Myome operiert wird, so stimmt die ungefähre Angabe, daß auf 50—60 Myome ein Sarkom kommt; und für das gleiche Verhältnis zum Karzinom gibt Veit auf Grund eigener großer Zahlen und der von Geßner und Krukenberg 1 Sarkom auf 40—50 Karzinome des Uterus an.

Im Gegensatz zum Myom kommt das Sarkom in allen Lebensaltern, auch vor der Geschlechtsreife und vor allem nach der Menopause vor; das Maximum seiner Häufigkeit liegt zwischen dem 45. und 55. Jahr, wobei nach Geßner das Wandsarkom in seiner größten Zahl ein wenig vor dem Schleimhautsarkom liegt.

Die **Symptome** verbergen sich meist hinter denen des Myoms, irgendwelche besonderen Charakteristika finden sich nicht; auffällig ist lediglich eine oft schon frühzeitig auftretende Kachexie, Abmagerung und Anämie. Um Wiederholungen zu vermeiden, mag deshalb sogleich die Diagnose der Sarkome mit besprochen werden.

Für die **Diagnose** handelt es sich hauptsächlich um die Abgrenzung des Sarkoms gegen das Myom.

In den Fällen **polypöser Wucherungen**, z. B. der Zervix- oder Korpusschleimhautsarkome oder sarkomatöser, submuköser, polypös gestielter Sarkome, die unter Wehen und häufig längeren und stärkeren Blutungen ausgestoßen werden und vielfach schleimigen, rötlich wässerigen, auch übelriechenden Ausfluß verursachen, ist aus der Weichheit und Bröckligkeit der abgetragenen oder freiliegenden Massen der Verdacht auf Sarkom zu schöpfen; aber auch ohne diese Zeichen soll nie bei solchen polypösen Abtragungen die histologische Untersuchung unterlassen werden.

Die seltenen **Portiosarkome** werden nach Probeauskratzung bei Karzinomverdacht ebenfalls durch histologische Untersuchung erkannt.

Sehr schwierig und meist nur vermutungsweise ist die Diagnose des **Wandsarkoms** des Uterus möglich. Das Palpationsbild entspricht im allgemeinen dem der Myome, ebenso das klinische Bild.

Folgende besondere Zeichen sprechen für **Sarkom:**

1. **Schnelles Wachstum,** vor allem dann, wenn Myome schon lange Zeit vorher mit ziemlich gleichbleibender Größe und Konsistenz mehrfach konstatiert wurden. Außer Malignität kommt noch zystische Erweichung, Blutung und Nekrose für die Wachstumsbeschleunigung in Betracht. Klinisch zeigt sich diese Veränderung vor allem durch zunehmende, oft **starke Schmerzen** als Folge der Wandspannung, in erster Linie wohl der Serosa, und der reflektorischen Uteruskontraktion.

2. **Fehlende Schrumpfung nach Aufhören der zyklischen Ovarialfunktion,** vielmehr **Größenzunahme** der als Myome angesprochenen Tumoren.

3. **Blutungen und wässeriger,** evtl. **blutiger Ausfluß** nach Aufhören der Regel; Durchbruch eines submukösen Myoms, beginnendes Schleimhautkarzinom kommen neben harmlosen Polypen, einfachen submukösen Myomen und Karzinomen differentialdiagnostisch in Betracht.

4. **Auftreten von Abmagerung, Anämie, Kachexie** bei vorhandenen Tumoren des Uterus, aber ohne andere erkennbare Ursache. Differentialdiagnostisch käme hier die kleine Gruppe der „toxischen" Myome in Frage, die ohne Blutung schwere Anämie, allgemeine Konsumption und Herzerscheinungen zu verursachen vermögen.

5. **Knollige weiche Tumoren im Ligamentum lat.** neben den **Uterustumoren** und **ausgedehntere knollige Infiltrate** in der Nachbarschaft (Rektum, Blase, Ureteren, Sakralplexus, Iliakalgefäße) als Zeichen lymphogener Ausbreitung; Differentialdiagnose gegen entzündliche Komplikationen ist nötig (Schmerzhaftigkeit, Fieber, mehr diffuser Ausguß oder strangartige Schwielen).

6. Auftreten von **Aszites** bei Myomen infolge Übergriffs des Sarkoms auf Peritoneum und Nachbarschaft besonders bei subserösen Tumoren. Differentialdiagnose: einfache subseröse Myome des Uterus, Ovarialfibrome und Ovarialkarzinome.

7. **Rezidive** polypöser Wucherungen nach operativer Entfernung derselben oder am Operationsstumpf bei supravaginaler Amputation myomatöser Uteri.

8. **Auftreten von Metastasen in der Scheide** oder an anderen Organen, wo klinische Zeichen entstehen (Lunge, Leber, Peritoneum, Gehirn, Haut usw.).

Der **Verlauf** der Sarkomkrankheit ist in späteren Stadien, nachdem sie bis dahin unter dem Bilde des Myoms sich versteckte, durch das bunte Krankheitsbild ihrer Metastasen beherrscht. Zunächst überwiegt die lokale Metastasenbildung in unmittelbarer Nachbarschaft, ja bei abgekapseltem Wandsarkom mit vorgeschrittener Gewebsreife tritt diese Metastasenbildung auch regionär erst sehr spät ein; jedoch solche ohne Kapsel und mit unreifen Zellformen schreiten schneller in die Umgebung, gehen bald aufs Lig. lat. über oder durchwuchern die Uteruswand und breiten sich anschließend auf dem Peritoneum aus; vielfach brechen sie aber auch in die Blutbahn ein und setzen in vielerlei Organen, vorzugsweise, jedoch in Lunge und Leber Metastasen, die dann stets neue Komplikationen im Krankheitsbild erzeugen. Septische sekundäre Infektionen durch oberflächlichen Zerfall und Kachexie wie Metastasenwirkung geben die Wege zum Exitus letalis an. Im allgemeinen ist die Verlaufsdauer 2 Jahre, für ausgereiftere Formen länger, unreife kürzer.

Ohne rechtzeitige Hilfe ist die **Prognose** absolut schlecht; Spontanheilungen sind unbekannt.

Für die **Therapie** ist die Frühdiagnose maßgebend. Da die Beschwerden uncharakteristisch und wenig bedrohlich sind und die Diagnose außer bei polypösen oder traubigen Tumoren äußerst schwer, so ist auch die Aussicht auf dauernde Hilfe durch die Operation eben durch deren Vornahme erst in späteren Stadien nicht sehr groß. Einzig ausgenommen davon sind die gutabgekapselten muskelzelligen Wandsarkome, die nur wenig Neigung zum Rezidiv haben. Durch sie wird auch die bisherige Operationsstatistik der Uterussarkome einigermaßen erträglich; es scheint aus ihr hervorzugehen, daß von allen Frauen, bei denen die spätere Untersuchung an den exstirpierten Tumoren Sarkom ergeben hat, ca. 15 oder 20% gesund bleiben. Jedoch fehlen noch genügende Übersichten, was ja bei der Seltenheit der Sarkome nicht auffällig ist.

Eine sehr bedeutende Hilfe ist der Therapie den Sarkomen gegenüber in der **Röntgentherapie** erwachsen. Seitz und Wintz konnten zeigen, daß die für Sarkomzellen im allgemeinen tödliche Dosis nur zwischen 60 bis 70% der Hauteinheitsdosis liegt. Bei guter moderner Apparatur gelingt es heute aber nicht allzu schwer, mit dieser Dosis das gesamte Becken homogen zu belegen, wenn die Tiefendimensionen durch besondere Tumorgröße nicht zu bedeutend sind (Abnahme der Strahlenwirkung im Quadrat der Entfernung). In der Tat ist es den Autoren auch gelungen, selbst inoperable Sarkome des Uterus zum Verschwinden zu bringen und in einigen Fällen eine Dauerheilung von mehreren Jahren zu erzielen. Es erscheint heute deshalb dringend geboten, neben der möglichst frühzeitigen und radikalen Operation operabler Uterussarkome die Patientinnen einer sachgemäßen ausreichenden Röntgentherapie, desgleichen auch bei inoperablen Fällen zuzuführen. Größere verläßliche Statistiken späterer Zeit werden hier erst das letzte Wort zu sagen haben.

Anhang.

Die heterologen mesodermalen Tumoren des Uterus.

Es handelt sich hierbei um eine nur kleine Gruppe von Tumoren, die ihrer klinischen Dignität nach unter die Sarkome gehören und unter sich dadurch vereinigt werden, daß sie Gewebe enthalten, die im Uterus ortsfremd sind.

Es gibt solche Tumoren, die nur ein einzelnes Gewebe zum mindesten vorherrschend enthalten, so einige Lipome bis zu Kindskopfgröße, vereinzelte Chondrome, Osteome (?) und Rhabdomyome und

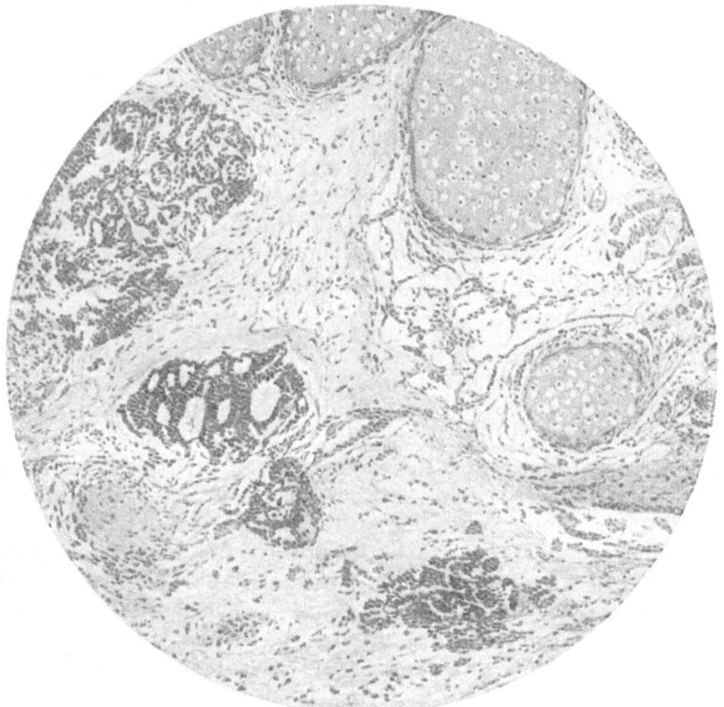

Fig. 292. Heterologer Kombinationstumor. (Sehr buntes Bild.)

andere, in denen verschiedene Gewebsarten kombiniert vorkommen. Von diesen heterologen Kombinationstumoren sind ca. 28 Fälle bekannt. Sie sind zumeist polypös und traubig, fast immer, jedoch nicht durchgehend, gestielt. Ihr Sitz ist die Zervix oder auch die Korpushöhle; auch in der Vagina kommen sie als traubige Sarkome besonders im Kindesalter vor. Ihr makroskopischer Bau ist ein weiches, glasiges, zundriges, bröckliges Gewebe mit starker Neigung zur Nekrose; mikroskopisch ergibt sich ein sehr verschieden farbenreiches Bild; so habe ich selbst in einem kleinfaustgroßen derartigen Tumor fibrilläres Bindegewebe, Fettgewebe, hyalinen Knorpel, Nervengewebe, vor allem Glia, Sarkom in spindelzelliger und gemischtzelliger Form, in perivaskulärer Anordnung, als Chondro- und Liposarkom, schließlich auch Karzinom gefunden. Andere Autoren sahen ähnliche, wenn auch selten so reichhaltige

Kombinationen. Irgendein organoider Aufbau fehlt völlig, vielmehr ist alles bunt durcheinandergewürfelt (Fig. 292).

Für das Verständnis der Histogenese muß zweifellos ein frühembryonaler Gewebskeim herangezogen werden, der mindestens dem Mesoderm entstammt (Wilms) und dorthin versprengt oder nach R. Meyer infolge illegaler Zellverbindung im Genitalschlauch schon in früher Entwicklungsperiode liegen geblieben ist. Die karzinomatösen Bestandteile können sehr wohl als sekundär in der Mukosa entstanden gedacht werden.

Klinisch verhalten sich diese Tumoren außerordentlich bösartig, fast stets sind die Patientinnen nach kurzer Zeit an Rezidivtumoren kachektisch zugrunde gegangen. Als Symptome kommen hauptsächlich blutigwässeriger Ausfluß und unregelmäßige Blutungen eventuell wehenartige Schmerzen zur Beobachtung. Die Zahl der Beobachtungen ist jedoch für ein einheitliches Bild noch zu klein. Als Therapie muß die möglichst frühzeitige radikale Operation evtl. mit intensiver Röntgentiefentherapie als Nachbehandlung gefordert werden.

III. Die epithelialen Tumoren des Uterus.

Epithelgewebe findet sich im Uterus lediglich im Bereich der Schleimhaut sowohl des Körpers, der Zervix und der Portio vaginalis, welch letztere strenggenommen schon zur Scheide gehört. Innerhalb der Zervix liegt dann noch in ca. ein Fünftel aller Fälle ein mehr oder weniger großer Rest des Gartnerschen Ganges und seiner Ampulle. Pathologischerweise trifft man auch im Myometrium Drüseneinsenkungen. Jeder dieser Gewebsabschnitte kann Ausgangspunkt für epitheliale Tumoren werden. Im Uterus werden gut- und bösartige epitheliale Neubildungen beobachtet: die gutartigen Adenome, meist in Polypenform, und die bösartigen Karzinome.

A. Die Adenome des Uterus.

Ihre häufigste Erscheinungsform ist die des Schleimhautpolypen, sie sind vielfach für einfache Hypertrophien auf dem Boden einer hypertrophierenden Endometritis gehalten und haben deshalb relativ wenig Beachtung gefunden. Da nun aber die Begriffe der Endometritis durch die Erkenntnis des Zyklus im Corpus uteri erhebliche Änderungen erfahren haben, indem jene Formen der Endometritis hypertrophica und hyperplastica nicht mehr als stationäre Bildungen, sondern vorübergehende, von der Eizelle und ihren Hilfsdrüsen hervorgerufene und innerhalb kurzer Zeit wieder vergehende Formationen angesehen werden, bedarf auch die Auffassung dieser im Corpus uteri lokalisierten Polypen eines neuen Fundamentes. Auch im Bereich der sog. stationär-glandulären Hyperplasie, besser pathologischen Proliferation des Endometriums, ist für viele Polypen kein Platz, da auch die Lebenszeit dieser meist klimakterischen Schleimhautwucherung durch abwegige Follikelwirkung nur wenige Wochen beträgt. Andererseits ist auch die Morphologie der Polypen, die man aus großem Material gewinnt, nicht mit einfacher Hypertrophie vereinbar. An der Hand eines 10jährigen Materials von insgesamt 159 Fällen soll versucht werden, Morphologie und Klinik dieser Bildungen kurz zu zeichnen. Nach der Lokalisation muß man ebenso wie nach der Verschiedenheit des Mutterbodens und dem Aufbau der Bildungen hauptsächlich zwei Formen und einige Nebenformen unterscheiden, denen sich als seltene Ausnahme das Adenom des Gartnerschen Ganges anschließt.

a) Die Korpus-Schleimhautpolypen.

Unter 89 einschlägigen Fällen findet folgende Altersbeteiligung statt:

im 24. Jahre . . . . 1 Fall		im 51.—55. Jahre . . 14 Fälle
„ 28. „ . . . . 1 „		„ 56.—60. „ . . 9 „
„ 29. „ . . . . 3 Fälle		„ 61.—65. „ . . 4 „
„ 31.—35. Jahre . . 6 „		„ 66. Jahre . . . . 1 Fall
„ 36.—40. „ . . 8 „		„ 68. „ . . . . 1 „
„ 41.—45. „ . . 14 „		„ 72. „ . . . . 1 „
„ 46.—50. „ . . 26 „		

Man sieht also eine hervorragende Bevorzugung des 41.—55. Jahr.

Ihre Morphologie ist folgende:

Das Anfangsstadium findet man im Bereich der Basalisschicht als Knoten, der gegen das Lumen des Cavum uteri, also zunächst in die Funktionalis vordrängt; in ihm sieht man unregelmäßige enge und etwas weitere Drüsen mit regelmäßig zylindrischen, dunkelleibigen, großkernigen Epithelien in einem auffällig dichten spindelzelligen Stroma. Gegen die Umgebung sind sie scharf abgegrenzt, allerdings nicht durch eine Hülle, sondern in schnellem Übergang. Die Funktionalis der Nachbarschaft zieht an ihren Seiten schräg hinauf und in dünner Schicht auch als Oberfläche hinüber. Diese Knoten sind der eigentliche Wucherungsherd, der „Polypengrundstock"; sie wachsen durch Zunahme ihrer Drüsen. In größeren Polypen ist die Drüsenanordnung unregelmäßig, sie können wirre Ausläufer und Äste, Verzweigungen und unregelmäßige Erweiterungen zeigen. Makroskopisch ragen sie ins Cavum ut. dann entweder als Knoten oder fingerige Bildungen hinein. Sie wirken offenbar als Fremdkörper, indem die Uterusmuskulatur sie flach und lang drückt und nach abwärts auszieht und dadurch einen Stiel bildet; so bekommen sie Birnen- oder Traubenform (Fig. 293). Andere aber werden nicht einfach nach abwärts geleitet, sondern behalten besonders in den Tubenecken oder an den Kanten Kugelform oder können sowohl nach oben und unten als auch nur nach oben wachsen. Solange zyklische Funktionen im Endometrium vor sich gehen, zieht die Funktionalis der Nachbarschaft über sie hinauf und hinweg und erleidet natürlich alle zyklischen Wandlungen (Fig. 294), auch die Desquamation, so daß zu bestimmten Zeiten die Polypenoberfläche ebenso wie die der anderen Schleimhaut wund ist. Im Senium hört dieser Wechsel selbstverständlich auf, dann geht die Polypenoberfläche ebenso in Schrumpfung, wie die übrige Funktionalis. Unterschiede in den Polypen resp. diesen Adenomen entstehen durch verschiedenen Drüsenreichtum,

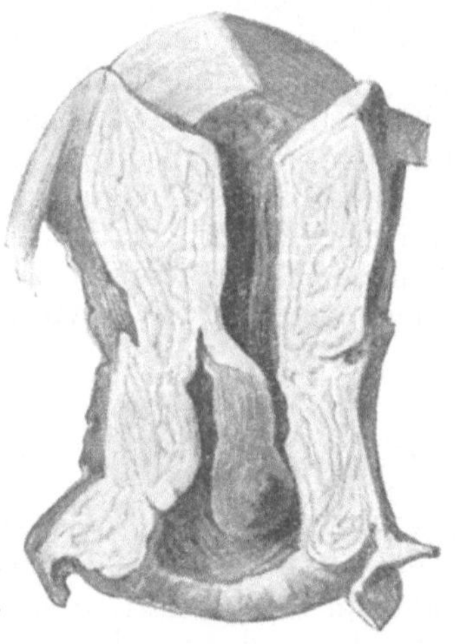

Fig. 293. Gestielter Polyp aus dem unteren Corpus uteri.

Drüsenform und Lumenweite wie auch durch die verschieden starke Beteiligung des Bindegewebes. Infolge Ausziehung des Polypenstiels durch
die Ausstoßungsbestrebungen kann ein kegelartiger Teil des Myometriums

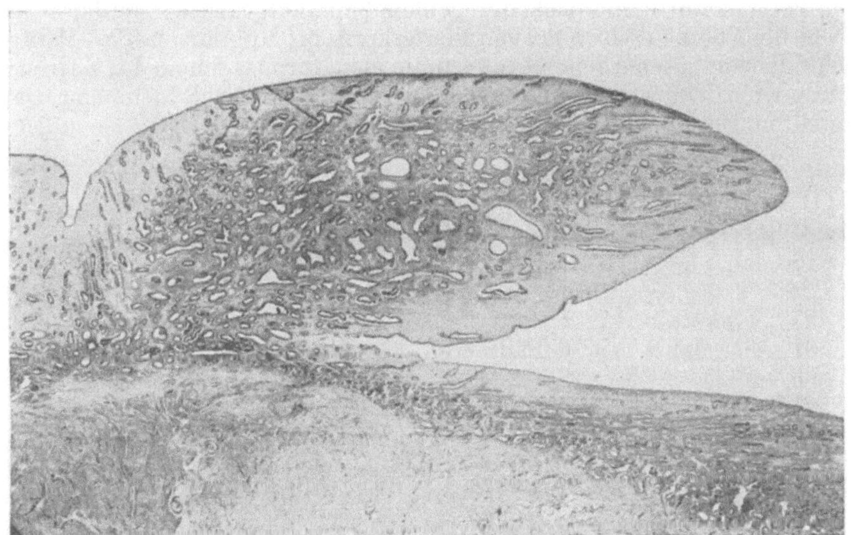

Fig. 204. Polyp des Corpus uteri. Man sieht deutlich die zentrale adenomatöse Partie
und die funktionelle Mantelschicht. (Proliferationsphase Mitte bis Ende.)

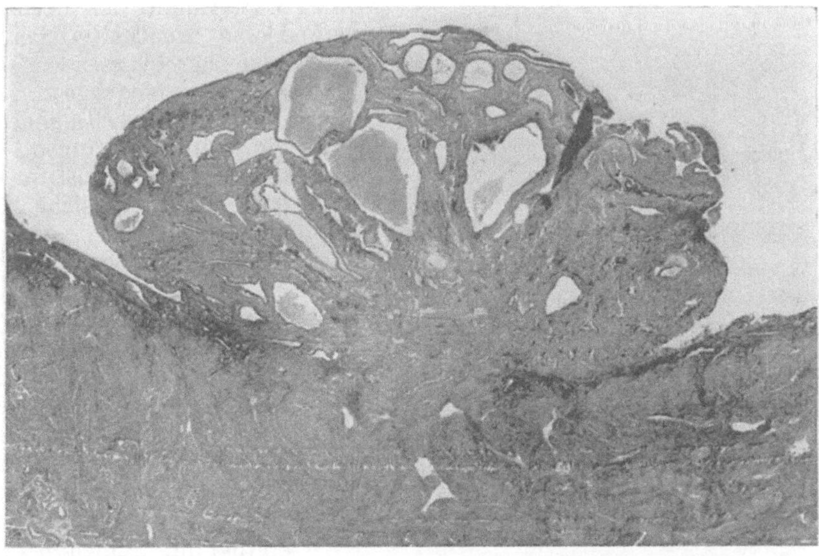

Fig. 295. Polyp im senilen Corpus uteri. (Derbes geschrumpftes Stroma und dilatierte Drüsen.)

mit in den Stiel hineingezogen werden. In manchen Fällen sind zweifellos Übergänge dieses im allgemeinen absolut benignen Adenoms in ein
drüsiges Karzinom durch Vielschichtigkeit, Drüsenreichtum und Zell-

charakter zu sehen. Iseki beschrieb 17 Polypenfälle von durchschnittlich Hühnereigröße aus der Berliner Klinik, in denen Karzinom entstanden war. Im Alter schrumpft gewöhnlich auch der Polyp, offenbar durch die schlechte Nährbodenbeschaffenheit; die Drüsen sind dann häufig dilatiert, die Epithelien niedrig, das Bindegewebe sklerosiert und derb (Fig. 295). Der Polyp kann dann flach der Schleimhaut aufgedrückt werden. Die Größe der Polypen schwankt von Pfefferkorn- bis Hühnereigröße. Menge meint die polypösen Adenome im Senium als „Korpusadenom der Matrone" abtrennen zu müssen; ein besonderer Grund ist nach dem hier Dargestellten aus seiner Publikation nicht zu ersehen.

b) Die Zervixschleimhautpolypen.

Unter 70 Fällen ist die Altersbeteiligung folgende:

Im 18. Jahre . . . . 1 Fall	im 46.—50. Jahre . . 18 Fälle	
„ 22. „ . . . . 1 „	„ 51.—55. „ . . 11 „	
„ 27. „ . . . . 1 „	„ 56.—60. „ . . 7 „	
„ 31.—35. Jahre . 6 Fälle	„ 61.—65. „ . . 1 Fall	
„ 36.—40. „ . 8 „	„ 66.—70. „ . . 1 „	
41.—45. „ . 14 „	„ 71.—75. „ . . 1 „	

Also auch hier eine Bevorzugung des 40.—55. Jahres wie bei den Korpuspolypen. Ihre äußere Form ist fast stets die eines nach abwärts hängenden, abgeflachten Tropfens mit gewöhnlich etwas ausgezogenem Stiel und dickerem Vorderteil. Sie können lediglich im Muttermund als hochrote kleine Knollen erscheinen oder als schleimende hochrote tropfenartige, zum Teil verzweigte Gebilde in die Scheide hängen, ja ausnahmsweise als fingerlange lappige, weiche aber nicht zerreißliche, oberflächlich mit Schleim bedeckte Zapfen bis in den Introitus vaginae reichen. Mikroskopisch bestehen sie stets aus mehr oder weniger reichlichen, buchtigen Drüsen mit schönem Zervixepithel, das auf der Oberfläche häufig noch von mehrschichtigem Plattenepithel unterschichtet oder ersetzt ist, wie bei heilender Erosion; seltener dringt dieses Plattenepithel auch in die tieferen Drüsen ein (Figg. 296 und 297). Zwischen den

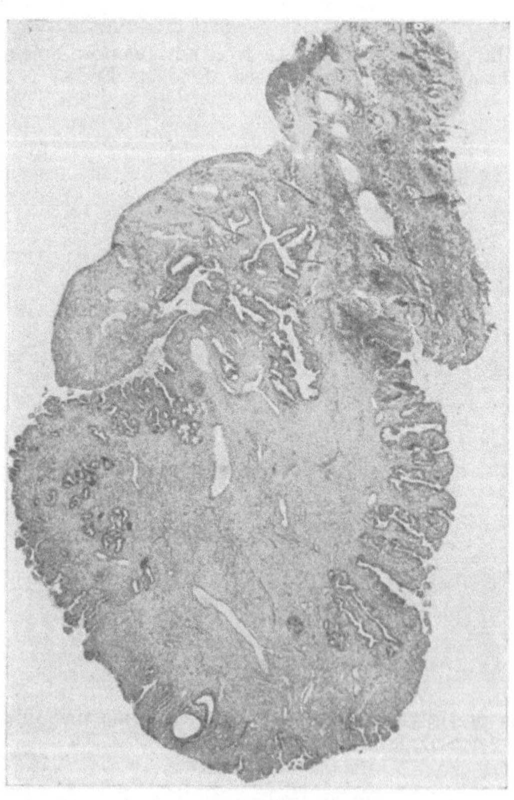

Fig. 296. Zervikalpolyp. Oberflächlich am unteren Pol Entzündung.

Drüsen findet sich meist lockeres streifiges fibrilläres Bindegewebe, selten Muskulatur. Die Drüsen können zystisch dilatiert sein. Subepithelial ist gewöhnlich eine verschieden starke Rundzellenanhäufung zu sehen.

c) An der Portio sieht man nicht selten kleine knotige fibrilläre Hervorragungen mit Plattenepithel überzogen und selten auch Polypen, deren Inneres reichlich Zervixdrüsen wie die Zervixpolypen erhält; ausnahmsweise kann ein solcher Portio-Zervixpolyp einmal Hühnereigröße erreichen (Hilliger-Rob. Meyer). Über seltene papilläre, warzenähnliche Wucherungen an der Portio hat Rob. Meyer berichtet.

d) Als besondere Form ist im Corpus uteri ein Polyp vom Charakter des Fibroadenoma intracanaliculare der Mamma zu verzeichnen, an der

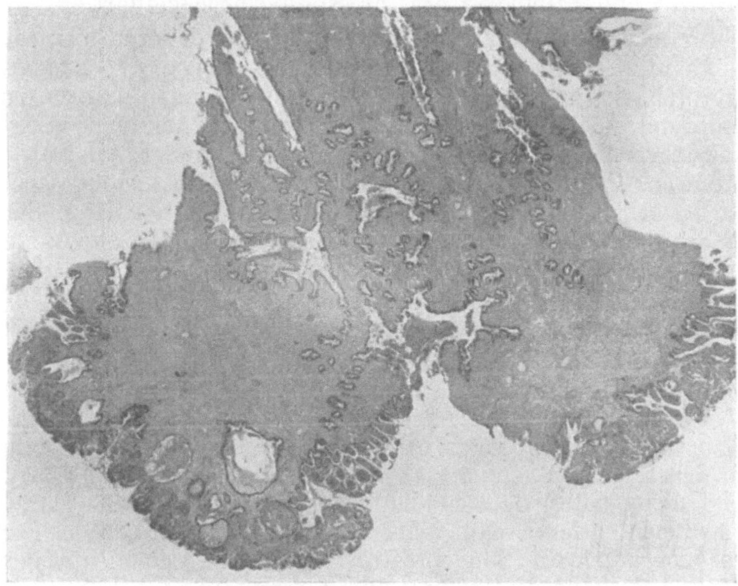

Fig. 297. Zervikalpolyp. Oberflächlich Plattenepithel statt Zylinderepithel.

Zervix einer mit einem isolierten Fibromknoten. Andere sahen gelegentlich sarkomatöse Entartung des Stromas. Karzinomatöse Zervixpolypen s. Karzinom.

e) **Adenome des Gartnerschen Ganges** beschreibt R. Meyer in Form dendritisch verzweigter Kanäle oder enger gewundener Schläuche im Bereich der Zervix.

f) **Adenome der Urniere** sind ebenfalls von R. Meyer am Tubenwinkel als besonders gebaute Tumoren beschrieben (vgl. Adenomyome).

Sekundäre Veränderungen der Polypen sind insbesondere in Zirkulationsstörungen durch infolge Stieldrehung behinderten venösen Abflusses oder Drosselung der arteriellen Zufuhr gegeben. Das Gewebe ist dann mit stark dilatierten Kapillaren durchsetzt und von Blutungen infarziert oder mehr oder weniger stark nekrotisch, zundrig; auf diesem Boden gedeihen reichlich Keime verschiedenster Art. Auch primäre Infektionen können die Oberfläche befallen.

Die klinischen Zeichen wechseln; viele machen keine Erscheinungen, sondern sind Nebenbefunde. Andere bedingen unregelmäßige Blutungen, die Verdacht auf maligne Neubildungen erregen. Entweder ist die Regelblutung verstärkt (Desquamation der Polypenmantelschicht = Funktionalis), oder es treten zwischen den Regeln unregelmäßige Blutungen auf. In der Klimax und im Senium können Zirkulationsstörungen des Polypen oder oberflächliche Verletzungen der Zervikalpolypen im Muttermund ebenfalls Blutungen unregelmäßiger Art bedingen. Andere Symptome sind die der schmerzhaften Regelblutung, die dadurch zustande kommt, daß ins Os int. hineinhängende Polypen den Abfluß des Menstrualsekretes behindern können. Schließlich bieten vom Uteruskavum in die Scheide hinabreichende Polypen gute Sekretstraßen für das Aufsteigen von Infektionskeimen; so wurde mehrfach eine akute Endometritis und Salpingitis auf ihr Konto zurückgeführt.

Die Diagnose ist leicht, wenn die Polypen dauernd oder zeitweise im Os ext. uteri erscheinen, wie fast stets bei Zervixpolypen; man kann sie dann fühlen und im Spekulum sehr gut erkennen. Korpuspolypen machen durch die Blutungen auf sich aufmerksam und veranlassen zur Klärung der Blutungsursache bei Fehlen anderer Affektionen die Probeabrasio. Differentialdiagnostisch kommen im histologischen Präparat gelegentlich polypöse Proliferationen der Funktionalis in Betracht, die mit der nächsten Desquamation wieder verschwinden und keine autonomen Bildungen darstellen. Desgleichen kann auch die glanduläre Hyperplasie — s. pathologische Proliferation (Metropathia haemorrhagica) — polypöse Funktionaliswucherungen ohne Neubildungscharakter erzeugen.

Die Behandlung bezieht sich nur auf solche Polypen, die im Muttermund erscheinen, und auf solche Korpuspolypen, die Erscheinungen, eben hauptsächlich Blutungen machen. Zervixpolypen werden am Stiel mit der Schere abgetragen oder abgedreht, eine Unterbindung des Stieles ist meist nicht nötig, da sich die kleinen Gefäße spontan retrahieren. Korpuspolypen entfernt man, wenn sie nach der Dilatation des Zervikalkanales oder durch die Sondentastung deutlich werden, entweder nach Fixierung der Polypenspitze mit einer schmalen, ins Korpus hinaufzuschiebenden Schere oder mittels der stets anzuwendenden Kürette, da häufig die Korpuspolypen multipel auftreten und der Tastung, wenn sie klein sind, entgehen können, durch die gründliche Abrasio aber meist am Stiel abgetrennt werden.

Auf Rezidive muß man gelegentlich gefaßt sein.

B. Das Karzinom des Uterus.

Die allgemein statistische Angabe lautet: alljährlich sterben in Deutschland ca. 23 000 Frauen an Gebärmutterkrebs; das bedeutet ungefähr ein ganzes Drittel aller krebskranken Frauen, die in ihrer absoluten Zahl um rund zwei Drittel die Zahl der krebskranken Männer übertreffen. Im Gesamtmaterial der gynäkologischen Kranken sind die Uteruskarzinome ca. mit 3—4% vertreten, wobei nach Hofmeiers Angaben die poliklinische Sprechstunde mit 3,6%, die Privatsprechstunde nur mit 2,1% belastet ist. Diese Zahlen der Häufigkeit einerseits und die zweifelsfrei feststehende Tatsache, daß alle karzinombehafteten Frauen ohne zweckentsprechende energische Behandlung rettungslos unter entsetzlichen Qualen und Martern zugrunde gehen, mögen der nachfolgenden Besprechung die nötige Beachtung und Bedeutung verleihen.

Die Morphologie des Uteruskarzinoms sowohl, wie auch seine Propagation, die dadurch bedingte klinische Bedeutung und seine Behandlungsgrundsätze lassen zwei Gruppen dieser Neubildung nach ihrer Lokalisation unterscheiden; sie verlangen eine getrennte Besprechung, damit ihre Unterschiede deutlich herauskommen und Unklarheiten vermieden werden.

1. Das Carcinoma corporis uteri.

Es ist eine ausgesprochene Erkrankung des höheren Alters, alle Autoren stimmen darin überein, daß ihr Häufigkeitsoptimum zwischen dem 50.—60. Jahr liegt, während der Krebs des Gebärmutterhalses um 10 Jahre früher seine Höchstfrequenz erreicht. Takahashi stellte 1914 das Münchener Material zusammen und errechnete von 1193 Kollumkarzinom-Fällen und 55 Korpuskarzinom-Fällen folgende Häufigkeitstabelle auf die einzelnen Dezennien:

	Zervix	Korpus
21.—25. Jahr	0,33%	0%
25.—30. „	3,14%	0%
31.—35. „	9,42%	1,67%
36.—40. „	17,02%	15,25%
41.—50. „	31,31%	30,49%
51.—60. „	21,64%	32,19%
61.—70. „	4,95%	18,63%
71.—80. „	0,49%	0%

Vereinzelt sind im 8. Monat, 7., 8., 11., 17. und 18. Jahre Fälle von Uteruskarzinomen beobachtet (vgl. Dissert. Mergelsberg, Berlin 1913).

Weibel fand unter 67 Fällen Korpuskarzinome

Im 30.—40. Jahre	2 Fälle
„ 40.—50. „	20 „
„ 50.—60. „	35 „
„ 60.—70. „	9 „
„ 70.—80. „	1 „

Reissen sah einen Fall im 20. Jahr, Engelhorn einen im 23. Jahr, Cullen einen im 30. Jahr; jedoch sind das Ausnahmen.

Norris und Vogt fanden als mittleres Alter für das Korpuskarzinom 53,29 Jahre (Resultat aus 115 Fällen), Mahle gibt 55,01 Jahre an.

Unter den Korpuskarzinomen findet sich keine wesentliche Bevorzugung der Frauen mit vielen Geburten; so beträgt die Zahl der Nulliparen nach Weibel 24%, nach Hofmeier 25%, nach Glockner (23 Fälle) nur 8,7%, nach Mattmüller (93 Fälle des Baseler Materials) 30,1%, beim Kollumkarzinom zählt man jedoch nur 5,6% (Weibel), 4,8% (Hofmeier), 2,6% (Glockner), 9,7% (Mattmüller); die Bevorzugung von Frauen, die geboren haben, durch das Kollumkarzinom geht aus diesen Zahlen klar hervor.

Die Angaben über das Häufigkeitsverhältnis des Korpuskarzinoms in bezug auf alle Uteruskarzinome schwanken beträchtlich: Weibel 5%, Gebhard 6%, Hofmeier und Winter und Schottländer ca. 10%, Campermann 16%, Orthmann 19%, Mattmüller 17,4%, Mahle 29,7%, Norris und Vogt 33%. Mein eigenes Material ließ 30 Korpuskarzinome gegenüber 180 Kollumkarzinomen im gleichen Zeitraum am operierten Material finden — ca. 14%.

Die pathologische Anatomie des Korpus-Karzinoms.

Als Karzinombildungsstätte steht im Corpus uteri nur die Schleimhaut zur Verfügung; andere epitheliale Formationen finden sich in der Wand des Gebärmutterkörpers nicht, es sei denn, daß man die Drüsenschlauch-Einsenkungen, wie sie bei der Adenomyosis unter „Adenomyom" im einzelnen erörtert wurden, besonders bewerten will. Das Korpuskarzinom ist deshalb zunächst und noch für längere Zeit ihres Bestehens eine rein intrauterine Bildung. Sie tritt wahrscheinlich zuerst stets als umschriebener Herd und zwar unizentrisch auf; einwandsfreie Beweise für multizentrischen Beginn lassen sich vorerst nicht sicher erbringen, wie überhaupt Frühstadien relativ selten zur Untersuchung kommen. Faßt man die Beobachtungen, wie man sie an exstirpierten Uteri macht, zusammen, so kann man unter den Korpuskarzinomen unschwer zwei Gruppen erkennen, das lokalisierte, begrenzte und das diffuse, die ganze Höhle auskleidende Karzinom.

Das begrenzte, umschriebene Korpuskarzinom tritt entweder als schildförmiger, beetartiger Wucherungsherd oder weniger deutlich umschrieben als längliche oder unregelmäßig gezackte, evtl. gürtelförmige Exkreszenz oder Ulzeration auf. Die Wucherungen unterscheiden sich voneinander durch die Art ihres Aufbaues, sie sind entweder flachhöckerig und mehr solid, demnach auch fester oder ihre Oberfläche ist zackiger, papillenartig, der ganze Herd entsprechend dicker und lockerer, oder sie sind buschig, zottig, zart, zerreißlich, weich; ihre Farbe ist graurot, häufig mehr weißlich und dadurch von ihrer Nachbarschaft unterschieden. Von der Umgebung setzen sie sich makroskopisch häufig sehr scharf ab, in anderen Fällen ist der Übergang allmählich und abflachend. In noch wieder anderen Fällen erhebt sich ein deutlich gestielter Polyp verschiedener Größe aus der Wucherung; er zeigt durch seine markige Konsistenz, daß er ein wesentlicher Teil des Knotens ist; andererseits können Polyp und Karzinom je selbständige Bildungen sein, und das Karzinom allmählich auf jene älteren Bildungen übergegriffen haben.

Diesen in das Uteruskavum hineinragenden lokalen Wucherungen stehen die umschriebenen, die Wand unregelmäßig aushöhlenden Substanzverluste, deren Ränder gezackt, aufgeworfen, wulstig sein können und deren Grund durch markige, bröckliche Massen verschieden dick ausgekleidet ist, gegenüber. Diese Ulzera durchsetzen mit ihrer markigen Wand häufig ein großes Stück der Muskularis, ja können bis unter die Serosa reichen und selbst in die Bauchhöhle perforieren, was allerdings meist dadurch verhindert wird, daß die Nachbarorgane, Blase, Rektum, Flexura sigmoidea, Netz, Darm mit dem Uterus vorher verkleben und durch Übergreifen der karzinomatösen Massen immer fester mit ihm verbunden werden.

Die diffuse Form zeigt markige, bröckliche, zottige, papilläre, weichere Wucherungen in ganzer Ausdehnung des Cavum uteri die Wand bedeckend, an einigen Stellen weiter vorgeschritten, an anderen nur oberflächlich, hier mehr exophytisch sich zu Knollen und Polypen erhebend, dort ulzerierend die Wand verdünnend (Fig. 298). Einige seltene Fälle gibt es, in denen große Teile des Korpus, auch der Zervix und der Vagina mit weißlichem zuckergußähnlichem Überzug bedeckt sind; es handelt sich hier um ein stark flächenhaft verschiedenes Plattenepithelkarzinom (Hitschmann, Schauenstein, Schmitt, auch ein eigener Fall). Als sekundäre Veränderungen findet man bei den stärkeren Wucherungen hauptsächlich die Nekrose und die putride oder septische Infektion zerfallener Massen; vielfach ist das Uteruskavum dann mit schmierigeiterigen oder mißfarbenen übelriechenden Massen gefüllt. Findet am Os int. ein gewisser Abschluß statt, dann staut sich die Masse und es kommt zur Anfüllung und Ausdehnung des Cavum uteri mit eiterigen oder jauchigen Flüssigkeiten (Pyometra).

In späteren Stadien greift das Karzinom flächenhaft auf den Halskanal über und kann den ganzen Uterus in eine große Zerfallshöhle verwandeln, die nur durch die äußeren Muskellagen des Myometriums und der Portio allseitig zusammengehalten werden. Ein Übergreifen auf die Nachbarschaft geschieht meist zuerst nach der Tube hin oder es treten Metastasen in den Ovarien auf, so daß scheinbar multiple Geschwülste des Genitalapparates vorhanden sind. Die Serosa wird knollig oder flächenhaft vorgetrieben, weißlich markige oder gelblich nekrotische Massen schimmern durch oder bilden hier beetartige Auflagerungen. Von der Verklebung und Verwachsung mit den Nachbarorganen wurde schon früher kurz gesprochen. Die Parametrien, d. h. die geringen Bindegewebsmassen zwischen den beiden Blättern des Lig. lat. seitlich der Korpuswand werden erst spät infiltriert; auch die Tendenz zum Befallen der regionären Lymphdrüsen ist beim Korpuskarzinom nur relativ gering, genaue und verläßliche Angaben darüber fehlen; ca. 15—20% aller Fälle scheinen Lymphdrüsenherde zu zeigen (Weibel nennt 16%). Die Lymphbahnen ziehen von den oberen zwei Drittel in 2—3 Hauptstämmen

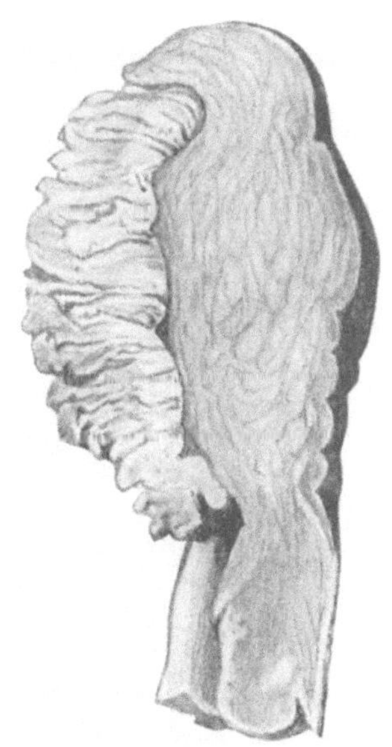

Fig. 298. Diffuses Karzinom des Corpus uteri (Wanddurchschnitt).

am Ovarialhilus vorbei mit den Spermatikalgefäßen zu den lumbalen, d. h. neben der Aorta liegenden Lymphdrüsen, nur kleine Stämme führen von der Mitte des Korpus zu den oberen, im Dreieck von V. iliaca ext. und hypogastrica gelegenen Lymphdrüsen und andere, ebenfalls kleine Bahnen ziehen durch Vermittlung des Lig. rotundum in die Inguinaldrüsen; aus dem unteren Korpusabschnitt ziehen die Lymphbahnen mit den vom Kollum kommenden seitlich (s. d.). Möglich ist ja, daß manche befallene Lymphdrüse wegen ihres versteckten Sitzes an der Aorta bei der Operation nicht gefunden wird; aber die relativ guten Dauerheilungen nach Radikaloperation auch noch bei verhältnismäßig stark vorgeschrittenen Fällen sprechen dafür, daß die Lymphdrüsen in der Regel beim Korpuskarzinom erst spät befallen werden.

Eigentümlich und beachtenswert sind Metastasen des Korpuskarzinoms in der Vagina und an der Urethra, **zweimal auch in der Bartholinschen Drüse (Pfeiffer).** Vorkommnisse, die nur durch retrograden Transport karzinomatösen Materials auf dem Lymphwege oder Blutwege erklärt werden können.

Der histologische Aufbau des Korpuskarzinoms weist noch größere Mannigfaltigkeit auf als die makroskopische Morphologie. Im Mittelpunkt steht die Epithelzelle des Müllerschen Ganges. Zeigt sie schon physiologischerweise die Fähigkeit zu sehr verschiedenartiger Differenzierung (flimmerndes Zylinderepithel, ausgesprochenes schleimbildendes Zylinderepithel, vielschichtiges Plattenepithel mit allerdings nur angedeuteter Verhornungstendenz), so hat die verwilderte Karzinomzelle die Fähigkeit, Zellindividuen ohne jede morphologische Diffe-

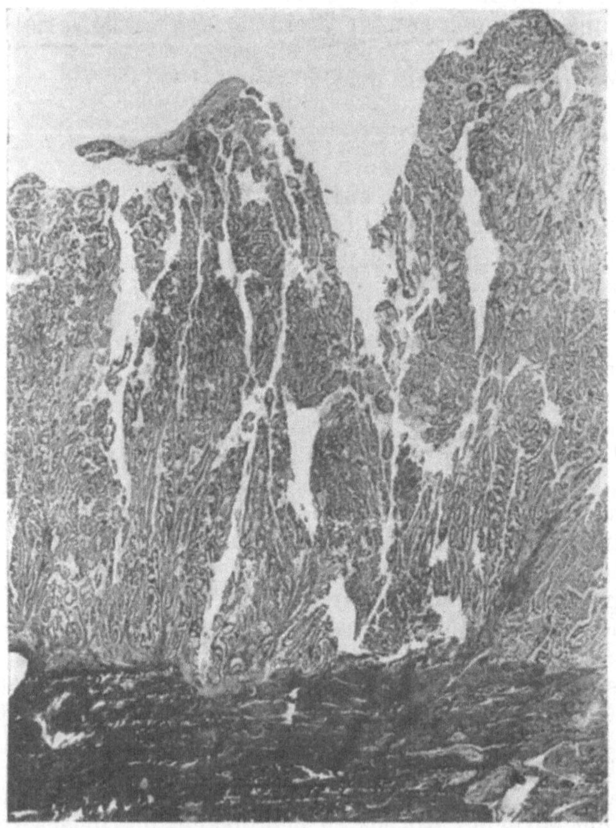

Fig. 299.   Hochdifferenziertes Zylinderzellenkarzinom des Corpus uteri.

renzierung mit allen Zwischenstufen und Übergängen bis zu den differenziertesten drüsenbildungsfähigen Zylinderzellen und andererseits den deutliche und ausgesprochene Verhornung zeigenden Plattenepithelzellen hervorzubringen.   Je nachdem diese Differenzierungsfähigkeit sich auswirkt und sowohl in der Zellform als auch in den Wuchsverbänden sich darstellt, ist die Karzinomstruktur verschieden; kommt dann noch die unterschiedliche Zartheit, Derbheit und äußerst mannigfache Mächtigkeit des interstitiellen Bindegewebes hinzu, so begreift man, daß kaum ein Karzinom wie das andere aussieht.   Es können deshalb auch nur die wichtigsten Typen kurz gezeichnet werden.

Der normalen Drüsenform am nächsten stehen die hoch differenzierten drüsigen Zylinderepithelkarzinome, für die man, um ihre Bösartigkeit, aber auch ihr allgemeines Bild, zu kennzeichnen, den Namen des Adenoma malignum wählte (Fig. 299). Meines Erachtens ist die Bezeichnung überflüssig und irreführend; die Bildung ist ein Karzinom und zwar ein hochdifferenziertes Zylinderzellenkarzinom. Die Drüsenschläuche sind zu langen Röhren ausgewachsen, durch Verzweigung der einzelnen Schläuche ist eine erhebliche Vermehrung eingetreten, das Stroma folgt nur in zarten, gefäßführenden Streifen; so bleibt der Zusammenhalt der Schleimhaut nicht mehr gewahrt, die ins Cavum uteri hinstrebenden Drüsenschläuche fallen büschel- oder zottenförmig auseinander und flottieren leicht unter Wasser. Es ist dies eine ins Groteske gesteigerte Drüsenproliferation ähnlich der aus der ersten Zyklushälfte bekannten, nur mit dem prin-

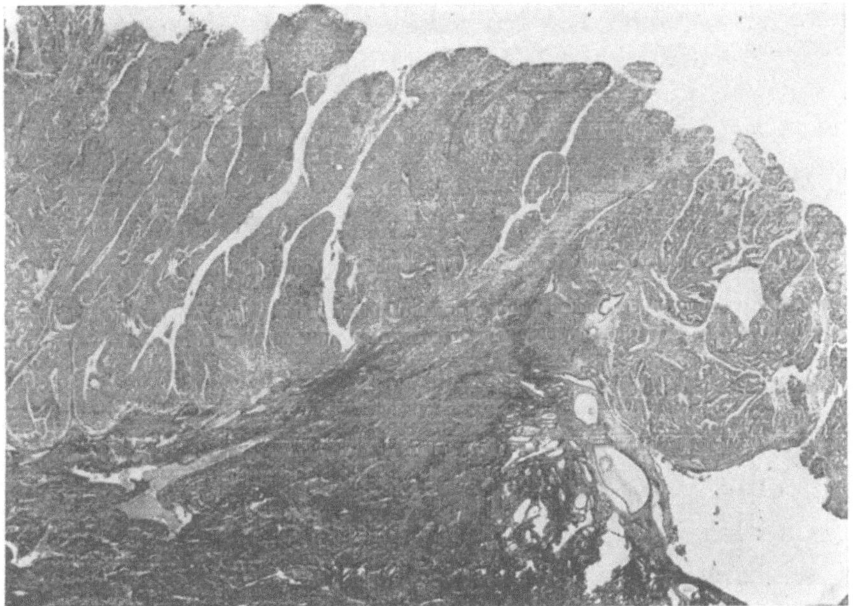

Fig. 300. Karzinom des Corpus uteri. Die drüsige Differenzierung nur streckenweise deutlich, an anderen Stellen Schichtung der Epithelien und kompakte Zellwucherungen.

zipiellen wesentlichen Unterschied, daß die zyklische Proliferation vom reifenden Follikel und Ei diktiert und erregt wird, während jene absolut selbständig, aus sich heraus ohne eine etwa hormonale Anregung vor sich geht und weit über die normalen Grenzen hinausschießt; meist handelt es sich ja auch um Frauen in der Menopause. Die Zellen sind von dem Korpusepithel oft sehr erheblich verschieden, vor allem sind sie untereinander äußerst ungleich: große, helle zylindrische Zellen mit deutlich differenziertem mittelgroßem Kern, andere mit auffällig gut färbbarem Protoplasmaleib und kleinerem Kern, wieder andere mit muzikarminpositivem Saum, weitere mit kleineren und größeren muzikarminpositiven Vakuolen; daneben mittelhohe und niedrige kleinleibige Zellen mit großem schlecht differenzierbarem Kern. Häufig überwiegt bei weitem die einzeilige Aufreihung dieser Epithelien im Drüsenschlauch, aber immer gibt es Stellen, in denen sich mehrere Zellen schichten und anhäufen, manchmal mit, manchmal ohne Charakterveränderung; an solchen Stellen kann dann auch die Membrana propria des Drüsenschlauches durchbrochen werden, so daß Zellnester im Stroma entstehen. Betrachtet man aber diese oft buschigen Zottenkrebse mit Lupenvergrößerung, so findet man an ihrer Basis nach der Muskularis hin die Drüsenfundi in Gruppen zusammengerafft, und zwar oft durch vermehrtes interstitielles, etwas entzündlich infiltriertes Bindegewebe; deutlich sieht man diese Drüsengruppen gegen das Myometrium vordringen, oft auch einzelne Drüsenfundi vorauseilen, dann meist entlang den Gefäßbahnen.

In diesen hochdifferenzierten Drüsenkrebsen, die sowohl lokal als auch diffus auftreten, können nun größere oder kleinere Abschnitte ihren Charakter ändern, indem die dann meist kleineren, mehr kubischen Zellen sich schichten und oft das ganze Drüsenlumen ausfüllen; es

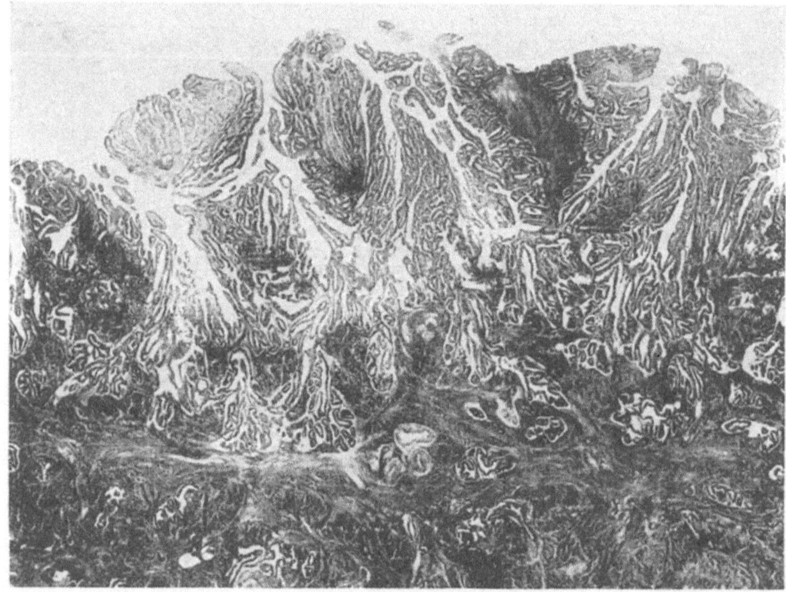

Fig. 301. Ausgesprochen drüsiger Krebs des Corpus uteri mit unregelmäßigem atypischem Wachstum.

kommen so mehr solide Partien von knotigem oder alveolärem Charakter in den drüsigen Abschnitten zustande (Fig. 300). Diese Zellfelder können in sich wieder mancherlei Umwandlungen zeigen, indem die einzelnen Zellen polyedrische Gestalt annehmen, deutliche, scharf hervortretende Grenzen bekommen und in ihrem Leib eigentümlich hell werden; schließlich können die Zellgrenzen doppelt konturiert sein, die Zellen sich weiter abflachen und zu Zwiebelschalen-Bildungen ordnen, die Hornreaktion geben. Diese Plattenepithelformationen haben vielfach Diskussionen erzeugt vor allem dahin, ob sie aus präformierten Plattenepithelbezirken, wie sie gelegentlich sowohl bei Neugeborenen als vorübergehende Bildung, wie auch auf dem Boden chronisch-entzündlicher Reize, z. B. bei Pyometra chronica beobachtet werden, entstanden zu denken, oder ob sie erst Bildungen des Karzinoms selber sind. Wahrscheinlich handelt es sich hier um den Ausdruck hochgradiger Differenzierungsfähigkeiten der Karzinomzelle des Müllerschen Epithels, wie eingangs erwähnt (vgl. R. Meyers Arbeit, auch Aschheim). Sie kommen auch in gutartig hyperplastischen Schleimhäuten selten einmal vor, ohne stets Karzinom zu bedeuten.

Die bisher geschilderte extravagante Hochschichtungstendenz der Zottenkrebse kann in anderen Fällen weniger deutlich hervortreten, sondern das abnorme Wachstum sich hauptsächlich in Ausstülpungen und Verzweigungen zeigen; hier wächst auch das Interstitium gewöhnlich mit, so daß zierliche und deutliche Rosettenformen auf dem Querschnitt erscheinen, die Drüsen aber auch fingerig und kleinblasig in die Muskulatur

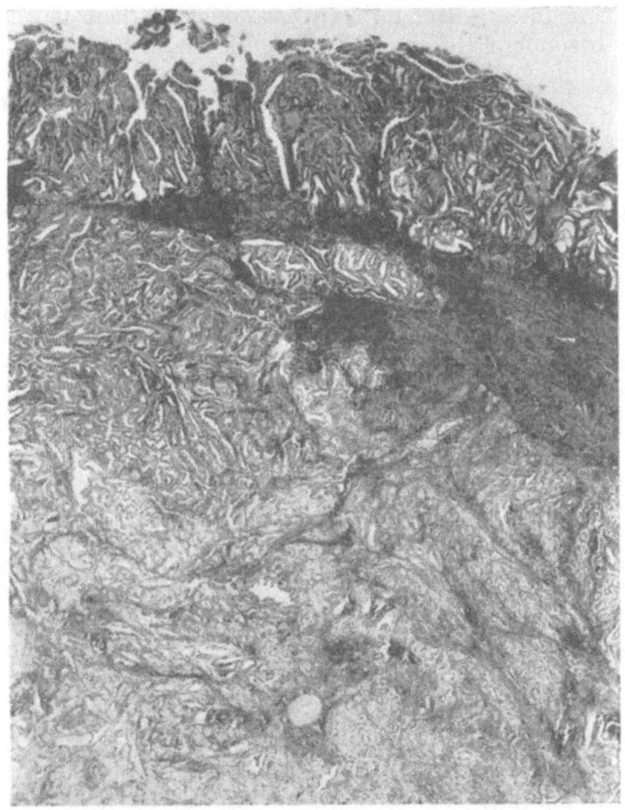

Fig. 302. **Carcinoma corporis uteri.** Schlecht differenzierte drüsige Formationen dringen weit in die Muskularis vor.

vorstoßen (Fig. 301). Die Epithelien sind hier oft hoch zylindrisch, dunkel gefärbt, haben einen länglichen dunklen Kern und stehen dicht gedrängelt und oft mehrreihig; das Lumen der unregelmäßig verzweigten Drüsen ist oft weit, das Stroma derber und, wie bei chronischem Granulationsgewebe, auch mit Rundzellen durchsetzt. So macht das Ganze mehr einen festeren, massigeren Eindruck, der stark gegen jenen zierlich buschigen kontrastiert.

Diesen Haupttypen der drüsigen Krebse stehen die mehr solideren gegenüber. Sie entstehen dadurch, daß die Drüsenepithelien sich nicht zu Schläuchen formieren, sondern sich in verschiedenen Ebenen teilen und so mehr kompakte Formationen bilden, die dann ihrerseits

wieder in den Gewebsmaschen weiter vorwärts dringen und unregelmäßige, manchmal runde oder keilförmige oder streifige oder keulen-
förmige oder noch andere Haufen und Nester bilden; durch derberes
interstitielles Bindegewebe werden sie dann zu mehr einheitlichen
Gruppen zusammengeschlossen oder durchsetzen mehr einzeln und diffus
infiltrierend das Myometrium, wobei makroskopisch am Cavum uteri
die markigen Massen sich in Knoten und ulzerierten Flächen gruppieren,
während nach der Peripherie hin überall teils eben deutlich, teils gar
nicht sichtbare weiße Stränge, Flecken und Nester entstehen, die das
Myometrium wie wurmstichig erscheinen lassen. Die Zellen dieser Karzinomform sind meist klein, kubisch, granuliert, haben deutlich dunklen
Kern; eine besondere Differenzierung fehlt allermeist.

Zwischen diesen rein drüsigen und rein soliden Formen gibt es allerhand Übergänge, indem doch noch Drüsenformationen deutlich werden,
aber die Zellen diese Hüllen solid ausfüllen oder zum mindesten vielschichtige Wandbekleidung bilden. Die Dichte des Stromas, das mehr ins
Kavum gerichtete Wachstum oder die mehr ins Myometrium hinein-
gehende Infiltrationstendenz geben wieder große Mannigfaltigkeiten.
Auch hier spielt natürlich überall die Tendenz zur Drüsenbildung und
andererseits auch zur Plattenepithelumwandlung mit hinein und gibt
neue morphologische Komplikationen. So können besondere Formen
dadurch zustande kommen, daß die Zellen sich nur zu kleinen Gruppen
formieren und strangartig oder kleinalveolär ins Myometrium vordringen,
aber überall wieder in ihren Verbänden aus kleinen kubischen Zellen
Lumina bilden, die sehr klein bleiben und auch mikroskopisch den Eindruck der Wurmstichigkeit erzeugen (Fig. 302).

Eine letzte Gruppe von Karzinomen, die sich übrigens auch mit den
anderen teils drüsigen, teils soliden Formen komplizieren kann und alle
Übergänge erkennen läßt, zeigt keinerlei Differenzierung der Zellen;
die Einzelindividuen liegen in großen kompakten Feldern wie Rundzellen beieinander und nur an den Rändern kann man Septierung durch
Bindegewebe erkennen. Die Sarkomähnlichkeit kann ununterscheidbar
groß werden, nur die erwähnten Übergänge in Drüsenkarzinom und die
ganze Art des Tumoraufbaues können die Diagnose klären. Sicherlich
gehören viele von den publizierten Karzinosarkomen hierher, ohne
deren Kombination absolut leugnen zu wollen.

Die obenerwähnten sekundären Veränderungen der Ernährungsstörung können bunten Epithelpolymorphismus, auch Riesenzellen und
Zerfallsfiguren der Kerne, Vakuolisierung der Zelleiber veranlassen;
Riesenzellenbildung im Sinne von Fremdkörperriesenzellen ist hier auch
im Interstitium zu beobachten. Die volle Nekrose zeigt sich selbstverständlich durch kernlosen Detritus an.

Die entzündlichen mono- und häufiger polynukleären Rundzelleninfiltrate können die Karzinomformationen stark überdecken, ja oft ist
es erst bei starker Vergrößerung möglich, das Karzinom überhaupt zu
erkennen. Im Stroma und Myometrium findet man vielfach lymphangitische Abszeßchen.

Die Symptomatologie, Diagnose und Therapie des Korpuskarzinoms.

1. Die Symptome des Korpuskarzinoms sind wenig charakteristisch
und nicht eindeutig; selten gelingt es deshalb ohne Hilfsmaßnahmen,

eine sichere Diagnose zu stellen. Der Prozeß spielt sich, wie eingehend dargestellt, in der Tiefe der Gebärmutterhöhle ab und greift erst spät darüber hinaus. Immerhin bestehen einige Zeichen, die Patienten und Arzt auf den gefährlichen Krankheitsherd aufmerksam machen. Diese Symptome sind:

a) Nichtzyklische Blutungen. Aus dem eingangs Gesagten geht hervor, daß die Mehrzahl der Patientinnen sich in höheren Jahren, oft jenseits der Menopause befindet. Bei ihnen tritt eine Blutung wieder auf, die entweder nur schwach mit kleineren oder größeren Pausen kommt, evtl. nur als blutiger Ausfluß erscheint, oder die stärker, sogar blutsturzartig auftreten kann und längere Zeit anhält. Irgendeine Regelmäßigkeit fehlt. Norris und Vogt geben an, daß 81% der Fälle Blutungen als erstes Symptom nannten. Besteht der Zyklus noch, so sind Blutungen, die während der Blutungspause sich zeigen, immerhin von Bedeutung. Es ist zu bemerken, daß in den Fällen des lokalisierten umschriebenen Karzinoms die übrige Schleimhaut sehr wohl hormonale Reize beantworten kann und dementsprechend zyklischen Charakter zeigt, dabei aber häufig oberflächlicho Rundzelleninfiltrate aufweist; bei der altersatrophischen Schleimhaut sind die entzündlichen Infiltrate meist deutlich vorhanden, ja vielfach sieht man Bilder wie bei Pyometra.

b) Ausfluß. Abnormen Scheideninhalt, dessen Herkunft aus dem Uterus durch genaue Inspektion zu erweisen ist, muß man im klimakterischen Alter stets mit besonderem Argwohn betrachten. Läßt sich eine Gonorrhöe oder eine Erosion nicht nachweisen, dann muß der Ursprung des abnorm aus dem Halskanal fließenden Sekretes unbedingt eruiert werden. Besonders wichtig sind übelriechende, flockige, fetzige oder sanguinolente, fleischwasserfarbige Absonderungen. Überhaupt soll ein hartnäckiger Fluor im späteren Alter die besondere Aufmerksamkeit erregen und Nachforschungen anstellen lassen.

c) Schmerzen. Es ist ein großer Jammer, daß das Karzinom nicht mit intensiven Schmerzen beginnt, sondern daß diese erst auftreten, wenn eine Behandlung gewöhnlich zu spät kommt. Beim Korpuskarzinom werden allerdings die sog. Simpsonschen Schmerzen als schon relativ frühzeitiges und höchst charakteristisches und verdächtiges Zeichen angesehen; sie kommen zu bestimmter Tageszeit oft viele Monate hindurch und sind kolikartig, kneifend und bohrend; wahrscheinlich sind sie durch Ausstoßungsbestrebungen der Muskulatur und peritoneale Spannungen verursacht.

d) Das Allgemeinbefinden ist in den ersten Monaten meist nicht beeinträchtigt, erst der oberflächliche Zerfall und die Infektion resp. die Jauchung bringen zunehmende Kachexie, Appetitlosigkeit, Müdigkeit, langsamen Verfall, subfebrile Temperaturen usw. Unter den Zeichen der Kachexie, der Sepsis, evtl. durch die Wirkung der Metastasen oder der Peritonitis gehen die Patientinnen langsam dahin siechend oder rasch zugrunde.

e) Der lokale Palpationsbefund bietet nur wenig mehr Anhaltspunkte. Introitus vaginae, Scheidenrohr, Portio und Halskanal zeigen gewöhnlich normales Verhalten, abgesehen von evtl. abnormem Scheideninhalt. Das Corpus uteri kann ebenfalls völlig normal groß sein, ohne abnorme Zeichen in seiner Wand, und in gewöhnlicher Lage liegen; meist jedoch ist es gleichmäßig oder etwas exzentrisch vergrößert, vor allem in bezug auf das Alter und die meist zu erwartende Atrophie; es ist auch weicher und eindrückbar, zeigt ab und zu Kontraktionsphänomene.

Erst später bekommt es Buckel oder knotige Vorwölbungen und noch später konstatiert man Verhärtungen und Infiltrate in der Nachbarschaft; der Uterus ist im ganzen fixiert und teils mit dem Rektum teils mit den Adnexen verbacken; Schwielen umgeben ihn und ziehen ihn nach oben an die Beckenwand. Evtl. entleert sich auch auf Druck aus dem manchmal etwas geöffneten Zervikalkanal etwas von bröckligen, markigen Massen.

Nehmen wir alles zusammen, so ist es klar, daß das Bild des Korpuskarzinoms lange Zeit verborgen bleiben kann, zum mindesten verschleiert ist; man kann nur Verdacht schöpfen, ohne es zunächst klar zu fassen. Und da ist es eben wichtig, an den unregelmäßigen Blutungen, den Ausflüssen oder auch kolikartigen Schmerzen der späteren Lebensjahre nicht gleichgültig vorüberzugehen, sondern stets den Ursachen dieser Erscheinungen nachzuforschen und durch die Probe-Ausschabung des Uteruskavum den Sachverhalt zu klären. Die Technik ist im 3. Kapitel unter Metropathia haemorrhagica beschrieben; wird sie sachgemäß ausgeführt, so sind die Gefahren minimal, jedenfalls unvergleichlich geringer, als etwa die Diagnose erst durch Abwarten sicherer Symptome zu stellen. **Nur die Probeabrasio kann die Differentialdiagnose zwischen Korpuskarzinom, einfachem Polypen, der Metropathia haemorrhagica im engeren Sinn (s. Kap. III), dem kleinen submukösen Myom und dem inkompletten Abort klären**; und zwar nur dann, wenn eine exakte histologische Untersuchung angeschlossen wird. Zu diesem Zwecke soll das Material möglichst sofort in Alkohol-Formalin oder Formalin 10% oder Brennspiritus oder Sublimat-Lösung fixiert werden und möglichst bald verarbeitet oder einer Untersuchungsabteilung überwiesen werden. Schon die schabende Kurette kann deutlich den harten derben Muskelboden oder bröcklige, weiche auskratzbare Massen erkennen und so Anhaltspunkte gewinnen; **endgültig aber entscheidet nur das Mikroskop.** Wichtig ist, in erster Linie darauf zu achten, daß wirklich die ganze Höhle, auch die beiden Tubenwinkel durch die Kurette abgeschabt werden; sonst können beginnende Wucherungen entgehen; findet aber die Kurette die Wandung weich und brüchig, so ist Vorsicht geboten. Es sei daran erinnert, daß auch die glandulär-hyperplastische Schleimhaut der Metropathia haemorrhagica große Schleimhautmengen von auffälliger Weichheit durch die Kurette entfernen lassen kann, so daß man bei der Operation vom Karzinom eigentlich schon überzeugt ist, bis das Mikroskop dann die gutartige Natur erweist.

Für die histologische Untersuchung ist im allgemeinen aus der Struktur des exkochleierten Gewebes die Diagnose unschwer zu stellen: exzessiv gewucherte, unregelmäßig verzweigte papilläre Drüsen mit mehr oder weniger polymorphen Zellen und Kernen oder alveoläre zum Teil solide, zum Teil lumenhaltige Felder usw.; alles das gehört absolut nicht in die Uterushöhle und ist hier als pathologisch anzusehen. Kleine Stückchen sind allerdings durch Flach- und Schrägschnitte eine Quelle grober Irrtümer. Schwierig ist die Diagnose in den Fällen gut ausdifferenzierter Drüsenkrebse; hier kann schließlich nur eine bedeutende persönliche Erfahrung den Ausschlag geben. Mehrzeiligkeit, atypische Zellformen, Polymorphismus der Zellen und Kerne, Durchbruch der Membrana propria, Verzweigungen, auffällig viel Mitosen deuten auf Karzinom. Allerdings ist die Heterotopie allein, d. h. das Drüsenepithel an Orten, wohin es nicht gehört, nach den Befunden der Adenomyosis nicht zu verwenden. Im Zweifelsfall soll man die Patientinnen im Auge behalten und nach einiger Zeit eine neue gründliche Abrasio machen.

Die Prognose hängt völlig davon ab, in welcher Phase des Leidens die Patientin in ärztliche Behandlung kommt und, was noch wichtiger ist, auch als mit Korpuskarzinom behaftet erkannt wird. Leider ergibt die Erfahrung, daß viele Patientinnen wohl rechtzeitig zum Arzt kommen, aber von diesem durch Tropfenmedizin (Sekale) ohne Untersuchung oder mit einer (gedankenlosen) Verordnung von Spülung hingehalten werden, bis das Karzinom deutlich zutage tritt. Nur ca. der vierte Teil der Patienten befindet sich noch im Frühstadium. In späteren Stadien ist die Prognose zunehmend schlechter, unbehandelt sterben alle Patienten.

Die Therapie hat hier ein relativ klares Feld: möglichst frühzeitig radikal operieren. Dank dem offenbar verhältnismäßig langsamen Wachstum ist die Zahl der Fälle, die nach Sicherstellung der Diagnose noch operiert werden können = Operabilitätsziffer recht günstig; sie schwankt je nach der Bevölkerung in den einzelnen Gegenden, im allgemeinen liegt sie aber zwischen 80 und 95% aller in Behandlung kommenden Fälle.

Als Methoden kommen in Betracht:

1. Die vaginale Totalexstirpation; sie ist beim Korpuskarzinom eine gut durchführbare Methode mit ca. 5—8% primärer Mortalität (d. h. im Anschluß an die Operation) und einer auf 50—60% und mehr festgestellten Dauerheilung; d. h. noch nach 5 Jahren sind ca. die Hälfte aller operierten Fälle gesund.

2. Die abdominelle Radikaloperation. Die Indikationsbreite kann hier weiter gestellt werden, da mehr von den Adnexen und dem seitlichen Beckenbindegewebe zugänglich ist, außerdem auch unvorhergesehene Komplikationen durch Verwachsungen und Verlötungen oder durch entzündliche Adnexprozesse besser beherrscht und für die Patientinnen ungefährlicher erledigt werden können; sie ist deshalb der häufiger beschrittene Weg. Allerdings muß man Einbrüche und Zerquetschungen der stets als infiziert anzusehenden karzinomatösen Organe vermeiden, auch in diesem Zusammenhang an die oft vorhandene Pyometra denken. Da gewöhnlich die Parametrien am Kollum und Scheide nicht wesentlich entfaltet werden brauchen, so ist die Durchführung der Operationen für den Geübten relativ einfach und dementsprechend auch primäre Mortaliät und Dauerheilung ähnlich wie bei der vaginalen Exstirpation.

Die absolute Leistung, d. h. der Prozentsatz aller in die Behandlung und Beratung gekommenen Korpuskarzinome, der nach 5 Jahren noch gesund ist, beträgt für die operative Behandlung rund 50%, bald mehr, bald etwas weniger und ist damit wesentlich günstiger als beim Kollumkarzinom gestellt (20—27%).

3. Die aktinotherapeutische Behandlung. Sie soll in ihren wichtigsten Grundsätzen beim Kollumkarzinom näher besprochen werden. Hier soll nur gesagt werden, daß sie auch beim Korpuskarzinom in Gestalt des Einlegens eines gefilterten Radiumröhrchens, selten auch mit einer leistungsfähigen Röntgentiefenbestrahlungsapparatur durchgeführt wird. Manche der Radiotherapeuten sind wegen Gefahren der septischen Infektion vom zerfallenden Karzinomkrater aus wieder davon zurückgekommen. Vorläufig neigt die große Mehrzahl der Gynäkologen hinsichtlich des Korpuskarzinoms weit mehr zur operativen Behandlung, vor allem wegen ihrer relativ günstigen Chancen und da von kompetenten Beobachtern und Radiotherapeuten festgestellt wurde, daß nach 5 Jahren die Strahlenbehandlung vorläufig noch schlechtere Resultate gibt als die Operation. Nur für Fälle, die durch Herz-, Nieren- oder Lungenleiden

Kontraindikationen gegen große Laparotomien geben, wird die Aktinotherapie bei günstigen räumlichen Verhältnissen (nicht zu tiefe Lage unter
der Hautoberfläche) allgemein empfohlen oder die Radiumbehandlung
ohne Röntgenstrahlen allein durchgeführt.

Alle inoperablen Fälle sind nach den gleichen Grundsätzen zu
behandeln wie beim Kollumkarzinom; diese sowohl wie auch die Rezidive sollen dort genauer besprochen werden.

2. Das Karzinom des Collum uteri.

Schon aus den einleitenden Angaben über die absolute Häufigkeit
des Gebärmutterkrebses im ganzen wie auch besonders über die Beteiligung
des Kollumkrebses mit 85—90% daran geht die hervorragende Bedeutung dieser Krebslokalisation hervor. Wichtiger aber noch für die richtige
klinische Einschätzung ist der Entstehungsort selbst und seine
Beziehung zur Nachbarschaft. An der Vorderfläche ist die Blasenwand mit dem Trigonum vesicae bindegewebig eng anliegend und bis
zum Os int. hinauf fest angeheftet; hinten ist zwar eine tiefe Peritonealtasche zwischen Rektum und Uterushals, aber die Retraktorenfaserung
zieht über die derberen Faserzüge des Retinakulum post. in Gestalt
der Sacro-uterin ligg. nach hinten neben dem Rektum zum Kreuzbein
und führt Lymphbahnen zu den sakralen Lymphdrüsen mit. Seitlich
ziehen arterielle, vor allem aber reichlich venöse Gefäßbahnen von der
Beckenwand an die Gebärmutter heran und sind von Gefäßscheiden
umgeben; viele Lymphgefäßstämme benutzen diese Gewebsversteifungen
und führen ihre Lymphe in die Lymphdrüsen des Dreiecks, das zwischen
V. iliaca ext. und hypogastrica gelegen ist, andere kleinere Lymphbahnen
finden vielfach kleine parametrane Lymphknoten zwischen den uterinen
Gefäßen, wieder andere führen höher an die um die V. iliaca communis
gelegenen Drüsen heran und können schließlich auch in den lumbalen,
an der Aortengabelung gelegenen münden. Außer diesen mehr festen
Bahnen findet sich viel, nach unten hin noch zunehmendes lockeres Zellgewebe, das die drei großen Organe des unteren kleinen Beckens eng
miteinander verbindet (s. Parametritis, Kap. V, 3. Abt.). Dazwischen
durchzieht dann, über die laterale hintere Beckenkante herkommend,
an der seitlichen Beckenwand herab im nach vorne schwingenden Bogen
hinter der A. uterina schräg zur Mitte hin auf die Portio-Vorderfläche
zur Hinterwand der Blase, der Ureter. Nach unten hin geht in engem
geweblichem Zusammenhang die Scheide sowohl in Schleimhaut als
Muskulatur weiter und nach oben schließt sich Isthmus und Corpus uteri
ohne jede hindernde Grenze an. Es ist klar, daß diese nach überall hin
innige Beziehung zu der Nachbarschaft für Wachstum und Ausbreitung
des Kollumkarzinoms von grundlegender Bedeutung sein muß und der
Gebärmutterhalskrebs in seiner klinischen Stellung ganz anders als das
fast frei im Bauchraum stehende, nur durch die schmalen Ligg. lat. und
die Tuben und Ovarien geweblich fixierte Corpus uteri zu bewerten ist.

Es ist generell vom Kollumkarzinom die Rede und keine Unterscheidung zwischen Portio-, Zervix- und evtl. noch Isthmuskarzinom gemacht.
Die anatomische wie klinische Erfahrung hat gezeigt, daß ein derartiger
Unterschied sich nicht durchführen läßt, da die nachbarliche Verbindung
bei allen drei Abschnitten ziemlich gleich ist, wenn auch der mittlere
Abschnitt die intimsten Beziehungen zur Umgebung hat. Auch anatomisch
läßt sich eine solche Unterscheidung nicht rechtfertigen, da ein sicherer

Beweis für den ersten Karzinomursprung kaum zu führen ist. Es ist nach allen Beobachtungen am wahrscheinlichsten, worauf unter vielen anderen Autoren Schottländer und Kermauner in ihrer Uteruskarzinom-Monographie hinwiesen, daß am häufigsten der Ausgangspunkt der Kollumkrebse in dem Bereich einer Erosion oder eines Ektropiums der Zervixschleimhaut auf Grund alter Zervixnarben zu suchen ist. Höchstens läßt sich noch ein vom Isthmus ausgehender selbständiger Krebsknoten unterscheiden. In gewissem Sinne ist für diese Anschauung auch die Erfahrung zu verwerten, daß, wie oben erwähnt, Nullipare nur mit 5—6% am Kollumkrebs beteiligt sind, in der Hauptsache also kinderreiche Frauen von ihm befallen werden.

Auf die kausale Genese des Kollumkarzinoms hier einzugehen, erübrigt sich, da feststehende Tatsachen fehlen; auf präkarzinöse Zustände, d. h. solche, die häufiger als andere eine Gewebsdisposition für die Karzinomentstehung schaffen, ist mehrfach von Orth, Hansemann u. a. hingewiesen; in der Hauptsache handelt es sich um die erwähnten Erosionen und Ektropien, also entzündliche und narbige Zustände. Die parasitäre Theorie ist bisher keinesfalls erwiesen, ebenso wie auch einwandsfreie Beweise einer Übertragungsmöglichkeit bisher nicht existieren.

Auch die formale Genese ist äußerst schwer zu eruieren, wenn es sich darum handelt, zu sagen, die oder die Zellen sind der Ausgangspunkt. Wir können nur aus den vielen durch operative Exstirpation oder Sektionsmaterial gewonnenen karzinomatösen Uteri sagen, wie und in welchen Formen sich der Kollumkrebs präsentiert.

Die pathologische Anatomie des Kollumkarzinoms.

a) **Makroskopisch** kann man die große Zahl von Karzinomen des Collum uteri in mehrere Gruppen ordnen:

1. Der exophytisch, besonders an der Portio auf einer oder beiden Portiolippen wuchernde Knoten, dessen Oberfläche selten glatt, sondern meist höckerig, knotig oder kleinknollig, auch warzig ist = **Blumenkohlkrebs** (Fig. 303). Seine Größe kann sehr schwanken, von der eben deutlichen Verdickung bis zum apfelsinengroßen Knollen, der in die Scheide mehr oder weniger breitbasig hineinragt. Die andere freie Portiolippe kann völlig überdeckt sein, ebenso das Os ext. verschwinden. Seitlich geht er häufig ein Stückchen weit auf die Scheidenwand über. Seine Farbe ist gewöhnlich rötlich grau, oft mißfarben und schmierig; er sondert eine gelblich eiterige, schmierige oder jauchige Masse ab oder blutet bei leichter Berührung. Die Basis ist durch die ausgezogene Portiooder Zervixmuskulatur gebildet. Er ist prognostisch relativ günstig gestellt, da er erfahrungsgemäß erst spät lymphogen sich ausbreitet.

2. Das **Portioulkus.** Hier erfolgt das Wachstum nicht nach außen ins Scheidenlumen, in den freien Raum hinein aufbauend, sondern infiltrierend, die tieferen Gewebsschichten abbauend und zerstörend. Zunächst entsteht ein weicheres Polster von hochroter, oft etwas grauer Farbe, das leicht verletzlich ist und deshalb bei Berührung zerfällt und blutet. Vielfach aber schreitet der oberflächliche Gewebsverlust rasch vorwärts und führt zu kraterförmigen Aushöhlungen mit zackigen, wulstigen Rändern und unregelmäßigem, granuliertem, schmierigem, bröckligem Grund. Durch diese Wucherung entsteht ebenfalls eine Verdickung der Portiolippe, aber die noch freie Partie der Gegenseite hebt

sich deutlicher ab, wie bei jener ersten Form; das Os ext. uteri kann aber auch hier verdeckt werden. Der Sitz dieses Ulkus ist entweder hauptsächlich die Portiofläche, oder er geht auf die Zervixhöhle über und frißt

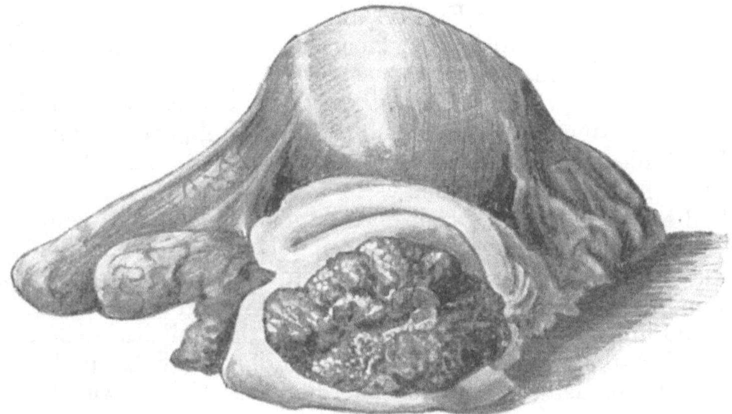

Fig. 303. „Blumenkohlkrebs" der Portio. (Die Scheide ist seitlich geschlitzt und nach oben geklappt, die Wucherung nimmt die hintere Lippe ein.)

ein keilartiges Stück heraus, so daß die Zervixfläche der Gegenseite freiliegt. Die krebsige Wucherung kann sich dann wohl ein Stück weit als Oberflächenbelag nach oben in den Zervikalkanal als auch auf die Scheide ausbreiten, in der Hauptsache aber wächst sie in die Tiefe und zerstört immer neue Partien, so daß schließlich große Kraterhöhlen, in die man eine Walnuß oder gar einen kleinen Apfel hineinlegen kann, entstehen (Fig. 304); sie greift auch schließlich auf die noch freie Portio- und Zervixpartie über und erzeugt ein größer nnd größer werdendes Loch, dessen Wandung viel zerfallende, zundrige markige Massen und Bröckel von teils eiteriger, teils jauchiger Beschaffenheit enthält.

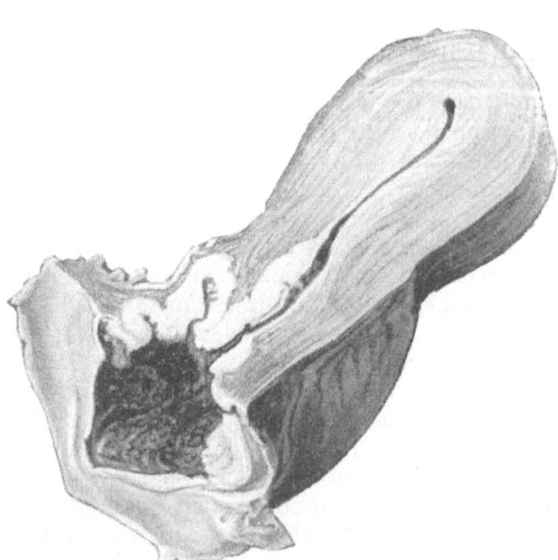

Fig. 304. Karzinomatöser Krater der Portio-Cervix uteri.

Durch weiteres Übergreifen auf Scheide, Zervix und Korpus und schließlich auch auf das Parametrium wird der Uterus und die Scheide dann fixiert und starr; Übergreifen auf die Blase oder das Douglasperitoneum und das Rektum erzeugt schließlich einen Durchbruch in diese Organe und bringt zunächst kleine, dann größere Kommunikationen der

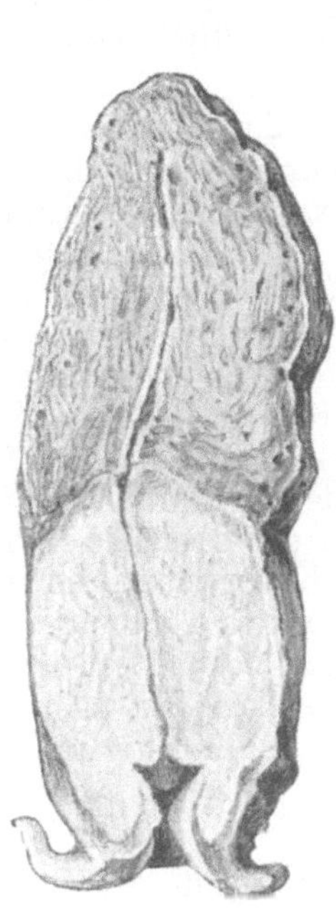

Fig. 305. Karzinomatöser Zervixknoten.

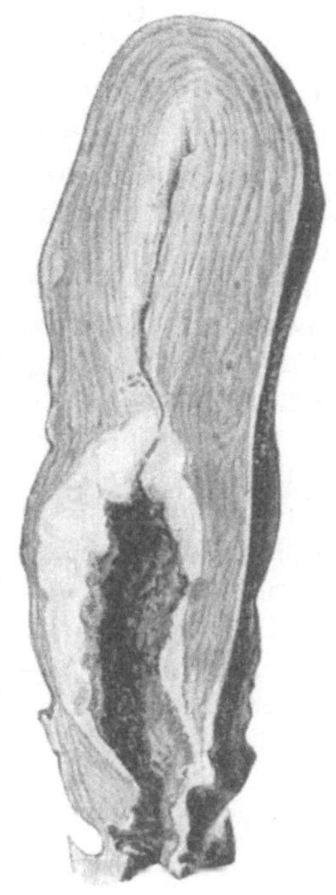

Fig. 306. Ulzerierter Zervixkarzinom-
knoten.

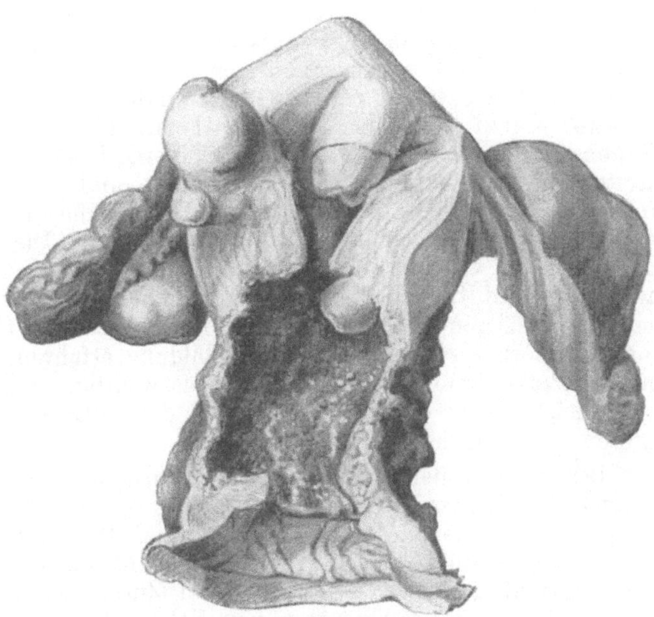

Fig. 307. Großer karzinomatöser Kollumkrater. Im Korpus multiple kleine
Myome, Adnexe chronisch entzündet.

Scheide und des Uterus mit Blase und Rektum zustande, bis endlich diese entsetzlichen Krebskloaken durch Kachexie, Sepsis und Metastasierung, Ureterdrosselung und Urämie den Tod unter Martern und Qualen als Erlösung bringen.

3. Eine dritte Form ist der Zervixknoten, der zunächst nur eine diffuse oder exzentrische Auftreibung des Kollum bewirkt; die Portioschleimhaut kann lange intakt bleiben, die Zervixschleimhaut wird häufig früher ulzeriert und zerstört (Figg. 305 u. 307). Die Entwicklung dieser Krebswucherung in der Nachbarschaft der großen Gefäßbahnen und der Verbindungsstraßen, sowie innerhalb der festen Zusammenhalt bietenden Muskulatur lassen diese Krebsformen als die prognostisch ungünstigsten erscheinen, da sie einerseits am wenigsten Beschwerden machen, wenigstens in den Frühstadien, und deshalb kaum jemals zu einer Frühdiagnose führen und meist schon zeitig lymphogene Ausbreitung ins Parametrium und die Lymphdrüsen bedingen. Ist dann später aber die Oberfläche erreicht, dann schreitet auch bei ihnen der Zerfall rasch vorwärts und schnell entstehen große Krater, die tief in die Substanz eingreifen, auch frühzeitig durch Übergang auf die Nachbarschaft festgelötet und verbacken werden. Auch diese Krebse entstehen allermeist aus Zervixepithel, nur ausnahmsweise und selten kann das Ursprungsterrain einmal der Gartnersche Gang und seine Ampulle sein, wie R. Meyer und Höhne einwandsfrei nachwiesen.

4. Schließlich kommt auch noch als seltene Form die des gestielten karzinomatösen Polypen der Zervix oder der Portio vor, wie ich ihn selbst einmal unter der Form eines adenopapillären Karzinoms sah.

Sekundäre Prozesse, die sich diesen eigentlichen karzinomatösen Grundformen aufpropfen, sind allerhand Degenerationen wie hyaline Entartung des Interstitiums, ödematöse Durchtränkung, Verfettung, Verkalkung, vor allem aber die herdweise Nekrose. Wichtiger noch sind bakterielle Invasionen. Heimann, Siegwart, Hannes u. a. fanden in 40—70% der Fälle Streptokokken, von den vielen anderen Erregern gar nicht zu reden. Der Satz gilt völlig zu Recht, daß jedes oberflächlich gelegene Karzinom als bakteriell infiziert anzusehen ist. Im Gewebsaufbau ist die unmittelbare Folge eine Überschwemmung oder mindestens eine bedeutende Zahl von Leuko- und Lymphozyten, teils in diffusen Infiltraten, teils in abszeßartigen Herden, die auch lymphogene Ausbreitung oft weit vor dem Karzinom zeigen. Die klinische Erfahrung lehrt und Pankow konnte es nachweisen, daß vielfach palpable parametrane Infiltrate lediglich entzündlicher Natur waren, die bei geeigneter desinfizierender und resorbierender Behandlung (Bettruhe, Hydro- und Thermotherapie) erhebliche Rückbildung erfahren. Für die Beurteilung der Prognose und Operabilität ist das wichtig, wenn es auch grundlegende Zeichen für die Unterscheidung der entzündlichen und karzinomatösen Infiltrate kaum gibt.

Bei der Besprechung der mikroskopischen Morphologie werden wir sehen, daß auch die Uterusschleimhaut des Korpus sehr oft entzündliche Infiltrate zeigt zum Zeichen dessen, daß die normale Schutzbarriere des Zervikalkanales gegen die Aszension von Scheidenkeimen durch das Karzinom insuffizient geworden ist. In engem Zusammenhang damit steht das gar nicht seltene Vorkommen von Salpingitiden und Pyosalpingen bei Kollumkarzinom, wodurch das Tastbild und die auf ihm aufgebaute Prognosenstellung wesentlich beeinflußt werden kann.

Über die Ausbreitung des Karzinoms auf den Lymphwegen in die
Lymphdrüsen hinein, auf dem Blutwege als Metastasen, im Bereich des
Uteruskörpers s. später nach der histologischen Morphologie.

b) Die Histologie des Uteruskarzinoms. Der Ausgangspunkt
für das Verständnis der verschiedenartigen Bilder ist die schon beim
Korpuskarzinom als Leitsatz aufgestellte Fähigkeit der Müllerschen
Epithelzelle, sich sowohl nach der Richtung der Plattenepithelien hin
als auch im Sinne der schleimbildenden Zylinderzelle zu entwickeln,
und zwar nicht nur im Rahmen des normalerweise im Genitale vorkommenden Differenzierungsgrades, sondern auch darüber hinaus. Die
unreife, nichtdifferenzierte Zelle hat jegliche Tendenz zur Bildung be-

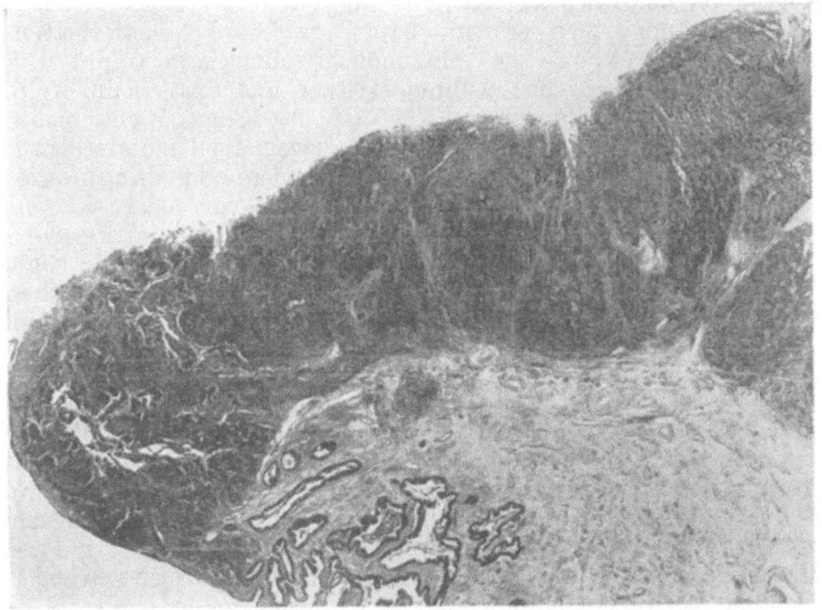

Fig. 308. Unreifes, nur sehr gering differenziertes Portiokarzinom.

stimmter Wuchsverbände verloren, eine wirre Unregelmäßigkeit in ihren
Formationen und auch in ihrem eigenen Bau sind für sie charakteristisch. Ihre Differenzierung kann sich nun sowohl zur zylindrischen
Zelle hin, die eine mit ihrer Differenzierung auch zunehmende Tendenz
zur Drüsen- oder Papillenbildung hin gewinnt, als auch zur Plattenepithel-
bildung durch Schichtung der Zellen und lumenwärts fortschreitende
Abplattung bis zur schließlichen zentralen Verhornung auswirken. Darin
sind geeignete Unterschiedsmerkmale für eine Klassifizierung gegeben.
Selbstverständlich ist, daß nicht jedes Karzinom überall gleichen Dif-
ferenzierungsfortschritt seiner Zellen und deren Verbände zeigt, sondern
daß verschiedene Stadien nebeneinander vorkommen, ja sogar die drüsige
Richtung als auch die Plattenepithelrichtung herdweise im gleichen Knoten
vereinigt sein können; aber im allgemeinen kann man nach dem vorherrschenden Bau folgende Typen unterscheiden:

1. Das nichtdifferenzierte, unreife Karzinom (Fig. 308). Makroskopisch kann es sowohl in exophytischer Wucherung, als auch in Knoten- und Ulkusform auftreten. Die Zellen sind manchmal recht gleichmäßig kubisch mit mittelgroßem, gut färbbarem Leib und großem gut differenziertem Kern, häufiger aber sind sie sehr erheblich voneinander verschieden, können sowohl im Protoplasma als auch im Kern die bizarrsten Formen annehmen; auch Synzytien mit vielen Kernen und echte epitheliale Riesenzellen werden beobachtet. Daneben stehen Vakuolisierung des Protoplasma, Versinterung der Kerne, Polychromasie, Zellzerfall und wieder andere Partien mit vielen typischen und atypischen Mitosen. Ihre Wuchsverbände sind höchst uncharakteristisch, meist liegen sie in kleinen oder größeren Haufen zusammen und bilden knoten-, streifen-, keilförmige Herde; manchmal liegen sie auch in großen soliden Zellfeldern ohne jede Ordnung beieinander. Das ortsständige, zum Teil neugebildete Bindegewebe bewirkt eine Art Abteilung und Zusammenfassung der Epithelwucherung; man erkennt häufig größere Knollenformationen, die als Grundstock streifiges entzündliches Bindegewebe mit Rundzelleninfiltraten haben und in ihren Maschen und Spalten die Epithelverbände zeigen. In anderen Fällen ist das Bindegewebe nicht so geordnet, auch nicht so reichlich, dann liegen die Krebsalveolen entweder dicht gedrängt und gehäuft aneinander und dringen wie in geschlossener Phalanx gegen das Myometrium vor, oder sie senden überall hin streifige Ausläufer, die weit über den makroskopisch deutlichen Knoten hinaus ins gesunde Gewebe vorgeschoben sein können. Wahrscheinlich ist, daß in den entzündlichen Bindegewebsformationen Abwehrbestrebungen gegen das vordringende und zerstörende Karzinom zu sehen sind. Am stärksten sind sie beim sog. Skirrhus der Zervix ausgesprochen; hier ist makroskopisch eine deutliche Knotenform nur selten vorhanden, meist fühlt man nur scheinbar narbige Infiltrate, die auch weit über den Uterus ins Parametrium hinein greifen können, und mikroskopisch erkennt man nur bei genauerem Hinsehen und stärkerer Vergrößerung, daß überall in narbigem, derbem Bindegewebe kleine Gruppen von uncharakteristischen Epithelzellen liegen; oberflächlich betrachtet spricht man die Bildung als chronisch entzündlich mit kleinen lymphangitischen Herden an. Unter 169 genau durchgearbeiteten eigenen Fällen von Kollumkarzinom war diese Gruppe 1) 24 mal = in ca. 14% vertreten.

2. **Karzinome mit der Tendenz zur drüsigen Differenzierung.** Die Epithelien liegen auch hier in kompakten Verbänden meist größeren Umfanges, sie selbst sind nicht mehr so stark polymorph, sondern zeigen mehr oder weniger deutlich die Tendenz, zylindrische Form anzunehmen und sich innerhalb der kompakten soliden Zellfelder kreisförmig um ein Lumen zu ordnen; an der Peripherie der größeren Felder sieht man fingerige unregelmäßige Ausstülpungen, die oft ein Lumen zeigen. 6 Fälle unter 169 = ca. 3,5% (Fig. 309).

3. **Deutliche Adenokarzinome** (Figg. 310 u. 311). Sie kommen sowohl als Zervix oder Isthmusknoten als auch exophytisch und ulzerös wie auch polypös an der Portio vor. Ihr Charakteristikum fällt mikroskopisch sofort in den reichlichen Drüsenformationen in die Augen. Die Form der Drüsen kann allerdings sehr verschieden sein, einerseits hauptsächlich tubulär mit ungleich weiten, aber doch im allgemeinen runden Lumina, andererseits stark verzweigend und dann

alveolär und selbst papillär. Durch Weite des Lumens, Unregelmäßigkeit der Verzweigungen, Art des Bindegewebes, das zart und
spärlich oder reichlicher und derber, ja auch bis zum kompakten
Skirrhus erscheinen kann, und schließlich durch die Wandstruktur der
Drüsen kommt viel Mannigfaltigkeit in das Bild. Die Zellen sind entweder kubisch, meist aber zylindrisch, zeigen vielfach deutliche Schleim-

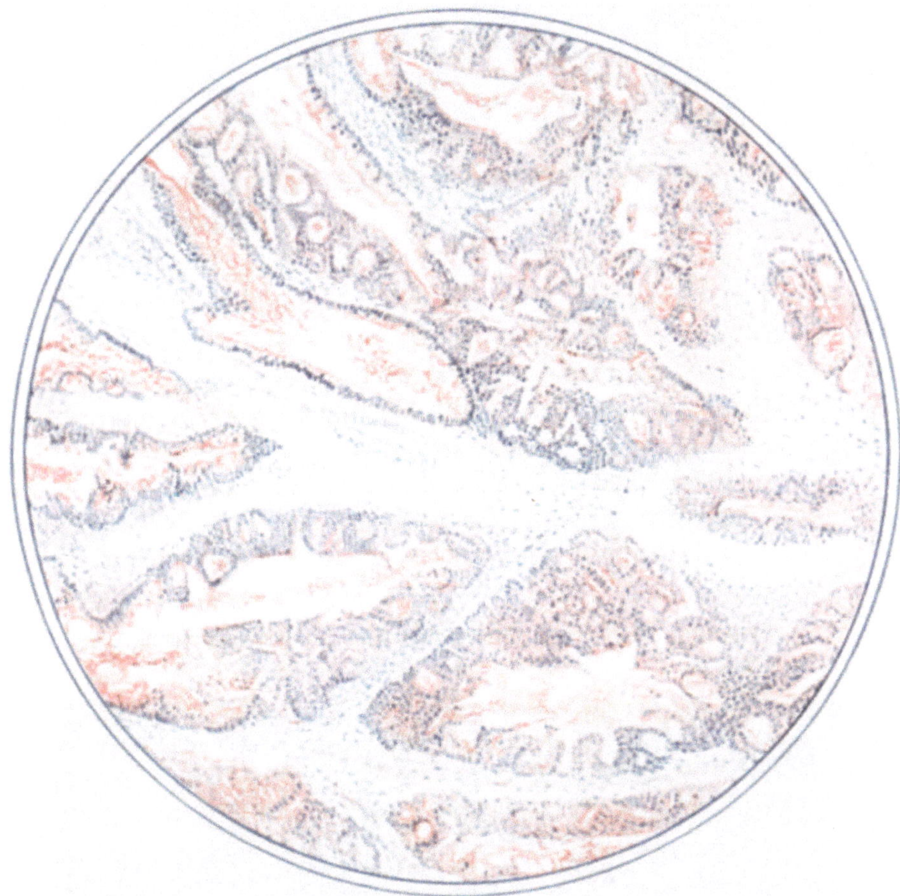

Fig. 309. Karzinom des Kollum mit Tendenz zu drüsiger Differenzierung.

bildung, in dem der lumenwärts gelegene Knoten die Muzikarminfarbe
annimmt oder Vakuolen im großen Protoplasmaleib auftreten; häufig
stehen sie einzeilig, stellenweise aber auch sehr dicht und gedrängelt
und häufig kommen auch einmal solide Zellkomplexe wieder dazwischen.
Ihre Zahl: 8 Fälle unter 169 = 4,7%.

4. Mittelreife Karzinome mit geringer Tendenz zur
Plattenepithelformation. Eine sehr große Zahl (70 unter 169 = ca.
$41\frac{1}{2}\%$) der Kollumkrebse erscheint unter folgendem Bild. Die Epithelien
sind überall in Schläuchen, Gängen, Knoten abgeteilt und formiert,
sie stehen in dichter Schichtung an der Wand dieser verschiedenförmigen
Höhlen entlang, 10, 12, 20 Zellen übereinander, lassen häufig zentral

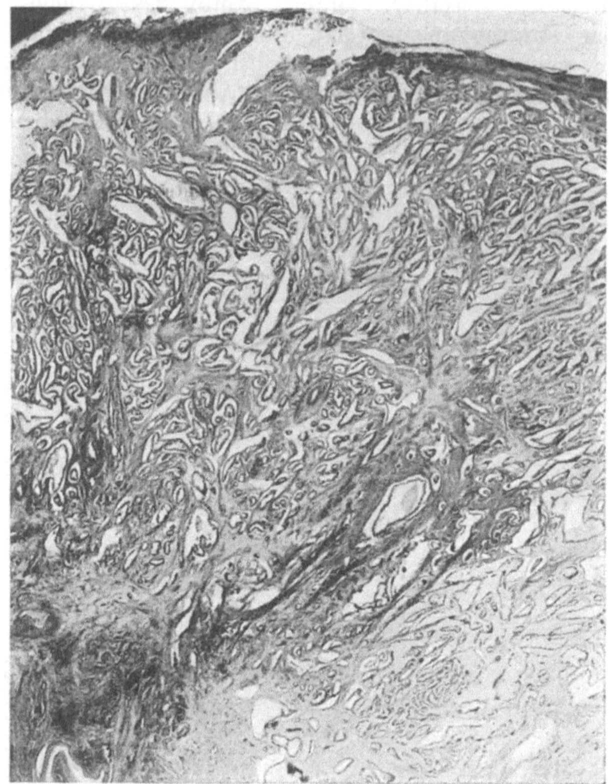

Fig. 310. Rein drüsig differenziertes Portio-Zervixkarzinom.

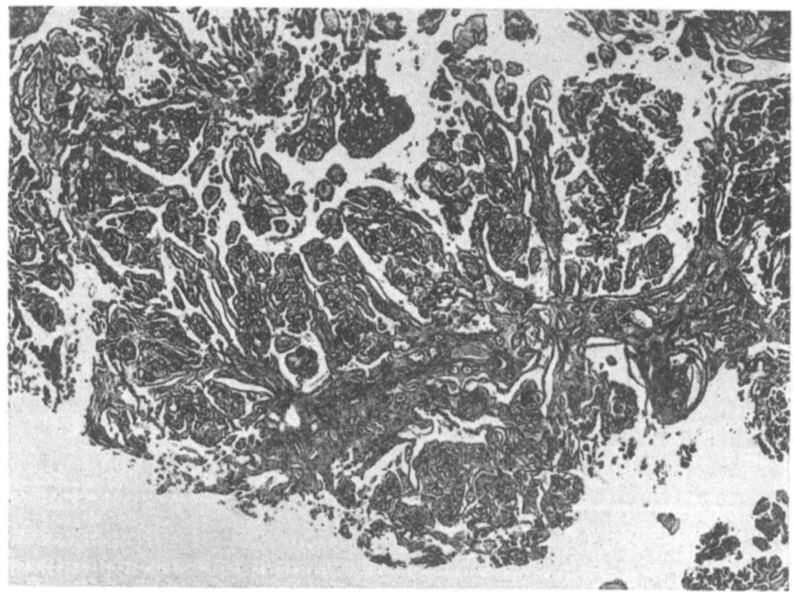

Fig. 311. Drüsig-papilläres Karzinom in Polypenform aus dem unteren Zervixabschnitt.

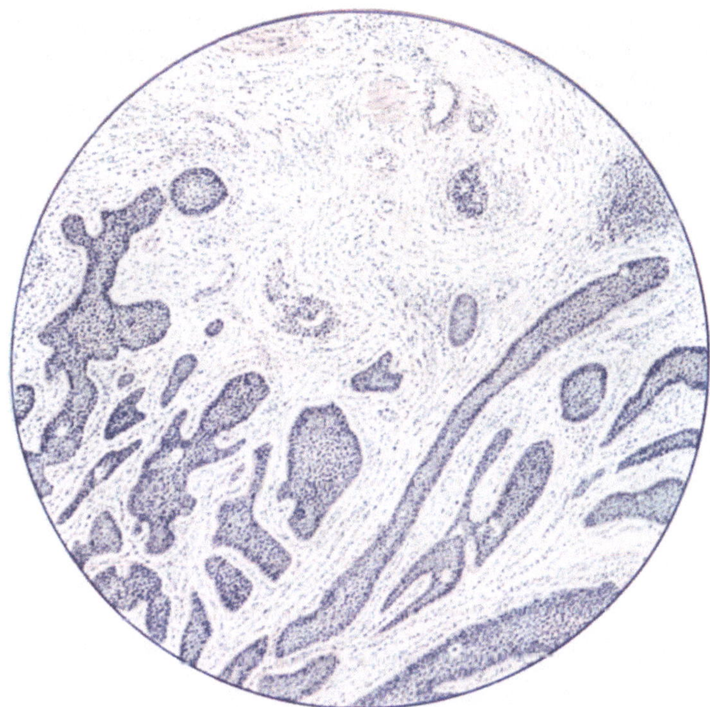

Fig. 312. Mittelreifer Plattenepithelkrebs der Portio.

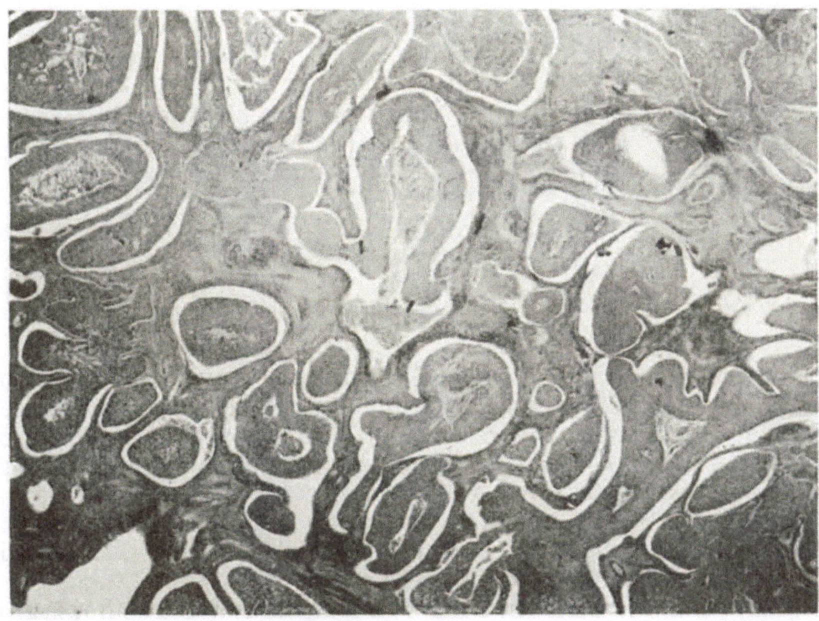

Fig. 313. Mittelreifer Plattenepithelkrebs der Zervix. (In großen Schläuchen. mit vielgeschichteter Wand wachsend.)

ein Lumen erkennen, wo die Zellen desquamiert werden und freiliegen, häufig sind sie auch teils durch Flach- oder Schrägschnitt scheinbar, teils tatsächlich solide, d. h. die Wandbeläge der Gegenseiten berühren sich und verschmelzen, resp. sind noch nicht voneinander gelöst: wieder in anderen Schläuchen sieht man das Lumen durch zentralen Zerfall sekundär entstanden. Die Zellen selbst sind ziemlich gleichmäßig

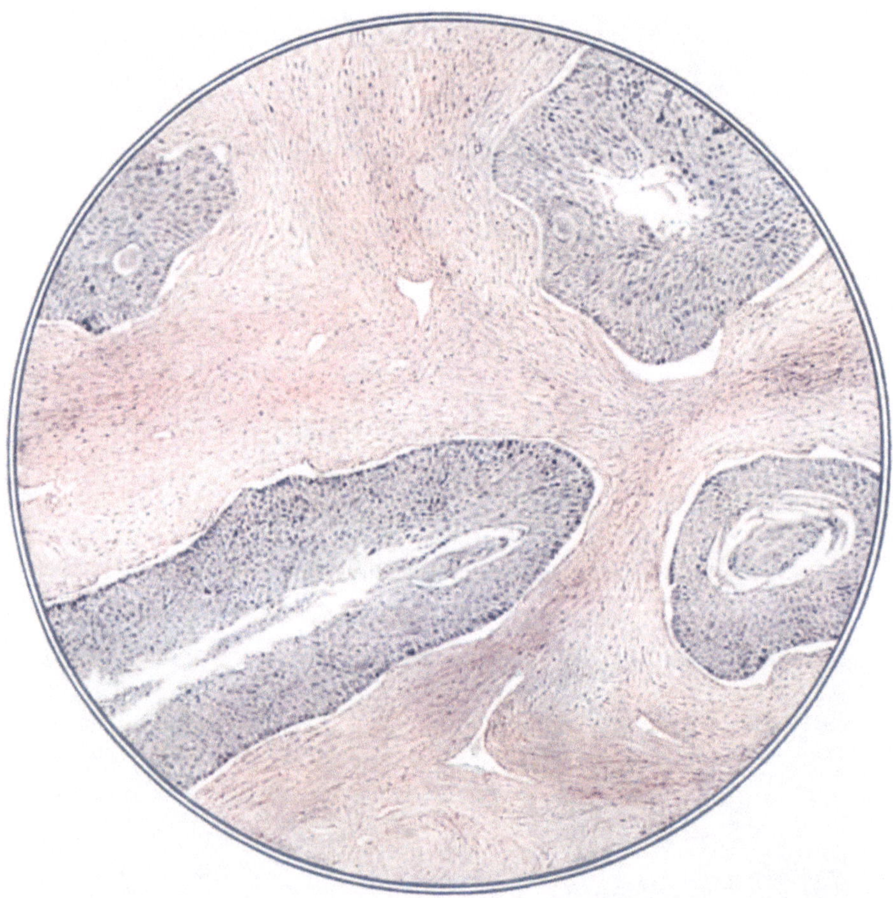

Fig. 314. Stärkere Vergrößerung des gleichen Präparates wie Fig. 313.

kubisch, zeigen sehr häufig an der Schlauchwand eine basale Reihe von regelmäßiger stehenden niedrigen und dunklen Zylinderzellen; im übrigen aber fehlt jede weitere Differenzierung, besonders nach der Mitte zu (Figg. 312—314). Dies ist die Gruppe, die Krompecher als Basalzellenkrebse bezeichnet. Die Dicke und Größe der Schläuche und Gänge, ihre Zahl, die Stärke und Mächtigkeit des Bindegewebes geben die Variationen, Kombinationen mit unreifen und reiferen Partien die Mannigfaltigkeit der Einzelfälle.

5. Karzinome mit deutlicher Tendenz zur Plattenepitheldifferenzierung. Sie unterscheiden sich von Gruppe 4 nicht sehr in dem gröberen Aufbau der Schläuche und Gänge; diese sind vielmehr

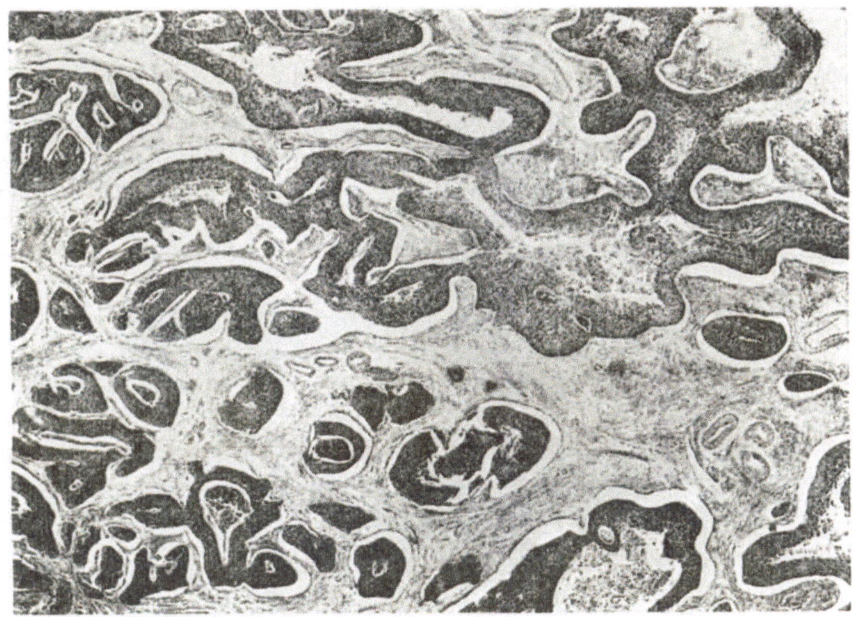

Fig. 315. Plattenepithel-Kollumkarzinom mit deutlicher Abschilferungs- u. Verhornungstendenz.

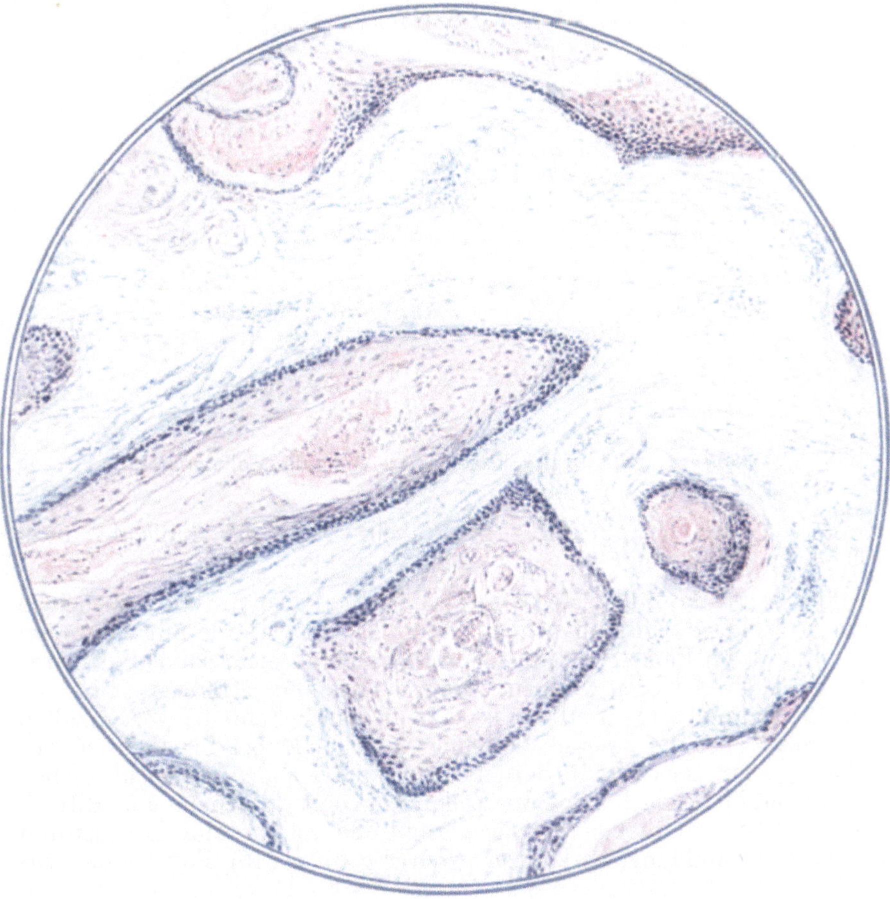

Fig. 316. Stärkere Vergrößerung des gleichen Präparats wie Fig. 315.

meist noch deutlicher ausgesprochen, indem mehr Lumenbildung hervortritt und das ganze Krebsgebiet makroskopisch den Eindruck des wurmstichigen bekommt. Der Hauptunterschied liegt darin, daß auf eine basale niedrig zylindrische Zellreihe die Epithelien sich schichten und deutlich von der kubischen zur polygonalen helleren, größeren und zur platten Zelle übergehen; die Plattenzellen liegen dem Lumen zu oft in guter Schichtung und schilfern ab (Fig. 315 u. 316). Kombinationen mit

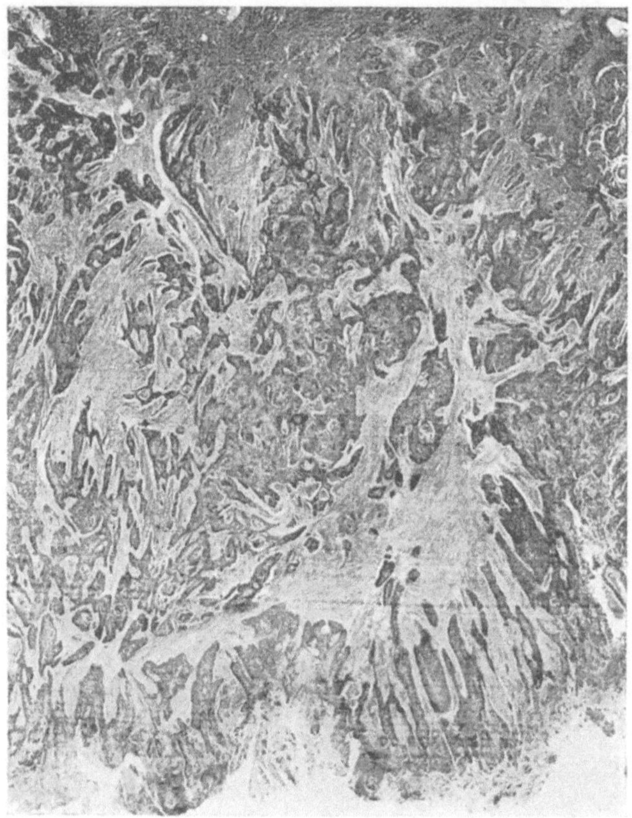

Fig. 317. Verhornender Plattenepithelkrebs des Collum uteri.

Gruppe 4, auch 6 sind selbstverständlich. Zahl der Fälle 44 unter 169 = ca. 26%.

6. **Verhornende Plattenepithelkarzinome.** Sie erscheinen auch in Schläuchen, die manchmal wie große, tiefe Fjorde mit mehr oder weniger großem Lumen einschneiden; aber auch in mehr soliden kleineren und größeren Alveolen, Keilen, Gängen, Knoten, Strängen treten sie auf. Ihr Hauptcharakteristikum ist, daß die basale Zellreihe wohl erhalten bleibt, daß aber die inneren Zellschichten schnell über die kubische zur einfach-, aber scharf-konturierten hellen polygonalen Zelle übergehen und weiterhin deutlich doppelte Zellgrenzen mit „Stacheln und Riffen" wie bei Plattenepithelien der Epidermis und schöne Hornlamellen mit Zwiebelschalenbildungen erkennen lassen (Fig. 317 u. 318). Polymorphismus

der Zellen und Kerne, Riesenzellenbildungen innerhalb der Epithelformationen, atypische Mitosen kommen erfahrungsgemäß hier häufig
vor. Das Stroma ist vielfach derb und streifig, enthält wie auch sonst
viel Rundzellen, daneben aber auch Riesenzellen, deren Ursprung als

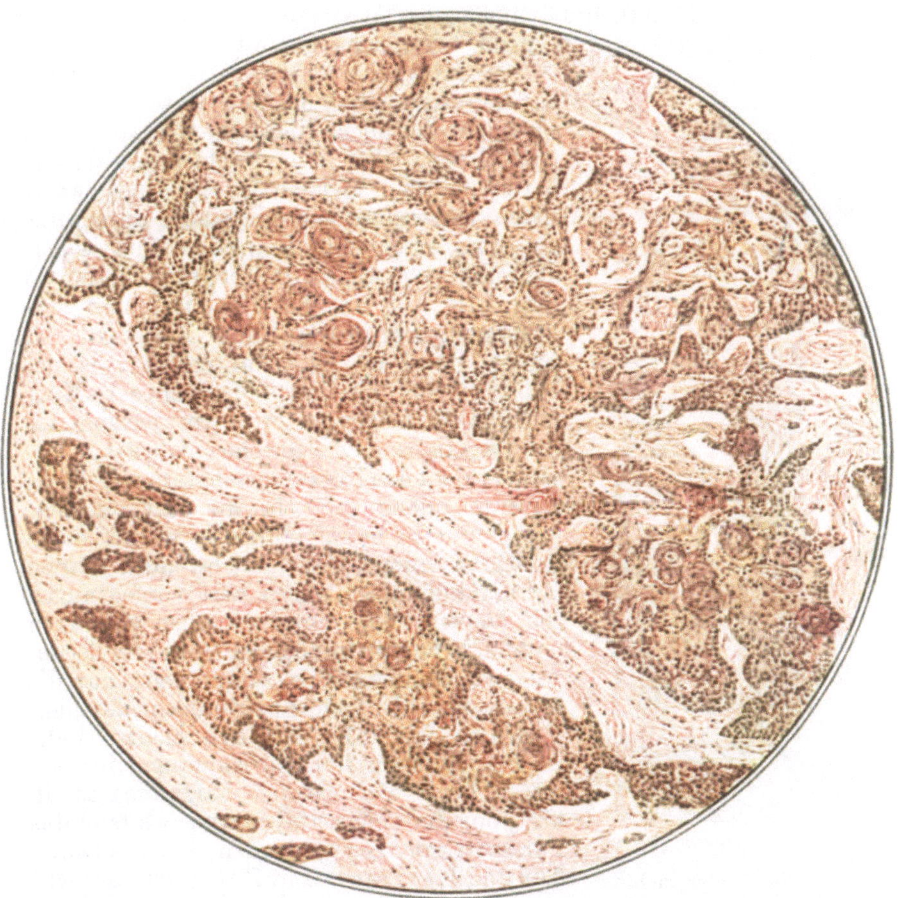

Fig. 318. Stärkere Vergrößerung des gleichen Präparats wie Fig. 317.

Fremdkörper- oder Muskelriesenzellen nicht deutlich zu erkennen ist.
Zahl der Fälle = 17 unter 169 = 10%.

Die Ausbreitung des Karzinoms.

Die Krebszapfen wachsen nach den Stellen geringsten Widerstandes,
also in Gewebsspalten, Maschen, Gefäßscheiden und Lymphbahnen;
sie können auch selbständig das Gewebe zur Einschmelzung bringen
und so z. B. in Gefäße einbrechen.

a) **Kontinuierliches Oberflächenwachstum** ist sehr häufig
zu beobachten, sowohl nach abwärts auf die Scheide als auch in den

Zervikalkanal und das Cavum corporis uteri hinein; nur selten allerdings reicht es weit, vereinzelt kann das ganze Korpusinnere überzogen werden.

b) Kontaktkarzinome, d. h. an der dauernd vom Karzinom berührten gesunden Schleimhaut, sind zum mindesten ungewöhnlich, sonst müßten sie in der Scheide viel häufiger vorkommen; meist handelt es sich um kontinuierliches lymphogenes Wachstum in der Tiefe, das an gesunden Stellen wieder an die Oberfläche kommt.

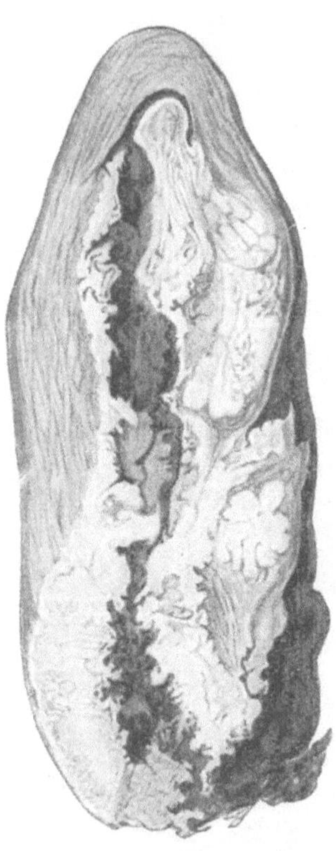

Fig. 319. Stark ausgedehnte Uteruskarzinom. (Ausgang wahrscheinlich Kollum.)

c) Kontinuierliche Ausbreitung auf den Lymphbahnen und Gewebsspalten; sie findet in allen Richtungen statt, greift je nach dem Sitz die verschiedenen Nachbarorgane an. Vielfach ist die Uteruswand schon viel weiter vom Karzinom durchsetzt als man nach der Palpation und selbst der makroskopischen Betrachtung vermutet (Fig. 319); bis in den Fundus hinauf vermögen Lymphstränge das Karzinom zu führen, dabei ist die Gefäßschicht zwischen äußerem und mittlerem Drittel der Myometriumwand bevorzugt. Am meisten ist das Parametrium-Zellgewebe gefährdet. Entweder bricht das Karzinom langsam in großem Zusammenhang breit in die lockeren Maschen vor oder häufig schickt es auch kleinste Ausläufer voraus, die selbst bei noch kleinen Primärkarzinomen schon weit vorgedrungen sein können. Andererseits können aber auch entzündliche Reaktionen auf bakterielle Invasionen ähnliche Bilder erzeugen; nur die histologische Untersuchung entscheidet hier. Pankow fand $31^0/_0$ der untersuchten Fälle im Parametrium frei von Karzinom, in $36^0/_0$ waren beide Parametrien karzinomatös, in $33^0/_0$ nur die eine Seite; Kundrat fand das Parametrium in $55^0/_0$ befallen, Schottlaender und Kermauner in $77^0/_0$ und zwar nicht nur das seitliche, sondern auch das ante- und retrouterin gelegene. Der Ureter bleibt lange Zeit frei von Karzinom, wahrscheinlich durch seine selbständige Scheide wie auch seine Funktion; er muß manchmal ganz aus umgebendem Karzinomgewebe herausgegraben werden. Die Gefäße werden häufig erst eingeengt und verschlossen oder thrombosieren bevor sie durchwuchert werden. In kontinuierlichem Wachstum kann auch das Peritoneum erreicht werden; an dieser Stelle entstehen Wucherungen, die von hier aus im Peritonealsack frei implantiert werden können; ihre Prädilektionsstellen sind nach Offergeld der Douglasraum oder auch die Zwerchfellkuppe.

Nach vorne zu schreitet das Karzinom gerne gegen die Blase vor, die Muskulatur wird durchsetzt, schließlich die Schleimhaut vorgetrieben und ulzeriert, bis zuletzt eine offene Kommunikation zwischen Blase und Genitalschlauch entsteht. Manchmal zeigt sich der Durchbruch

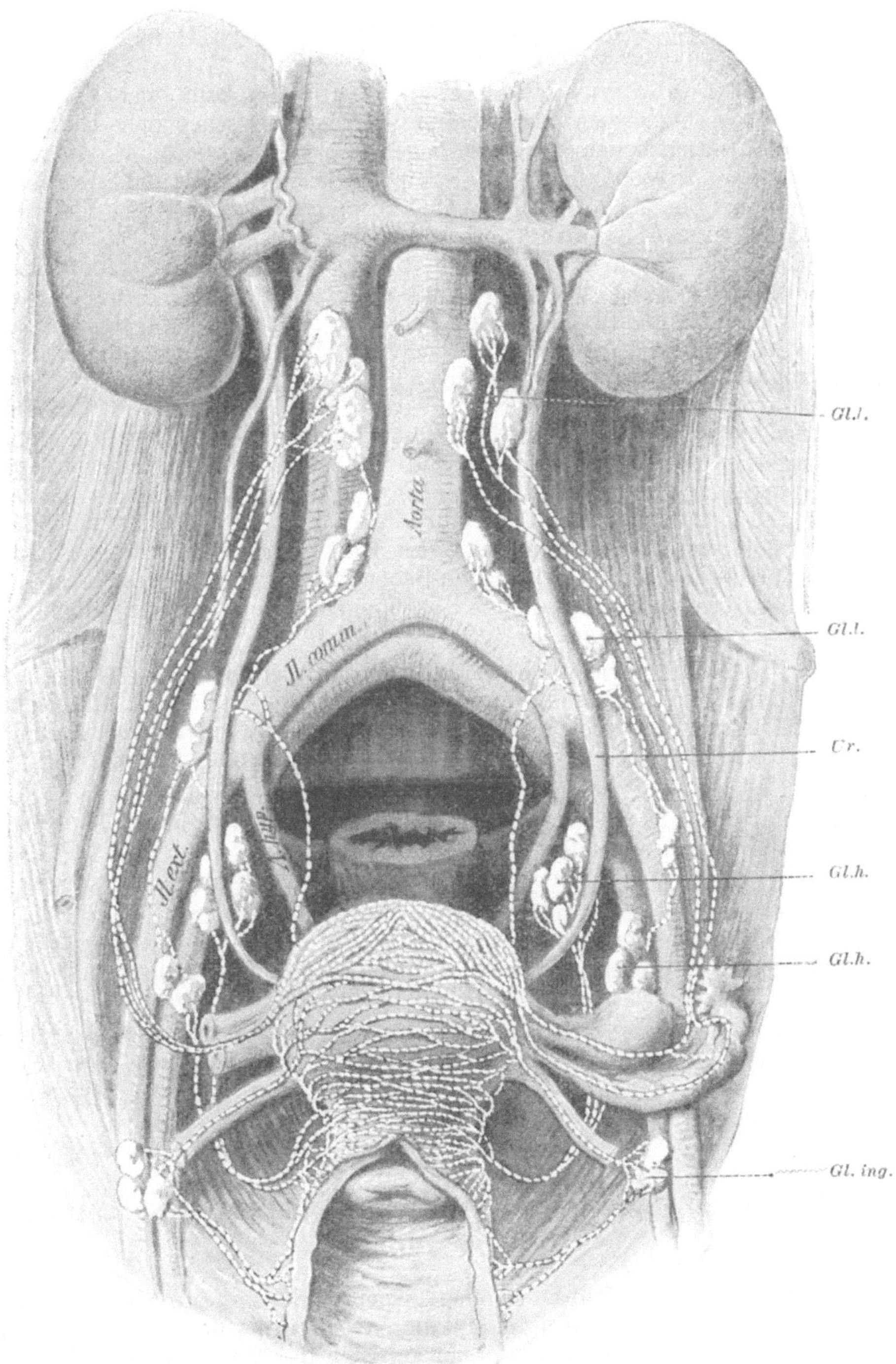

Fig. 320. Überblick über das Lymphgefäßsystem und die Lymphdrüsen der weiblichen
Genitalien (nach Poirier).
Gl.ing. = Glandulae inguinales superficiales et profundae, *Gl.h.* = Glandulae hypogastricae,
Gl.l. = Glandulae lumbales, *Ur.* = Ureter.
Aus Hofmeier, Handbuch der Frauenkrankheiten.

durch bullöses Ödem der Blasenschleimhaut an; dieses kann aber auch rein entzündliches oder Stauungsödem sein.

d) **Lymphogene Metastasen.** Nur dann kann man von Metastasen sprechen, wenn karzinomfreie Strecken zwischen dem Hauptherd und der vermutlichen Metastase liegen. So kommen sichere lymphogene Metastasen in den regionären Lymphdrüsen zustande und zwar in 33 (Kroemer) bis 43,25% (Schottlaender und Kermauner) aller Fälle. Nach Winters Angaben sind bei freiem Parametrium ca. 20% der Fälle in den Lymphdrüsen schon karzinomatös, bei befallenem Parametrium 50%. Das Karzinom dringt von der Peripherie her in die Drüsen ein und behält häufig die Struktur des Primärtumors, kann sie aber auch im Sinne einer geringeren oder reiferen Differenzierung ändern. Bei retrogradem Lymphtransport, wie er bei Wegverlegungen der eigentlichen Abführbahnen gar nicht selten beobachtet wird, zeigt sich die Karzinomansiedelung zuerst im Hilus der Drüse. Befallen werden zuerst die hypogastrischen, dann die iliakalen und lumbalen, schließlich liegen dicke schwartige Lymphdrüsenpakete neben und um die Aorta und Vena cava inf. und ziehen bis in die Leberpforte. Beachtet werden müssen auch die sakralen Lymphdrüsen, besonders bei Karzinomen der hinteren Uterushalspartie (Fig. 320). Zwei eigene Beobachtungen zeigten fast faustgroße Lymphdrüsenmetastasen in die Iliakagegend bei ca. erbsengroßem primärem Portiokarzinom.

Differentialdiagnostisch wichtig ist, daß mehrfach, am klarsten von R. Meyer, epitheliale und drüsige Einschlüsse in Lymphdrüsen beschrieben und als durch entzündliche Wucherungen der Endothelien oder der Bindegewebsscheide, also als nicht karzinomatös gedeutet wurden.

Lymphogene Metastasen finden sich seltenerweise auch in den Tuben und Ovarien; sie dringen vom Hilus her ein resp. von außen her an die Muskularis und sekundär erst in die Schleimhaut.

e) **Hämatogene Metastasen** werden nach Offergeld in 5—7% in der Lunge doppelseitig mit Bevorzugung des zentralen Gewebes und der keilförmigen Randpartien, in 5—15% in der Leber (sie können auch lymphogen entstehen), selten in Nebenniere, Pleura, Pankreas, Schilddrüse, Nieren, Gehirn und Knochen beobachtet.

Sowohl für die lymphogene wie hämatogene Metastasierung ist zu erwähnen, daß nicht jeder Gewebsbröckel, der verschleppt wird, anwächst, sondern daß er wahrscheinlich dazu noch einer besonderen Gewebsdisposition bedarf.

Die Symptomatologie und der Verlauf des Kollumkarzinoms.

Es ist eine leider feststehende Tatsache, daß die beginnenden Krebswucherungen auch am Kollum erst Beschwerden machen, wenn sie schon in voller Blüte stehen; Frühstadien kommen daher nur in einem kleinen Teil, ca. 4—8% zur Beobachtung, wie auch Frankls darauf gerichtete Untersuchungen ergaben. Um so wichtiger ist es, die auftretenden Zeichen möglichst frühzeitig zu beachten. Solche Zeichen sind:

a) Lokale Beschwerden. 1. **Blutungen.** Jede Blutung in der Menopause gibt Verdacht auf Gebärmutterkrebs, ihre Ursache soll verfolgt werden und dadurch der Verdacht bestätigt oder beseitigt werden. Charakteristisch sind vor allen Dingen Blutungen, die nach Kohabitationen, Untersuchungen oder Spülungen auftreten. Besteht noch eine Regel, so kommen die verdächtigen Blutungen zwischen den Regeln entweder nur schwach oder auch stark, so daß die eigentliche Regelblutung verdeckt wird.

Entwickelt sich ein Karzinom während einer Schwangerschaft, so sind Blutungen ebenfalls das hinweisende Charakteristikum. Im übrigen mag die Komplikation von Schwangerschaft und Karzinom in geburtshilflichen Lehrbüchern eingesehen werden. Hinsichtlich der Behandlung gelten die Grundsätze der möglichst frühzeitigen Operation.

Wichtig zu wissen ist, daß der Ovarialzyklus durch das Karzinom keine Störung erfährt, es sei denn, daß in späteren Zeiten schwerer Kachexie Amenorrhöe eintritt. Auch die zyklische Endometriumsreaktion ist nicht gestört; so findet man völlig normale Zyklusstadien im Korpus-Endometrium. Auffallend ist vielfach eine gegen die sonstigen Erfahrungen große Rundzellenzunahme, die man in kleinen Herden oder diffusen Infiltraten unter der Oberfläche findet. Das Karzinom selbst hat keinen unmittelbaren Einfluß auf den Zyklus, es kann Karzinomwucherung und Zyklusschleimhaut hart nebeneinander liegen ohne besondere erkennbare Veränderungen. Da nun das Kollumkarzinom eine Haupterkrankung des 40.—50. Jahres ist und zu dieser Zeit auch Funktionsanomalien wie die oben beschriebene Metropathia haemorrhagica (s. Kap. III) vorkommen, so ist es klar, daß beide einmal kombiniert sich finden müssen, was auch tatsächlich der Fall ist.

Die Blutungen können an Stärke äußerst verschieden sein, bleiben meist aber (leider) gering und halten lange an. Würden nicht viele Patienten unbegreiflich indolent sein und erst dann den Arzt aufsuchen, wenn wirklich starke Blutungen kommen oder starke Schmerzen auftreten, so würde die Heilungsziffer der therapeutischen Maßnahmen auch günstiger sein. Die Quelle der Blutung ist selbstverständlich das zerfallende oder leichtverletzliche Karzinomgewebe selbst.

2. Aus der gleichen Quelle stammt auch das zweite wichtige Symptom: der Ausfluß. Es ist gesagt, daß jedes oberflächlich gelegene Karzinom als infiziert anzusehen ist und daß stets die Bakterien und ihre Abwehrzeichen, die Rundzellenherde, nachzuweisen sind. Eine gelbliche Absonderung ist deshalb durchaus plausibel, sie kann auch übelriechend jauchig werden, je nach den wirksamen Keimen und der Gewebsbeschaffenheit. Bei gleichzeitigen leichten Blutaustritten verfärbt sich der Fluor fleischwasserfarben oder sanguinolent. Seine Menge wechselt stark, auch kommen Zeiten, wo sich kein Ausfluß zeigt.

Eine weitere Quelle des Fluors kann in einer Pyometra liegen, die sich schubweise entleert. Sie entsteht dadurch, daß zunächst Keime von der Scheide oder vom Karzinom her nach oben in die Gebärmutterhöhle aufwärtswandern; ihre Invasion zeigt sich durch eine echte Entzündung auch der Altersschleimhaut an, wie man sie in der Mehrzahl der Fälle findet. Kommt nun durch das Karzinom des Kollums eine Stenose des Gebärmutterkanals zustande, dann staut sich die abgesonderte Flüssigkeit und füllt das Cavum uteri an; als Inhalt findet man dann reinen Eiter oder schleimigen Eiter oder eiterigen Schleim; die Wand des Korpus ist hochrot, histologisch wie eine Granulationsmembran mit spärlichen Drüsen gebaut, die Muskelwand ist dünn. Selbstverständlich kann die Operationsprognose durch eine derartige Komplikation eine bedeutende Verschlechterung erfahren.

3. Das Fehlen von Schmerzen besonders in den ersten Stadien. Es ist das besonders wichtig zu betonen, da viele Patientinnen sich lediglich nach den verursachten Unbequemlichkeiten und Schmerzen in der Beurteilung eines Leidens leiten lassen. Treten Schmerzen auf, so sind sie meist dadurch bedingt, daß entweder karzinomatöse oder entzündliche Infiltrate die sensiblen Nerven des Beckenzellgewebes, der Beckenwand oder des Peritoneums erreichen, einhüllen und reizen. Sie kommen also erst zu einer Zeit, wo das Leiden schon erheblich vorgeschritten ist.

b) Symptome der Nachbarorgane. 1. Von seiten der Blase; sie treten erst spät auf und sind bedingt durch Lymphangitis oder kleine Metastasen oder kontinuierliches Übergreifen. Die Symptome bestehen in Drang zum Wasserlassen, insbesondere bei sekundärer Zystitis, oder einfachem Druck auf die Blase, wie ihn z. B. ein lokalisierter großer Portiotumor bewirken kann. Es können aber auch alle Symptome fehlen und erst spät unwillkürlicher Harnabgang durch die Scheide die entstandene Fistel anzeigen. Die Häufigkeit der Fistel wird auf 15% angegeben.

Sehr zu fürchten sind vor allem die Infektionen der höheren Harnwege, die um so leichter eintreten, als einerseits eine Zystitis nicht selten ist, andererseits die Ureteren infolge Fixation durch das Karzinom oder gar Umbackenwerden und dadurch eingetretener Stenose eine Stauung des Urins bedingen können. Zunächst entwickelt sich dann häufig eine Hydronephrose, durch Infektion kommt es zur Pyelitis und weiterhin zur Pyonephrose, der die Patientinnen durch Infektion und Urämie erliegen. Etwa die Hälfte aller Karzinomkranken gehen auf diese Weise zugrunde.

2. Das Rektum wird erst spät direkt befallen, da es durch den Douglasraum vorerst noch vom Uterus getrennt ist. Die parametranen Infiltrate können es allseitig fest umbacken und einengen. Lymphangitis und evtl. sich vorbereitender Durchbruch in den späten Stadien bedingen Tenesmen und Schmerzen beim Stuhlgang.

3. Die Scheide wird allmählich durch Weiterkriechen der Wucherung nach abwärts in den Krater mit einbezogen; von ihr aus wird auch das Parakolpium und Paraproktium befallen, gleichzeitig werden die Hämorrhoidalvenen gestaut und thrombosieren gelegentlich.

4. Vom Corpus uteri ist schon mehrfach die Rede gewesen; in den Endstadien dringt das Karzinom gegen die Serosa vor, kommt evtl. in der Excavatio vesico-uterina oder in den Douglasraum oder auch weiter oben aufs Peritoneum, bringt die übrigen benachbarten Organe wie Netz und Darmschlingen zur Verklebung und Verlötung oder eine vorausgehende Lymphangitis führt zunächst eine lokale, dann eine diffuse Peritonitis herbei; diese kann auch durch Propagation von einer Pyosalpinx aus oder deren Ruptur veranlaßt werden. Die Zahl der an Peritonitis zugrunde gehenden Kranken wird von Simmonds am nichtoperierten resp. rezidivierten Sektionsmaterial mit 10% angegeben.

c) Allgemeinsymptome. Es kann lange Zeit völliges Wohlbefinden bestehen. Erst später tritt eine Änderung in der Reaktionsfähigkeit des Körpers und den Organfunktionen ein. Die Kranken werden hinfällig, magern ab, erleiden Turgorverlust ihrer Haut, werden häufig schlaflos, haben leichte Fieberzustände, Appetitlosigkeit, es kommt mit einem Wort zu einer zunehmenden Kachexie. Besonders auffällig ist vielfach eine wechselnd starke Blässe, die sich auch in anämischen Veränderungen des Blutes ausspricht. Die Ursache dieser Kachexie liegt häufig in der durch die Jauchung und Eiterung des Karzinoms bedingten chronischen Allgemeininfektion, zum Teil aber auch in Veränderung der Körpersäfte, speziell des Blutserums, die sich in physikalischen Änderungen, z. B. Verminderung der Oberflächenspannung (Meiostagminreaktion = Vermehrung der Tropfenzahl am Stalagmometer) oder in chemischen Umstellungen (z. B. das Ausbleiben der normalerweise deutlichen Karzinomzellzerstörung durch Blutserum = Zellreaktion nach Freund und Kaminer), Änderung des antitryptischen Titers, fehlende Hemmung der Hämolyse durch Galle (Dietrich) ausdrücken. Auf die neuen Ergebnisse der Studien über die tiefere Beeinflussung des Körpers durch bösartige Tumoren kann hier nicht weiter eingegangen werden.

Schließlich ist der Symptome der Metastasen, z. B. der Lunge resp. der seltenen des Gehirns, der Niere, des Knochens zu gedenken. An Kachexie gehen ca. $17^0/_0$ der nicht operierten resp. rezidivierten sezierten Fälle zugrunde, an entzündlichen Lungenerkrankungen und Sepsis, wie sie durch den Dekubitus, der in den Endstadien durch das Liegen in den ätzenden, fressenden Sekreten besonders begünstigt wird, bedingt und veranlaßt werden, ca. $15^0/_0$. Kraul gibt an Todesursachen der Uteruskrebse an: $50^0/_0$ Urämie, $12,5^0/_0$ Peritonitis, $12^0/_0$ Kachexie, $11^0/_0$ Metastasen, $2^0/_0$ Sepsis u. a.

Die **Diagnose** hat unter Berücksichtigung der angeführten Symptome und der geschilderten Verlaufsarten vor allem sachliche Aufklärung des Tatbestandes zu fördern. Da es sich nicht um schwer faßbare funktionelle Störungen, sondern um morphologische Substrate, eben die karzinomatöse Gewebswucherung handelt, so ist eine objektive Klärung besonders beim Kollumkarzinom durch die geeigneten Maßnahmen wohl fast ausnahmslos möglich. Die Wege dazu sind folgende:

1. Die aufmerksame Inspektion der Vulva und des Introitus vaginae; nach Einstellen im Spekulum Besichtigung der Scheide und der Portio, Aufsuchen des Muttermundes. Portiowucherungen fallen, wenn man nicht zu kleine, ungenügende Übersicht gebende Spekula nimmt, sofort in die Augen durch ihre höckerige oder zerklüftete, schmierige, eiterige hochrote Oberfläche und das leichte Bluten bei Berührungen. Ebenso sind Portiokrater meist ohne weiteres erkennbar durch ihre wulstigen Ränder, ihren unregelmäßigen, oft tiefen Geschwürsgrund und die meist vorhandenen bröckeligen Massen; besonders deutlich tritt der Unterschied hervor beim Vergleich mit den noch gesunden Portiopartien. Bei beginnenden Krebsen kann eine Unterscheidung von einer hypertrophischen Erosion große Schwierigkeiten bereiten; eine leichte Abbröckelung, eine Weichheit der Gewebe und leichtes Bluten unter Substanzverlusten spricht für Karzinom; gerade solche Fälle sind als aussichtsreiche Frühfälle dringend sofort durch eine exakt durchgeführte Probeexzision (s. u.) zu klären. Die Portiowucherungen können seltenerweise auch durch die hypertrophische Portiotuberkulose bedingt sein, ebenso wie Ulzera tuberkulös oder gummös sein können. In Zweifelsfällen festigt die Probeexzision und die angeschlossene histologische Untersuchung die Diagnose.

Aber auch wenn alles intakt und normal für das spähende Auge zu sein scheint, kann trotzdem noch ein ausgedehnter Zervixknoten vorliegen, der die Portio noch nicht erreicht hat; überhaupt kann man aus der Größe einer Portioulzeration oder einer kleinen sichtbaren Wucherung nicht auf die Ausbreitung des eigentlichen Krebses schließen, da ein selbst weit propagierter Krebs nur mit kleiner Kalotte die Oberfläche durchbrochen zu haben braucht.

2. Die genaue sachgemäße bimanuelle Palpation vervollständigt und ergänzt den Inspektionsbefund. Der Portioknoten wird seiner Größe und Abgrenzung nach bestimmt, der Übergriff auf die Scheide festgestellt, die Konsistenz und Beweglichkeit der umgebenden Gewebe geprüft und evtl. die Verkürzung und Infiltration des Scheidengewölbes gefunden, Infiltrate auch im benachbarten Beckenzellgewebe konstatiert. Der Portiokrater wird ebenfalls ausgetastet, seine Tiefe, die Konsistenz seiner Wand geprüft, die freie Portiopartie beurteilt und wieder auf Oberflächenausbreitung und Größe, Form und Lokalisation, Schmerzhaftigkeit und Konsistenz, evtl. parametrane Infiltrate geachtet. Der Zervixknoten wird durch auffällige Dicke des Uterushalses im Verhältnis zum Korpus erkannt oder vermutet. Wichtig ist es, neben der Feststellung des Karzinoms an sich, auch seine Ausbreitung und die angerichteten Komplikationen zu bestimmen; dazu dient vor allem, sich ein Urteil über die Beteiligung des Beckenzellgewebes durch Abtastung evtl. abnormer Resistenzen zu verschaffen. Ist der Uterus mitsamt seinen Adnexen im ganzen beweglich und aus seiner Schwebestellung nach oben und unten und seitlich zu dislozieren, so ist ein Übergreifen auf die Parametrien zweifelhaft, ja unwahrscheinlich, wenn auch für mikroskopische Aussaat nicht ganz abzulehnen. Sind Resistenzen in Strang- oder Knotenform oder als ganze breite Ausgüsse bis an die Beckenwand heran einerseits oder beiderseits zu tasten und ist die Dislozierbarkeit des Uterus und der Scheide dadurch beschränkt oder völlig aufgehoben, erscheint die Gebärmutter wie eingemauert, so ist meist die Operationsmöglichkeit entweder zunehmend geringer und in letzteren Fällen gleich null; immerhin kann, wie mehrfach gesagt, das Infiltrat entzündlicher Art sein; eine Druckschmerzhaftigkeit, eine mehr teigige Konsistenz, leichte Fiebersteigerungen könnten darauf hindeuten; dann würde natürlich durch resorbierende desinfizierende Behandlung ein Rückgang des Infiltrats zu erwarten sein und die Operationsmöglichkeit näher rücken. Anderseits können auch Pyosalpingen mit Peritonealschwielen oder intraligamentäre Myome, evtl. auch ähnlich sitzende Ovarialtumoren derartige Infiltrate vortäuschen. Man sei also nicht voreilig durch ungenügendes Austasten. Möglichst sollen auch Corpus uteri und die Adnexe getastet werden. Gute Unterstützung besonders auch in der Beurteilung der Parametrien gibt die rektale Exploration, wodurch gleichzeitig über die eventuelle Mitbeteiligung des Rektums ein Urteil zu gewinnen ist.

3. Die Zystoskopie gibt guten Aufschluß über die Mitbeteiligung der Blase, aber erst wenn Metastasen vorhanden sind; über die Wandbeteiligung ohne Mitergriffensein der Schleimhaut läßt sich höchstens durch Verzerrungen der Innenhaut, lokale Gefäßdilatation, manchmal durch bullöses Ödem ein Anhaltspunkt gewinnen; leider aber zeigen auch vorgeschrittenere Fälle mit weitgehender Blasenmuskelbeteiligung nicht immer klare Zeichen, so daß der Wert der Zystoskopie nicht allzu groß ist, immerhin aber doch positive Veränderungen erkennen läßt.

4. In allen zweifelhaften Fällen soll ohne Verzug die fragliche Gewebspartie mit Zugang verschaffenden Spekula eingestellt und eine Probeexzision der verdächtigsten Stellen ausgeführt werden. Zu diesem Zweck wird die gesunde Portio angehakt und nun senkrecht zur Oberfläche ein ca. $1/3$—$1/2$ cm breites, keilförmig nach innen sich verjüngendes Stück

aus der verdächtigen Portiolippe herausgeschnitten; die restierenden
Wundränder werden mit ein paar Knopfnähten sofort wieder vereinigt.
Natürlich muß die Probeexzision an der verdächtigsten Stelle und auch
ausgiebig gemacht werden bis in mindestens 1 cm, besser $1^1/_2$ cm Gewebstiefe hinein; denn der pathologische Anatom soll durch die Heterotopie
neben der abwegigen Struktur die Diagnose Karzinom verneinen oder
bejahen. Oberflächlich etwas abkneifen oder flach zur Unterlage
schneiden ist meist zwecklos und setzt nur unnötig schlechtheilende,
zu Ulzeration neigende Wunden. In den Fällen, wo deutliche Wucherungen vorhanden sind oder die Wand brüchig und zerreißlich ist, genügt
es oft, mit dem scharfen Löffel einige Gewebsstücke herauszulösen. Selbstverständlich muß hierbei, wie stets bei gewebslädierenden Maßnahmen,
Sauberkeit und Reinlichkeit herrschen. Das Einlegen eines Jodoform-
gazestreifens an die exkochleierte oder exzidierte Stelle verhindert nach-
trägliche Blutung oder Verschmierung; der Streifen wird nach einigen
wenigen Stunden entfernt.

Für die histologische Differentialdiagnose aus den wieder senkrecht
zur Schleimhautoberfläche, also in gleicher Richtung wie die Probeexzision
geführten Gewebsschnitten kommt eigentlich nur die Erosion mit ihren
eigentümlichen Über- und Unterschichtungen von Platten- und Zylinderepithel in Betracht; es sei in diesem Zusammenhang auf das bei der Heilung
der Erosion (Kap. V, 1. Abschnitt) Gesagte hingewiesen; geordnete Struk-
turen mit ausgereiften Zellen sind nicht Zeichen des Karzinoms. Grenz-
fälle können sehr erhebliche Schwierigkeiten machen. In Zweifelsfällen
amputiere man die verdächtige Portiolippe und durchsuche sie erneut
genau.

Bei intakten Zervixknoten mache man eine Dilatation des
Kanals und eine gründliche Ausschabung; meist wird man bei Karzinom
in das Gewebe einbrechen und alles zerreißlich finden. Am schwierigsten
ist die Diagnose beim harten, der chronischen Entzündung ähnlichen
Scirrhus, selbst bei Probeexzision und Probeexkochleation.

Für die **Prognose** des Kollumkarzinoms ist es grundlegend wichtig,
die Fälle so früh wie möglich in die Behandlung zu bekommen. Nach mehreren Statistiken haben die Ärzte der Praxis ein
gut Teil schuld daran, wenn die Operabilitätsziffer stellenweise und im
ganzen unbefriedigend ist; denn nur etwas über die Hälfte der Fälle
sind vom erstkonsultierten Arzt sofort in geeignete Behandlung geführt,
ca. ein Viertel sind zunächst mit Ätzungen behandelt, die anderen wurden
gar nicht untersucht, sondern bekamen nur gedankenlos Spülungen
und Tropfen verschrieben. Es kann dieses Verhalten nicht genügend
gebrandmarkt werden. Ebenso wichtig, wenn auch entschuldbarer ist
das Verhalten der Patientinnen, die den relativ geringen, vor allem nicht
schmerzhaften Symptomen kein Gewicht beilegen und sich aus Furcht
vor Geldausgaben und Schmerzen und Scham vor der Untersuchung
zum Arzt zu gehen nicht entschließen können. Es muß deshalb jede
Gelegenheit dazu benutzt werden, die Frauen auf diese Gefahren der
Zeit der Wechseljahre und der späteren Zeit aufmerksam zu machen;
populäre Vorträge, Aufklärung in der Sprechstunde des Arztes, auch
unauffälliges Fragen nach verdächtigen Symptomen bei anderen als
gynäkologischen Beratungen, eingehende Belehrung von Krankenpflege-
personal, vor allem aber der Hebammen, zu denen viele Frauen mit
„Regelunregelmäßigkeiten" kommen. Vorbildlich war in vieler Hinsicht
Winters Propaganda in der Krebsbekämpfung, weite Verbreitung

verdient das Krebsmerkblatt des deutschen Zentralkomitees zur Erforschung und Bekämpfung der Krebskrankheit. Sehr großzügig und nachahmenswert ist die amerikanische Propaganda zur Krebsbekämpfung (cf. A. Martins Artikel). Wenn auch hie und da bei ängstlichen Gemütern eine Krebsfurcht erzeugt wird, so ist diese durch jährlich einmal wiederholte exakte Untersuchung und bestimmt gerichtete Beratung leicht zu bannen; und wer sie dann als melancholische Nahrung noch weiter mit sich herumtragen will, wird auch nicht allzu schwer daran zu leiden haben. Traurig aber ist es, wenn durch Unkenntnis blühende Frauen zu spät in die Behandlung kommen und dann unrettbar an ihrem Krebs grausam dahinsiechen müssen. Die allgemeine Dauer des Leidens wird auf ca. 2—3 Jahre angegeben. Rückschritte und Stillstände können bei dem leicht zerfallenden Gewebe jederzeit eintreten.

Die Behandlung des Kollumkrebses.

Seit jeher hat die Menschheit sich bemüht, mit dieser furchtbaren Geißel fertig zu werden; es ist erstaunlich und bewundernswert zu sehen, was alles versucht und angewandt wurde, um krebsige Wucherungen zu beseitigen. Jakob Wolff hat vor wenigen Jahren in seiner dreibändigen, ungemein fleißigen Monographie über die Krebskrankheit im letzten Band darüber im einzelnen berichtet. Aber nichts war von Dauer, höchstens wurden oberflächliche Reinigungen der krebsigen Flächen erzeugt, eine trockene Narbe oberflächlich erreicht, in der Tiefe aber gruben sich die feindlichen Epithelnester und -drüsen weiter in den Körper hinein und richteten ihn unaufhaltsam zugrunde. Bescheidene, aber immerhin doch dauernde Erfolge hat gegenüber dem Kollumkrebs einzig und allein die Chirurgie mit ihren modernen Methoden und die Aktinotherapie mit ihren neuesten Maschinen und Dosierungen. Sie beide müssen dem Prinzip nach beleuchtet werden; Einzelheiten hätten lediglich für den selbst operierenden Gynäkologen Interesse, der seine Kenntnisse kaum hieraus schöpfen wird.

Die operative Behandlung des Uterushalskarzinoms.

Ein Markstein in der Geschichte der Behandlung des Gebärmutterkarzinoms ist W. A. Freunds glücklich durchgeführte erste abdominelle Radikaloperation, d. h. die Exstirpation der beiden Adnexe mitsamt dem Uterus am 30. 1. 1878, ein zweiter Czernys erste vaginale Totalexstirpation am 8. 8. 1878. Von hier an datiert die Unsumme von Fleiß und Arbeit, die auf den Ausbau, die dauernden Nachuntersuchungen und die Vervollkommnung dieser beiden als möglich erwiesenen Wege verwendet wurde.

Zunächst galt es die hohe Operationsmortalität des abdominellen Vorgehens (70—75%) wesentlich herabzumindern; deshalb gewann vorerst der ungefährlichere vaginale Weg das Vorrecht, dessen primäre Gefahr sich in der ersten Zeit in 32% Mortalität zu erkennen gab. Die Leistungsfähigkeit der Operation aber wird bestimmt nicht nur durch die Zahl der unmittelbar nach dem Eingriff geheilt entlassenen Patienten, sondern auch durch die Möglichkeit der Dauerheilung, d. h. alle karzinomatösen Herde völlig entfernen zu können, so daß kein Rezidiv mehr eintritt. Legt man die Erfahrung zugrunde, daß die größte Mehrzahl der Rezidive in den ersten drei Jahren nach der Operation eintritt, eine kleinere Zahl bis zu 5 Jahren, selten darüber hinaus, so kann man von Dauerheilung erst bei Gesundheit der Patientinnen nach Ablauf von mindestens 5 Jahren post operationem sprechen. Bedenkt man weiter, daß die Operationsresultate sich natürlich bessern, wenn man nur Anfangsfälle ohne alle Komplikationen auswählt, daß aber damit auch die Zahl derer, die ohne Operation oder die neueren aktinotherapeutischen Methoden sicher verloren sind, steigt, so ist es klar, daß man zur Beurteilung einer Behandlungsmethode des Karzinoms auch die Operabilitätszahl heranziehen muß, d. h. den der Operation unterworfenen Prozentsatz aller mit Karzinom zur Beratung und Behandlung einem klinischen Institut zugegangenen Kranken. Aus der Berücksichtigung dieser verschiedenen Faktoren ergibt sich dann als absolute Heilungsziffer die Prozentzahl aller der Klinik zugewiesenen Karzinompatienten (ohne jeden Abzug), die nach 5 Jahren nachgewiesenermaßen noch leben und gesund resp. karzinomfrei sind. Für die einfache vaginale Totalexstirpation beträgt die absolute Heilungsziffer bei Kollumkarzinom 3 bis höchstens 9%.

Diese unbefriedigenden Resultate konnten lediglich einerseits durch Erhöhung der Lebenssicherheit der Operation, andererseits durch Erweiterung der Exstirpation auf die Gewebe außerhalb des Uterus, vor allem das Beckenzellgewebe verbessert werden, wodurch gleichzeitig auch die Operabilitätsziffer zu erhöhen war. Jahrelange mühevolle Forschungen vieler Autoren haben dann zwei Methoden herausgearbeitet, die heute als die Konkurrenzmethoden in erster Linie zur Verfügung stehen, natürlich gibt es noch eine Reihe besonderer Verfahren und Technizismen mit diesem oder jenem Vorteil, aber anderen Nachteilen; hierüber mögen aber die Lehrbücher der operativen Gynäkologie eingesehen werden. Die im Vordergrund stehenden zwei Operationsmethoden sind:

1. Die abdominelle erweiterte Radikaloperation, an deren Durchbildung und Ausbau in erster Linie Wertheim, Bumm und Franz, auch Zweifel und Mackenrodt u. a. beteiligt sind. Die erhöhte Lebenssicherheit wurde durch schärfste Asepsis und subtilste, möglichst gewebsschonende Technik, sowie durch Bemühungen, das Karzinom seiner Infektiosität durch Exkochleation, Thermokauterisation und gründlichste Desinfektion zu berauben und es durch Abklammern und Verschließen der Scheide vor der endgültigen Herausnahme der Genitalorgane von der Bauchhöhle abzuschließen, erstrebt. Über die Einzelheiten und ihre Bedeutung sind die Meinungen der einzelnen Operateure geteilt. Der größere Radikalismus verlangte Freipräparieren beider durch das gefährdete Parametriumgebiet hindurchziehender Ureteren. Weitgehendes Abschieben der Blase und Ablösen des Rektums; erst nach diesen Maßnahmen war ein Mitherausnehmen der Beckenzellgewebspartien neben dem Uterus möglich. Das zweite Bestreben betraf die Exstirpation der Lymphdrüsen sowohl im Parametrium wie im hypogastrischen Dreieck.

Für die Beurteilung der Leistungsfähigkeit dieses jetzt typischen Vorgehens sind jene obengenannten verschiedenen Prozentzahlen heranzuziehen. Selbstverständlich wechseln diese im einzelnen weitgehend je nach der Verschiedenheit des zugehenden Materials, der Konstitution und allgemeinen Beschaffenheit der Bevölkerung, der Technik, dem Können und dem Temperament des Operateurs. Die Operabilitätsziffer schwankt zwischen 50, 60, 70 und 80%, in der Kriegs- und Nachkriegszeit sank die Operabilitätsziffer zeitweise und manchenorts bis auf 20%, stieg dann aber wieder, so daß auch jetzt im Durchschnitt mit 50—60% zu rechnen ist; an der Operation selbst und im Anschluß daran gehen 10—15—20 und 25% der Fälle zugrunde. Nach 5 Jahren leben von den Operierten noch 35—40, ja bis 50%; berechnet man die oben definierte Heilungsziffer, d. h. berücksichtigt man das gesamte einer Klinik zugegangene Kollumkarzinommaterial, so trifft man nach 5 Jahren noch 17—20—25 und 28% karzinomfreie Fälle. Das also ist die absolute Leistung der erweiterten abdominellen Radikaloperation: **den 4. oder 5. Teil der vom Kollumkarzinom befallenen Patienten vor dem sicheren Tode zu bewahren.**

2. Die erweiterte vaginale Totalexstirpation, um deren Ausbau sich Staude und manche andere Operateure, vor allem aber unermüdlich Schauta und neben andern neuerdings Pehane (cf. Amreich) verdient gemacht haben. Unter Anwendung des Schuchardtschen pararektalen Hilfsschnittes, der weiten Zugang zu den Beckenorganen von unten her gestattet, wird die Blase hoch von der vorher umschnittenen und verschlossenen Scheide abpräpariert, die Ureteren freigelegt, die Aa. uterinae unterbunden, dann das Parametrium beiderseits nach vorausgehender Eröffnung des Douglasraumes mit der Schere eng an der Beckenwand abgetrennt und schließlich der Uterus und die Adnexe exstirpiert. Die Lymphdrüsen sind von hier aus nicht immer erreichbar und müssen oft zurückbleiben; jedoch ist nach allgemeinen Erfahrungen die Aussicht auf Dauerheilung dann außerordentlich gering, wenn die Lymphdrüsen schon Karzinom enthalten; nur 25 Fälle sind literarisch festgelegt, in denen trotz karzinomatöser Lymphdrüsen eine fünfjährige Dauerheilung erzielt wurde. Für diesen Weg gibt Schauta an: Operabilität 54—70%; betreffs des Vorgeschrittenseins sind nach ihm der abdominelle und vaginale Weg gleich bewertbar. Die Operationsmortalität beträgt 8,8%, zuletzt 4,6%; die Heilungsziffer der Operierten 37,9% und die absolute Leistung 16,2%—18,4%; also jede 5.—6. Frau aller mit Kollumkarzinom der Klinik zugegangenen Frauen wird durch die vaginale erweiterte Totalexstirpation geheilt. Für manche Fälle, besonders im höheren Alter und für solche mit fetten Bauchdecken ist der vaginale Weg zweifellos dem abdominellen vorzuziehen.

Alle nicht dauernd geheilten Frauen bekommen, wenn sie nicht interkurrent an nicht karzinomatösen Erkrankungen zugrunde gehen, ihr **Rezidiv.** Nach einem von Weibel an der Wertheimschen Klinik publizierten Material von 450 abdominell erweitert-radikaloperierten Kollumkarzinomen trat das Rezidiv auf:

In 87 Fällen im 1. Jahr = 25,0 % der operierten Fälle
,, 45   ,,   ,, 2.   ,,   = 13,0 % ,,   ,,   ,,
,, 20   ,,   ,, 3.   ,,   = 5,7 % ,,   ,,   ,,
,, 6   ,,   ,, 4.   ,,   = 1,7 % ,,   ,,   ,,
,, 6   ,,   ,, 5.   ,,   = 1,7 % ,,   ,,   ,,
,, 5   ,,   ,, 6.   ,,   = 1,43 % ,,   ,,   ,,
,, 6   ,,   ,, 7.   ,,   = 1,7 % ,,   ,,   ,,

In diesen Fällen muß karzinomatöses wucherungsfähiges Gewebe im Becken oder den regionären Lymphdrüsen bei der Operation mit Bewußtsein nach Unterschätzung der Ausbreitung zurückgelassen sein oder, was viel häufiger ist, unbemerkt, weil zu klein und in geschlossenen Gewebsspalten eingeschlossen, nicht mit entfernt worden sein. Die karzinomatösen Partikelchen können längere Zeit ohne wesentlich zu wuchern liegen bleiben, dann aber wachsen sie wie ursprünglich das Ausgangskarzinom auch, expansiv, vor allem aber infiltrativ. Sie sitzen entweder am geschlossenen Scheidenstumpf und können dann als Knoten oder Krater hier erscheinen, oder sie sitzen tief im Beckenbindegewebe seitlich an der Beckenwand und werden hier als Knoten verschiedenster Art erkannt; ihre Symptome können hier starke Schmerzen von Ischiascharakter sein, das Bein kann durch Eingebackenwerden der Beckenvenen anschwellen, Hydronephrose, Pyonephrose entstehen. Das Übergreifen auf die Lymphdrüsen, das Peritoneum, die Blutgefäße etc. ist dann eine Frage der Zeit, die Kranken gehen auf diese oder jene Art ebenso jammervoll zugrunde wie oben für den Haupttumor beschrieben. In günstigen Fällen kann man einen beweglichen Rezidivknoten noch wieder operativ angehen, meist ist das Bemühen umsonst.

Außer den Rezidiven können als lästige, unangenehme und teils gefährliche Folgen **Ureter-, Blasen-** oder **Mastdarmscheidenfisteln** auftreten, die teils durch Verletzung intra operationem und nicht primär geheilter Naht oder durch Ernährungsstörungen infolge weitgehender Gefäßunterbindungen oder Beraubung der Lymphzirkulation entstanden sind; evtl. ist auch eine weitvorgeschrittene Karzinomwucherung mit im Spiel. Nach voller Benarbung und Rezidivfreiheit kann man diese Fisteln operativ angehen, wie im Kap. VI geschildert; manchmal schließen sie sich spontan durch Granulationsheilung.

Die Strahlenbehandlung des Karzinoms.

Seit ca. 13 Jahren erwächst den operativen Methoden der Karzinombekämpfung eine bedeutende Konkurrenz in den Bestrebungen, durch strahlende Energie das Karzinom zu vernichten. Wir haben allerdings erst in den letzten Jahren nach Bereitstellung großer leistungsfähiger Röntgenmaschinen durch intensivste Studien zum wissenschaftlichen Verständnis ihrer Wirkung, zur Herausarbeitung der besten Methodik, Beurteilung der Körperreaktionen, der Früh- und Spätwirkungen, der Schädigungen und ihrer Vermeidung, ganz abgesehen von den wissenschaftlich-physikalischen Arbeiten über die strahlende Energie überhaupt einen gewissen Überblick bekommen. Ein Abschluß ist hier noch lange nicht erreicht, wenn wir auch aus den gröbsten Tastversuchen und Irrungen heraus zu sein scheinen und schon ein gewisses Urteil aussprechen können. Eines läßt sich wohl heute schon sagen: die Hoffnungen des Gynäkologen-Kongresses 1913, als könnte man jetzt besser als bisher, ohne primäre Mortalität, wie sie die Operation bedingt, mit nachhaltigem Erfolg nicht nur operable, sondern sogar auch inoperable Karzinome heilen, hat sich nur bis zu einem gewissen Grade erfüllt, aber ein vorübergehend aufgetretener, ablehnender Pessimismus hat sich als unberechtigt erwiesen. Die Wirkungen technisch und biologisch richtig durchgeführter Bestrahlungen sind allerdings wunderbar, die Wege aber, sie zu erreichen, sind schwierig und nur eng begrenzt, ringsum bedroht von den Gefahren der Gewebsverbrennung und -reizung und nur solche Institute, öffentliche oder private, die die Leistungsfähigkeit ihrer Apparatur genau kennen und mit allen Schwierigkeiten der Technik, vor allem der Dosimetrie vertraut sind, dürfen die Karzinombestrahlung durchführen. Eine ungenügende Bestrahlung schadet mehr, als daß sie nützt.

Es ist ein weitverbreiteter Irrtum im Publikum und unter vielen Ärzten, daß eine Bestrahlung ein Kinderspiel gegenüber einer

Operation wäre, und daß man sich zu ihr unvergleichlich leichter ent-
schließt als zu einem operativen Eingriffe; man kann die Wirklichkeit
demgegenüber aber kurz so charakterisieren, daß die Operation allerdings
Gefahren, und zwar in unmittelbarem Anschluß daran bietet, so daß jede
5.—8. Frau zugrunde geht; aber diese Gefahren verschwinden rasch,
schon nach 10—14 Tagen ist selbst die zuerst noch latente Möglichkeit
einer Fistelbildung entschieden, dann gehen die Frauen ihrer Heilung
entgegen und erholen sich meist rasch und gut ohne wesentliche allgemeine
oder lokale Beschwerden und ohne beim Arzte die Befürchtung zu hinterlassen, was wohl noch alles an Spätschädigungen kommen mag; denn
die Wundheilungsvorgänge sind nach den klinischen Richtungen hin
allseitig klar und beurteilbar. Während und kurz nach der Bestrahlung
tritt häufig, wenn auch nicht regelmäßig, wohl auch eine wechselnd
starke Beeinträchtigung des Allgemeinbefindens durch verschiedene recht
unangenehme Zustände, ja evtl. ein starker Widerwille gegen die Bestrahlung ein, aber eine primäre Mortalität kommt nur selten und ausnahmsweise, besonders bei Überdosierungen, ungünstigen, allerdings vorher
unbeurteilbaren Darmverwachsungen an der Bestrahlungsstelle usw. zur
Beobachtung. Die Bestrahlten erholen sich relativ rasch, wenn nicht
die Kachexie und der lokale Gewebszerfall zu bedeutend ist oder eine
lokale Wundinfektion besteht. Wohl aber entwickeln sich in späterer
Zeit noch allerhand Schäden und Störungen, die höchst hartnäckig und
quälend sein können. Die Gefahren der Strahlenintensivbehandlung
haben gegenüber den akut ablaufenden, in kurzer Zeit meist gut übersehbaren, wie sie die Operation bringt, etwas Schleichendes, Unheimliches,
schwer oder gar nicht Beurteilbares und können noch Monate hinterher
auftreten; die Heilungstendenz ihrer Gewebsschäden ist schlecht.

Die Rezidivgefahr ist natürlich bei beiden Methoden vorhanden;
über die diesbezüglichen zeitlichen Verhältnisse bei den Operationen
gibt eine frühere Tabelle Auskunft; für die Rezidive nach Intensivbestrah-
lungen ist bekannt, daß auch sie hauptsächlich im 2. und 3. Jahr auftreten, aber auch nach dem 3. Jahre sind z. B. beim Radium Rezidive
noch recht häufig (Schäfer-Bumm); die Zeit aber, seit welcher wirklich intensiv durchgeführte Bestrahlung unter gleichzeitiger Vermeidung
einer Überdosierung betrieben werden kann, ist immer noch zu kurz, um
die Leistung der Bestrahlung übersehen zu können; Statistiken der ersten
4 Jahre sind hierfür unzureichend. Wichtig jedoch ist, daß Rezidive
nach Bestrahlung weniger empfindlich gegen Radium oder Röntgenlicht
geworden sind, während Rezidive nach Operation aktinotherapeutisch
wieder beseitigt werden können.

Die Frage „operieren oder bestrahlen" ist trotz großer Statistiken
über lediglich aktinotherapeutisch behandelte Kollumkarzinome noch
nicht endgültig entschieden. Vorerst verfügen nur wenige Kliniken und
Institute noch nicht genügend lange und in gleichmäßiger Auswertung
über ein derartiges Instrumentarium und eine derartige Kenntnis
und Erfahrung in der Bestrahlungstechnik und Vermeidung ihrer Gefahren,
daß sie die Bestrahlung in ihrer heutigen technischen Vollendung darstellen; erst wenn recht viele solcher Institute mit gleichbleibender best-
möglicher Technik das gesamte Kollumkarzinommaterial unter guter
Auswahl der geeigneten Fälle aktinotherapeutisch behandelt und mindestens 5, besser noch 6—8 Jahre durchbeobachtet haben, ist ein Vergleich mit der in diesen Beziehungen heute schon gut übersehbaren,
weil nach strengsten Bedingungen durchforschten operativen Behandlung

möglich. Noch läßt sich nicht genügend übersehen, welche Gruppen
des Kollumkarzinoms und in welchem Prozentsatz sie auf strahlende
Energie ansprechen, welcher Dosis sie im einzelnen bedürfen; noch wissen
wir nicht, nach welchen Gesichtspunkten wir die Fälle aussuchen sollen,
welche refraktär sind, welche gut ansprechen. Erst wenn diese Übersicht
gewonnen, erst dann kann auch Indikation und Kontraindikation
aufgestellt werden, erst dann können die primären Spätschäden, die
relative und absolute Leistung beurteilt werden. Bis dahin lautet für
die Allgemeinpraxis der Standpunkt so:

Der Operation unzugängliche Fälle werden einer möglichst
sachgemäßen Intensivbestrahlung unterworfen; ihre Resultate sind wunderbar, indem ein bescheidener, aber immerhin doch überhaupt erstaun-
licher Satz von 10—15% 5 Jahre lang geheilt werden kann (s. sp.).

Operable Fälle sollen nur dann bestrahlt werden, wenn eine in
alle Einzelheiten hinein beurteilbare, besonders hohe Leistungsfähigkeit des Röntgeninstituts besteht, oder Gegenindikationen eine Operation
als zu gefährlich erscheinen lassen. Sonst ist die Operation der sicherere
und auf die Dauer bessere Weg; im übrigen sind gerade bei beginnenden
Karzinomen die Aussichten auf eine beschwerdelose volle Heilung durch
Operation besonders günstig.

Wenn irgend möglich sollen aber operierte Fälle einer Nachbestrahlung unterworfen werden, da dadurch die Zahl der endgültig
geheilten nach den bisherigen, allerdings noch nicht ausreichenden Erfahrungen erheblich steigt. Nur hüte man sich auch hier vor ungenügender
Dosierung, da Reizdosen das Karzinom nur zum beschleunigten Wachstum
bringen. Jedoch kann es möglich sein, daß nicht eine einmalige Intensivbestrahlung mit ca. 100% HDE (s. sp.), sondern eine mehrmalige mit
ca. 70—80% HED die wirksamere Methode ist.

Das Grundprinzip der Bestrahlungsbehandlung liegt darin, daß das
Körpergewebe durch kurzwelliges Licht, wie es durch Aufprall der Kathodenstrahlen = negativ geladener Elektronen an der Antikathode der
Röntgenröhre oder durch den Zerfall von radioaktiven Substanzen (Thor,
Mesothor und Radium) in Gestalt von sog. γ-Strahlen entsteht, je nach
seiner Menge gereizt, geschädigt oder getötet wird. Die Empfindlichkeit
der einzelnen Gewebsformationen gegen derartige Lichtwirkung ist erheblich verschieden; am leichtesten werden reifende Eier und Follikelepithelien
geschädigt, in zweiter Linie steht lymphatisches Gewebe, Knochenmark
und das Gewebe mancher Sarkome, auch nach verschiedenen Angaben
undifferenzierte, sarkomähnliche Karzinome. Am wenigsten reagiert
Bindegewebe auf derartige Reize; ca. in der Mitte steht die Haut; ihre
Empfindlichkeit hat naturgemäß für die Praxis die größte Bedeutung.

Die praktische Röntgentechnik der tiefen Bestrahlungen hat vor
allem auf Vermeidung der Hautschäden zu achten, andererseits ist
eine möglichst große Strahlendosis dem Körper zuzuführen. Um
einerseits hier bis an die Grenze des Möglichen zu gehen und um ein
Vergleichsmaß für die Strahlenempfindlichkeit der einzelnen Gewebe
zu haben, nannten Seitz und Wintz diejenige Strahlenmenge praktisch
gleichwelligen, d. h. homogenen Lichtes, die nach 8 Tagen eine leichte
Rötung und nach 4—6 Wochen eine zarte Bräunung an der bestrahlten Stelle erzeugte, die Hauteinheitsdosis (HED), und bezeichneten sie mit 100. Legt man diese HED als Grundlage oder Ausgangspunkt für die Sensibilitätsbeurteilung der anderen Gewebe und Organe

zugrunde, so kam es bei den anderen Organen teils auf die schädigende Dosis = Höchstgrenze der eben noch zulässigen, verträglichen Strahlenmenge, teils für die zu zerstörenden Gewebe wie z. B. Karzinom auf die tödliche Dosis an. So kann der Mastdarm bis zu 100—130% HED vertragen, die Skelettmuskulatur 180%, Bindegewebe 200—220% HED, während das Karzinom bei ca. 30% HED gereizt, bei 70—90% geschädigt, aber erst von ca. 100—110% HED, also der gleichen Strahlenmenge, die die Haut eben noch verträgt, getötet wird. Die tötende Dosis für reifende Eizellen und Follikel liegt bei 30—35%, für viele Sarkome bei 70% HED (Seitz und Wintz).

Ist die applizierte Strahlenmenge zu groß, so tritt eine verschiedengradige Schädigung der Gewebe ein. Die Haut hebt sich in Blasen ab, geht zugrunde und bildet oft tiefgreifende unregelmäßige und schlechtheilende Ulzera; der Mastdarm, andere Darmteile und die Blase werden in katarrhalischen Reizzustand versetzt, erleiden bei höherer Dosis ebenfalls Nekrosen und Substanzverluste; dazu kommen sklerosierende Prozesse im Bindegewebe und an den Gefäßen, wodurch die natürliche Reparationsfähigkeit der normalen Gewebe erheblich geschwächt oder abwegig werden kann und eine Heilung verzögert wird resp. Wandzerstörungen (Fistelbildungen) oder Schrumpfungen (Strikturen) eintreten.

Ist die Strahlenmenge zu klein, so wird das Karzinom oder das betreffende Gewebe nicht nur nicht getötet, sondern im Gegenteil zu vermehrtem Wachstum und erhöhter Tätigkeit gereizt.

Die Auffassung über die Heilung eines Karzinoms geht heute meist dahin, daß infolge der höheren Strahlenempfindlichkeit der bösartig wuchernden Zellen diese durch eine der HED ungefähr gleichen Dosis so geschädigt werden, daß sie sich nicht oder nur unter besonders günstigen Umständen selbständig wieder erholen können; diese gleiche Strahlenmenge gibt jedoch dem Bindegewebe wahrscheinlich eine Reizdosis, so daß dann durch die Bindegewebszellen die sterbenskranken Karzinomzellen endgültig vernichtet werden und der Herd narbig schrumpfend heilt.

Schwierigkeiten erwachsen aber hauptsächlich daraus, daß die Frage der Sensibilitätsunterschiede der einzelnen Gewebe durchaus noch nicht übereinstimmend beurteilt wird; auch ist die HED nicht durchgehend im Gebrauch, teils auch anders definiert, schließlich liegt in der Beurteilung der HED auf der Haut eine nicht zu unterschätzende Fehlerquelle. Sicher ist, daß die Haut in ihrer Strahlenempfindlichkeit nicht einheitlich ist und darin von mancherlei Faktoren abhängt, so also die Dosierung schwankt, wenn auch nach Seitz und Wintz nur in Grenzen von 10—15%. Man hat deshalb versucht nach elektrostatischen Einheiten = e, die Sensibilität zu bestimmen (Opitz und Friedrich) (300 e = tödliche Dosis der Haut, 160—170 e = Erythemdosis der Haut). Einen großen Fortschritt bedeutet es, daß man sich heute bemüht eine neue Röntgeneinheit = r aufzustellen, die durch ein unveränderliches Standard-Dosisinstrument jederzeit reproduziert werden kann. Eicht man die in Gebrauch befindlichen Dosismesser an diesem Standard, so ist es möglich, an den verschiedensten Instituten die gleiche Röntgenstrahlenmenge zu erzielen. Erst so wird es möglich, die in den einzelnen Kliniken verabfolgten Strahlenmengen und deren Wirkungen zu vergleichen und so weitere biologische Erkenntnisse zu sammeln; erst so wird es gelingen, eine mittlere HED aufzustellen (z. B. = 600 r). Wie nötig das aber ist, zeigt die Publikation von Grebe und Martius (Strahlentherapie, Bd. XVIII, S. 355), wonach sie durch Vergleichsmessungen mit einem Standardinstrument Schwankungen in dem, was die einzelnen Institute HED nannten, von 1 : 4 feststellen konnten. Außer diesen Dosierungsschwierigkeiten ist wesentlich für die Karzinombestrahlung, daß die tödliche Karzinomdosis sicher nicht einheitlich für alle Fälle ist und nicht nur vom Bau des Karzinoms (vor allem wohl seiner Differenzierungshöhe), sondern auch von der Reaktionsfähigkeit des Körpers im allgemeinen abhängig ist.

Nehmen wir als Grundlage zunächst die Sensibilitätsziffern von Seitz und Wintz an, so kommt für die Technik nun alles darauf an, die geforderte tödliche Dosis an das Karzinom heranzubringen, ohne die gesunden Nachbarorgane allzu schwer zu schädigen, sondern in ihnen im schlimmsten Falle lediglich reparable Katarrhe als notwendiges Übel zu erregen. Zu diesem Zwecke ist eine gute Kenntnis der räumlichen Verhältnisse im Bestrahlungsgebiet nötig. Man sucht durch steifen Draht oder ähnliches ein genaues Bild vom Umfange der zu bestrahlenden Körpergebiete, hier also des gesamten Unterleibes zu gewinnen und bestimmt möglichst genau die Lage des Karzinoms zur Oberfläche, seine Ausdehnung in allen Dimensionen, achtet auch auf Zeichen abnormer Lagerung der Nachbarorgane (vor allem Darm). Eine genaue Zeichnung des Umfanges in Lebensgröße mittels des um den Körper gebogenen Drahtes und Einzeichnung des Karzinoms in das begrenzte Gebiet gibt die Grundlage für die Bestimmung der Strahlendosis und -richtung. Dabei ist zu bemerken, daß im allgemeinen mit einer Tiefenlage des Karzinoms von ca. 10 cm unter der Oberfläche zu rechnen ist.

Das Problem lautet nun, an diese genau bestimmte Stelle in der Tiefe des Körpers die karzinomtötende Dosis von 100—110% HED (Seitz und Wintz u. a.) oder die schädigende Karzinom- aber reizende Bindegewebsdosis von 70—90 HED (Opitz, Holzknecht) heranzubringen, so daß keine Stelle, die Karzinomgewebe enthält, eine kleinere Menge bekommt. Oder mit anderen Worten, daß, da man die tatsächliche, d. h. auch mikroskopisch kleinste Ausbreitung karzinomatöser Zellnester in keinem Falle sicher kennt, das ganze kleine Becken gleichmäßig oder, wie man sagt, homogen mit der vollen Karzinomdosis belegt wird, ohne gleichzeitig andere Organe, deren schädigende Dosis ja ein wenig höher liegt, stärker zu treffen, also stärker als zulässig zu bestrahlen. Zu diesem Zweck ist es nötig, die Leistungsfähigkeit seiner Bestrahlungsapparatur und des Meßinstrumentariums genau zu kennen; denn die mögliche Fehlerbreite der gestellten Anforderungen ist nur sehr gering. Die Einzelheiten der technischen Durchführung auseinander zu setzen, fällt aus den Prinzipien dieses Buches heraus; es ist auch unmöglich, nur annähernd diesen Teil der Bestrahlung in einem gynäkologischen Lehrbuch verständlich zu machen und übersichtlich darzustellen, da viele physikalische Voraussetzungen erst erörtert und viele Einzelheiten besprochen werden müssen. Das eine aber muß noch einmal bei der heute häufig festzustellenden falschen Beurteilung der Aktinotherapie betont werden: bestrahlen ist keinesfalls leichter als operieren, es bedarf zum einen wie zum anderen eines besonderen Talentes, einer Feinfühligkeit für die Erfordernisse und eines großen physikalischen und technischen Verständnisses; wer sich auf seine Techniker verläßt, kommt meist nicht weit. Es mögen nur ein paar der zum Verständnis wichtigsten Sätze hier folgen:

1. Die Strahlendurchdringungsfähigkeit ist je nach der Wellenlänge des Lichtes verschieden, kurzwelliges Licht ist harte, längerwelliges

weichere Strahlung. Je härter die Strahlen, um so größer die Durchdringungsfähigkeit, um so mehr Strahlen bekommt man bei bestimmtem
Abstand der Strahlenquelle vom Karzinom an die gewünschte Stelle heran.

2. Die Intensität der Strahlung nimmt mit dem Quadrat der Entfernung von der Strahlenquelle ab = sog. Quadratgesetz.

3. Im Gewebe geht ein Teil der Strahlung durch Absorption unter
Auslösung einer Energieumsetzung (Ionisation, Wärme, Photoaktivität
usw.) verloren, ein weiterer durch Streuung (Dispersion), dafür kommt
aber durch Sekundärstrahlen, die im bestrahlten Gewebe beim Auf-
treffen der Strahlen entstehen, ein häufig sehr erheblicher Zuwachs
zustande.

4. Eine Beurteilung der in eine gewünschte Tiefe hineingebrachten
Strahlenmenge kann man gewinnen:

a) Durch Anwendung eines Dosimeters. Als solches ist für die ex-
trem harten, hier in Betracht kommenden Strahlen lediglich die Ausnutzung der Ionisation der Luft durch derartige Strahlen brauchbar.
Als solche Instrumente seien genannt: das Iontoquantimeter (Reiniger,
Gebbert und Schall), Ionometer nach Martins und das Ionometer
nach Wulf (Koch und Sterzel) und der auf der Messung des Ionisations-
stromes beruhende Röntgendosismesser von Siemens und Halske.
An einem mit diesen Kammern leitend verbundenen Elektroskop wird
an der Schnelligkeit der Blättchenannäherung (Entladung eines auf-
geladenen Potentials) die Größe der Ionisation abgelesen; nach Ansicht
vieler bestehen hier manche, für die Patienten gefährlich werdende
Unsicherheiten, wenn die Ionisationskammer direkt an das Gewebe
herangebracht wird.

b) Durch vorherige genaue Ausdosierung des Röntgeninstrumen-
tariums an einem sog. Wasserphantom, das hinsichtlich Absorption,
Streu- und Sekundärstrahlung sich dem Körpergewebe praktisch gleich
verhält. Es ist vor allem festzustellen, wieviel Strahlenmenge in einer
bestimmten Tiefe, meist 10 cm unter Oberfläche des Wasserphantoms,
von der Oberflächendosis noch übrig bleibt = prozentuale Tiefendosis.
Durch die Eichung der Röhre erfährt man nun durch jeweilig diesbezügliche Feststellung, wieviel Prozent Strahlenmenge in jedem einzelnen
Zentimeter unter der Haut vorhanden ist, wenn man auf die Haut selber
= Phantomoberfläche die vorher für die verwendete Röhre und Ver-
suchsanordnung bestimmte Hauteinheitsdosis appliziert. Unter Benutzung
eines bestimmten Einfallsfeldes auf der Haut, durch dessen Änderung
die Zusatzdosis der Sekundärstrahlung ebenfalls eine Änderung erfährt,
kann man dann ein Strahlenkegelphantom zeichnen, mit dessen Hilfe
auf der vorher angefertigten lebensgroßen Zeichnung die Dosis konstruiert
und errechnet werden und durch Benutzung mehrerer Einfallsfelder
auf die gewünschte Höhe gebracht werden kann, wobei man vor allem
durch Einzeichnen der Strahlenkegel Klarheit über Überschneidungen
und Überdosierungen bekommt, die selbstverständlich vermieden werden
müssen. Die errechnete Dosis wird dann nach der durch die Kenntnis
der Apparatur festgelegten Zeit, in der eine derartige Dosis erreicht wird,
dem Körper appliziert.

Als Strahlenquelle benutzt man:

a) Radioaktive Substanzen, vor allem Radiumsalze, berechnet auf
Radiumelement (z. B. Radiumbromid = 0,586 mg Radiumelement). Sie
senden drei verschiedene Strahlen aus: α-Strahlen, die aus dem Behälter
des Salzes (Glasröhrchen) nicht herauskommen, β-Strahlen analog den

Kathodenstrahlen des Röntgenlichtes, sie werden durch 1—2 mm dicke
Schwermetallbleche oder 5—7 mm dicke Gewebsschichten absorbiert,
haben aber eine stark nekrotisierende Wirkung, und schließlich γ-Strahlen
mit einer äußerst starken Durchdringungsfähigkeit, die abgesehen von
ihrer viel kürzeren Wellenlänge ähnliche oder gleiche Eigenschaften
wie die Röntgenstrahlen haben. Zwecks Abfilterung der β-Strahlen
steckt man das Glasröhrchen mit dem Salz in Hüllen aus Schwermetall
und zwar in 1,5 mm Platin oder Gold oder $1^1/_2$—2 mm vernickeltes Mes-
sing, während andere Metalle ein zu dickes Bestrahlungsinstrument
liefern und dadurch die Verwendbarkeit des Präparates beeinträchtigen;
außer der Röhrchenform kann man der Kapsel natürlich auch jede andere
Form geben, z. B. flachmünzenartig. Um die Sekundärstrahlen des
Filters wieder abzufangen, wird das Ganze dann in eine Gummihülle ge-
steckt. Auch beim Radium muß man das Präparat ausdosieren, da
auch hier das Quadratgesetz gilt und muß sich in einem für jeden
Patienten neugezeichneten Schema die Wirkung im Umkreis klar machen
unter Berücksichtigung der sog. Isodosen, d. h. den Linien, die die Orte
gleicher Strahlendosis miteinander verbinden. Vor allem muß das Rektum und die Blase aus der gefährlichen Nähe des Präparates durch
Tampons oder Gummiballons verdrängt werden. Nach allgemeiner
Anschauung kann das Radium nicht über 3 cm im Umkreis eine um
die Strahlenquelle karzinomzerstörende Strahlendosis abgeben, nur
unter besonders günstigen Umständen mehr. Da die verwendbaren
Strahlenmengen relativ klein sind, so benutzt man zur Aufsummierung
die Zeit. Als die günstigste Applikationsweise hat sich bewährt, 100 mg
hochprozentiges Radiumsalz für 24 Stunden in den Karzinomkrater
einzulegen und in Abständen von 8—10 Tagen 2—3 mal zu wiederholen; Kehrer bestrahlt 2—3 mal 48 Stunden mit 54 mg Radiumelement; über 7000 mg-Stunden soll man nicht hinausgehen, da dann
die Gefahr der Rektum- oder Blasenfisteln größer wird. 5000—6000 mg
Elementstunden werden im allgemeinen als ausreichend angesehen, aber
nicht weniger. Wahrscheinlich spielt die Differenzierungshöhe des
Karzinoms hier eine Rolle; jedoch bringen auch die neueren Arbeiten
darüber noch keine verläßliche Klarheit.

Die unmittelbaren Wirkungen bei oder bald nach der Bestrahlung
sind Kopfweh, Übelkeit, Erbrechen, Schlaflosigkeit, Schwächezustände,
bei infizierten Höhlen Fieber. Der Ausfluß steigert sich oft, läßt aber
dann nach, das Karzinom reinigt sich, der fötide Geruch und der Ausfluß verschwindet, der Tumor wird kleiner und schrumpft. Nach 3 bis
4 Wochen überhäutet sich das Ulkus, die Gewebe formieren sich wieder,
der Uterus atrophiert, im Korpus können Sekretstauungen auftreten.
Die Scheide verengert sich im oberen Teil, die Parametrium werden auf
dicke strangartige Infiltrate verkleinert und verlieren ihre Druckempfindlichkeit der ersten Zeit. Das Allgemeinbefinden bessert sich dann und
die Kranken leben auf. Als störendste Schädigungen sind die Rektum-
fisteln, die schlecht heilen und Anlaß zu septischen Infektionen geben
können, Tenesmen und später sich entwickelnde Strikturen schon früher
genannt. Radiumulzera können mit ihren harten Rändern und granu-
lierendem Grund karzinomatösen sehr ähnlich sein. Bei Nachuntersuchungen muß man darauf sehr wohl bedacht sein.

Die vorläufigen Erfolge nach 3 und 5 Jahren sind in der absoluten
Leistung, d. h. in bezug auf alle Karzinome den Leistungen der Operation
mindestens ähnlich, in einzelnen Kliniken besser; in späteren Jahren

werden die der Radiumbehandlung ungünstiger; aber wie oben gesagt, ein Vergleich ist noch nicht möglich, da noch nicht gleiche Voraussetzungen bestehen.

b) Die Röntgenstrahlen. Während das Radium als in der Nähe wirkendes Präparat eine akute starke Nahwirkung ausübt, die aber schnell durch quadratische Abnahme erheblich verliert, so daß schon in 3 cm Tiefe auf eine karzinomschädigende Wirkung nicht mehr zu rechnen ist, verursacht die Röntgenstrahlung eine Fernwirkung. Diese fernwirkenden Röntgenstrahlen sind teils durch geeignete Filter (0,5 mm Zink oder 1 mm Kupfer mit 1 mm Aluminium), teils durch ihren Abstand von der Strahlenquelle am Orte ihrer Applikation schon so von weicheren Strahlen gereinigt, daß eine praktisch homogene Strahlung anzunehmen ist. Es kommt darauf an, diese homogene, stark durchdringungsfähige Strahlung auch in erheblicher Quantität zu erzeugen, so daß sie in ausreichender Stärke in die Tiefe gelangt. Erst die neuen Röntgenmaschinen haben diese Forderung erfüllt. Unter andern seien genannt das Symmetrie- und Neosymmetrie-Instrumentarium, der Intensivreform- und der Neointensivreformapparat, die die Radiosilexmaschine und mehrere andere Apparate. Neuerdings sind von allen bedeutenden Firmen die sog. Gleichspannungsapparate in den Handel gebracht, die es durch Aufladung von Kondensatoren ermöglichen, einen kontinuierlichen, immer gleich hochgespannten Strom zu geben; dadurch wird die Bestrahlungszeit abgekürzt, allerdings auch die Gefahr der Überdosierung erhöht. Mit diesen Maschinen gelingt es (in erster Linie werden heute Elektronenröhren gebraucht) in modernen leistungsfähigen Röhren Strahlen mit solcher Durchdringungsfähigkeit und in solcher Quantität zu erzeugen, daß sie in 10 cm Gewebstiefe je nach Abstand und Feldgröße 20, 25 und 35% der Hautoberflächendosis erreichen. Von 4 Feldern aus in Größe von 20:20 cm resp. 10:20 cm, je eines vorn und hinten und seitlich kann man mit ihnen das ganze Becken homogen bestrahlen und mit der Karzinomdosis belegen. Hier wird in einmaliger mehrstündiger Bestrahlung die Karzinomdosis erreicht und die Behandlung abgeschlossen (Methode nach Warnekros, der sich andere angeschlossen haben). Eine andere als diese sog. Großfernfeldmethode ist die von Seitz und Wintz auf drei Sitzungen mit Pausen von je 6 Wochen verteilte Behandlung mit mehreren kleineren Feldern (sog. „Röntgenwertheim"). Einheitliche Standardmethoden sind nicht möglich, sondern für jeden Fall muß rechnerisch am Phantom die beste Methode herausgesucht werden unter voller Berücksichtigung der Einzelheiten seiner Maschinen.

Auf die Notwendigkeit und Wirkung der Filter, die Bedeutung des Abstandes der Strahlenquelle von der Haut und vieler anderer Einzelheiten kann hier nicht eingegangen werden, nur soll noch einmal darauf aufmerksam gemacht werden, daß jeder, der diese Bestrahlungen unternimmt, sein Instrumentarium in allen Einzelheiten genau kennen und dauernd unter Kontrolle haben muß.

In den meisten Fällen, als aktinotherapeutische Methode der Wahl ist eine Kombination von Radium und Röntgenstrahlen sehr zweckmäßig; selbstverständlich muß auch hier rechnerisch im einzelnen die Dosis in den verschiedensten Abschnitten des Beckens bestimmt werden.

Die Wirkung ist bei den Röntgenstrahlen ähnlich wie beim Radium, sie wird nach Abklingen der ersten Allgemeinzeichen erst nach einigen Wochen sichtbar, der schließliche Verlauf ähnelt dem beim Radium.

Auch die vorläufigen Erfolge gleichen jenen, die endgültigen stehen noch aus.

Die übrigen Organe des Körpers (Herz, Lunge, Niere) lassen bei Bestrahlung der Unterleibsorgane keine Beeinflussung erkennen, nur im Blut ist als konstante Schädigung eine Abnahme der roten und weißen Blutkörperchen festzustellen, auch im Stoffwechsel scheinen Alterationen zu entstehen; sie wird in kurzer Zeit wieder ausgeglichen, wenn nicht schon eine schwere Schädigung des Körpers überhaupt besteht. Fälle mit vorgeschrittener Kachexie, Fieber oder gar Fistelbildung, auch solche mit nachweisbaren Drüsenmetastasen sind zweckmäßigerweise auch von der aktinotherapeutischen Behandlung ausgeschlossen; sie sind inoperabel und unbestrahlbar, sie sind a priori unheilbar.

Zur Erhöhung der Karzinomtherapie sowohl der operativen wie der bestrahlenden ist es zweckmäßig, stets nach Abschluß der Behandlung für eine Besserung des Allgemeinbefindens zu sorgen. Diathermie des Beckens, Bäderbehandlung, Arsen in Form der Solarsoninjektion oder ähnliches, Kasein, Aolan, Serum usw. werden empfohlen (Wintz, Seitz, Opitz u. a.), andere z. B. Bumm und Warnekros machen eine Bluttransfusion mit gutem Erfolg. Gute Kost und beste Pflege sind natürlich nach derartigen Behandlungen dringend wichtig; es ist ein dankbares Feld für den Hausarzt, in dieser Weise den Erfolg seiner ihm zurückübersandten Patientin auszuwerten und auszubauen.

Am Schluß dieses Abschnittes soll darauf hingewiesen werden, daß zur endlichen Beurteilung der Erfolge Nachuntersuchungen der Patientinnen in Abständen von $^1/_4$ Jahr über mindestens 5 Jahre hinaus dringend wichtig sind. Nur mit verständnisvoller Unterstützung der Hausärzte ist die äußerst mühevolle und undankbare Arbeit der Operations- oder Bestrahlungsstatistik durchzuführen, die aber einzig und allein über Wert und Unwert der Methoden, über richtige oder falsche Wege im Kampf gegen das Karzinom unterrichtet.

Andere Methoden zur Behandlung des inoperablen Karzinoms außer Radikaloperation und Bestrahlung haben hauptsächlich zum Ziel, die Nekrosemassen des oberflächlich zerfallenden Tumors zu beseitigen. Man stellt zu diesem Zweck das Karzinom mittels Plattenspekula ein und exkochleiert nach gründlicher Desinfektion mit dem scharfen Löffel, evtl. unter Zuhilfenahme von Schere und Pinzette die bröcklige, meist übelriechende, weil zersetzte Masse so weit, bis man auf derbere Gewebspartien kommt. Der frische Wundkrater wird dann gründlich mit dem starken elektrischen Brenner oder dem einfachen, im Kohlenbecken geheizten Glüheisen bis zur Verkohlung der Oberfläche verschorft. Andere benutzen dazu verschiedene Ätzmittel, z. B. rauchende Salpetersäure, Formalin, 70—80% Alkohol, Jodtinktur, 2—3 Eßlöffel Azeton. Vor Ausführung der Palliativmaßnahme ist eine nochmalige genaue Untersuchung in Narkose dringend notwendig und evtl. durch die Probelaparotomie zu ergänzen. Einerseits soll eine evtl. doch noch mögliche Operabilität damit festgestellt werden; andererseits aber will man sich ein Bild von der Ausdehnung des Kraters und dem Verhalten der Nachbarorgane machen. Für die Blase kann man zweckmäßigerweise einen Katheter zur Hilfe nehmen, um die Blase damit tastbar zu machen; das Rektum, das Peritoneum und die Adnexe lassen sich am besten durch die Rektalexploration beurteilen. Erst nachdem man sich eingehend über alle diese Verhältnisse orientiert hat, darf man die

Exkochleation mit der nötigen Gründlichkeit ausführen, sonst kann leicht ein Einbruch in die Blase oder das Rektum eintreten und damit das Krankheitsbild nicht besser, sondern schlechter gemacht werden. Es ist erstaunlich, wie die Patientinnen nach derartigen Eingriffen aufblühen können; die Jauchung hört auf, der Allgemeinzustand hebt sich, es tritt Gewichtszunahme ein, der Krater überhäutet sich schließlich und die Narbe schrumpft — also ähnliche Resultate wie beim Radium, nur nicht mit einer gleichen Tiefenintensität. Es sollen Heilungen für viele Jahre danach vorgekommen sein, jedoch sind hierbei wohl sicher Täuschungen hinsichtlich Inoperabilität durch parametrane entzündliche Infiltrate verursacht gewesen. Karzinommassen, die das Glüheisen nicht erreicht, werden sicher nicht spontan in größerem Maßstabe vernichtet, so daß diese Operation eben eine Palliativmaßnahme, aber eine vielfach recht leistungsfähige ist und bleibt.

Die Bedeutung der Allgemeinbehandlung wurde oben hervorgehoben. In vorgeschritteneren Stadien kommt man wegen der oft äußerst quälenden Schmerzen infolge Nervenumbackung und -quetschung durch vordringendes Karzinom ohne Narkotika nicht aus; man beginne mit schwächeren und harmlosen, die Zeit der Applikationsnotwendigkeit kann lang sein. Der häufig auftretende Dekubitus, der jammervolle Zustand, der den Patientinnen evtl. durch eine Kloakenentstehung (Durchbruch von Blase und Mastdarm in die Scheide) allmählich erwächst, verlangt aufopfernde sorgsame Pflege, um diesen unglücklichsten Todeskandidaten das Leben noch einigermaßen erträglich zu machen. Schließlich ist ein wenig menschlich liebevolle Behandlung das Einzige, was man ihnen spenden kann.

IV. Das Chorionepitheliom des Uterus.

Strenggenommen gehören Chorionepitheliome nicht in ein gynäkologisches, sondern in ein geburtshilfliches Lehrbuch; der Ausgangspunkt ist nicht irgendein im nichtschwangeren Körper präformiertes Gewebe, sondern es sind fetale Gewebsprodukte; der Trophoblast und seine Differenzierungsstadien, die Langhanssche Zellschicht und das Synzytium der Chorionzotten. Im allgemeinen, vielleicht auch absolut gilt der Satz: ohne Schwangerschaft kommt kein Chorionepitheliom vor; eine Einschränkung muß vielleicht nach ausgedehnteren Erfahrungen dahin gemacht werden, daß auch in Teratomen chorionepitheliomartige Wucherungen seitens der ektodermalen Bestandteile möglich sind, obgleich strikte Beweise bisher dafür nicht bestehen; es ist immerhin möglich bei der Vielgestaltigkeit ektodermaler Wucherungen, daß es sich nur um äußere Ähnlichkeiten handelt, z. B. in Hodenteratomen.

Das choriale Epithel hat an sich schon Eigenschaften, die sonst nur karzinomatösen oder sarkomatösen Wucherungen zukommt: gewebszerstörend, infiltrierend und gefäßeinbrechend. Frankl macht mit Hitschmann und anderen darauf aufmerksam, daß normalerweise diese Eigenschaften dem Chorionepithel verloren gehen, während sie unter den Voraussetzungen der geschwulstbildenden Fähigkeit erhalten bleiben. Schon normalerweise findet ein tiefes Hineinwachsen von synzytialen Zellsäulen in das Myometrium statt (Choriale Zellinvasion, R. Meyer), und ebenso kommen normalerweise Verschleppungen von abgerissenen

Chorionzotten und einzelnen abgeschwemmten synzytialen Zellmassenteilen (sog. synzytialen Riesenzellen) in den freien Kreislauf vor, wo sie dann in der Lunge oder irgendeinem anderen Organ bei offenem Foramen ovale abgefangen werden und meist zugrunde gehen. Abnormerweise und selten können nun aber am Nidationsort liegen gebliebene oder verschleppte choriale Elemente wuchern und eine äußerst bösartige Geschwulst entwickeln = Chorionepitheliom. Die Gründe für die Entstehung derartiger Wucherungen können in Veränderungen der Zellen selbst, ebenso auch wie beim Karzinom oder Sarkom, überhaupt jeglicher Geschwulstbildung gesucht werden. Eine Chorionzelle aber ist überhaupt anders zu bewerten wie irgendeine körpereigene Gewebszelle; es kann sehr wohl sein, daß auch in den Abwehrfermenten, die der Körper gegen das ihm körperfremde fetale Eiweiß bildet, Unstimmigkeiten sich entwickeln, die die schrankenlose Wucherung zustande kommen lassen. Sehr eigenartig ist es — und das ist der Grund dafür, daß die Wucherungen hier besprochen werden —, daß sich diese malignen Geschwülste wohl oft in zeitlich nahem Abstand von der voraufgegangenen Schwangerschaft entwickeln, aber auch erst mehrere Monate und selbst Jahre nachher auftreten können. Krösing und später Polano stellten solche Fälle aus der Literatur zusammen. Polano fand 35 Fälle, unter denen

8	Fälle	eine	2jährige	Latenzzeit
5	„	„	3 „	„
1	Fall	„	4 „	„
1	„	„	5 „	„
2	Fälle	„	6 „	„
3	„	„	7 „	„
1	Fall	„	8 „	„
2	Fälle	„	9 „	„
1	Fall	„	10 „	„
1	„	„	13 „	„

hatte. Die Fälle mit 4—13 Jahre Latenzzeit lagen zwischen dem 42. und 53. Jahr, zum Teil schon in der Menopause.

Das Durchschnittsalter beträgt für das Chorionepitheliom ca. 34 Jahre; es kommt aber auch im 17. bis zum 55. Jahr vor.

Die **pathologische Anatomie** stellt sich in ihren Hauptzügen so dar:

Makroskopisch handelt es sich um kleinere, meist über walnußgroße isolierte oder auch multiple blau- oder graurote, meist durchblutete, zundrig weiche, also leicht zerfallende, unregelmäßige Knoten, die in der Uteruswand sitzen und ins Lumen vordringen. Gegen die Muskulatur ist ihr Verhalten verschieden; meist sind sie scharf umgrenzt eingelassen, so daß sie mehr oder weniger tief im Innern des Myometriums sitzen. In anderen Fällen sind sie unscharf begrenzt und überall in die Muskularis hinein mit Strängen und Knoten vorgedrungen. Gelegentlich kann man sie innerhalb einer Vene und in ihr gegen das Parametrium oder gegen die Scheide vordringen sehen. Die Wand des Uterus kann von diesen knolligen dunkelfarbigen Geschwülsten unregelmäßig und bis an die Serosa hin durchsetzt sein. Die im Cavum uteri liegenden Massen hängen zum Muttermund oft wie ein Polyp heraus. In der Scheide sitzen sie zunächst als kleinere oder größere Knoten in der Wand und drängen das Epithel vor sich her; nach dessen Ulzeration entsteht ein zundriger, zerreißlicher, leicht blutender Krater. Auch die Vulva kann von solchen Knoten befallen werden. Über solche Knoten im Ovarium, in der Tube s. d.

Mikroskopisch handelt s sich vielfach um stromalose epithelartige Zellwucherungen, die in sehr unregelmäßigen Bluträumen liegen. Nur in einigen Fällen wird echtes Chorionzotten-Bindegewebe beschrieben. Die Zellkomplexe können den Bau der Chorionzotte im allgemeinen nachahmen, dadurch daß innen helleibige, gutabgegrenzte Zellen mit meist kleinerem dunklem Kern liegen = Langhanszellen und diese außen, d. h. dem Blutraum zu von dunkler unregelmäßiger kernreicher, aber zellgrenzenloser Protoplasmamasse, dem Synzytium, umgeben werden. Ist schon normalerweise das Synzytium nicht nur eine flache Kittmasse, die den regelmäßigen Langhanszellen aufliegt, sondern ragen schon gewöhnlich unregelmäßige Knollen und Spitzen oft mit Zellanhäufungen (sog. Riesenzelln) über die Oberfläche hinüber, so ist hier unter abnormen Bedingungen eine außerordentliche Mannigfaltigkeit in der Form des Synzytiums zu sehen; netzartige, girlandenförmige Wucherungen, Knollen- und Spangenbildungen, kompakte Zellfelder mit Vakuolen dazwischen usw.; in diesen dunklen Protoplasmafeldern finden sich die abenteuerlichsten Kernformen bis zu riesenhaften Gebilden. Gegenüber dieser typischen Form (Marchand) kann nun entweder der eine oder andere dieser Zelltypen das Feld mit seinen Wucherungen beherrschen; so kommen sowohl große Felder gut abgegrenzter Zellen als auch solche, die nur aus den grotesken Synzytialwucherungen bestehen, zur Beobachtung. In die Umgebung brechen sie zum Teil infiltrierend unter Zerstörung der Muskulatur, zum Teil intravenös unter Erweiterung der Bluträume vor.

Sekundär besteht große Neigung zu Zerfall und Nekrose und selbstverständlich auch zur Infektion.

Im Ovarium werden Luteinzysten vielfach beschrieben. Nach den Erfahrungen an der Blasenmole handelt es sich nach meiner Ansicht auch um wahrscheinlich Granulosaluteinzysten, jedoch fehlen direkte Erfahrungen bis jetzt; auch über das Verhalten des Endometriums bestehen nur einige, nicht eindeutige Bemerkungen. Spätere Aufmerksamkeit hierauf kann vielleicht manches klären.

Das klinische Bild ist beherrscht von unregelmäßigen, meist starken Blutungen, die auch nach der Probeabrasio nicht stehen, sondern wieder beginnen. Besonders verdächtig ist die zeitliche Nähe einer Schwangerschaft, vor allem einer Blasenmole; $50^0/_0$ der Chorionepitheliome kommen im Anschluß an Blasenmole, $30^0/_0$ an Abort, $20^0/_0$ an rechtzeitige Geburt; aber, wie oben gesagt, kann auch die Schwangerschaft mehrere Monate und Jahre zurückliegen.

Sekundäre Zeichen sind rasch zunehmende Anämie und Kachexie und, wie von vielen Autoren betont wird, auch Albuminurie.

Besondere Symptome bieten die metastatisch erkrankten Organe. Als solche kommen in Betracht die Lunge, Niere, Knochen usw., abgesehen von den oben schon genannten wie Scheide, Vulva, Ovarium. Die Metastasierung tritt rasch ein, und zwar meist hämatogen, da ja vor allem der intervillöse Raum resp. seine Reste und Abflußkanäle der Wucherungsort dieser fetalen ektodermalen Geschwulst ist.

Die Diagnose ist aus dieser Gruppe von Symptomen im Verein mit dem Palpationsbild und vor allem der histologischen Untersuchung der Geschwulstmassen, wie sie durch die Probeabrasio zu gewinnen sind, teils als sicher, teils auch nur als wahrscheinlich zu stellen. Der Uterus ist gewöhnlich etwas vergrößert, selten durch diese Wucherung eigentlich knollig, dazu weich, das os ext. etwas geöffnet, in ihm fühlt man schwammige Massen wie Plazentarpolypen. Ein blauroter submuköser Knoten in der Scheide läßt im Verein mit den genannten Zeichen Sicherheit gewinnen. Histologisch ist aus den oben beschriebenen Bildern die Diagnose zu formulieren, allerdings über die Malignität schwer etwas zu sagen; das kann nur der klinische Verlauf.

Verlauf: Es ist eine Reihe von Fällen beschrieben, in denen nach der Exstirpation typischer Chorionepitheliome mit allen histologischen Zeichen höchstabnormer Zellwucherung dauernde Heilung eingetreten ist, ja selbst dann, wenn die Geschwulst nur unvollständig entfernt wurde; es muß in diesen Fällen der Körper offenbar die malignen Eindringlinge selbst überwunden haben (cf. neuerdings Engelhorns Fall). Meist aber ist diese Geschwulst hochgradig maligne, Metastasen treten rasch auf und unter schwerer Kachexie oder Zeichen, die auf besondere Lokalisation der Tochtertumoren zurückzuführen sind (Apoplexia cerebri usw.), gehen die Frauen in wenigen Wochen resp. plötzlich jammervoll zugrunde.

Die Prognose ist also wohl vorsichtig, aber mit großer Wahrscheinlichkeit doch als höchst unsicher und fast ungünstig zu stellen.

Die Therapie hat heute zwei Wege:

1. Die möglichst frühzeitige und ausgiebig durchgeführte Radikaloperation der befallenen Organe.

2. Die Aktinotherapie, die nach neueren Mitteilungen schon mit kleinen Dosen überraschende Erfolge erzielt, vorausgesetzt, daß diese Dosen homogen den Unterleib ganz durchstrahlen; über die Höhe der Strahlendosis besteht noch keine Einigkeit.

Die Tumoren des Beckenbindegewebes.

Die Anatomie des Beckenbindegewebes mit seinen verschiedenen Formationen, wie Arterien, Venen, Lymphgefäßen, Nerven, Ganglienzellen, fibrillärem Bindegewebe in lockerer und straffer Form, Muskelfasern ist früher besprochen, ebenso wie die Reste der Urniere und des Gartnerschen Ganges, sowie deren Zystenbildungen im Kapitel VIII gewürdigt wurden. Besondere Epithelformationen fehlen; so ist es erklärlich, daß epitheliale Tumoren nur unter bestimmten Voraussetzungen vorkommen können; Aberrationen von Nachnierenteilen, vielleicht aus dem sog. Zwischenblastem sind von Rob. Meyer nachgewiesen, evtl. kommen auch Versprengungen von Urnierenteilen vor, deren unterer Pol ja mit dem Ansatzpunkt des Lig. rot. und Lig. ovarii propr., d. h. dem ursprünglichen Urnierenleistenband abschließt. Karzinome dieser Gewebsaberranten sind nicht sicher bekannt geworden, wohl aber einige Adenofibrome sowohl im Lig. rot. als auch zwei im Lig. ovarii proprium. Weiterhin werden Blastomerenbildungen in Gestalt von Dermoidzysten und einige kleine Hypernephrome (Marchand) gefunden. Im übrigen aber handelt es sich um Fibrome, Fibromyome resp. Myome, Lipome und Sarkome. Alle sind seltene Vorkommnisse, so daß noch kasuistische Mitteilungen gutbeobachteter Fälle zur Abrundung der Einzelbilder von Wert sind. Eine kurze Übersicht mag ungefähr orientieren. Um Mißverständnisse zu verhüten, sei besonders betont, daß nur solche Geschwülste hier besprochen werden sollen, die als selbständige Bildungen im Beckenbindegewebe entstanden und nicht etwa solche, die von der Nachbarschaft, vor allem vom Uterus und Ovarium als intraligamentäre Geschwülste hineingewachsen sind; über diese ist bei den entsprechenden Primärtumoren genügend gesprochen worden.

1. Die primären Tumoren des Ligamentum latum. Im oberen Teil des breiten Bandes sind gestielte Geschwülste selten beobachtet, knapp ein Dutzend sind bekannt; sie hängen gestielt in den Bauchraum hinein und sind meist Myome oder Fibrome bis zu mehreren Kilogrammen Gewicht (Amann). Hannes beschrieb ein 700 g schweres Sarkom und erwähnt drei ältere ähnliche Beobachtungen.

In den tieferen Teilen des Ligamentum latum kommen sie als intraligamentäre Bildungen etwas häufiger vor; Frankl nennt ca. 200 Fibrome oder Myome und ca. 55 Sarkome. Diese können ganz exzessive Größenmaße erreichen, bis zu 30 und mehr, ja 40 kg. Gewöhnlich verdrängen sie die Organe, den Uterus, die Blase, den Mastdarm, vor allem aber den Ureter stark und wachsen in den Bauchraum hinein oder sie drängen gegen die Scheide oder die Vulva und auch durch die Incisura ischiadica maj. unter die Glutäen vor. Vereinzelt sind auch sichere Lipome und Liposarkome hier beobachtet. Über Lokalisation des Sarkoms im Septum rectovaginale berichtet Szamek, nach ihm sind 59 Fälle beobachtet und beschrieben. Einen sehr seltenen Tumor sah Stoeckel in Gestalt eines faustgroßen Ganglion-Neuro-Fibrom, das in der Gegend der Iliakalgefäße felsenfest fixiert war und sich ins Lig. lat. hinein entwickelt hatte. Bohnen beschrieb ein paravaginal entwickeltes Rankenneurom.

Die retroperitonealen Dermoide sind durch ihre besondere Lokalisation neben, vor oder hinter dem Rektum oder am Beckeneingang mit der Tendenz nach abwärts gegen den Damm vorzuwachsen, charakterisiert; in der vorderen Hälfte des Beckens sind keine Dermoide bekannt. Ihre Größe geht selten über die eines Kindskopfes hinaus.

Besonders bemerkt werden soll, daß die retroperitonealen Lipome, die seitlich im Bauch in der Nachbarschaft der Nierenkapsel sich entwickeln und exzessive Größe bei stark knolligem Bau erreichen, auch tief ins Beckenbindegewebe hineinwachsen können und einen Primärtumor hier vortäuschen; sie sind relativ häufig prognostisch durchaus nicht rein gutartig, sondern neigen sehr wohl zu Rezidiven und Kombinationen mit Sarkomen.

Beckenchondrome, deren intrapelvine Formen sich fast stets in der Nachbarschaft der Articulatio sacroiliaca entwickeln, und Beckenwandsarkome haben differentialdiagnostische Wichtigkeit.

2. Die primären Tumoren des Lig. rotundum. Sie kommen als Fibrome oder Myome vor und außerdem sind einige Adenofibrome und selten Sarkome beschrieben.

a) Die größere Zahl aller hierher gehörigen Fälle sind extrapelvin, d. h. außerhalb des Leistenkanales gelegen; hier sind auch die Adenofibrome beobachtet. Die Größe dieser Tumoren ist meist walnuß- bis taubeneigroß, selten wie eine Faust, nur ausnahmsweise größer (Emanuel). Sie drängen das große Labium vor und können mit Leistenbrüchen, z. B. Netzhernien verwechselt werden.

b) In geringer Zahl sitzen sie im Abschnitt vom inneren Leistenring bis an den Uterus heran. Die Größe dieser intrapelvinen Ligamenttumoren ist meist viel erheblicher wie die der extrapelvinen, da sie später Beschwerden machen. Entweder drängen sie das Ligament auseinander oder sitzen ihm breit oder schmäler gestielt auf. Doppelseitigkeit ist selten.

3. **Die primären Tumoren des Lig. ovarii propr.** Nur einige
wenige Male sind Myome oder Fibrome hier beobachtet, von R. Meyer
und Sitzenfrey je ein zystisches Adenofibrom; ich selbst sah ein kinds-
kopfgroßes, zum Teil hyalines, zum Teil zystisch erweichtes Myom,
das das Lig. ovarii propr. völlig ersetzt hatte.

4. Auch am **Sakrouterinligament** wie auch am Lig. **infundibulo-pelvicum** sind vereinzelt Fibrome beschrieben.

An sekundären Veränderungen kommen natürlich hyaline Entartung,
schleimige Erweichung, Nekrosen und Lymphangiektasien mehrfach zur
Beschreibung.

Die Symptome der intrapelvinen Tumoren bestehen, soweit es sich
nicht um freibewegliche gestielte Tumoren handelt, die lange ohne Beschwerden getragen werden können, vor allem in Verdrängungserscheinungen und Druckbeschwerden. So kann die Urinentleerung, ebenso
die des Mastdarmes stark beeinträchtigt sein; Schmerzen bei der Regel,
Verstärkung der Blutung sind Folgen der Uterusdislokation. Bei Druck
auf den Ureter kann es zu Hydronephrosen kommen, Bedrängung der
Nerven des Sakralplexus verursacht sehr erhebliche Ischiasbeschwerden.

Die Diagnose muß sich meist mit der Feststellung eines intrapelvinen Tumors begnügen; es gelingt natürlich, aus der Lage der verdrängten
Organe und seiner Fixation die intraligamentäre Lagerung zu eruieren,
aber der Ausgangspunkt ist meist nicht festzustellen, eine schmale Stielverbindung zum Uterus nicht auszuschließen, oder der intraligamentäre
Ovarialtumor nur bei sicherer Tastung des gleichseitigen Ovars abzulehnen; allerdings sind zystische intraligamentäre Tumoren durch die verschiedenartige Konsistenz abzugrenzen. Auch intra operationem kann
der Ausgangspunkt erst durch genaue Erforschung der Stielverhältnisse
festgestellt werden, was immerhin erhebliche Schwierigkeiten verursachen
kann. Über die Natur des Tumors orientiert die histologische Untersuchung.

Die Therapie kann lediglich in der operativen Entfernung bestehen.
Sie kann leicht und ohne alle Schwierigkeiten bei gestielten Tumoren
durchgeführt werden. Bei intraligamentären, stark verdrängenden Neubildungen kann sie ebenso schwierig sich gestalten; vor allem muß die
Lage des Ureters durch seine Aufsuchung oberhalb des Tumors erkund-
schaftet werden; Venendilatationen und -konvolute können die Ausschälung äußerst mühsam und blutreich machen. Es kommt darauf an,
möglichst die Kapsel zu finden, dann kann man in der richtigen Schicht
den Tumor gewöhnlich bequem aushülsen und herauswälzen.

V. Die Tumoren der Vagina.

Durch die gesamte einschlägige Literatur zieht sich ein Erstaunen
darüber, daß weder die Scheide noch die Vulva ein Prädilektionsort für
irgendwelche Neubildungen ist, obgleich doch die Größe und Zahl der
Insulte für relativ groß gehalten werden muß und wird; es will das gar
nicht in die Reiztheorie für die Geschwulstgenese passen. In der Tat
ist die Zahl der Vaginal- und Vulvatumoren sehr gering, so daß z. B.
die gutartigen Tumoren bisher kaum aus dem Stadium der Kasuistik
herausgekommen sind.

In der Scheide findet sich als Geschwulstmatrix geschichtetes Plattenepithel, das dem Müllerschen Epithel entstammt und normalerweise

keine drüsigen Einsenkungen zeigt, fibrilläres Bindegewebe und glatte Muskulatur, Blut- und Lymphgefäße und Nerven; außerdem lassen sich gelegentlich seitlich in der Scheidenwand Reste des Gartnerschen Ganges feststellen (vgl. Kap. VIII). Entsprechend diesen verschiedenen Gewebsformationen findet man Tumoren der Bindegewebsreihe und des Epithels, gutartige und bösartige.

a) **Die bindegewebigen Tumoren der Scheide. 1. Fibrome und Myome.** Eine strenge Scheidung ist nicht möglich, da die Literatur hierin völlig unzureichend ist; vgl. Myome des Uterus. Von Zeit zu Zeit sind die publizierten desmoiden Tumoren gesammelt, 1883 fand Kleinwächter 53 Fälle, Müller bis 1905 noch 112 Fälle dazu und Giesecke bis 1914 weitere 30; mit der neueren Kasuistik zusammen sind im ganzen einige über 200 Fibrome und Myome der Scheide publiziert, so daß man ein ungefähres Bild über ihre Bedeutung gewinnen kann.

Die vordere Wand ist mit drei Viertel aller Fälle vor der hinteren Scheidenwand bevorzugt, ebenso die Mitte der Wand gegenüber den seitlichen Wandpartien. Diese Tumoren kommen in jedem Alter vor, sind von Williams bei einer Neugeborenen und von Meinert bei einer Greisin festgestellt, am häufigsten ist das geschlechtsreife Alter befallen. Das Vorkommen der Vaginalmyome in den Kinderjahren ist gegenüber dem andersartigen Verhalten der Uterusmyome bemerkenswert (vgl. diese).

Die Größe der meist solitären Knoten ist in der Mehrzahl die eines Tauben- oder Hühnereies, aber auch erbsengroße, wie faust- und kindskopfgroße Tumoren kommen vor. Sie sitzen meist breitbasig der Vaginalwand auf, heben sich nur selten soweit heraus, daß sie gestielt sind. Gewebliche Beziehungen zu der Vaginalmuskulatur konnten mehrfach nachgewiesen werden, in anderen Fällen schien der Ursprungsort das Septum urethrovaginale zu sein, wie Verdrängungserscheinungen der unteren Blasenwand vermuten ließen, die gewöhnlich fehlen.

Sekundäre Prozesse sind hyaline Degeneration, Erweichung, Lymphangiektasen, Drucknekrose des Epithels und Ulzeration mit folgender Infektion und Jauchung; über Nekrose ist nichts Spezielles bekannt.

Vereinzelte Myome, besonders im hinteren Scheidengewölbe zeigten Epitheleinschlüsse in Form unregelmäßiger Schläuche; ob hier Adenomyome des Wolffschen Ganges vorliegen, wie viele Autoren meinen, erscheint wohl nach dem früher bei Adenomyomen Gesagten mehr als fraglich; jedenfalls muß die adenomyometritische Wucherung, wie sie besonders im hinteren Scheidengewölbe beschrieben wurde, ausgeschlossen werden.

Das klinische Bild ist beherrscht, wenn überhaupt Beschwerden geklagt werden, durch Prolapsgefühl, Schwere im Unterleib, Druck, Kompression der Blase, des Mastdarms, Drängen zum Wasserlassen und Stuhlerschwerungen; bei Ulzerationen kommt natürlich der Ausfluß der Ulkus-Wundsekretion hinzu. Die Beschwerden steigern sich, wenn die Knoten aus dem Introitus vaginae vordrängen und durch ein Mißverhältnis zwischen Weite des Introitus und Größe des Tumors am Rücktritt verhindert werden.

Die Diagnose hat in erster Linie zu unterscheiden zwischen Zystozele (Austasten der Blase mit dem Katheter resp. Zystoskopie), Scheidenzysten und den Myomen, macht aber im allgemeinen keine Schwierigkeiten; bei ulzeriertem Tumor kann Karzinomähnlichkeit entstehen (Probeexzision).

Die **Therapie** besteht in der operativen Ausschälung; Finden der richtigen Schicht, Vorsicht vor Blasen- oder gar Ureterverletzungen sind die Hauptpunkte. Bei besonders großen Tumoren und unzugänglichem Introitus kommen evtl. Hilfsschnitte (paravaginaler Schnitt) in Frage.

2. Das Sarkom der Scheide ist noch seltener als das Myom; etwas über 100 Fälle meldet die Kasuistik. Die neuere Literatur unterscheidet, besonders nach Vorschlag von Kolisko, das Vaginalsarkom der Erwachsenen von dem der Kinder.

α) **Das Sarkom der Erwachsenen** erscheint im allgemeinen unter dem Bilde des Myoms in Knotenform, die Konsistenz ist weicher, markiger, wenn auch vielfach noch faserig. Zerfallsherde, Lymphangiektasien, Blutungen usw. machen das Bild bunter als beim Myom, Ulzerationen treten leichter auf. Histologisch sind Rund- und Spindelzellen-, polymorphzellige Sarkome bekannt, teils auch in alveolärer Anordnung.

Ein genaues klinisches Bild ist vorerst nicht zu zeichnen. Der Tumor macht ähnliche Erscheinungen wie das Myom, wächst aber schneller; die Abgrenzung soll makroskopisch lange deutlich bleiben. Bei den innigen Gewebsbeziehungen zur Nachbarschaft ist aber die Prognose sehr trübe.

Die **Diagnose** kann aus der Weichheit von Scheidenwandknoten, aus zundrigem zerfallenem Gewebe vermutet und durch die Probeexzision gestellt werden.

Die **Therapie** muß entsprechend den Grundsätzen beim Karzinom möglichst radikal sein; neuerdings aber hat die Aktinotherapie gute Aussichten, wenn es gelingt, das ganze Becken gleichmäßig mit ca. 70 bis 80% HED zu belegen (vgl. Bestrahlungstherapie beim Uteruskarzinom). Bei der Seltenheit der Affektion fehlen aber bisher die Erfahrungen.

β) **Das Sarkom der Kinder.** Ca. 40—45 Fälle dieser Art hatten in der überragenden Mehrzahl einen ausgesprochen traubigen Charakter; die Scheide ist häufig mit diesen Trauben übersät, in anderen Fällen sind sie zu größeren Bündeln zusammengefaßt und ragen polypenartig zum Introitus hinaus. Bei weitem bevorzugt sind die ersten drei Kinderjahre, selten findet man es auch in späteren Jahren. Die Träubchen sind $^1/_2$-erbsen- bis bohnengroß, histologisch bestehen sie teils aus zartem Fibrillengewebe, teils aus mehr oder weniger dicht gelagerten Rundzellen, sternzelligem Bindegewebe, jungen gestreiften und glatten Muskelzellen; Fett-, Knorpel-, Knochen- und Epithelformationen finden sich nicht. Trotzdem müssen diese Sarkome, zum mindesten die mit quergestreiften Muskelfasern als heterologe Tumoren entsprechend den mesodermalen Mischgeschwülsten des Uterus (s. d.), aufgefaßt werden (Aberration oder Differenzierungshemmung frühembryonaler mesodermaler Zellen).

Die **Diagnose** dieser traubigen Sarkome der kindlichen Scheide ist durch das polypöse Hervorragen der Träubchen aus dem Scheidengang möglich. Die Eltern oder das Pflegepersonal werden durch blutigen, schmierigen Ausfluß auf das verderbenbringende Leiden aufmerksam. Der untersuchende Arzt findet die Scheide dann häufig so ausgedehnt, daß ein Gänseei darin Platz haben kann, und diesen Raum mit den Trauben ausgefüllt; er kann sie leicht ausdrücken oder durch Abkratzen entfernen.

Obgleich die Wucherungen zunächst subepithelial entstehen und lumenwärts vordringen, ist doch die **Prognose** wahrscheinlich infaust. Schnell tritt das Rezidiv ein und dringt gegen die Blase und in die inguinalen und hypogastrischen Lymphdrüsen vor; die kleinen Kinder gehen an Kachexie oder Peritonitis innerhalb weniger Monate zugrunde.

Die Therapie ist bisher trotz versuchter Totalexstirpation des Genitales operativ machtlos, auch die Radiotherapie hat wohl vorübergehende, aber keine Dauererfolge gehabt. Jedoch bei der Seltenheit der Affektion fehlen Erfahrungen auch über die Radio- resp. Röntgensensibilität der einzelnen kindlichen Gewebe.

b) Die epithelialen Tumoren der Scheide. 1. Papillome: Es scheint, als ob vereinzelt gutartige echte Papillome von Hühnereigröße gestielt in einem Knoten oder multipel auf größere Wandbezirke verteilt vorkommen. Es handelt sich dabei um echte Tumoren des Epithels, das in mehrschichtigen dicken Lagen und voller Reife ihrer Zellen sich ins Lumen stachel- oder blumenkohl- oder büschelartig erheben und das subepitheliale Bindegewebe nachziehen kann (Fälle von Müllerklein, Walter, Hallauer); Kiesselbachs Fälle scheinen mir nicht sicher gegen die entzündliche Genese abzugrenzen zu sein. Spitze Kondylome sind entzündliche Epithelhyperplasien (siehe Kap. V). Hier bedarf es dringend weiterer exakter Beschreibungen.

2. Das Carcinoma vaginae. Auf ca. 30—35 Uteruskarzinome rechnet man ein primäres Vaginalkarzinom, unter allen Karzinomen bei Frauen überhaupt diese Neubildung nach Gurlt, Schwarz, Williams mit $0,2$—$0,4\%$ Häufigkeit. Das Prädilektionsalter liegt zwischen 30 bis 60 Jahren mit zwei Drittel aller Fälle, wobei die einzelnen der drei Dezennien ziemlich gleichmäßig beteiligt sind; es sind aber auch Scheidenkarzinome bei Kindern bekannt: Aschheim im 8. Monat, Smith im

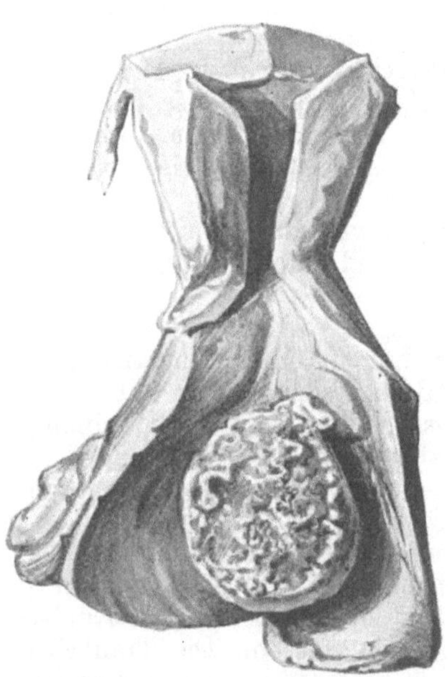

Fig. 321. Carcinoma vaginae (primär).

14. Monat, Breisky im 2. Jahre, Quersant im $3^{1}/_{2}$. Jahre, Johannowsky im 9. Jahre (nach Schlund, Dissert. Freiburg 1913), vier Fünftel der Fälle sind Mehrgebärende, ein Fünftel Nullipare. Besondere Dispositionen, etwa bei Prolapsen, sind nicht zu eruieren; unter Neugebauers 330 Fällen, die jahrelang ein Pessar trugen, fanden sich 9 Scheidenkarzinome.

Pathologische Anatomie.

Makroskopisch erscheint das Scheidenkarzinom entweder als mehr oder weniger erhabene, beetartige, regelmäßige oder unregelmäßige Wucherung (Fig. 321) mit kleiner oder größer granulierter Oberfläche oder papillären Warzen oder als unregelmäßiges Ulkus mit wulstigen, aufgeworfenen Rändern, harter Basis und markigem zerfallenem Grund. Die allgemeine Begrenzung kann bei beiden sehr unregelmäßig sein, ebenso die Ausdehnung in der Fläche und Tiefe; es gibt solche mit nach allen Seiten gerichteter Wachstumstendenz, so daß ein flächenhafter Krebs

entsteht, aber auch solche, die mehr ringartig wuchern und die Scheide
stenosieren. Bevorzugt ist vor allem das obere hintere Drittel, also das
Scheidengewölbe und seine Nachbarschaft, die Vorderwand ist viel
seltener befallen.

Mikroskopisch herrscht das verhornende und nicht verhornende
Plattenepithelkarzinom vor, Formen, wie sie beim Zervixkarzinom als
Karzinome mit Tendenz zur Plattenepithelentwickelung in beginnender,
mittlerer und vorgeschrittenererDifferenzierung beschrieben sind (Fig. 322
u. 323). Es handelt sich um Zapfen von soliden Epithelmassen, die in
breiten Lagen beieinander liegen und im Zentrum der Zapfen häufig ein
Lumen bilden; die an der Peripherie des Zapfens, Knotens oder Schlauches
stehenden Zellen sind meist zylindrisch, die weiter dem Zentrum zu ge-

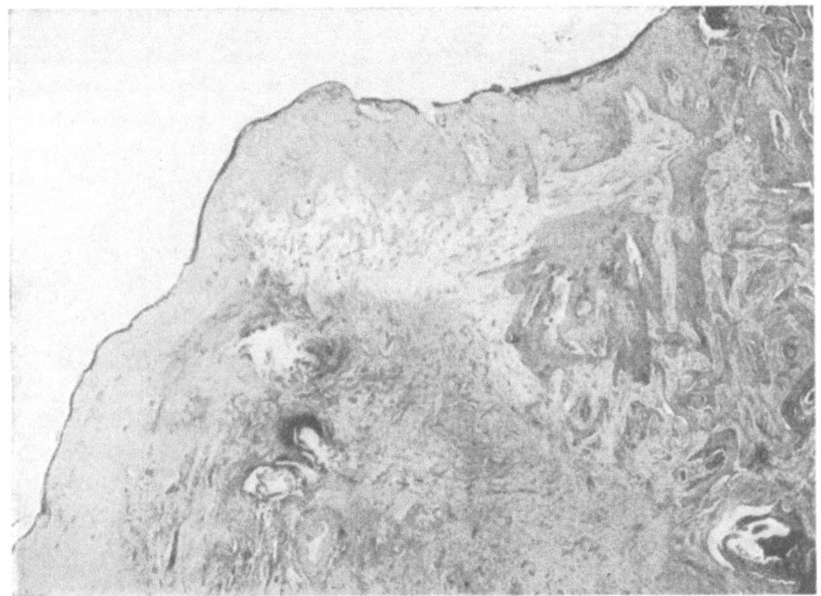

Fig. 322. Plattenepithelkrebs der Scheide.

legenen platten sich mehr und mehr ab; sie können nun, in den einzelnen
Formen verschieden vollständig, den Charakter abschilfernder Plattenepithelzellen im Zentrum annehmen, nachdem die tiefen Epithellagen hell
und polygonal waren und mit doppelt-konturierten Grenzen aneinander
lagen, andere können ausgesprochene Verhornung aufweisen, wieder
andere mehr gleichartigen Zellcharakter zeigen.

Aber ebenso wie in der Zervix hat das Müllersche Epithel auch im
Bereich der Vagina die Fähigkeit, sich nach der Zylinderepithelseite hin
zu entwickeln, allerdings nur in einem kleinen Prozentsatz. Die Annahme
von präformierten Zervixdrüsen als versprengte Formationen scheint
mir für das Verständnis der Adenokarzinome in der Vagina nicht notwendig; sie sind meines Erachtens ein Analogon zu den Plattenepithel-
krebsen auf dem primär drüsig differenzierten Boden des Corpus uteri.
Wie weit die Differenzierungsfähigkeit der Adenokarzinome in der
Scheide geht, kann ich nicht sagen, jedenfalls nicht ob Bilder wie der
hochdifferenzierte Zylinderepithelkrebs des Corpus uteri hier beobachtet

werden; reichlich drüsige Formationen mit mehr- und einzeiligem Wand-
belag ohne allzu große Differenzierung sind mehrfach beschrieben. Ich
selbst sah drei Fälle von beginnender drüsiger und zylinderzelliger Differenzierung, indem in kleinen Alveolen mittelgroße kubische Zellen sich
um Lumina im Kreis formierten und die Muzikarminfarbe annahmen.

Die mehr oder weniger starke Bindegewebsbeteiligung gibt die Mannigfaltigkeit, die sich äußerlich als Medullär- oder Scirrhuskrebse ausdrückt.

Sekundärer Zerfall und Infektion sind selbstverständlich ähnlich
wie beim Kollumkrebs.

Die Ausbreitung des Krebses erfolgt zunächst per continuitatem,
vor allem ist, entsprechend dem Prädilektionssitz an der Hinterwand,
die Rektumvorderwand gefährdet; aber auch nach den Seiten auf das

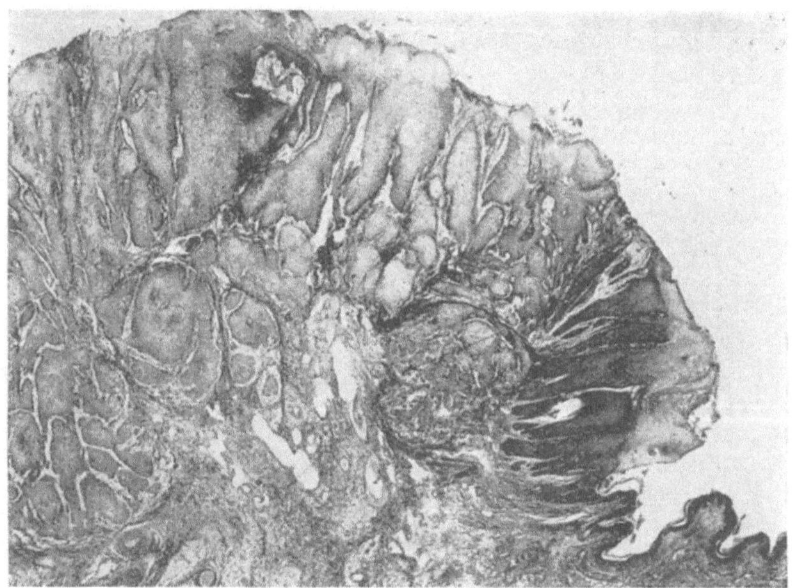

Fig. 323.　Plattenepithelkrebs der Scheide.

paravaginale Bindegewebe greift das Karzinom über und mauert bald
den tieferen Raum des kleinen Beckens einerseits oder beiderseits mit
derben Infiltratmassen aus.

Als regionäre Lymphdrüsen kommen die para- und retrorektal
gelegenen sakralen und die vereinzelten parametranen, weiter die hypogastrischen in Betracht, soweit das Karzinom im oberen und mittleren
Drittel sitzt; für das untere Drittel ist die erste Lymphdrüsenetappe in
der Leistenbeuge gelegen. Nach verschiedenen Feststellungen sind bei
ca. 50 % der in Behandlung kommenden Scheidenkrebse die Lymphdrüsen noch nicht beteiligt.

Über hämatogene Metastasierung ist wenig bekannt; Jakobsberg
sah eine osteoblastische Tibiametastase, berichtet auch von solchen in
Kreuzbein und Darmbein.

Die Symptomatologie deckt sich in vielen Punkten mit der beim
Kollumkarzinom. Vor allem wichtig ist die Blutung bei intravaginalen
Berührungen: Kohabitationen, Spülungen, Untersuchungen; zweitens der

Ausfluß, der eitrig, sanguinolent oder jauchig sein kann. Schmerzen treten auch hier erst spät ein, desgleichen Beschwerden von seiten des Rektums oder der Blase. In späteren Stadien ist die Kachexie selbstverständlich. Der schließliche Tod tritt entweder durch Peritonitis oder häufig durch Urämie infolge Einmauerung der Ureteren ein.

Die Diagnose macht bei Palpation, Spekulumuntersuchung und evtl. Probeexzision keine Schwierigkeiten. Die verschiedenen Ulzera, die hier in Betracht kommen, sind in Kapitel V besprochen. Bei dicken wulstigen Dekubitusrinnen kann lediglich die Probeexzision zum Ziel führen.

Die Prognose ist als schlecht zu bezeichnen, nur Anfangsstadien können geheilt werden. Es liegt das hauptsächlich darin begründet, daß die Scheide noch inniger mit der Nachbarschaft durch große Venen und Lymphbahnen und lockermaschiges, widerstandsloses Bindegewebe verbunden ist als der Uterushals. Das Karzionm hat also Gelegenheit sich rasch auszubreiten, meist bevor es zur Erkenntnis kommt. Zweitens aber findet, da das Karzinom gerade rasch auf die Blase und das Rektum in seiner nächsten Nachbarschaft übergreift, die operative Therapie hierin gefürchtete Hindernisse, die sie wegen der Erhöhung der Operationsgefahren nur ungern angreift. So kommen also zwei Faktoren, frühzeitige unbemerkte Ausbreitung und ungenügender Radikalismus im Operieren zueinander und bewirken die trübe Prognose beim Scheidenkarzinom.

Die Therapie hat dementsprechend möglichst früh anzugreifen; die gleiche Mahnung an Ärzte und Patienten gilt auch hier wie beim Kollumkarzinom. Im übrigen soll sie möglichst radikal vorgehen. Es besteht heute noch keine festumrissene Operationsmethode für das Scheidenkarzinom; dazu ist es zu selten. Keiner der probierten Wege ist wirklich durchgearbeitet, jeder vor diese Aufgabe gestellte Operateur hat versucht, teils mit der vaginalen Totalexstirpation, teils auf perinealem Wege, teils auf sakralem Wege vorwärts zu kommen.

Für hochsitzende Scheidenkarzinome genügt wahrscheinlich Wertheims abdominelle erweiterte Radikaloperation mit besonders ausgiebiger Berücksichtigung des Beckenbindegewebes. Für solche im mittleren Drittel, die noch völlig beweglich sind, scheint mir auf Grund eigener Erfahrung die Schautasche erweiterte vaginale Totalexstirpation das richtige Verfahren zu sein. Bei Übergriff auf das Rektum aber muß zweifellos eine Resektion des unteren Mastdarmteiles unter gleichzeitiger Ausräumung der regionären Lymphdrüsen durchgeführt werden.

Wie groß Operabilität, primäre Mortalität, Heilungsprozent der Operierten und schließlich die absolute Leistung hier sind, läßt sich bei der Spärlichkeit des Materials und bei der wechselvollen Art des operativen Vorgehens bisher nicht entfernt beurteilen.

Unter diesen Umständen hat die Strahlentherapie ein dankbares Feld; die Schwierigkeiten sind aber auch hier sehr groß durch die Nachbarschaft von Blase und Rektum und durch den leichterfolgenden Übergriff des Karzinoms hierhin. Sicher ist der hier besonders schmale Weg zwischen Überdosierung in der Nachbarschaft und Unterdosierung im Karzinom sowohl bei Anwendung des Radiums wie der Röntgenstrahlen schwer zu finden. Am günstigsten wird wie beim Kollumkarzinom hier die homogene Beckendurchstrahlung mit der Karzinomdosis sein. Die Erfahrungen sind naturgemäß noch keinesfalls ausreichend für ein Urteil, wenn auch schon vereinzelt über gute Erfolge berichtet wurde.

VI. Die Tumoren der Vulva.

Auch die Vulva ist, wie schon bei den Scheidentumoren bemerkt, nur selten Sitz von Geschwülsten, trotzdem ekto- und entodermale Gewebsabkömmlinge und mannigfache Gewebsformationen am Vulva-aufbau beteiligt sind. Das eigentliche Vestibulum, also vor allem das Urethralfeld, Sulcus nympho-hymenalis und hintere Fossa navicularis sind Produkte des entodermalen Sinus urogenitalis; alles andere, also kleine und große Labien, Praeputium clitoridis und Glansüberzug der Klitoris sind ektodermale Gebilde; Talg- und Schweißdrüsen im ekto-dermalen Gebiet, Schleimdrüsen im entodermalen Bereich, im übrigen verhornendes Plattenepithel und nicht verhornendes, aber gut geschich-tetes Sinusepithel; fibrilläres Bindegewebe und reiches Fettgewebslager unter dem Korium der großen Labien; Blut- und Lymphgefäße und Nerven, glattes Muskelgewebe strahlt von den Ligg. rot. aus in die Labien aus. Man sieht, an Mannigfaltigkeit in der Geschwulstmatrix ist hier kein Mangel. Von Tumoren sind gut- und bösartige, epitheliale und binde-gewebige bekannt geworden. Einige von den beschriebenen Formen sind noch durchaus nicht klar in ihrer Deutung und Existenz, so Neurome, Angiome im Sinne echter Tumoren gegenüber den nicht seltenen lokalen oder mehr ausgebreiteten Phleb- oder Lymphangiektasien, Myxome als Geschwülste embryonalen Schleimgewebes im Gegensatz zu schleimig er-weichten Myomen oder Fibromen, Enchondrome und Teratome; es fehlt hier überall der exakte histologische Nachweis. Lassen wir diese Ge-schwülste bis zu besser fundierten Publikationen vorläufig außer acht, so kommen folgende Gruppen von Tumoren an der Vulva zur Beobachtung.

1. Tumoren der Bindegewebsreihe: a) Fibrome und Myome. Die Myome nehmen häufig von den Ausläufern des Lig. rot. ihren Ursprung, sind aber im allgemeinen klein (s. Tumoren des Lig. rot). Die Fibrome entstehen wahrscheinlich im Unterhautzellgewebe, sowohl an den großen wie kleinen Labien und auch am Praeputium clitoridis; sie wachsen wie alle Fibrome expansiv und drängen die Haut vor sich her. Je nach ihrer Tiefenlage sitzen sie breitbasig im Gewebe und wölben sich nur kup-penartig vor, oder sie ziehen die Unterlage zu einem Stiel aus und werden dann als Fibroma pendulum oder Fibroma molluscum bezeichnet. Ihre Größe schwankt von Erbsengröße über Hühnerei-, Orangen-, Faustgröße bis zu erheblichen Tumoren, die bis zu den Knien herunterhängen können; solche großen Geschwülste können 8 bis 10 Pfund wiegen.

Sekundäre Prozesse sind Erweichung, Ulzeration, Infektion. Die Diagnose hat sich an die allseitige scharfe Abgrenzung des Knotens zu halten, um Verwechselung vor allem mit Hernien zu vermeiden.

Die Therapie besteht in Ausschälung oder Abtragung der Ge-schwulst.

b) Das Lipom (Fig. 324). Äußerlich kann das Lipom in Sitz und Größe dem Fibrom durchaus ähneln; auch hier findet man breitbasige Erhebungen verschiedenster Größe und an einem Stiel pendelnde Tumoren. Maximow beschrieb eine Fettgeschwulst von 8 Pfund Gewicht und erwähnt, daß Stiegele vor längeren Jahren eine gleiche von 10 Pfund als die größte publiziert hat. Lorclace sah in New-Mexico ein 20,0 kg schweres Lipom. Die ausgeschälte Geschwulst ist gelappt und besteht meist aus reinem Fettgewebe.

c) Das Sarkom der Vulva. Es ist als Rund- und Spindelzellen-sarkom bekannt, desgleichen als polymorphzelliges; sein Ursprungsort ist das große und kleine Labium, auch die Klitoris. Zunächst wächst es gewöhnlich in Knotenform, allseitig gut abgegrenzt, später findet sich mehr diffuser Übergang in die Umgebung; gegenüber dem Fibrom, mit dem es äußerliche Ähnlichkeit hat, ist es weicher, unelastisch, wächst auffällig rasch ·und führt bald zu Hautulzerationen, wodurch dann der markig-zundrige Charakter zutage kommt. Die Zahl der einschlägigen Fälle ist noch zu gering, um ein klares Bild über Verlauf, Prognose, Propagation in die Nachbarschaft, Lymphdrüsen und entferntere Organe zu gewinnen. Die Diagnose ist im Zweifelsfall durch eine Probeexzision zu klären. Die Therapie kann operativ nur möglichst radikal sein; die Röntgentiefentherapie hat hier sicher ein dankbares Betätigungsfeld.

Eine besondere Form, die ca. 40 % aller Vulvasarkome ausmacht, ist das **Melanosarkom**. Es handelt sich hier um einen pflaumen-

und hühnerei- bis faustgroßen Knoten mit meist höckeriger Oberfläche und Neigung zu oberflächlicher Ulzeration, der vor allem durch seine rauchgraue, schwärzlich-bräunliche Farbe auffällt. Histologisch ist es durch spindelige oder ovale mittelgroßleibige Zellen aufgebaut, von denen viele mit schwarzbraunem Pigment vollgepfropft sind; die Zellen liegen in Feldern und Zügen oder Alveolen abgeteilt beieinander. Der Ausgangspunkt ist wahrscheinlich die zu besonderer Pigmentation neigende Haut der Vulva selber, in anderen Fällen haben sich diese Geschwülste auf Nävusstellen entwickelt. Das Labium majus

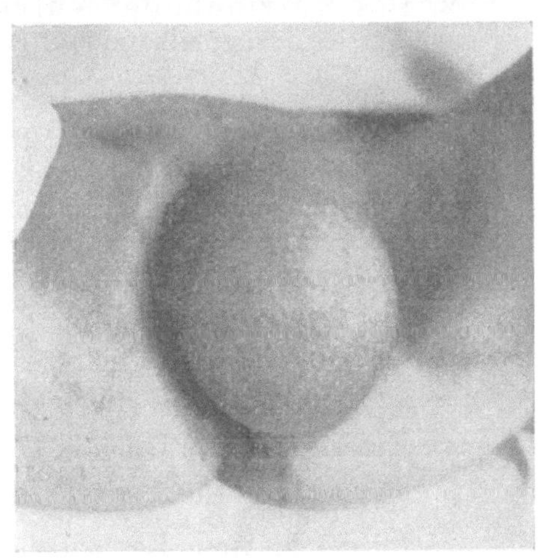

Fig. 324. Lipom des linken großen Labium. (Kindskopfgroß.)

und minus, sowie auch die Klitoris sind in ungefähr gleicher Häufigkeit befallen. Bemerkenswert ist, daß dieses Sarkom vorwiegend das höhere Alter bevorzugt, 55 Jahre ist ungefähr das Mittel aus den Altersangaben. Das Melanosarkom gilt für das bösartigste aller Sarkome, nur sehr wenige davon befallene Patienten konnten durch die Operation geheilt werden. Auch gegen Strahlenbehandlung soll es sich nach den bisherigen Beobachtungen refraktär verhalten. So bleibt vorerst nichts übrig, als durch möglichst ausgedehnte Operation die früh befallenen Drüsen mit auszuräumen; aber auch die Neigung zu hämatogener Metastasierung ist groß. Tröstlich ist lediglich, daß nur eine kleine Zahl dieser Fälle bekannt geworden ist, woraus man wohl bei dem Charakter der Geschwulst den Schluß ziehen darf, daß ihre tatsächliche Häufigkeit auch nur sehr gering (ca. 50—60 Fälle bisher) ist.

2. Tumoren der Epithelreihe. Abgesehen von ganz seltenen papilliferen Adenokystomen, wie sie im großen Labium von Ehrlich and Arns und früher von Agnes Bluhm beschrieben sind, ohne über ihren Ursprung Klarheit zu bringen, kommen zwei Typen von epithelialen Vulvatumoren vor, das seltene Schweißdrüsenadenom und das Vulvakarzinom.

1. **Adenoma** oder **Cystadenoma hydradenoides**. Im Anschluß an **Picks** erste Beschreibung sind im ganzen ca. 12—15 Fälle bekannt geworden. **Aschheim** und **R. Meyer** beschrieben noch 1 resp. 4 eigene Fälle. Sie sind meist erbsen- bis bohnengroß, sitzen entweder als kleiner Knoten unmittelbar unter der Haut des großen Labiums oder erheben sich als kleine papilläre Wärzchen; ihr Bau ist durch unregelmäßig in- und durcheinander gewundene Epithelschläuche charakterisiert, die häufig, aber nicht immer eine doppelte Zellreihe auf elastischer Membran erkennen lassen, wobei flache Zellen innen und zylindrische außen stehen. Meist sind sie zweifellos gutartig. **Schiffmann** publizierte einen auf Karzinom verdächtigen Tumor dieser Art. Klinisch sind es meist Nebenbefunde oder sie stören als Fremdkörper. Sie werden durch Umschneidung einfach exzidiert.

2. **Das Karzinom der Vulva**. In seiner Häufigkeit entspricht es ungefähr dem Vaginalkarzinom (ca. 1 Vulvakarzinom auf 30 Uteruskarzinomen), im Verhältnis zum Vulvasarkom aber scheint es nach **Rothschilds** Angaben fünfmal so häufig zu sein. Es ist eine Erkrankung hauptsächlich des höheren Alters; das Dezennium 61—70 Jahre ist mit 37%, 41—50 und 51—60 Jahre mit je 18% belastet; es sind aber auch Vulvakarzinome schon bei 14jährigen Mädchen, auch in den zwanziger Jahren beobachtet worden. Unter 327 Fällen fand **Rothschild** folgende Lokalisationen:

Auf dem Labium maj.	105 Fälle
„ „ „ min.	35 „
„ Labium maj. und min.	29 „
„ Klitoris	62 „
Klitoris und ein Labium	41 „
„ „ beide Labien	21 „
Periurethral	6 „
An der hinteren Kommissur	11 „
Im Bereich der **Bartholin**schen Drüse . .	17 „

(Nach **Falls** 20 Fälle im ganzen bekannt.)

Pathologische Anatomie. Die Karzinome der **Bartholin**schen Drüsen sind knotenförmig und entwickeln sich in der Tiefe der Labien; sie brechen erst spät durch. Histologisch handelt es sich um drüsige, aber auch ungenügend differenzierte Formen in Alveolenstruktur. Selbst vom Ausführungsgang der **Bartholin**schen Drüse können vereinzelt Karzinome ausgehen. Die derberen Knoten werden als vermeintlicher Abszeß inzidiert, ohne diese Diagnose nach der Inzision bestätigen zu können; in solchen Fällen sind dringend Probeexzisionen nötig.

Die übrigen eigentlichen Vulvakarzinome erscheinen als größere oder kleinere, halbkugelige oder längliche, warzig zerklüftete Erhebungen, die sich von ihrer Umgebung durch derbe Konsistenz oft ziemlich scharf abheben und zunächst auch beweglich auf der Unterlage sind; solche papillomatösen Formen sind vorzugsweise an den großen Labien zu beobachten; histologisch sind in diesen Fällen die warzigen Erhebungen mit mehrschichtigem verhornendem Plattenepithel bedeckt, das in seinen basalen Einsenkungen oft sehr scharf gegen die Unterlage abgesetzt ist. Es kann sehr schwer sein, hier ein gutartiges, voll und gut differenziertes Papillom von einem Karzinom zu unterscheiden; nur weniger differenzierte Partien und doch vereinzelt heterotopes Vordringen in die Unterlage können den Ausschlag geben. **Bracht** bezeichnete einen solchen Tumor als präkarzinösen Vulvatumor, erlebte aber dann auf der Gegenseite 1½ Jahre nach der Exstirpation des ersten Tumors ein Kankroid. Ich sah einen gleichen Tumor, an dem sich keine Zeichen der Bösartigkeit nachweisen ließen, wenige Monate nach der Abtragung als typisches Karzinom rezidivieren (Figg. 325 u. 326). Vielleicht handelt es sich hier um ein hochdifferenziertes papillomatöses Plattenepithelkarzinom, wie es sich beim sog. malignen Adenom um ein hochdifferenziertes Zylinderzellenkarzinom handelt; vielleicht ist diese Analogie zum Verständnis möglich.

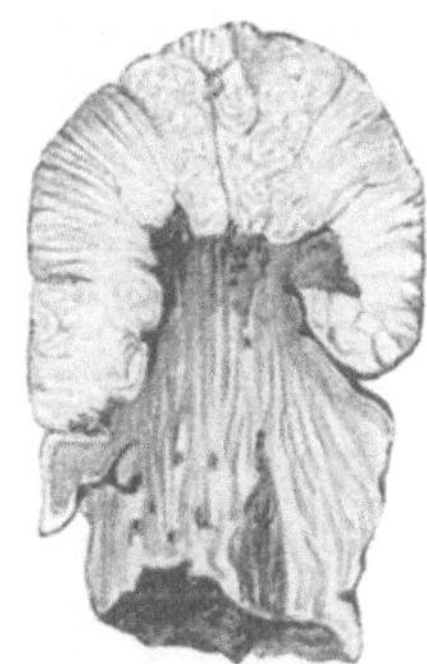

Fig. 325. Papillom der Vulva (Karzinom).

Meist aber findet man derbe knotige Infiltrate oder zerklüftete markstückgroße und große Ulzera mit unregelmäßigen wulstigen Rändern und sehr unregelmäßigem teils belegtem nekrotischem, teils markigem Grund (Figg. 327—329). Die Nachbarschaft des Ulkus ist gewöhnlich derb infiltriert und an Stellen, wo eine feste Knochenunterlage dicht unter der Oberfläche liegt, z. B. Klitoris, findet bald eine Fixation des Ulkus statt. Die Wucherung hebt sich häufig aus dem Niveau der übrigen Flächen etwas heraus, die großen Labien werden unförmlich oder knotig verdickt und überragen die Gegenseite, die kleinen Labien werden zu dicken Leisten umgewandelt. Stets

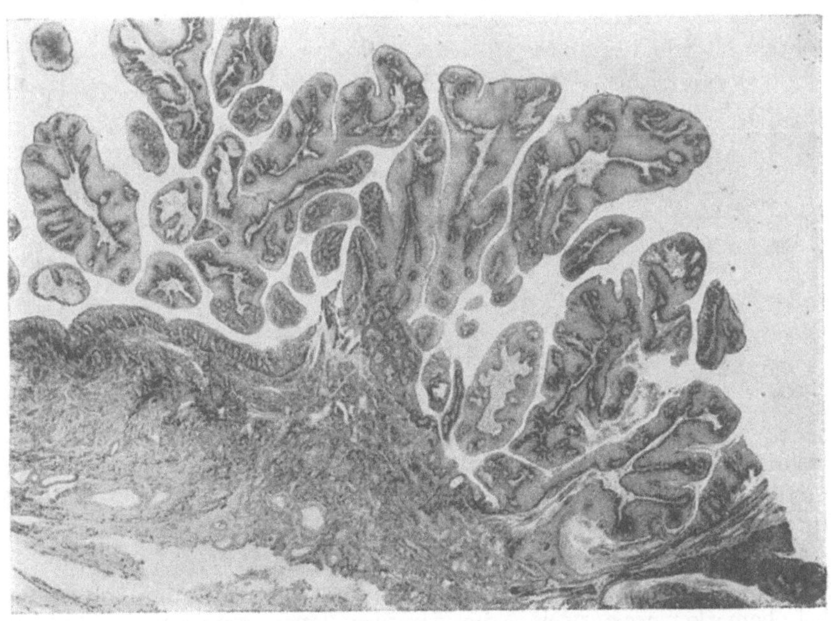

Fig. 326. Das histologische Bild zu Fig. 325.

ist die Oberfläche entzündet und eitrig belegt. Vereinzelt sollen auch szirrhöse Formen ohne Ulzeration vorkommen, die nur durch das verursachte Infiltrat bemerkbar sind.

Histologisch handelt es sich in der großen Mehrzahl der Fälle entsprechend dem ektodermalen Hautcharakter um Plattenepithelkarzinome mit ausgesprochener Verhornungstendenz; sie wachsen in soliden kleineren oder größeren Feldern, Zapfen, Säulen, Knoten, wie auch kleinen Strängen und Alveolen; es gibt markig erscheinende und mehr derbe szirrhöse Formen, je nach der Menge des interstitiellen Bindegewebes. Aber auch Plattenepithelkarzinome ohne Verhornung oder Verhornungstendenz, also solche in den verschiedensten Differenzierungsgraden, sind bekannt.

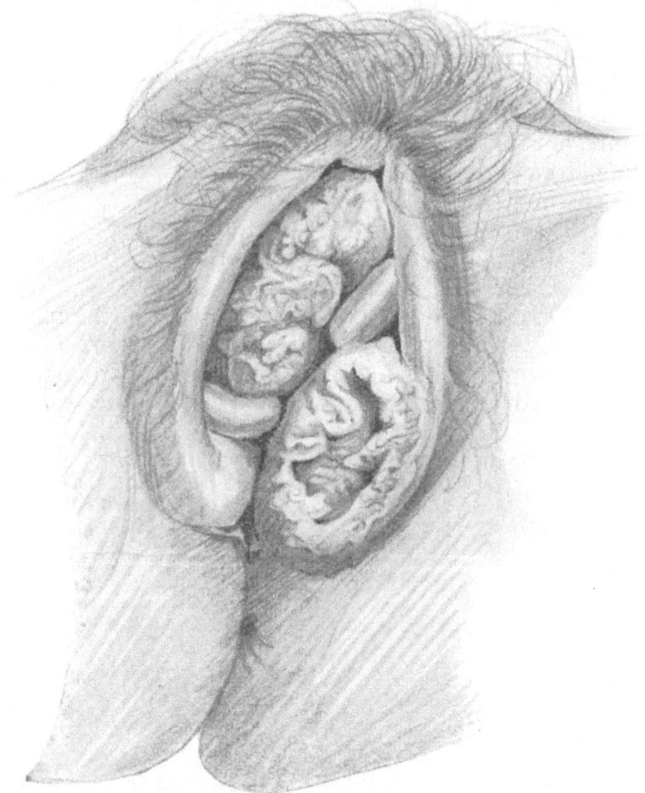

Fig. 327.   Progresses Carcinoma vulvae.   (Hauptsächlich kleine Labien befallen.)

Von den entodermalen Anteilen oder den Schweißdrüsen gehen auch Adenokarzinome aus, ebenfalls in vorgeschrittener oder geringer Differenzierung; immerhin aber überwiegen jene Plattenepithelkrebse.

Vereinzelt sind metastatische Karzinome bekannt geworden.

Die Ausbreitung erfolgt per continuitatem auf die Umgebung, wobei bemerkenswerterweise die Urethra lange verschont bleibt, im übrigen aber können große Ulzerationsflächen und Kratergeschwüre entstehen. Die regionären Lymphdrüsen werden nach allen Erfahrungen früh befallen, ohne daß exakte Zahlen über die Häufigkeit dieses Ereignisses möglich sind. Die erste Etappe sind die Leistendrüsen, von hieraus aber geht die Ausbreitung sowohl ins Schenkeldreieck als entlang den großen Schenkelgefäßen sowie in der Nachbarschaft des Lig. rotundum retroperitoneal in die äußeren iliakalen und in die hypogastrischen Drüsen.

Außer den Lymphdrüsenmetastasen finden sich hämatogene Metastasen in Lunge, Leber, Gehirn, Milz, Herz, Knochen, Nieren.

Die Symptomatologie berichtet über Jucken, Brennen und Schmerzen am Unterleib, Feuchtung, Ausfluß, Beschmutzung der Wäsche,

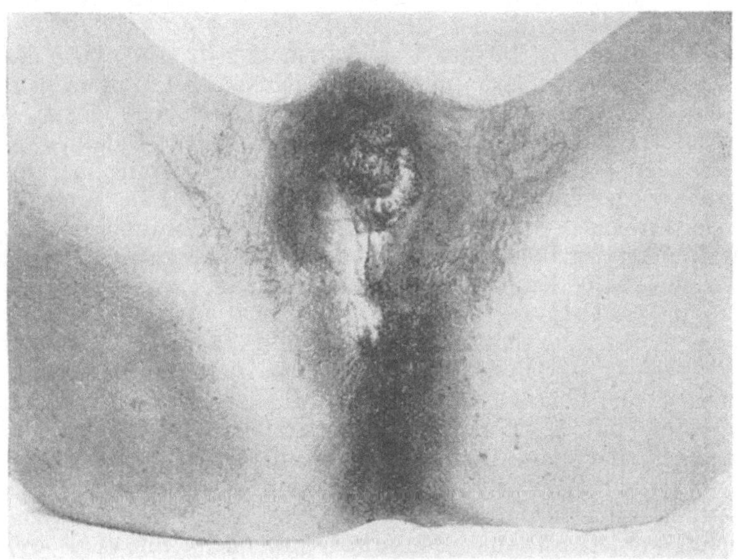

Fig. 328. Klitoriskarzinom. (Aus der Sammlung von Herrn Geh.-R. Sarwey-Rostock.)

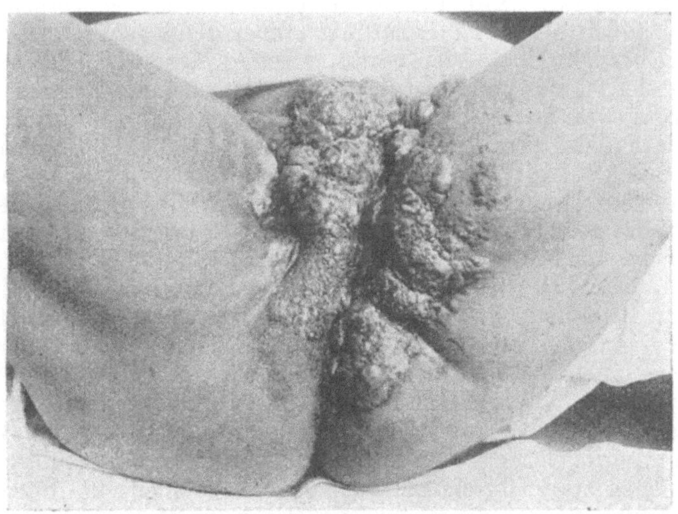

Fig. 329. Rezidivwucherungen nach Totalexstirpation der Vulva wegen Vulvakarzinom.
(Aus der Sammlung von Herrn Geh.-R. Sarwey-Rostock.)

Blutungen; viele bemerken die Anschwellung und die Wucherung; das Wasserlassen verursacht Brennen und Schmerzen.

Die Diagnose ist per adspectum meist leicht und ohne Schwierigkeiten; Ulcus chronicum vulvae, syphilitische Ulzerationen könnten in

Frage kommen, dann klärt die mikroskopische Untersuchung eines am Rande probeexzidierten Stückes die Diagnose.

Über die Beteiligung der Lymphdrüsen erfahren wir durch deren Schwellung allein nichts Zuverlässiges, es sind auch nicht immer nur die Drüsen der gleichen Seite befallen, sondern durch Lymphbahnenkommunikation auch die der Gegenseite.

Die Prognose ist für das Vulvakarzinom sehr trüb; viele der meist alten Frauen kommen aus Indolenz, Unachtsamkeit, Furcht vor Geldausgaben, Angst und Scham vor ärztlicher Untersuchung erst spät in Behandlung. Gerade das Alter bedingt eine erhebliche Gefahr der Operation, besonders deshalb, weil wegen rascher Metastierung die Operation möglichst ausgedehnt werden muß. Inoperable Fälle gehen durch Kachexie, Embolie, Wirkung der Metastasen, Peritonitis, oft an Zystitis und aszendierender Pyelitis zugrunde.

Die Therapie kann zweierlei Wege gehen:

1. Die operative Therapie. Einfache Exzisionen eines Ulkus oder einer Wucherung sind nutzlos. Zum mindesten muß die Vulva bis auf die knöcherne Unterlage der Schambeine exstirpiert werden, der Schnitt erst innen an der Scheide und Urethra abschließen; diese beiden Organe werden dann mit den lateralen Schnitträndern, die gewöhnlich gut verschieblich sind, und mit dem schürzenartigen Lappen vom Mons pubis her vernäht. Wichtig ist weiterhin die beiderseitige Drüsenausräumung, wobei auch die Drüsen in der Fossa ovalis des Schenkels mitgenommen werden müssen. Stoeckel und nach ihm Kehrer, auch andere, dehnten das Vorgehen im Sinne einer erweiterten Radikaloperation auf die retroperitonealen Lymphdrüsen aus; Stoeckel durch vorausgeschickte Laparotomie, die ihm guten Zugang zu den gesuchten Drüsen verschaffte, Kehrer durch retroperitoneales Vorgehen von unten und außen her unter Schaffung großer Bindegewebswunden.

Eine Übersicht über Operabilität, primäre Mortalität, Dauerheilung der Operierten und absolute Leistung ist hier ebensowenig wie beim Scheidenkarzinom zu gewinnen. Ederle gibt 4,87% Rezidivfreiheit 5 Jahre nach der Operation an, ein wahrhaft klägliches Resultat!

2. Die aktinotherapeutische Behandlung. Das hier zu lösende Problem ist nicht so einfach, wie es einem Unbefangenen erscheint. Das Karzinom reicht gewöhnlich mindestens 2, oft 3 cm in die Tiefe, das Karzinom muß unter allen Umständen überall die Karzinomdosis bekommen; man kann aber wegen der besonderen Lage der Vulva den Verlust an Strahlung durch Summierung von mehreren Hautfeldern nicht wieder ausgleichen. Seitz und Wintz haben nun nachgewiesen, daß man bei einem Abstand der Strahlenquelle von 1 m und einem Einfallsfeld von 9—12 cm in 3 cm Tiefe die Karzinomdosis noch gerade erreichen kann; allerdings muß bei dem erheblichen Verlust an Strahlen und der nur geringen Menge der in solcher Entfernung noch übrig gebliebenen, äußerst stark durchdringungsfähigen Strahlen die Bestrahlung auf 8—14 Stunden ausgedehnt werden. Mit dieser Methode haben Seitz und Wintz in Kombination mit der zeitlich gesonderten Drüsenbestrahlung gute Erfolge gesehen. Warnekros berichtet über Erfolge mit der kombinierten Radium-Röntgenmethode. Kehrer hat mit Radium allein gearbeitet und nur in mehrfacher Bestrahlung mit hoher Dosis unter Erzeugung von Verbrennungen in der Nachbarschaft, die in 2—3 Monaten heilten, Erfolge erzielt; der Primärtumor war regelmäßig trocken zu machen, evtl. auch zum Verschwinden zu bringen, jedoch nur bei hohen Dosen konnten auch die tiefen Karzinomnester getroffen werden.

Kapitel X.

Die gynäkologisch wichtigen Erkrankungen der harnableitenden Wege.

Das weibliche Genitale insgesamt wie auch in seinen einzelnen Teilen steht zu den Nachbarorganen, in erster Linie und weitestem Maße zu den Harnwegen in engen physiologischen und pathologischen Beziehungen. Die tägliche Praxis zwingt deshalb den Gynäkologen sowohl in der Sprechstunde wie am Krankenbett die gynäkologisch bedingte, komplizierende Erkrankung der Harnwege zu beurteilen und zu behandeln. Die Symptome der Erkrankungen des Harnsystems sind weiterhin mit denen gynäkologischer Anomalien häufig gleich oder ihnen ähnlich, so daß auch selbst isolierte Harnwegkrankheiten in die Sprechstunde des Gynäkologen kommen und bei Unkenntnis der Materie nicht das richtige Verständnis finden. Die Entwicklung der letzten 15—20 Jahre hat denn auch gezeigt, daß der weibliche Teil der Urologie bis zu einer gewissen Grenze nicht von der Gynäkologie zu trennen ist und Gynäkologie und Urologie viel gegenseitig voneinander gelernt haben, zum größten Nutzen der kranken Frauen.

Die gynäkologisch-urologische Materie soll und kann hier keine in alle Einzelheiten führende Darstellung finden, sondern nur so weit, daß der Arzt eine brauchbare Übersicht über ihm häufig begegnende Krankheiten bekommt und veranlaßt wird, für Einzelfragen sich Auskunft in urologischen Lehrbüchern zu holen und der einschlägigen Literatur nachzugehen.

Einige wichtige Gruppen von Harnwegeerkrankungen haben schon in früheren Kapiteln ihre Erledigung gefunden, so

1. die Gonorrhöe der Harnröhre und der höher gelegenen Teile des harnableitenden Apparates unter „Gonorrhöe", Kapitel V, Abschnitt 2;
2. die Entwicklungsfehler und Mißbildungen des Ureters und der Niere und des Sinus urogenitalis (Harnblase und Harnröhre) im Kapitel VII;
3. die Fremdkörper und Verletzungen, die Harngenitalfisteln und ihre Behandlung im Kapitel VI.

Viele schon früher erwähnte Einzelheiten müssen hier unter zusammenfassenden Gesichtspunkten neu besprochen werden, neu sind vor allem die urologischen Folgen dieser oder jener gynäkologischen Einwirkungen und zu diesem Zweck die urologisch bedeutendsten Bilder aufzurollen; wichtig ist zur Diagnose vor allem das Verständnis für die urologischen Untersuchungsmethoden.

I. Kurze anatomische Vorbemerkungen.

Die Nieren liegen umgeben von ihrer Bindegewebs- und Fettkapsel, retroperitoneal neben der Wirbelsäule auf dem M. quadratus lumborum ca. in der Höhe des 12. Brust- bis 3. Lendenwirbels, rechts etwas tiefer als links. Die Anatomie und Physiologie der Nieren s. einschlägige Lehrbücher.

Das Nierenbecken wird durch Zusammenfluß zweier großer Kelche gebildet, die ihrerseits wieder aus den jede Nierenpapille umgreifenden kleinen Kelchen hervorgehen. Form und Größe des Nierenbeckens wechseln individuell; so kommen „doppelte Nierenbecken", d. h. die Vereinigung der beiden großen Kelche erst im Bereich des Ureters vor. Ganze Verdoppelungen des Ureters s. Kapitel VII; der Übergang des Nierenbeckens in den Ureter entspricht gewöhnlich seinem tiefsten Teil und bereitet sich durch allmähliche trichterförmige Verjüngung des Beckens vor, er kann aber auch höher liegen und dann zu praktisch bedeutsamen Abknickungen oder Abflußstörungen verursachender Spornbildung führen.

Die Ureteren ziehen als ca. bleistiftdicke Stränge über die Linea innominata hinüber seitlich an der Beckenwand entlang, dringen hinter der Arteria uterina hervor scharf nach vorn zur Mitte, laufen im Bogen nach oben an der Genitalschlauchwand in der Höhe der Kollum-Vaginalgrenze hinauf und ziehen dann von seitlich hinten her schräg in die Blasenwand. Ihre Gesamtlänge beträgt 28—29 cm. Charakteristisch und wichtig sind folgende physiologische Engpässe:

1. Verengerung im obersten Teil ca. 4—10 cm unterhalb des Nierenbeckens (2—3 mm Durchmesser).

2. Verengerung an der Kreuzung mit der Linea innominata und der Abbiegung ins Becken (3—4 mm Durchmesser).

3. Verengerung kurz vor der Mündung in die Blase, vor allem in dem Teil, der der Blase eng angeschmiegt liegt, Pars juxta-vesicalis (Voelcker).

Die Blase stellt ein längs- oder spitzovales Hohlorgan dar, dessen mittlere Kapazität 250—350 ccm beträgt, unter abnormen Verhältnissen jedoch wesentlich mehr faßt. Die Wand besteht aus einer stark durchflochtenen Muskularis, einem submukösen lockeren Bindegewebe und dem typischen Epithel der Harnwege überhaupt, dem Übergangsepithel. Am Blasenboden, d. h. der Partie, die zwischen den Mündungen der Ureteren und dem Harnröhrenabgang sich dreieckig ausbreitet, fehlt die Submukosa; sie wird durch glatte Muskulatur von der hinteren Harnröhre her ersetzt. Dieser Blasenboden ist auch dem Collum uteri aufgeheftet und dadurch ziemlich fixiert; er ist der Korridor zwischen Ureteren und Urethra, die Blase daneben nur ein Reservoir; die Schleimhaut an dieser Stelle ist auch bei gering gefüllter Blase glatt, nicht wie die Schleimhaut der übrigen Blase gefaltet (Fig. 330).

Die Harnröhre ist ein muskulärer Schlauch von 2,5—5 cm Länge und ca. $^3/_4$ cm Lumenweite (sie ist im Ruhestand gefaltet). Ihr Epithel ist Übergangsepithel. Neben den paraurethralen Drüsen, wie sie schon im Kap. V Gonorrhöe erwähnt wurden, werden sog. periurethrale Drüsen von einfacher, geschlängelter oder gelappter Form mit zweireihigem Zylinderepithel besonders nach dem Septum urethrovaginale und als Homologon der männlichen Prostata sowohl am Anfangsteil als auch in der Nähe des Os int. urethrae beschrieben (Sachs).

Der Verschluß der Blase ist von großer praktischer Bedeutung.
Kalischer und Zangemeister zeigen, daß Blasen- und Harnröhrenmuskulatur vollständig getrennt sind; bei Kontraktion der Blase zieht
sich der Blasenhals nicht mit zusammen. Die Harnröhrenmuskulatur
hat in der Hauptsache eine glatte Ringmuskelschicht, nur wenige Fasern
der quergestreiften Beckenbodenmuskulatur umgreifen spangenartig allein
die Harnröhre. Die Ringmuskelschicht verdickt sich im Bereich der

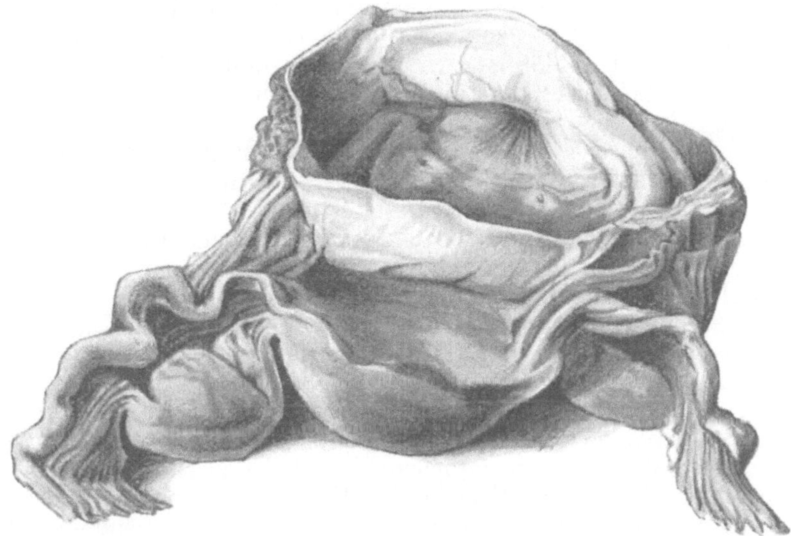

Fig. 330. Ansicht des Blasenbodens und des Überganges in die Urethra, der Ureterwülste und der Ureterenmündung. Topographie der gefüllten Blase zum Uterus.
(Sektionspräparat, Formalin gehärtet.)

hinteren Urethralbezirke, am Übergang in die Blase und zieht von hier
kragenförmig oder nach Fächerart weit auf das Trigonum vesicae hinauf,
während der Urethralmuskelring vorn am Übergang zur Blase abschließt.
Bei Kontraktionen des Detrusor vesicae wird also unter gleichzeitiger
Erschlaffung der Harnröhrenmuskulatur das Trigonum vesicae, das gewöhnlich polsterartig an das Lumen der Harnröhre herangezogen ist und
dieses neben der Verengerung noch wulstig verlegt, quasi glatt gezogen
und dadurch das Orific. urethrae frei.

II. Die urologischen Untersuchungsmethoden.

A. Untersuchung des Urins. Um einwandfreie Resultate zu erhalten,
ist es bei der Frau notwendig, lediglich Katheterurin zu benutzen; die
Möglichkeiten der Beimengung von Vulva- und Vaginalsekret sind zu
reichlich, als daß man sich auf freigelassenen Harn verlassen könnte.
Es muß aber dringend betont werden, die Entnahme mit Katheter nur
dann vorzunehmen, wenn eine exakte Urinbeurteilung bei der Aufnahme oder bei besonderen Gelegenheiten nötig ist. Größte Sauberkeit und einwandfreie Instrumente sind selbstverständliche Voraussetzungen.

1. Beobachtung des frischgelassenen Urins, Stärke und Art der Trübung, mikroskopische Untersuchung der Beimengungen.
2. Die üblichen Proben auf Eiweiß und Zucker.
3. Sedimentierung und mikroskopische Untersuchung des Zentrifugats auf Zellgehalt, Zylinder, Blut, Bakterien, evtl. Antiforminanreicherung zum Tuberkelbazillennachweis, Kulturverfahren, Tierversuche.

B. Zystoskopie. Es bedarf heute keiner besonderen Erwähnung mehr, daß nur die Zystoskopie imstande ist, Blasenbeschwerden jeglicher Art genetisch zu klären oder ihre Beurteilung in bestimmte Richtung zu leiten. Bei der Frau ist die Zystoskopie für jeden leicht zu erlernen und für die Patienten selbst schmerzlos vor allem dann, wenn der Arzt häufig zystoskopische Blasenuntersuchungen macht. Die modernen Zystoskope mit aufrechtem Bild sind außerordentlich leistungsfähig und geben eine prachtvolle Übersicht; meist wird die Blase mit Wasser oder 2% Borsäurelösung angefüllt, nachdem bei trübem Urin vorher die Blase hinreichend sauber gespült ist; unter besonderen Verhältnissen eignet sich auch Luft. Die Handhabung des Zystoskopes läßt sich nicht theoretisch, sondern nur durch Übung in der Praxis erlernen. Das normale Bild ist bei Füllung mit ca. 300 g klarer Flüssigkeit das eines ovalen Hohlraumes, dessen Wandungen blaßrosagelb sind und mit feinen Adern reichlich durchzogen werden; um den Abgang der Harnröhre sind die Gefäße radiär auf die Mündung zu gerichtet; zu den Ureterenöffnungen hin ziehen aus den hinteren seitlichen Blasenteilen zwei oder mehr kleine Venenstämme, die in der Gegend des Ureterwulstes verschwinden, in den hinteren seitlichen und oberen Blasenpartien sind die venösen Gefäße meist sternförmig geordnet; Fromme machte auf die Kenntnis dieser Gefäßzeichnungen im Sinne von Orientierungsmarken aufmerksam. Die Ureterenöffnungen liegen auf den sog. Ureterenwülsten, die an der unteren, hinteren Wand der Blase schräg gegen die Mitte und nach vorn zu verlaufen; sie zeigen ein längsgeschlitztes Maul, das sich durch Längskontraktion des Wulstes öffnet und einen starken Urinstrahl in kleinen Pausen ausstößt; einen Wulst zwischen diesen beiden schrägen flachleistenartigen Vorwölbungen bezeichnet man als Lig. interuretericum.

Die wichtigsten pathologischen Bilder s. später.

C. Methoden zur Erkennung des Zustandes der oberen Harnwege und der jeweils zugehörigen Niere. a) Die zystoskopische Beobachtung beider Ureterenöffnungen und der Größe, der Art und der Kraft des ausgestoßenen Urinstrahles gibt schon gute Fingerzeige: Abgang von dicken Eitermengen oder Blut aus einer Öffnung, „Leergehen" des Ureters, d. h. Kontraktion ohne nachfolgenden Flüssigkeitsstrahl, kontinuierliches träges Ausströmen von eitrigen Massen aus geöffnetem Maul, Steinkuppen, Papillome im Ureterwulst usw.

b) Chromozystoskopie (Voelcker und Joseph) 20 ccm physiologische Kochsalzlösung und 0,4 g Carmin. caeruleum (Indigokarmin-Tabletten nach Voelcker und Joseph bei Brückner, Lampe & Co.) intramuskulär injiziert: nach 4—5 Minuten beginnt sich der aus dem Ureterostium ausströmende Urinstrahl blau zu verfärben, nach 9 bis 12 Minuten wird ein dicker blauer Strahl kräftig ausgestoßen. Die Methode erleichtert nicht nur sehr erheblich das Auffinden evtl. undeutlicher Ureterenmündungen, sondern gibt nach der Stärke der Blaufärbung

(Intensität der Farbstoffausscheidung) und der Zeit ihres Auftretens ein orientierendes Bild über den Funktionszustand des zugehörigen Nierenparenchyms. Alle neueren spezialistischen Arbeiten bringen der Methode ein großes Vertrauen entgegen. Noch sicherere Resultate liefert die Methode für die Funktionsprüfung neben dem Ureterkatheterismus (s. sp.) cf. Roedelius' Monographie.

c) **Ureterenkatheterismus.** Ebenso wie die Zystoskopie ist auch der Ureterenkatheterismus dank der leistungsfähigen Apparatur heute eine in sich abgerundete und unentbehrliche urologische Methode geworden, die ebenfalls mit einigen Vorstudien am Phantom und genauer Kenntnis des Instrumentes von jedem Arzte gelernt werden kann. Befürchtungen, als könnten die Katheter Bakterien aus der Blase ins Nierenbecken verschleppen, haben sich als praktisch hinfällig erwiesen; selbstverständlich muß trotzdem aseptisch gearbeitet werden und eine Läsion der Blasen- oder Ureterenwand vermieden werden.

Zur Beurteilung des funktionellen und anatomischen Zustandes der einzelnen Niere ist das getrennte Auffangen des von jeder Niere gelieferten Urins unbedingtes Erfordernis; der Vergleich der Urine gibt die erwünschte diagnostische Klarheit, wozu folgende Untersuchungsmethoden, in möglichster Vollständigkeit ausgeführt, gute Anhaltspunkte schaffen. Allein ist kaum eine der Methoden so zuverlässig, um schwerwiegende operative Entschlüsse darauf aufzubauen.

1. Beachtung der nach dem Einführen des Katheters abfließenden Menge Urins (z. B. Hydronephrose).

2. Prüfung auf Eiweiß und Zucker, Sedimentierung: Epithelien, Eiterzellen, Blut, Bakterien.

3. Wichtig ist die Feststellung, ob die anatomisch kranke Niere oder deren Nierenbecken auch funktionell geschädigt ist; die kranke Niere wird den physiologischen Anforderungen nicht gerecht, sie scheidet nicht zuverlässig die harnfähigen Substanzen aus, vermag nicht eine die Isotonie im Blute wahrende Salzkonzentration herzustellen, eliminiert Farbstoffe ungenügend aus dem Körper, paßt sich der Wasserzufuhr nicht jeweilig an, sondern zeigt mehr gleichbleibende Konstanz und vermag nach Phloridzineinverleibung nicht, wie physiologisch, Zucker in ihren Epithelien zu bilden resp. nur sehr unvollkommen zu produzieren. Das wird im einzelnen geprüft nach folgenden Methoden, wobei der Vergleich der beiden Urine Auskunft gibt, während die absoluten Zahlen keine oder nur geringe Bedeutung haben:

α) Vergleich der spezifischen Gewichte.

β) Quantitative Harnstoffbestimmungen z. B. nach Esbach.

γ) Chromozystoskopie und Ureterenkatheterismus.

δ) **Phenolsulfophthaleinprobe,** 1 ccm subkutan oder intravenös injiziert; nach 5—11 Minuten, resp. 3—5 Minuten soll der erste Farbstoff im Urin erscheinen, in der ersten Stunde sollen mindestens 50%, nach der zweiten Stunde $80—90\%$ ausgeschieden sein. Die Probe hat sich als nicht zuverlässig, weil mit zu vielen Fehlerquellen behaftet, erwiesen; viele lehnen sie heute ab.

ε) **Phloridzinprobe;** 1 ccm einer $1—2\%$igen Phloridzinlösung wird subkutan injiziert, nach 20 Minuten erscheint zuckerhaltiger Urin, bei kranker Niere gar nicht oder verspätet; sie gilt für eine zuverlässige und feine Probe.

40*

ζ) **Gefrierpunktsbestimmung** mittels Kryoskop nach **Beck-mann**. Die Gefrierpunktserniedrigung ist proportional der molekularen Konzentration des Urins; normalerweise ist sie in beiden Nieren annähernd gleich, vergleichende Untersuchungen haben physiologische Schwankungen bis 0,4° Differenz ergeben. Größere Unterschiede deuten auf einseitige Erkrankung.

η) Bestimmung der elektrischen Leitfähigkeit des Urins mittels dazu geeigneter Apparatur von **Loewenhardt**; für kleine Urinmengen brauchbar.

D. Methoden zur Bestimmung der gesamten Nierenfunktion überhaupt; auch ihre Kenntnis kann für die Indikationsstellung zu einer Operation von Wichtigkeit sein, wenngleich auch meist das Studium vor allem der unter C. genannten Proben ausreicht. Hierfür kommen in Betracht die gleichen Prüfungen, wie sie die funktionelle Nierendiagnostik bei Nephritis usw. ausgearbeitet hat: Verdünnungs- und Konzentrationsprobe, Kochsalzbelastungsprobe, Milchzucker- und besser Jodkaliausscheidung, Blutdruckbestimmung und Blutkryoskopie, eine fortlaufende Reihe von Reststickstoffbestimmungen am Blute z. B. nach der Mikromethode von **Ivar Bang**. Ihre Einzelheiten müssen in internen oder urologischen Lehrbüchern eingesehen werden.

E. Die Pyelographie. Auffüllung durch Ureterenkatheter mit Jodnatrium- oder Bromnatrium- (20—25%) -Lösung unter geringem Druck (40 cm Druckhöhe [Lehmann]) und Röntgenaufnahme. Abgesehen von einigen seltenen Schädigungen eines kranken Nierenparenchyms ist die Methode ausgezeichnet zur anatomischen Darstellung der ableitenden oberen Harnwege. Kontraindikationen bestehen in hohem Alter, eitrigen Prozessen und Niereninsuffizienz (cf. **Baensch**).

F. Röntgenaufnahme der Niere, vor allem zur Feststellung von Steinen.

III. Lage-Anomalien der Harnwege und der Niere.

1. **Prolaps oder Ektropium der Harnröhre.** Fast nur bei Kindern und bei alten Frauen findet man nicht allzu selten die Urethralschleimhaut nach außen prolabiert. Die Harnröhrenöffnung mündet entweder gerade auf der Kuppe der Vorwölbung, wenn der Prolaps die Schleimhaut ringsum betroffen hat oder bei nicht ganz gleichmäßiger Beteiligung der vorderen und hinteren Schleimhautpartien etwas exzentrisch; ist nur die untere Schleimhaut ausgesackt, dann zeigt sie sich lippenartig ausgekrempelt. Es kann zu Stauungen und oberflächlichen Abschürfungen, Ulzerationen und schließlich Nekrosen im Bereich der prolabierten Gewebe kommen. Die Beschwerden sind Brennen beim Wasserlassen und oft blutiger Ausfluß. Die Therapie besteht am besten in der Zirkumzision und Abtragung dieser Stelle mit Vernähung der restierenden Vulva- und Urethralschleimhaut. Wegen der Verwechselungsmöglichkeit mit Karzinom muß eine mikroskopische Untersuchung angeschlossen werden.

2. **Prolaps der Blase.** Es sind wenige Fälle (ca. 30) bekannt, in denen Teile der hinteren Blasenwand durch die Harnröhre, die dann stets abnorm weit war, prolabierte und digital wieder reponiert werden konnte. Fixationen der gelockerten Blase am Uterus führten zur Heilung.

Ohne Insuffizienzen der Bauchhöhlenmechanik sind derartige Prolapse kaum verständlich.

3. Die Zystozele wurde in Einzelheiten im Kapitel IV besprochen.

4. Prolaps der Ureteren durch die Harnröhre besonders in Kombination mit zystischer, rhythmisch intermittierender Erweiterung des vesikalen Ureterostiums bei Strikturen desselben sind hauptsächlich bei Kindern mehrfach beschrieben; A. Mayer besprach das Krankheitsbild 2 und 4.

5. Unter den Lageanomalien des Nierenbeckens und der Niere ist die kongenital dystope Niere in Kapitel VII besprochen; diese Niere ist in ihrer falschen Lage ebenso wie eine normal gelagerte fixiert; ihre zugehörigen Gefäße verlaufen ebenfalls abnorm. Hier soll lediglich die aus ihrer ursprünglich normalen Lage dislozierte und frei bewegliche Ren mobilis und deren höchster Grad, die Ren migrans, die an ihren Gefäßstielen hängend in einer Peritonealduplikatur an einer Art von „Mesonephron" in die Bauchhöhle hineinragt, kurz besprochen werden.

Die Nephroptose ist ein Teil der Enteroptose und ist ebenso, wie eine große Zahl der Lageanomalien des Genitalschlauches, unter dem gleichen Gesichtspunkt zu betrachten. Die Ursachen sind im Kapitel IV eingehend erörtert, auch dort die Kombination von Lageanomalien und Nephroptose betont.

Hauptsächlich wird das 20.—45. Lebensjahr von ihr betroffen und zwar in der Hauptsache Frauen mit asthenischem Habitus oder solche mit vielen Geburten, auch bei dauernd unzweckmäßiger Kleidung. Die Beschwerden sind jenen bei Genitallageanomalien ähnlich: Druck und Ziehen im Rücken, in der Seite, Ausstrahlen in die Oberschenkel oder zum Kreuz; vielfach findet sich Kombination mit Hyperazidität, Gastroptose usw. Die Nephroptose ist also selten ein isoliertes Krankheitsbild und aus diesem Grunde besonders kritisch als Ursache und Grund geklagter Beschwerden zu prüfen. Viele Frauen haben eine „lose Niere", ohne etwas von ihr zu wissen; sie bedürfen keiner besonderen Behandlung, jedoch müssen sie durch systematische Leibesübungen, gute Kost einer weiteren Lockerung der Eingeweide entgegenarbeiten und durch zweckmäßige Leibbinden oder niedrige Korsetts, sog. Hüfthalter, die insuffiziente Bauchwandmuskelmechanik unterstützen und bessern. Die Bedeutung einer isolierten und therapeutisch besonders zu behandelnden Affektion bekommt die Ren mobilis oder migrans erst dann, wenn durch Abknickungen oder Drehungen oder abnorme Fixationen des Ureters sich ein Abflußhindernis allmählich oder plötzlich entwickelt, und nun durch Ausweitung des Nierenbeckens infolge Harnstauung eine Hydronephrose resultiert; diese Harnstauung kann auch vorübergehend durch prämenstruelle Hyperämie der Harnleiterschleimhaut bedingt werden. Die Symptome der Hydronephrose können besonders bei den rasch auftretenden Formen in heftigen Koliken bestehen und sich in schweren Fällen zum Erbrechen, Ohnmacht, Kollaps steigern, ja selbst Fieber mit Schüttelfrost hervorrufen. In solchen Fällen, aber auch nur in solchen, kann die Nephropexie, d. h. die Annähung der Niere an gehöriger Stelle nach den verschiedenen neueren Methoden in ca. zwei Drittel der Fälle dauernde Heilung bringen; dabei müssen Knickungen oder sonstige Anomalien am Nierenbecken und Ureter berücksichtigt werden.

IV. Abnorme Fixationen, Kompressionen und Strikturen am Harnapparat; Funktionsanomalien der Blase und der Urethra.

a) **An den oberen Harnwegen.** Bei den häufigen Entzündungen des nachbarlichen Genitalapparates und seines Beckenzellgewebes beim Weibe ist gerade hier das Vorkommen dieser Art der Beeinträchtigung des Harnapparates nichts Ungewöhnliches. Narbige Schwarten am Peritoneum der Beckenhöhle bei Verlötungen mit einer Pyosalpinx, einem Pyovar, Verzerrungen bei schrumpfenden parametranen Narben sind durchaus verständlich. Kompression der Ureteren, Verziehungen und Abknickung durch massive parametrane Exsudate, intraligamentär entwickelte Ovarialtumoren oder Myome, Beckenbindegewebstumoren sind in den einschlägigen Kapiteln mehrfach erwähnt. Die Umbackung der Ureteren durch Karzinominfiltrate und schließlich die Gefährdung der Ureteren durch Narbenbildung nach gynäkologischen Operationen sind ebenfalls hierhergehörige ätiologische Momente neben einer Reihe von anderen selteneren Vorkommnissen.

Außer diesen von außen wirkenden mechanischen Beeinträchtigungen kommen andere ähnlich wirkende Schäden am Harnapparat selbst in Betracht: Strikturen als Folge lokaler Entzündungen, Einschnürungen des Ureters am Nierenbecken, Kompression des Ureters durch eine kleine, zum unteren Pol ziehende Arterie, Spornbildungen, abnorme Mündungen der Harnleiter in die Blase, Urethra, Vulva (vgl. Kap. VII), kongenitale Verengerungen; anders zu bewerten sind dann noch Steine und Tumoren, s. sp.

Die Folge aller genannten Weghindernisse ist die oberhalb der Enge eintretende Erweiterung des Ureters und des Nierenbeckens: der **Hydrureter, die Pyelektasie und die Hydronephrose.** Solche hydronephrotischen Nieren können alle Stadien der Druckatrophie zeigen, die durch Kompensationsvorgänge hie und da im Kanälchensystem pathologisch-anatomisch kompliziert werden. Es gibt offene und geschlossene Formen, je nachdem der Verschluß unvollständig oder vollständig ist; die Größe der erweiterten Nierenbecken und der hydronephrotischen Säcke kann sehr erheblich schwanken und bis über Mannskopfgröße betragen.

Viele kleinere, langsam entstehende Hydronephrosen machen kaum oder gar keine Beschwerden; erst wenn sie größer werden, imponieren sie als Tumor und durch Druckgefühl. Die plötzlich einsetzenden Verlegungen der Harnableitung aber können, wie schon bei der Ren mobilis gesagt, zu sehr erheblichen Koliken, Erbrechen, Harndrang usw. führen. Der weitere Verlauf sowohl der langsam entstandenen als auch der akut gebildeten Harnstauungen kann nach Abklingen der bedrohlichen Symptome ein sehr chronischer sein und sich über Jahrzehnte erstrecken; es besteht aber die Gefahr der Infektion und des Überganges in Pyonephrose; damit ändert sich dann schlagartig oder auch allmählich das Bild.

Die Diagnose der Hydronephrose ergibt sich aus dem Palpationsbild der länglich runden etwas buckligen Geschwulst, die von der Seite her zur Mitte hindrängt und im Verhältnis zum Ovarialtumor im ganzen fixiert, mit der Atmung jedoch beweglich ist. Differentialdiagnostisch ist vor allem der zystische Ovarialtumor bedeutungsvoll und nicht allzuselten kommen Fehldiagnosen in dieser Richtung vor. Die Zystoskopie findet deutliche Differenzen im Urinstrom, vor allem bei der Chromozystoskopie; der Ureterenkatheter dringt entweder bis ins Nierenbecken vor, dann entleert sich aus dem pyelektasierten Organ eine größere Menge Urin hintereinander, es tritt darauf eine längere Pause ein und wieder kommt die größere Urinmenge, im Gegensatz zu dem kurzpausigen gesunden Rhythmus; bei geschlossener Hydronephrose stellt der Ureterkatheter das Hindernis fest, dringt nicht weiter. Das klarste und schönste Bild gibt die Pyelographie nach Kollargolfüllung, wodurch die ganze Form der erweiterten Wege plastisch klar wird. Am Harn selber braucht keine Änderung nachzuweisen zu sein, in großen Säcken ist er oft harnstofffrei und wässerig.

Therapie. Beschwerdelose einseitige Fälle von Hyronephrosen kann man unbehandelt lassen. Sitzt das Hindernis laut Pyelogramm tief, so ist in der Behandlung der häufigen gynäkologischen Affektion der Abfluß freizumachen. Sitzt er hoch, so kann eine plastische Operation am Nierenbecken mit Einbeziehen der stenosierten Ureterstelle das Hindernis beseitigen und eine weitere Nierenatrophie vermeiden. Ähnlich evtl. mit Nephrostomie ist zu verfahren, wenn Beschwerden eine Behandlung erheischen; unter bestimmten Voraussetzungen genügt ja die Nephropexie, sonst muß die Stenose aufgesucht und bei noch gutem Nierenparenchym evtl. eine Ureterplastik oder Neueinpflanzung in die Blase vorgenommen werden (vgl. Ureterscheidenfistel, Kap. VI). Exstirpation der ganzen Säcke ist zulässig und indiziert bei voller Druckatrophie; wenn irgendmöglich, soll aber vorher die andere Niere auf ihre funktionelle Gesundheit geprüft werden.

b) An den unteren Harnwegen. Kompressionen der Urethra und des Trigonum vesicae, z. B. durch große Tumoren oder die inkarzerierte retroflektierte schwangere Gebärmutter führt zu Abflußhindernissen in der Blase, bei denen es meist zur Ischuria paradoxa, dem Überfließen der übervollen Blase, kommt; bei längerem Bestehen tritt infolge Wandschädigungen Zystitis und selbst partielle Gangrän der Blasenwand mit den Folgen der Urinphlegmone oder der Blasenscheidenfistel ein.

Durch vorübergehenden erheblichen Druck, z. B. unter der Geburt können Wandschädigungen resultieren, die Urintaschen, sog. Divertikel = Aussackungen von Urethralschleimhaut in die entstandenen Muskellücken zur Folge haben; weitere ätiologische Momente sind Durchbruch von früher bei Gonorrhöe besprochenen suburethralen Abszessen oder von para- oder periurethralen Zysten. Ihre Bedeutung haben diese Taschen in der Möglichkeit der sekundären Infektion und in der Bildung von Harnröhrenkonkrementen. Als Symptome sind vor allem Inkontinenz, Nachträufeln, Eiterabgang, auch kolikartige Schmerzen zu nennen. Die Diagnose ist palpatorisch schwierig, leichter durch die Urethroskopie. Die Therapie hat vor allem in der Resektion des Sackes und Naht der Schleimhaut und Muskelwand unter Befreiung von allen Narben zu bestehen. Achtung vor überzähligen Ureteren. Divertikel der Blase sind bei Frauen sehr selten.

Narbige Verziehungen der Urethra besonders des Blasenhalses haben häufig die Incontinentia urinae zur Folge. Sie sind meist auf Geburtsschädigungen, Fisteloperation, Plastiken, Verletzungen zurückzuführen. Das gleiche Symptom aber kann auch durch Mißbildungen wie Hypo- und Epispadie resultieren, eine Folge der Cystitis trigoni, Cystitis diffusa, von Steinen und Tumoren oder schwereren Entzündungen des oberen Harnapparates sein, schließlich auch nervösen Störungen rein funktioneller Art (Hysterie und Neurasthenie), sowie organischen Nervenleiden wie Spina bifida, Rückenmarkserkrankungen usw. zur Last zu legen sein; schließlich sind auch Verzerrungen des Blasenhalses durch die Zystozele, abnorme Belastung der Blase bei Retroflexio ut. und Prolaps sowie durch Tumoren des Eierstockes und der vorderen Uteruswand in Betracht zu ziehen. Bei den nervösen Formen kann die Incontinentia urinae unter dem Bilde der Enuresis nocturna erscheinen, oder reflektorisch bei hypertrophischer Klitoris oder starrem Hymen auftreten. Die Symptome bestehen hauptsächlich in der Unmöglichkeit, den Urin willkürlich und vollkommen zu halten; bei jedem Lachen, Husten, Gehen, Pressen geht Urin ab. Als Folgezustand ist das lästige Ekzem der Vulva und Oberschenkelinnenflächen zu nennen. Die Diagnose hat alle die genannten Momente, vor allem auch durch exakte zystoskopische Beachtung des Blasenhalses genau zu prüfen und die Therapie in die richtigen Bahnen zu lenken. Die Tumoren sind zu beseitigen, die Lageanomalien auszugleichen, die Zystitis zu behandeln. Für die durch Spina bifida bedingten Inkontinenzformen werden die von Cathelin angegebenen epiduralen Injektionen von 0,5% Novokain in 10—20 ccm physiologischer Kochsalzlösung empfohlen, wodurch das wahrscheinlich komprimierende narbige Gewebe rein mechanisch gedehnt wird; Katzenstein entfernte dieses drückende und zerrende Gewebe an der hinteren Wirbelsäule durch Inzisionen. Paraffin- oder Menschenfettinjektionen zur Unterpolsterung der insuffizienten Harnröhre haben nicht den erhofften Erfolg gebracht. Für die narbigen Formen, die im Vordergrund der Pathogenese stehen, ist eine allseitige operative Befreiung aus den Narben nötig, worauf dann exakte Naht der Muskulatur zu erfolgen hat. Für die meisten Fälle dieser Art aber reicht das allein nicht aus, da die Muskulatur am Blasenhals insuffizient geworden ist; dann kann nach den Vorschlägen von Goebell und Stoeckel der Musc. pyramidalis mit einem Faszienstreifen der Rektusmuskulatur heruntergeschlagen und kreuzweise unter dem Blasenhals vernäht, evtl. mit den Levatorschenkeln verbunden werden. Die Erfolge dieser Pyramidalis-Faszienplastik sind ausgezeichnet, selbst in mehrfach vergeblich operierten Fällen; sie bewirkt einen Verschlußmechanismus nach dem Prinzip des Quetschhahnes. Auch R. Franz' Levatorlappenplastik hat gute Wirkung in dieser Richtung zu verzeichnen. In verzweifelten Fällen hat die Interpositio vesico-vaginalis uteri nach Freund und Wertheim noch Erfolg gehabt, indem sie den Blasenboden stützt und hebt.

V. Die Entzündungen der Harnwege.

Es gibt unklare Vorstellungen über das pathogenetische Verständnis dieser Krankheitsbilder, wenn man die einzelnen Lokalisationen getrennt behandelt; eine allgemeine Übersicht über die Infektionsmöglichkeiten des Harnapparates im ganzen mag die große Gruppe der Entzündungen der Harnwege vorerst einmal vom einheitlichen Gesichtspunkt zusammenfassen.

Normalerweise ist lediglich die Harnröhre bakterienhaltig, und zwar findet man den kurzen Schlauch mit ähnlichen Keimen wie die Vulva besiedelt, nach Baisch regelmäßig mit Staphylokokken und in zwei

Drittel der Fälle mit Bacterium coli; vom Os int. urethrae ab ist der Harnweg normalerweise steril. Die Schutzwehren liegen teils in dem muskulären Schluß des Blasenausganges, teils in der vielen Bakterien nicht zuträglichen sauren Harnreaktion, die für Bacterium coli jedoch kein Wachstumshindernis bedeutet; vor allem aber ist es der kräftige Urinstrom, der etwa eingedrungene Mikroorganismen prompt wieder herausspült.

Die Wege, wie Keime in die Harnwege hineinkommen, sind:

1. Der intrakanalikulär aszendierende. Bei der kurzen weiblichen Harnröhre können Keime wohl sicher leicht in die Blase kommen; aber sie fassen dort auch Fuß, d. h. werden mit dem Harnstrom nicht wieder sofort entfernt, wenn der Entleerungsmechanismus der Blase in irgendeiner Weise gestört ist, z. B. durch entzündliche Reizung des Blasenhalses bei der spontan aszendierenden Gonorrhöe oder deren Behandlung mit Medikamentinjektionen, nach Operationen und zwar um so mehr, je stärker die Blase aus ihrer Verbindung gelöst wurde, bei Zystozele, bewiesen durch häufigen Resturin, bei Verziehungen durch extravesikale Exsudate und Tumoren, bei Zerrungen durch Narben, Rezessusbildungen usw.; schließlich spielen auch intravesikale Fremdkörper eine Rolle, ebenso wie auch Tumoren als Ansiedelungsstätten eingedrungener Keime.

Die zweite Aszensionsbarriere macht viel größere Schwierigkeiten. Der Ureter verläuft schräg durch die Blasenwand und erfährt durch die Blasenfüllung einen Ventilverschluß und durch die Blasenkontraktion eine allseitig komprimierende Verengerung. Ein Eindringen von Flüssigkeit von der Blase aus ist unter normalen Verhältnissen und den praktisch in Betracht kommenden Druckwirkungen nicht möglich. Erst wenn ulzerierende Prozesse oder verziehende Narben das Ureterostium auch während der Blasenkontraktion klaffen lassen, ist ein Eindrücken von Flüssigkeit und ein Einbringen von Bakterien von der Blase aus anzunehmen. Es scheinen einige pathologische Erfahrungen für das Vorkommen der intrakanalikulären Aszension unter den Vorbedingungen des insuffizienten Uretermündungsverschlusses zu sprechen. Darüber, ob sie den häufigeren Weg darstellt, der ins Nierenbecken führt, sind die Ansichten geteilt; sehr plausibel erscheint er nicht.

2. Der lymphogene Weg

a) Von den Nachbarorganen aus. Besonders vom Darm aus wird er gern als pathogenetisch wichtig angesehen, seit Franke vom Colon ascendens aus Lymphbahnen zur Nierenkapsel darstellen konnte; wieweit sie aber von der Kapsel aus tatsächlich ins Nierenparenchym von dieser Richtung her benutzt werden, ist nicht nachgewiesen. Harnapparatinfektionen vom Darm aus werden wohl mit Recht angenommen, wenn z. B. Pyelitiden im Anschluß an Darmkatarrhe, Indigestionen, Obstipation usw. auftreten; ob der Lymph- oder Blutweg von hier aus beschritten wird, ist nicht entschieden. Franke konnte experimentell Bacterium coli in den Mesenteriallymphdrüsen bei opiumverstopften Tieren nachweisen, von hier aus können sie sehr wohl in die Blutbahn gelangt sein.

b) Von den unteren Harnwegen aus. Hauptsächlich durch Bauereisens Arbeiten ist die Lymphverbindung, die entlang dem Ureter von der Blase ins Nierenbecken verläuft, bekannt und ebenfalls, daß sich an den Infiltratsstraßen der Verlauf einer solchen lymphogenen

Aszension nachweisen läßt. Es erscheint als nicht nur möglich, sondern auch wahrscheinlich, daß dieser Weg bei Zystitis am häufigsten die Keime in die Wand des Nierenbeckens und von da ins Lumen führt. Erst ausgedehnte pathologisch-anatomische Erfahrungen müssen hier weitere Klarheit schaffen.

3. Der hämatogene Weg. Es ist bekannt, daß bei Infektionskrankheiten, z. B. bei Typhus, Sepsis, Dysenterie, Pneumonie, Bakterien das Nierenfilter ohne Schädigung der Niere selber passieren; auch bei harmlosen Infektionsherden, z. B. Appendizitis, Angina, lokalen Eiterungen, Darmkatarrhen usw., können vorübergehend Keime im Blute kreisen und von der Niere ausgeschieden werden. Die ausgeschiedenen Bakterien werden auch tatsächlich vollkommen mit dem Harnstrahl eliminiert, nur Bacterium coli, selten andere Keime halten sich längere Zeit, ja evtl. dauernd in den Harnwegen, da dieser Keim auch im sauren Urin nicht beeinträchtigt wird = Bacteriurie. Der Urin der Bakteriurie ist trüb und wird auch beim Filtrieren nicht klar. Mikroskopisch findet sich fast lediglich Bacterium coli, kaum irgendwelche Bestandteile an Zellen oder Zylindern. Eine pathogenetische Bedeutung kommt der Bakteriurie dadurch zu, daß dann, wenn irgendwelche Stauungen im Abfluß des Urins gegeben sind, Wandschädigungen in den Harnwegen auftreten und Pyelitis oder Zystitis, je nach dem Sitz des Hindernisses entstehen. Über die Natur der Hindernisse ist oben schon im Abschnitt IV näheres gesagt; hier mag den vielen dort genannten Faktoren noch die rein hyperämische Verquellung des Ureterlumens vor der Menstruation und während der Schwangerschaft, die entzündliche Hyperämie mit ebenfalls verengernden Wirkungen, dazu Insuffizienzen der Nierenbecken- oder Uretermuskulatur auf entzündlicher oder narbiger Basis hinzugefügt werden.

4. Der Einbruch aus entzündlichen Herden der Nachbarschaft, Perforation von Tumoren und Zysten, Eindringen von Fremdkörpern durch die Wand der Harnwege hindurch, Fistelbildungen zum Genitalschlauch, zum Darm, zur vorderen Bauchwand.

Die Hauptlokalisationen und Arten der Entzündungen der Harnwege.

A. Die **Urethritis** ist in ihrer Hauptform, der gonorrhoischen, im Kapitel V unter Gonorrhöe besprochen; andere Formen treten vollkommen gegen jene an Bedeutung zurück und unterliegen der ähnlichen Behandlung.

B. Die **Zystitis.** Die Entzündung der Blase spielt beim Weibe eine wesentlich bedeutendere Rolle als beim Manne, schon weil sie sehr viel häufiger ist. Ihre Ursachen sind sehr mannigfach, alle die oben besprochenen Infektionswege haben ihre volle Bedeutung; besonders aber muß auf die Gefahr eines zu häufigen, nicht indizierten und nicht aseptisch durchgeführten Katheterismus aufmerksam gemacht und vor ihm gewarnt werden. Unter den sehr mannigfachen Formen kann man nach Praetorius' Vorschlag sehr zweckmäßig unterscheiden:

1. Einfache, unkomplizierte Zystitiden, in denen ein anatomisch nachweisbares Hindernis oder eine besondere die Infektion unterhaltende Quelle nicht nachweisbar ist; sie heilen bei zweckmäßiger Therapie gewöhnlich rasch ab.

2. Komplizierte Zystitiden; in denen das eine oder andere von allen den früher genannten Momenten der Stenose, Kompression, Muskelbeeinflussungen durch Quetschung, Entzündung, Lähmung, der abnormen Organverbindung, Fremdkörper, Steine, Tumoren, Parasiten (Askaris, Oxyuris, Trichomonas, Bilharzia), zur Wirkung kommt und den Charakter der Zystitis bestimmt.

Das lebensvolle anatomische Bild im Zystoskop ist bei der frischen akuten Form folgendes: Die Blase faßt nur geringe Mengen Spülflüssigkeit, die Wand ist hochrot, samtartig, selbst die feinsten Gefäße sind injiziert; vielfach sieht man flächenhafte Fibrinbeläge und kleine Blutaustritte. Das Borwasser wird sehr rasch wieder flockig und trüb.

Bei der abgeklungenen, mehr chronisch gewordenen Form erhöht sich die Kapazität der Blase. Die Wand ist immer noch erheblich injiziert, jedoch nicht mehr diffus, die Zeichnung der zartesten Gefäßchen wird überall deutlich, die Trübung hört auf, Fibrinbeläge verschwinden, ebenso die kleinen Blutungen; die Hauptgefäßinjektion findet sich meist am Blasendreieck und dessen Nachbarschaft.

Besondere Formen sind:

a) Die Cystitis colli. Sie ist für die Frau charakteristisch und sehr häufig. Zystoskopisch sieht man die auffälligen Gefäßinjektionen, Schleimhautverdickungen und Schwellungen. Gefäßstauungen, Resturinwirkungen, aszendierende Gonorrhöe, zerrende Wirkungen von der Scheide aus bei der Retroflexion des Uterus und Inversionen der Scheide sind ätiologisch bedeutsam.

b) Cystitis follicularis charakterisiert durch kleine knotenartige Infiltrate mit rotem Hof; ohne spezielle Bedeutung.

c) Cystitis vegetans, polyposa infolge multipler warzenartiger, höckeriger Epithelwucherungen auf entzündlicher Basis.

d) Cystitis cystica. Auf chronisch entzündlichem Boden kleine Epitheleinsenkungen, in denen sich zylindrige Zellen zu Lumina formieren, und kleine Flüssigkeitsräume = Zystchen bilden (Saltykow, Stoerk, v. Limbeck).

e) Cystitis phlegmonosa und ulcerosa bei besonders schweren Infekten.

f) Cystitis gangraenosa. Entzündung mit weitgehender Ernährungsstörung der Wand, z. B. bei inkarzerierter retroflektierter, gravider Gebärmutter.

g) Leukoplakie der Blase. Plattenepithelfelder auf der Übergangsepithelltragenden Blasenschleimhaut; sie zeigen sich als weißliche Flecke; ihr Ursprung ist enzündlich.

h) Malakoplakie. In sehr seltenen Fällen sieht man eigenartige, 1—2 mm erhabene, breitbasige, doppeltumrandete, in der Mitte eingesunkene gelbliche Plaques, deren Hauptzellen groß, protoplasmareich, rund, vakuolisiert, in einem zarten Kapillarnetz liegen. Die umgebende Schleimhaut ist blaß und unverändert. Die Form wird meist erst auf dem Sektionstisch diagnostiziert.

Unter den in Betracht kommenden Keimen spielen Bacterium coli, Strepto-, Staphylokokken und Bac. proteus eine große Rolle.

Die Symptome der Zystitis sind:

1. Schmerzen beim Wasserlassen und in der Blasengegend. Der erhöhte Kontraktionszustand infolge der entzündlichen Reizung, die Empfindlichkeit der Schleimhaut, die erst in der sonst wenig empfind-

lichen Blasenmukosa durch die Entzündung bedingt wurde, sind die Ursachen der nicht selten bis zu sehr schmerzhaften Tenesmen gesteigerten Schmerzen.

2. Häufiger Drang zum Wasserlassen, ebenfalls infolge entzündlicher Reizung besonders des Blasenhalses, evtl. sogar kleiner Ulzera.

3. Bakterien und Eiter, auch Fibrinflocken und Blut enthaltender Urin.

4. Störungen des Allgemeinbefindens: Appetitlosigkeit, manchmal Übelkeit, auch Fieber, selbst bis 39 und 40°. Meist jedoch, besonders in chronischen Fällen, herrschen die Lokalzeichen vor.

Die Diagnose ist aus den Symptomen leicht zu stellen; in ganz frischen und akuten Fällen soll die Zystoskopie vorerst unterbleiben; jedoch bei längerem Anhalten muß durch die Zystoskopie die evtl. im akuten Stadium nicht gleich erkannte Sachlage geklärt werden, indem vor allem eine genaue gynäkologische und abdominelle Untersuchung die Komplikationen zu eruieren sucht. Der gewöhnlichen Zystitisbehandlung gegenüber refraktäre Fälle sind dringend auf Tuberkulose verdächtig, s. sp.

Die Therapie hat in erster Linie die verursachenden Momente zu berücksichtigen: peinliche Asepsis bei nur dringend notwendigem Katheterismus, Schonung der Blase bei Operationen, soweit möglich. Prophylaktische Borsäurespülung der Blase post operationem, evtl. Injektion von 10—15%igem Jodoformsesamöl in die Blase, Dauerkatheter. 5 oder 10 ccm 40% Urotropinlösung intravenös injiziert, Behandlung der stenosierenden, lähmenden, komprimierenden Affektionen.

Die unmittelbare Zystitistherapie besteht:

a) Bei den akuten Formen in Ruhe, am besten Bettruhe, Applikation von Wärme durch heiße Umschläge, Sandsäcke, Kataplasmen, Heißluftkissen usw.; Zufuhr von reichlich Flüssigkeit in Form von leicht alkalischen Wässern wie Wildungen, Fachinger, Selters usw., auch den altbewährten Tees, z. B. aus Folia uvae ursi und Pflanzenalkalien, z. B. Zitronenwasser. Direkt desinfizierend wirken die Urotropinpräparate bei saurem Harn durch Abspaltung von Formaldehyd: Urotropin, Myrmalyd (ameisensaures Hexamethylentetramin), Helmitol (zitronensaures Hexamethylentretamin); alkalische Wässer dürfen mit Urotropinpräparaten nicht zusammen verordnet werden, sondern Pflanzenalkalien, evtl. Natr. phosphoric. teelöffelweise zur Erhaltung oder Herstellung der sauren Harnreaktion. Zu vermeiden sind Gewürze und salzhaltige Speisen, Alkohol. Bei starken Schmerzen können Narkotika (Kodein, Narkophin, Pantopon, Opium, sehr gut Atropin als Suppositorien oder in Dekoktform mit Folia uvae ursi zusammen) unentbehrlich sein. Bei länger dauerndem akutem Stadium tut eine Ausspülung der Blase mit 2%iger Borsäure, Kal. permanganicum (Schwach-Rotweinfarbe) sehr gute Dienste; auch ein Dauerkatheter kann die Heilung beschleunigen.

b) Bei der chronischen Form muß besonders auf eventuelle Komplikationen geachtet werden. Im übrigen tritt bei der länger dauernden Cystitis universalis die jeden Tag oder jeden 2. Tag applizierte Blasenspülung als souveränes Mittel zur Säuberung der Blase von Infektionserregern und ihrer Schäden in ihre Rechte. 100—150 ccm 2—4%iger Borsäure- oder dünnrotweinfarbene Kal. permanganicum-Lösung oder $^1/_4$%ige Arg. nitricum-Lösung werden mittels Irrigator und Glaskatheter in die Blase einlaufen lassen und der bakterienreiche Inhalt ausgespült; mehrmals muß das Einfließen- und Ausfließenlassen wiederholt werden, bis die Flüssigkeit klar abfließt. Evtl. kommt eine Applikation von ca. 50 bis 100 ccm einer 1—2%igen Arg. nitr.-Lösung als Adstringens in Betracht, die dann mit destilliertem Wasser wieder ausgespült wird oder 1% Kollargollösung, die in der Blase verbleibt. Aber Ruhe und Wärmeapplikation, gute Sauberhaltung der Vulva evtl. durch warme Sitzbäder muß auch hier beibehalten werden. Tritt innerhalb weniger Wochen keine Besserung ein, müssen auf jeden Fall die oberen Harnwege einer eingehenden Untersuchung unterworfen werden, wenn anders der Grund der Chronizität nicht in Genitalprozessen bedingt ist. Kritiklose wochenlange Spülbehandlung ist dringend zu widerraten. Bei Cystitis colli haben diese Spülungen keinen Erfolg, sind eher schädlich; hier ist es zweckmäßig, nach vorherigem Einlaufenlassen von 20 ccm einer 2%igen Eukainlösung in die Blase die Schleimhaut des Blasenhalses mit 5%igem Arg. nitr. zu betupfen; man führt zu diesem Zweck einen Metalltubus wie zur Urethroskopie ein und bringt die Arg.-Lösung mittels Wattestäbchen heran = Knorrsche Ätzung (Stoeckel).

C. **Die Pyelitis.** Die allgemeine Pathogenese ist in der Einleitung besprochen. Der intrakanalikuläre Weg ist für die Aszension der Keime nur ausnahmsweise möglich, der lymphogen aszendierende von der Zystitis aus der wahrscheinliche; er steht in Konkurrenz mit dem hämatogenen. Bei Infektionskrankheiten können die Bakterien schon bei ihrer Ausscheidung durch die Glomeruli in der Nierenrinde Abszesse bedingen und von dort aus lymphogen gegen das Nierenbecken vordringen und durchbrechen (primäre eitrige Nephritis mit sekundärer Pyelonephritis), wobei allerdings nicht selten auch paranephritische Prozesse auftreten. In leichteren Fällen werden die Keime ohne Parenchymschädigungen ausgeschieden; das vorläufige Resultat ist die Bakteriurie. Erst bei Entwicklung von Abflußhindernissen tritt dann die Nierenbeckenwandentzündung, die Pyelitis, ein. Die Art der Hindernisse des Abflusses ist oben einleitend erörtert; zu erwähnen sind hier noch wieder die menstruelle Hyperämie und die Schwangerschaft. Schließlich kann auch eine Hydronephrose durch ausgeschiedene Bakterien infiziert und zu sekundärer Pyonephrose werden.

Die **pathologisch-anatomischen** Zeichen sind vor allem mehr oder weniger deutliche Dilatation des Nierenbeckens, Rötung und Schwellung der Wand mit entzündlicher Exsudation, in chronischen Fällen in Gestalt der granulierenden Entzündung (kleine Herdinfiltrate) und schließlich kleine Epithelproliferationen mit zystischer Dilatation, herdförmige oft perlschnurartige Infiltrate, Strikturen und kleine Zysten.

Greift die Entzündung auf die Niere über, so wird nach Ribbert gewöhnlich zuerst das interstitielle Bindegewebe der Papillen ergriffen; in den Lymphbahnen kriecht die Entzündung aufwärts, die Infiltrate brechen in die Harnkanälchen ein, ihre Keime werden dann mit den aufsteigenden Schenkeln in die Rinde gebracht und erzeugen hier neue streifenförmige Herde, die bis zur Rinde und schließlich bis in die Kapsel reichen, wo dann paranephritische Abszesse das Resultat sein können. Durch diese Propagation kann schließlich das Nierenparenchym infolge der **erheblichen Zerstörung** wie auch durch die Druckwirkungen der Pyelektasie in einen großen pyonephrotischen Sack umgewandelt werden.

Die **Symptome** sind wesentlich verschieden, je nachdem die Pyelitis plötzlich und schnell oder langsam und allmählich zur Ausbildung kommt.

a) Die akute Form setzt gewöhnlich mit hohem Fieber und Schüttelfrost, Benommenheit, trockener Zunge, allgemein septischen Zeichen ein. Die starken Schmerzen in der Nierengegend, die nach abwärts zum Oberschenkel und in die Lebergegend nach oben ausstrahlen, können eine akut entzündliche Adnexerkrankung, eine Appendizitis oder eine akute Cholezystitis vortäuschen. Der Urin kann Eiter enthalten, auch kann Harnzwang und Brennen beim Wasserlassen auftreten; aber der Harn kann bei völliger Abflußbehinderung auch völlig klar sein, da die Pyelitis meist einseitig und zwar rechts häufiger als links auftritt und die andere Niere frei lassen kann. Die kranke Niere ist meist druckempfindlich.

b) Die chronische Form, die entweder aus der akuten sich entwickelt oder von vornherein schleichend auftritt, kann ohne alle deutlichen lokalen Zeichen sein: nur der eiterige Harn, in dem sich dann Leukozyten, Epithelien, oft in geschwänzter Form, Bakterien, hyaline und bei Nierenparenchymschädigungen granulierte Zylinder, auch Blutkörperchen finden, kann das einzige Zeichen für sie sein, besonders dann, wenn er sich bei relativ freier Blase hartnäckig hält. In anderen Fällen deuten ziehende Schmerzen im Rücken, Ausstrahlen in die Blase und Harnröhre, Harndrang, leichte Temperatursteigerung auf einen Infektionsprozeß hin.

Der Verlauf der akuten Pyelitis vollzieht sich meist in wenigen Wochen unter remittierendem Fieber; dauernde stark schwankende Fiebersteigerungen deuten auf paranephritische Prozesse; in den günstigen Fällen klingt das Fieber allmählich ab und der Prozeß heilt aus. In anderen Fällen Übergang in Pyonephrose. Rezidive sind nicht selten, da eine Bakteriurie häufig bestehen bleibt. Chronische Prozesse können sich viele Monate hinziehen.

Als Bakterien sind vor allem Bact. coli zu nennen, auch Staphylo- und Streptokokken, daneben seltener auch Typhusbazillen; Gonokokken sind mehrfach beschrieben, aber stets in Kombination mit Bact. coli; ihre Aszendenz im Kanallumen ist sehr unwahrscheinlich, ev. liegt eine hämatogene Metastase vor.

Die Prognose ist, je nachdem die Prozesse auf die Niere übergreifen, verschieden; in akuten Fällen kommt Exitus letalis unter dem Bilde der Sepsis vor. Die Nierenschädigung muß frühzeitig erkannt werden.

Die Diagnose ist aus der Pyurie bei relativ geringer Zystitis, dem Fieber, dem gestörten Allgemeinbefinden, der nicht immer sicheren Druckempfindlichkeit der zugehörigen Niere zu vermuten. Gesichert werden kann sie erst durch den Ureterenkatheterismus, der die kranke Seite durch den eitrigen Urin aufdeckt. Zur Ergänzung dient die Pyelographie, die jedoch hier mit großer Vorsicht beim Auffüllen (nicht über 40 cm Druckhöhe) auszuführen ist; sie orientiert über die Weite und Form des kranken Nierenbeckens und aus der primären Nierenbeckendilatation über die infizierte Hydronephrose, aus den vornehmlich dilatierten Kelchen über die primäre Pyonephrose (Voelcker). Schließlich muß auch die Funktionsprüfung über die Leistungsfähigkeit der einzelnen Niere in Rücksicht auf das chirurgische Vorgehen aufklären.

Die Therapie besteht zunächst in Bettruhe, Wärmeapplikation, Diätregelung (keine Gewürze, kein Alkohol, wenig Salz) und guter Durchspülung mit viel Flüssigkeit [destilliertem Wasser (Rovsing), Tee, Kaffee], schließlich den harndesinfizierenden Medikamenten der Hexamethylentetramin-Gruppe bei Fürsorge für sauren Urin (Pflanzenalkalien, Natr.

phosph. teelöffelweise usw.). Sehr gut wirkt häufig der Ureterenkatheterismus durch die Entleerung des gestauten Urins, evtl. das Liegenlassen eines Ureterkatheters für mehrere Tage.

Schließlich ist die Nierenbeckenspülung mit Kollargol oder Argent. nitr. eine sehr wirksame Behandlung; bei Pyonephrose muß sie naturgemäß versagen.

Kommt man mit diesen Maßnahmen nicht zum Ziel, dann treten die chirurgischen Wege in die Rechte. Als solche kommen in Betracht, am besten nach genauer vorheriger Funktionsprüfung der gesunden Niere:

1. die Nephrostomie und Dekapsulation (mit Drainage des Nierenbeckens);
2. die Nephrektomie bei großen Pyonephrosesäcken.

D. Die Tuberkulose des uropoetischen Systems.

Die klinische Wertigkeit der Nieren-Blasentuberkulose ist unter den gleichen Gesichtspunkten wie die Genitaltuberkulose einzuschätzen; sie kommt als einzige Lokalisation der Tuberkulose weder in der Niere noch in der Blase in praktisch nur irgendwie nennenswerter Zahl vor, sondern ist stets als Kombination zu Lungen-, Darm- oder Lymphdrüsentuberkulose anzusehen, selbst wenn ein solcher primärer Herd klinisch nicht nachweisbar ist. Die Häufigkeit ihrer Beteiligung am tuberkulösen Prozeß fand Schlimpert unter seinen 3514 Sektionen (Dresden) mit 1,4 % im Vergleich zu 3,4 % genitaler Tuberkulose beim Weibe. Die Frau ist an der Nierentuberkulose ungefähr mit zwei Drittel, der Mann mit einem Drittel beteiligt, was seinen Grund wahrscheinlich in der häufigen Urinabflußbehinderung durch Erkrankung des weiblichen Genitalorgans hat. Ein genetischer Zusammenhang zwischen weiblicher Genital- und Nierenblasentuberkulose besteht höchstens ausnahmsweise, unter gewöhnlichen Umständen sind sie koordiniert. Ähnlich wie bei der Genitaltuberkulose ist auch hier das Alter von 20—30 Jahren am stärksten beteiligt.

Der Infektionsmodus ist in völlig souveräner Weise der hämatogene. Die Ansichten darüber, ob im Blute kreisende Tuberkelbazillen auch ohne Nierenschädigung ausgeschieden werden, sind noch geteilt; es scheint aber, daß nur geschädigte Nieren dazu imstande sind, speziell solche mit chronisch nephritischen Veränderungen. Die Infektion breitet sich von der Niere ins Nierenbecken, in den Ureter und die Blase aus. In der größten Mehrzahl der Fälle, nach Schloffer 90 % des klinischen Materials, ist nur eine Niere befallen, in ca. $^1/_3$—$^1/_2$ dieser Fälle zeigt sich die Blase schon mitinfiziert; bei den Sektionen findet sich die Nierentuberkulose in ca. 50 % doppelseitig. Der Weg der Infektion in die zweite Niere kann natürlich ebenfalls wie in die erste hämatogen sein; aber auch der lymphogen aszendierende kommt von der Blase aus in Betracht (Bauereisen), während der intrakanalikuläre nur bei Ulzerationen am bisher gesunden Ureterostium und dort platzgreifender Stauung diskutiert werden kann.

Das pathologisch-anatomische Bild ist, wenn wir von dem außer bei der allgemeinen Miliartuberkulose fast nur bei agonaler Aussaat entstehenden Bilde der Miliartuberkulose der Niere absehen, an der Niere:

1. Das der Knötchen an der Grenze von Rinde und Mark mit kleinen rindenwärts gerichteten Infarkten.

2. Das der Knötchen im Mark und in den Papillen, die verkäsen, konglomerieren und ins Nierenbecken durchbrechen. Von diesen primären Ansiedelungen geht die kontinuierliche Propagation aus, die durch ihre Verkäsung schließlich zu erheblicher Kavernenbildung unter fortschreitender Einschmelzung des funktionierenden Parenchyms führt.

Das Nierenbecken und die Harnleiter beteiligen sich entweder mit einfacher Entzündung oder bei längerer Dauer in der Form, daß Knötchenherde, Wandverdickung mit Erweiterung und Verengerung des Lumens, Starrheit der Umgebung und kleinere oder größere Ulzerationen von typisch tuberkulösem Charakter die Wand herdweise und diffus verändern.

Die Blasentuberkulose zeigt bei leichten Fällen in der Umgebung der Mündung des kranken Ureters Knötcheneruptionen und eine wulstige starre Wand; das Ostium klafft oft etwas. In anderen Fällen sind die Knötchen in einiger Entfernung vom Harnleiterlumen **meist am Scheitel und den mobilen Blasenteilen** lokalisiert; sie stehen dann meist in Gruppen. In der schwereren Form breitet sich die Knötcheneruption in der Fläche und Tiefe weiter aus, es können sich entzündliche Herde um sie herum ausbilden; die Wand der Blase in den tieferen Schichten wird beteiligt, es treten Ulzerationen mit unregelmäßigen wulstigen Rändern und granuliertem schmierigem Grund auf; überall Fibrin und starke Injektionen, auch Blutungen. In solchen Fällen handelt es sich dann um das klinisch äußerst qualvolle Bild der tuberkulösen Schrumpfblase.

Die Urethraltuberkulose spielt beim Weibe keine nennenswerte Rolle.

Die Symptome: Sehr wichtig ist es zu wissen, daß die Nierentuberkulose, selbst die beginnende Blasentuberkulose keine wesentlichen Symptome zu machen braucht. Nur eine gewisse Blässe, elendes Aussehen und Mattigkeit führen die Pat. zum Arzt. In anderen Fällen sind uncharakteristische Druckschmerzen und Ziehen nach abwärts von der Nierengegend aus in die Blase und Urethra mit Harndrang die Beschwerden, die die Pat. zum Gynäkologen führen; gar zu leicht werden dann, wenn an Nierentuberkulose nicht gedacht wird, eine evtl. zufällig vorliegende Retroflexio uteri oder andere an sich wenig bedeutsame Affektionen für die Beschwerden verantwortlich gemacht. Im übrigen sind es die Zeichen der chronischen Zystitis: Harndrang, Schmerzen beim Wasserlassen und Eiterbeimengung zum Urin. Charakteristisch ist, daß die Zystitissymptome trotz der längere Zeit durchgeführten oben besprochenen Zystitistherapie keine Änderung erfahren, meist nur noch stärker werden; vor allem vertragen tuberkulöse Blasen die Ausdehnung nicht, so daß die Spülung und die Zystoskopie zur Qual für die Kranken werden. Die Schmerzen und der Harndrang können sich zur Unerträglichkeit steigern, so daß alle 10 Minuten unter qualvollen Schmerzen das Wasserlassen nötig wird. Leider aber treten die letztgenannten erheblichen Beschwerden oft erst ein, wenn der Zeitpunkt zur Heilung verpaßt ist.

Der Verlauf ist wie bei jedem Infektionsprozeß individuell verschieden. Meist aber ist die Nierentuberkulose ein progressiver Prozeß, jedoch gibt es ausnahmsweise Fälle, in denen unter interner Medikation im Laufe von Monaten und Jahren schließlich ein obsoleter Prozeß resultiert, der keine Infektiosität mehr besitzt; die Niere ist geschrumpft, vernarbt und mit Käse- und Kreideherden durchsetzt, das Nierenbecken und der Ureter knotig obliteriert, die Niere ist von der Funktion völlig ausgeschaltet. Wie gesagt aber ist die Tendenz zur Progression erheblich größer, so daß nach Wildbolz 80% innerhalb der ersten 5 Jahre bei sog. konservativer Behandlung zugrunde gehen, und auch von den restierenden 20% die meisten noch mehr oder weniger schwerkrank sind. Diese traurige Prognose jedoch ist durch eine frühzeitige Nephrektomie der kranken Niere soweit zu bessern, daß 60—70%, nach Kümmell sogar 85—90%, dauernd geheilt werden, während ein Drittel der Kranken entweder zu spät gekommen ist oder neben der Nierentuberkulose noch andere Tuberkuloselokalisationen bestanden, denen die Pat. erlagen.

Die Diagnose muß nach dem Ebengesagten möglichst frühzeitig gestellt werden. Dazu führt die Beachtung folgender Punkte:

Man unterlasse nie die Untersuchung des Urins auf Albumen; als wichtiges Symptom gibt Kümmell an, daß ein sauer reagierender, mehr oder weniger Eiter enthaltender und trotzdem steriler Urin nur bei Nierentuberkulösen vorkommt. Albuminurie führt Wildbolz als sehr frühes Symptom an; hyaline Zylinder und Eiterkörperchen werden zusammen mit Erythrozyten gefunden, sobald Herde ins Nierenbecken eingebrochen sind. Der Blutdruck ist nicht erhöht, im Gegensatz zur chronischen Nephritis. Wichtig ist vor allem, in solchen Fällen von Albuminurie und Pyurie besonders bei blassem, müdem Aussehen der Pat. im katheterisierten Harn (cave Smegmabazillen) Tuberkelbazillen entweder am Sediment ohne und mit Anreicherung durch Antiformin oder durch das Tierexperiment nachzuweisen, was in über 50% der Nierentuberkulose gelingt.

Allein jedoch sind die Tuberkelbazillen im Urin, der Albumen, Zylinder und selbst Eiter- und Blutkörperchen enthält, noch kein untrügliches Zeichen für Nierentuberkulose, da eine chronisch-nephritische Niere im Blute kreisende, einem andern Herd entstammende Tuberkelbazillen ausscheiden kann, ohne selbst tuberkulös zu sein. In solchen Fällen führt der Ureterenkatheterismus, der Vergleich der beiden Urine und der Ausfall der Funktionsprüfungen (vergleichende Kryoskopie, Phlorhizinausscheidung, Indigokarminprobe) zum Ziel, wodurch nicht nur die einseitige vermehrte Schädigung des Harnapparates, sondern auch die kranke Seite erkannt wird. Schwierig kann der Ureterkatheterismus werden, wenn die Blase in der Gegend der Ureteren Ulzerationen zeigt und überhaupt sich nicht auffüllen läßt; dann läßt die Chromozystoskopie die Ureteren erkennen und deutet als zuverlässiges Diagnostikum durch Farbunterschied auf die kranke Seite hin. Bei doppelseitiger Erkrankung gibt die Blutkryoskopie, Reststickstoffbestimmungen, Verdünnungs- und NaCl-Probe ein Bild über die Nierenfunktion überhaupt.

Die Therapie der Tuberkulose des Harnapparates.

1. Alle Fälle mit einseitiger Nierenerkrankung und gesunder zweiter Niere werden mit möglichst frühzeitig ausgeführter Nephrektomie behandelt; ihre Mortalität post operationem beträgt ca. 2—3%, nach Kümmell 7%, ihre Erfolge sind oben schon genannt. Selbst dann noch, wenn schon die Blase miterkrankt ist, und sogar auch, wenn die zweite Niere Zeichen einer leichten eben beginnenden Tuberkulose zeigt, aber noch der Funktion vollauf gewachsen ist, kann und soll die Nephrektomie der kranken zerstörten Niere gemacht werden; denn ohne diese Voraussetzung heilt die Blasentuberkulose nicht aus, macht vielmehr dauernde Fortschritte. Bei diesen Fällen wird durch interne Behandlung

der günstige Zeitpunkt zur Heilung verpaßt und die Prognose dadurch zunehmend verschlechtert.

2. Alle Fälle, die nicht mehr operabel sind, resp. wichtige Kontraindikationen gegen eine Nephrektomie zeigen, werden der konservativen Behandlung zugeführt:

a) Prinzipien der Tuberkulosebehandlung überhaupt: Ruhe, gute allgemeine Lebensbedingungen, kräftige, aber vorsichtige Kost, viel Licht, Sonne, evtl. Höhensonne, Klimawechsel.

b) Behandlung der Zystitis mit Wärme, warmen Sitzbädern, Injektion von Jodoformemulsionen, evtl. stark verdünnten Sublimatlösungen ($^1/_{10000}$) (Casper). Milchsäure und Karbolinjektionen sind vielfach als zu schmerzhaft verlassen. Ohne Morphium oder ähnliche Narkotika kommt man in schweren Formen selten aus. Blasenspülungen werden wegen der hohen Reizbarkeit der Blase meist stark widerraten.

Über Tuberkulinbehandlung wird vielfach Gutes berichtet (0,25 bis 100 mg allmählich steigend, evtl. in Kombination mit 0,1 Chin.) (Caro).

E. Über **Blasensyphilis** ist wenig Sicheres bekannt, jedenfalls tritt sie unter dem Bilde der chronischen Zystitis auf; Gummata können als papillomatöse Wucherungen auftreten, außerdem Ulzera, Plaques. Sie scheint sehr selten zu sein. In chronischen, nichttuberkulösen Zystitisfällen ist evtl. antiluetische Therapie erfolgreich.

VI. Steinbildung in den Harnwegen.

Die Ansichten über die Genese der Steine in den Harnwegen sind noch dauernd in Fluß. Man unterscheidet Harnsäure-, Oxalat-, Xanthin- und Zystinsteine und schließlich Phosphat- und Karbonatsteine. Sicher scheint für die primäre Steinbildung eine evtl. kongenitale Störung im Stoffwechsel zugrunde zu liegen, resp. eine einseitige Ernährung (Pflanzen- resp. animalische Kost) eine ätiologische Rolle zu spielen. Als Grundgerüst wird meist eine Kolloidsubstanz (Eiweiß, Fibrin) angenommen, in und um die sich dann in Schichten die Harnsäure ablagert. Am häufigsten sind die Uratsteine; sie sind vorwiegend im Nierenbecken gelegen. In zweiter Linie kommen dann die Phosphatsteine, die meist als Blasensteine gefunden werden. Am stärksten ist das männliche Geschlecht befallen, aber auch bei Frauen sind Steine nicht selten, wie die Publikationen der letzten 10 Jahre gezeigt haben.

1. Die Steine im Nierenbecken und Ureter: Im Nierenbecken können die Steine sich reichlich entfalten und zu erheblicher Größe anwachsen; die größten wiegen mehrere hundert, selbst bis 2000 g (Grave). Sie haben entweder unregelmäßige oder runde Formen oder geben einen Ausguß der Kelche, die ihnen die eigenartige Form verleihen. Sie stellen zunächst aseptische Fremdkörper dar, die jedoch durch Druck und Rauhigkeiten die Wand schädigen und das Nierenparenchym erdrücken und zur Atrophie bringen. Sekundär kann es zu Infektionen kommen, wobei dann große Pyonephrosesäcke entstehen.

Durch die Ureteren gehen vom Nierenbecken aus meist nur kleine Steine ab, höchstens bis Bohnengröße, jedoch sind vereinzelt solche von 11—18 cm Länge und einer Zirkumferenz von 12 cm (Specklin) beschrieben. Die physiologischen Verengerungen sowohl wie auch pathologische Strikturen oder Kompressionen können den Stein auf seinem

Weg durch den Ureter aufhalten und inkarzerieren. Dann kommt entweder eine relative oder eine totale Versperrung des Urinabflusses mit konsekutiver akuter Hydronephrose zustande. Am häufigsten bleibt ein Stein im Ureter kurz vor der Einmündung in die Blase stecken.

Die Symptome, die auf Nieren- und Uretersteine hindeuten, sind:

a) Plötzlich auftretende kolikartige Schmerzen, die sich zum fast unerträglichen Paroxysmus steigern können, einige Stunden, seltener länger dauern und dann verschwinden; Ausstrahlen der Schmerzen in die Flanke, in die Blase und Urethra, oft mit Harndrang.

b) Unbestimmte Druckbeschwerden;

c) Hämaturie; zur Zeit des Kolikanfalles meist reichlich; in geringen Mengen (Sediment!) sind Blutkörperchen regelmäßig zu dieser Zeit nachweisbar; in der schmerzfreien Zeit können sie fehlen.

Aber es muß betont werden, daß die Affektion auch ohne alle Symptome verlaufen kann; der in die Blase entleerte Stein geht mit dem Urinstrom durch die weitere Urethra leicht ab, in der Niere kann ein nicht völlig obturierender Stein jahrelang liegen, ohne Zeichen zu machen, währenddes aber das Nierenparenchym völlig erdrücken.

Die Diagnose stützt sich auf die eben genannte Symptomentrias und die objektive Feststellung eines Konkrementes durch die Röntgenuntersuchung, die mit ca. 3%Fehler (kein Schatten, wenn Stein vorhanden und umgekehrt), außerdem andere Fehlerquellen, die mit zunehmender Erfahrung allmählich geringer werden (Plattenfehler, Beckenflecken, Phlebolithen, verkalkte Lymphdrüsen) zu rechnen hat; im Zweifelsfall kann man durch Wismutkatheter den Ureter markieren oder nach manchen Erfahrungen den Stein durch Kollargolinjektion oder Sauerstoffinsufflation im Ureter und Nierenbecken sichtbar machen. Von der Scheide aus kann ein tiefsitzender Ureterstein nicht selten getastet werden. Bei kurz vor der Mündung liegenden Konkrementen zeigt die Ureterpapille ein Ödem oder auch gar die herausschauende Kuppe des Steines.

Der Ureterkatheter kann den festsitzenden Stein wohl an dem Widerstand nachweisen, aber vielmehr leistet er hier nicht.

Die Behandlung richtet sich nach den Beschwerden; zufällig entdeckte, beschwerdelose Steine bedürfen zunächst keiner Behandlung, bei Doppelseitigkeit des Leidens jedoch muß die Entfernung des Steines das Nierenparenchym vor allzu großer lebensgefährlicher Druckatrophie schützen.

Bei schweren Koliken zunächst Bettruhe, Wärme und Narkotika. Reichlich Tee oder destilliertes Wasser (Rovsing) regen die Diurese an; dadurch kann der Stein evtl. mit herausgespült werden. Die Hämaturie bedarf meist keiner Behandlung. Bei Zeichen der Nierenfunktionsschädigung, Pyurie oder immer wiederkehrenden quälenden Koliken kommen für die Nierensteine die chirurgischen Operationsverfahren in Betracht:

a) Die Pyelotomie mit primärem Schluß, bei gutem Abfluß und nicht zu großen, evtl. tief in den Calyces sitzenden Steinen.

b) Die Nephrotomie und Extraktion des Steines durch die Nierenparenchymwunde.

c) Die Nephrektomie bei ausgedehnten Pyonephrosesäcken (vereiterte Steinniere).

d) Die Nephrostomie, unter ähnlichen Voraussetzungen wie c) dann, wenn die funktionelle Fläche der Niere stark beengt ist (Doppelseitigkeit).

Bei den **Uretersteinen** vorerst Versuch durch Einbringen von sterilem Öl oder Glyzerin um oder über den Stein vermittels Katheter. Bei günstigem Sitz können kleine Faßzangen ihn, evtl. nach endovesikaler kaustischer oder scharfer Inzision der noch restierenden Schleimhautkuppe, herausziehen. Gelingt das nicht, so ist als chirurgisches Verfahren die Ureterotomie indiziert; sie kann vaginal, jedoch nur bei palpablen Steinen ausgeführt werden (Achtung vor multiplen, evtl. höher sitzenden Konkrementen), am besten ist das Vorgehen extraperitoneal vom Nierenschnitt aus abwärts, weniger gut transperitoneal zu bewerkstelligen.

2. Die **Blasensteine** sind als primäre Bildungen bei der Frau nicht so häufig wie beim Manne, da die Urethra dem Abgang von Harngries und kleineren Konkrementen kein Hindernis gibt; ein evtl. entstehender Steinkern würde verschwinden, ehe er wüchse, es sei denn, daß er in Zystozelen oder Divertikeln oder Rezessus der Blase gute Schlupfwinkel fände. Die meisten Blasensteine bilden sich um irgendwie in sie hineingelangte Fremdkörper; unter ihnen spielen Haarnadel, Stricknadel, Bleistifte, Katheter aus Gummi oder Glas usw. (vgl. Kap. VI) als freiliegende Inkrustationspunkte und eingewanderte Ligaturfäden als wandständige Bildungsherde eine Rolle. Bei den Ligaturen ist fast stets die Seide, nicht das schwer inkrustierbare Katgut als schuldiger Teil gefunden.

Die **Symptome** der Steine in der Blase sind ähnlich wie die der höheren Harnwege: Schmerzen, Drang zum Wasserlassen und Abgang von Eiter und Blut. Die Beschwerden lassen auch nach der Wasserentleerung nicht nach, sondern die Schmerzen können sich noch steigern (Anliegen der Blasenwandungen am Stein, Verlegen des Urinabflusses).

Die **Diagnose** wurde früher mittels Katheter oder Steinsonde gestellt, heute ist die Zystoskopie die souveräne Methode, die auch gleichzeitig über Sitz, Größe, Beweglichkeit und Aussehen der Steine orientiert.

Die **Therapie** hat für die Entfernung verschiedene Wege. Gelingt es den Stein mit dem Lithotriptor oder einer kräftigen Kornzange zu zertrümmern, so ist der Rest der Trümmer mittels Spülung oder die Litholapaxie (Ansaugung **Bigelows**) leicht zu entfernen. Zu diesem Zwecke kann die Harnröhre vorsichtig bis Hegarstift 12—15 gedehnt und erweitert werden. Kleinere Steine können auch unzerkleinert evtl. mitsamt ihrem Fremdkörper durch die Harnröhre extrahiert werden. Für die größeren Steine sind zwei weitere Wege möglich:

1. die genau median und längs anzulegende Kolpozystotomie;
2. die Sectio alta.

Für die diätetische Nachbehandlung der Steinkranken vgl. Lehrbücher der internen Medizin, Urologie, Chirurgie.

VII. Die Neubildungen der Niere und Harnwege.

1. Die Tumoren der Niere. Unter ihnen spielen die sog. **Grawitzschen** Tumoren, auch als Hypernephrome benannt, wegen ihrer relativen Häufigkeit die größte Rolle. Karzinome medullärer oder szirrhöser Art, Sarkome treten dagegen zurück. Bemerkenswert sind auch die sog. embryonalen Adenomyosarkome. Nähere Einzelheiten s. Lehrbücher der Chirurgie oder pathologischen Anatomie. Eine praktische Bedeutung haben besonders die obengenannten Hypernephrome, deren

Prädilektionsalter zwischen 45—60 Jahren liegt. Es handelt sich um kirschgroße bis faustgroße, selbst kindskopfgroße und noch mehr, zuerst stets mit einer Kapsel umgebene Tumoren von eigentümlich buttergelber Farbe und weicher Konsistenz; histologisch ähneln sie dem Nebennierenaufbau, jedoch kommen nach Stoerk Lumenbildungen vor, die ihn veranlassen, diese Bildungen für Adenome der Niere selbst zu halten. Bricht der Tumor in das Nierenbecken oder durch seine Kapsel durch, so resultiert die Hämaturie; der nicht seltene Einbruch in die Venen veranlaßt die Metastasen, auch das Hineinwachsen in die Vena cava. Als oft singuläre Metastasen sind solche im Knochensystem bekannt, aber auch in Lunge, Leber, Milz, Gehirn, Vulva, multipel in der Haut, Vagina kommen sie vor.

Die Diagnose ist aus den Symptomen, der häufig vorkommenden, oft längere Zeit sich hinziehenden Hämaturie und dem durch bimanuelle Palpation zu eruierenden Tumor zu stellen; in manchen, jedoch nicht häufigen Fällen ergibt die Funktionsprüfung eine Insuffizienz der kranken Seite.

Die Therapie kann nur in der Nephrektomie bestehen; waren schon Thromben in der Vena cava resp. renalis, so kann embolischer Tod auf dem Operationstisch eintreten. Die Resultate sind nach großen Statistiken (Hamburg, Wien) ca. 25—30% primäre Operationsmortalität und ca. 35% Dauerheilung nach 3 Jahren.

Im **Nierenbecken** kommen Papillome, papillomatöse und kankroide Karzinome (cf. Thomas u. Requius Zusammenstellung), schließlich polypöse mesodermale Mischgeschwülste (A. Fischer und Murahamie) vor. Ihre Symptome sind Hämaturie, auch Koliken. Sie alle sind selten, hauptsächlich als kasuistische Mitteilungen publiziert.

Ebenso sind auch Papillome, papillomatöse und medulläre Karzinome am **Harnleiter** sehr selten beschrieben; auch hier sind ähnliche Symptome wie bei Nierenbeckengeschwülsten zu beobachten.

In der **Blase** kommen Tumoren nicht so selten vor:

a) Bindegewebstumoren: Fibrome, Myome sind hauptsächlich im Trigonum, aber auch an anderen Teilen bekannt, sie ragen meist breitbasig gegen die Schleimhaut und ins Lumen vor. Sarkome entwickeln sich in der Wand, zwischen Blase und Uterus, aber auch nach der Symphyse zu. Mischtumoren sitzen hauptsächlich im Trigonum. Sie alle sind selten.

b) Epitheliale Tumoren. Das Blasenpapillom, der sog. Zottenpolyp, nimmt eine überragende Stellung ein. Es handelt sich um weißliche, zottige Gebilde von Erbsengröße bis zur Faustgröße, sie sitzen der Blasenwand meist gut gestielt auf. Aber nur ca. 50% sind gutartig, die andere Hälfte zeigt bösartige Eigenschaften durch Einbruch in die Blasenwand. Histologisch kann es schwer, ja unmöglich sein, an exzidierten Stückchen ohne die tieferen Wandschichten die Differentialdiagnose zu stellen; erst das Rezidiv und die allerdings erst spät auftretenden Metastasen klären das Bild.

Außerdem kommen flächen- und knotenförmige Karzinome von uncharakteristischem Bau und indifferentem Entwicklungsgrad, auch alle Übergänge zum Gallertkrebs (Reminiszenz an die ursprünglich entodermale Herkunft des Harnblasenepithels und seine genetische Verwandtschaft zum Darm) vor; sie sitzen meist in der Blasenwand; ein eigener von Benöhr beschriebener Fall gehört hierher.

Die Symptome sind vor allem Hämaturie, Harndrang, Tenesmen; besonders die Blutung kann lange anhalten und stark sein.

Die Diagnose ist durch das Zystoskop einwandfrei zu stellen; die vaginale Palpation kann über Infiltrate in der Umgebung orientieren.

Die Therapie ist für die Zottengeschwulst vor allem in der endovesikalen Behandlung gegeben; Abtragen der Zottenbündel mit der kalten Schlinge und Ausbrennen der Stielstelle mit dem Kauter oder durch die verschiedenen Koagulationsmethoden, wie sie Joseph beschreibt. Gute Erfolge werden auch von der Hochfrequenzkoagulation berichtet. Die Exstirpation durch die Sectio alta kommt für breitbasig aufsitzende Tumoren in Betracht, hat aber mit einer Dissemination der Papillome zu rechnen. Von Latzko und Schmieden besonders ist die erweiterte Totalexstirpation der ganzen Blase mit Einpflanzung der Ureteren in die Flexura sigmoidea und Anlegung eines Anus praeternaturalis ausgearbeitet; größere Erfahrungen fehlen darüber vorerst. Barringer empfiehlt die Radiumbehandlung.

Als Geschwülste der **Harnröhre** sind bekannt:

a) Fibrome und Fibromyome, die breitbasig das Lumen ausweiten oder gestielt zum Os externum herausragen (selten).

b) Papillome werden neuerdings von Kreutzmann beschrieben.

c) Sarkome entweder als Wandsarkome in die Unterlage hineinwachsend und verdrängend oder als Schleimhautsarkome polypös oder breitbasig ins Lumen strebend (selten) (Nebesky).

d) Karzinome, meist jenseits des 40. Jahres; sie wachsen entweder vulvo-urethral, d. h. hauptsächlich an der äußeren Mündung und im Vulvabereich oder als eigentliche Urethralkarzinome (Ehrendorfer). Anatomisch sind es blumenkohlartige, bald breitbasige, bald gestielte Gewächse oder kraterförmige Ulzera; bei den Schleimhautformen stellen sie rigide derbe Stränge dar. Die Lymphdrüsen erkranken meist erst spät. v. Engelhardt fand bis 1912 im ganzen 76 Literaturfälle.

Die Symptome bestehen in Schmerzen beim Wasserlassen, Harnretention und Ausfluß.

Für die Therapie kommt entweder die ausgiebige Exzision und neuerdings wohl auch die Röntgen-Radiumbehandlung in Betracht.

Literatur-Verzeichnis.

Grundlegliche Literatur für mehrere oder alle Kapitel.

Veit, Handb. d. Gyn. 1. u. 2. Aufl. (hier ausgiebige Literatur), für frühere Literatur Billroth, Handb. d. Frauenkrankh. — Menge-Opitz, Handb. d. Frauenheilk. 1.—3. Aufl. — Küstner, Lehrb. d. Gyn. 1.—7. Aufl. — Hofmeier-Schroeder, Handb. d. Frauenheilk. 15.—17. Aufl., dazu die älteren Auflagen des Schroederschen Handbuches. — Fehling-Franz, Lehrb. d. Gyn. — Jaschke und Pankow, Lehrb. d. Gyn. (Runges früheres Buch, später Krönig und Pankows Auflage). — Die Lehrbücher von Martin, Fritsch, Schauta, v. Winckel, Zweifel. — Chrobak und Rosthorn, Die Erkrankungen der weiblichen Genitalorgane, Nothnagels Handb. d. spez. Path. u. Therap. — Martin, A., Handbuch der Erkrankungen der weiblichen Adnexorgane. Teil I 1895, Teil II 1899, Teil III 1906. Leipzig, Georgi. — Sänger und v. Herff, Realenzyklopädie d. Geb. u. Gyn. — Doederlein-Krönig, Operative Gynäkologie 1.—5. Aufl. — Gebhard, Pathologische Anatomie der weiblichen Geschlechtsorgane. 1899. — Frankl, O., Pathologische Anatomie der weiblichen Geschlechtsorgane. Bd. 2 aus Liepmann, Handb. d. ges. Frauenheilk. — Lehrbücher d. allgem. u. spez. Path. u. path. Anat. von Aschoff, Kaufmann, Ziegler, Birch-Hirschfeld, Schwalbe, Tendeloo usw. — Halban und Seitz, Biologie und Pathologie des Weibes. — Liepmann, Gynäkologische Psychologie. — Sellheim, Das Ewig-Weibliche. — Weibel, Gynäkologische Operationstechnik. — Stoeckel-Reifferscheid, Lehrbuch der Gynäkologie. — Franz, Gynäkologische Operationen. — Aschner, B., Die Konstitution der Frau und ihre Beziehungen zur Geburtshilfe und Gynäkologie. — Bauer, Julius, Vorlesungen über allgemeine Konstitutions- und Vererbungslehre für Studierende und Ärzte.

Zur Orientierung über die Spezialliteratur: Frommels Jahresberichte über die Fortschritte in der Geb. u. Gyn. seit 1887—1917, 1918, 1921, 1922, seither die Berichte über die gesamte Geb. u. Gyn. bei Springer, Berlin und Wien.

Erstes Kapitel.

Allgemeines.

Moraller und Hoehl, Atlas der normalen Histologie der weiblichen Geschlechtsorgane. — Bayer, H., Allgemeine Geburtshilfe. — Nagel, W., Weibliche Geschlechtsorgane in Bardelebens Handb. d. Anat. — Waldeyer, Das Becken. Cohen, Bonn.

a) Vulva und Scheide.

Björkenheim, Zur Kenntnis der Schleimhaut im Utero-vag.-Kanal. Anat. Hefte. H. 105. 1907. — v. Frey, M., Wollustempfindung und Nervenendigungen. Zeitschr. f. Geb. u. Gyn. Bd. 87. — Geller, Fr. Chr., Untersuchungen über die Genitalnervenkörperchen in der Klitoris und den kleinen Labien. Zeitschr. f. Gyn. 1922. — v. Gawronsky, Über Verbreitung und Endigung der Nerven in den weiblichen Genitalien. Arch. f. Gyn. Bd. 47. 1894. — Golowinski, Beitrag zur Kenntnis vom feineren Bau der Blutgefäße der äußeren männlichen und weiblichen Genitalien. Anat. Hefte 1906. Bd. 30. — Hashimoto, Zur Kenntnis der Ganglien der weiblichen Genitalien. Hegars Beiträge. Bd. 8. — P. Kroemer, Die Lymphorgane der weiblichen Genitalien. Bd. 73. Arch. f. Gyn. 1906. — Rob. Meyer, Über Drüsen der Vagina und Vulva bei Föten und Neugeborenen. Zeitschr. 46. 1901. — Levy, Beiträge zur Anatomie und Pathologie der kleinen Labien. Diss. Münch. 1907. — Obermüller, Untersuchungen über das elastische Gewebe der Scheide. Diss.

Freiburg 1899. — Rautmann, Hugo, Zur Anatomie und Morphologie der Gland. vestibuli major. Arch. f. mikroskop. Anat. Bd. 63. 1904. — Rothfeld, Über das Verhalten der elastischen Elemente in den kavernösen Körpern der Sexualorgane. Anat. Anzeiger. Bd. 32. 1908. — Saretzky, Die Drüsen der Nymphen und ihre Entwicklung. Zentralbl. f. Gyn. Bd. 1908. Nr. 10. S. 354. — Schenk und Austerlitz, Weitere Untersuchungen über das elastische Gewebe der weiblichen Genitalorgane. Zeitschr. f. Heilk. Nr. 24. 1903. — Temesváry, Nikolaus, Die Regio clitoridis. Arch. f. Gyn. Bd. 122. — Thomas, Die Glandula vestibularis major (Bartholini) beim Menschen. Inaug.-Diss. 1905. Göttingen. — Veit, Vaginalepithel und Vaginaldrüsen. Virchows Arch. Bd. 117. 1889. — Widmer, Über Scheidendrüsen und Scheidenzysten. Hegars Beiträge VIII. 1904. — Worthmann, Nervenausbreitung in Klitoris und Vagina. Arch. f. mikroskop. Anat. Bd. 68. 1906.

b) Uterus.

Aschoff, L., Das untere Uterinsegment, Zeitschr. f. Geb. u. Gyn. Bd. 58. — Derselbe, Über die Berechtigung und Notwendigkeit des Begriffes, „Isthmus uteri". Verh. d. d. path. Gesellsch. Kiel 1908. — Büttner, Zur Frage des Isthmus uteri. Hegars Beiträge. Bd. 16. — Derselbe, Die Gestationsveränderungen der Uterusgefäße. Arch. f. Gyn. Bd. 94. — Dührssen, Beitrag zur Anatomie, Physiologie und Pathologie der Portio vaginalis uteri. Arch. f. Gyn. 41. 1891. — Feis, Untersuchungen über die elastischen Fasern des Uterus. Arch. f. Gyn. 89. 1909. — Frankenstein, Zum Bau der normalen Uterusschleimhaut. Diss. München 1900. — Freund, R., Die Lehre von den Blutgefäßen der normalen und kranken Gebärmutter. G. Fischer, Jena 1904. — Gräsel, Beiträge zur Frage des sog. unteren Uterinsegments. Inaug.-Diss. u. Preisschrift. Göttingen 1911. — Hegar, R., Anatomische Untersuchungen am nulliparen Uterus mit besonderer Berücksichtigung der Entwicklung des Isthmus. Hegars Beiträge. Bd. 13. 1909. — Herlitzka, Beitrag zum Studium der Innervation des Uterus. Zeitschr. f. Geb. u. Gyn. Bd. 37. 1897. — Hoehne, Vorläufige Mitteilung über das bisherige Ergebnis einer systematischen Untersuchung der Flimmerung im Gebiete des weiblichen Genitalapparates. Zentralbl. f. Gyn. 1908. S. 121. — Hönigsberger, Über die Uterusschleimhaut, speziell deren Epithel, bei Föten und Neugeborenen. Inaug.-Diss. München 1898. — Hörmann, Über das Bindegewebe der weiblichen Geschlechtsorgane. Arch. f. Gyn. Bd. 86. 1908. — Keilmann, A., Zur Klärung der Zervixfrage. Preisschrift Dorpat. Zeitschr. f. Geb. u. Gyn. Bd. 22. 1891. — Kon und Karaki, Über das Verhalten der Blutgefäße in der Uteruswand. Virchows Arch. 191. 1908. — Kundrat und Engelmann, Untersuchungen über die Uterusschleimhaut. Wien. med. Jahrbücher 1873. — Labhardt, Das Verhalten der Nerven in der Substanz des Uterus. Arch. 80. 1906. — Leopold, Die Lymphgefäße des normalen, nicht schwangeren Uterus. Arch. f. Gyn., Bd. 6. 1874. — Liedig, Das Flimmerepithel und die dadurch erzeugte Strömungsrichtung. Diss. Würzburg 1893. — Mandl, Über das Epithel im geschlechtsreifen Uterus. Zeitschr. f. Geb. u. Gyn. 1908. — Meyer, Rob., Die fötale Uterusschleimhaut. Zeitschr. f. Geb. u. Gyn. 38. 1898. — Derselbe, Die Epithelentwicklung der Zervix und Portio vag. ut. und die Pseudoerosio congenita (congenitales histologisches Ektropium). Arch. 91. 1910. — Moritz, Eva, Zur Frage des Epithels im Isthmus uteri. Zentralbl. f. Gyn. 1912. H. 5. — Natanson, Zur Kenntnis des Epithels im kindlichen Uterus. Anat. Anzeiger Bd. 29. Monatsschr. f. Geb. u. Gyn. Bd. 26. 1906. — Nürnberger, L., Zur Biologie des Isthmus uteri. Zeitschr. f. Geb. u. Gyn. Bd. 85. — Ogata (Japan), Über Altersveränderungen des Uterus. Hegars Beitr. XIII. — Pankow, Graviditäts-, Menstruations- und Ovarialsklerose der Uterus- und Ovarialgefäße. Arch. f. Gyn. Bd. 80. — Pick, L., Über das elastische Gewebe der normalen und pathologischen Gebärmutter. Samml. klin. Vorträge. Neue Folge. Nr. 283. (Gyn. Nr. 104). — Schenk und Austerlitz, Weitere Untersuchungen über das elastische Gewebe der weiblichen Genitalorgane. Zeitschr. f. Heilk. 1903. S. 138. — Stscherbakow, Zur Frage von den Nervenganglien in der Gebärmutterwand. Inaug.-Diss. Berlin 1906. — Werth und Grusdew, Untersuchungen über die Entwicklung und Morphologie der menschlichen Uterusmuskulatur. Arch. f. Gyn. 55. 1898. — Wolff, Über das Flimmerepithel der Uterusschleimhaut. Diss. Berlin 1895. — Woltke, Beiträge zur Kenntnis des elastischen Gewebes in der Gebärmutter und im Eierstock. Zieglers Beiträge. Bd. 27. 1900. — Wyder, Beiträge zur normalen und pathologischen Histologie der menschlichen Uterusschleimhaut. Arch. f. Gyn. Bd. 13. 1878.

c) Tube.

Buchstab, Das elastische Gewebe in den Eileitern der Frauen im normalen und pathologischen Zustand. Zentralbl. f. Gyn. 1897. — Czyzewicz, Zur Tubenmenstruation. Arch. f. Gyn. 85. 1908. — Delporte, Fr., Untersuchungen über die Tubenmenstruation. L'obstétrique 1909. Nr. 2, cf. Zentralbl. f. Gyn. 1910. S. 1081. — Frommel, Beitrag zur Histologie der Eileiter. Verhandl. d. deutsch. Gesellschaft f. Gyn. München 1886. — Grusdew, W., Zur Histologie der Fallopiaschen Tuben. Zentralbl. f. Gyn. 1897. — Holzbach, Studien über den feineren Bau des sezernierenden Uterus- und Tubenepithels. Hegars Beiträge Bd. 13. — Holzbach, Vergleichende anatomische Untersuchungen über die Tubenbrunst und die Tubenmenstruation. Zeitschr. f. Geb. Bd. 61. 1908. — Hörmann, Die Bindegewebsfasern in der Tube. Arch. f. Gyn. 84. — Lehmann, Zur Anatomie der Tube. Zentralbl. f. Gyn. 1909. S. 1566. — Mandl, L., Über den feineren Bau der Eileiter während und außerhalb der Schwangerschaft. Monatsschr. f. Geb. u. Gyn. 5. Ergänz.-Heft 1897. — Orthmann, Beiträge zur normalen Histologie und zur Pathologie der Tuben. Virchows Arch. Bd. 108. 1881. — Popoff, Zur Morphologie und Histologie der Tuben und des Parovariums beim Menschen während des intra- und extrauterinen Lebens bis zur Pubertät. Arch. f. Gyn. 1893. Bd. 44. — Schaffer, J., Über Bau und Funktion des Eileiterepithels beim Menschen und bei Säugetieren. Monatsschr. XXVIII. — Snyder, Franklin-Veränderungen in der Tube während Ovulation und früher Schwangerschaft. — Spack, A., Le cycle oestrien dans l'oviducne de la truic. Compt. rend. des séances de la soc. de biol. Bd. 88.

d) Ovarium.

Benthin, Über Follikelatresie im kindlichen Ovarium. Arch. f. Gyn. Bd. 91. — Böshagen, Über die verschiedenen Formen der Rückbildungsprodukte der Eierstocksfollikel und ihre Beziehungen zu Gefäßveränderungen des Ovariums. Zeitschr. f. Geb. u. Gyn. Bd. 53. — Bucura, Const., Zur Theorie der inneren Sekretion des Eierstockes. Zentralbl. f. Gyn. 1913. — Escher, Heinrich, Die Farbe des Corpus luteum. Arch. f. Gyn. Bd. 119. — Frank, Robert, The funktion of the ovary. Surgery, Gynecology and obstetries, July 1911. — Flemming, W., Zur Kenntnis des Ovarialeies. Festschrift f. Kupffer. Gustav Fischer, Jena 1899. — Geller, Fr. Chr., Das Corpus luteum. Ber. üb. d. ges. Geb. u. Gyn. Bd. 4. — Grohe, Über den Bau und das Wachstum des menschlichen Eierstocks, und über einige krankhafte Störungen desselben. Virchows Arch. Bd. 26. 1863. — Clark, J. G., Ursprung, Wachstum und Ende des Corp. luteum. Arch. f. Anat. u. Phys. Anat. Abteilung 1898. — Cohn, Über das Corpus luteum und den atretischen Follikel des Menschen und deren zystische Derivate. Arch. 87. 1909. — Derselbe, Zur Histologie und Histogenese des Corpus luteum und des interstitiellen Ovarialgewebes (Kaninchen). Arch. f. mikroskop. Anat. Bd. 62. 1903. — Haggström, Über degenerative, parthenogenetische Teilungen von Eizellen in normalen Ovarien des Menschen. Acta gynaecol. scandinavica. Bd. 1. — v. Herff, Gibt es ein sympathisches Ganglion im menschlichen Eierstock? Arch. f. Gyn. 51. 1896. — Derselbe, Zur Frage des Vorkommens von Follikelnerven im Eierstock des Menschen. Zentralbl. f. Gyn. 1895. — Derselbe, Über den feineren Verlauf der Nerven im Eierstock des Menschen. Zeitschr. f. Geb. u. Gyn. Bd. 24. 1892. — His, W., Beobachtungen über den Bau des Säugetier-Eierstockes. Arch. f. mikroskop. Anat. 1865. Bd. 1. — Hofbauer, Mikroskopische Studien zur Biologie der Genitalorgane im Fötalalter. Arch. f. Gyn. Bd. 77. — Hörmann, Bindegewebe des Ovariums. Arch. f. Gyn. Bd. 82. — Jaffé, R., Bau und Funktion des Corpus luteum. Zeitschr. f. Gyn. 1924. — Kreis, Die Entwicklung und Rückbildung des Corpus lut. spur. beim Menschen. Arch. f. Gyn. Bd. 58. 1899. — Küpfer, Max, Beiträge zur Morphologie der weiblichen Geschlechtsorgane bei den Säugetieren. II. Vierteljahrsschr. d. Naturforscher-Ges. Zürich. Bd. 65. — Mandl, Über Anordnung und Endigungsweise der Nerven im Ovarium. Arch. f. Gyn., Bd. 48. 1894. — Meyer, H., Über die Entwicklung der menschlichen Eierstöcke. Arch. f. Gyn. Bd. 23. 1884. — Meyer, Rob., Über Corpus luteum-Bildung beim Menschen. Arch. f. Gyn. 93. 1911. — Derselbe, Lipoide und Ovarialfunktion. Zentralbl. f. Gyn. 1924. — v. Mikulicz-Radecki, Über die Lipoide im menschlichen Ovarium. Arch. f. Gyn. Bd. 116. — Derselbe, Über die Bedeutung der Ovariallipoide. Münch. med. Wochenschr. 1922. — Miller, Die Rückbildung des Corpus luteum. Arch. f. Gyn. Bd. 91. — Nagel, Beitrag zur Anatomie gesunder und kranker Ovarien. Arch. f. Gyn. Bd. 31. — Nagel, Zur Anatomie des menschlichen Eierstocks. Arch. f. Gyn. 37. 1890. — Rabl, Beitrag zur Histologie des Eierstocks des Menschen und der Säugetiere. Anat. Hefte. Bd. 11. — Schottlaender, Beitrag zur Kenntnis der Follikelatresie nebst einigen Bemerkungen über die unveränderten Follikel in den Eierstöcken der Säugetiere. Arch. f. mikroskop. Anat. Bd. 37. 1891. — Derselbe, Über den Graafschen Follikel, seine Entstehung beim Menschen und seine Schicksale beim Menschen und Säugetieren. Arch. f. mikroskop. Anat. Bd. 41. 1893. — Seitz, Die Follikelatresie während der Schwangerschaft. Arch. f. Gyn. Bd. 77. — Sobotta, Über die Bildung des Corpus luteum bei der Maus. Anat. Anzeiger. Bd. 10. 1895. —

Derselbe, Über die Bildung des Corpus luteum beim Kaninchen. Anat. Hefte. Bd. 8. 1897. — Soh ma, Über die Histologie der Ovarialgefäße in den verschiedenen Lebensaltern, mit besonderer Berücksichtigung der Menstruations- und Ovulationssklerose. Arch. f. Gyn. 84. 1908. — Slaviansky, Zur normalen und pathologischen Histologie des Graafschen Bläschens beim Menschen. Virchows Arch. Bd. 51. — Straßmann, Erwin, Warum platzt der Follikel? Arch. f. Gyn. Bd. 119. — Waldeyer, Geschlechtszellen in O. Hertwig, Handbuch der Entwicklungsgeschichte I. — Derselbe, Eierstock und Ei. 1870. Engelmann, Leipzig. — Wallart, Untersuchungen über die interstitielle Eierstocksdrüse beim Menschen. Arch. f. Gyn. 81. 1907. — Derselbe, Über Frühstadien und Abortivformen der Corpus luteum-Bildung. Arch. f. Gyn. Bd. 103. H. 3. — Weishaupt, Elisabeth, Lipoide im menschlichen Ovarium. Mon. f. Geb. u. Gyn. Bd. 56. — Wiczynski, T., Zur Bedeutung des Corpus luteum für den weiblichen Organismus. Zentralbl. f. Gyn. 1922. — Derselbe, Mikrochemische Studien über die Art und Verteilung der Lipoide im menschlichen Ovarium. Habilitationsschr. Lemberg 1920. — Winterhalter, Elisabeth, Ein sympathisches Ganglion im menschlichen Ovarium. Arch. f. Gyn. 1896. Bd. 51.

Zweites Kapitel.

Eine erschöpfende Literatur über Physiologie und Pathologie des mensuellen Zyklus und der Nachbargebiete findet sich in den Übersichten des Verfassers betr. die Gesamtliteratur seit 1913, vgl. Gyn. Rundschau 1916, Heft 15—20, Monatsschr. f. Geb. u. Gyn., Bd. 53 u. 56; ergänzend mögen noch folgende, meist frühere Arbeiten genannt werden.

I. Geschlechtscharaktere.

Aschner, Über brunstartige Erscheinungen (Hyperämie und Hämorrhagie am weiblichen Genitale) nach subkutaner Injektion von Ovarial- oder Plazentarextrakt. Arch. f. Gyn. 99. 1913. — Aschner, B., Der Einfluß der Hypophyse auf die weiblichen Geschlechtsorgane. Med. Klinik. 1924. — Bainbridge, W. S., Transplantation menschlicher Ovarien: Gegenwärtiger Stand und Zukunftsmöglichkeiten. Americ. journ. of obstetr. and gyn. 1923. — Bartel und Hermann, Über die weibliche Keimdrüse bei Anomalie der Konstitution. Monatsschr. XXXIII. — Bauer, Julius, Chromosomale und inkretorische Hormone. Med. Klinik. 1923. — Benthin, Gibt es eine interstitielle Eierstocksdrüse? Arch. f. Gyn. Bd. 120. — Borchardt, Über Hypogenitalismus und seine Abgrenzung vom Infantilismus. Berl. klin. Wochenschr. 1918. Nr. 15. — Derselbe, Über Abgrenzung und Entstehungsursachen des Infantilismus. Dtsch. Arch. f. klin. Med. Bd. 138. — Dietrich, Über die Beziehungen der Fettleibigkeit zur Sterilität. Zentralbl. f. Gyn. 1923. — Derselbe, Über eine Forme fruste der Dystrophia adiposogenitalis und ihre experimentelle Begründung. Zeitschr. f. Geb. u. Gyn. Bd. 87. — Engel, E., 10 Jahre beobachteter Fall einer homoidplastischen vaginalen Ovarientransplantation. Münch. med. Wochenschr. 1924. — Falta, Die Erkrankungen der Blutdrüsen. — v. Fetsche, A., Die Störungen der Menstruation und der Einfluß von Organextrakten auf dieselben. Monatsschr. f. Geb. u. Gyn. Bd. 64. — Fellner, O. O., Die wechselseitigen Beziehungen der innersekretorischen Organe, insbesondere zum Ovarium. Sammlung klin. Vorträge u. Volkm. Gyn. Nr. 185. Neue Folge. (508) Sept. 1908. — Geist, H. and Harris, W., Experimental investigation of the value of the various commercial ovaricum extracts Endocrinology. Vol. 7. 1923. — Halban, Keimdrüse und Geschlechtsentwicklung. Arch. f. Gyn. Bd. 114. — Harms, Innere Sekretion der Keimdrüsen und deren Beziehungen zum Gesamtorganismus. G. Fischer, Jena 1914. — Derselbe, Über die interstitielle Eierstocksdrüse beim Tier. Ver. f. wi. Heilkunde. 1923. — Hart, C., Neotenie und Infantilismus. Berl. klin. Wochenschr. 1918. S. 612. — Herbst, Formative Reize in der tierischen Ontogenese. 1901. — Hirsenfeld, Magnus, Die intersexuelle Konstitution. Jahrb. f. sexuelle Zwischenstufen. 1923. — Kawasoye, M., Kann ein transplantiertes Ovarium sich ebenso gut entwickeln wie ein in loco gebliebenes? Zeitschr. f. Geb. u. Gyn. Bd. 71. — Martin, Ovarientransplantation. Surgery. gynecology and obstretrics. Vol. 35. — Matthes, P., Der Infantilismus, die Asthenie. — Mathes, P., Die Konstitutionstypen in der Gynäkologie. Klin. Wochenschr. 1923. — Mayer, A., Über den Einfluß des Eierstocks auf das Wachstum des Uterus in der Fetalzeit und in der Kindheit und über die Bedeutung des Lebensalters zur Zeit der Kastration. Zeitschr. f. Geb. u. Gyn. Bd. 77. — Derselbe, Die Bedeutung des Infantilismus in Geburtshilfe und Gynäkologie. Gyn. Rundschau 1913. Heft 14. — Poll, Zur Lehre von den sekundären Geschlechtscharakteren. Sitzungsberichte der Gesellsch. naturforschender Freunde 1909. 6. — Puppel, Wirkung der Plazentaoptone. Arch. f. Gyn. Bd. 116. —

Schickele, Physiologie und Pathologie der Ovarien. Arch. f. Gyn. Bd. 97. 1912. — Schneider, Paul, Pubertas praecox bei Hypernephrome. Zentralb. f. allg. Pathol. u. pathol. Anat. Bd. 33. — Schröder, R. und Goerbig, Über Substanzen, die das Genitale wirksam zum Wachstum anregen. Zeitschr. f. Geb. u. Gyn. Bd. 83. — Sellheim, Endlich ein echter weiblicher „Kastratoid". Arch. f. Frauenheilk. u. Konstitutionsforschung. Bd. 10, 1924. — Sippel, Paul, Die Ovarientransplantation bei herabgesetzter und fehlender Genitalfunktion. Arch. f. Gyn. Bd. 118. — Derselbe, Schwangerschaft nach homoioplastischer Ovarientransplantation bei Hypovarismus. Zentralbl. f. Gyn. 1924. — Stickel, M. und Zondek, Klinische Untersuchungen über den Wert der Organotherapie bei ovariellen Blutungen. Zeitschr. f. Geb. u. Gyn. Bd. 85. — Tandler und Groß, Die biologischen Grundlagen der sekundären Geschlechtscharaktere. J. Springer 1913. — Tuffier, Transposition of the ovary with its vascular pedicle into the uterus after. salpingectomy. Surgery. gynécol. and obstétr. 1924. — von den Velden, R., Zur Lehre vom Infantilismus. Zeitschrift 74. — Wehefritz, E., Pubertas praecox und Gravidität. Monatsschr. f. Geb. u. Gyn. Bd. 63. — Wolff, E. und Zondek, B., Transplantation konservierter menschlicher Ovarien. Zentralbl. f. Gyn. 1924. — Zondek, Experimentelle Untersuchungen über den Wert der Organotherapie. Zeitschr. f. Geb. u. Gyn. Bd. 86. — Derselbe, Experimentelle Versuche, den Uterus zum Wachstum anzuregen. Arch. f. Gyn. Bd. 120. — Die vielen Einzelarbeiten von Steinach sind vornehmlich im Arch. f. Entwicklungsmechanik oder in Pflügers Arch. f. Physiol. erschienen. Die neueren Arbeiten in jenen Berichten.

II. Mensueller Zyklus.

Hauptsächlich die Referate des Verfassers und folgende Ergänzungen:

Aschheim, Über den Glykogengehalt der Uterusschleimhaut. Zentralbl. f. Gyn. 1911. S. 1060. Berl. gyn. Gesellsch. S. 13. Jan. 1911. — Aschner, Über die exkretorische (blutreinigende) Bedeutung des Uterus und der Menstruation und ihre praktischen Folgen (Notwendigkeit weitgehendster Erhaltung des Uterus und der Menstruation bei Operationen und Bestrahlungen). XVII. Gyn.-Kongr. Innsbruck 1922. — Bockelmann, O. und Rother, J., Zum Problem der extragenitalen Wellenbewegung im Leben des Weibes. Zeitschr. f. Geb. u. Gyn. Bd. 87. — Driessen, L. F., Glykogenproduktion, eine physiologische Funktion der Uterusdrüsen. Zentralbl. f. Gyn. 1911. S. 1308. — v. Dziembowski, C., Die Vagotonie. Berl. klin. Wochenschr. 1017. Nr. 1. — Everke, Carl, Über ovarielle Epilepsie. Monatsschr. f. Geb. u. Gyn. Bd. 61. — Fraenkel, L., Neue Experimente zur Funktion des Corpus luteum. Arch. 91. — Derselbe, Die Funktion des Corpus luteum. Arch. f. Gyn. Bd. 68. 1903. — Fraenkel und Cohn, Experimentelle Untersuchungen über den Einfluß des Corpus luteum auf die Insertion des Eies. Anat. Anzeiger. XX. 1901. — Frank, M., Menotoxine in der Frauenmilch. Monatsschr. f. Kinderheilk. 1921. — Froboese, Die Verfettungen des Endometriums. Virchows Arch. Bd. 250. — Garling, Über das leukozytäre Blutbild während der Menstruation. Diss. Arb. Rostock 1921. — Heilig, R., Menstruationsstudien. I. Zuckerstoffwechsel. Klin. Wochenschr. 1924. — Hieronymi, E., Die zyklischen Vorgänge im Genitale des weiblichen Säugetiers. Monatsschr. f. Geb. u. Gyn. Bd. 63. — Hitschmann, Fr., Menstruation. Wien. med. Wochenschr. 1923. — Keller, Karl, Über den Bau des Endometriums beim Hunde mit besonderer Berücksichtigung der zyklischen Veränderungen an den Uterindrüsen. Anat. Hefte. Bd. 39. 1909. — Küstner, H., Die Beziehungen der weiblichen Keimdrüsen zum renalen Diabetes. Arch. f. Gyn. Bd. 122. — Labhard, A., Zur Frage des Menstruationsgiftes. Zentralbl. f. Gyn. 1924. — Derselbe und Hüssy, Menstruation und Wellenbewegung. Zeitschrift f. Geb. u. Gyn. Bd. 84. — Leopold, Studien über die Uterusschleimhaut während Menstruation, Schwangerschaft und Wochenbett. Arch. f. Gyn. Bd. 11. — Derselbe, Untersuchungen über Menstruation und Ovulation. I. anat. Teil. Arch. 21. 1883. — Leopold und Mironoff, Beitrag zur Lehre von der Menstruation und Ovulation. Arch. f. Gyn. 45. 1894. — Leopold und Ravano, Neuer Beitrag zur Lehre von der Menstruation und Ovulation. Arch. 83. — Lindner, Käte, Histologische Untersuchungen der physiologischen Menstruationsabgänge. Monatsschr. f. Geb. u. Gyn. Bd. 57. — Loeschke: Die Achseldrüsen als Sexualdrüsen. Klin. Wochenschr. 1924. — Louros, Nicolas, Zur Frage der Blutplättchenfrage bei der Frau. Arch. f. Gyn. Bd. 119. — Macht, D. und Lubin, D., A phyto-pharmacological study of a menotoxin or menstrual toxin. Pharmacol. laborat. Johns Hopkins univ. Baltimore. — Meyer, Rob., Gibt es bei Menschen oder Affen Menstruation ohne Ovulation? Arch. f. Gyn. Bd. 122. — Moericke, Die Uterusschleimhaut in den verschiedenen Altersperioden und zur Zeit der Menstruation. Zeitschr.

f. Geb. u. Gyn. 1881. Bd. 7. — Novak J., Periodische, vom Ovarialzyklus abhängige Schwankungen des Blutgehaltes der Bauchdecken. Zentralbl. f. Gyn. 1924. — Patzschke u. Sieburg, Zur Ätiologie der Menstrualexantheme. Arch. f. Dermatol. u. Syphilis. Bd. 146. — Pfeiffer und Hoff, Blutplättchenkurve und Menstruation. Zentralbl. f. Gyn. 1922. — Polano und Diehl, Hautsekretion und Hefegärung, ein Beitrag zur Frage des Menstruationsgiftes. Ärztl. Verein, München 1924. — Rosenberg, Über menstruelle, durch das Corpus luteum bedingte Mammaveränderungen. Frankf. Zeitschr. f. Pathol. Bd. 27. — Derselbe, Die menstruellen Mammaveränderungen. Zentralbl. f. Gyn. 1923. — Seitz, L., Prionat der Eizelle, Corpus luteum, Menstruationszyklus und Genese der Myome. Arch. f. Gyn. Bd. 115. — Sekiba, D., Zur Morphologie und Histologie des Menstruationszyklus. Arch. f. Gyn. Bd. 121. — Sieburg und Patzschke, Menstruation und Cholinstoffwechsel. Zeitschr. f. d. ges. exp. Med. Bd. 364. — Sippel, Gibt es eine vikariierende oder komplementierende Menstruation? Münch. med. Wochenschr. 1921. — Stephan, R., Über das Endothelsymptom. Berl. klin. Wochenschr. 1921. — Stickel und Zondek, Das Menstrualblut. Zeitschr. f. Geb. u. Gyn. Bd. 83. — Tobler, Maria, Über den Einfluß der Menstruation auf den Gesamtorganismus der Frau. Monatsschr. f. Geb. u. Gyn. Bd. 22, 1905. — Trapl, J., Ovarial- und Uteruszyklus bei Mensch und Tier. Casopis lekaruv ceskych. 1924. — Vogt, E., Zur Theorie und praktischen Verwendbarkeit des Endothelsymptoms. Verhandl. d. ö. Ges. f. Gyn. XVII Kongr. Innsbruck 1923. — Wegelin, Der Glykogengehalt der menschlichen Uterusschleimhaut. Zentralbl. f. allg. Path. u. path. Anat. Bd. 22. 1911. — Westphalen, Zur Physiologie der Menstruation. Arch. f. Gyn. 52. — Williams, On the structure of the mucous membrane of the uterus and its periodical changes. The obstetrical Journ. of Great Br. and Ireland. 1875. Febr. — Winter, Menstruation und Epilepsie. Arch. f. Gyn. Bd. 120. — Zietzschmann, Über Funktionen des weiblichen Genitale bei Säugetieren und Menschen. Arch. f. Gyn. Bd. 115.

III. Klimax.

Siehe Verfassers Referate und die allgemeine Literatur.

Baur, K., Hautaffektionen der Wechseljahre und ihre Therapie. Zeitschr. f. Gyn. 1923. — Graff, E., Über klimakterische Erscheinungen bei Senkungen und Myomen. Wien. klin. Wochenschr. 1924. — Halban, Zur Therapie der klimakterischen Kongestionen. Münch. med. Wochenschr. 1922. — Derselbe, Zur Klinik des Klimakteriums. Münch. med. Wochenschr. 1923. — Hofbauer, J., Ovarialtherapie klimakterischer Toxikodermien. Zentralbl. f. Gyn. 1922. — Kayser, Über eine neue Methode der Behandlung klimakterischer Beschwerden und verwandter Zustände. Berl. klin. Wochenschr. 1920. — Kisch, Fr.: Untersuchungen über Hypertonien im Klimakterium. Münch. med. Wochenschr. 1922. — Mengi, Kurze Mitteilungen über Arthritis ovaripriva. Zentralbl. f. Gyn. 1924. — Novak, J., Über Arthropathia ovaripriva. Zentralbl. f. Gyn. 1924. — Weiß, Psychoneurotische Störungen im Klimakterium. Beitr. zur Lehre von der endokrinen Neurose. Therapie der Gegenwart. 1924. — Wollstein, Zur Klinik des Klimakteriums. Dtsch. med. Wochenschr. 1923.

Drittes Kapitel.

Zusammenfassende Literatur siehe früher genannte Übersichtsreferate des Verfassers und in Halban - Seitz Verfassers Artikel über „Pathologie der Menstruation".

1. Amenorrhöe.

Borak, J., Die Röntgenbestrahlung der Hypophyse, eine wirksame Behandlung ovarieller Ausfallserscheinungen. Ges. d. Ärzte in Wien. 1924. — Esch, 38 Fälle von Oligo- und Amenorrhöe mit Reizdosis behandelt. XVII. Gyn.-Kongr. Innsbruck 1922. — Flatau, W. S., Über Reizbestrahlung bei Hypofunktion der Eierstöcke. Zentralbl. f. Gyn. 1922. — Geller, Über die Eierstocksfunktion bei Dementia praecox auf Grund anatomischer Untersuchungen. Arch. f. Gyn. Bd. 120. — Hirsch, H., Weitere Erfahrungen mit der Hypophysenbestrahlung. Zentralbl. f. Gyn. 1924. — Hofstätter, R., Die rauchende Frau. Eine klinische, psychologische und soziale Studie. Ber. ü. d. ges. Geb. u. Gyn. Bd. 5. — Kraul, L. und Halter, Die Beziehungen des weiblichen Genitales zum Grundumsatz. Zeitschr. f. Geb. u. Gyn. Bd. 87. — Kurtz, Alimentäre Amenorrhöe. Monatsschr. f. Geb. u. Gyn. Bd. 52. — Lindig, Funktionsäußerungen und -bedingungen des isolierten Eierstockes. XVII. Gyn.-Kongr. Innsbruck 1922. — Derselbe, Weitere experimentelle Untersuchungen über

Uterus und Ovarium als innersekretorisches System. Arch. f. Gyn. Bd. 120. — Maxwell, A. F., Schicksal und Funktion der Eierstöcke nach Hysterektomie. Americ. journ.
med. assoc. 1924. — Stuhl, C., Studien über die Bedeutung der Pubertätsamenorrhöe
im Verlaufe der Tuberkulose. Zeitschr. f. Tuberkulose. Bd. 40. — Thaler, Über
Röntgenbehandlung der Amenorrhöe und anderer auf Unterfunktion der Ovarien
beruhender Störungen. Zentralbl. f. Gyn. 1922. — Weißenberg, Über den Einfluß
des Fleck- und Rückfallfiebers auf die Menstruation, Schwangerschaft, Geburt und
Laktation. Zentralbl. f. Gyn. 1923. — Wieloch, Beitrag zur Röntgenreizbestrahlung
der Ovarien. Zeitschr. f. Geb. u. Gyn. Bd. 87.

2. Dysmenorrhöe.

Eick, Über chronische Appendizitis, insbesondere über ihren Zusammenhang
mit Dysmenorrhöe. Monatsschr. f. Geb. u. Gyn. Bd. 61. — Gänßbauer, H., Therapie
der Dysmenorrhöe durch Dilatation der Zervix und des Cavum uteri. Zentralbl. f.
Gyn. 1922. — Hartmann, Das Uterusmyom als Ursache der Dysmenorrhöe. Monatsschrift f. Geb. u. Gyn. Bd. 54. — Hirsch, Dysmenorrhöe und Sterilität in Beziehung
zum Körperbau. Arch. f. Gyn. Bd. 120. — Menge, C., Zur Therapie der Dysmenorrhöe.
Zentralbl. f. Gyn. 1922. — Meyer-Ruegg, H., Über Dysmenorrhöe. Skandinav.
med. Wochenschr. 1924. — Schmidt, H. R., Die Fehlingsche Spülkur bei Dysmenorrhöe
und Sterilität. Monatsschr. f. Geb. u. Gyn. Bd. 61. — Schmitt, Über die Behandlung
der Dysmenorrhöe und der Sterilität. Zentralbl. f. Gyn. 1924.

3. und 4. Blutungsanomalien.

Babes, Aurel, Zur Ätiologie der uterinen Schleimhauthyperplasie. Arch. f.
Gyn. Bd. 122. — Bauer und Wehefritz, Gibt es eine Hämophilie beim Weibe?
Arch. f. Gyn. Bd. 121. — Bock, A., Kalkophysin, ein neues Mittel zur Bekämpfung
von Uterusblutungen. Zentralbl. f. Gyn. 1923. — Eufinger, Verblutungstod durch
Polymenorrhöe bei schwerem Diabetes mellitus. Monatsschr. f. Geb. u. Gyn. Bd. 58.
— v. Fekele, A., Die Störungen der Menstruation und der Einfluß von Organextrakten
auf dieselben. Monatsschr. f. Geb. u. Gyn. Bd. 64. — Flatau, Die Röntgenreiz-
behandlung der Oligo- und Amenorrhoe. Gyn.-Kongr. Innsbruck 1922. — Gauß, C. J..
Kann man planmäßig eine temporäre Röntgenamenorrhöe erzielen? Zeitschr. f. Geb.
u. Gyn. Bd. 87. — Halban, J., Milzexstirpation bei Menorrhagia thrombopenica.
Arch. f. Gyn. Bd. 118. — Hermann, E., Organische Veränderungen des Ovars als
Grundlage der Funktionsstörungen. Wien. med. Wochenschr. 1924. — Derselbe, Le-
tale Genitalblutung bei Purpura haemorrhagica. Zentralbl. f. Gyn. 1922. — Hirsch, H.,
Die Röntgenbehandlung gynäkologischer Blutungen. Zentralbl. f. Gyn. 1922. —
Hofbauer, Ein neues Prinzip gynäkologischer Bestrahlung. Arch. f. Gyn. Bd. 117.
— Hoffmann, Kl., Zur Frage der Mutterkornpräparate. Arch. f. Gyn. Bd. 120.
— Holzknecht, G., Gibt es eine Reizwirkung der Röntgenstrahlen? Münch. med.
Wochenschr. 1923. — Hornung, Das Verhalten der Thrombozyten bei klimakterischen
Blutungen und ihre Beeinflussung durch Kalkmedikation. Zentralbl. f. Gyn. 1923. —
Köhler, R., Beeinflussung der Menstruation durch Reduktion der Ovarien. Zentralbl.
f. Gyn. 1923. — Mansfeld, Diskussion zur Halbseitenkastration. Gyn.-Kongr. Inns-
bruck 1922. — Derselbe, Bemerkungen zu R. Köhlers Beeinflussung der Menstruation
durch Reduktion des Ovariums. Zentralbl. f. Gyn. 1924. — v. Mikulicz-Radecki, Über
Gynergen. Zentralbl. f. Gyn. 1924. — Morawitz, P., Über einige Beziehungen des
Blutes zu den weiblichen Genitalien. Zeitschr. f. Geb. u. Gyn. Bd. 87. — Nürnberger, L.,
Milzbestrahlung bei gynäkologischen Blutungen. Zentralbl. f. Gyn. 1923. — Pankow, O.,
Über Uterusblutungen bedingt durch Regenerationsstörungen des Endometrium.
Monatsschr. f. Geb. u. Gyn. Bd. 67. — Pfeilsticker, W., Operative Behandlung der
Uterusblutungen. Zentralbl. f. Gyn. 1923. — Puppel, E., Sehstörungen nach Genital-
blutungen. Mon. f. Geb. u. Gyn. Bd. 65. — Retzlaff, O., Über Erblindung und Geni-
talblutungen. Zentralbl. f. Gyn. 1923. — Runge, H., Die Indikationen der Formalin-
ätzung des Endometriums nach Menge. Zentralbl. f. Gyn. 1924. — Derselbe, Ana-
tomie und Klinik der Metropathia haemorrhagica. Arch. f. Gyn. Bd. 119. — Scholten,
G. und Fr. Voltz, Unsere Milzbestrahlungen bei Menorrhagien und Metrorrhagien.
Monatsschr. f. Geb. u. Gyn. Bd. 62. — Schröder, Rob., Zur Analyse der genitalen
Blutungen bei nichtschwangeren Frauen. Klin. Wochenschr. 1922. — Seitz, A.,
Der konstitutionelle Faktor in der Pathogenese gynäkologischer Blutungen. Arch.
f. Gyn. Bd. 120. — Derselbe, Über anatomische Befunde am Endometrium bei
Meno- und Metrorrhagien. Zeitschr. f. Geb. u. Gyn. Bd. 83. — Derselbe, Beiträge
zur Pathogenese der Meno- und Metrorrhagien. Arch. f. Gyn. Bd. 116. — Seitz, L.,
Über die Benennung der Menstruationsunregelmäßigkeiten. Zentralbl. f. Gyn. 1922. —

Sellheim, „Metroendometritis" und „Metropathie". Arch. f. Gyn. Bd. 120. — Stickel, Zur Behandlung ovarieller Blutungen. Gyn.-Kongr. Innsbruck 1922. — Stratz, C. H., Die Anwendung wehenerregender und blutstillender Mittel. Zentralbl. f. Gyn. 1924. — Thaler, Röntgenreizbestrahlungen der Ovarien bei Amenorrhöen und anderen durch Unterfunktion der Ovarien hervorgerufenen Anomalien. Gyn.-Kongr. Innsbruck 1922. — Derselbe, Über Fernresultate konservativer Operationen an den Eierstöcken behufs Regelung ihrer Funktion. Arch. f. Gyn. Bd. 120. — Westphal, Uterus mit hochgradiger Hyperplasie des gesamten Endometriums. Zentralbl. f. Gyn. 1923. — Zondek, Über synthetische Ersatzpräparate des Mutterkorns. Monatsschr. f. Geb. u. Gyn. Bd. 57. — Zweifel, E., Über Milzreizbestrahlung. Fortschr. a. d. Geb. d. Röntgenstrahlen. 1923.

Viertes Kapitel.

Adler, Zur Klinik der Retroversioflexio ut. Monatsschr. f. Geb. u. Gyn. Bd. 32. 1910. — Asch, Zur Frage der Dauerresultate nach Alex-Adams. Arch. f. Gyn. Bd. 117. — Benthin, Erfahrungen mit der Collifixur uteri. Zentralbl. f. Gyn. 1923. — Bumm, Zur Rehabilitierung der Alex-Adamschen Operation. Verhandl. d. Ges. f. Geb. u. Gyn. 1921. — Dietrich, H. A., Die Therapie des Uterusprolapses. Klin. Wochenschr. 1924. — Fehling, H., Zur Rettung der Alex-Adams-Operation. Zentralbl. f. Gyn. 1922. — Feyerabend, Die Resultate der Interpositio uteri (Schauta) beim Prolaps. Monatsschr. f. Geb. u. Gyn. Bd. 43. — Flatau, Neue Untersuchungen über die Entstehung von Senkungen und Vorfälle. Arch. f. Gyn. Bd. 120. — Fleischmann, Totale Uterusinversion bei einer 70jährigen Greisin. Zentralbl. f. Gyn. 1923. — Frank, Robert, A study of the anatomy, pathology and treatment of uterine prolapse, rectocele and cystocele. Surgery, Gynecology and obstetries. January 1917. — Franz, K., Eine Prolapsoperation. Monatsschr. f. Geb. u. Gyn. Bd. 36. Erg.-Heft. — Fritsch, Die Lageveränderungen der Gebärmutter. Deutsche Chir. Lief. 56. Enke, Stuttgart 1885. — Fuchs, H., Zur Kritik der Ventrofixatio uteri auf Grund einer Eigenserie von 218 Vesiko-Ventrofixationen. Monatsschr. f. Geb. u. Gyn. Bd. 60. — Graff, Zur Ätiologie des Prolapses. Arch. f. Gyn. Bd. 120. — Haendly, Die Ursachen der Kreuzschmerzen bei Frauen. Arch. f. Gyn. Bd. 117. — Halban und Tandler, Anatomie und Ätiologie der Genitalprolapse beim Weibe. 1907. — Heymann, Gangrän des Uterus bei Prolaps einer Nullipara. Verhandl. d. Ges. f. Geb. u. Gyn. 1923. — Heynemann, Zur Ätiologie des Prolapses. Zentralbl. f. Gyn. 1924. — von der Hoeven, Die Asthenie und die Lageanomalien der weiblichen Genitalien. van Doesburgh, Leiden 1909. — Jaschke, Die Anatomie, Ätiologie und Therapie des Prolapses. Zentralbl. f. d. ges. Gyn. u. Geb. Bd. 1. Heft 5. — Derselbe, Klinisch-anatomische Beiträge zur Ätiologie des Genitalprolapses. Zeitschrift f. Geb. u. Gyn. Bd. 74. — v. Jaschke, Der Prolaps im Lichte der Konstitutionspathologie. Arch. f. Gyn. Bd. 120. — Derselbe, Zur Symptomatologie der Retroversio flexio uteri. Münch. med. Wochenschr. 1924. — Derselbe, Prinzipielles zur Behandlung der Retroversio flexio uteri. Zentralbl. f. Gyn. 1922. — Kaiser, Zur Pessarbehandlung der Prolapse. Berl. klin. Wochenschrift. 1910. Nr. 45. — Knapp, L., Die Prophylaxe und Therapie der Enteroptose. Für die Praxis dargestellt. Urban & Schwarzenberg, Berlin. — Labhard, A., Subtotale Kolpoperinokleisis als Prolapsoperation bei alten Frauen. Zentralbl. f. Gyn. 1923. — Lehmann, Franz, Zum Kapitel der Retroflexio uteri. Arch. f. Gyn. Bd. 94. 1911. — Liegner, B., Die Bedeutung von Bauchdruck und Bauchdecken für die Gynäkologie. Monatsschr. f. Geb. u. Gyn. Bd. 65. — Mackenrodt, Abdominale und vaginale Retroflexionsoperationen. Verhandl. d. Ges. f. Geb. u. Gyn. Berlin 1923. — Martin, E., Der Haltapparat der weiblichen Genitalien. Eine anatomische Studie. 1. u. 2. Teil. — Derselbe, Der Genitalprolaps. Übersichtsreferat. Monatsschr. Bd. 39. — Mayer, A., Zur Behandlung der Retroflexio uteri. Zentralbl. f. Gyn. 1912. Nr. 32. — Meyer, Rob., Zur Frage „Was ist intraabdomineller Druck?" Zentralbl. 1902. Nr. 36. — Derselbe, Was ist intraabdomineller Druck? Zentralbl. f. Gyn. 1902. Nr. 22. — Neumann, Otto, Ergebnisse der vaginalen Operationen bei mobiler und fixierter Retroversio-flexio. Zeitschr. f. Geb. u. Gyn. Bd. 86. — Pestalozza, Zur chirurgischen Behandlung des Genitalprolapses. Monatsschr. f. Geb. u. Gyn. Bd. 36. Erg.-Heft. S. 189. — Rosenthal, Zur Ätiologie des virginellen Prolapses. Berl. klin. Wochenschr. 1911. Nr. 25. — Schäfer, Resultate der Alex-Adams-Operation nach der Ventrofixation. Verhandl. d. Ges. f. Geb. u. Gyn. Berlin. — Schmid, H., Über Promontorifixation. Zentralbl. f. Gyn. 1923. — Schwabe, Beitrag zur Prolapsoperation nach Neugebauer-Le Fort. Monatsschr. f. Geb. u. Gyn. 1916. Bd. 44. — Seitz, Über die operative Behandlung der Retroversioflexio uteri, mit besonderer Berücksichtigung des Operationsverfahrens, der Indi-

kationsstellung und der Dauerresultate. Arch. f. Gyn. Bd. 114. — Sellheim, H.,
Die Befestigung der Baucheingeweide im Bauche überhaupt sowie bei der Frau im besonderen. Zeitschr. f. Geb. u. Gyn. Bd. 80. — Derselbe, Anatomische Grundlagen und Technik der Beckenbodenplastik. Arch. f. Gyn. Bd. 121. — Derselbe,
„Weiterstellung" des Bauches, Fasziendehnung, Dehnungsstreifen der Haut. Monatsschrift f. Geb. u. Gyn. Bd. 63. — Stephan, Über die Ätiologie der Inversio uteri
bei Prolaps. Zeitschr. f. Geb. u. Gyn. 78. — Stiller, Asthenia congenita univer-
salis. Monographie bei Enke. — Stoeckel, W., Beitrag zur operativen Be-
handlung der Lageveränderungen von Uterus und Scheide. Zentralbl. f. Gyn. 1924.
— Stratz, Zur Entwicklung der Form und Lage des Uterus und seiner Ligamente.
Zeitschr. f. Geb. u. Gyn. Bd. 72. — v. Teutem, Emma, Über Retroflexio uteri.
Zeitschr. f. Geb. u. Gyn. Bd. 77. — Thorn, Die Retrodeviationen des Uterus im
Lichte der Praxis. Volkmanns Samml. klinischer Vorträge. Nr. 533. — Vogt, E.,
Über die Invagination des Uterus. Arch. f. Gyn. Bd. 121. — Walcher, Die
„Anguli vaginae" und ihre Bedeutung für Geburtshilfe und Gynäkologie. Arch. f.
Gyn. Bd. 97. — Wildegans, Hans, Über den intraperitonealen Druck. Mitteil.
a. d. Grenzgeb. d. Med. u. Chirurg. Bd. 37. — Zimmermann, Rob., Beitrag
zur Bewertung der Operationen zur Lagekorrektur des Uterus. Zeitschr. f. Geb. u.
Gyn. Bd. 86.

Fünftes Kapitel.

Bei der Überfülle in den hier folgenden Abschnitten mußte besonders ausgewählt
werden unter den einzelnen Arbeiten; prinzipiell fortgelassen wurden alle Publikationen,
die sich mit Arzneimitteln im einzelnen beschäftigen; jede Fabrik stellt die gesamten, auf ihr Präparat bezüglichen Arbeiten gern dem Interessenten zur Verfügung,
bei deren Berücksichtigung auch ungünstige Mitteilungen gefunden werden können.

I. Abschnitt.

Aichel, O., Die Histologie der Colpitis emphysematosa und ihre Bedeutung
für die moderne Krebsforschung. Münch. gyn. Gesellsch. 27. X. 1910. Vgl. Zentralbl.
f. Gyn. 1911, S. 217. — Asch, Spontane Gangrän der Scheide. Gyn. Gesellsch.
22. I. 1907. Zentralbl. f. Gyn. 1907, S. 1205. — Aufrecht, E., Über den Wert der
Scheidenglykogenprobe mit Preglscher Jodlösung. Zentralbl. f. Gyn. 1924. — Band-
ler, Zur Kenntnis der elephantiastischen und ulzerativen Veränderungen des äußeren
Genitales und Rektums bei Prostituierten. Arch. f. Derm. u. Syph. 1899. XLVIII. —
Beckmann, Geburt bei Ulcus vulvae chronicum elephantiasticum. Monatsschr. f.
Geb. u. Gyn. Bd. 63. — Burger, A., Die psychogene Ätiologie und die Behandlung
des Fluor albus. Mit 21 Fällen aus der Praxis. Therapie der Gegenwart 1923.
— Blaschko, Herpes genitalis. Mraceks Handb. d. Hautkrankheiten. Bd. 1. S. 710.
— Bollag, Ulcus gummosum vag. et vulvae. Schweizer Korrespondenzbl. 1914.
Nr. 34. — Bracht, Ulcus chron. vulvae. 9. II. 1917. Gesellsch. f. Geb. u. Gyn. Berl.
Zeitschr. f. Geb. u. Gyn. Bd. 80. — Czapin, Nichtvenerische Geschwüre an den Ge-
schlechtsteilen bei Frauen. Russ. Zeitschr. f. Haut- u. Geschlechtskrankheiten.
April 1908. — Daniel, Die elephantiastische Tuberkulose der Vulva (primäre tuber-
kulöse Elephantiasis). — Dietl, C., Beiträge zur Biologie der Zervix. Zeitschrift
f. Geb. u. Gyn. Bd. 87. — Doederlein, Das Scheidensekret. — Eichhorst, Über
urämische Geschwüre auf der Schleimhaut der Scheide. Med. Klin. 1912. Nr. 38. —
Engländer, Oberflächliche Nekrose der Scheidenschleimhaut im Verlauf einer Entzündung des Beckenbindegewebes. Gyn. Rundschau 1907. S. 649. — Freund, R.,
Beiträge zum Ulcus rodens vulvae. Beitr. zur Geb. u. Gyn. 1905. Bd. 5. Heft 2.
— Gardlund, Studien über Kraurosis vulvae unter besonderer Berücksichtigung
ihrer Pathogenese und Ätiologie. Arch. f. Gyn. Bd. 105. 1916. — Golliner, Soor
der Vulva. Deutsche med. Wochenschr. 1916. Nr. 50. — Gottschalk, Über die
Entstehung der Erosion der Portio vaginalis uteri. Berl. gyn. Gesellsch. 8. I. 1909.
Vgl. Zeitschr. f. Geb. u. Gyn. 64. S. 647. — Heinricius, Untersuchungen über die
Einwirkung des Bac. aerogenes capsul. auf die Schleimhaut der Gebärmutter und der
Scheide. Arch. f. Gyn. Bd. 85. 1908. — v. Herff, Moniliainfektion der weiblichen
Genitalien. Schweizer Korrespondenzbl. 1916. Nr. 14 und Volkmanns klin. Vor-
träge 137. 1895. — Maunu af Heurlin, Bakteriologische Untersuchungen der
Genitalsekrete. Berlin 1914. S. Karger. — Hirsch, Diphtherie als Ursache von
Vaginalblutungen im Kindesalter. Monatsschr. f. Kinderheilk. 1918. — Jaeger, F.,
Ein Fall narbiger Atresie der Vulva infolge Verbrennung. Gyn. Rundschau 1911. H. 1.

— Derselbe, Elephantiasis vulvae. Inaug.-Diss. München 1909. — v. Jaschke, Schwierigkeiten des Fluorproblems. Zentralbl. f. Gyn. 1922. — Jung, Die Ätiologie der Kraurosis vulvae. Zeitschr. f. Geb. u. Gyn. 1904. Bd. 52. — Katz, Zur Behandlung des Ausflusses der Frau. Berl. klin. Wochenschr. 1913. Nr. 17. — Kehrer, E., Über Erythrasma vulvae. Zentralbl. f. Gyn. 1917. Nr. 37. — Derselbe, Über syphilitische Initialsklerose der Portio vaginalis. Monatsschr. f. Geb. u. Gyn. Bd. 63. Klimenko, Über Diphtherie der Genitalien der Kinder. Russki Wratsch 1913. Nr. 9. Vgl. Monatsschr. 40. Heft 1. — Koch, Über Ulcus vulvae chronic. elephantiastic. Zeitschr. f. Geb. u. Gyn. Bd. 34, S. 328. 1896. — Kratochril, Beitrag zu den Hyperkeratosen der äußeren weiblichen Geschlechtsteile. Zentralbl. f. Gyn. 1911. Nr. 48. — Kretschmar, Über spontane Scheidengangrän (Paravaginitis phlegmonosa dissecans) und ihre Ätiologie. Mittelrhein. Gesellsch. f. Geb. u. Gyn. 13. Nov. 1910. Monatsschr. f. Geb. u. Gyn. Bd. 33. S. 395. — Krömer, Fall von Esthiomène — ulzeröse Elephantiasis. Zentralbl. f. Gyn. 1910. Nr. 34. S. 1134. — Landau, Zur Kasuistik der chronischen Ulzeration an der Vulva. Arch. f. Gyn. 1887. 33. S. 119. — Leven, Fall von Vakzineübertragung auf die Vulva. Deutsche med. Wochenschr. 1908. Nr. 43. — Linnert, Klinische und pathologisch-anatomische Untersuchungen über eine seltene Form von chronischer Ulzeration der Vulva und ihre Heilungsprozesse. Arch. f. Gyn. Bd. 111. Heft 3. — Lipschütz, Über eine eigenartige Geschwürsform der weiblichen Genitalien (Ulcus vulvae acutum). Arch. f. Dermat. u. Syphilis 1913. 114. S. 363. — Lipschütz, Ulcus vulvae acutum. Verl. Voß, Leipzig 1923. — Loeser, A., Trichomonas vaginalis und Glykogengehalt der Scheide in ihren Beziehungen zur Kolpitis und zum Fluor. Zentralbl. f. Gyn. 1922. — Derselbe, Zur Frage der biologisch chemischen Fluortherapie. Erwiderung an Herrn Schweitzer. Zentralbl. f. Gyn. 1923. — Martin, A., Über Kraurosis vulvae. Volkmanns klin. Vorträge. Nr. 102. (Gyn. Nr. 40). — Matthes, P., Zur Behandlung der Kraurosis. Gyn. Rundschau 1917. Heft 9. — Menge und Krönig, Die Bakteriologie des weiblichen Genitalapparates. — Meyer, Rob., Die Erosion und Pseudoerosion der Erwachsenen. Arch. f. Gyn. Bd. 91. 1910. — Meyer, Rob., Über Epidermoidalisierung an der Portio vaginalis uteri nach Erosion an Zervikalpolypen und in der Zervikalschleimhaut. Ein Beitrag zur Frage der Stückchendiagnose und des präkanzerösen Stadiums. Zentralbl. f. Gyn. 1923. — Niderehe, W., Beitrag zur Glykogenhypothese. Arch. f. Gyn. Bd. 119. — Opitz, E., Die Übererregbarkeit der glatten Muskulatur der weiblichen Geschlechtsorgane. Zentralbl. f. Gyn. 1922. — Oppenheim, Zur Puderbehandlung des weiblichen Fluors. Berl. klin. Wochenschrift 1914. Nr. 13. — Derselbe, Atlas der venerischen Affektionen der Port. vag. uteri und der Vagina. 1908. — Penkert, Rezidivierende menstruelle Vulvadiphtherie. Med. Klin. 1913. Nr. 3. — Powell, Ausgedehnte Zerstörung der Vulva und ihrer Umgebung, wahrscheinlich verursacht durch Pneumokokken. Journ. of the Americ. med. Assoc. Vol. 114. 1915. April. Vgl. Zentralbl. f. Gyn. 1916. Nr. 23. — Prochownik, L., Prämenstruelle Furunkulose der Vulva auf gonorrhoischer Grundlage. Unna-Festschrift. Bd. 2. Vgl. Zentralbl. f. Gyn. 1911. Nr. 25. — Riebes, Charlotte, Über einen Fall von Pseudodiphtherie der Vagina. Inaug.-Diss. München 1911. — Roman (Prag), Zur Ätiologie und Genese der Kolpohyperplasia cystica. Prag. med. Wochenschr. 1913. Nr. 41. Vgl. Zentralbl. f. Gyn. 1914. Nr. 16. — Rosenfeld, Über Kraurosis vulvae. Monatsschr. f. Geb. u. Gyn. 28. 1908. — Rothe, Ist beim Vaginismus eine blutige Erweiterung notwendig? Zeitschr. f. Geb. u. Gyn. Bd. 73. 1913. — Ruge, P., Zur Therapie des Pruritus vulvae. Zeitschr. f. Geb. 34. S. 357. — Runge, Die Behandlung gynäkologischer Hauterkrankungen mittels Röntgenstrahlen. Münch. med. Wochenschr. 1912. Nr. 29. — Scherber, Zur Klinik und Ätiologie einiger am weiblichen Genitale auftretenden seltenen Geschwürsformen. Dermatologische Zeitschr. 20. Heft 2. S. 140. — Schoenhof, Clara, Zur Ätiologie und Therapie der hyperplastisch-ulzerösen Form der chronischen Vulvitis. Arch. f. Gyn. Bd. 118. — Dieselbe, Zur Röntgentherapie der spitzen Kondylome. Arch. f. Dermatol. u. Syphilis. 1923. — Schröder, R., Zur Pathogenese und Klinik des vaginalen Fluors. Zentralbl. f. Gyn. 1921. Nr. 38 u. 39. — Schröder und Loeser, Die Trichomonadenkolpitis. Monatsschr. f. Geb. u. Gyn. Bd. 49. — Schweitzer, B., Zur Frage der biologisch-chemischen Fluortherapie. Zentralbl. f. Gyn. 1922. — Seitz, A., Über Kolpitis. Dtsch. med. Wochenschr. 1923. — Stein, S., A clinical investigation of vulvo-vaginitis. Surg. gyn. a. obstetr. Bd. 36. — Szasz, Über Esthiomène. Monatsschrift f. Geb. u. Gyn. Bd. 17. S. 994. — Derselbe, Über leukoplastische Veränderungen der Vulva, ihre Beziehung zur Kraurosis vulvae nebst zwei Fällen von Vulvakarzinom. Monatsschr. f. Geb. u. Gyn. 17. 1903. — Taussig, Fred, Contributions to the pathology of vulvar diseases. Americ. journ. of obstetr. and gyn. Vol. 6. — Tièche, Zur Frage der Übertragbarkeit der spitzen Kondylome. Korrespondenzbl. f. Schweiz. Ärzte. 1918. Nr. 52. — Thaler, Ichthyosis hystrix der Vulva. Vgl. Zentralbl. f. Gyn. 1916. Nr. 24. — Veit, Zur Behandlung der Endometritis sowie der Erosion. Prakt. Ergebnisse I. S. 448. — von den Velden, Blastomyzeten und Entzündungen der weiblichen Genitalien. Zentralbl. f. Gyn. 1907. Nr. 38. — Viatte, Klinische und histologische Untersuchungen über Lupus vulvae. Arch. f. Gyn. Bd. 40, S. 475. 1891. — Waelsch, Ludwig, Beitrag zur Übertragbarkeit des spitzen Kondyloms. Med. Klinik 1923. — Walthard, Über den psychogenen Pruritus vulvae und seine Behandlung. Deutsche med. Wochenschr. 1911. Nr. 18. — Weißwange, Ein seltener Sitz von Impfpusteln. Gyn. Gesellsch. Dresden 22. IV. 1909. Vgl. Zentralbl. f. Gyn. 1910. Nr. 3. — Wiener, Salomon, The treatment of pruritis vulvae. Surg. gyn. a. obstetr. Vol. 37. — Wolfring, O., Scheidenmikrobismus und Tuberkulose unter besonderer Berücksichtigung der Genitalfunktion. Zentralbl. f. Gyn. 1922.

II. Gonorrhöe.

1. Gonorrhöe bis Os int. ut. aufwärts.

Asch, Die Behandlung der Gonokokkeninfektion des Weibes im Kriege. Monatsschrift f. Geb. u. Gyn. 1917. Bd. 45. — Asch und Adler, Die Degenerationsformen der Gonokokken. Münch. med. Wochenschr. 1915. Nr. 39. — Blaschko, Über die Häufigkeit des Trippers in Deutschland. Münch. med. Wochenschr. 1907. Nr. 5. — Bröse, Zur Ätiologie, Diagnose und Therapie der weiblichen Gonorrhöe. Zeitschr. f. Geb. u. Gyn. 26. 1893. — Bruck, Neue therapeutische und prophylaktische Versuche bei Gonorrhöe. Deutsche med. Wochenschr. 1913. Nr. 43. — Bruck, C., Beitrag zur weiblichen Gonorrhöetherapie und zur persönlichen sexuellen Prophylaxe beider Geschlechter. Dermatol. Wochenschr. Bd. 76. — Bumm: Die Gonorrhöe der Frau. Veithsches Handbuch der Gynäkologie. — Doederlein, Die Gonorrhöe der Frau. Monatsschr. f. Gyn. 50. — Dufaux, Zur Diagnose der chronischen Gonorrhöe des äußeren Urogenitale beim Weibe. Deutsche med. Wochenschr. 1912. S. 222. — Engering, P., Die Lebensfähigkeit des Gonokokkus in der Außenwelt. Zeitschr. f. Hyg. u. Infektionskrankh. Bd. 100. — Erb, Zur Statistik des Trippers beim Manne und seiner Folgen für die Ehefrauen. Münch. med. Wochenschr. 1906. Nr. 48. — Derselbe, Antikritisches zur Tripperstatistik. Münch. med. Wochenschr. 1907. Nr. 31. — Frank, E. V., Die Heizsondenbehandlung der weiblichen Gonorrhöe. Zeitschr. f. Geb. u. Gyn. Bd. 84. — Gauß, Zur Kritik der Gonorrhöeheilung. Münch. med. Wochenschr. 1917. S. 1228. — Gauß, C. J., Heilerfolge und Wirkungsweise der intravenösen Therapie bei der unkomplizierten weiblichen Gonorrhöe. Zentralbl. f. Gyn. 1922. — Guttmann, Über die Heizsondenbehandlung der weiblichen Gonorrhöe. Monatsschr. f. Geb. u. Gyn. 48. — Halban und Tandler, Zur Anatomie des periurethralen Abszesses beim Weibe. Arch. f. Gyn. Bd. 73. 1904. — Jadassohn, Allgemeine Ätiologie, Pathologie, Diagnose und Therapie der Gonorrhöe. Fingers Handb. d. Geschlechtskrankh. — Kiefer, Meningokokkus Weichselbaum und Gonokokkus. Verhandl. d. Berl. gyn. Gesellsch. 26. VI. 1896. Vgl. Zeitschr. f. Geb. u. Gyn. 35. S. 303. — Kleemann, Behandlung der weiblichen Gonorrhöe mit intravenösen Kollargolinjektionen (Asch). Monatsschr. f. Geb. u. Gyn. Bd. 50. — Koller, Die Silberiontophorese in der Therapie der Gonorrhöe. Münch. med. Wochenschr. 1917. Heft 2. — Koßmann, Zur Statistik der Gonorrhöe. Münch. med. Wochenschr. 1906. Nr. 51. — Königstein, Urethritis non gonorrhoica. Fingers Handb. d. Geschlechtskrankh. — Lindemann, W., Über rationelle Anwendung der gynäkologischen Diathermie und ihre spezielle Verwendung bei Zervixgonorrhöe. Monatsschr. f. Geb. u. Gyn. Bd. 64. — Loeser, A., Heilversuche bei Gonorrhöe mit Frischvakzine und Injektion lebender Gonokokken beim Menschen. Zentralbl. f. Gyn. 1922. — Mattissohn, Die Prognose der Vulvovaginitis gonorrhoica infantum. Arch. f. Dermatol. 1913. Bd. 116. — Menge, Ein Beitrag zur Kultur des Gonokokkus. Zentralbl. f. Gyn. 1893. — Menge, Die Gonorrhöe des Weibes in Fingers Handb. d. Geschlechtskrankh. 1916. — Mucha, Gonorrhöe des Rektums. Fingers Handb. — Müller, E. und C. Richter, Über Provokationsverfahren bei Gonorrhöe insbesondere durch intravenöse Injektionen von Traubenzuckerlösung. Monatsschr. f. Geb. u. Gyn. Bd. 60. — v. Notthaft, Zur modernen medikamentösen Therapie der akuten Gonorrhöe. Münch. med. Wochenschr. 1915. Nr. 30—32. — Pincsohn, A., Über intravenöse Trypaflavinbehandlung der weiblichen Gonorrhöe. Zentralbl. f. Gyn. 1922. — Pontoppidan, Über die Prognose der Vulvovaginitis gon. inf. Hospital-tidende 1915. Nr. 4. Vgl. Münch. med. Woch. Nr. 25. 1915. — Prochownik, Gonorrhoische Latenz und latente Gonorrhöe. Monatsschr. f. Gyn. Bd. 50. — Posner, H., Die Zytologie des gonorrhoischen

Eiters. Berl. klin. Wochenschr. 1906. Nr. 43. — Schwab, Die Bedeutung der medikamentösen Tampons in der Gynäkologie. Münch. med. Wochenschr. 1910. Nr. 43. — Stümpke, Über gonorrhoische Granulationen. Münch. med. Wochenschr. 1914. Nr. 28. — Thalmann, Über Ulcus gonorrhoicum serpiginos. Arch. f. Dermatol. u. Syph. 1904. 71. — Vörner, Zur Statistik des Trippers beim Manne und seine Folgen für die Ehefrauen. Münch. med. Wochenschr. 1907. S. 219. — Wagner, Gonorrhöe des weiblichen Geschlechtsapparates. Handb. Halban und Seitz. Biologie und Patholgie des Weibes. Bd. 5. — Wertheim, Über Blasengonorrhöe. Zeitschr. f. Geb. u. Gyn. Bd. 35. 1896.

2. Aszendierte Gonorrhöe.

Aschoff, Über Selbstinfektion gesunder und kranker Tuben. Verein Freiburger Ärzte. 28. XI. 1909. Vgl. Münch. med. Wochenschr. 1910. S. 2496. — Albrecht, H., Die praktische Verwertbarkeit der Leukozytenbestimmung. Zeitschr. f. Geb. u. Gyn. 61. — Derselbe, Die Beziehungen der Flexura sigmoidea zum weiblichen Genitale. Arch. f. Gyn. Bd. 83. — Bonneau, R., La trompe dans les hématomes ovariens et juxtoovariens de l'ovaire. Les fausses salpingitis. Journ. des praticiens. Nr. 42. 1923. — Borell, H., Über den diagnostischen Wert der sog. spezifischen Reaktionen bei gynäkologischen Adnexerkrankungen. Monatsschr. f. Geb. u. Gyn. Bd. 61. — Bruck, Die Vakzinbehandlung der Gonorrhöe. Med. Klinik. 1914. Nr. 2. — Bucura, C., Zum Ausbau der Vakzinetherapie. Zentralbl. f. Gyn. 1924. — Derselbe, Die Vakzinetherapie in der Gynäkologie. Ihre Erfolge und Mißerfolge. Arch. f. Gyn. Bd. 119. — Carelli, H., Pneumoperitoneum. Americ. journ. of röntgenology. Vol. 10. 1923. — Cramer, Das Terpentinöl in der Prophylaxe und Behandlung puerperaler und gynäkologischer Infektionen. Monatsschr. f. Geb. u. Gyn. Bd. 39. S. 789. — Curtis, A., Problems concerning infections of cervix body of uterus and fallopian burbes. Journ. of the americ. med. assoc. 1923. — Dorner, L., Über Gonokokkensepsis. Dtsch. med. Wochenschr. 1923. — Engström, Zur Behandlung der entzündlichen Adnexaffektionen. Engströms Mitteil. Bd. 8. — Fehling, Zur Behandlung eitriger Adnexe. Hegars Beiträge. Bd. 12. 1908. — v. Fekek, A., Die Behandlung akuter Adnexentzündungen mittels intravenöser Kalziuminjektionen. Monatsschr. f. Geb. u. Gyn. Bd. 67. — Flaskamp, Röntgentiefentherapie bei entzündlichen Adnexerkrankungen. Zentralbl. f. Gyn. 1923. — Flatau, Eine neue Methode der Thermotherapie bei gynäkologischen Erkrankungen. Zentralbl. f. Gyn. 1911. S. 191. — Flesch, Max, Über die Beziehungen zwischen Adnexerkrankungen und Appendizitis. Münch. med. Wochenschr. 1923. — Forssner, Zur Behandlung der entzündlichen Adnexerkrankungen. Arch. f. Gyn. Bd. 83. — Franz, Die diagnostische und prognostische Bedeutung der Leukozyten. Deutsche med. Wochenschrift 1911. S. 680. — v. Franqué, Über operative und nicht operative Behandlung entzündlicher, insbesondere eitriger Adnexerkrankungen. Deutsche med. Wochenschr. 1905. S. 1546. — R. Fraenkel, Über Mortalität und die Spätresultate der abdominalen Radikaloperation bei den rezidivierenden entzündlichen Erkrankungen der inneren Genitalien. Zeitschr. f. Geb. u. Gyn. 81. — Friedlaender, Diagnostic value of artifical pneumoperitoneum in sterility in women. Journ. of the michigane state med. soc. Vol. 22. — Guthmann, H., Eine neue Methode zur operationslosen Prüfung der Eileiterdurchgängigkeit. Monatsschr. f. Geb. u. Gyn. Bd. 59. — Derselbe, Weitere Erfahrungen mit der Eileiterdurchblasung. Monatsschr. f. Geb. u. Gyn. Bd. 64. — Hannes, W., Die Adnexerkrankungen. Ergebnisse d. Chir. u. Orthop. Bd. 6. — Henkel, Max, Beitrag zur Klinik und zur chirurgischen Behandlung der entzündlichen Adnexerkrankungen. Zeitschr. f. Geb. u. Gyn. 55, 1905. — Herrmann, Beitrag zur konservierenden Behandlung entzündlicher Adnexerkrankungen. Zeitschr. f. Geb. u. Gyn. 42. — Heynemann, Zur Ätiologie der Pyosalpinx. Zeitschr. f. Geb. u. Gyn. 70. — Derselbe, Zur Behandlung und Diagnose der Pyosalpinx. Prakt. Ergebnisse III. S. 376. — Hoehne, Intramuskuläre Abzweigungen des Tubenlumens. Arch. f. Gyn. 74. — Hörrmann, Was leistet die konservative Behandlung bei entzündlichen Erkrankungen der Adnexe und des Beckenbindegewebes. Zeitschr. f. Geb. u. Gyn. Bd. 61. — Jägerroß, Die Hydrosalpinx, ihre pathologische Anatomie, Ätiologie, Pathogenese und Klinik. Arch. f. Gyn. Bd. 114. — Kaboth, G., Steigert die unspezifische Allgemeintherapie die Leistungsfähigkeit der lokalen Behandlung der weiblichen Gonorrhöe. Zentralbl. f. Gyn. 1924. — Kehrer, E., Über Corpus luteum-Abszesse. Arch. f. Gyn. Bd. 90. 1910. — Kennedy, W., Röntgenaufnahme des verschlossenen Eileiters. Americ. journ. of obstetr. and gyn. 1923. — Krinsky, Über die chirurgische Behandlung der entzündlichen Adnexerkrankungen. Monatsschrift f. Geb. u. Gyn. 39. S. 800. — Kroenig, Zur Prognose der aszendierenden

Gonorrhöe beim Weibe. Arch. f. Gyn. Bd. 63. 1901. — Langer, Über Corpus luteum-Abszesse. Arch. f. Gyn. 49. — Lindemann, Weitere Erfahrungen mit der Diathermie gynäkologischer Erkrankungen (Beckenperitonitis, Zervizitis, Neuralgien). Münch. med. Wochenschr. 1917. S. 679. — Lindig, Proteinkörpertherapie. Handbuch v. Halban und Seitz. Biologie und Pathologie des Weibes. Bd. 2. — Linzenmeier, Die Blutkörperchensenkungsgeschwindigkeit als differentialdiagnostisches Hilfsmittel bei Adnexerkrankungen. Zentralbl. f. Gyn. 1922. — Martius, H., Die Reizkörperchentherapie in der Gynäkologie. Monatsschr. f. Geb. und Gyn. Bd. 63. — Miller, J. W., Über die histologische Differentialdiagnose der gonorrhoischen Salpingitis. Monatsschr. f. Geb. u. Gyn. 36. 1912. S. 211. — Naujoks, H., Die Behandlung der Gonorrhöe der Frau. Monatsschr. f. Geb. u. Gyn. Bd. 66. — Neu, Zur spezifischen Diagnostik und Therapie der weiblichen Adnexgonorrhöe. Monatsschr. f. Geb. u. Gyn. Bd. 37. — Nevermann, H., Proteinkörpertherapie entzündlicher Adnextumoren. Arch. f. Gyn. Bd. 122. — Nürnberger, Zur Klinik und pathologischen Physiologie der konservativen Adnexoperationen. Zeitschr. f. Geb. u. Gyn. Bd. 84. — Nyström, Br., Über die Behandlung entzündlicher Adnexerkrankungen mit Terpentin. Injektionen. Acta gyn. skand. Bd. 2. 1923. — Pankow, Über die Beziehungen von Gonorrhöe, Tuberkulose, Appendizitis, Sepsis zur Ätiologie der entzündlichen Adnexerkrankungen. Vgl. Zentralbl. f. Gyn. 1910. S. 1417. — Derselbe, Die Appendizitis beim Weibe und ihre Bedeutung für die Geschlechtsorgane. Hegars Beitr. Bd. 13. 1909. — Partsch, Fr., Das diagnostische Pneumoperitoneum in der Chirurgie. Fortschr. a. d. Geb. d. Röntgenstr. Bd. 35. 1024. — Payr, E., Biologisches zur Entstehung, Rückbildung und Vorbeuge von Bauchfell-Verwachsungen. Zentralbl. f. Chirurg. 1924. — Petersen, William, Proteintherapie und unspezifische Leistungssteigerung. Übersetzt von Luise Böhme. Mit einer Einführung und Ergänzungen von Wolfgang Weithardt. Verlag Jul. Springer, Berlin 1923. — Pitha, Zur Diagnose und Ätiologie der Ovarialabszesse. Monatsschr. f. Geb. u. Gyn. Bd. 10. — Ploeger, Zur Histologie entzündlicher Tubenerkrankungen mit besonderer Berücksichtigung der gonorrhoischen. Arch. f. Gyn. 95. — Prochownik, Über Dauererfolge der konservativen Behandlung der entzündlichen Adnexerkrankungen. Monatsschr. f. Geb. u. Gyn. 29. — Prüßmann, Die konservative und operative Behandlung der chronischen Adnexentzündungen. Vgl. Münch. med. Wochenschr. 1911. S. 706. — Reiter, Ergebnisse der Vakzinetherapie und Vakzinediagnostik. Sammelreferat. Deutsche med. Wochenschr. 1913. Nr. 43, 45, 47, 48. — Rinne, Über die Differentialdiagnose von Typhlitis und Adnexerkrankungen. Deutsche med. Wochenschr. 1908. S. 1174. — v. Rosthorn, Appendizitis und Erkrankungen der Adnexa uteri. Monatsschr. f. Geb. u. Gyn. Bd. 30. 1909. — Runge, Beiträge zur konservativen Behandlung in der Gynäkologie. Berl. klin. Wochenschr. 1910. S. 1067. — Schaeffer, Genese, Diagnose und Therapie der Pyo-Tuboovarialzysten. Arch. f. Gyn. 74. — Schickele, Zur Ätiologie der Pyosalpinx. Mittelrhein. Gesellsch. f. Geb. u. Gyn. 1914. Bd. 39. — Schiffmann und Patek, Die operative Therapie der chronisch-entzündlichen Adnextumoren. Monatsschr. f. Geb. u. Gyn. 1911. Bd. 34. — Schmid, H. H., Über konservative Adnexoperationen. Arch. f. Gyn. Bd. 113. — Schmidt, H. R., Die Spätresultate der konservierenden und radikalen Operationen bei chronischen Adnexentzündungen. Zeitschr. f. Geb. u. Gyn. Bd. 87. — Sellheim, Tubendurchblasung. Zentralbl. f. Gyn. 1923. — Stratz, Zur Behandlung der Beckenperitonitis. Zeitschr. f. Geb. u. Gyn. 42. 1900. — Struver, H., Die Mechanik des Tubenverschlusses und ihre Bedeutung für die Pathogenese der Tuboovarialzysten. Zeitschr. f. Geb. u. Gyn. Bd. 85. — Thaler, Die entzündlichen Adnex- und Beckenbindegewebserkrankungen, mit besonderer Berücksichtigung der operativen Therapie. Arch. f. Gyn. Bd. 93. — van der Velde, Beiträge zur modernen Behandlung der Adnexentzündungen. Monatsschr. f. Geb. u. Gyn. Bd. 50. — Vey, E., Ein Beitrag zur Behandlung der weiblichen Urethralgonorrhöe. Zentralbl. f. Gyn. 1923. — Wallart, Beitrag zur sog. Salpingitis isthmica nodosa. Zeitschr. f. Geb. u. Gyn. 66. — Weinzierl, E., Über Milchbehandlung bei entzündlichen Adnexerkrankungen. Med. Klinik. 1924. — Derselbe, Zur Frage der Vakzinediagnostik und -therapie der aszendierenden Gonorrhöe des Weibes. Zeitschr. f. Geb. u. Gyn. Bd. 84. — Weishaupt, E., Zusammenhang von Ätiologie und Histologie der Salpingitis. Arch. f. Gyn. Bd. 101. — Wätjen, Beitrag zur Histologie des Pyovariums. Hegars Beitr. Bd. 16. — Wertheim, Die aszendierende Gonorrhöe beim Weibe. Arch. f. Gyn. Bd. 42. — Wintz-Dyroff, Das Pneumoperitoneum in der Gynäkologie. Verl. Thieme, Leipzig 1924. — Wolff, A., Läßt sich nur aus der zytologischen Untersuchung des Tubeneiters die Diagnose gonorrhoische Salpingitis stellen? Zentralbl. f. Gyn. 1911. Nr. 49. — Zinsser, Zur Therapie der entzündlichen Erkrankungen der Adnexe. Prakt. Ergebnisse I. 2. S. 367.

III. Septische Erkrankungen.

Aschoff, Über Spontaninfektion. Zentralbl. f. Gyn. 1911. S. 10, 50. — Baisch, Die operative Behandlung der gynäkologischen Peritonitis. Münch. med. Wochenschr. 1911. S. 1491. — Derselbe, Zur Frage der endogenen Infektion im Wochenbett. Monatsschr. f. Geb. u. Gyn. 35. — Derselbe, Gefährlichkeit der intra- und extraperitonealen Infektion. Arch. f. Gyn. 98. — v. Bardeleben, Die Rolle des Streptokokkus bei der Venenthrombose. Gyn. Kongreß 1907. Dresden. — Belzina, Beiträge zum Studium der Pneumokokkenperitonitiden. Referat: Zentralbl. f. Gyn. 1909. Nr. 27. S. 957. — Benthin, Der febrile Abort. Prakt. Ergebnisse VII. Heft 2. — Derselbe, Über Plazentarinfektion. Monatsschr. f. Geb. u. Gyn. 43. — Benthin, Die geburtshilflich-gynäkologisch freie Peritonitis. Monatsschr. f. Geb. u. Gyn. Bd. 60. — Bondy, Aktinomykose des weiblichen Genitale. Zentralbl. f. Gyn. 1910. Nr. 38. — Derselbe, Über Vorkommen und klinische Wertigkeit der Streptokokken beim Abort. Münch. med. Wochenschr. 1911. S. 2010. — Bumm, Über die operative Behandlung des Puerperalfiebers. Referat. Straßburger Kongreß 1909. — Bumm, Virulenzprobe und Operationsmortalität. Zentralbl. f. Gyn. 1924. — Burckhardt, Saprämie oder Bakteriämie? Arch. f. Gyn. 95. — Cohn, Zur Ätiologie und Therapie der Beckenexsudate. Arch. f. Gyn. 82. — Corscaden, James, A case of parathypoid beta bacillus infection of an ovarian cyst. Americ. journ. of obstetr. and gyn. Vol. 5. 1923. — Dickson, Akute Streptokokkensepsis während der Menstruation. Referat. Zentralbl. f. Gyn. 1909. Nr. 33. S. 1173. — Duffek, Untersuchungen über septische Thrombosen. Arch. f. Gyn. 96. — Fehling, Über Koliinfektion. Münch. med. Wochenschr. 1907. S. 1313. — Finger, J., Erfahrungen mit der Virulenzprobe nach Ruge. Zentralbl. f. Gyn. 1924. — Fraenkel, L., Die vaginale Inzision. Arch. f. Gyn. 83. — Derselbe, Zur Erkennung und Behandlung der chronischen Parametritis. Monatsschr. f. Geb. u. Gyn. Bd. 45. — Franz, Zur Bakteriologie des Lochialsekretes fieberfreier Wöchnerinnen. Hegars Beiträge Bd. 6. — Hagen, Über die gynäkologische Peritonitis. Münch. med. Wochenschr. 1909. Nr. 34. S. 1787. — Halban, Über Belastungstherapie. Monatsschr. f. Geb. u. Gyn. Bd. 10. — Halban und Köhler, Pathologische Anatomie des Puerperalprozesses. Wien 1919. — Hamm, Behandlung der Fehlgeburt heute und vor 40 Jahren. Arch. f. Gyn. 107. — Heimann, Experimentelle Beiträge zur Prophylaxe und Therapie der septischen Infektion. Zeitschr. f. Geb. u. Gyn. Bd. 71, H. 3. — Heller, Experimentelle Untersuchungen über die Rolle des Bact. coli usw. bei der entzündlichen Venenthrombose. Beiträge z. klin. Chir. Bd. 65. H. 1. — Holmes, Über die Ursache akuter Krankheitszustände während der Menstruation. Referat. Zentralbl. f. Gyn. 1909. Nr. 4. S. 159. Brit. med. Journ. 1907. Januar 20. — Holzbach, Dürfen wir dem praktischen Arzte die Behandlung septischer Aborte nach bakteriellen Gesichtspunkten . . . zumuten? Münch. med. Wochenschr. 1912. — Hornstein, Beiträge zur Kasuistik der gynäkologischen Peritonitis. Arch. f. Gyn. 97. — Hüffell, Die Behandlung der Peritonitis mit Kampferöl. Monatsschr. f. Geb. u. Gyn. 39. — Hüssy, Virulenzbestimmung und Virulenzbekämpfung. Monatsschr. f. Geb. u. Gyn. 43. — Jaffu, Die peritonitischen Erkrankungen im Menstruationsstadium. Arch. f. Gyn. Bd. 82. S. 211. — Jensen-Jörgen, Pneumokokkenperitonitis. Arch. f. klin. Chir. Bd. 70. S. 91. 1903. — Klein, H. v., Die puerperale postoperative Thrombose und Embolie. Arch. f. Gyn. Bd. 94. — Koch, C., Autogene oder ektogene Infektion. Monatsschr. f. Geb. u. Gyn. Bd. 33. S. 297. — Kroemer, Zur Frage der prämonitorischen Symptome der Thrombose bzw. Embolie. Deutsche med. Wochenschr. 1912. Nr. 18. S. 1328. — Koltz, Akute Oophoritis. Zentralbl. f. allgem. Path. u. path. Anat. 1908. S. 960. — Kroemer, Phlegmasia alba dolens. Arch. f. Gyn. Bd. 92. — Kühn, Die biologische Behandlung der Peritonitis. Münch. med. Wochenschr. 1911. S. 1998. — Küster, Über Wesen und Frühsymptome der Thrombose und Embolie. Berl. klin. Wochenschr. 1911. Nr. 51. — Latzko, Pathologie und Therapie der Metrophlebitis. Therapie der Peritonitis. Straßb. Gyn. Kongreß-Verh. 1909. — Lehmann, E., Zur Ätiologie und Pathologie der puerperalen Uterusgangrän an der Hand eines in der Entwicklung beobachteten Falles. Arch. f. Gyr. Bd. 118. — Lenhartz, Die septischen Erkrankungen. Nothnagels Handb. d. spez. Path. u. Therap. — Lindemann, Über Allgemeininfektion des Korpus durch Bact. coli commune. Med. Klinik 1910. Nr. 32. — Lindemann, W., Beiträge zur Technik und Bewertung der Anaerobenzüchtung. Monatsschr. f. Gyn. Bd. 43. — Mahnert, A. und A. Sautner, Humoralpathologische Studien zu den Einwirkungen kolloidalen Silbers und der Preglschen Jodlösung bei puerperal septischen Prozessen. Arch. f. Gyn. Bd. 116. — Mayer, A., Über seltene Besonderheiten der Pelvizellulitis. Hegars Beitr. Bd. 13. S. 247. — Derselbe, Über metastatische Puerperalerkrankungen insbesondere nach Grippe. Arch. f. Gyn. Bd. 122. — Menge, Zur Therapie der akuten bakteriellen Peritonitis. Monatsschrift f. Geb. u. Gyn. Aug. 1917. Bd. 46. — Mertens, Peritonitis purul. ascend. Münch. med. Wochenschr. 1912. Nr. 5. — Noetzel, Die Ergebnisse von 241 Peritonitisoperationen. Bruns Beiträge Bd. 47. 1905. — Pfannenstiel, Klinische Versuche zur Prophylaxe der Peritonitis. Straßb. Kongreß 1909. — Riebold, Über Menstruationsfieber, menstruelle Sepsis, andere während der Menstruation auftretende Krankheiten infektiöser, resp. toxischer Natur. Deutsche med. Wochenschr. 1906. Nr. 28, 29. S. 111. — Riedel, Die Peritonitis der kleinen Mädchen als Folge akuter Salpingitis. Arch. f. klin. Chir. Bd. 81. I. — Rolly, Beitrag zur Klinik der durch den Bazillus Friedländer erzeugten Sepsis. Münch. med. Wochenschr. 1911. S. 37. — Rubesch, Beziehungen des Staphylococcus pyog. aureus zur infektiösen Venenthrombose. Berl. klin. Wochenschr. 1911. S. 2041. — Ruge, II Carl, Studie zur Virulenzprüfung der Streptokokken. Arch. f. Gyn. Bd. 121. — Salomon,, Die endogene Infektion in der Gynäkologie. Arch. f. Gyn. Bd. 114. — Schäfer Zur Frage der Selbstinfektion. Arch. f. Gyn. Bd. 106. — Derselbe, Zur Behandlung des Puerperalfiebers. Arch. f. Gyn. Bd. 107. — Schottmüller, „Über Wesen und Behandlung der Sepsis" auf dem 31. Kongreß für innere Medizin 1914. Wiesbaden. — Derselbe, Streptokokkenaborte und ihre Behandlung. Münch. med. Wochenschr. 1911. S. 2051. — Sigwart, Die Streptokokkenforschung der Geburtshelfer in den letzten 2 Jahren. Monatsschr. f. Geb. u. Gyn. Bd. 31. S. 486. — Derselbe, Die Ätherbehandlung der Peritonitis. Arch. f. Gyn. Bd. 109. — Szerdjukoff, Zur Frage der Entfernung fibrinöser, teils ulzerierter und nekrotischer Uteruspolypen. Monatsschr. f. Geb. u. Gyn. Bd. 66. — Sternberg, Adolf, Ein Beitrag zum Wesen des Saprophyten des weiblichen Genitalkanals. Zeitschr. f. Geb. u. Gyn. Bd. 84. — Veit, Über die operative Behandlung der septischen und gonorrhoischen Peritonitis. Monatsschrift f. Geb. u. Gyn. Bd. 38. Erg.-Heft. — Derselbe, Die Uterusexstirpation bei Puerperalfieber. Prakt. Ergebnisse f. Geb. u. Gyn. 1909. Bd. 1. — Walthard, Die interne Behandlung puerperaler Infektion. Straßb. Kongreß 1911. — Walter, Beiträge zur Anatomie und Klinik parametraner Exsudate unter besonderer Berücksichtigung der Beugestellung des Oberschenkels nach Psoasabszeß. Arch. f. Gyn. Bd. 114. — Warnekros, Zur Prognose der puerperalen Fiebersteigerungen. Arch. f. Gyn. Bd. 104. 2. — Wildegans, Hans, Weitere Mitteilung über die chirurgische Behandlung der infektiösen diffusen Peritonitis. Arch. f. klin. Chirurg. Bd. 127. — Winter, Lokale Behandlung puerperaler Wundinfektion. Straßb. Gyn.-Kongreß 1909. — Zangemeister, Der heutige Stand der Puerperalfieberfrage. Prakt. Ergebnisse der Geb. u. Gyn. Bd. 1. Heft 2.

IV. Tuberkulose.

Albrecht, Beziehungen zwischen Genital- und Peritonealtuberkulose. Münch. Gyn.-Kongreß 1911. — Aschoff, Über die natürlichen Heilungsvorgänge bei Lungenphthise. Verh. 33. deutscher Kongr. f. inn. Med. 1921 (Bergmann 1923). — Bauereisen, Die Ausbreitungswege der Genitaltuberkulose. Arch. f. Gyn. Bd. 96. — Behrmann, Ella, Über primäre tumorartige Hauttuberkulose an den äußeren weiblichen Genitalien. Inaug.-Diss. 1910. Berlin. — Bennecke, Experimentelle Studien zur aszendierenden Genitaltuberkulose. Münch. gyn. Kongreß 1911. — Birnbaum, Erkennung und Behandlung der Urogenitaltuberkulose mit den Kochschen Tuberkulinpräparaten. Verhandl. d. deutsch. Gesellsch. Bd. 12. — Bondy, Zur Statistik und Diagnose der Adnextuberkulose. Münch. gyn. Kongreß 1911. — v. Franqué, Zur Klinik der weiblichen Genitaltuberkulose. Med. Klinik 1911. Nr. 27. — Ghon, A., Genese der Genitaltuberkulose der Frau. Wien. med. Wochenschr. 1922. — Derselbe, Der primäre Lungenherd bei der Tuberkulose der Kinder. Berlin 1912. Urban und Schwarzenberg. — Graefe, Über die Tuberkulose des weiblichen Genitalapparates im Kindesalter. Monatsschr. f. Geb. u. Gyn. 1914. Bd. 40. — Hartmann, Tuberkulose im weiblichen Genitalsystem. Arch. f. Gyn. Bd. 106. — Heimann, E., Beitrag zur Frage der Laparotomie bei Peritonealtuberkulose. Zeitschr. f. Geb. u. Gyn. Bd. 70. — Heimann, Fr., Tuberkulose des Genitalapparates. Ber. ü. d. ges. Geb. u. Gyn. Bd. 7. — Hoehne, Experimentelles und Klinisches zur Tuberkuloseinfektion. Münch. gyn. Kongreß 1911. — Jung, Über die Tuberkulose der Genitalien und des uropoetischen Systems beim Weibe. Theoretischer Teil. Verh. d. deutsch. Gesellsch. f. Gyn. München 1911. — Derselbe, Weitere experimentelle Beiträge zu der Möglichkeit einer aufsteigenden Genitaltuberkulose. Arch. f. Gyn. Bd. 92. — Keller, Histologische Untersuchungen über den Infektionsweg bei weiblicher Adnextuberkulose. Arch. f. Gyn. Bd. 98. — Kroemer, Tuberkulose der Vulva und Urethra. Verh. d. deutsch. Gesellschaft f. Gyn. Bd. 15. — Derselbe, Die Diagnose und Therapie der Genitaltuberkulose des Weibes. Deutsche med. Wochenschr. 1911. Nr. 23. · · Derselbe, Über einige seltene Formen der Genitaltuberkulose des Weibes,

Monatsschr. f. Geb. u. Gyn. Bd. 26. 1907. — Kröner, Beitrag zur Therapie der Genital-tuberkulose. Arch. f. Gyn. Bd. 105. H. 2. — Krönig, Genitaltuberkulose. Gyn.-Kongreß München. Referat. 1911. — Kundrat, Über Genitaltuberkulose des Weibes. Arch. f. Gyn. Bd. 114. — Labhardt, Beiträge zur Genital- und Peritonealtuber-kulose. Zeitschr. f. Geb. u. Gyn. Bd. 70. — Loiacono, Beitrag zur Tuberkulose der weiblichen Adnexe. Arch. f. Gyn. 1911. — Mauler, Zur Kenntnis der Vaginal-tuberkulose. Hegars Beiträge 1911. 16. — Menge, Experimentelles zur Genital-tuberkulose des Weibes. Münch. gyn. Kongreß. 1911. — Müller, M., Die Genital-tuberkulose des Weibes im Rahmen der modernen Tuberkuloseforschung. Arch. f. Gyn. Bd. 112. — Neuwirth, K., Isolierte Tuberkulose der Portio. Monatsschr. f. Geb. u. Gyn. Bd. 62. — Pankow, O., Zur Diagnose und Therapie der Genitaltuber-kulose. Würzburger Abhandlungen a. d. Gesamtgebiet d. Med. Bd. 21. — Puhl, Hugo, Über phthisische Primär- und Reinfektion in der Lunge. Beiträge zur Klinik der Tuberkulose Bd. 52. — Schröder, Zur Pathogenese der Uterustuberkulose. Monatsschr. f. Geb. u. Gyn. Bd. 55. — Seifert, Über Tuberkulose der äußeren Geni-talien des Weibes. Arch. f. Derm. u. Syph. 1912. Bd. 113. S. 1014. — Sellheim, Dia-gnostisches und Therapeutisches über die Beziehungen der Tuberkulose zu den weib-lichen Genitalien. Münch. Gyn. Kongreß. 1911. — Simmonds, Tuberkulose des weiblichen Genitalapparates. Arch. f. Gyn. Bd. 88. — Schneider, Über primäre weibliche Genitaltuberkulose. Diss. Freiburg 1913. — Sugimura, Zur Frage der aszendierenden Urogenitaltuberkulose beim Weibe. Monatsschr. f. Geb. u. Gyn. Bd. 34. — Uter, W., Die Röntgentherapie der Peritoneal- und Genitaltuberkulose. Zentralbl. f. Gyn. 1924. — Wayneroff-Winarow, Über Tuberkulose der Vulva. Diss. München 1912. — Wertheimer, E., Zur Genese der menschlichen Eierstocks-tuberkulose. Arch. f. Gyn. Bd 118.

Syphilis; Aktinomykose.

Echinokokkenerkrankungen s. Schröder, Die Echinokokkenerkrankungen des weiblichen Genitale. Monatsschr. f. Geb. u. Gyn. Bd. 47. — Groß, Jandor und Istvan Keszey, Echinokokkus des Ovariums und der Tuba. Orvosi hetilap. 1923. Nr. 18. — Herold, K., Zur Frage der Primäraffekte an den inneren weib-lichen Genitalien. Zentralbl. f. Gyn. 1923. — Hoffmann, Endometritis gummosa. Verhandl. d. Berl. Gesellsch. f. Geb. u. Gyn. 1911. 26. V. Zeitschr. f. Geb. u. Gyn. Bd. 69. — Hüffer, E., Über Aktinomykose der weiblichen Genitalien, speziell des Uterus. Monatsschr. f. Geb. u. Gyn. Bd. 58. — Johan, B. und v. Kubinyi, P., Gumma syphiliticum ovarii positiver Spirochätenbefund. Zentralbl. f. Gyn. Bd. 1922. — Lahm, W., Syphilis der Portio oder Karzinom. Arch. f. Gyn. Bd. 121. — Louros, N., Echinokokken im Douglas als Geburtshindernis. Zentralbl. f. Gyn. 1922. — Mandl, Syphilis des Uterus. Geb.-gyn. Gesellsch. Wien. 12. VI. 17. — Maxwell, J. W., A tubo-ovarian abscess containing a living ascaris lumbricoides. Journ. of. obstetr. and gyn. of the British Empire. Bd. 31. — Meirowsky und Frankenstein, Ame-norrhöe und tertiäre Syphilis. Deutsche med. Wochenschr. 1910. S. 1444. — Meyer, Die Syphilis der inneren Genitalien des Weibes. Deutsche med. Wochenschr. 1913. Nr. 4. — Meyer, Rob., Zur Frage der Syphilis des Uterus und der Plazenta. Zeit-schrift f. Geb. und Gyn. Bd. 84. — Winternitz, Syphilis der weiblichen Geni-talien. Handb. d. Geschlechtskrankheiten von Finger, Jadassohn usw. 1916. — Hamm und Keller, Beitrag zur Kenntnis der Aktinomykose der weiblichen Ge-schlechtsorgane. Hegars Beiträge 14. 1909. — Hedinger, Aktinomykose der Tuba Fallopii. Med. Gesellsch. Basel 1913. Deutsche med. Wochenschr. S. 488. — Kohler, Aktinomykose des Bauchfells, zugleich ein Beitrag zur Frage der primären Genitalaktinomykose. Frankf. Zeitschr. 1914. S. 146. — Marchard, Aktino-mykose des Uterus und der Leber. Med. Gesellsch. zu Leipzig. Ref. Münch. med. Wochenschr. 1917. S. 784. — Schiller, Aktinomykose der Ovarien. Gyn. Gesellsch. Breslau 1913. Monatsschr. f. Geb. u. Gyn. Bd. 38. S. 367. — Schmidt, T., Beitrag zur Genitalaktinomykose. Zentralbl. f. Gyn. 1924. — Subodh, Mitra, Über Aktinomykose der weiblichen Geschlechtsorgane, besonders der Portio uteri. Zeit-schrift f. Geb. u. Gyn. Bd. 88. — Trapl, Aktinomycosis vulvae. Vgl. Zentralbl. f. Gyn. 52. 1913.

Sechstes Kapitel.

Hier sind nur einige wenige Arbeiten angegeben, in denen die kasuistische Literatur zu finden ist.

Albrecht, Durch Operation geheilter Fall von schwerer Pfählungsverletzung der Blase. Münch. gyn. Gesellsch. 26. II. u. 28. V. Monatsschr. f. Geb. u. Gyn. Bd. 40. Heft 5. 1914. — Arndt, Okklusivpessar als Fremdkörper in der Blase. Zentralbl. f. Gyn. Nr. 21. 1906 oder 1907. — Aschheim, Über das sog. Endometrium ovarii.

Ges. f. Geb. u. Gyn. 11. I. 1924. — Babesch, A. und C. Cios, Neue Betrachtungen zur Ätiologie der Perinealrupturen. Ref. Münch. med. Wochenschr. Nr. 1. 1913. — Bamberg, Isolierte Kohabitationsverletzung des hinteren Scheidengewölbes. Berl. klin. Wochenschr. Nr. 38. 1908 oder 1909. — Basset, Mastdarmscheidenfistel nach Zwank-Schillingschem Flügelpessar. Beiträge f. Geb. u. Gyn. Bd. 17. — Bauereisen, Fremdkörper in der Bauchhöhle. Monatsschr. f. Geb. u. Gyn. Bd. 39. S. 353. — Bengsch, Zur Kasuistik der Pfählungsverletzung. Beitrag z. klin. Chir. Bd. 92. Heft 4. — Berger, H., Über Prognose und Häufigkeit der Dammrisse. Diss. Freiburg. Ref. Zentralbl. f. Gyn. Nr. 23. 1912. — Bieger, Haematoma vulvae et vaginae. Inaug.-Diss. Bonn 1915. — Bierende, F., Eine Nähnadel im Eierstock als Operationsbefund. Zentralbl. f. Gyn. 1924. — Bonhoff, Über Kohabitationsverletzungen. Diss. Tübingen 1908. — Brunzel, H. F., Zur Kasuistik der perforierenden Pfählungsverletzungen. Berl. klin. Wochenschr. 1916. Nr. 15. — Cappeler, F., Über einen operativ geheilten Fall von vaginaler Pfählung mit Darmperforation. Inaug.-Diss. Gießen 1916. — Eick, Ernst, Corpus luteum-Blutung unter dem Bilde der Appendizitis. Zentralbl. f. Chirurgie 1924. Nr. 10. — Fraenkel, L., Die Operation komplizierter Blasenscheidenfisteln. Zentralbl. f. Gyn. 1924. — v. Franqué, Über komplette und zentrale Dammrisse und ihre Behandlung. Frauenarzt Nr. 9. 1910. — Fromme, F., Über Uterusverletzungen bei Aborttherapie, ihre Diagnose, Behandlung und strafrechtliche Bedeutung. Prakt. Ergebnisse d. Geb. u. Gyn. Bd. 6. Heft 2. S. 266. — Heidler, Hans, Haematoma ovarii interstitiale. Mon. f. Geb. u. Gyn. Bd. 63. — Heyn, A., Über Uterusperforationen und ihre Behandlung. Zeitschrift f. Geb. u. Gyn. Bd. 87. — Hofmann, Über Zentralrupturen des Dammes. Diss. Leipzig 1910. — Jofan, J., Hundert Uterusperforationen. Diss. München. Aug. 1913. — De Josselin de Jong, Zur Kenntnis der peritonealen Adenomatose resp. Adenomyomatose des Darms. Virchows Arch. f. pathol. Anat. u. Physiol. Bd. 250. — Kaboth, Georg, Lebensbedrohliche Blutung aus dem Corpus luteum. Arch. f. Gyn. Bd. 121. — Köhler, R., Zerreißung der Vagina sub coitu mit letalem Ausgang. Zentralbl. f. Gyn. Nr. 34. 1913. — Küstner, Otto, Die individualisierende Operation der inveterierten Scheiden-Damm-Mastdarm-Risse. G. Fischer, 1900. Jena. — Derselbe, Das Aneurysma der Arteria uterina. Monatsschr. f. Geb. u. Gyn. Bd. 45. S. 8. — Lauche, Die Bedeutung der heterologen Epithelwucherungen vom Bau der Uterusschleimhaut für die Gynäkologie und ihre neue Erklärung durch Autoimplantation von Endometrium bei Menstruation in der Bauchhöhle. Dtsch. med. Wochenschr. 1924. Nr. 19. — Derselbe, Über die heterotopen Wucherungen vom Bau der Uterusschleimhaut. Monatsschr. f. Geb. u. Gyn. Bd. 68. Derselbe, Die extragenitalen heterotopen Epithelwucherungen vom Bau der Uterusschleimhaut. Virchows Arch. f. pathol. Anat. u. Physiol. Bd. 243. — Lippel, Zur Trendelenburgschen Operation der Blasenscheidenfistel. Zentralbl. f. Gyn. Bd. 40. S. 564. 1916. — Lindström, Beobachtungen über Läsionen der tieferen Teile der Vagina sub coitu, aus d. gyn. Klinik Engströms. Bd. 8. Heft 2. — Louros, Nic. C., Über Corpus luteum-Blutungen. Arch. f. Gyn. Bd. 118. — Marschalkowitsch, M., Über Blasen-Scheiden- und Blasen-Zervixfisteln. Inaug.-Diss. Freiburg 1908. — Melchior, Zur Symptomatologie der subkutanen Klitorisrupturen. Zentralbl. f. Gyn. 1915. Nr. 7. — Meygs, S. V., Endometr. hematomas of the ovary. Boston med. a. surg. journ. Bd. 187. — Meyer, Rob., Die Bedeutung der heterotopen Epithelwucherung im Ovarium und am Peritoneum. Zentralbl. f. Gyn. 1924. — Derselbe, Zur Frage der heterotopen Epithelwucherung, insbesondere des Peritonealepithels und in den Ovarien. Virchows Arch. f. pathol. Anat. u. Physiol. Bd. 250. — Neugebauer, Bierglas in der Scheide. Monatsschr. f. Geb. u. Gyn. Bd. 24. S. 366 u. 461. — Derselbe, Zur Warnung beim Gebrauch von Scheidenpessarien. Arch. f. Gyn. Bd. 43. — Derselbe, Sündenregister der Scheidenpessarien. Sammlung klin. Vorträge. N. F. 198. — Nissen, O., Die Heilungsergebnisse der frischen Dammrisse III°. Diss. Leipzig 1914. — Novak, Emil, Hematomata of the ovary including Corpus luteum Cysts. John Hopkins hosp. bull. Vol. 28, Nr. 321. 1917. — Nyström, Zur Frage von der Entstehung sog. Teerzysten der Eierstöcke. Acta gyn. scandinav. Bd. 2, H. 4. 1924. — v. Oettingen, Die Entstehung von Schokoladenzysten aus heterotopen Epithelwucherungen des Ovars. Zentralbl. f. Gyn. 1924. H. 21. — v. Oettingen und H. Linden, Über die heterotopen Epithelwucherungen vom Bau der Uterusschleimhaut im Ovarium und ihre Beziehungen zu den Teer- und Schokoladencysten. Arch. f. Gyn. Bd. 122. — Ohnacker, H., Über Haematoma vulvae traumaticum. Gyn. Rundschau. Heft 4. S. 144. 1911. — Orthmann-Liepmann-Straßmann-Olshausen-Bröse, Scheidenverletzungen durch Pessare. Demonstr. u. Diskuss. Gesellsch. f. Geb. u. Gyn. zu Berlin. Nov. 1907. Ref. Monatsschr. f. Geb. u. Gyn. Bd. 27. Heft 3. — Ottow, Zur Diagnose und Therapie der Fremdkörper in der weiblichen Harnblase. Zeitschr. f. urolog. Chir. Bd. 2. Nr. 6. — Pfortner, H., Über Pfählungsverletzung des Rektums mit Eröffnung der Bauchhöhle und ihre Behandlung. Inaug.-Diss. Greifswald 1912. — Pleschner, Die traumatischen Verletzungen des Urogenitalapparates. Zeitschr. f. urolog. Chir. Bd. 3. Heft 3. — Pleschner, Zur Fremdkörperkasuistik der weiblichen Harnblase. Wien. med. Wochenschr. Bd. 66. S. 1289. — Plocher, R., Zur Frage des kompletten Dammrisses. Diss. Freiburg 1913. — Rieländer, Verletzungen der äußeren Genitalien und der Scheide. Prakt. Ergebnisse d. Geb. u. Gyn. Bd. 3. S. 365. — Roemer, Ein Fall von Haematoma vaginae et vulvae mit nachfolgendem Verblutungstod. Zentralblatt f. Gyn. 1913. S. 131. — Rosiner, Ch., Über Dammrisse usw. Diss. Breslau 1913. Ref. Zentralbl. f. Gyn. Nr. 48. — Rothlauf, Über Haematoma vulvae. Zeitschr. f. Geb. u. Gyn. Bd. 61. S. 174. 1908. — Rothschild, Über die traumatischen Vulvahämatome. Diss. Heidelberg 1915. — Rotter, Ruptur eines Varix des Ligamentum latum. Sitzung d. ungar. Ärztevereins. 1910. Gyn. Rundschau. S. 504. — Rübsamen-Weitzel, Durchbruch eines Zwank-Schillingschen Pessars in die Blase. Ref. Zentralbl. f. Gyn. Nr. 31. 1913. — Runge, Hans, Untersuchungen über Ovarialhämatome. Arch. f. Gyn. Bd. 116. — Sampson, S. A., The life history of ovarian hematomas of endometrial typen. Americ. journ. of obstetr. and. gyn. Vol. 4. — Schwarz und Crossen, Endometrial tissue in the ovary. The americ. journ. of obstetr. and gyn. Vol. 7. Nr. 5. — Schwarzwäller, G., Zwei Fälle isolierter Stieldrehung der Tube. Zentralbl. f. Gyn. 1924. — Seynsche, K., Zur Entstehung von Koitusverletzungen. Zentralbl. f. Gyn. 1924. — Stange, P., Über einen Fall von vaginaler totaler Pfählung. Diss. Leipzig 1913. — Stephan, S., Intraperitonealer Verblutungstod sub partu aus einem Varixknoten an der Uteruskante. Gyn. Rundschau. VII. H. 18. 1913. — Stern, Läßt sich Küstners Lehre von der Entstehung asymmetrischer Dammrißnarben auch durch histologische Untersuchungen stützen? Zeitschr. f. Geb. u. Gyn. Bd. 67. Heft 2. — Stolz, Über das Haematoma vulvae et vaginae extra partum. Gyn. Rundschau. Heft 6. 1906. — Straßmann, P., Eierstocksblutungen. Zeitschr. f. Geb. u. Gyn. Bd. 80. — Suter, F., Verschiedene Fremdkörper in der Harnblase. Med. Gesellsch. Basel. Dtsch. med. Wochenschr. Bd. 35. S. 780. — Suzuki, S., Über endometrioides Adenomyom und endometrioide Adenomatose des Wurmfortsatzes. Virchows Arch. f. pathol. Anat. u. Physiol. Bd. 250. — Tobber, Th., Über tumorartige uterindrüsenähnliche entzündliche Wucherung des Peritonealepithels in Laparotomienarben und über ebensolche Spontanwucherungen im Nabel. Frankfurter Zeitschr. f. Pathol. Bd. 29, H. 3. — Torkel, Intrauterin zerbrochenes Sicherheitspessar aus Beinmasse. Monatsschr. f. Geb. u. Gyn. Bd. 38. — Vogel, F., Traumatische Scheidenruptur mit Dünndarmvorfall. Münch. med. Wochenschr. Nr. 24. 1913. — Vogt, Strangulation der vorderen Muttermundslippe durch ein Schalenpessar. Zentralbl. f. Gyn. Nr. 52. 1911. — Vogt, E., Das Krankheitsbild der heterotopen endometriumähnlichen Epithelwucherungen nach der Theorie von Sampson und Lauche. Zentralbl. f. Gyn. 1924. Nr. 34. — Weber, Beitrag zu den Pfählungsverletzungen beim Weibe. Inaug.-Diss. Halle 1908. — Weinzierl, E., 2 Fälle von Harnleiter-Scheidenfistel durch Pessardruck entstanden. Monatsschr. f. Geb. u. Gyn. Bd. 65. — Wimpfheimer, Zur Ätiologie des Haematoma vulvae et vaginae. Arch. f. Gyn. Bd. 92. H. 2.

Siebentes Kapitel.

Auch hier fehlt viel Kasuistik. Als wichtigste Arbeiten seien betont: Felix in Hertwigs Handb. d. vergleich. Entwicklungsgeschichte. Bd. 3. 1. Die Entwicklung der Harnorgane. — Felix in Keibel und Mall, Handb. d. Entwicklungsgeschichte. Die Entwicklung der Harn- und Geschlechtsorgane. — Die Artikel über Entwicklungsgeschichte und Mißbildungen in Veits Handb. 1. u. 2. Aufl. — Kermauner, Über die Mißbildungen des Genitales in Schwalbes Morphologie der Mißbildungen.

Außerdem: Albrecht, Zur Fortbildung des Geschlechtsgliedes. Frankf. Zeitschrift f. Path. Bd. 4. H. 3. 1910. — Amann, Über den Ersatz der Vagina bei vollkommenem Defekt derselben (Ut. duplex rudimentarius solidus unicollis), Rektovestibularfistel durch Stuprum. Monatsschr. f. Gyn. Bd. 33. Mai 1911. — Anders, Entwicklungsmechanische Bemerkungen über Atresia ani. Arch. f. Entwicklungsmechanik. Bd. 47. Heft 1 u. 2. — Anderes, E., Bildung einer künstlichen Vagina. Hegars Beiträge. Bd. 19. Heft 2. — Bäumler, Ch., Über Kombination der Entwicklungshemmung des uropoetischen Systems und solcher des weiblichen Genitale. Diss. München 1913. — Benthin, W., Zur Kenntnis der Hemmungsbildungen am Urogenitalapparat. Zentralbl. f. Gyn. 1915. S. 699. — Berblinger, Hermaphroditismus germinalis beim Menschen. Zentralbl. f. allg. Pathol. u. pathol. Anat. Bd. 33. 1923. — Bolaffio, Zur Kenntnis der kombinierten Mißbildungen des Harn- und Geschlechtsapparates beim Weibe. Zeitschr. f. Geb. Bd. 68. 1911. — Büttner,

Zur Lehre von der rudimentären Entwicklung der Müllerschen Gänge. Hegars Beiträge zur Geb. u. Gyn. Bd. 14. Heft 2. 1910. — Durlacher, Verdoppelung des Uterovaginalkanals mit Atresie und Pyokolpos der vorderen Scheide. Deutsche med. Wochenschr. Nr. 43. 1909. — Duwe, W., Kongenitaler Defekt der linken Niere bei rudimentären Genitalorganen. Zentralbl. f. Gyn. 1924. — Eismayr, G., Über Uterusmißbildungen bei kongenitalem Mangel einer Niere. Zeitschr. f. urol. Chirurg. Bd. 11. — Eymer, Zur Symptomatologie und Therapie des sog. Uterus duplex. Zentralbl. f. Gyn. 1923. — Felix, W., Die Mißbildungen der Müllerschen Gänge und ihrer Abkömmlinge. Züricher Festgabe. 1914. Schultheß & Co. — Flörcken, H., Beitrag zur operativen Behandlung der Blasenektopie. Beitrag z. klin. Chir. Bd. 104. H. 2. 1917. — Fonyo, Joh., Über Spaltuterus. Gyn. Rundschau. Heft 3 u. 4. S. 51. 1907. — Fraenkel, L., Atresia ani hymenalis. Monatsschr. f. Geb. u. Gyn. Bd. 59. — Fraenkel, P., Ein Fall von Pseudohermaphroditismus femininus externus. Virchows Arch. Bd. 215. Heft 3. — v. Franqué, Haematometra und Haematocolpos lateralis. Deutsche med. Wochenschr. 15. Nr. 29, 30. — Derselbe, Seltene Mißbildung der (inneren) Genitalien. Gyn. Rundschau. Heft 6. — Derselbe, Scheidenbildung aus dem Rektum nach Schubert bei angeborenem Scheidenmangel. Monatsschr. f. Geb. u. Gyn. Bd. 36. Erg.-Heft. 1912. — Freudenberg, A., Zwei Fälle von Blasendivertikel. Berl. med. Gesellsch. Sitz. v. 6. VI. 1917. Berl. klin. Wochenschr. Bd. 54. S. 662 u. 965. — Fromme, Über die infantilen Störungen beim weiblichen Geschlecht. Ref. Med. Klinik. Bd. 4. 1910. — Derselbe, Überzähliger Ureter. Ges. f. Geb. u. Gyn. Berlin. Sitz. v. 11. Juli. Zeitschr. f. Geb. u. Gyn. Bd. 75. S. 758. 1914. — Gál, F., Pseudohermaphroditismus femininus bei 2 Schwestern. Zentralbl. f. Gyn. 1924. — Geiges, Über die Mißbildungen der Müllerschen Gänge und ihre Bedeutung für die Geschlechtsfunktionen. Inaug.-Diss. Freiburg 1911. — Göbell, Sphinkterplastik bei Epispadie. Vereinig. nordwestdeutscher Chir. 2. Tagung 1909 in Kiel. 3. Juli. Zentralbl. f. Chir. Bd. 39. S. 1182. — Gottstein, Überzähliger Ureter. Schles. Gesellsch. f. vaterländ. Kultur. Sitz. v. 23. Juli 1910. Deutsche med. Wochenschr. Bd. 36. S. 149. 1910. — Grubenmann, Eine sagittale Verdoppelung der weiblichen Harnröhre. Frankf. Zeitschr. f. Path. Bd. 10. Heft 1. 1912. — Hartmann, Über Urachuszysten. Inaug.-Diss. Halle 1911. — Derselbe, Über die extra-vesikale Ausmündung der Harnleiter bei Frauen. Zeitschrift f. gyn. Urologie. Bd. 4. Heft 2. — Hauser, H., Einseitiger Defekt des Ovars mit rudimentär zugehöriger Tube und einseitigem Mangel des Ovars bei vollständiger Tube. Arch. f. Gyn. Bd. 94. 1911. S. 856. — Hausmann, Zur Klinik der Doppelmißbildungen des weiblichen Genitale. Diss. München 1914. — Henneberg, B., Beitrag zur Entwicklung der äußeren Genitalorgane beim Säuger. Teil 1. Anat. Hefte. Bd. 50. Heft 3. S. 425. — Heyn, Pseudohermaphroditismus masculinus completus. Zeitschr. f. Geb. u. Gyn. Bd. 65. Heft 3. 1910. — Hoepke, H., Über Begriff und Einteilung des Hermaphroditismus. Zeitschr. f. d. ges. Anat. Bd. 71. 1924. — Hohmeier, Über einen vaginal ausmündenden überzähligen Ureter und dessen operative Behandlung. Zeitschr. f. Geb. u. Gyn. 1904. Bd. 51. S. 537—543. — Holste, Vagina septa bei einfachem Uterus. Zentralbl. 1913. S. 965. — Holzbach, Die Hemmungsmißbildungen der Müllerschen Gänge im Lichte der vergleichenden Anatomie und Entwicklungsgeschichte. Hegars Beiträge f. Geb. u. Gyn. Bd. 14. 1909. — Derselbe, Zur Genese kombinierter Nieren- und Uterusmißbildungen. Monatsschr. f. Geb. Bd. 32. — Josephson, Ein Fall von Einmündung eines überzähligen Ureters in die Vulva usw. Zentralbl. f. Gyn. Nr. 24. 1909. — Kehrer, Die Entwicklungsstörungen beim weiblichen Geschlecht. Hegars Beiträge z. Geb. u. Gyn. Bd. 15. S. 1. 1909. — Keller, R., Keimdrüsentumoren bei einem Pseudohermaphroditen. Arch. f. Gyn. Bd. 101. Heft 1. — Kermauner, Zur Ätiologie der Gynatresien. Hegars Beiträge. Bd. 18. Heft 2. — Derselbe, Sakrouterinligament und Niere. Stud. z. Path. d. Entwickl. Bd. 2. — Derselbe, Genese, entwicklungsgeschichtliche und teratologische Bedeutung des Lig. rotund. uteri und des Gubernaculum Hunteri. Arch. f. mikr. Anat. Bd. 81. Heft 1. — Derselbe, Die Fehler in der Verschmelzung der Müllerschen Gänge. Zeitschr. f. Geb. Bd. 72. 1912. S. 724. — Derselbe, Das Fehlen beider Keimdrüsen. Zieglers Beiträge. Bd. 54. Heft 3. 1912. — v. Keußler, Über einige Fälle von Hermaphroditismus. Zieglers Beitr. Bd. 67. 1920. — Klaatsch, Das Problem des menschlichen Hymen. Gyn. Gesellsch. in Breslau. 26. Mai 1914. Monatsschr. f. Geb. u. Gyn. Bd. 40. S. 332. 414. — Köhler, Wiederholte Doppelschwangerschaft bei Uterus bicornis bicollis (zugleich ein Beitrag zur Genese der Doppelbildungen des Uterus). Zeitschr. f. Geb. Bd. 71. 1912. — Krausse, Der Uterus didelphis beim menschlichen Weibe. Inaug.-Diss. Straßburg 1909. — Küster, Uterus bipartus solidus rudimentarius cum vagina solida. Zeitschr. f. Geb. Bd. 67. 1910. — Küstner, Pseudohermaphroditismus femininus externus. Zeitschr. f. Geb. u. Gyn. Bd. 73. Heft 3. — Liebenberg, Über angeborene Klitorishypertrophie. Diss.

Bern. 1912. — Löser, Alfred und W. Israel, Zur Pathologie und Diagnose des Pseudohermaphroditismus femininus externus als innerer Sekretionsstörung. Zeitschrift f. urol. Chirurg. Bd. 13, H. 1/2. 1923. — Lubosch, W., Über die Entwicklung des Lig. uteri teres und die Leistengegend beim Menschen. Zeitschr. f. Geb. u. Gyn. Bd. 87. — Mankiewicz, O., Blasendivertikel und ihre Komplikationen. Med. Klinik. Bd. 13. S. 47ff. 1917. (Sammelreferat). — Mayo, Charles und Walters, Waltman, Transplantation of ureters into rectum. End. resultats in 35 cases of extrophy of the bladder. Journ. of the americ. med. assoc. Vol. 82. 1924. — Mennacher, Angeborene Defekte und Lageanomalien der Nieren. Frankf. Zeitschr. f. Path. Bd. 3. Heft 1. 1909. — Meixner, Ein Fall von Pseudohermaphroditismus femininus externus. Ein Beitrag zur Geschlechtsbestimmung bei Scheinzwittern. Deutsche Zeitschr. f. Chir. Bd. 102. Heft 2. 1910. — Meyer, R., Über Doppelureter bei einem Embryo und die Genese der Doppelureteren. Gesellsch. f. Geb. u. Gyn. Berlin. Sitz. v. 22. III. Zeitschr. f. Geb. u. Gyn. Bd. 65. S. 487. 1909. — Derselbe, Einmündung des 1. Ureters in eine Zyste des Wolffschen Ganges. Zeitschr. f. Geb. u. Gyn. Bd. 47. Heft 3. — Derselbe, Über Geschlechtsgliedverlagerung bei Mißbildungen. Gesellsch. d. Charité-Ärzte. Juli 1906 oder 1907. Ref. Berl. klin. Wochenschr. Nr. 40. — Derselbe, Zur Entstehung des doppelten Uterus. Zeitschr. f. Geb. u. Gyn. Bd. 38. 1898. — Meyer, Rob., Über einen Fall von doppelseitigem Ovotestis beim Neugeborenen, sowie über besondere Formen der Keimdrüsengeschwulstbildung bei Pseudohermaphroditismus und Hermaphroditismus verus sowie über gleichartige Geschwülste bei nichtzwittrigen Personen. Arch. f. Gyn. Bd. 123. — Mori, Scheidenbildung unter Benutzung einer verlagerten Dünndarmschlinge bei Ut. rudimentarius cum Vag. rudimentaria. Zentralbl. f. Gyn. Nr. 1. 1910. — Motzfeld, K., Angeborene Mißbildungen der Nieren und Harnwege. Zieglers Beiträge z. path. Anat. u. allgem. Path. Bd. 59. Heft 3. 1916. — Münzberg, P., Die Pathologie und Therapie der Doppelmißbildungen des Uterus. Inaug.-Diss. Breslau 1916. — v. Neugebauer, Hermaphroditismus. Monographie 1908. — Olivet, Über den angeborenen Mangel beider Eierstöcke. Frankf. Zeitschr. f. Pathol. Bd. 29. 1923. — Ottow, B., Zur Embryologie der Ureterenverdoppelung und die Bedeutung der letzteren für die Pathologie der Niere. Zeitschr. f. gyn. Urol. Bd. 5. S. 5. 1914. — Pawloff, A., Über akzessorische Harnleiter. Deutsche Zeitschr. f. Chir. Bd. 121. S. 425. 1913. — Pick, L., Über den wahren Hermaphroditismus des Menschen und der Säugetiere. Berl. klin. Wochenschrift 1916. Nr. 42 u. 43. — Regner, H., Über die blasenförmige Vorwölbung des angeborenen verschlossenen, vesikalen Harnleiterendes. Inaug.-Diss. 1910. Gießen. — Reusch, W., Kongenitaler Nierendefekt bei Mißbildungen der weiblichen Geschlechtsorgane. Ein Beitrag zur Genese des Müllerschen Ganges. Zentralbl. f. Gyn. Nr. 50. S. 971. 1916. — Rößle, R., Uterus bicornis ohne Gangsystem im Rudiment des einen Hornes. Naturwiss.-med. Ges. in Jena. Sitz. v. 13. Nov. 1913. Vgl. Münch. med. Wochenschr. 1913. Nr. 51. S. 2862. — v. Rottkay, Die Hypospadie beim Weibe. Diss. Breslau 1915. — Sand, Knud, Hermaphrodisme glandulaire alterant chez un individu de dix ans. Journ. d'urol. Vol. 15. Nr. 3. 1923. — Sauerbeck, Über den Hermaphroditismus verus und der Hermaphroditismus im allgemeinen vom morphologischen Standpunkt aus. Frankf. Zeitschr. f. Pathol. Bd. 3. 1909. — Schauerte, Otto, Ein Fall von Hermaphroditismus verus beim Menschen. Zeitschrift f. Konstitutionslehre Bd. 9. H. 3/4. 1923. — Schauta, Vollkommene Kloakenbildung bei gleichzeitiger regelmäßiger Ausmündung des Darmes und der Harnröhre. Arch. f. Gyn. 1891. Bd. 39. S. 484—491, mit Tafel IX. — Schild, C., Über doppelte Urethralmündung beim Weibe. Inaug.-Diss. Halle 1911. — Schilling, Über einseitige Defekte im weiblichen Urogenitaltraktus. Arch. f. Gyn. Bd. 114. — Schneider, Ein Fall von Hermaphroditismus verus alternans unter dem Bilde einer Hodenverlagerung. Zentralbl. f. Chirurg. 1923. Nr. 24. — Schoenholz, Ludwig, Über angeborene Tubenanomalien. Zeitschr. f. Geb. u. Gyn. Bd. 87. — Spuler, Über die normale Entwicklung des weiblichen Genitalapparates. Veits Handb. Bd. 5. — Stammler, Fall von aberrierendem Ureter. Ärztl. Verein Hamburg. Sitz. v. 17. Juni 1913. Münch. med. Wochenschr. Bd. 60. S. 1460. — Schubert, Über Scheidenbildung bei angeborenem Vaginaldefekt. Zentralbl. f. Gyn. Nr. 28. 1911. — Schulz, Atresia ani vaginalis. Diss. Freiburg i. Br. 1910. — Stammler, Zur Kenntnis der aberrierenden überzähligen Ureteren. Zeitschr. f. urol. Chir. Bd. 2. S. 241. 1914. — v. Stauffenberg, Über Begriff und Einteilung des „Infantilismus". Münch. med. Wochenschr. Nr. 5. 1914. — Stoeckel, Über die Bildung einer künstlichen Vagina. Zentralbl. f. Gyn. Nr. 1. 1912. — Straßmann, P., Über den Ersatz der fehlenden Scheide durch Implantatio recti. Ges. f. Gyn. u. Geb. zu Berlin 14. Nov. 1913. Vgl. Zeitschr. f. Geb. u. Gyn. Bd. 76. — Derselbe, Die Einpflanzung des verschlossenen Nebenhorns. Zentralbl. f. Gyn. 1924. Nr. 29. — Taussig, Die Entwicklung des Hymen. Monatsschr. f. Geb. u. Gyn. Bd. 30. Heft 6.

1909. — Weibel, Zur Ätiologie der gleichzeitigen Mißbildungen des weiblichen Harn-
und Geschlechtsapparates. Monatsschr. f. Geb. Bd. 31. Februar 1910. — Wendeler,
Martins Handbuch der Krankheiten der Adnexe. Entwicklungsgeschichte der Tube.
— Wichmann, S. E., Über die Entstehung der Urogenitalverbindung und die
Bedeutung der Müllerschen Genitalgänge bei den Säugetieren. Anat. Hefte. Beitr.
u. Ref. z. Anat. u. Entw. Abt. I, Heft 134 (d. 45. Heft 3). 1912. — Young, Hugh H.,
Preliminary report of a case of mixed sex. An apparent mate, a testis in scrotum
on right side; ovary, tube and uterus in inguinal canal on left side. Bull. of the Johns
Hopkins hosp. Vol. 35, Nr. 460. — Zacharias, Beiträge zur Kenntnis der Ge-
schwulstbildungen an den Keimdrüsen von Pseudohermaphroditen. Arch. f. Gyn.
Bd. 88. Heft 3. — Zimmermann, Über die gynäkologische und geburtshilfliche
Bedeutung der Doppelmißbildungen der weiblichen Genitalien. Arch. f. Gyn. Bd. 122.

Achtes Kapitel.

Amann, Über Zysten des Wolffschen Ganges. Monatsschr. f. Geb. u. Gyn.
Bd. 4. S. 617. — Aschoff, L., Über die Lage des Paroophoron. Verhandl. d. deutsch.
path. Gesellsch. 1900. Bd. 2. — Becker, Nebeneierstock und Gärtnerscher Gang.
Inaug.-Diss. Göttingen 1910. — Bondi, J., Zur Anatomie der Zysten der kleinen
Schamlippe. Monatsschr. f. Geb. u. Gyn. Bd. 28. Heft 6. — Fraenkel, E., Corpus
luteum-Zysten. Arch. f. Gyn. 57. — Derselbe, Corpus luteum-Zysten. Arch. f. Gyn.
48. — Fraenkel, L., Corpus luteum-Zyste und Corpus luteum-Persistenz. Zentralbl.
f. Gyn. 1922. — v. Franqué, Über Urnierenreste im Ovarium, zugleich ein Beitrag
zur Genese der zystoiden Gebilde in der Umgebung der Tube. Zeitschr. f. Geb. u.
Gyn. 1898. Bd. 39. S. 499—524. — Gut, W., Ein Fall von zystischem Tumor im Labium majus. Diss. Zürich 1915. — Hengge, A., Über den distalen Teil der Wolffschen
Gänge beim menschlichen Weibe. Inaug.-Diss. München 1900. — Hornung, R.,
Über Scheidenzysten. Zentralbl. f. Gyn. 1924. — Hertzog, M., Adenomyome-
tritis cystica. Frankf. Zeitschr. f Pathol. Bd. 29. — Hörrmann, Seltene klinische
Erscheinungen einer Beckenbindewebszyste (Epidermoidzyste). Zentralbl. f. Gyn.
Nr. 7. S. 240. 1919. — Iscki, H., Zur Kenntnis des zystischen Corpus luteum und
der zystischen Follikelbildung. Arch. f. Gyn. Bd. 122. — Jaschke, Zystenbildung
und Synechie im Uterus bei Adenomyometritis. Zeitschr. f. Geb. u. Gyn. Bd. 69.
H. 3. — Keller, R., Luteinzysten. Gynécol. et obstétr. Tome. 5. Nr. 6 1922. —
Klein, Geschwülste des Gartnerschen Ganges. Virchows Arch. Bd. 154. 1898. —
Derselbe, Zur normalen und pathologischen Anatomie der Gartnerschen Gänge.
Monatsschr. f. Geb. u. Gyn. 1897. Bd. 6. — Derselbe, Zur vergleichenden Anatomie
und Entwicklungsgeschichte der Wolffschen und Müllerschen Gänge. Verhandl. d.
deutsch. Gesellsch. f. Gyn. 8. Versamml. Berlin 1899. S. 560—565. — Küster, H.,
Große Uteruszyste. Ein Beitrag zur Kenntnis der vom Gartnerschen Gange ausgehenden Neubildungen. Zeitschr. f. Geb. u. Gyn. 1918. Bd. 80. — Derselbe, Beitrag
zur Kenntnis der sog. Scheidenzysten. Zeitschr. f. Geb. u. Gyn. Bd. 74. Heft 2. —
Leisewitz, Th., Reste des Wolff-Gartnerschen Ganges im paravaginalen Bindegewebe. Zeitschr. f. Geb. u. Gyn. 1904. Bd. 53. S. 269—279. — Meyer, R., Zur Kenntnis des Gartnerschen Ganges, besonders in der Vagina und dem Hymen des Menschen.
Arch. f. mikrosk. Anat. Bd. 73. Heft 4. 1909. — Derselbe, Zur Kenntnis der
kranialen und kaudalen Reste des Wolffschen Ganges beim Weibe, mit Bemerkungen
über das Rete ovarii, die Hydatiden, Nebentuben und paraurethralen Gänge, Prostata
des Weibes. Zentralbl. f. Gyn. 1907. — Derselbe, Beitrag zur Kenntnis des Gartnerschen Ganges beim Menschen. Zeitschr. f. Geb. u. Gyn. Bd. 59. 1907. — Derselbe,
Über adenomatöse Schleimhautwucherungen in der Uterus- und Tubenwand. Virchows Arch. 172. — Derselbe, Zystenbildung des Gartnerschen Ganges im Lig.
latum und Parametrium bei mehreren Föten und Kindern. Geb. Gesellsch. Berlin.
3. April 1908. Vgl. Zeitschr. f. Gyn. Bd. 62. — v. Oettingen K., Zur Frage der
Luteinzysten. Zentralbl. f. Gyn. 1924. Nr. 17. — Derselbe, Zur Ätiologie der
Luteinzysten. Zentralbl. f. Gyn. 1922. Nr. 14. — Popoff, Zur Morphologie und
Histologie der Tuben und des Parovariums beim Menschen während des intra- und
extrauterinen Lebens bis zur Pubertät. Arch. f. Gyn. 1893. Bd. 44. — Rieländer, A.,
Das Paroophoron (vgl. anat. u. path.-anat. Studie). Hab.-Schr. Marburg 1904. —
Risch, Traumatische Epithelzysten der Vagina. Mittelrheinische Gesellsch. f. Geb. u.
Gyn. Zeitschr. f. Geb. u. Gyn. Bd. 64. Heft 3. — v. Stephanowitsch, K., Die
klinische Diagnostik der Corpus luteum-Zysten und die Bedeutung dieser für den
Organismus. Monatsschr. f. Geb. u. Gyn. Bd. 65, H. 3/4. — Stübler, E., Uterus-
zysten. Zentralbl. f. Gyn. 1923. — Derselbe, Über eine wenig beachtete Form von
Vaginalzysten. Monatsschr. f. Geb. u. Gyn. Bd. 67. — Süß, J., Über einen Fall von
großer Scheidenzyste, ausgehend vom Gartnerschen Gang. Zentralblatt f. Gyn. 1923.

— Vogt, E., Zur Pathogenese der Corpus luteum-Zysten. Zentralbl. f. Gyn. 1923. — Unterberger, Durch Laparotomie gewonnene Gartnersche Zyste. Monatsschr. f. Geb. u. Gyn. Bd. 29. Heft 5. — Weishaupt, E., Über die pathologischen Veränderungen des Rete und der Markschläuche im Ovarium der Meerschweinchen mit einem Abriß der vergleichenden Entwicklung und Anatomie dieser Organteile. Studien zur Pathologie der Entwicklung. Bd. 2. — Wichmann, Über das Epithel der Anhangsgebilde des Lig. lat. Arch. f. Gyn. 102. S. 70. 1914. — Derselbe, Zur Kenntnis der Parovarialzysten. S. Karger 1911. Berlin. — Wichser, Über Urnierenreste in den Adnexen des menschlichen Uterus. Inaug.-Diss. Zürich 1899. — Wilbrand, C., Über die Zysten im Bereiche der Vagina. Diss. Kiel 1913. — Wilkerson, W. V., The rete ovarii as a normal structure of the adult mammalian ovary. Anat. record. Bd. 26. 1923. — Zacharias, Eine seltene Zyste der hinteren Vaginalwand. Diss. Jena 1913.

Neuntes Kapitel.

Außer den schon eingangs genannten Werken sei auf die Geschwulstabhandlungen der allgemeinen Pathologie aufmerksam gemacht, z. B. von Borst und Ribbert.

1. Eierstockstumoren.

Adler, Über Ovarialfibrome. Inaug.-Diss. Berlin 1915. — Adolf, Über Struma ovarii. Arch. f. Gyn. Bd. 108. 1918. — Amann, Über sekundäre Ovarialtumoren. Münch. med. Wochenschr. 1905. S. 2414. — Aschner, Über einen eigenartigen Ovarialtumor aus der Gruppe der Follikulome. Arch. f. Gyn. Bd. 115. — Bab, Über Melanosarcoma ovarii. Arch. f. Gyn. Bd. 79. 1906. — Bauer, E., Über die sog. „Struma ovarii". Ein Beitrag zur Histogenese der Ovarialkystome. Zeitschr. f. Geb. u. Gyn. Bd. 75. Heft 3. S. 617—652. 1914. — Bishop, Eliot, Solid tumors of the ovary; their clinical consideration und treatment. Americ. journ. of obst. and gyn. Vol. 7. — Bongartz, Die Operation der doppelseitigen Ovarialkarzinome und ihre Prognose. Inaug.-Diss. Würzburg 1913. — Bondy, Beziehung von Pseudomyxoma ovarii et peritonei zur Appendix. Gyn. Gesellsch. zu Breslau. 21. Jan. Monatsschrift f. Geb. u. Gyn. Bd. 37. S. 509. 1913. — Büchler, Über Sarkome der Gebärmutteranhänge von zylindromatösem Bau. Zeitschr. f. Geb. u. Gyn. Bd. 81. S. 723. 1919. — Davis, L., Carcinoma of the cervical stump. Report of 8 cases. Boston med. a surg. journ. Vol. 188. 1923. — Efler, Das klinische Verhalten der Ovarialfibrome nach den Fällen der Breslauer Frauenklinik. Diss. Breslau 1916. — Ekler, R., Über Ovarial- und Parovarialtumoren. Monatsschr. f. Geb. u. Gyn. Bd. 38. S. 523. 1913. — Fatcher, Über Pseudomyxoma peritonei (Werth). Inaug.-Diss. München. März 1914. — Frankl, Beiträge zur Pathologie und Klinik des Ovarialkarzinoms (mit besonderer Berücksichtigung des Carc. ovarii metastat.). Arch. f. Gyn. Bd. 113. — Frankl, O., Über stielgedrehte Genitaltumoren. Gyn. Rundschau. Januar 1917. — Franz, Fall von ganz kolossaler Erweiterung des Abdomens infolge Ovarialkystom. Ges. f. Geb. u. Gyn. zu Berlin. Sitz. v. 12. Januar 1917. — Geist, Samuel, Solid ovarian tumors; their pathology. Americ. journ. of obstetr. a. gynecol. Vol. 7. — Glockner, Beiträge zur Kenntnis der soliden Ovarialtumoren. Arch. f. Gyn. Bd. 75. 1905. — Herzog, Th., Die Melanosarkome der Ovarien. Zeitschr. f. Geb. u. Gyn. 1918. Bd. 80. S. 576. — Hofmeier, Über die Dauererfolge der Ovariotomie bei anatomisch zweifelhaften Geschwülsten. Kiel 1905. Korreferat. — Holtz, Über das Karzinom im jugendlichen Alter mit besonderer Berücksichtigung des Ovarialkarzinoms. Inaug.-Diss. Greifswald. Februar 1914. — Hoon, Merle, R., Fibromata of the ovary. Surg. gynecol. a. obstetr. Vol. 36. — Jacobson, C., Ein Fall von sog. Krukenbergschem Tumor der Ovarien. Inaug.-Diss. München 1913. — Kaboth, Georg, Über die Morphologie und Genese fetusartiger Ovarialteratome. Zugleich ein Beitrag zur Lehre von den Enterozystomen. Arch. f. Gyn. Bd. 122. — Kafka, Zur Kenntnis der Struma colloides ovarii. Arch. f. Gyn. Bd. 114. — Kaulen, K., Über einen Fall von Ovarialteratom. Inaug.-Diss. Gießen 1914. — Knebel, R., Riesenovarialkystom am Ende einer gleichzeitig bestehenden Schwangerschaft. Zentralbl. f. Gyn. 1924. — Kohlmann, Über die Disposition der Ovarien zu metastatischer Erkrankung bei Karzinom bzw. Sarkom eines anderen Organes. Zeitschr. f. Geb. u. Gyn. Bd. 79. Heft 2. 1917. — Kovacs, Franz, Über die Schilddrüsengeschwulst des Ovariums. Arch. f. Gyn. Bd. 122. — Krompecher, E., Über die Follikulome „Oophorome" und „Granulosazelltumoren" des Ovariums. Zeitschr. f. Geb. u. Gyn. Bd. 88. — Küster, H., Metastasen eines Ovarialkarzinoms in der Portio uteri. Arch. f. Gyn. Bd. 120. — Lahm, W., Zur Histogenese der Pseudomuzinkystome des Ovariums. Kgl. Frauenklinik. Dresden. Beitr. z. Geb. u. Gyn. Bd. 19. Heft 2. S. 261—274. 1914.

— **Landau**, Zur Prognose der Ovarialtumoren. Vortrag in der Berl. med. Gesellsch. Berl. klin.Wochenschr. Nr. 49. 1915. — **Marchand, F.**, Über die sog. Krukenbergschen Ovarialtumoren. Monatsschr. f. Geb. u. Gyn. Bd. 50. S. 117. 1919. — **Meyer, R.**, Zur Histogenese und Einteilung der Ovarialkystome. Monatsschr. f. Geb. u. Gyn. Okt. 1916. — **Derselbe**, Demonstration zur Genese und Rezidivierung von papillären Ovarialtumoren. Berl. gyn. Gesellsch. 9. VII. 1909. — **Derselbe**, Beiträge zur pathologischen Anatomie des Ovariums. Verhandl. d. deutsch. path. Gesellsch. Bd. 16. S. 396. — **Derselbe**, Drei Beiträge zur Kenntnis seltenerer Ovarialtumoren. Arch. f. Gyn. Bd. 109. — **Derselbe**, Über Carcinoma ovarii folliculoides et cylindromatosum. Zeitschr. f. Geb. u. Gyn. Bd. 77. H. 2. 1915. — **Meyer, Rob.**, Über Teratome (Dermoidzystome) des Ovariums mit freiem Beckenende und Extremitäten. Im Anhang: Ein Fall Kephalohyopodie. Arch. f. Gyn. Bd. 123. — **Müller, J. W.**, Dermoidzysten der Ovarien. Ihre Anatomie und Klinik. Ber. ü. d. ges. Geb. u. Gyn. Bd. 3. — **Moench**, Über Struma ovarii. Zeitschr. f. Geb. u. Gyn. Bd. 77. H. 2. 1915. — **Derselbe**, Zur Tuberkulose der Ovarialtumoren. Gyn. Rundschau. Heft 1—6. 1916. — **v. Moser**, Über die Zähne einer Dermoidzyste. Stud. z. Path. d. Entwickl. Bd. 1. Heft 3. S. 363/374. 1914. — **Neumann**, Carcinoma folliculoides ovarii. s. Folliculoma ovarii. Arch. f. Gyn. Bd. 121. — **Derselbe**, Carcinoma mucocellulare ovarii s. Krukenbergtumor. Arch. f. Gyn. Bd. 122. — **Nowak**, Kritischer Beitrag zum primären Melanosarkom des Ovariums. Arch. f. Gyn. Bd. 112. S. 183. 1920. — **Ohrenstein**, Durch den Mastdarm geborenes Teratom des linken Ovariums. Zentralbl. f. Gyn. 1922. — **Pfannenstiel**, Referat über die Dauererfolge der Ovariotomie, speziell bei den anatomisch zweifelhaften Geschwülsten. Kiel. Kongreß 1905. S. 205. — **Polano**, Ovarialkarzinom beim Kinde. Arch. f. Gyn. Bd. 120. — **Derselbe**, Zur Entstehung maligner Bauchdeckentumoren nach Entfernung gutartiger Eierstocksgeschwülste. Kiel. Kongreß 1905. — **Pribram, E.**, Zur Pathologie und Therapie maligner Ovarialtumoren. Zeitschr. f. Geb. u. Gyn. Bd. 88. — **Derselbe**, Zur Frage der Operabilität metastatischer Ovarialtumoren und der Ätiologie der sog. Krukenbergschen Tumoren. Arch. f. Gyn. Bd. 116. — **Pulvermacher, D.**, Zu Sellheims Erklärung der Achsendrehung von Eierstockszysten usw. Zentralbl. f. Gyn. 1922. — **Schäfer**, Über die Dauerheilung bei Ovarialkarzinom. Zeitschr. f. Geb. u. Gyn. Bd. 85. — **Schmitt, W.**, Über Dermoidzysten des Ovariums. Zeitschr. f. Geb. u. Gyn. Bd. 86. — **Schubert**, Histologische Befunde an Zähnen in Ovarialteratomen als Beitrag zum Teratomproblem. Virchows Arch. f. pathol. Anat. u. Physiol. Bd. 241. — **Seitz, A.**, Über das primäre Chorionepitheliom des Ovariums. Zeitschr. f. Geb. u. Gyn. Bd. 78. S. 244. 1916. — **Sellheim, Hugo**, Übertragungen von Körperbewegungen auf beweglichen Inhalt. Zeitschr. f. Geb. u. Gyn. Bd. 87. — **Derselbe**, Erklärung der Stieldorsion von Eierstockszysten. Arch. f. Gyn. Bd. 117. — **Seydel**, Stromatogene Neubildungen des Ovars. Lubarsch-Ostertag IX. 1. 1903. — **Seyfahrt, C.**, Die Dermoide und Teratome des Eierstockes im Kindesalter. Wiesbaden. Verlag Bergmann. Inaug.-Diss. Leipzig 1915. — **Steinhoff, Julius**, Über Zähne in Ovarialteratomen. Arch. f. Gyn. Bd. 116. — **Steinmann**, Zur Lostrennung der Ovarialzyten. Zeitschr. f. Geb. u. Gyn. Bd. 75. — **Stübler, E.** und **Th. Brandes**, Zur Pathologie und Klinik der Ovarialtumoren. Würzburger Abhandlungen a. d. Gesamtgeb. d. Med. Bd. 21. — **Tenkhoff, B.**, Die Entstehungsursache der Achsendrehung innerer Organe und die Erklärung des Küstnerschen Gesetzes. Dtsch. med. Wochenschr. 1923. — **Ulecko-Stroganowa, K.**, Folliculoma ovarii carcinomatodes. Arch. f. Gyn. Bd. 121. — **Vogt, C.**, Beitrag zu den Melanosarkomen des Ovariums. Zeitschr. f. Geb. u. Gyn. Bd. 73. S. 223. 1913. — **Wagner, V.**, Über Ovarialtumoren ohne Stielverbindung zum Uterus. Monatsschr. f. Geb. u. Gyn. Bd. 43. Heft 6. 1916. — **Weischer, P.**, Kystoma serosum simplex permagnum. Zentralbl. f. Gyn. 1923. — **v. Werdt, F.**, Über die Granulosazelltumoren des Ovariums. Zieglers Beiträge z. path. Anat. u. allgem. Path. Bd. 59. Nr. 3. 1916. — **Zellweger, E.**, Die großen und übergroßen Ovarialkystome des Kindesalters. Diss. Zürich 1913. — **Zimmermann, Rob.**, Über eine seltene Karzinomform des Ovariums. Zeitschr. f. Geb. u. Gyn. Bd. 86.

Eileitertumoren.

Amreich, Ein Fall von primärem Tubenkarzinom. Zentralbl. f. Gyn. 1922. — **Aschheim**, Tubenlymphangiom. Zeitschr. f. Geb. u. Gyn. Bd. 86. — **Banister, J. B.**, Carcinoma of the fallopian tube. Proc. of the roy soc. med. Vol. 17. 1924. — **Beck, G.**, Primäres Tubenkarzinom. Zentralbl. f. Gyn. 1924. — **Dietrich, H. A.**, Lymphangiom der Tube. Arch. f. Gyn. Bd. 118. — **Derselbe**, Beitrag zum Fibromyom der Tube. Monatsschr. f. Geb. u. Gyn. Bd. 59. — **Derselbe**, Die Neubildungen der Eileiter, aus Halban-Seitz, Biologie und Pathologie des Weibes. 1924. — **Dodd**,

Sarcoma of the fallopian tube. Surg. gynecol. a. obstetr. Sept. 1924. — Floris, M.. Über einen Fall von primärem Eileiterkarzinom. Zentralbl. f. Gyn. 1924. — Gammeltoff, S. A., Doppelseitiges Tubenkarzinom. Hospitalstidende Nr. 44. 1923. — Hillebrand, L., Ein Fall von primärem Tubenkarzinom. Monatsschr. f. Geb. u. Gyn. Bd. 57. — Klemp, J., Der primäre Krebs der Eileiter. Diss. Breslau 1923. — Müller, G., Primäre Eileitergeschwülste, Casopis lekaruv ceskych. 1924. — Pape, C. A., Ein Fibrolipom der Tube. Monatsschr. f. Geb. u. Gyn. Bd. 59. — Stanca, C., Zur Kasuistik des primären Tubenkarzinoms. Zentralbl. f. Gyn. 1922. — Strong, Lymphangioma of the Fallopian tube. Surg. gynecol. a. obstetr. Sept. 1924. — Stübler, E., Primäres Tubenkarzinom und Tubentuberkulose. Monatsschr. f. Geb. u. Gyn. Bd. 62. — Zomakion, E. F., Primäres Karzinom der Tube und Tuboovarialzyste. Jekaterinoslawski med. journ. 1923.

Myome.

Ahlström, E., Über Nekrose interstitieller Uterusmyome. Pathologischanatomische und klinische Studien. Mitteil. a. d. gyn. Klinik von Prof. Engström. Bd. 11. Heft 1—2. 1917. — Alschwang, M., Jauchige und nekrotische Veränderungen der Uterusmyome und ihre operative Behandlung. Diss. Berlin Mai. 1913. — Aschoff, Myomkeime des Uterus. Naturforschende Gesellsch. in Freiburg i. Br. (Ref. Deutsche med. Wochenschr. Nr. 23.) 1909. — Becher, E., Beitrag zur Histogenese und Morphogenese der Uterusmyome. Zeitschr. f. Geb. u. Gyn. Bd. 78. S. 281. 1916. — Benthin, Zur Ätiologie der Uterusmyome. Monatsschr. f. Geb. u. Gyn. Bd. 39. Heft 4. S. 501 bis 506. 1914. — Birnbaum und Thalheim, Untersuchungen über die chemische Zusammensetzung der Myome und der Uterusmuskulatur. Monatsschr. f. Geb. u. Gyn. Bd. 28. — Burkhard, Über das Vorkommen von karzinomatöser Degeneration des Uterusstumpfes nach supravaginaler Amputation. Monatsschr. f. Gyn. Bd. 25. — Calmann, Myom und Glykosurie. Münch. med. Wochenschr. Nr. 38. 1911. — Czempin, A., Zur operativen und Röntgenbehandlung der Fibromyome. Monatsschrift f. Geb. u. Gyn. Bd. 46. H. 2. S. 134. 1917. — Daels, F., Beitrag zur Kenntnis der Myofibrillen im Uterus und in den Uterusgeschwülsten. Arch. f. Gyn. Bd. 94. Heft 3. S. 665. 1912. — Driessen, L. F., Zur Technik der Fibromyombehandlung mit Röntgenstrahlen. Bestrahlung in 2 Sitzungen. Zentralbl. f. Gyn. 1922. — Dunkhase, O., Ein Fall von Myoma uteri mit hochgradigem Aszites. Zentralbl. f. Gyn. 1922. — Ellerbrock, W., Über die Zervixtorsion des myomatösen Uterus. Arch. f. Gyn. Bd. 116. — Flatau, S., Eine Serie von 100 abdominalen Totalexstirpationen bei Uterusmyom ohne Todesfall. Münch. med. Wochenschr. Nr. 22. S. 1920. 1912. — Fleck, Myom und Herzerkrankungen in ihren genetischen Beziehungen. Arch. f. Gyn. Bd. 71. 1904. — Fleischer, Rich., Zur Kritik der Zervixstumpfkarzinome. — Fraenkel, L., Bau und Bedeutung der Myomkapsel. Zeitschr. f. Geb. u. Gyn. Bd. 68. — Frank, Robert, The treatment of uterine fibroids based on series of five hundred cases. Oktober colorado medicine. — Frankl, Beiträge zur Lehre vom Uterusmyom. Arch. f. Gyn. 95. 1911. — v. Franqué, Zur Nekrose und Vereiterung der Myome. Zeitschr. f. Geb. u. Gyn. Bd. 60. S. 272 und Zentralbl. f. Gyn. 1911. S. 4. — Derselbe, Fieber bei Myomatosis ut. Zeitschr. f. Geb. u. Gyn. Bd. 64. S. 449. — Franz, Myombehandlung. Arch. f. Gyn. Bd. 107. H. 2. S. 129. 1917. — Freund, H., Uterusmyom und Bildungsfehler. Zeitschr. f. Geb. u. Gyn. 1917. Bd. 79. S. 475. — Garkisch, Klinische und anatomische Beiträge zur Lehre vom Uterusmyom. Berlin 1910. — Glöckler, C., Über das Vorkommen der Myome mit Bezug auf Personenstand und Alter. Diss. Straßburg. Juni 1912. — Gueissaz, E., Über das Myom der Portio. Monatsschr. f. Geb. u. Gyn. Bd. 66. — Halban, J., Uterusexstirpation oder supravaginale Amputation bei Myomen. Zentralbl. f. Gyn. 1924. — Hedrén, Zur Frage der Zerrung und Spontantrennung des Uteruskörpers vom Collum uteri bei Uterusmyomen. Arch. f. Gyn. Bd. 83. — Heimann, Über Wachstum und Genese der Myome und Adenomyome des Uterus. Zeitschr. f. Gyn. Bd. 69. 1913. — Hindermann, E., Myom und Fruchtbarkeit. Zeitschr. f. Geb. u. Gyn. Bd. 82. S. 357. 1920. — Kolb, Die Leiomyome der Muttermundslippe. Zeitschr. f. Geb. u. Gyn. 1910. Bd. 67. — Lockyer, C., Die Behandlung der Uterusmyome. Brit. med. journ. Nr. 3211. — Mahler, J., „Myomherz“ und Tiefentherapie. Med. Klinik Nr. 14. S. 588—591. 1914. — Martin, A., Myom und Fertilität. Deutsche med. Wochenschr. Nr. 50. 1909. — Mennerich, O., Zur Wertbeurteilung der Ovarienexstirpation bei Myoma uteri und ihre Beziehungen zur Ovarienröntgenisation. Diss. Bonn. Dez. 1913. — Meyer, R., Zur Pathologie der Myome, insbesondere über ihr Wachstum und ihre Histogenese. Berl. gyn. Gesellsch. 22. März 1907. Zeitschr. f. Geb. u. Gyn. Bd. 60. — Moench, Beitrag zur Achsendrehung des fibromatösen Uterus und gestielter Uterusfibromyome. Gyn. Rundschau. Bd. 10, Heft 1 u. 2. S. 1. 1916. — Nagel, Zur Bewertung der Bestrahlung und Myomotomie an der Hand von 160 durch vaginale Totalexstirpation geheilter Fälle von Myoma uteri. Deutsche med. Wochenschr. Nr. 46. S. 1443. 1917. — Neu, Über die Beziehungen zwischen Herz und Myom. Zeitschr. f. Geb. u. Gyn. 1910. Bd. 66. — Neu, M. und A. Wolff, Experimentelles und Anatomisches zur Frage des sog. „Myomherzens". Münch. med. Wochenschr. 1912. Nr. 2. S. 72. — Novogrodsky, Beitrag zur Frage der Zervixmyome. Zeitschr. f. Geb. u. Gyn. Bd. 76. Heft 2. 1914. — Polano, O., Die Lymphbahnen der Myome. 15. Versamml. d. deutsch. Gesellsch. f. Gyn. 14.—17. V in Halle a. d. S. 1913. Original. Zeitschr. f. Geb. u. Gyn. Bd. 75. Heft 1. S. 157—178. — Reder, Francis, Lesions of cervical stump of a supravaginally ablated uterus. Americ. journ. of obstetr. a. gynecol. Vol. 7. 1924. — Scheffzek, F. A., Zervixmyome. Monatsschrift f. Geb. u. Gyn. Bd. 59. — Schickele, G., Klinische und topographisch-anatomische Studien über Zervixmyome. Zeitschr. f. Geb. u. Gyn. 75. Heft 3. 1914. — Schmid, H. H., Über konservative Myomoperationen mit besonderer Berücksichtigung des ovariellen Ursprungs der Myomblutungen. Zeitschr. f. Geb. u. Gyn. Bd. 86. — Derselbe, Infektionsgefahr bei submukösen Myomen und ihre Verhütung durch Uterusexstirpation. Monatsschr. f. Geb. u. Gyn. Bd. 61. — Schmittmann, P., Über maligne Degeneration der Uterusmyome mit besonderer Berücksichtigung der Kombination von Karzinom mit Myom. Diss. Bonn 1912. — Seitz, Ovarialhormone als Wachstumsursachen der Myome. Münch. med. Wochenschr. Nr. 24. 1913. — Sitzenfrey, Über Venenmyome des Uterus mit intravaskulärem Wachstum. Zeitschr. f. Gyn. Bd. 68. 1913. — Derselbe, Zur Bakteriologie und Histologie fieberhafter Myome. Arch. f. Gyn. Bd. 94. — Stern, Über die sog. Myomkapsel. Hegars Beiträge. Bd. 13. 1909. — v. Winiwarter, A. F. Ritter, Die Verteilung der Extraktivstoffe in der glatten Muskulatur des Uterus. Arch. f. Gyn. 1913. Bd. 100. Heft 3. S. 530—539. — Winter, G., Myom und Herz. Zeitschr. f. Geb. u. Gyn. Bd. 87. — Yamasaki, Y., Zur Frage der Wirkung der Röntgenstrahlen auf die Rückbildung der Myome. Monatsschrift f. Geb. u. Gyn. Bd. 67.

Adenomyome.

Aschheim, Adenomyoma uteri. Arch. f. Gyn. Bd. 120. — Bortkiewitsch, Adenomyome des weiblichen Genitaltraktus. Arch. f. Gyn. Bd. 101. Heft 3. — Franke, O., Zur Klinik und Pathologie der Adenomyosis. Zentralbl. f. Gyn. 1922. — Grünbaum, Das klinische Verhalten des Adenomyoma uteri. Arch. f. Gyn. Bd. 86. 1909. — Lahm, Tubenwinkeladenom. Zentralbl. f. Gyn. S. 1140. 1914. — Lahm, W., Zur Adenomyosis des weiblichen Genitalapparates. Zeitschr. f. Geb. u. Gyn. Bd. 85. — Meyer, R., Zur Frage der Genese von Adenomyomen. Zentralbl. f. Gyn. 1923. — Derselbe, Über Drüsen, Zysten und Adenome im Myometrium bei Erwachsenen. Zeitschr. f. Geb. u. Gyn. 1900. Bd. 42. S. 526—546. — Derselbe, Über Drüsen, Zysten und Adenome im Myometrium bei Erwachsenen. II. Teil. Zeitschr. f. Geb. u. Gyn. Bd. 43. — Derselbe, Über Drüsen, Zysten und Adenome im Myometrium. III. Teil. Zeitschr. f. Geb. u. Gyn. Bd. 43. 1900. — Derselbe, Über Drüsen, Zysten und Adenome im Myometrium bei Erwachsenen. IV. Teil. Zeitschr. f. Geb. u. Gyn. Bd. 44. — Derselbe, Embryonale Gewebsanomalien und ihre pathologische Bedeutung im allgemeinen und solche des männlichen Geschlechtsapparates im besonderen. Ergebnisse d. allgem. Path. u. path. Anat. d. Menschen u. d. Tiere von Lubarsch-Ostertag. Bd. 15. S. 430. 1911. — Derselbe, Eine unbekannte Art von Adenomyom des Uterus mit einer kritischen Besprechung der Urnierenhypothese von Recklinghausen, Zeitschr. f. Geb. u. Gyn. Bd. 49. — Derselbe, Über den Stand der Frage der Adenomyositis und Adenomyome im allgemeinen und insbesondere über Adenomyositis seroepithelialis und Adenomyometritis sarcomatosa. Zentralbl. f. Gyn. 1919. II. S. 745. — Derselbe, Über embryonale Gewebseinschlüsse in den weiblichen Genitalien und ihre Bedeutung für die Pathologie dieser Organe. Lubarsch-Ostertag, Ergebnisse d. allgem. Path. Bd. 9. 1904. — Derselbe und Kitai, J., Bemerkungen über endometrane Adenomyosis uteri in anatomischer Beziehung und insbesondere über die histologische Wirkung der heterotopen Zellwucherung, mit kurzer Bemerkung zur Theorie von Sampson. Zentralbl. f. Gyn. 1924. — v. Recklinghausen, Die Adenomyome und Zystadenome der Uterus- und Tubenwandung. 1896. Hirschwald, Berlin. — Schickele, Die Lehre von den mesonephritischen Geschwülsten. Zentralbl. f. allgem. Path. 1904. — Westmann, St., Beitrag zur Klinik und Pathologie der Adenomyome und Adenomyometritis. Arch. f. Gyn. Bd. 116.

Sarkome und Mischgeschwülste des Uterus.

Beckmann, W., Zur Kenntnis der heterologen mesodermalen Neubildungen des Gebärmutterhalses. Zeitschr. f. Geb. u. Gyn. Bd. 75. Heft 3. S. 566—596. 1914. —

Ehrlich, F. B., Fall von primärem Sarkom der Portio. Gyn. Gesellsch. zu Dresden. Sitz. v. 23. IV. Zentralbl. f. Gyn. Nr. 32. S. 1142—1146. 1914. — Fabricius, J., Fibrosarkom des Uterus. Monatsschr. f. Geb. u. Gyn. Bd. 46. Heft 4. S. 366. 1917. — Frankl, O., Über traubige Sarkome des Uterus. Gyn. Rundschau. Jg. 10. Heft 21—22. S. 358. 1916. — Franke, O., Über Koinzidenz und Interferenz von Uterustumoren. Arch. f. Gyn. Bd. 122. — Gaertner, R., Ein Fall von primärem Sarkom der Portio vaginalis uteri. Diss. Jena 1912. — Hertel, W., Zur malignen Degeneration der Uterusmyome. Monatsschr. f. Geb. u. Gyn. Bd. 36. Heft 3. S. 325. 1912. — Hunziker, Die Rhabdomyome des Corpus uteri. Hegars Beiträge Bd. 12. H. 2. — Imhäuser, K., Über die Häufigkeit und klinische Bewertung des Myosarcoma uteri. Arch. f. Gyn. Bd. 123. — Kuncz, A. und P. Zacher, Sarcoma polyposum uteri. Arch. f. Gyn. Bd. 121. — Lahm, W., Zur Frage des malignen Uterusmyoms. Zeitschr. f. Geb. u. Gyn. 1915. Bd. 77. S. 340. — v. Lingen, L., Zur Kasuistik der Riesenmyomzysten. Zentralbl. f. Gyn. Nr. 30. S. 1109 bis 1110. 1913. — Masson, James, Sarcoma of the uterus. Americ. journ. of obstetr. a. gynecol. Vol. 5. 1923. — Meyer, R., Beiträge zur Pathologie des Uterussarkoms. Berl. gyn. Gesellsch. 26. April 1907. Zeitschr. f. Geb. u. Gyn. Bd. 60. — Moench, G. L., Fibromyoma lymphangiectodes. Zentralbl. f. Gyn. Nr. 20. S. 393. 1916. — Nagel, Zystisch degeneriertes Myom. Zeitschr. f. Geb. u. Gyn. 1918. Bd. 80. S. 764. — Scheer, Beitrag zur zystischen Degeneration der Uterusfibrome. Zentralbl. f. Gyn. 1918. S. 203. — Schlagenhaufer, F., Ein Fall von Lymphosarkom des Uterus und der Adnexe. Arch. f. Gyn. Bd. 95. Heft 1. S. 3. 1912. — Vértes, O. und O. Zacher, Das Sarkom des Gebärmutterhalses. Zeitschr. f. Geb. u. Gyn. Bd. 70. Heft 1. S. 171. 1912. — Warnekros, Über die Häufigkeit sarkomatöser Veränderungen in Myomen. Arch. f. Gyn. Bd. 97. Heft 2. S. 292. 1912. — Winter, Die malignen und benignen Degenerationen der Uterusmyome. Zeitschr. f. Geb. u. Gyn. Bd. 57. 1906.

Polypen des Uterus.

Geist, Uteruspolypen-Histologie, Symptomatologie und eine vermutliche Ätiologie. Americ. journ. of obstetr. a. gynecol. 1922. — Hilliger, G., Über Polypen an der Außenfläche der Portio vaginalis uteri. Diss. Berlin. März 1915. — Hofmeier, M., Über einige seltene Erkrankungen der Portio vaginalis. Monatsschr. f. Geb. u. Gyn. Bd. 50. S. 30. 1919. — Iseki, H., Über karzinomatöse Polypen und polypöse Karzinome. Arch. f. Gyn. Bd. 122. — Kelley, H. A., Gebärmutterpolypen. Therap. gaz. 1921. — Menge, C., Das Korpusadenom der Matrone. Zentralbl. f. Gyn. 1922. — Meyer, R., Zur Kenntnis des Papilloma post.-uteri, insbesondere des Papilloma verrucosum. Arch. f. Gyn. 1915. — Derselbe, Über Epidermoidalisierung an der Portio vaginalis uteri nach Erosion, an Zervikalpolypen und in der Zervikalschleimhaut. Ein Beitrag zur Frage der Stückchendiagnose und des präkanzerösen Stadiums. Zentralbl. f. Gyn. 1923. — Michon, Die diagnostische Bedeutung des Uteruspolypen. Lyon méd. 1923. — Schickele, G., Rezidivierende Zervixpolypen gutartiger Natur. Oberrhein. Gesellsch. f. Geb. u. Gyn. Sitz. v. 8. III. 1914. Hegars Beiträge zur Gyn. Bd. 19. Erg.-Heft. S. 125. 1915. — Henkel, Die Polypen des Corpus uteri. Inaug.-Diss. Rostock 1920.

Karzinom.

Amann, J. A., Demonstration von 6 Fällen von peri- und paraurethralen Metastasen von Korpuskarzinomen. Bayer. Gesellsch. f. Geb. u. Gyn. in München. Sitz. v. 7. Juli 1912. Ref. Münch. med. Wochenschr. Nr. 35. S. 1932. — Amreich, J., Zur Anatomie und Technik der erweiterten vaginalen Karzinomoperation. Arch. f. Gyn. Bd. 122. — Aschheim, Plattenepithelwucherung in der Uterusschleimhaut. Arch. f. Gyn. Bd. 120. — Askanazy, M., Die Pathogenese der tödlichen Blutungen aus Krebsen. Zentralbl. f. allg. Pathol. u. pathol. Anat. Bd. 33. 1923. Bashford, Das Krebsproblem. Deutsche med. Wochenschr. 1913. Nr. 1. S. 4. — Bauereisen, A., Über bakteriologische Kontrolluntersuchungen vor und bei gynäkologischen Operationen. Zentralbl. f. Gyn. Nr. 13. S. 386. 1912. — Benthin, Beginnendes Karzinom oder atypische Epithelwucherung. Zeitschr. f. Geb. u. Gyn. Bd. 81. — Bumm, E., Virulenzprobe und Operationsmortalität. Zentralbl. f. Gyn. 1924. — Crile. G. W., Carcinoma of the uterus. Americ. journ. of obstetr. a. gynecol. Vol. 7. 1924. — Cullen, T. St., Cancer of the uterus. Appleton and Co., New York 1900. — Czerny, V., Über die nichtoperative Behandlung der Geschwülste. Münch. med. Wochenschr. Nr. 41. S. 2209. 1912. — Daels, F., Zur Behandlung der inoperablen bösartigen Geschwülste. Zentralbl. f. Gyn. Nr. 43. S. 1417. 1912. — Dietrich, Mangelnde Hemmung der Gallenhämolyse durch Serum bei Uteruskarzinom. Zeitschr. f. Geb. u. Gyn. Bd. 81. — Fehim, Über Stumpfrezidive nach supravaginaler Amputation des

Uterus. Arch. f. Gyn. 1918. Bd. 109. S. 347. — Frank, Robert, Cancer in the cervical stump; metastatis in the vermiform appendix. Surgery, Gynecology and obstetrics, September 1922. — Frankl, O., Über das sog. Adenoma malignum der Gebärmutter. Monatsschr. f. Geb. u. Gyn. 1918. Bd. 48. S. 178. — Derselbe, Frühstadien des Uteruskarzinoms. Zentralbl. f. Gyn. Nr. 37. 1921. — Frankl, O., Zur Beurteilung der Qualität des Karzinommateriales. Zentralbl. f. Gyn. 1922. — Derselbe, Über Frühstadien des Ulkuskarzinoms. Zentralbl. f. Gyn. 1924. — Franz, Zur Behandlung des Uteruskarzinoms. Arch. f. Gyn. 1918. Bd. 109. S. 1. — Gaydoul, W. und W. Schmitt, Die operative Behandlung des Carcinoma colli uteri. Monatsschr. f. Geb. u. Gyn. Bd. 60. — v. Gutfeld, F., Die regionären Lymphdrüsen bei Carcinoma uteri mit besonderer Berücksichtigung der epithelialen Einschlüsse. Diss. Berlin Febr. 1913. — Haendly, Beiträge zur Ausbreitung und Metastasierung von Uterus- und Ovarialkarzinom. Zentralbl. f. Gyn. 1915. Nr. 3. S. 41. — v. Hansemann, Über präkanzeröse Krankheiten. Zeitschr. f. Geb. u. Gyn. Bd. 74. Heft 1. S. 149. 1913. — Hauser, Multiple primäre Karzinome des weiblichen Genitalapparates. Arch. f. Gyn. Bd. 99. 1913. — Hantke, R., Neuere Arbeiten über die Behandlung des inoperablen Uteruskarzinoms. Monatsschr. f. Geb. u. Gyn. Bd. 36 (Sammelreferat). Heft 6. S. 712. 1912. — Heimann, Bakteriologische Untersuchungen beim Uteruskarzinom. Berl. klin. Wochenschr. Nr. 1. S. 7. 1917. — Holzbach, E., Woran sterben die inoperablen Kollumkarzinome? Zentralbl. f. Gyn. 1923. — Keitler, H., Über Doppelkarzinome des Uterus. Monatsschr. f. Geb. u. Gyn. 1918. Bd. 47. S. 285. — Kroemer, Über die Lymphorgano der woiblichen Genitalien und ihre Veränderungen bei Carc. ut. Monatsschr. f. Geb. u. Gyn. Bd. 18. 1903. — Krompecher, C., Der Basalzellenkrebs des Uterus. Zeitschr. f. Geb. u. Gyn. 1919. Bd. 81. S. 299. — Lahm, Zur Ätiologie und Histogenese des verhornenden und nicht verhornenden Plattenepithelkarzinoms des Uteruskörpers. Arch. f. Gyn. Bd. 112. S. 136. 1920. — Lahm, Die Bedeutung der mikroskopischen Untersuchung für die Behandlung und Prognose des Kollumkarzinoms. Arch. f. Gyn. Bd. 117. — Latzko, W. und J. Schiffmann, Klinisches und Anatomisches zur Radikaloperation des Gebärmutterkrebses. Zentralbl. f. Gyn. 1919. II. S. 689. — Lubarsch, O., Allgemeine Pathologie der Nachkrankheiten. Präkarzinomatöse Zustände. Metastasen, Metaplasie, Regeneration und Transplantation. Jahreskurs f. ärztl. Fortbildg. Jahrgang 5. Heft 1. S. 23—58. 1914. — Mahle, Arthur E., The morphological histology of adenocarcinoma of the body of the uterus in relation to longevity. Surg. gynecol. a. obstetr. Vol. 36. — Martin, A., Der Kampf gegen die Krebserkrankung. Monatsschr. f. Geb. u. Gyn. Bd. 62. — Mattmüller, G., Beiträge zur Statistik der Genitalkarzinome Zeitschr. f. Geb. u. Gyn. Bd. 85. — Menge, C., Zur Karzinomstatistik. Zentralbl. f. Gyn. 1922. — Mergelsberg, O., Über Uteruskarzinom im Kindesalter. Inaug.-Diss. Berlin 1913. — Meyer, R., Über Adenom- und Karzinombildung an der Ampulle des Gartnerschen Ganges. Virchows Arch. Bd. 174. 1903. — Meyer, Rob., Über seltenere gutartige und zweifelhafte Epithelveränderungen der Uterusschleimhaut im Vergleich mit den ihnen ähnlichen Karzinomformen: 1. Endometritis, 2. Schleimhauthyperplasie, 3. Plattenepithelknötchen, 4. Polypen, 5. Papillome. Zentralbl. f. Geb. u. Gyn. Bd. 85. — Derselbe, „Plattenepithelknötchen" in hyperplastischen Drüsen der Korpusschleimhaut des Uterus bei Karzinom. Arch. f. Gyn. Bd. 115. — Moench, Zur Pathologie des Karzinoms. Zeitschr. f. Geb. u. Gyn. 1918. Bd. 80. S. 1. — Naujoks, H., Die Verschlechterung des Karzinommaterials in Deutschland in und nach dem Kriege. Zentralbl. f. Gyn. 1922. — Norris, Ch. und M. E. Vogt, Carcinoma of the body of the uterus. Americ. journ. of obstetr. a. gynecol. Vol. 7. 1924. — Obata, J., Statistischer Beitrag zur Morphologie des Uteruskarzinoms. Arch. f. Gyn. Bd. 99. Heft 3. S. 474—490. 1913. — Pfeiffer, Seltene Metastasen eines Carcinoma uteri. Arch. f. Gyn. Bd. 120. — Prochownik, L., Behandlung und Statistik des Gebärmutterkrebses im Kleinbetrieb. Zentralbl. f. Gyn. Nr. 36. S. 627. 1915. — Schauta, Bericht über das 11. Beobachtungsjahr der erweiterten vaginalen Krebsoperation. Monatsschr. f. Geb. u. Gyn. Festnummer zum II. internat. Gyn.-Kongreß. Bd. 36. S. 202. 1912. — Schmitt, W., Über Plattenepithelkarzinom des Corpus uteri. Zeitschr. f. Geb. u. Gyn. Bd. 87. — Schmitz, H., The clinical significance of chemical and serum analyses of the blood of uterine cancer carriers subjected to measured radiation doses. Americ. journ. of obstetr. a. gyn. Vol. 7. 1924. — Derselbe, The management carcinoma of the uterine cavöse Urol. a. cut review. Bd. 27. 1923. — Derselbe, A study of the action of measured radiation doses on carcinomata of the uterine cervix. Americ. journ. of roentgen-radium therapy. Vol. 10. 1923. — Schottländer, J., Über histologische Geschwulstdiagnostik im Bereich der Gebärmutter. Arch. f. Gyn. Bd. 100. Heft 1. S. 225—231. 1913. — Schottlaender und Kermauner, Das Uteruskarzinom. L. Karger, Berlin. — Süßmann, Fritz, Die primäre Sterblichkeit der Radikaloperation Freund-Wertheim. Rev. de obstétr. ginecol. si puericult. 1923. — Stein, A., Carcinosarcoma uteri mit Metaplasie des Zylinderepithelkarzinoms in Plattenepithelkarzinom. Monatsschr. f. Geb. n. Gyn. Bd. 36. Heft 4. S. 417. 1912. — Takahashi, H., Uteruskarzinom im jugendlichen Alter. Diss. in München. Juli 1914. — Thaler, H., Über 10—15jährige Heilungen nach operativer Behandlung des Kollumkarzinoms. Stellungnahme zur Frage der Strahlenbehandlung operativer Fälle. Zentralbl. f. Gyn. Nr. 9. S. 209. 1917. — Versé, M., Das Problem der Geschwulstmalignität. Jena, G. Fischer 1914. — v. Wassermann, A., Über die wissenschaftlichen Grundlagen der Serodiagnostik. Münch. med. Wochenschr. Nr. 24. S. 1331—1334. 1913. — Weibel, W., Über Spätrezidive nach der erweiterten abdominalen Operation bei Carcinoma uteri. Arch. f. Gyn. Bd. 102. Heft 1. S. 141—151. 1914. — Derselbe, Die klinische Stellung des Carcinoma corporis uteri. Arch. f. Gyn. Bd. 100. Heft 1. S. 135—172. — Werner, Zur Verkleinerung der Myome unter dem Einfluß der Röntgenstrahlen. Zentralbl. 1918. S. 792. — Winter, G., Die neue Karzinomstatistik. Zentralbl. f. Gyn. 1922. — Derselbe, Die in Heidelberg angenommene neue Karzinomstatistik. Zentralbl. f. Gyn. 1923. — Derselbe, Die Verschlechterung des Karzinommaterials. Arch. f. Gyn. Bd. 117. — Wolff, J., Die Lehre von der Krebskrankheit von den ältesten Zeiten bis zur Gegenwart. Bd. 3. Teil II. 1914. Jena, G. Fischer. — Zirinski, M., Paraurethrale Metastasen bei Corpuskarzinom. Diss. München 1913. — Zweifel, P., Die Bedeutung der Frühsymptome für die Behandlung des Uteruskarzinoms. Zentralbl. f. Gyn. 1921 Nr. 32.

Strahlenbehandlung.

Besonders aufmerksam zu machen ist auf die Verhandl. d. deutsch. Gesellsch. f. Gyn. Kongreß XV in Halle 1913, Vorträge von Krönig, Doederlein, Bumm und Kongreß XVI 1920 in Berlin, Die Referate von Kehrer, Seitz, und Wintz und Warnekros, sowie die vielen Einzelvorträge. Hervorzuheben sind auch die Monographien von Seitz und Wintz, unsere Methode der Röntgentiefentherapie und ihre Erfolge. Urban & Schwarzenberg 1920. Krönig und Friedrich, Physikalische und biologische Grundlagen der Strahlentherapie. Urban & Schwarzenberg 1918. — Wintz, Hermann, Die Röntgenbehandlung des Uteruskarzinoms. Verlag Thieme, Leipzig. — v. Seufert, E., Strahlen-Tiefen-Behandlung. Verl. Urban & Schwarzenberg 1917. — Derselbe, Lehrbuch der physikalischen, biologischen und klinischen Grundlagen zur Strahlen-Tiefen-Therapie und ihrer Anwendung in der Gynäkologie. Verlag S. Karger, Berlin 1923. — Adler, Die Radiumbehandlung maligner Tumoren in der Gyn. Urban & Schwarzenberg 1919.

Außerdem folgende bemerkenswerten Arbeiten: Adler, Morphologische Kennzeichen für die Radiumempfindlichkeit der Karzinome des weiblichen Genitales. Zentralbl. f. Gyn. S. 673. 1916. — Amann, J. A., Zur Strahlenbehandlung des Uteruskarzinoms. Münch. med. Wochenschr. Nr. 5. S. 137. 1917. — Arnold, Über Blutveränderungen bei der Tiefenbestrahlung maligner Tumoren. Münch. med. Wochenschr. S. 149. Nr. 5. 1916. — Bailey, H. und W. Healy, Follow up results of 908 cases of uterine cancer treats by Radium. Americ. journ. of obstetr. a. gyn. Vol. 6. — Baisch, K., Ergebnisse der Radium- und Mesothoriumbehandlung der Genitalkarzinome. Zentralbl. f. Gyn. 1918. S. 281. — Bumm und Schäfer, Erfahrungen über die Strahlenbehandlung der Genitalkarzinome. Arch. f. Gyn. Bd. 106. Heft 1. 1916. — Bumm, Erfahrungen über die Strahlenbehandlung der Genitalkarzinome. Zeitschr. f. Geb. u. Gyn. 1917. Bd. 79. S. 618. — Döderlein, Ergebnisse der Radikaloperation und der Strahlenbehandlung des Zervixkarzinoms. Monatsschr. f. Geb. u. Gyn. Bd. 46. Heft 1. S. 51. 1917. — Döderlein, A., Die Therapie der gynäkologischen Krebse mit radioaktiven Substanzen. Strahlentherapie. Bd. 15. 1923. — Eckelt, Die Qualität der Radium- und Röntgenstrahlen und ihre Bedeutung für die Behandlung des Kollumkarzinoms. Arch. f. Gyn. 1919. Bd. 110. S. 685. — Flatau. Über Strahlenbehandlung des Uteruskarzinoms. Zentralbl. f. Gyn. 1919. S. 134. — Derselbe, Ergebnisse der Strahlenbehandlung des Gebärmutterkrebses. Zentralbl. f. Gyn. 1923. — Fromme, G., Über die allgemeine Wirkung der Röntgen- und Radiumstrahlen. (Klinisches und Experimentelles.) Zeitschr. f. Geb. u. Gyn. 1917. Bd. 79. S. 579. — Haendly, Ein Beitrag zur Strahlenwirkung, besonders mit Hinblick auf die sog. „elektive Wirkung". Arch. f. Gyn. 1918. Bd. 109. S. 409. — Heimann, F., Röntgenspätschädigungen. Klin. Wochenschr. 1923. — Derselbe, Technique and results in the treatment of carcinoma of the uterine cervix at „Radiumhemmet". Stockholm. Journ. of obstetr. a. gyn. of the Brit. Empire. Vol. 31. 1924. — Jüngling, Gibt es in der Röntgentherapie eine einheitliche Karzinomdosis? Münch. med. Wochenschr. 1920. S. 690. — Kock, Fr., Experimentelle Beiträge zur Strahlenbehandlung des Karzinoms. Arch. f. Gyn. Bd. 120. — Kraul, L., Ergebnisse der Strahlenbehandlung des Gebärmutterkrebses. Zentralbl. f. Gyn. 1923. — Menge, C., Zur Strahlenbehandlung des Uteruskarzinoms. Zentralbl. f. Gyn. 1918. S. 890. — Opitz, E., Biologische Vorgänge bei Bestrahlung des Karzinoms und ihre Ausnützung für die Behandlung. Monatsschr. f. Geb. u Gyn. Bd. 61. — Derselbe, Zur Frage der Dosierung und der Heilwirkung der Röntgen- und Radiumstrahlen. Arch. f. Gyn. Bd. 117. — Derselbe, Zum Problem der Krebsbestrahlung. Klin. Wochenschr. 1923. Opitz und Friedrich, Die Freiburger Strahlenbehandlung des Uteruskrebses. Münch. med. Wochenschr. 1920. S. 1. — Schäfer, Zur Statistik der Karzinomheilung mit Radium. Arch. f. Gyn. 1919. Bd. 110. S. 374. — Schmitt, Walter, Über die Strahlenbehandlung des Carcinoma colli uteri. Zeitschr. f. Geb. u. Gyn. Bd. 86. — Scholten, Unsere Heilerfolge des Uteruskarzinoms durch Strahlenbehandlung. Münch. med. Wochenschr. 1923. — Schulte, Josef, Ergebnisse unserer Behandlung von 536 Genitalkarzinomen aus den Jahren 1914—1920. Arch. f. Gyn. Bd. 121. — Seitz, Fünfjährige Erfahrungen mit der Strahlenbehandlung des Uteruskarzinoms. Arch. f. Gyn. Bd. 117. — Derselbe, Lokale oder allgemeine Wirkung der Röntgenstrahlen? Monatsschr. f. Geb. u. Gyn. Bd. 83. — Seitz und Wintz, Erfahrungen mit der Röntgenbestrahlung des Gebärmutterkrebses kombiniert mit Radiumbehandlung. Münch. med. Wochenschr. 1918. S. 202. — Dieselben, Grundsätze der Röntgenbestrahlung des Gebärmutterkrebses und des Karzinoms im allgemeinen. Die Karzinomdosis. Münch. med. Wochenschr. 1918. S. 89. — Dieselben, Die Bestrahlung des in und direkt unter der Haut gelegenen Karzinoms und die Bedeutung des Fernfeldes und des vergrößerten Einfallsfeldes für die Therapie. Münch. med. Wochenschr. 1920. S. 145. — Sippel, P., Die Gefahren der modernen Röntgenbestrahlung und ihre Verhütung. Zeitschr. f. Geb. u. Gyn. Bd. 86. — Warnekros, Karzinombehandlung mit höchstgespannten Strömen (über 200000 Volt). Münch. med. Wochenschrift 1919. S. 891. — Warnekros, Die Homogen-Bestrahlung des Uteruskarzinoms durch Summation der Röntgen- und Radiumenergie. Zentralbl. f. Gyn. 1918. S. 620. — Weishaupt, Hautveränderungen bei Strahlentherapie und Karzinom. (Sklerodermie. Dermatitis, Ulzerationen, Oberflächenepithelhypertrophie.) Arch. f. Gyn. 1018. Bd. 109. S. 358. — Winter, Friedrich, Beitrag zur Frage der postoperativen prophylaktischen Bestrahlung beim Uteruskarzinom. Münch. med. Wochenschr. 1923. — Derselbe, Erfahrungen mit der Strahlenbehandlung des inoperablen Karzinoms des Collum uteri Strahlentherapie. Bd. 15. — Wintz, H., Die Vor- und Nachbehandlung bei der Röntgenbestrahlung. Therapie der Gegenwart 1923. — Derselbe, Die Erfahrungen mit der Röntgentherapie der Krebse aus der Erlanger Frauenklinik. Strahlentherapie. Bd. 15. 1923. — Zacherl, H. und K. Lundwall, Über den Wert der prophylaktischen Röntgenbestrahlung beim Kollumkarzinom. Zentralbl. f. Gyn. 1923.

Chorionepitheliome.

Engelhorn, E., Über einen geheilten Fall von Chorionepitheliom im Ligamentum latum. Monatsschr. f. Geb. u. Gyn. Bd. 67. — Engström, O., Beobachtungen über maligne Chorionepitheliome. Mitteil. a. d. gyn. Klinik in Helsingfors 1913. Bd. 10. Heft 3. S. 175 bis 201. — Hoermann, A., Chorionepitheliom des Uterus mit Metastasen an den Labien, die mit Mesothorium bestrahlt wurden. Gyn. Gesellsch. in München. Sitz. v. 28. Mai. Zentralbl. f. Gyn. Nr. 32. S. 1128—1131. 1914. — Meyer, R., Mola hydatiformis intra vascularis, sog. destruierende Blasenmole. Zytotypus oder histiotypes Wachstum des Chorionepithelioma malignum. Arch. f. Gyn. Bd. 122. — Nagg, Th., Über das bösartige Chorionepitheliom. Arch. f. Gyn. Bd. 115. — Schwarzer, Beitrag zur Frage der Malignität des Chorionepithelioma malignum. Arch. f. Gyn. Bd. 112. S. 212. 1920. — Stork, F., Ein Fall von Chorionepithelioma malignum. Zentralbl. f. Gyn. 1920. S. 572. — Polano, Über maligne Chorionepitheliome mit langer Latenzzeit. Zeitschr. f. Geb. u. Gyn. Bd. 75. — Poremski, Primäres Chorionepitheliom der Scheide. Ref. Gyn. Rundschau 1911. S. 325.

Tumoren des Beckenbindegewebes.

Aschoff, Zystisches Adenofibrom der Leistengegend. Monatsschr. f. Geb. u. Gyn. Bd. 9. 1899. — Bohnen, Paul, Ein paravaginal entwickeltes Rankenneurom. Monatsschr. f. Geb. u. Gyn. Bd. 71. — Emanuel, Über Tumoren des Lig. rot. ut. Zeitschr. f. Geb. u. Gyn. 48. 1903. — v. Franqué, Mesodermale Mischgeschwulst im Douglasschen Raum. (Pseudolipoma sarcomatodes papillare benignum peritonei.) Zeitschr. f. Geb. u. Gyn. Bd. 81. S. 285. 1919. — Funke, Die Dermoide der Bauch-Becken höhlen Hegars Beiträge. Bd. 3. 1901. — Hannes, Beitrag zur Lehre von den retroperitonealen Geschwülsten. Monatsschr. f. Geb. u. Gyn. 25. 1907. — Karewski, Zur Klinik und Diagnose der retroperitonealen Lipome. Berl. Gesellsch. f. Chir. 27. April. Berl. klin. Wochenschr. Nr. 45. S. 2105. 1913. — Koch, L., Dermoide des Beckenbinde-

gewebes. Inaug.-Diss. Greifswald 1914. — Köhler, H., Über retroperitoneale Lipome.
Monatsschr. f. Geb. u. Gyn. Bd. 45. S. 40—56. 1917. — Meyer, R., Adenofibrom des
Lig. ovarii propr. Verhandl. d. Berl. gyn. Gesellsch. 28. XI. 1902. — Reinecke,
Dermoid des Beckenbindegewebes. Zentralbl. f. Gyn. 1906. — Schedding, Über
ein großes retroperitoneales Liposarkom. Inaug.-Diss. Bonn 1916. — Schiffmann,
Myom des Ligamentum latum. Gyn. Gesellsch. in Wien. 16. Januar. Monatsschr.
f. Geb. u. Gyn. Bd. 45. S. 284. 1917. — Stoeckel, Intraligamentäres Ganglion-
Neurofibrom. Arch. f. Gyn. Bd. 117. — Szamek, L., Über ein Sarkom des Septum-
recto-vaginale, zugleich ein Beitrag zur Strahlentherapie der Sarkome. Zentralbl.
f. Gyn. 1923. — Taussig, Über das Sarkom des Ligamentum rotundum uteri. Ref.
Zentralbl. f. Gyn. Nr. 52. S. 1528. 1914.

Tumoren der Scheide.

Dicke, Myom der Vagina. Zentralbl. f. Gyn. Nr. 15. 1913. — Ebeler, Trauben-
sarkom der Scheide im Kindesalter. Zentralbl. f. Gyn. Nr. 15. 1917. — v. Franqué,
Traubiges Scheidensarkom der Kinder. Niederrhein. Gesellsch. f. Natur- u. Heilk.
Bonn. 25. X. 1915. Vgl. Deutsche med. Wochenschr. 1915. S. 1562. — Giesecke,
Über die Muskel-Bindegewebsgeschwülste der Vaginalwand. Zentralbl. f. Gyn. 1915. —
Hallauer, Papilläre Wucherungen in der Scheide eines Kindes. Zeitschr. f. Geb. u.
Gyn. Bd. 66. — Hoehne, Über das primäre Adenom der Vagina. Zeitschr. f. Geb.
u. Gyn. Bd. 67. — Kehrer, Über heterologe mesodermale Neubildungen der weib-
lichen Genitalien. Monatsschr. f. Geb. u. Gyn. 23. 1906. — Kieselbach, Über Papil-
lome der Vagina. Monatsschr. f. Geb. u. Gyn. Bd. 36. S. 404. — Müller, Beitrag zur
Kenntnis der Vaginalmyome. Arch. f. Gyn. Bd. 102. — Schiller, W., Über
Epitheldyplasie in der Scheide. Arch. f. Gyn. Bd. 121. — Schlund, E., Über das
primäre Karzinom der Vagina. Sammelreferat über 273 Fälle. Diss. Freiburg 1913.
— Seitz, Hämangiosarkom der Vagina. Arch. f. Gyn. Bd. 120. — Stefani, A
propositio die un rarissimo caso di melanosarcoma della vagina. Tumori Jg. 9. 1923. —
Stoeckel, Karzinom der hinteren Vaginalwand. Monatsschr. f. Geb. u. Gyn. Bd. 37.
S. 688. 1914. — Tourneux, J. P., Un cas de sarcome du vagin. Bull. de la soc.
d'obstétr. et de gyn 1923. — Westenberger, Beitrag zur Lehre von den Mischgeschwülsten der kindlichen Scheide. Virchows Arch. Bd. 209. Heft 2. — White-
house, B., Adenomatosis vaginae. Proc. of the roy. soc. of med. Vol. 16. 1923.

Tumoren der Vulva.

Arns, G., Ein Fall von intrazystärem Papillom des linken Labium majus. Monatsschrift f. Geb. u. Gyn. Bd. 67. — Aschheim, Schweißdrüsenadenom an Vulva. Zeitschrift f. Geb. u. Gyn. Bd. 86. — Bracht, Präkanzeröser Vulvatumor. Zeitschr. f.
Geb. u. Gyn. 1918. Bd. 80. S. 394. — Culver, H. and N. K. Forster, Primary carcinoma of the urethra. Surg. gyn. a. obstetr. Bd. 36. 1923. — Ederle, R., Über
Klitoriskarzinom. (Über einen Fall von primärem Karzinom der Klitoris auf Grund
eines 15 Jahre bestandenen Papilloms.) Zeitschr. f. Geb. u. Gyn. Bd. 81. S. 110.
1919. — Ehrlich, H., Ein Fall von Adenokystoma papilliferum labii majoris fetalen Ursprungs. Monatsschr. f. Geb. u. Gyn. Bd. 41. Heft 2. 1914. — Fabricius, J., Über ein primäres Karzinom der Bartholinischen Drüse. Monatsschr. f.
Geb. u. Gyn. Bd. 40. Heft 1. 1914. — Falls, F. H., Carcinoma of Bartholins gland.
Americ. journ. of obstetr. a. gyn. Vol. 6. 1923. — Frankl, Zur Pathologie des Vulvakarzinoms. Gyn. Rundschau. Heft 19 u. 21. 1916. — De Gironcoli, Fr., Contri-
buto anatomico e clinico allo studio dei tumori banigni oci genitali esterni della
donna. Arch. ital. di chirurg. Bd. VII. 1923. — Hammer, Über die von den
Schweißdrüsen abzuleitenden Adenome der Vulva. (Adenoma tubulare hidradenoides
vulvae.) Diss. Kiel 1915. — Hennig, Sarkom der Bartholinischen Drüsen. Zeitschrift f. Geb. u. Gyn. Bd. 87. — Hinselmann, H., Beitrag zur Kenntnis der
bösartigen pigmentierten Geschwülste der Vulva. Zeitschr. f. Geb. u. Gyn. Bd. 62. —
Köhler, Schweißdrüsenadenome der Vulva. Monatsschr. f. Geb. u. Gyn. Bd. 44.
Heft 6. — Labhardt, Primäres Melanosarkom der Vulva in der Gravidität. Gyn.
Rundschau. Jahrg. 9. Heft 24. — Lovelace, W. K., Fibrolipoma of left labium
majus. Journ. of the americ. med. assoc. Vol. 80. 1923. — Meyer, Rob., Schweiß-
drüsenwucherung und Hidradenome der Vulva. Zeitschr. f. Geb. u. Gyn. Bd. 86.
Neuwirth, K., Über ein seltenes Melanosarcoma labii minoris. Zeitschr. f. Geb. u.
Gyn. Bd. 79. Heft 2. 1917. — Offergeld, H., Ein bemerkenswerter Fall von Melano-
sarkom. (Paravulvärer Tumor.) Arch. f. Gyn. Bd. 101. Heft 2. 1914. — Ottow, W.,
Ein Fibrom des Praeputium clitoritis. Zentralbl. f. Gyn. 1918. S. 713. — Derselbe,
Ein Beitrag zur Kenntnis der Fibromyome der Tube. Zentralbl. f. Gyn. 1918. S. 237.
— Petit-Dutaillis, P., Deuxième études sur le traitement du cancer vulvaire.

La vulvectomie élargie gynécologie. Nr. 9. 1923. — Rothschild, Die malignen Neubildungen an der Vulva und ihre Prognose. Diss. Freiburg 1913. — Schiffmann, J., Schweißdrüsenadenokankroid der Vulva. Zentralbl. f. Gyn. 1920. S. 59. — Stoeckel, W., Wie lassen sich die Dauerresultate bei der Operation des Vulvakarzinoms verbessern? Zentralbl. f. Gyn. Nr. 34. 1912. — Veit, Rud., Beitrag zur Kasuistik des Vulvasarkoms. Zeitschr. f. Geb. u. Gyn. Bd. 87. — Zangemeister, Myom der Vulva. Monatsschr. f. Geb. u. Gyn. Bd. 23. S. 125.

<h3 style="text-align:center">Zehntes Kapitel.</h3>

Die Literatur hier ist sehr umfangreich. Sehr gut zusammengestellt ist sie in dem von Stumpf verfaßten Abschnitt der Frommelschen Jahresberichte. Besonders sei aufmerksam gemacht auf die Zeitschr. f. Urologie, für urologische Chirurgie und die für den Gynäkologen inhaltsreiche Zeitschr. f. gyn. Urologie, von der 5 Bände erschienen sind. Außerdem zusammenfassend Stoeckels Artikel in Veits Handb. der Gyn. — Stoeckel, Lehrb. d. gyn. Zystoskopie und Urethroskopie beim Weibe. 1910. — Derselbe, Atlas der gyn. Zystoskopie. — Zangemeister, Atlas der Zystoskopie beim Weibe. — Casper, Handb. d. Zystoskopie und Lehrb. d. Urologie. 1921.

Aus der Fülle der Spezialliteratur dann noch folgendes: Asch, Über die operative Behandlung der Wanderniere. Beiträge z. klin. Chir. Bd. 93. Heft 2. 1914. — Amann, J. A., Prämenstruelle Temperatursteigerung und Bakteriurie. Monatsschr. f. Geb. u. Gyn. Bd. 35. S. 758. 1912. — Baonoch, F., Dio Pyelographie. Ergebn. d. Chirurg. u. Orthop. Bd. 16. 1923. — Barringer, Radium versus surgical removal of carcinoma of the bladder. Chicago med. record. Vol. 45. 1923. — Barth, Über Nierentuberkulose. Deutsche med. Wochenschr. Bd. 37. Nr. 21. 1911. — Bauer, Th., Zur Kenntnis der malignen Geschwülste der Niere und des Nierenbeckens. Zieglers Beiträge z. path. Anat. u. allgem. Path. Bd. 50. Heft 3. 1911. — Bauereisen, Beitrag zur Frage der aszendierenden Nierentuberkulose. Zeitschr. f. gyn. Urologie. Bd. 2. 1910/11. — Derselbe, Über die Ausbreitungswege der postoperativen Infektion der weiblichen Harnorgane. Zeitschr. f. gyn. Urologie. Bd. 4. S. 1. — Derselbe, Über die Lymphgefäße des menschlichen Ureters. Zeitschr. f. gyn. Urol. Bd. 2. 1911. — Benöhr, Über Blasenwandkarzinome. Diss. Kiel 1924. — Bloch, A., Zur sekundären Koliinfektion des Nierenbeckens. Deutsche med. Wochenschrift Bd. 40. S. 276. 1914. — Blum, Die Malakoplakia vesicae. Zeitschr. f. Urol. Bd. 12. 1918. — Derselbe, Über den Gallertkrebs der Harnblase. Zeitschr. f. Urol. Bd. 5. 1911. Kongreßbeilage. S. 481. — Blum, Harnblasendivertikel. Neue Erfahrungen und kritische Literaturstudie. Zeitschr. f. urol. Chirurg. Bd. 12. 1923. — Bracht, E., Über den Ersatz des Blasenschließmuskels. Monatsschr. f. Geb. u. Gyn. Bd. 48. 1918. — v. Capellen, Karzinom des Ureters. Beiträge z. klin. Chir. Bd. 99. Heft 1. 1916. — Casper, L., Über Nieren- und Uretersteine. Med. Klinik. Bd. 8. S. 1611. 1912. — Derselbe, Über die Bedeutung der funktionellen Nierenuntersuchung. Deutsche med. Wochenschr. Bd. 36. S. 2137. 1910. — Derselbe, Zur Diagnose der doppelseitigen Nierentuberkulose. Deutsche med. Wochenschr. Bd. 39. S. 1140. u. 1283. 1913. — Ceelen, Über tuberkulöse Schrumpfnieren. Deutsche med. Wochenschr. Bd. 40. Nr. 9. 1914. — Cohn, Über die Entwicklung und Bedeutung der Urologie als selbständige Disziplin. Med. Klinik. Bd. 8. S. 215. 1912. — Dienst, A., Über den Bau und die Histogenese der angeborenen Nierengeschwülste. Zeitschr. f. gyn. Urol. Bd. 4. S. 45. 1913. — Ellerbroek, N., Ein Beitrag zum Kapitel der Blasenhernien und Fremdkörper in der Blase. Monatsschr. f. Geb. u. Gyn. Bd. 57. — v. Engelhardt, A., Das primäre Karzinom der weiblichen Harnröhre. Inaug.-Diss. München 1912. — Fehling, Zur Behandlung der Blasenschwäche des Weibes. Med. Klinik 1913. Nr. 8. — Fischer und Murahamie, Über eine Mischgeschwulst des Nierenbeckens. Virchows Arch. Bd. 208. Heft 2/3. 1912. — Franz, R., Zur Klinik der Hydronephrose bei der Wanderniere. Zentralbl. f. Gyn. 1923. — v. Frisch, Über die operative Behandlung der Blasengeschwülste und ihre Erfolge. Ergebnisse d. Chir. u. Orthop. von Payr und Küttner. Bd. 3. Berlin 1911. — Frankl, Die Koliinfektion des Harnapparates und deren Therapie. Ergebnisse d. Chir. u. Orthop. Bd. 7. 1914. — Franke, C., Über die Koliinfektion der Harnwege. Berl. klin. Wochenschr. Bd. 48. S. 1973. 1911. — Franz, R., Zur operativen Behandlung der Harninkontinenz beim Weibe. Geb. u. gyn. Gesellsch. Wien. 10. XII. 1918. Monatsschrift f. Geb. u. Gyn. 49. 1919. — Fromherz, Über Zystinurie. Berl. klin. Wochenschrift Bd. 50. S. 1618. 1913. — Fromme, Über Harnröhrendivertikel. Zeitschr. f. Geb. u. Gyn. Bd. 74. S. 143 u. 1028. 1913. — Derselbe, Zur Lehre von den zystoskopisch sichtbaren Blutgefäßen in der weiblichen Blase, nebst Bemerkungen über die didaktische Verwendung derselben. Zeitschr. f. Geb. u. Gyn. Bd. 71. S. 99. 1912. — Goebell, R., Zur operativen Beseitigung der angeborenen Incontinentia vesicae. Zeitschr. f. gyn. Urol. Bd. 2. S. 187. 1915. — Goetz, P., Über die intravenöse Anwendung 40%iger Urotropinlösungen zur Verhütung der postoperativen Infektion der Harnwege und Beseitigung der postoperativen Harnverhaltung. Zentralblatt f. Gyn. 1923. — Goldberg, Die Harnkryoskopie und die Phenolsulfophthaleinprobe im Dienste der funktionellen Nierendiagnostik. Zeitschr. f. gyn. Urol. Bd. 4. S. 243. 1914. — Golm, Zur Frage der Unschädlichkeit und Bedeutung der Pyelographie. Med. Klinik. 1924. — Grave, A., Riesennierenstein. Beitrag z. klin. Chir. Bd. 87. Heft 2. 1914. — Hartmann, Zur Diagnose und Therapie der Pyelitis. Prakt. Ergebnisse d. Geb. u. Gyn. Bd. 2. S. 85. 1910. — Harttung, Der Einfluß der Harnstauung auf die Entstehung der pyogenen Niereninfektion. Beiträge z. klin. Chir. Bd. 93. Heft 3. 1915. — Heinsius, F., Urethralkarzinom. Zeitschr. f. Geb. u. Gyn. Bd. 68. S. 238. 1911. — Hofmann, W., Nierentuberkulose und Menstruation. Berl. klin. Wochenschr. Bd. 53. S. 1219. 1916. — Holzbach, Die Beziehungen des Harnapparates zur Physiologie und Pathologie der weiblichen Geschlechtsorgane. Volkmanns Sammlung klin. Vorträge. N. F. Nr. 663/664. 1912. — Hübner, A., Die Tuberkulose der Harnorgane. Münch. med. Wochenschr. 1923. — Derselbe, Die Frühdiagnose der Nierentuberkulose. Arch. f. klin. Chirurg. Bd. 126. — Immelmann, 2800 Nierensteinaufnahmen. Münch. med. Wochenschr. Bd. 58. S. 982. 1911. — Jarecki, Über Divertikel und andere Urintaschen der weiblichen Harnröhre. Zeitschr. f. urol. Chir. Bd. 3. 1914. — Jolly, Ureterenkompression beim Weibe. Volkmanns Samml. klin. Vorträge. N. F. Nr. 547/548. 1910. — Jores, Zur Pathologie der eitrigen und tuberkulösen Nierenerkrankungen. Med. Klinik. Bd. 6. Nr. 44. 1910. — Joseph, Zur Behandlung des Karzinoms der Harnblase. Münch. med. Wochenschr. 1925. — Jülich, W., Zur Klinik der Pyelitis. Med. Klinik. 1923. — Jung, Ph., Die Tuberkulose des uropoetischen Systems beim Weibe. Verhandl. d. deutsch. Gesellsch. f. Gyn. 14. Kongreß. S. 75. 1911. — Kneise, Der Rückenschmerz. Beziehungen der Gynäkologie zur Urologie, interne Medizin und Abdominalchirurgie. Arch. f. Gyn. Bd. 109. 1918. — Derselbe, Moderne Therapie der Erkrankungen des uropoetischen Systems. Zeitschr. f. gyn. Urol. Bd. 3. 1911. — Knorr, Ligatursteine der weiblichen Harnblase und deren operative Entfernung. Zeitschr. f. gyn. Urol. 1911. Bd. 3. — Knorr, Die aszendierende Gonorrhöe im Harnapparat der Frau. Zeitschr. f. gyn. Urol. Bd. 2. S. 54. — Kollbrunner, Über Blasensarkom. Med. Klinik. Bd. 13. S. 695. 1917. — Kreutzmann, H., Papillomata involving the female urethra. Surg. gyn. a. obstetr. Vol. 38. 1924. — Kroemer, Die Wanderniere als Teilerscheinung erworbener Enteroptose und ihre chirurgische Behandlung. Gyn. Rundschau. Bd. 5. S. 1. 1911. — Derselbe, Über die Indikationen zu den endovesikalen Operationen beim Weibe. Deutsche med. Wochenschr. Bd. 37. S. 2155. 1911. — Krönig, Tuberkulöse Erkrankung des uropoetischen Systems beim Weibe. Verhandl. d. deutsch. Gesellsch. f. Gyn. 14. Kongreß. Leipzig, J. A. Barth. S. 277. 1911. — Kümmell, Die operative und spezifische Behandlung der Nieren- und Blasentuberkulose. Monatsschr. f. Geb. u. Gyn. Bd. 32. S. 201. — Derselbe, Die Methoden zur Bestimmung der Nierenfunktion. Zeitschr. f. urol. Chir. Bd. 3. 1914.—1917. — Derselbe, Nierengeschwülste. Deutsche med. Wochenschr. Bd. 36. S. 487. 1910. — Kümmell, H., Über Nierentuberkulose. Zeitschr. f. Urol. Bd. 17. 1923. — Derselbe, Chirurgie der Nierentuberkulose. Arch. f. klin. Chirurg. Bd. 126. 1923. — Labhardt, Verkalktes Fibromyom der Urethra. Zeitschr. f. gyn. Urologie. Bd. 2. S. 1. 1910. — Latzko, Die erweiterte Radikaloperation des Blasenkrebses und ihre anatomische Begründung. Zeitschr. f. urol. Chir. Bd. 8. Heft 5. 1921. — Lévy, Rob., Des accidents et complications des tuberculoses renales soidisant guiris. Journ. O'urol. Tom 16. 1923. — v. Lichtenberg, Behandlung der Pyelitis. Therap. Monatshefte. Heft 6. 1912. — Link, R., Beitrag zur Kenntnis der Zystinurie und der Zystinsteine. Inaug.-Diss. Leipzig 1912. — Linzenmeier, Über Zystoskopie in der luftgefüllten Blase. Zentralbl. f. Gyn. 1921. — Masing, E., Über diagnostische Schwierigkeiten bei Tuberkulose der Niere. Eesti Arst. Jg. 2. 1923. — Matusorszki, A., Beiträge zur Ätiologie der Pyelitiden. Zeitschr. f. Urol. Bd. 17. 1923. — Mayer, A., Über Vorfall des divertikelartig erweiterten Ureters durch die Harnröhre. Zentralbl. f. Gyn. 1922. — Menge, Bemerkungen zum Infektionsmodus bei der Pyelitis des Weibes. Beitr. z. Geb. u. Gyn. Bd. 19. S. 307. 1914. — Merke, Beitrag zur Pathogenese der Bakterien. Zeitschr. f. Urologie. Bd. 13. 1919. — Mirabeau, Über den Zusammenhang der intermittierenden Hydronephrose mit Genitalleiden bei Frauen. Zeitschr. f. gyn. Urol. Bd. 1. 1908. — Derselbe, Zur Tuberkulose der weiblichen Harnorgane. Monatsschrift f. Geb. u. Gyn. Bd. 35. S. 759. 1912. — Nebesky, Zur Kenntnis der Sarkome der weiblichen Urethra. Arch. f. Gyn. Bd. 93. S. 539. 1911. — v. Noorden, Erfahrungen über funktionelle Nierendiagnostik. Med. Klinik. Bd. 12. S. 5. 1916. — Oppenheimer, Die Pyelitis. Zeitschr. f. urol. Chir. Bd. 1. 1913. — Orthmann,

Beitrag zur Kenntnis der bösartigen Nebennierengeschwülste. Arch. f. Gyn. Bd. 114. 1921. — Ottow, Zur Kenntnis der gestielten Fibromyome der weiblichen Harnröhre. Zentralbl. f. Gyn. 1921. — Peters, W., Die Bedeutung der funktionellen Nierendiagnose für den Chirurgen. Bruns' Beiträge z. klin. Chirurg. Bd. 128. 1923. — Pleschner, Beiträge zur Klinik und pathologischen Anat. der malignen Hypernephrome. Zeitschr. f. urol. Chir. Bd. 1. S. 309. 1913. — Praetorius, Über chronische Zystitis. Med. Klinik. Bd. 12. S. 312. 1916. — Ribbert, Über die Pyelonephritis. Virchows Arch. Bd. 220. S. 294. 1917. — Roedelius, E., Die Nierenfunktionsprüfungen im Dienst der Chirurgie. Verl. Julius Springer 1923. — Rolly, Zur Frage der Durchgängigkeit der Niere für Bakterien. Münch. med. Wochenschr. Bd. 57. S. 1181. 1910. — Rosenstein, P., Über Varizenbildung in der Harnblase und ihre diagnostische Bedeutung. Monatsschr. f. Geb. u. Gyn. Bd. 60. — Rovsing, Über Diagnose und Behandlung der Nierensteine auf Grund 29jähriger Erfahrungen. Zeitschr. f. urol. Chirurg. Bd. 12. 1923. — Rovsing, Diagnose und Behandlung der hämatogenen Infektion der Harnwege. Zeitschr. f. urol. Chir. Bd. 2. 1914. — Roth, Ungewöhnliche Blasen- und Nierensteine. Berl. klin. Wochenschr. Bd. 48. S. 62. 1911. — Derselbe, Irrtümer der Röntgendiagnostik bei Konkrement der Harnwege. Med. Klinik. Bd. 6. S. 382. — Rübsamen, Die operative Behandlung der Harninkontinenz beim Weibe. Arch. f. Gyn. 112 u. 114. 1921. — Sachs, O., Beiträge zur Anatomie und Histologie des weiblichen Urethralwulstes. Deutsche Zeitschrift f. Urol. Bd. 5. Kongreßbeilage. S. 473. 1911. — Sanford, H. L., An historical sketen of the surgical treatment of vesical calculus. Journ. of urol. Bd. 11. 1924. — Schade, Über die steinbildenden Prozesse des Harns und über die Wege ihrer Beeinflussung. Deutsche med. Wochenschr. Bd. 37. S. 623. 1911. — Schloffer, Erfahrungen über Nieren- und Blasentuberkulose. Beiträge z. klin. Chir. Bd. 67. — v. Schmieden, Erfahrungen bei 2 Totalexstirpationen der karzinomatösen Harnblase. Zeitschr. f. Urol. Bd. 17. 1923. — Sieber, Fr., Über intravenöse Urotropininjektionen zur Bekämpfung der Harnverhaltung. Monatsschr. f. Geb. u. Gyn. Bd. 67. — Simon, Beiträge zur Behandlung und Kenntnis der Wanderniere. Zeitschrift f. Urol. Bd. 8. S. 609. 1914. — Sippel, Aufsteigende Infektion der Harnwege bei frisch verheirateten Frauen. (Kohabitationszystitis und -pyelitis). Deutsche med. Wochenschr. Bd. 38. S. 1138. 1912. — Specklin, Ein Fall von ungewöhnlich großem Ureterstein. Zeitschr. f. Urol. Bd. 8. S. 668. 1914. — Stöckel, Über Tuberkulose der weiblichen Genital- und Harnorgane, sowie über Tuberkulose als geburtshilfliche Komplikation. Verhandl. d. deutsch. Gesellsch. f. Gyn. 14. Kongreß München. S. 352. 1911. — Stoeckel, Zwanzig erbsen- bis haselnußgroße Blasensteine. Monatsschr. f. Geb. u. Gyn. Bd. 32. S. 372. 1910. — Derselbe, Über die Verwendung der Musculi pyramidales bei der operativen Behandlung der Incontinentia urinae. Zeitschr. f. Gyn. Bd. 41. S. 11. 1917. — Derselbe, Die Chirurgie der weiblichen Harnorgane. Handb. d. prakt. Chir. IV. 4. Stuttgart. F. Enke. 1914. — Stoerk, Über Zystitis (Pyelitis, Ureteritis und Urethritis cystica). Zieglers Beiträge. Bd. 50. — Straßmann, P., Beseitigung eines Blasentumors durch Elektrokoagulation. Zeitschr. f. Geb. u. Gyn. Bd. 77. S. 497. 1915. — Strauß, H., Über menstruelle und hypertonische Hämaturien. Nebst Bemerkungen über Kristallverklumpung. Zeitschr. f. urol. Chirurg. Bd. 12. 1923. — Suter, Über die Dauerresultate von 60 Nephrektomien wegen Nierentuberkulose. Münch. med. Wochenschr. Bd. 59. S. 2437. 1912. — Suter, F., Bericht über 204 Nephrektomien für Nierentuberkulose. Schweiz. med. Wochenschr. 1923. — Thomas, G. J. und E. A. Regnier, Tumors of the kidney pelvis and ureter. Journ. of urol. Vol. 11. 1922. — Voelcker, Über Dilatation und Infektion des Nierenbeckens. Zeitschr. f. urol. Chir. Bd. 1. S. 112. 1913. — Derselbe, Beitrag zur Therapie der Uretersteine. Zeitschr. f. urol. Chir. Bd. 1. 1913. — Waldschmidt, Zur Tuberkulose der Nieren. Berl. klin. Wochenschr. Bd. 49. S. 1832. 1912. — Weishaupt, Gonorrhoische Pyonephrose. Zeitschr. f. Geb. u. Gyn. Bd. 78. S. 509. 1916. — Wesson, Pyolography: Common diagnostic errors. California atate journ. of med. Vol. 21. 1923. — Wildbolz, Die Diagnose und Behandlung der Nieren- und Blasentuberkulose im Anfangsstadium. Zeitschr. f. urol. Chir. Bd. 1. 1913. — Derselbe, Über die Dauererfolge der Nephrektomie wegen Nierentuberkulose. 5. Urologenkongreß. Wien. — Derselbe, Nierentuberkulose und Nierenfunktionsprüfungen. Schweiz. med. Wochenschr. 1924. — Wolperth und Miller, Necrosis and gangrene of the urinary bladder: review of 153 cases, including 19 not previously reported. Americ. journ. of the med. sciences. Vol. 167. — Zangemeister, Weibliche Inkontinenz durch Narbenzug. Zeitschr. f. gyn. Urol. Bd. 1. — Derselbe, Verschluß der weiblichen Blase. Zeitschr. f. gyn. Urol. Bd. 1. — Zuckerkandl, Umwandlung des Blasenepithels in sekundäres Zylinderepithel. Zeitschr. f. Urol. Bd. 5. S. 622. 1911.

Sachverzeichnis.